第 4 版

营 养 教 育
研究、理论与实践

Nutrition Education
Linking Research, Theory, and Practice

原　　著　Isobel R. Contento　Pamela A. Koch
组织翻译　北京营养师协会
主　　审　杨月欣　肖　荣
主　　译　余焕玲
副 主 译　朱文丽　成　果

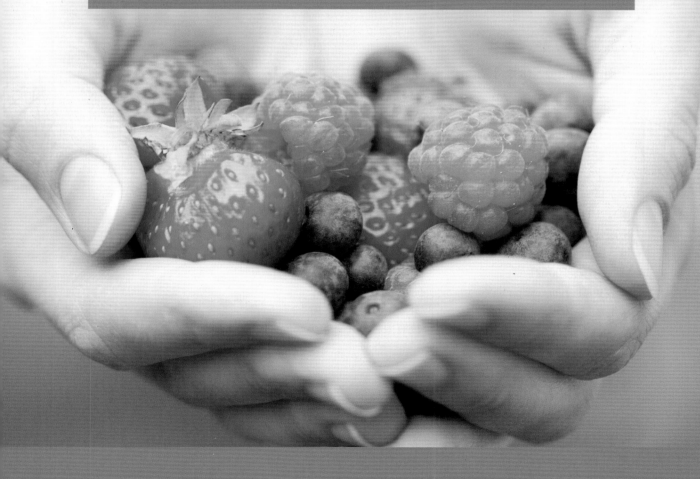

人民卫生出版社
·北 京·

版权所有，侵权必究！

图书在版编目（CIP）数据

营养教育：研究、理论与实践 /（美）伊泽贝尔·R. 孔滕托（Isobel R. Contento），（美）帕米拉·A. 科赫（Pamela A. Koch）原著；余焕玲主译 . -- 北京：人民卫生出版社，2025. 2. -- ISBN 978-7-117-36998-5

　Ⅰ. R151

中国国家版本馆 CIP 数据核字第 2024DV6755 号

| 人卫智网 | www.ipmph.com | 医学教育、学术、考试、健康，购书智慧智能综合服务平台 |
| 人卫官网 | www.pmph.com | 人卫官方资讯发布平台 |

图字：01-2022-1835 号

营养教育:研究、理论与实践

Yingyangjiaoyu: Yanjiu、Lilun yu Shijian

主　　译：余焕玲

出版发行：人民卫生出版社（中继线 010-59780011）

地　　址：北京市朝阳区潘家园南里 19 号

邮　　编：100021

E - mail：pmph @ pmph.com

购书热线：010-59787592　010-59787584　010-65264830

印　　刷：鸿博睿特（天津）印刷科技有限公司

经　　销：新华书店

开　　本：889×1194　1/16　　印张：32

字　　数：1358 千字

版　　次：2025 年 2 月第 1 版

印　　次：2025 年 2 月第 1 次印刷

标准书号：ISBN 978-7-117-36998-5

定　　价：299.00 元

打击盗版举报电话：010-59787491　E-mail：WQ @ pmph.com

质量问题联系电话：010-59787234　E-mail：zhiliang @ pmph.com

数字融合服务电话：4001118166　E-mail：zengzhi @ pmph.com

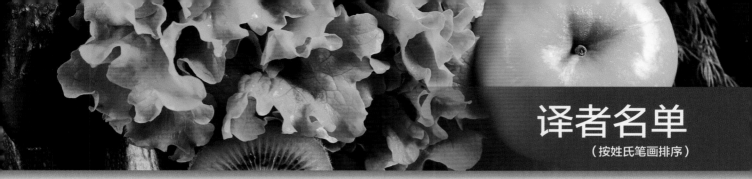

译者名单

（按姓氏笔画排序）

马　乐	西安交通大学	李　雪	浙江大学
马玉霞	河北医科大学	李　程	北京市科学技术研究院
王　竹	中国疾病预防控制中心营养与健康所	杨雪锋	华中科技大学
王　蕾	首都医科大学	余焕玲	首都医科大学
王　璐	西安交通大学	张　倩	中国疾病预防控制中心营养与健康所
成　果	四川大学	苑林宏	首都医科大学
朱文丽	北京大学	赵　艳	哈尔滨医科大学
朱海燕	首都医科大学附属复兴医院	赵　耀	北京市房山区疾病预防控制中心
刘　兰	北京营养师协会	胡翼飞	首都医科大学
刘　欢	天津医科大学	秦立强	苏州大学
刘爱玲	中国疾病预防控制中心营养与健康所	梁　惠	青岛大学
孙礼瑞	青岛大学	蔡夏夏	首都医科大学
杜松明	中国营养学会		

翻译秘书

王　静	中国营养学会	高晓格	哥伦比亚大学
张亚迪	首都医科大学		

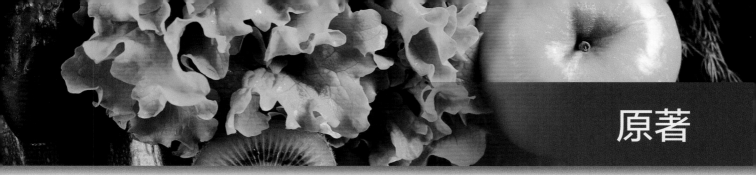

原著

Isobel R.Contento, PhD, CDN
Mary Swartz Rose Professor of Nutrition and Education
Program in Nutrition, Department of Health and
Behavior Studies
Teachers College, Columbia University

Pamela A.Koch, EdD, RDN
Research Associate Professor and Executive Director,
Laurie M. Tisch Center for Food, Education, and Policy
Program in Nutrition, Department of Health and
Behavior Studies
Teachers College, Columbia University

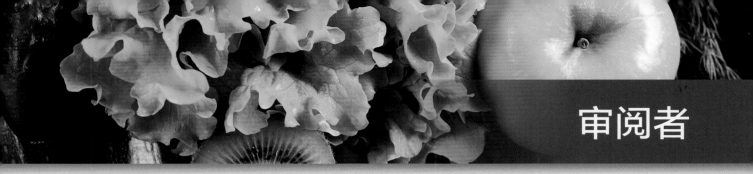

Dr. Zuzana Bic, DrPH, MUDr
Senior Lecturer
University of California, Irvine

Ardith Brunt, PhD, RD
Professor and Director of the Didactic Program in Dietetics
North Dakota State University

Cinda J. Catchings MS, MPH, CHES, RDN, LD
Assistant Professor and Director of Nutrition and Dietetics
Alcorn State University

Ann Gaba, EdD, RD, CDN, CDE
Assistant Professor and NDI Director
CUNY Graduate School of Public Health and Health Policy

Michelle Lee, PhD, RDN
Associate Professor and Graduate Coordinator
East Tennessee State University

Elizabeth MacQuillan, PhD, RD
Assistant Professor
Grand Valley State University

Joan A. Marn, MS, RDN, LDN
Clinical Instructor and Didactic Program in Dietetics Program Director
Florida International University

Michelle Rockwell, MS, RDN
Instructor, Graduate Program Coordinator
Virginia Tech

Mateja R. Savoie Roskos, PhD, MPH, RD
Assistant Professor
Utah State University

Mical Kay Shilts, PhD
Professor
Sacramento State University

Arlene Spark, MSPH, EdM, EdD, RD, FADA
Professor and Director of Public Health Nutrition
CUNY Graduate School of Public Health & Health Policy

Mary Kate (Suzy) Weems, PhD, RDN, CSSD, LD, FAND
Professor and Graduate Program Director
Baylor University

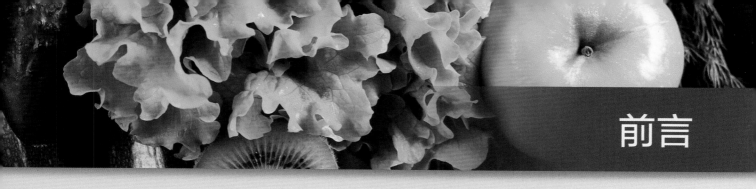

前言

随着膳食相关慢性病和肥胖的发病率在全球范围内持续增加，同时营养不足持续存在，目前比以往任何时候都更需要营养教育。幸运的是，家庭、学校、工作场所和社区越来越认识到营养教育在降低上述风险方面所发挥的重要作用。因此，过去几年，政府和机构发布的支持性食物和营养相关政策举措有所增加。这意味着营养教育工作者有机会真正地改变世界。

关于本书

本书旨在为营养教育工作者提供一份基于研究证据和理论的实用指南，帮助他们设计、实施和评价在社区中心、医疗卫生机构、食品银行、家庭项目、体育项目、工作单位或学校等场所持续进行的营养教育干预活动。这些活动越来越多地通过数字技术和社交媒体来完成。此外，营养教育工作者也越来越多地与其他人合作，为这些活动提供环境支持。

本书将营养教育定义为一种教育策略的组合，辅以环境支持，旨在激励和引导人们自愿选择有利于健康和福祉的食物选择行为以及其他食物营养相关行为。营养教育可在多水平实施，包括个人、机构、社区和政策层面等。

营养教育工作者往往精通食品与营养科学，且擅长根据科学知识为受众设计有趣的教育活动。然而，越来越多的研究证据表明，如果营养教育活动超越科学知识范畴，以解决具体的行为改变为目标，并根据社会心理学研究结果为受众提供适当的激励因素、促进因素和支持，那么营养教育可能会更有效。基于上述研究构建的营养教育概念模型或理论，可以帮助我们了解人们如何选择食物以及哪些因素可以激励和促进行为改变。因此，本书重点讨论如何将食品与营养科学以及心理学的发现相结合，帮助营养教育工作者设计干预、项目或课程，以有效地解决已确定的激励因素、促进因素和环境支持，改变受众的饮食相关行为。本书还借鉴了教育学的知识，帮助营养教育工作者最大限度地提高学习效果和促进行为改变；此外还借鉴了传播学的知识，帮助营养教育工作者在面对面或通过媒体间接开展营养教育时，以激励和吸引受众的方式开展各项活动。

本书的读者对象是营养教育相关专业本科生和研究生，以及相关领域工作的从业者和管理者，他们希望获得全面的咨询，为受众或人群规划和提供有效的营养教育活动。本书还旨在帮助营养教育研究人员制订和评价营养教育干预措施。

本书的组织结构

本书包括4个部分。

第一部分：心理学在营养教育中的应用（第1～6章），是全书的基础。重点描述了影响食物选择和营养教育效果的关键因素，并提出一个基本的社会心理学模型，阐明激励食物选择并促进行为改变的因素。本部分后面的章节以该模型为基础，展示了如何通过科学研究创建适用于特定行为和不同目的的理论模型（通常称为基于理论的模型）；本部分还介绍了几个关键的理论模型，这些模型在营养教育中有助于增强动机和／或促进行为改变。对于每一种模型，都会引导读者理解该理论模型，并总结成简单信息便于读者记忆，用真实案例来说明如何使用模型来开展实际的营养教育活动。

鉴于食物选择受社会和环境以及个人激励因素和促进因素的影响，营养教育需要解决家庭、社交网络、环境和政策等不同层次问题，以及个人因素对食物选择和饮食行为的影响，以帮助个人和社区践行健康行为。因此，营养教育的范围不断扩展。虽然小组会议和基于技术的干预仍然是主要的营养教育方式，但营养教育工作者还需与他人合作开展活动，如学校和社区菜园、农场到学校项目、学校和社区健康政策等，以建设支持性政策和环境。因此，第6章描述了如何使用社会生态框架设计营养教育活动的环境支持。

第二部分：运用教育设计理论，将食品与营养科学及心理学应用于营养教育设计（第7～15章）。本部分主要介绍营养教育的系统程序——DESIGN，该程序旨在使营养教育工作者更容易设计有效的营养教育。DESIGN分为6步，展示了如何利用教育设计原则，将食品与营养科学发现和心理学理论与研究相结合，创建引人入胜且实用的营养教育活动，并将其纳入有效的营养教育计划。本部分还介绍了如何使用DESIGN设计环境支持计划，以促进行为改变目标的实现。第 7 章介绍了一个案例，并贯穿于第 8～15 章，以说明如何在实践中使用 DESIGN 程序。第四部分提供了设计教育和环境计划的工作表，供读者完成实践 DESIGN 程序。第四部分完整介绍了案例研究的步骤，进一步说明如何完成 DESIGN 程序的每一步。因此，第二部分和第四部分应同时使用。

第三部分：利用传播原则进行营养教育（第 16～19 章）。本部分详细介绍了如何在真实世界中实施第二部分设计的直接和间接营养教育活动，包括群体营养教育、基于数字技术以及社交媒体的营养教育、社会营销手段在营养教育中的应用，以及如何对不同年龄、文化背景和受教育程度群体进行营养教育。

第四部分：介绍了营养教育 DESIGN 程序工作表和案例研究，用于第二部分营养教育活动的设计和评价。本部分提供了 2 个工作表，供读者练习第二部分描述的营养教育 DESIGN 程序。案例研究则有助于读者熟悉每一个步骤的完成方法。工作表包括 6 个模块，每一步一个模块，读者完成这些模块，就可以设计一个模拟的或真实的营养教育干预活动。其中一个工作表侧重于小组会议、系列会议、干预或计划，以及独立材料、基于技术的干预设计等。同时给出工作表简版供需要的人使用。另一个工作表侧重于营养教育干预的环境支持计划。

第 4 版新增内容

第 4 版的基本结构与上一版保持一致，内容则根据使用过本书的营养教育工作者和学生的反馈、审阅者的评论以及该领域的科学研究结果进行了修订。有些章节经过精简、缩写和重写，更易于阅读和使用，并添加了图表。营养教育行动部分使用的案例和引用的参考文献也进行了更新。此外，本书更加重视营养教育的文化背景。

主要修订内容包括：

■ 营养教育的框架更加清晰。营养教育的目的是通过增强动机、提高行动能力和改善环境支持，帮助人们采取或保持健康行为。本书进一步明确，要实现这一目标，需要多学科协同：

  ■ 食品与营养科学：选择关键行为和营养教育内容
  ■ 心理学：关于如何激励和促进行为改变
  ■ 教育学：用于制订教育计划和安排活动
  ■ 传播学：有效开展课程／干预

本书章节框架体现了营养教育的学科框架。本书预设学生和营养教育工作者已经掌握食品与营养科学相关专业知识，因此第一部分着重论述了心理学，特别是社会心理学在营养教育中的应用；第二部分是教育设计理论；第三部分关于传播的原则。

■ 鉴于学生和营养教育工作者一直反馈在理解"心理学理论"方面存在困难，因此在第 3 章中首先介绍了行为决定因素的社会心理学基本模型；在此基础上，后面的章节则进一步描述了"基于理论的模型"。本书减少了模型的数量，并清楚说明何时使用哪个理论模型以及与谁一起使用。

■ 第二部分增加了一章内容。上一版的第 7 章包括 DESIGN 程序概述和第 1 步，这一版则将这两个主题分开，分别形成第 7 章（概述）和第 8 章（第 1 步）。

■ 第二部分讲述如何使用行为改变理论和教育设计理论来设计有效的营养教育活动。为此更改了章节的标题，以表明本部分主要是关于如何完成 DESIGN 程序的 6 个步骤。

■ 第一部分根据社会生态模型的最新进展，更新了营养教育干预的环境支持，更多关注政策、系统和环境改变

（PSE）。第二部分还更新了关于如何应用社会生态模型使用 DESIGN 程序创建 PSE 的指南。

■ 第四部分重点描述 DESIGN 程序中教育和环境支持的结合。

■ 在第 7～15 章通过案例研究充分说明 DESIGN 程序中的每一步，第四部分提供了案例中应用的 6 个完整工作表模块，以及空白工作表，方便学习和使用。

■ 所有章节都增加了检查练习内容，描述本章的关键概念如何在实际中应用，或提出能够启发思考的问题。

■ 修订了部分图表。

各部分的修订

第一部分的主要改变包括对基本社会心理学理论的描述，以及如何将其扩展为特定的营养教育干预理论模型。并通过案例分析阐明如何在实践中使用理论模型。

第二部分各章节分别描述营养教育的关键要素。从第 7 章开始，修订了相关案例，并重新格式化和简化了 DESIGN 程序工作表，使用更方便、更容易。此外，每个章节末尾的案例也经过了改写和扩展，使其与正文内容更接近。

第三部分重点讲述如何以引人入胜的方式实施营养教育，本书对此部分也进行了较大的修订，使其与第二部分的 DESIGN 活动联系更紧密。

第四部分提供了教育和环境支持相结合的营养教育 DESIGN 程序工作表及其案例研究，方便进一步学习。

各章的修订

第 1 章　营养教育的任务和挑战

■ 整章内容进行压缩和精简。

■ 本章提出一个概念框架，即营养教育需要以食品与营养科学、心理学、教育学和传播学 4 个学科为基础。

■ 为方便阅读修改了概念框架表。

■ 明确了行为改变方法。

第 2 章　食物选择和饮食行为改变的决定因素：对营养教育的启示

■ 更新了文本和参考文献以及营养教育工作者的能力部分。

第3章 营养教育概述：行为改变的动机、能力和支持性环境

- 本章是理解核心概念的关键，重写了内容，且以更容易理解的方式重新组织。

- 本章重点关注营养教育有效性需要借鉴的几个学科，本书第一部分重点关注心理学，第二部分重点关注教育学，第三部分重点关注传播学。这种组织顺序有助于读者理解为什么心理学对激励和促进行为改变如此重要，并认识到社会心理学理论是一个框架或结构化指南，其来源于准确描述激励因素和促进因素如何改变行为的证据。

- 本章讲述了一个基本的核心社会心理学理论，用于解释激励因素和促进因素如何影响行为改变。这些激励因素和促进因素被称为激励决定因素和促进决定因素。该框架还包括对行为改变的环境支持。

- 为了帮助读者更好地理解社会心理学理论，增加了一节，通过社会心理学的视角来研究 Alicia、Maria 和 Ray 的问题。受试者访谈中使用的词汇与心理学家描述这些相同概念的词汇相匹配。

- 本章描述了营养教育成功的 5 个要素如何实现增强动机、促进采取行动或改变的能力以及为改变提供环境支持这3 个基本组成部分，还讲述了上述 4 个学科如何保障营养教育的成功有效。

第4章 增强动机，为行为改变和采取行动赋权

- 本章重点阐述了两个核心理论模型：健康信念模型和计划行为扩展理论 / 理性行动方法。本章也清楚讲述了它们建立在第 3 章的基本社会心理学理论之上并进行了扩展，也清楚地讲述了这些理论是基于研究的。这两个理论模型更关注激励食物选择和食物相关行为的决定因素，或者为什么要改变行为。本章清楚地讨论了何时使用哪种模型 / 理论以及与谁一起使用更好，并指出由于这些理论模型没有明确指导如何将动机和意向转化为行动和维持行为改变，因此，它们对于旨在激励行为改变的干预最为有用，从而产生对改变的承诺和对要采取的行动的具体计划的声明。

- 用图示的方式展示不同文化、社会状况和生活经历下的社会心理学理论背景。

- 对 Alicia 和 Maria 的案例描述进行了修订和扩展，说明健康信念模型（Alicia）和计划行为理论（Maria），包括基于各个理论模型小组课程的完整教育计划。

第5章 提高行为改变和采取行动的能力

- 与第 4 章一样，本章只保留两个核心理论模型：社会认知理论和健康行动过程取向方法。这两个理论模型在设计

营养教育方面尤其有用，有助于促进个人的行为改变过程，并增强动机。他们就如何改变行为提供了明确的指导，重点关注食品和营养知识与行为技能，以及在个人能力建设中的自我效能和自我调节技能（自我导向改变的技能）及相关行为支持的重要性。

- 扩展了对健康行动过程取向方法的描述，并将关键决定因素绘制成表格。该方法已越来越多地用于健康教育环境建设，并且在营养教育中特别有用，因为它强调大多数环境中的营养教育都包括激励阶段和行动阶段。该模型提出了改变是分阶段的概念。

- 增加了"营养教育行动"部分，展示社会认知理论在教育中的应用，另一个展示了如何使用健康行动过程取向方法评估受众。

- 修订和扩展了以 Ray 为主人公的案例描述，给出了基于社会认知理论的完整教育计划。

- 明确讨论了何时使用哪种理论模型以及与谁一起使用。

第6章 为行为改变创造环境支持

- 考虑到与环境支持行动有关领域的快速变化，因此重新编写本章。本章使用社会生态框架展示营养教育工作者如何与他人合作，创建活动来支持营养教育干预，这些活动针对影响个人食物选择和饮食行为的几个层面，从家庭和社交网络到政策、社会系统和人们生活、学习、工作、娱乐、购物和吃饭的环境进行描述。

- 增加了新的案例。

第7章 设计营养教育的系统方法：DESIGN 程序

- 第 3 版中 DESIGN 概述和第 1 步是在一章中介绍，本版将其拆分为两章，即第 7 章和第 8 章。这一版的第 7 章只描述 DESIGN 的概述，将第 1 步留给第 8 章。这样可以更全面、更清晰地描述整个 DESIGN 过程。它特别强调，DESIGN 程序可用于设计教育计划，用于面对面小组课程或通过各种技术开展间接教育，为针对相同受众或人群的相同干预以及为相同行为改变目标设计环境支持计划。本章描述了制订教育计划的 DESIGN 程序如何整合有效营养教育涉及的 4 个学科，并用详细的图表对其进行了总结。本章也指出第二部分侧重于教育设计理论和实践对设计面对面营养教育和通过数字、电子技术和社交媒体等直接营养教育的贡献。

- 增加了营养教育行动，描述了使用 DESIGN 程序开发的干预研究。

- 修改了显示所有步骤的任务和产出图。

- 改写并扩展了在各个步骤中使用的案例研究。完整的案例研究置于第四部分。

- 本章展示了案例研究各步骤的 DESIGN 程序——教育计划简版。

第 8 章　确定行为改变目标：第 1 步

- 本章和后续章节的标题略有修改，以突出章节的主要内容，先命名内容，然后命名步骤。
- 为了避免以前混淆什么是问题和什么是导致该问题的行为，现在将问题重新命名为待解决的健康问题，健康被扩展为个人健康、食物系统健康和社会健康。
- 每一章聚焦于本步骤如何助力第 3 章所述的成功要素。在本章中，确定行为改变目标是实现成功的第一个要素：关注行为。
- 大大简化了评估行为的方法，并为读者提供了制订评估工具的提示。确定了更有用的研究方法。

第 9 章　探索干预行为改变目标的决定因素：第 2 步

- 本章讲述探索、识别并恰当解决行为改变的决定因素，是第 2 个要素促成营养教育成功的原因，即解决行为变化和行动的决定因素。
- 在行为改变目标的诸多潜在决定因素中，哪些是"需要探索的"，哪些"如果有时间的话"可以考虑。
- 简化了可能用到的工具，并提供了如何开发自己的工具的说明。
- 如何完成这一步骤的模块说明更加清晰，大幅修改案例研究示例，以更好地反映本章内容。

第 10 章　选择理论、理清干预理念与内容：第 3 步

- 本章主要讲述基于已确定的行为改变决定因素选择或构建一个理论模型，这是实现营养教育成功的第 3 个要素的机制：以理论为指导进行营养教育。
- 为了帮助营养教育工作者选择合适的理论，本章哪个理论对激励受众、促成承诺特别有用，以及哪个理论既能激励受众又能促进行动能力提升。
- 本章介绍了一个总结模型，展示各种理论中的决定因素，这些理论可以用来设计有效的营养教育。
- 本章详细说明了如何根据行为改变目标和相关决定因素（来源于文献和受众本身的信息）定制理论模型，以创建适合本次营养教育课程或干预的理论模型。

第 11 章　制定目标，将行为理论转化为教育目标：第 4 步

- 本章阐明了将营养教育理论转化为营养教育目标的过程。
- 决定因素的名词与其他地方的定义和用法一致。

第 12 章　生成教育计划，聚焦增强行为改变和行动的动机：第 5 步

- 本章和第 13 章是编写群体直接营养教育的教育或课程计划的核心，与上一版相比，内容进行了精简，更方便阅读。

- 本章明确使用基于理论决定因素的行为改变策略来创建教育活动，激励和吸引参与者、增强动机、促进行为改变是实施有助于营养教育成功的第 4 个要素的机制：利用理论和循证的行为改变策略来设计营养教育活动。
- 根据新的研究进展，修改了对基于增强动机的理论决定因素的行为改变策略的描述。
- 本章更清楚地描述了如何运用教育理论和教学设计原则组织活动，以最大限度地改善学习效果和改变行为。
- 改写并扩展了以激励决定因素为重点的案例研究教育计划，现置于第四部分。

第 13 章　生成教育计划，关注促进行为改变和采取行动的能力：第 5 步

- 基于行为改变理论描述行为改变的决定因素，并根据最新研究进展修订了内容。
- 提供了更多关于行动目标设定的案例。
- 改写并扩展了以促进行为改变决定因素为重点的营养教育案例研究，现置于第四部分。

第 14 章　确定评价模型：第 6 步

- 简化了关于营养教育评价的描述，并与教育计划，特别是总体目标更加紧密地联系在一起。
- 修订了营养教育评价方法，指出哪些适用于大多数营养教育，哪些适用于正式评价和科学研究中对待解决健康问题、行为和行为改变的决定因素的评价。本章还描述了过程评价的方法。
- 提出了营养教育工作者制订适合其课程或干预前后的评价指导。
- 增加了制订调查评价工具的准则。
- 增加了更多评价工具的案例。
- 更重视适用于受教育水平较低受众的评价工具的设计。
- 改写了研究评价案例，提供了一个可以在干预前后使用工具的案例。案例研究评价计划和工具现置于第四部分。

第 15 章　使用营养教育 DESIGN 程序创建行为改变目标的环境支持

- 本章根据最新研究进行了改写，描述了如何使用 DESIGN 程序来创建环境支持活动，作为教育计划的补充，并帮助受众制订行为改变目标。保留了社会生态框架，将环境支持分为倡导、食物环境、经济环境和信息环境改变，对受众的生活、学习、工作、娱乐、购物和就餐环境等进行干预。
- 本章讲述了营养教育成功的第 5 个也是最后一个要素：以足够的持续时间和干预强度解决影响行为改变的多重因素——社会生态框架。

- 教育计划中的探索决定因素在此被描述为探索受众的当前环境,选择要创建的环境支持活动,并将支持活动与教育干预相联系。
- 本章使用一个简单的逻辑模型作为理论模型,该模型具有公平性和生态可持续性的视角。
- 本章增加了案例研究。
- 本章还提供了许多案例,说明如何评价在受众生活、学习、工作、娱乐、购物和就餐环境进行的活动支持。
- 本章展示了如何使用 DESIGN 程序的所有 6 个步骤设计环境支持活动,从而制订环境支持计划。
- 营养教育 DESIGN 程序工作表——环境支持计划——关于设计干预措施的环境支持组成部分,置于第四部分。

第 16 章　小组营养教育的实施

- 本章是第三部分的开始,讲述了有效实施营养教育的关键在于传播理论的使用。
- 创建图示展示 4 个学科与行为改变目标、决定因素、行为改变策略、教育计划和向观众实施营养教育的关系。
- 为了将内容更直接地与 DESIGN 程序联系起来,本章进行了改写,以准确展示如何使用传播原则来实施第二部分创建的教育计划。
- 改写了学习和教育理论对应的章节,详述如何将它们融入教育计划并与传播原则相结合。
- 扩展了传播相关的内容。
- 本章的一个核心特点,可能也是本书最重要的特点,是一个"最终教育计划",它将社会心理学行为改变理论、学习和教学设计 / 教学理论与传播理论相结合,以有效地实施教育计划。

第 17 章　营养教育的媒体支持和传播渠道

- 重写了媒体支持相关内容,将其与 DESIGN 程序创建的教育计划更加紧密地联系起来。

- 根据审阅者的意见和学生的要求,改写和扩展了有关如何利用新技术开发和开展教育活动的内容,并为如何使用这些技术,特别是社交媒体,提供了广泛而实用的指导。
- 本章增加了案例,说明这些新技术是如何基于营养、心理学以及教育设计原则应用于营养教育的。
- 修订了关于社会营销的内容,更新了观点和案例。

第 18 章　针对不同受众的营养教育

- 本章进行了大幅修订,更彰显其与第二部分设计的教育和环境计划之间的关联,强调在使用 DESIGN 程序时应参考本章。
- 用图示展示影响行为的文化因素和社会心理决定因素之间的关系,并加以详细讨论。
- 扩展了针对不同文化群体受众开展营养教育的内容。
- 修订和扩展了关于如何为不同文化背景的受众设计和提供文化敏感的营养教育相关内容。强调了营养教育工作者需要重视文化敏感性和文化竞争力。
- 提供了更多基于文化背景的营养教育,特别是糖尿病预防计划,给出了根据文化背景定制干预措施的案例。
- 修订了关于编写营养教育材料和对受教育程度较低受众开展营养教育的内容。

第 19 章　营养教育工作者对行业和环境的影响

- 更新了关于专业协会、公共政策活动和立法的信息。
- 修订了有关倡导营养和营养教育的章节。更新了营养教育工作者参与立法的案例。
- 与上一版一样,这一章仍然以 Margaret Mead 提出的挑战结束:"永远不要怀疑,一小群有思想的人可以改变世界。事实上,这是唯一的改变。"

第四部分　营养教育 DESIGN 程序工作表和案例研究

- 这部分是新增的,给出了教育和环境支持计划的 DESIGN 程序工作表,以及相应的案例研究。

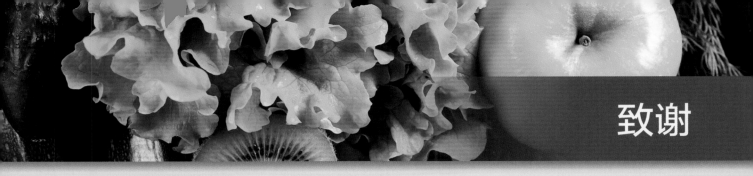

致谢

营养教育领域在过去几年里发展迅速,我们有幸参与其中。许多人影响了我们对营养教育的思考,包括全球各地的同事、营养教育与行为学会会员、行为营养和营养教育研究人员、参加学术会议的朋友、委员会成员、社区网站的从业者、同事以及与我们合作过的许多人,在此表示诚挚感谢。同样重要的是,在我们十多年的营养教育课程中,许多学生对这本书的各版本进行了路演。他们的反应、反馈和建议为在课堂和现场使用本书提供了现实检验。我们还要感谢所有参与过营养教育活动的受众,他们向我们表明,营养教育如果适合受众、基于理论、专注于行为改变目标,则可以改变生活。

第4版的出版,我们要特别感谢 Alice Henneman 在使用电子媒体,特别是社交媒体进行营养教育方面提供的帮助。Marissa Burgermaster 为营养教育 DESIGN 程序作出了贡献。Rachel Paul 也为 DESIGN 程序作出了贡献,并为本版本的辅助材料提供了宝贵的帮助。

最后,但同样重要的是,Isobel Contento 感谢她的丈夫 Robert Clark 多年来坚定不移地支持。Robert Clark 也从事过编写专著的行业,他明白编写专著需要付出巨大的努力。Pamela Koch 感谢她的丈夫 Aaron、儿子 Ben 和 Garrison,以及全家给予的支持。

目录

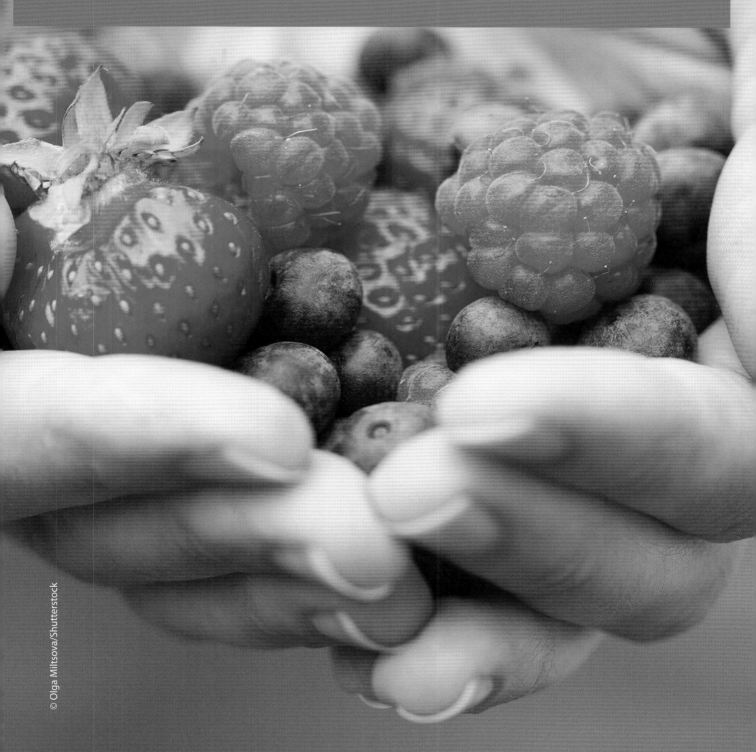

第一部分

研究、理论和实践的桥梁：基础

第 1 章

营养教育的任务和挑战

概述

　　本章主要介绍营养教育的定义和重要性，以及为什么需要营养教育，其目标和范围是什么，有效性如何；在此基础

上对全书内容进行了概述。

本章大纲

- 引言
- 为什么需要营养教育
- 营养教育面临的挑战
- 营养教育的定义
- 营养教育的有效性

- 营养教育工作者是做什么的？营养教育的场景、受众和内容
- 营养教育是多学科的融合
- 本书的重点和范围
- 本书的目的和概述

学习目标

本章学习结束，你应该能够：
- 陈述营养教育为什么重要，面临的挑战是什么
- 描述营养教育的定义，其与膳食相关行为改变的关系是什么（主要特征）

- 陈述营养教育是否有效
- 描述营养教育工作者的工作范围及受众
- 理解心理学、教育学和传播学在营养教育设计和实施中的关键作用

引言

　　对食物的兴趣是人类永恒的特征，早在公元前 400 年至公元前 300 年间，著名的希腊医生希波克拉底和中国医生扁鹊就开始关注食物与健康的关系。如今也是一样的，似乎每个人都在关注食物和营养。几乎所有的媒体每天都发布关于食物的内容，餐厅指南数量激增，厨师也成了名人，电视上的烹饪节目受到大众喜爱，书店里烹饪和食物相关书籍比比皆是，互联网上有关食物和健康的信息激增。学校

菜园（school garden）在世界各地受到了热烈欢迎，城市社区菜园也在许多地区开始萌芽。超市消费者调查显示（Food Marketing Institute 2018），营养对人们购物决策的影响越来越大。此外，人们也在讨论如何生产出数量足够、种类多样的食物，以满足不断增长的人口需要（Mann 2018）。对营养教育领域来说，这是个令人兴奋的时代。

　　食品企业也逐渐认识到"营养"是产品的重要卖点。他们制造了低脂、低糖食品、无麸质或素食产品等来迎合特定消费者的需求。随着全球化的发展，一个国家生产的食品在其他很多国家也可以买得到。大多数超市的果蔬类产品的销售面积已经是原来的 2 倍甚至 3 倍。农贸市场和零售摊位

如雨后春笋般涌现，购买"本地""有机"或"散养"产品已成为主流，甚至连小食品店都有此类产品。尽管"可持续食物系统"还不是家喻户晓的词汇，但越来越多的人开始思考生态可持续性发展和社会公平问题，并希望营养教育工作者设法解决这些问题。

食物不仅仅是一种维持生命的必需品，享受美食也是生活的乐趣之一。虽然有些人可能只需要10分钟就可以在快餐店完成进食，也有些人可能花几个小时来讨论食物或进食一餐。大约200年前，Brillant-Savarin在一本有关味觉生理的书中指出："进食的愉悦每天至少发生一次，而且可能重复发生两三次，它可以与其他的快乐结合在一起，即使不进食，仅仅想起也是很大的安慰"（Brillant-Savarin 1825）。愉快的家庭聚餐和美好的回忆，增强了食物带来的愉悦。

为什么需要营养教育

吃得健康对每个人来说是一件越来越容易的事。如果媒体能够提供足够的食物营养相关知识，超市里出售的健康食品比比皆是，那么为什么还需要营养教育呢？

营养教育的最终目标是改善人们的身心健康

当前的膳食模式与冠心病、某些类型的癌症、脑卒中和2型糖尿病等慢性疾病的死亡密切相关。全球的超重肥胖率相较过去都有所上涨，伴随而来的是这些慢性病风险的增加（Flegal et al. 2014; Flint et al. 2010; Ogden et al. 2015; Seidell & Halberdtadt 2015）。事实上，联合国粮农组织（Food and Agriculture Organization, FAO）指出，许多发展中国家正面临营养不良两极分化的严重健康问题。各国都有"双重负担"，即在努力解决贫穷和饥饿问题的同时，面临着预防肥胖和治疗膳食相关慢性病的高昂代价，这被称为营养不良的"双重负担"（McNulty 2013）。

在美国，各州的肥胖率都出现了较大幅度的增加。1990年，大多数州的肥胖率低于14%；现在一半州的肥胖率在25%～30%，另一半在30%以上。1990年，全球大多数国家的肥胖率低于14%，许多国家的肥胖率低于10%，而到2016年，除部分非洲和亚洲国家外，大多数国家的肥胖率在20%～30%（FAO 2018）。

据估计，美国约一半的全因死亡归因于膳食和其他行为因素如吸烟、久坐生活方式、酗酒、意外事故等（Centers for Disease Control 2016）。值得庆幸的是，如果将社区生活环境、社会结构、政策支持与营养教育相结合，则可引导个体饮食和身体活动行为发生积极变化，对降低慢性病风险、增进健康发挥重大作用。良好的健康为人们提供了更好的生活质量和更强的身体机能，使他们能够在生活中做很多他们认为重要的事情。通过控制影响健康的、可改变的行为和社会环境因素，人们可以生活得更健康、也更长寿，这是一种健康促进，或者说"有益健康"的策略（Lindstrom and Eriksson 2005）。因此，很多国家提出了有利于改善健康和减少疾病的国家政策和建议，如《美国居民膳食指南》和《美国人身体活动指南》（HHS 2018）等。联合国粮农组织（FAO 2014）汇总了全球约100个国家的膳食指南摘要。

膳食和身体活动模式并未达到最优

当前许多人的食物摄入并未达到均衡（Wilson et al. 2016; Guthrie et al. 2013）。如美国居民水果和蔬菜的每日摄入量仅达到推荐摄入量的一半左右，尤其是深绿色和橙色蔬菜更为缺乏（USDHHS 2015）。儿童的情况更糟糕，只有20%左右的儿童水果摄入量达到了推荐量，4%的儿童蔬菜（包括马铃薯）摄入总量达到推荐摄入量，只有0.2%的儿童深绿色蔬菜摄入量达到推荐量，1.2%的儿童橙色蔬菜摄入量达标，每个儿童平均每天只吃0.1份蔬菜。澳大利亚儿童蔬菜水果的摄入情况类似（Spence et al. 2018）。美国人谷类食品的总摄入量达到了推荐量，但只有1%的人摄入了推荐量的全谷物。在过去的50年里，奶制品的平均摄入量有所下降；苏打水的摄入量从20世纪60年代的每年37.85L/人达到2004年208.18L/人的最高水平，之后才开始下降，2016年平均消费量约为151.4L/人（Reuters 2017）。美国人均肉类消费量居高不下，其他许多国家也都呈上升趋势，脂肪和糖的摄入量是建议上限的2～3倍。总之，基于健康饮食指数（healthy eating index, HEI）评价，美国人的膳食不同组分的平均得分只有50%（Center for Nutrition Policy and Promotion 2016）。图1-1中的食物摄入量数据清楚地表明，美国人的膳食结构并不均衡，大多数美国人健康食品摄入不足，而不健康食品摄入过多（USHHS 2015）；其他国家如英国、荷兰、墨西哥等也有类似的趋势，事实上膳食不均衡问题在全球范围内都日益增加，从而加重了全球疾病负担（Lock et al. 2005; Whitten et al. 2011; Van Rossum et al. 2011; Flores et al. 2010; Kearney 2010; Popkin 2009, 2010; McNulty 2013）。

与膳食不均衡相对应的是，身体活动不足率同样也较高。充足的身体活动有助于降低许多疾病风险，促进健康。在过去几年中，美国人身体活动水平有所上升，但仍然只有20%左右的人达到了指南建议量（Centers for Disease Control and Prevention 2016）。

对地球不友好的食物选择

食物选择不仅对个人健康产生影响，而且对地球也产生影响。我们购买的食物有3种成本：所支付的货币成本、影响未来几十年生活质量和医疗保健费用的个人健康成本及环境成本，环境成本将由未来许多代人支付。与肥胖和慢性病高风险相关的食物往往需要更多的资源来生产和运输，如化肥、杀虫剂、汽油等化石燃料和包装材料。在这些食物生产并到达餐桌的过程中，所使用的化石燃料还会导致温室气体排放增加，大量的水资源被消耗。将所有这些加起来，就是食物从农场走向餐桌的生态足迹。为了解不同食物之间生态足迹的差异，我们将牛肉和果蔬进行比较：每磅牛肉平均需要54m²，而果蔬仅需要1～2m²；在碳排放方面，每千克牛肉平均产生22kg二氧化碳，而果蔬仅产生489～889g；在用水方面，每千克牛肉约需63 083L，而相同重量的果蔬仅需

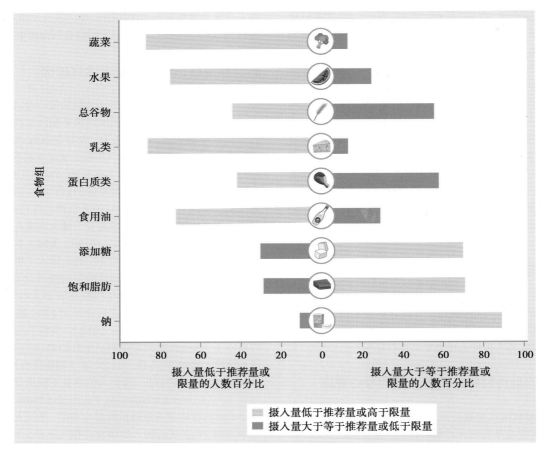

图 1-1　为了与健康的膳食模式保持一致，需要进行调整
Reproduced from Dietary Guidelines for Americans 2015-20. U.S. Department of Agriculture and
U.S. Department of Health and Human Services，page 39.

841～3 364L（Barilla Center 2015）。考虑到美国每人每年大约消费 675kg 食物，选择什么样的食物，最终的生态足迹差异是巨大的。此外，饮食行为模式也产生了成吨的垃圾，包括一次性纸盘和塑料器皿以及上百万个使用一次就被丢弃的塑料瓶（Earthday.org）。而且塑料制品进入世界各地的海岸以及鱼类体内，甚至可能杀死鲸鱼等大型海洋生物。

充满挑战的食物选择环境

人们需要在如何做出正确的食物选择方面获得帮助，当前的挑战主要是食物环境的日趋复杂。在过去的几个世纪里，人们以数百种不同的食物为生，其中大部分是当地种植的。1928 年，美国的大型超市储存了大约 900 种食品，到 20 世纪 80 年代，一家普通超市储存大约 12 000 种食品，市场可供应的食品超过 60 000 种（Moliter 1980）。今天，许多超市货架上约有 40 000 种不同的食品，市场上的供应量则高达 320 000 种（Food Marketing Institute 2018），这些食物的质量和营养特点从外观、味道或包装上是看不出来的。它们通常很诱人、很美味、也很方便，但加工程度高且营养质量低（Poti et al. 2015）。事实上，美国人购买的食品中约有 58% 是超加工食品（Martinez Steele et al. 2017），这些食品已被

证明与许多慢性病的发生有关（Juul et al. 2018；Fiolet et al. 2018）。

此外，在外就餐逐渐增多。从 2014 年开始，美国居民在外进餐的比例（50.1%）超过在家进餐（Economic Research Service 2018）。即使是在家就餐，所摄入的食物通常也是在家庭外的场所准备的；事实上，有 92% 的人每天在家中摄入某种形式的"即食"食物（Okrent and Alston 2012）。在世界各地，这种情况也愈演愈烈。消费者并不总是知道如何选择正确的食物。

个体选择食物的标准也扩大了。如前所述，大多数食物的种植、加工、包装、分销和消费方式都会对地球产生严重后果，越来越多的消费者和专业人士在选择食物时考虑了这些后果（Gussow and Clancy 1986；Clancy 1999；Gussow 2006；Pollan 2008）。还有一些人则关注社会公平问题，并希望人们选择公平劳动生产的食物。由于这些原因，个人和社区的食物选择变得非常复杂。

复杂的信息环境

市场上各种食物的复杂性，使得人们更加难以做出明智的食物选择。我们的祖先通过观察或者从家庭以及文化

传统中很容易了解他们所摄入的食物，今天超市里有超过 40 000 种食品，其中大多数都与人类以前吃的简单食品大相径庭，很多食物不仅含有人造甜味剂，还同时含有人造脂肪。美国食品生产企业每年推出约 9 000 种与食品有关的"新"食品或产品（每天约 30 种），关于这些产品的知识不可能通过简单的观察来获得，它们的成分和对身体的影响也不能通过社会文化传统来了解。

处于复杂食品环境的消费者需要有一定的营养素养，然而营养素养并不容易培养。对于包装食品来说，营养标签非常重要。尽管约 50% 的消费者声称他们经常或大多数情况下都会阅读食品标签，另有 27% 的消费者有时会阅读，但大多数人承认他们并不是完全能看懂营养标签（Food and Drug Administration 2016）。此外，饮食类书籍这一年强调低脂膳食为理想模式，下一年又宣传低碳水化合物膳食模式。越来越多的消费者开始对有益于地球生态环境的膳食模式感兴趣，但又对"天然"或"有机"等术语的定义感到困惑（Hartman 2018）。

消费者的困惑与担忧

消费者感到困惑也不足为奇。尽管许多美国人担心自己的健康，并且确实比十年前吃得更健康，但普通人的膳食质量有变好的方面也有变糟糕的方面。例如一位母亲可能会为家人购买脱脂牛奶，但同时也会购买高脂肪的优质"家庭装"冰激凌，因为后者被认为具有卓越品质。

这些矛盾的行为往往源于对于吃什么食物才更健康的真实困惑。虽然食品生产企业已经根据消费者的关注推出了不同的食品，但他们推出的不健康食品的数量与健康食品相比只多不少。发展中国家面临的局面也很混乱，许多人用当地种植的天然食物换取进口的加工食品，并认为后者更健康。因此，这些发展中国家的富人与发达国家的人一样患上了慢性病，富人肥胖率上升的同时穷人则在遭受营养不足之苦（Popkin 2009；Kearney 2010）。联合国粮农组织指出，为了避免这些状况带来的经济和社会负担，人们需要知道如何选择正确的食物，而不仅仅是哪些食物可以多吃，哪些食物需要少吃。做出健康的食物选择对所有消费者来说都很重要（McNulty 2013）。

以上事实表明，人们需要食物和营养教育。

营养教育面临的挑战

消费者需要了解关于食品营养的信息以及选择健康食品的技能。研究表明，想要拥有良好的营养状况仅了解关于营养的信息是不够的，还需要知道该吃什么食物以及如何获得这些食物。由于生物因素、文化、社会偏好、情感和心理因素对食物选择的影响很大，帮助人们吃得健康成为一项需要技术含量的工作。理解并解决这些影响因素是营养教育的主要任务，这也使得营养教育既令人兴奋又具有挑战性（图 1-2）。

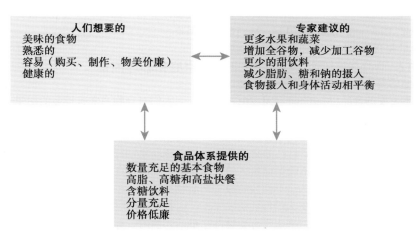

人们想要的
美味的食物
熟悉的
容易（购买、制作、物美价廉）
健康的

专家建议的
更多水果和蔬菜
增加全谷物，减少加工谷物
更少的甜饮料
减少脂肪、糖和钠的摄入
食物摄入和身体活动相平衡

食品体系提供的
数量充足的基本食物
高脂、高糖和高盐快餐
含糖饮料
分量充足
价格低廉

图 1-2　营养教育既令人兴奋又具有挑战性

生物因素的影响：身体有自己的智慧吗？

有些人认为，有一种天生的"身体智慧"，可以引导我们自然地选择健康的食物，有时也被称为本能或直觉进食，因此并不需要进行营养教育，只需要注意身体信号即可。这一观点很大程度上源于人们对婴儿自发选择食物相关研究（Clara Davis 1928）的错误解读。该研究让 6～11 月龄婴儿从 34 种不添加糖和盐的食物中自行选择他们想要的食物，每餐

少量轮流供应。结果显示，经过几个月的"自发"食物选择，所有婴儿的营养状况和健康状况都很好。然而，导致这种误解的"陷阱"为这 34 种食物都是制备简单、加工程度低且营养丰富的天然食物，如蒸蔬菜、果汁、牛奶、肉和燕麦片。此外，这些食物是由受过训练的照护者提供的，他们在孩子吃饭时不会给予鼓励或强迫。如果给婴儿提供美味、高能量密度低营养素密度的食物，婴儿则不太可能会表现出类似的"本能"。研究表明给实验鼠提供同样高能量密度、低营养素密度的食物，也会出现无法控制摄食的情况，从而发生肥胖。

此外，新生儿先天就喜甜（Manella and Bobowski 2015），相关调查也表明幼儿的糖摄入量超过了推荐量。现实世界中也不存在不受外界影响的条件。由此可见，没有"本能"，也没有"安全网"生物机制来确保我们吃健康的食物。我们需要通过学习才能吃得健康。

特定口味或感官特异性饱腹感

其实，确实有一种内在机制来确保我们能吃到多样化食物，被称为感官特异性饱腹感。当我们在短时间内（比如一顿饭）摄入了大量某一特定的食物，我们对这种食物的喜爱就会减少，但我们对同时提供的其他食物的欲望保持不变（Rolls 2000）。这种现象很好理解，例如当我们吃得太饱，一口主菜也吃不下时，却发现自己还能接着吃甜点。虽然饥饿的经历确保我们会进食，但我们对美味食物的享受，再加上这种基于生物学的对口味多样性的喜好或感官特异性饱腹感机制，确保了"原始"环境中的人类会从一种食物转移到另一种食物，从而在一段时间内保证了膳食的平衡。Yudkin（1978）认为，在过去，人们只需根据口味摄入各种想要吃的食物就可以获得所需的营养素。当然，这一机制现在已经不成立了，因为现在的食物环境中很多食物都是超加工食品，能量高但营养素含量低。

身体和当代食物

现代技术已经可以随心所欲地操纵食物的味道或感官特性，使它们变得更甜、更咸、口感或色彩更丰富。加工过的食品是经过精心设计的，通过添加脂肪、盐和糖，使它们具有吸引力，甚至是"上瘾"，像这样的加工食品种类是非常多的（Moss 2013；Lowe, Hall, and Staines 2014）。特别是由基本的工业来源的能量和营养素加上添加剂制成的超加工食品不仅非常美味诱人，而且保质期长，可以在任何时间、任何地点食用。遗憾的是，美国人膳食中约58%是这种高能量密度和低营养素密度的食品（Martinez et al. 2017；Monteiro et al. 2018）。因此，技术已经完全将食物的美味与其营养价值分离开来。此外，目前的技术对能量感知造成了众所周知的危害，这意味着如果我们遵循自己的食物偏好——吃各种各样的美味食物——我们就不能保证摄入的膳食满足身体的营养需求。事实上，这种行为会导致脂肪摄入过量和膳食纤维摄入不足，使得我们面临更大的慢性病发生风险（Martinez-Steele et al. 2017）。目前似乎也没有生物学阈值来限制我们摄入脂肪或糖的数量。综上所述，人们想要摄入美食的欲望，以及市场营销者想要在市场上投放迎合人们需求的高糖、高脂和高盐食物的欲望，使得健康饮食教育的任务变得艰难。

文化和社会影响

文化背景与传统

人类的生物倾向性是在食物可获得的背景下运作的，正如 Rozin（1982）指出，可以吃的东西不仅取决于物理和经济上的可获得性，还取决于文化可接受性。尽管几乎全世界的人会吃所有能食用的东西，但特定人群都有文化上可接受以

及不可接受的食品。

人类学家 Margaret Mead 提出，在所有已知的传统社会群体中，这种现象并不是生物机制，而是文化强加的膳食模式的传播，源于群体维持生存所需的食物经验。这些传统的膳食模式源于历史上的生态必要性，不一定是最佳的，但在营养上是可行的，并至少能使人们生存到生育期（Gussow and Contento 1984）。因此，生物偏好和文化影响是相互交织的。符合本地传统文化的东西往往被认为是味道很好的，人们可以吃自己喜欢的东西，也会逐渐开始喜欢常吃的东西。因此，文化背景和文化传统（有时健康，有时则不）对食物选择非常重要。

社会背景和偏好

目前，在美国以及世界上的其他国家或地区，可以吃什么在很大程度上取决于食品企业生产什么以及在超市中可以买到什么。这些食品受到大众传播工具（电视、广告、互联网等）的极力推广，从而激发消费者的需求。

研究表明，口感、价格和方便性是影响食物选择的重要因素。现代文明注重制备或获取食物的方便性或快捷性，以适应当今社会日益忙碌的生活方式。许多人认为只有能买到已经准备好的食物或不用花太多力气就能快速准备好的食物，食物才是可及的。因此，人们失去了许多通过文化传承的烹饪技能（Gussow 1993；Cunningham-Sabo and Simons 2012）。快餐和外卖食品在世界很多地方变得越来越普遍。然而，商业制作的快捷方便食品并不总是健康的，也不是以最环保的可持续方式生产、运输或包装的。所有这些文化和社会影响都使有关食物、营养和饮食改变的教育变得困难。

家庭和心理因素

人们对食物通常有很多的期望，不仅要色香味佳，还要健康，要有助于保持体重，在他们感到孤独或抑郁时能给予安慰，能够帮助他们庆祝成功，在招待朋友时能够给客人留下深刻印象，并能够让他们感受家的温暖。家庭成员或其他重要人物的观点和期望，以及道德和价值观也会影响人们的食物选择。

此外，个人的文化体验是经过家庭对文化传统的解释过滤后产生的。有证据表明，影响儿童膳食模式习得的主要因素之一是对给定食物的熟悉程度（Savage, Fisher, and Birch 2007）。这种熟悉程度是由家庭提供的食物决定的，反之也反映了这个家庭的文化和其他关于食物的信仰。最后，随着人们的成长，任何特定的个体都会获得一系列关于食物的独特经历，从而发展出个人的食物偏好和膳食模式（Rozin 1982）。因此，膳食模式和饮食行为受到许多家庭因素和心理因素以及文化和社会因素的影响。

很明显，饮食在个体的早期发展中有着深刻的影响，并且与生活的其他方面紧密联系在一起。因此，饮食行为的任何变化都可能涉及其他变化，包括家庭餐食和传统、与家人的协商和谈判、涉及食物的社交和专业场合、在繁忙的日程中腾出时间吃得更健康或改变对压力的应对方式等。一个

人必须有动力做出改变，并在家庭传统和习俗的背景下保持这种改变。

赋权意识：个人与社区

即使一个人有动力去改变，但作为个体，面对市场上如此繁多的食品种类，也很难做出决策。人们需要具有能够在互相矛盾的营养声称中分析和评估复杂信息的能力。例如，高糖低脂肪的早餐麦片对孩子来说是更好的选择吗？选择有机食品和传统农业生产的食品有区别吗？基于个体健康或者食物系统可持续性的影响来选择食物，有什么不同？除此之外，纵观历史，种族主义政策和做法影响了社区食物的可获得性，特别是有色人种社区。这通常让人绝望，但也有许多反抗并获得拯救的例子，使得他们能够很好地养活自己（Holt-Giménez and Harper 2016）。这也说明了为什么人们需要具有批判性思维能力。此外，他们也需要情感技能，如自信、自我管理和谈判技能，以增强对食物选择的权利意识和控制能力。当然还需要具备快速、方便地制备健康食品的技能。最后，为了社区和个人的赋权，人们需要具备识别社区面临的与食物营养相关的问题，并与他人合作共同解决这些问题的技能和机会，并为解决问题提出倡议。

物质资源与环境背景

对于食物选择而言，只有动机和技能是不够的，金钱、时间等物质资源也面临挑战。健康食品的可负担性和可获得性对于低收入人群来说尤为重要。如果社区内只有价格高昂且供应有限的便利店，那么人们很难吃得健康。快餐店、单位食堂或其他方便人们外出活动的地方，健康食品的供应量远不如加工程度较高的食品。虽然有些健康食品的价格较高（如水果和蔬菜），但也有一些食品（如豆类和谷物）的价格则相对较低（Drewnowski 2012）。

市场营销、社会结构和政策

如果社会结构、食品营销手段、食物政策和食物环境的其他方面都不利于健康食物选择，再好的营养教育计划也难以实施，健康的饮食行为也难以维持。由于高脂肪、高糖、高盐的快餐美味可口、令人上瘾，所以方便、美味、便宜的快餐无处不在，而且分量通常很大。调查发现，超过90%的美国人每天都在消费非家庭制作食物，有很大机会暴露在这些快餐食物中（Okrent and Alston 2012）。

此外，如图 1-3 所示，市场营销人员所强调的膳食模式与美国膳食指南或其他国际组织如 FAO 推荐的健康膳食模式有很大的不同。美国膳食指南推荐的膳食模式富含全谷物、水果和蔬菜，充足的乳制品和肉类，且高脂肪和高糖食物较少。而市场营销和广告费则用于餐厅和快餐（大约 31%）、碳酸饮料和其他饮料（37%）与零食（14%）的消费上，而不是水果和蔬菜等核心食物的消费上（大约 0.7%），这也导致这些不健康食品的需求量和消费量增加。美国食

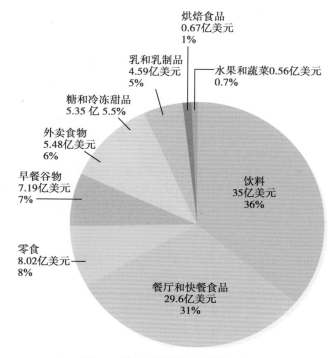

图 1-3　按食品类别划分的营销支出比

Data from Federal Trade Commission（2012）. A Review of Food Marketing to Children and Adolescents：A Follow Up Report.

品行业在 2009 年花费了约 96.5 亿美元用于营销和促销，其中约 18 亿美元主要针对儿童（Federal Trade Commission 2012）；在饮料方面花费了 35 亿美元，其中约 5.2 亿美元针对儿童，另外还有约 2 亿美元用于糖果和零食；大约 30 亿美元用于餐厅和快餐的营销。相比之下，在大多数国家，政府主导的健康相关项目经费每年可能只有几百万美元。美国儿童每天可以看到 13～16 个食品广告，但可能每周只有一个健康食品广告，如水果、蔬菜和包装饮用水（Yale Rudd Center 2013）。大多数人可能一辈子都没机会见到营养学家。这种情况下，不可能有真正自由、知情的食物选择。

最后，各个年龄段的人，尤其是儿童，久坐时间在过去 30 年里变得越来越长。人们使用更多省力的设备和汽车，花更多的时间看电视和使用电脑。人们的工作很繁忙，工作时间很长，留给身体活动的时间很少。因此，人们对能量的需求不像以前那么多，为满足营养素需求摄取食物容易导致能量过剩。因此，营养教育工作者需要关注的问题不仅是与食物相关的个人行为和选择，还包括外部环境因素，如物质资源、社会结构、食品政策和营销行为等。

显然，营养教育在当今世界既是必要的，也是难以完成的。当代的营养教育到底是什么？它的目的是什么？应该产生什么样的影响？

营养教育的定义

在本书中，营养教育被定义为所有教育策略的组合，并

辅以环境支持，旨在激励和促进人们自愿采取有利于健康和福祉的食物选择和其他与食物营养相关的行为。很多场所都可以通过个人、机构、社区和政策及社会系统层面共同协作来支持健康选择。

综合教育策略（combination of educational strategy）。 影响行为的因素有很多，营养教育需要适当地针对那些对食物选择和饮食行为具有多重影响的、可改变的决定因素，采用各种策略和学习经验，以激励和促进饮食改变。营养教育旨在提高健康水平并促进问题解决。

教育并不是信息传播的同义词，尽管公众和营养科学、生物医学、公共卫生和政策领域的许多人认为它是。这个词来自拉丁语"educare"，意为"培养"或"引导"，它不仅可以被视为一个提供信息和技能的过程，也可以被视为一个培养动力、成长和改变的过程。简而言之，营养教育使用的策略是通过有效的沟通以及提高人们的能力和机会来增强人们的动机，从而帮助人们学会吃得健康。

精心设计（designed）。 营养教育是一系列有计划的、系统规划的活动，可以在学校、社区、工作场所和诊所中以及大众传媒上得以实施。本书后面将介绍一种系统设计营养教育的程序——DESIGN程序。

激励（motivate）。 营养教育需要增强动机或激励行动。人们只有在自己意识到需要并希望改变时才会做出改变。因此，营养教育利用有效的传播策略唤起和激发人们根据自己的信仰、态度、规范和价值观采取促进健康的行动。鉴于有挑战性的食物系统，营养教育尤其需要激励和动员人们做出健康和生态上可持续的食物选择。

促进（facilitate）。 营养教育采用适当的策略，通过增加食物营养知识、技能、批判性思维和反思能力，以及增强个人能动性（personal agency）或自主权的意识，来促进人们采取行动。当然，营养教育也会基于该问题所带来的各种优势，如促进健康的个人和文化习惯，或支持可持续膳食模式的社区结构。

自愿（voluntary）。 营养教育承认和尊重个体的能动性和自由意志，并根据个人目标和价值观做出选择（Bandura 1997, 2001；Deci and Ryan 2000；Buchanan 2000）。这意味着营养教育并不会强制改变，参与者对营养教育的目的有充分的了解。个体既是"改变者"，也是"被改变者"。自愿并不意味着营养教育仅限于提供和传播信息。卫生心理学家Leventhal（1973）指出，避免在胁迫下作出决定并不意味着专业人员不需要陈述事实、发出警告和巧妙辩论。

事实上，只有当消费者能够理解各方的观点，才能真正做出知情和自愿的选择。如果没有营养教育工作者提供的健康信息，消费者只能接收其他信息，如食品广告和促销，而这些信息多偏向于说服人们出于营养和健康以外的原因选择食物（Gussow and Contento 1984；Dawson 2014）。换句话说，营养教育可以将营养教育工作者的健康促进作用与个人的自由意志、行动力或自主权的概念相结合。

饮食行为是指可观察到的食物选择（吃什么，如摄入水果和蔬菜、全谷物或含糖饮料等），以及与食物相关的行动和行为（这些行动和行为将决定他们吃什么，如食品处理方式、采购或烹饪方法，婴儿喂养方式等），这些是营养教育的直接

重点。实践（practice）、行为（behavior）和行动（action）这三个术语常可以互换。行动一般指构成行为的具体动作或子行为，因此，多吃水果和蔬菜的行为可能涉及在早餐添加水果或在午餐添加蔬菜等的具体行动。实践一词往往指的是更普遍和持续的行为模式，比如与食物相关的育儿实践。美国"我的餐盘"（MyPlate）即强调可操作的行为，建议在一个餐盘中，水果和蔬菜占据一半，谷类大约占四分之一，其中谷物中的一半应该是全谷物，搭配牛奶或其他乳制品的高蛋白食物大约占盘子的四分之一（图1-4）。其他国家也都制定了相应的食物选择指南［Food and Agricultural Organization（FAO）2014］。

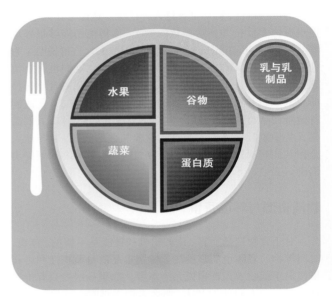

图1-4　美国的食物指南上显示了食物组的推荐比例的餐盘
Reproduced from ChooseMyPlate.gov. United States Department of Agriculture.

环境支持（environmental supports） 是指在个体外部的物理环境、社会文化环境和信息环境中的活动。环境支持使得行为改变更有可能。营养教育工作者需与他人合作才能构建支持性环境，以实现特定的食物营养目标，这是营养教育的重点。可合作的个人和组织包括社区领导人和组织、食品服务人员、学校校长、工作场所经理、超市、农贸市场或决策者，以及媒体、相关的政府机构和非政府或私人志愿组织。

"健康（health）"和"福祉（well-being）"这两个术语既指个人的营养健康，也指整体上的幸福感，包括无病状态以及拥有健康的积极特征。健康和福祉的概念可以扩展到包括人们赖以生存的食物系统所处的生态环境的健康和可持续性。

多场所（multiple venues） 指的是营养教育可以通过多种渠道实施，如小组课程和其他面对面的活动，也可以通过间接的活动，包括通信、印刷材料、电子邮件、智能手机、互联网和数字通信，以及社交媒体；既可以在正规场所，如中小学和大学，也可以在非正规场所，如社区中心、食品仓库，

工作场所，超市，食物援助计划办公室，妇女、婴儿和儿童（WIC）诊所或门诊部等，或者通过大众媒体、广告牌和社会营销手段实现营养教育。

机构、社区和政策层面的活动（activities at the institutional，community，and policy levels）指的是在营养教育中需要与他人合作才能进行的，针对政策、系统和环境的活动，以促进饮食和身体活动相关的物理环境、社会环境以及信息环境建设。这也是营养教育的目标。

"营养教育"术语是否准确？

"营养教育"一词在美国被广泛使用，还没有广泛传播到世界各地。该术语可能存在一些问题，"营养"这个词用来描述食物中的营养素滋养人体的方式。"营养教育"可以看作是关于"营养素"的教育。然而，人们吃的是食物，而不是营养素，所以人们需要有关食物的教育。因此，这个术语至少应该是"食物营养教育（food and nutrition education）"。除此之外，营养学专业人员也很难将"教育"一词的含义拓宽，认为它仅仅是关于传授或传播某种信息的活动，其实在学校教育的语境中，"教育"一词的含义也远不止于此。因此，营养教育一词是不充分的，而且确实具有误导性。实际上营养教育的定义在很大程度上也超越了这两个词的意思，涵盖增强动机并提升能力，构建支持性环境，以引导人们采取行动。为了体现该术语更广泛的内涵，许多国家和国际机构如 FAO 使用了"社会和行为改变传播（social and behavior change communication，SBCC）"或"食物营养传播与教育（food and nutrition communication and education，FNCE）"（McNulty 2013；Hawkes 2013）等术语。美国也有人使用食物营养教育（food and nutrition education）或营养教育和促进（nutrition education and promotion）（Briggs，Fleischhacker，and Mueller 2010）等术语。关于这个定义的问题激发了人们的极大兴趣：2016年，营养教育与行为学会（Society for Nutrition Education and Behavior，SNEB）举办了一场名为"名字意味着什么？"的网络研讨会，共有来自 60 个国家的 700 多人参会（SNEB 2016）。因为"营养教育"一词在美国被广泛使用，因此本书将继续使用营养教育这个术语，尽管它有相当大的局限性，我们需要谨记的是，这个术语指的是一个更现代的观点，即营养教育实际是一个比这两个词的含义更广的术语，它与国际术语"社会和行为改变传播"相似。

> 教育不是注满一桶水，而是点燃一把火。
> ——W.B.Yeats（著名诗人）

行为与营养教育主题

营养科学、健康科学、食品科学、食物系统及相关领域的研究结果和信息构成了营养教育的内容，这类信息及其传播方式对人们的影响至关重要。当营养教育工作者想要设计一个营养教育项目或课程时，他们往往会立即在头脑中按照"主题"来组织，如降低糖尿病风险、营养不良、营养补充剂、能量平衡、食品安全、骨骼健康或有机农业，这些主题与这里定义的"行为"有什么关系呢？

我们进一步分析这些"主题"可以发现，其中大多属于问题，这些问题可能是各级政府关注或受众感兴趣的、亟待解决的健康问题，如糖尿病预防。为了解决这个特定的问题，你会建议采取什么行为或行动呢？这些行为才是营养教育项目或课程的焦点。请注意，有些行为可以对应不止一个目的，或者可以解决不止一个问题。例如，减少超加工零食或含糖饮料的摄入对个人健康和降低碳足迹都是有利的。

其他"主题"则属于一般信息类——食物分类及其营养学特点。在使用时要仔细考虑这些信息的用途。对于专业人士而言，这些一般信息是非常重要的，因为要使用这些信息帮助受众改善他们的行为。但是对于普通大众来说，鉴于知识本身对改变行为并非一定有效，且考虑到大多数人没有太多时间，因此让他们了解这些知识是不合适的。那如何处理这些信息？如果你的潜在愿望是使受众选择均衡的膳食，那么你的目标就是行为改变，列出潜在的行为改变目标是很重要的。

行为改变和批判性思维：打开大门

有人担心注重行为改变的营养教育不鼓励批判性思维和思考，但事实并非如此。营养教育可以而且应该打开批判性思维和思考的大门，后者对于受众来说是必要的，因为他们需要根据自己的价值观、生活目标以及个人或家庭情况来确定应该采取哪些行为或行动，并能够执行他们所选择的行动。我们可以帮助受众建立概念框架用于了解食物营养相关问题的复杂性。对于较低年龄儿童，批判性思维能力还没有得到很好的发展，营养教育主要培养他们接受新食物、了解味道、为将来采取促进健康的行为做准备等。

行为改变和赋权

聚焦于行为改变的营养教育是否赋予人们以自己的名义采取行动的权利？行为导向的营养教育实际是以受众的关注点、能力和资源为基础，通过提供自主学习和活动的机会，促进自立，鼓励社会支持（Abusabha，Peacock，and Achterberg 1999；WIC Works Resource System 2013；Brandstetter et al. 2015）。事实上，营养教育旨在激励个人，使他们能够控制自己的食物选择和行动，并与他人合作构建支持性环境——简而言之，变得更有自主权（Israel et al. 1994；Rody 1988；Wallerstein 2006）。此外，以行为为重点的营养教育更容易获得清晰、可操作的信息，"保持简单直白（keep it simple，stupid，KISS 原则）"是有效传播所需要的。

营养教育定义的总结：3 个组成部分

总而言之，营养教育需涵盖 3 个概念支柱或组成部分才是有效的。第 1 个概念组件是通过有效的传播和其他活动增强行动或行为改变的动机。第 2 个概念组件是增强采取行动或改变行为的能力，重点是增加有利于健康和福祉的行为所需的知识和技能。第 3 个概念组件是为行动或改变创造环境支持，重点是增加促进因素并减少行动的障碍因素，如图 1-5 所示。鉴于个人的环境状况以及社会和文化背景的不同，营养教育设计时需考虑到受众需求并与文化背景匹

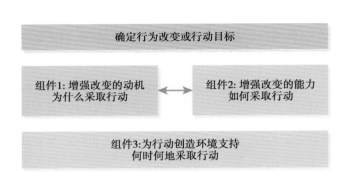

图 1-5   营养教育的 3 个概念组件：基础

配，这样才能保证教育的有效性。

概念组件 1：增强改变的动机：为什么采取行动

提高认识是帮助人们做出行为改变或采取特定行动的第 1 步，但这还不够。动机是饮食行为改变的核心，因此必须明确其在营养教育中的作用。当食物营养信息能帮助个体理解为什么要采取行动并促使其去采取行动时，就能够起到很大的激励和赋权作用。采取行动的原因包括关注饮食和 / 或身体活动对健康的影响、食物选择对生态环境的影响，以及个人健康问题、自我认同、文化价值观、对社区的影响等。因此，营养教育的重点是增强人们的动机，提供有关行动益处的科学信息，并强调对采取行动的理由和价值的

自我理解与思考，特别是考虑到他们自己更大的生活目标和文化期望。

概念组件 2：增强改变的能力：如何采取行动

个体一旦受到激励，也需要有采取行动来执行所需行为或做法的能力。如果个体拥有所需的具体如何去做的知识和技能，并对自己改变自身和环境的能力充满自信，那么他们就更有可能感觉到这种能力。在此方面，营养教育的重点是帮助人们掌握适当的食物营养技能，加强人们主动引导和规范自身行为的能力。

概念组件 3：为行动创造环境支持：何时何地采取行动

营养教育工作者通过与机构、社区或政府相关人员合作，使得人们的进食、学习、工作或购物环境支持他们的健康选择，从而使健康食物选择或饮食行为改变成为一种容易的选择。

专业协会的愿景

本书呈现的营养教育观点与营养教育相关专业协会的愿景是一致的。如 SNEB 的愿景是"通过食物营养教育给人群赋能，以改变行为、食物系统和政策"，其使命是"推动食物营养教育的研究、实践和政策，促进公平以及支持公众和地球健康"（SNEB 2015）（框 1-1）。SNEB 也使用了本书中关于营养教育的定义。营养与饮食学会（academy of nutrition and dietetics，AND）的愿景是"一个借助食物和营养的变革力量使所有人都能茁壮成长的世界"，使命是"通过食物和营养加速改善全球健康和福祉"（AND 2019）。国际行为营养和身体活动学会（International Society of Behavioral Nutrition and Physical Activity，ISBNPA）的使命是"激励、促进、倡导行为营养和身体活动领域的创新研究和政策，以改善全人类的健康"（ISBNPA 2019）。

检查练习

一位高中体育老师邀请了一位营养教育工作者 / 营养师来给她的班级演讲，因为她担心学生的健康和饮食习惯。营养教育工作者决定以钙为主题进行一场讲座，讲述钙在人体中的作用以及食物来源，因为钙是青少年时期的重要营养素。在了解了关于营养教育的定义后，她意识到需要关注行为而非营养素本身，要解决行为的激励和促进因素，并提供环境支持。为此，她首先与部分高中生进行交谈，了解到他们之所以不喝牛奶是认为那是儿童食品，而他们已经快要成年了。此外，牛奶不太方便携带，而且女孩还担心牛奶提供的能量高于无糖饮料。基于此，营养教育工作者意识到她需要做些工作来激励他们！

因此，她的演讲主题是"强健的骨骼和充沛的活力"，重点介绍富含钙的食物。她还提供了大量"为什么做"的信息，包括强壮骨骼作用，以及有助于参与体育活动、学校的军乐队游行以及其他活跃的生活。同时也关注了动机因素，如高钙食物如何变得时尚；朋友间分享奶酪、饼干和蘸酱，或者他们可以一起制作加入菠菜、羽衣甘蓝或其他绿色蔬菜以增加钙含量的酸奶冰沙等。然后，她列出了如何获取各种高钙食物的信息。最后，她发了一份手册，让学生们记录在接下来的一周里何时何地尝试高钙食物的行动。体育老师对这次营养教育活动印象深刻，因为营养教育工作者 / 营养师真的与学生建立了联系，使课程既有趣又实用。她相信这堂课会让学生们吃更多富含钙的食物。

框 1-1　营养教育与行为学会 - 使命和定位

愿景

通过食物与营养教育来改变行为、食物系统和政策，赋能全世界人民。

使命

推动食物和营养教育的研究、实践和政策，促进公平，支持公众和地球健康。

关于学会的声明

SNEB 代表了美国和全世界营养教育工作者的专业利益。SNEB 致力于通过研究、政策和实践促进有效的营养教育和健康行为。

SNEB 是一个积极参与营养教育和健康促进的专业人士的

国际团体，在学院、大学和学校、政府机构、合作推广、传播和公关公司、食品工业、志愿和服务组织以及其他可靠的营养和健康教育场所开展工作。SNEB 成员通过期刊、通信、年度会议和仅限会员的列表服务来分享想法和资源，它的分支机构为有相似兴趣和专业知识的成员提供了交流机会。

营养教育与行为杂志（*Journal of Nutrition Education and Behavior*, *JNEB*）是该学会的官方期刊，该期刊是经过评审的科学期刊，为所有对营养教育、营养和身体活动行为理论和干预结果、食品环境、食品、营养和身体活动传播策略（包括技术）等相关领域感兴趣的专业人士提供全球资源，*JNEB* 的目的是记录和传播与全球营养教育和行为相关的原创研究、新兴问题和实践。

转载自营养教育与行为学会。

营养教育的有效性

营养教育非常重要，但也具有挑战性。多项综述回答了营养教育是否有效这个问题。其中一项荟萃分析综述了从 1910 年到 1984 年开展的 303 项研究，包括 4 108 项研究结果（Johnson and Johnson 1985）。荟萃分析是一种复杂的统计方法，该方法首先将研究主题相关文献的结果进行整合，并根据整合的数据计算变化的显著性。该荟萃分析发现，营养教育使知识增加了 33 个百分点，态度增加了 14 个百分点，行为增加了 19 个百分点。近期的多项系统综述和荟萃分析发现，行为干预能够明显改善饮食行为、身体活动和体重状况，且有统计学意义（Johnson, Scott-Sheldon, and Carey 2010）。

具体来讲，营养教育可有效改善下列饮食行为和健康问题：

- 全球多个国家的研究和实践证明，营养教育可显著增加儿童和成人水果和蔬菜的摄入量（Thompson and Ravia 2011；Evans et al. 2012；Appleton et al. 2016），包括在学校供餐中增设沙拉自助吧台（Harris et al. 2012），或在学校和社区建小菜园等，尤其在美国（Langellotto and Gupta 2012）、英国、澳大利亚、墨西哥和其他地方（Gibbs et al. 2013）类似的营养教育活动越来越普及，这也是 FAO 推荐的方法。
- 降低儿童肥胖风险（da Silveira et al. 2013；Khambalia et al. 2012；Wang et al. 2015）。
- 通过改善饮食和身体活动降低糖尿病风险：糖尿病预防计划（Diabetes Prevention Research Group 2002，2009）。
- 降低青少年罹患糖尿病和血脂异常的风险（HEALTHY

Study Group, 2010, Cai et al. 2014）。
- 在工作场所进行营养教育可预防员工体重增加（Anderson et al. 2009；Hales et al. 2018）。
- 提高美国和其他国家婴幼儿食品的安全性［Borger et al.（for WIC）2018；Thompson and Amoroso 2011］。
- 增加母乳喂养率（Haroon et al. 2013；Sinha et al. 2015；Dyson et al. 2008）。
- 促进低收入人群健康饮食，特别是增加水果、蔬菜和无脂或低脂牛奶的摄入量［Long et al.（for USDA）2013］。

有研究还对营养教育进行了成本 - 效益（cost-benefit）和成本 - 效果（cost-effectiveness）分析。成本 - 效益分析将营养教育项目带来的经济效益与实施该项目的实际成本进行比较，成本 - 效果分析则将营养教育的健康效益与实施该方案的成本进行比较。多项研究表明，营养教育具有很好的成本 - 效益和成本 - 效果（Baral et al. 2013；Lehnert et al. 2012；Roux et al. 2008；Gustafson et al. 2009；Graziose et al. 2017）。

综上，干预研究综述和成本分析表明，当营养教育项目使用适当的信息和策略时，可以有效改善饮食习惯。

营养教育工作者是做什么的？营养教育的场景、受众和内容

如前所述，当下是营养教育领域激动人心的时代。几乎所有人都对食物和营养感兴趣，这对于想要帮助公众吃得好的营养教育工作者来说是个好消息。因为营养可以被视为农业与健康之间的纽带，所以关于食物和营养的行为改变传播与教育针对的是与一系列待解决问题相关的行为和实践，并且发生在各种场景中，针对不同的受众。这意味着营养教育工作者需要广泛参与各种活动。

场景：在哪里提供营养教育？

营养教育工作者需要在多种场所和环境中工作，包括耳熟能详的场所，以及一些小众的场所。后续将进一步描述。营养教育行动 1-1 中也给出了一些例子。本书中将提供更多示例。

社区

许多针对公众的营养教育都是通过美国农业部（U.S. Department of Agriculture，USDA）资助的项目在社区开展的，例如向成人、家庭和儿童提供营养教育活动的合作推广项目，来帮助他们吃得更加健康。大多数州都为补充营养援助计划（Supplemental Nutrition Assistance Program，SNAP）

营养教育行动 1-1　不同场所的营养教育

小步骤大收获

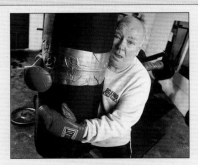

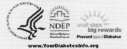

美国国家糖尿病教育项目（National Diabetes Education Program）网站宣布："好好生活，健康饮食，保持活跃，这不容易，但值得"。几项具有里程碑意义的糖尿病控制和预防研究的结果表明：适度减重和有规律的身体活动可以降低高危人群 2 型糖尿病发生风险并改善 2 型糖尿病（T2DM）患者的治疗效果，基于此，美国国立卫生研究院和疾病预防与控制中心设立了上述项目。该项目针对儿童和成人糖尿病患者或 T2DM 高危人群及其家人和照顾者，尤其是糖尿病及其并发症负担过重的人群，旨在"识别、传播和支持采用基于证据的、文化和语言上适当的工具和资源，以支持行为改变、提高生活质量和改善糖尿病结局"的全国性的多元文化运动。项目参与者包括医疗保健专业人员、社区卫生工作者、社区和医疗保健重点组织、媒体、企业、学校和其他关注糖尿病的团体。

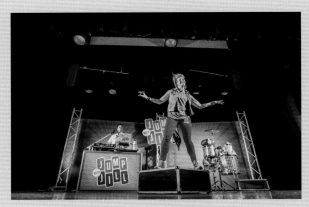

营养教育：摇滚音乐会

震撼人心的营养教育

"与吉尔一起跳"（Jump with Jill）是一个以音乐为基础的健康项目，为孩子们提供营养教育摇滚，为观众提供现场音乐会、录制音乐、视频体验和跨课程的课堂活动。作为世界上唯一的摇滚营养秀，"与吉尔一起跳"通过将营养教育转变为现场音乐会来颂扬健康习惯，由懂音乐的注册营养师（Registered Dietitian）开发，这场全国巡回演出已经在 6 个国家为 120 万儿童演出了 3 500 多次。该节目拥有艾美奖提名的歌曲、乐观的舞蹈动作和时尚的服装，使用通常用于销售垃圾食品和让孩子久坐不动的工具，让孩子们做出健康的选择。该演出以行为为中心，经过研究证实，在演出中，健康不仅是一件重要的事情，还是一件很酷的事情。

恒星农贸市场（Stellar Farmers'Markets）

美国纽约市卫生部利用恒星农贸市场提供社区营养教育和资源。在一些特定的市场，营养学家使用"对水果和蔬菜说 Yes"课程，为市场购物者提供有关当地生长的季节性农产品、食品安全、健康饮食、食品资源管理和烹饪的免费营养教育。

的参与者制订了广泛的营养教育计划（SNAP-Education，SNAP-Ed）。美国农业部的妇女、婴儿和儿童特别补充项目（Special Supplemental Program for Women，Infants，and Children）除了提供食物外，还向参与者提供营养教育。启智计划（Head Start Program，HSP）为学龄前儿童提供食物和营养教育。美国卫生与公共服务部社区生活管理机构的老龄化管理机构为全国大多数社区中低收入的老年人提供团体膳食服务，营养教育是该项目的必要组成部分。大多数国家都有类似的项目。

许多其他机构、志愿者和非营利组织，如心脏协会、癌症协会和食品银行等，也提供营养教育。关注饮食行为和身体活动的社会营销活动在社区内越来越普遍。

食物和食物系统相关的社区和倡导组织

社区营养学家在应急食品组织中工作，如食品储藏室和施食处，为经济困难的受众提供所需的教育和食物。社区营养学家还开展诸如农贸市场（farmers' markets）、社区支持农业（community-supported agriculture）、农场到机构（farm-to-institution）等项目，将食品生产者与消费者联系起来，使得个人能够从社区买到价格合理、营养丰富且是当地可持续生产的食品的机会。大多数这样的项目都包括针对低收入社区的特别活动。营养教育工作者在这些环境中提供教育课程，进行烹饪示范，带领人们参观农贸市场和农场等。

学校

在美国的许多州和大多数国家，营养教育被作为学校健康教育课程的一部分，由课堂教师负责提供营养教育。营养教育工作者的作用通常是通过政府机构或非营利组织资助的特定项目，开发良好的课程材料，为教师提供专业支持，并帮助教师进行营养教育。此外，学校食品服务人员可通过海报和在餐厅开展的食品相关活动提供非正式的营养教育。在美国国立卫生研究院和美国农业部等联邦机构的资助下，营养教育工作者近几十年来还参与了许多以学校为基础的营养教育干预研究。

工作场所：在哪里开展营养教育

在工作场所进行的健康促进活动通常包括营养教育、控制体重和促进身体活动，以及以减少心血管疾病和癌症等慢性病风险的其他健康教育活动。这些以行为为重点的活动既针对普通员工，也针对高风险人群，营养教育工作者经常协助设计和实施项目。

医疗保健机构

尽管一对一的营养咨询是医疗机构营养师的工作，但许多医疗中心也为其高危客户提供门诊营养教育。健康管理机构和健康保险项目经常为其会员提供营养教育。营养教育工作者还可以在诊所、体重控制项目组和进食障碍门诊工作。

营养教育的受众

营养教育的受众非常广泛，包括不同年龄和生命阶段人群、不同社会经济地位、不同文化背景和其他方面存在差异的人群。

不同生命阶段

现有的营养教育计划覆盖了全生命周期，包括对学龄前儿童及其照护者的教育，对学龄儿童进行以学校课程、课后活动或家庭为基础的营养教育，对大学生进行以营养或健康课程、食堂干预和学生健康中心活动为主的教育，成年人营养教育主要通过社区或工作场所，孕妇和哺乳期妇女及其婴幼儿通过 WIC 和其他计划进行教育，对老年人则开展有针对性的营养教育计划。

多元文化群体

美国的种族和文化正变得越来越多样化。一些营养教育计划是专门为不同文化群体制订的，例如针对非裔美国人、拉丁裔群体、亚裔美国人或新移民的特定计划。很多国家也一样在向更加多样化的方向发展。营养教育工作者在面对这些多元文化群体时需要具备一定的文化能力。

不同的社会经济背景

社会经济地位（socioeconomic status，SES）与健康状况有关，SES 低的人健康问题更多且更容易过早死亡。政府的诸多计划旨在通过粮食援助减少这些健康差异，例如 SNAP 和 WIC 计划或公共卫生计划。HSP 旨在通过向符合条件的学龄前儿童提供免费教育来减少教育不平等的问题。营养教育是所有类似计划的重要组成部分，这些计划旨在帮助低收入群体遵循健康的膳食模式。

运动员和健身人士

运动员和其他健身人士往往对营养教育特别感兴趣，也很需要营养教育。在运动营养方面受过专门训练的营养教育工作者可在大学和专业运动队这样的团体开展营养教育，并在健身中心、工作场所和社区项目中为个人体育锻炼提供指导。

守门人：政策制定者、媒体和食品工业

传统的"守门人（gatekeeper）"是指家庭中购买和制备食物的人（通常是母亲），因为这些人控制着家庭的饮食。然而，今天人们从各种途径获得食物。因此，守门人包括提供食品或食品服务的个体和组织，以及在组织、社区以及各级政府参与制定食物营养政策的人——这些政策关乎食品或营养相关服务的可及性和可利用性。守门人也包括那些影响社会文化和信息环境的人，如大众媒体。营养教育工作者可以就当前的膳食营养状况（如贫血、食物不安全、不健康的膳食模式、慢性病和肥胖风险等）对守门人进行营养教育，并说明营养教育和政策替代方案的相关性，以鼓励政策制定者采取更有利于健康饮食、积极生活和可持续食物系统的行动。

营养教育的范围

营养教育主要是通过提高认识、增强动机、提升采取行

动的能力和改善行动的环境支持，帮助人们选择并享受健康食物（和身体活动）。为此，营养教育不仅可以扩大受众范围，而且还可以从感兴趣和关注的内容、需要解决的问题以及所使用策略的性质方面来扩大其范围。

营养教育内容广泛：健康及其他问题

营养教育可以解决与食物营养相关的极其广泛的问题。当然，主要关注的是与个人健康相关问题，如膳食指南和MyPlate推荐的健康饮食，如何在有限的预算内实现健康膳食，食品安全，母乳喂养，如何让孩子多吃健康的食物，吃早餐、平衡膳食和身体活动，采用健康的膳食模式来减少与饮食相关的慢性病等。无论如何，特定的营养教育计划可以解决特定的食物或营养相关的问题。

园艺和烹饪

园艺和烹饪长期以来一直被视为是中低收入国家营养教育的一部分。高收入国家也越来越认识到它们对各年龄段人群的重要性（Christian et al. 2014；Berezowitz et al. 2015；Hartmann et al. 2013）。这类活动提供了重要技能，可以帮助人们以有趣的、积极的、促进健康的方式选择健康食物。

可持续食物系统和膳食

消费者和营养专业人士越来越关心食品是如何生产的、在哪里生产的。一项研究显示约83%的公众表示他们熟悉可持续发展这个术语（Hartman 2017）。虽然个人福祉是购买可持续食品的一个重要驱动因素（70%），但对环境的关注也很重要（50%～60%），例如尽量减少包装、污染、食物浪费和碳足迹。然而，只有21%的人能分辨出哪些是可持续产品，大多数人对各种各样的认证感到困惑。显然，营养教育工作者在这方面扮演着重要角色。可持续膳食教育可以在不同的场所通过不同的方式开展。一项在太平洋岛屿开展的项目是通过电子邮件网络推广岛内食品（Englberger et al. 2010）。农贸市场提供的营养教育，通常是为了支持出售当地食品。营养专业组织建议将学校的营养教育与学校菜园的工作和其他策略联系起来，以帮助培养儿童对环境和食物系统更深层次的认识（Hayes et al. 2018）。

与食物有关的社会公平问题

消费者对与食物相关的社会公平问题越来越关注。一项研究发现，约50%的美国人表示工人和员工的公平待遇、良好的薪酬和福利影响他们的食品购买决定，约40%的人表示公平贸易对他们的食品购买决定很重要（Hartman 2017）。38%的人同意或强烈同意"公平贸易食品和饮料值得多花一点钱"（Agriculture and Agri-Food Canada 2012）。因此，营养教育的范围可以扩大，以解决这些公众关切的问题。毫无疑问，还会出现许多其他人们感兴趣和关注的问题，这些问题可以由营养教育工作者来解决。

身体活动与营养

人们逐渐认识到，减少静坐、增加身体活动可以降低患慢性病和肥胖的风险，从而改善身心健康，因此，健康的膳食模式和充足的身体活动被视为是互补的，具有相似的行为改变的激励因素和促进因素，因此可以一起加以解决。事实上，与单独针对膳食或身体活动的项目相比，致力于两者同时改变的干预项目会产生更大的健康效益。因此，许多营养教育项目同时强调身体活动和饮食行为。

营养教育是多学科的融合

虽然营养教育面向不同的受众，涉及广泛的公众关注以及亟待解决的问题，但营养教育的核心作用均是帮助人们采取或保持健康的行为，通过：

- 增强动机
- 提升采取行动的能力
- 改善行动的支持性环境

这里的健康行为是指与个人、社会或地球健康相关的行为。

鉴于影响食物选择和膳食模式的因素很多，同时，健康饮食面临诸多障碍，营养教育必须利用许多其他学科，以在复杂的情况下有效实施营养教育。具体讲，为了设计和实施有效的营养教育，必须融合以下学科和领域，以实施跨学科营养教育，如图1-6所示。

- 食品与营养科学：选择行为重点和营养教育内容
- 心理学：探寻如何激励和促进行为改变
- 教育学：制订教育计划和组织活动
- 传播学：有效实施课程或干预

食品与营养科学及心理学共同决定了营养教育计划的内容，教育学和传播学共同决定了营养教育计划的过程。

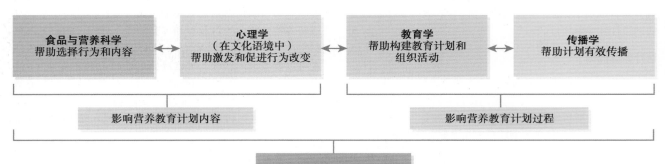

图1-6 营养教育涉及的学科

食品与营养科学决定行为重点和干预内容

营养教育的第 1 步是利用食品与营养学研究中关于营养素、食物与健康、疾病和环境关系的科学证据，以及膳食指南、膳食营养监测数据等，确定特定受众所关心的或迫切需要解决的问题及这些问题主要与受众的哪些行为有关，而这些行为就是营养教育的目标。因此，营养教育计划的行为重点和干预内容来自营养相关学科所提供的信息。本书并不介绍食品与营养科学相关知识——这在其他的学术资源中可以获得。

心理学指导激励和促进行为改变

大量研究表明，关于食物和营养的知识不足以让人们改变饮食行为（或身体活动）。事实上，大约四分之三的美国人认为自己知识充足，并且对于购买健康食品足够了解（Hartman Group 2016）。鉴于文化、家庭和个人心理因素对食物摄入有很大影响，营养教育需要借鉴心理学，特别是社会心理学理论，来了解行为的影响因素，以及如何开展营养教育，以启发、激励、赋权和促进饮食行为改变，使人们更健康。

如图 1-6 所示，食品与营养科学及心理学的信息整合对营养教育的内容有影响。

教育学帮助有效设计小组课程、干预活动和材料

了解人们为什么这样吃以及知道如何帮助他们做出改变仍然不够，必须将这些理解转化为一种框架，用以指导设计营养教育课程，包括以面对面形式进行的直接教育，以及通过视觉材料、电子和数字技术或社交媒体传播的间接教育。教育学原则和学习理论可以帮助创建引人入胜且顺序恰当的活动，以增强动机和提升行为改变的能力，进而促进行为改变。

传播学帮助有效开展课程或干预活动

即使是基于可靠的科学证据、心理学和教育学理论而制订的营养教育计划，如果不能通过小组课程或其他渠道（如网络或社交媒体）有效传播，也不会达到预期效果。传播理论和有效的教学方法对营养教育至关重要，需要考虑受众的年龄、文化背景、社会经济地位、环境和文化程度，以激发受众的兴趣和参与热情。

如图 1-6 所示，教育学和传播学的整合对营养教育的过程有影响。

与他人合作构建促进行为改变的支持性环境

如果营养教育能创造一个支持其行为改变的环境，那么它就更有可能发挥作用，这意味着营养教育工作者需要有与其他个人或组织建立合作或伙伴关系的能力，如社区领导者、学校校长或一些组织机构（如政府机构、非政府或私人志愿组织）。

营养教育工作者的技能

营养教育工作者需要具备上述四个学科领域中的相关知识和技能，以便能够设计和提供有效的营养教育。这就是本书可以提供帮助的地方——虽然没有一本书可以涵盖所有这些学科，但本书将提供充足的与这些领域相关的信息，并将它们融合在一起，以指导读者设计和提供有效的营养教育。本书还为发展合作和伙伴关系提供了足够的相关信息。

本书的重点和范围

由上述内容可知，营养教育以行为为导向，可以通过多种渠道实施。营养教育活动和方案规划涉及多种方法，主要方法是通过基于团体的直接营养教育，或通过针对个人和家庭的基于网络的活动、数字技术、视觉媒体或社交媒体进行间接教育，以增强动机、增加知识和技能，并构建社会支持。然而，鉴于影响食物选择和饮食相关行为的众多因素，改善个人和家庭食物选择和实践的努力可以通过人们在生活、工作、学习和娱乐的环境中开展的支持个人和家庭饮食实践的活动来改进和加强。这些支持性环境干预通常需要营养教育工作者与合作伙伴合作，这种方法通常被称为多层次方法。

社区和公共卫生方法也可用于改善大众的健康。

通过社区和公共卫生方法设计干预措施，改变社区和国家层面的政策和环境，是健康促进规划和社区营养的主题，而此部分内容超出了本书的范围。同样，本书也没有讨论与营养教育计划相关的领导和管理问题。这些信息可以在组织政策和实践手册、机构指导和程序以及其他相关书籍中找到。

本书的重点是指导设计和实施现实世界的营养教育课程和计划，无论是基于群体的还是间接的营养教育，都可以独立进行，也可以与伙伴合作，直接或间接支持全面的、多层次的营养教育计划的实施。同时，营养咨询这种一对一的营养教育类型虽然也非常重要，但本书并不会涉及。因此，本书的范围大致对应于美国最大的公众营养教育计划，即补充营养援助计划——教育计划（SNAP-Ed）所使用的 3 种方法中的前 2 种：

（1）个人或团体——基于直接和间接的营养教育、健康促进和干预策略；

（2）支持这些战略的全面、多层次的干预措施；

（3）社区和公共卫生方法（USDA SNAP-Ed 2018）。

本书的目的和概述

营养教育工作者有机会让受众的生活发生真正的改变。有效的营养教育干预措施和策略能够增强人们实现健康膳

食和积极生活的动机、能力和机会。本书旨在提供一个非常实用的指南，指导如何整合 4 个学科或领域（食品与营养科学、心理学、教育学和传播学）的理论和策略，设计、实施和评估现实世界中有效的营养教育干预措施。本书还为发展合作关系提供了指南，以改善环境来支持目标行为的改变。因此，本书的重点是设计、实施和评估各类营养教育干预措施和计划——这是绝大多数营养教育工作者在其工作场所或在干预研究中所需要的：

- 与团体合作在各种场景（社区、医院门诊部、妇幼诊所、健身中心、大学体育中心、老年中心、学校、工作场所或私人非营利组织等）提供直接的、以现场为基础的、面对面的教育活动。
- 制订和实施间接教育活动和配套材料，如利用互联网、电子和数字技术的活动，包括短信、应用程序和社交媒体，以及社会营销活动、健康交流会、课程、印刷材料和视觉媒体等。
- 与他人合作开展活动，促进营养（和身体活动）环境和政策建设，以支持营养教育干预的行为改变。如与学校合作改善学校的食物环境，与超市合作改善农产品供应和食谱，以提高水果和蔬菜的消费量等。

本书首先探讨源自心理学，特别是社会心理学的营养教育研究和理论基础。然后描述一个系统且实用的程序——DESIGN 程序，旨在将社会心理学理论和食品与营养科学研究进行整合，转化成激动人心且有效的直接和间接的教育活动，并通过教育学理论传播给不同的受众。本书还详解如何使用 DESIGN 程序来设计政策、系统和环境支持，与前述的教育活动相辅相成，以支持目标行为改变。最后，本书探讨了向不同受众提供营养教育的最佳实践传播方法。

本书的概念大纲如表 1-1 所示。

表 1-1

本书的概念框架

使用多种渠道为广大受众设计和提供直接和间接的营养教育，同时通过合作伙伴提供相关的环境支持

引言：营养教育的定义（第 1 章）					
基础：关注心理学（第 2～6 章）					
食物选择和饮食行为改变的决定因素					☑
有效营养教育的基础					☑
增强动机并促进行为改变和行动					☑
行为改变目标促进政策、系统和环境支持					☑
直接和间接营养教育的设计：以教育学为重点——将食品与营养科学与心理学相结合（第 7～14 章）					
确定营养教育计划的行为改变目标					☑
识别目标行为改变的决定因素					☑
利用教学设计理论将行为改变与决定因素、策略和教育活动联系起来，制订直接和间接营养教育计划					☑
制订评估计划					☑
提供营养教育：以传播为重点（第 16～18 章）					
	受众				
	儿童	青少年	成人 / 家庭	文化团体	低文化程度人群
理解传播理论和受众的学习风格	☑	☑	☑	☑	☑
在团队合作中使用适当的传播方法	☑	☑	☑	☑	☑
材料 / 视觉，电子和数字技术 / 社交媒体	☑	☑	☑	☑	☑
社会营销	☑	☑	☑	☑	☑
行为改变的政策、系统和环境支持策略的设计和实施（第 15 章）					
家庭 / 社交网络	☑	☑	☑	☑	☑
制度 / 社区战略	☑	☑	☑	☑	☑
政策、系统和环境改变行动	☑	☑	☑	☑	☑
成为行业和社会变革的推动者（第 19 章）					
通过工作表和案例研究进行应用（第四部分）					

学习新词汇

本书会介绍很多新的术语、概念和词汇，就像上第一门生物化学或营养课程时，必须学习新的术语，如新陈代谢、三羧酸循环、脂肪生成、血糖指数和电解质平衡。本书的新术语包括心理学领域的结果预期（outcome expectation，对行为预期结果的信念）、自我效能（self-efficacy，对能够执行某种行为的信心）、态度（attitude）、社会规范（social norm）、个人能动性（personal agency）；教育学领域的教育目标（educational objective）、教学设计（instructional design）、学习理论（learning theory）；传播学领域的传播渠道（communication channel）、群体动态（group dynamics）、有效演讲（effective speaking）等。这些术语是行为科学专业人员和心理学家用来描述普遍看法和经验的标签或术语，教育工作者和传播学专家用来解释有效的传播机制。读者很快就会习惯使用这些新词汇并使用行为营养和营养教育的语言。

本书概述

营养教育具有挑战性，但对于该领域的工作者来说也是非常有益的。公众对食物和营养很感兴趣，也吸引了来自各个领域的研究人员，从而产生了丰富的思想交流。此类研究为营养教育的有效方法提供了证据，并产生了有用的概念框架和理论作为指导实践的工具。本书致力于讨论相关理论、新兴的营养教育研究证据和实用技术，以提高人们对如何采取行动和动机的认识，提升采取行动的能力，以及改善支持性环境以帮助人们采用和维持有益于健康的食物营养相关行为。

- **第一部分基础：关注心理学（第 2~6 章）。** 本部分主要介绍心理学（尤其是社会心理学）理论和研究背景，及其在理解食物选择的动机或决定因素以及饮食行为改变过程中的应用。这部分可指导营养教育实践更容易成功。
- **第二部分：关注教育将食品与营养科学和心理学应用于营养教育的设计（第 7~15 章）。** 本部分介绍了六步营养教育 DESIGN 程序，用于开发有效且实用的营养教育活动，并基于食品与营养科学发现以及心理学研究和理论，使用教育设计原则，将它们排列成有效的营养教育计划。本部分还包括如何使用该六步程序为营养教育项目的拟改变行为目标设计环境支持。
- **第三部分　营养教育的实施：以传播为重点（第 16~18 章）。** 第二部分设计了真实世界中的直接/间接营养教育活动，本部分介绍具体的实施细节，包括在群体环境中如何成功开展工作、如何有效利用其他渠道和媒体、社会营销技术以及如何针对不同年龄、文化背景和教育程度的群体开展营养教育等。
- **第四部分将第二部分内容应用于营养教育设计和评估的营养教育 DESIGN 程序工作表以及案例研究。** 本部分提供了两个便于读者使用 DESIGN 程序（在第二部分中详细描述）的工作表以及解释性案例研究。其中一个工作表侧重于为小组课程、系列课程、干预措施或项目、独立材料或基于技术的干预措施设计教育计划，教育计划的工作表也包括在其中。另一个工作表的重点是设计环境支持计划。案例研究包括完成该案例后的工作表，为读者提供如何填写工作表的例子。

© Manyakotic/iStock/Getty Images Plus/Getty Images

问题和活动

1. 在阅读本章之前，请回想一下：你对营养教育的定义是什么？请把它写出来。现在仔细思考一下本章所呈现的营养教育定义，与你之前的定义是否有不同？请具体描述"是"或"不是"。你认为你的定义将如何影响你作为营养教育工作者的工作？

2. 社会和行为因素对人类健康和地球生态产生了广泛的影响，这对营养教育有什么启示？

3. 有些人认为，如果你对食物和营养有充分了解，营养教育就相对较容易开展。本章假设，为了让营养教育有效，我们需要其他学科的工作来帮助我们。为什么呢？如果你不这么认为，请提供你的理由。是否还有其他需要考虑的因素？为什么或如何做？

4. 当你回顾营养教育的受众和环境时，你认为自己是营养教育工作者吗？你想做什么？

5. 列出你认为成为一名优秀的营养教育工作者最重要的 5 项技能。

　1. _____
　2. _____
　3. _____
　4. _____
　5. _____

在这些技能中，哪些方面是你已经熟练掌握的？写下对应的序号：____

在这 5 项技能中，哪些方面是你还需要进一步提升的？写下对应的序号：____

参考文献

Abusabha R., J. Peacock, and C. Achterberg. 1999. "How to make nutrition education more meaningful through facilitated group discussions." *Journal of the American Dietetic Association* 99: 72–76.

Academy of Nutrition and Dietetics [AND]. 2019. "Academy Mission, Vision and Principles." https://www.eatrightpro.org/about-us/academy-vision-and-mission/mission-and-vision-statements

Agriculture and Agri-Food Canada. 2012. "Socially conscious consumer trends: Fair trade. Market analysis report, International Markets Bureau, Ministry of Agriculture and Agri-Canada." http://www.agr.gc.ca/resources/prod/Internet-Internet/MISB-DGSIM/ATS-SEA/PDF/6153-eng.pdf.

Anderson, L. A., T. A. Quinn, K. Glanz, G. Ramierz, L. C. Kahwati, D. B. Johnston, et al. 2009. "The effectiveness of worksite nutrition and physical activity interventions for controlling overweight and obesity." *American Journal of Preventive Medicine* 37(4): 340–357.

Appleton, K. M., A. Hemingway, L. Saulais, C. Dinnella, E. Montelone, L. Depezay, et al 2016. "Increasing vegetable intakes: rationale and systematic review of published interventions." *European Journal of Nutrition* 55(3): 869–896.

Bandura, A. 1997. *Self efficacy: The exercise of control.* New York: WH Freeman.

———. 2001. "Social cognitive theory: An agentic perspective." *Annual Review of Psychology* 51: 1–26.

Baral R., G. C. Davis, S. Blake, W. You, and E. Serrano. 2013. "Using national data to estimate average cost effectiveness of EFNEP outcomes by state/territory." *Journal of Nutrition Education and Behavior* 45(2): 183–187.

Barilla Center for Food & Nutrition 2015. "Food and the environment: Diets that are healthy for people and the planet." http://www.BarillaCFN.com

Berezowitz, C. K., A. B. Bontrager Yoder, and D. A. Schoeller. 2015. "School gardens enhance academic performance and dietary outcomes in children." *Journal of School Health* 85(9): 508–518.

Borger, C., N. Weinfield, T. Zimmerman et al. for USDA (2018). "WIC Infant and toddler feeding practices study-2: Second year report. Food and Nutrition Service. United States Department of Agriculture." https://fns-prod.azureedge.net/sites/default/files/ops/WIC-ITFPS2-Year2Report.pdf

Brandstetter, S., J. Ruter, J. Curbach, and J. Loss. 2015. "A systematic review on empowerment for healthy nutrition in health promotion." *Public Health Nutrition* 18(7): 3145–3154.

Brillant-Savarin, A. S. 1825. *The physiology of taste: Meditations on transcendental gastronomy,* translated by M. F. K. Fisher. Reprint. Washington, DC: Counterpoint Press, 2000.

Buchanan, D. R. 2000. *An ethic for health promotion: Rethinking the sources of human well-being.* New York: Oxford University Press.

Cai L, Y. Wu, L. J. Cheskin, R. F Wilson, and Y. Wang. 2014. "The effect of childhood obesity prevention programs on blood lipids: A systematic review and meta-analysis." *Obesity Reviews* 15(12): 933–944.

Center for Nutrition Policy and Promotion, U.S. Department of Agriculture. 2016. "Healthy Eating Scores for Americans. Average Healthy Eating Index-2015 Scores for Americans by Age Group." https://www.cnpp.usda.gov/hei-scores-americans

Centers for Disease Control and Prevention. 2016. National Center for Health and Statistics. *Deaths and Mortality.* https://www.cdc.gov/nchs/fastats/deaths.htm

Christian, M., C. Evans, C. Nykjaer, N. Hancock, et al. 2014. "Evaluation of the impact of a school gardening intervention on children's fruit and vegetable intake: a randomized trial." *International Journal of Behavioral Nutrition and Physical Activity* 11: 99.

Clancy, K. 1999. "Reclaiming the social and environmental roots of nutrition education." *Journal of Nutrition Education* 31(4): 190–193.

Cunningham-Sabo, L. and A. Simons. 2012. "Home economics: An old-fashioned answer to a modern-day dilemma?" *Nutrition Today* 47: 128–132.

da Silveira, J., J. Taddei, P. Guerra, and M. Nobre. 2013. "The effect of participation in school-based nutrition education interventions on body mass index: A meta-analysis of randomized controlled community trials." *Preventive Medicine* 56(3–4): 237–243.

Davis, C. M. 1928. "Self selection of diet by newly weaned infants." *American Journal of Diseases of Children* 36: 651–679.

Dawson, A. 2014. "Information, choice, and the ends of health promotion." *Monash Bioethics Review* 32: 106–120.

Deci, E. L., and E. M. Ryan. 2000. "The "what" and "why" of goal pursuits: Human needs and the self-determination of behavior." *Psychological Inquiry* 11(4): 227–268.

Diabetes Prevention Program Research Group. 2002. "Reduction in the Incidence of Type 2 Diabetes with Lifestyle Intervention or Metformin." *New England Journal of Medicine* 346(6): 393–403.

Diabetes Prevention Program Research Group 2009. "10-year follow-up of diabetes incidence and weight loss in the Diabetes Prevention Outcome Study." *The Lancet* 374(9702): 1677–1686.

Drewnowski, A. 2012. "The cost of U.S. foods as related to their nutritive value." *American Journal of Clinical Nutrition* 92(5): 1181–1188.

Dyson, L., F. McCormick, and M. J. Renfrew. 2008. "Interventions for promoting the initiation of breastfeeding." *Cochrane Database of Systematic Reviews* (2): CD001688.

Earthday.org. 2018. Fact sheet: Single-use plastics. *Earth Day Network.* https://www.earthday.org/2018/03/29/fact-sheet-single-use-plastics/

Economic Research Service. 2018. "U.S. food-away-from-home sales topped food-at-home sales in 2014." *Economic Research Service, USDA.* https://www.ers.usda.gov/data-products/ag-and-food-statistics-charting-the-essentials/food-prices-and-spending/

Ely, E. K., S. M. Gruss, E. T. Luman, E. W. Gregg, M. K. Ali, K. Nhim, D. B. Rolka, and A. L. Albright. 2017. "A national effort to prevent Type 2 Diabetes: Participant level evaluation of CDC'S National Diabetes Prevention Program." *Diabetes Care* 40(10): 1331–1341.

Englberger, L., A. Lorens, M. E. Pretrick, R. Spegal, and I. Falcam. 2010. "'Go local' island food network: Using email networking to promote island foods for their health, biodiversity, and other "CHEEF" benefits." *Pacific Health Dialog* 16(1): 41–47.

Evans, C. E., M. S. Christian, C. L. Cleghorn, D. C. Greenwood, and J. E. Cade. 2012. "Systematic review and meta-analysis of school-based interventions to improve daily fruit and vegetable intake in children aged 5 to 12 y." *American Journal of Clinical Nutrition* 96(4): 889–901.

Federal Trade Commission. 2012. "A review of food marketing to children and adolescents." http://ftc.gov/os/2012/12/121221foodmarketingreport.pdf

Fiolet, T., B. Srour, L. Sellem, E. Kesse-Guyet, B. Alles, C. Mejean, et al. 2018. "Consumption of ultra-processed foods and cancer risk: results from NutriNet-Sante prospective cohort." *British Medical Journal* 360: k322.

Flint, A. J., F. B. Hu , R. J. Glynn, H. Caspard, J. E. Manson, W. C. Willett, and E. B. Rimm. 2010. "Excess weight and the risk of incident coronary heart disease among men and women." *Obesity* 18: 377–383.

Flores, M., N. Macia, M. Rivera, A. Lozada, S. Barquera, and J. Rivera-Dommarco. 2010. "Dietary patterns in Mexican adults are associated with risk of being overweight or obese." *Journal of Nutrition* 140: 1869–1873.

Food and Agricultural Organization, United Nations. 2014. "Food-based dietary guidelines by country." http://www.fao.org/ag/humannutrition/nutritioneducation/fbdg/en/

Food and Drug Administration. 2016. *2014 FDA Health and Diet Survey.* https://www.fda.gov/downloads/Food/FoodScienceResearch/ConsumerBehaviorResearch/UCM497251.pdf?source=govdelivery&utm_medium=email&utm_source=govdelivery

Food Marketing Institute. 2018. "US Grocery Shopper Trends 2018 Report." https://www.fmi.org/our-research/research-reports/u-s-grocery-shopper-trends

Gibbs, L., P. K. Staiger, B. Johnson, K. Block, S. Macfarlane, L. Gold, et al. 2013. "Expanding children's food experiences: The impact of a school-based kitchen garden program." *Journal of Nutrition Education and Behavior* 45(2): 137–145.

Graziose, M. M., P. A. Koch, Y. C. Wang, H. L. Gray, & I. R. Contento. 2017. "Cost-effectiveness of a nutrition education curriculum intervention in elementary schools." *Journal of Nutrition Education and Behavior*, 49(8), 684–691.

Gussow, J. D. 1993. "Why Cook?" *Journal of Gastronomy* 7(1): 79–87.

———. 2006. "Reflections on nutritional health and the environment: The journey to sustainability." *Journal of Hunger and Environmental Nutrition* 1(1): 3–25.

Gussow, J. D., and I. Contento. 1984. "Nutrition education in a changing world: A conceptualization and selective review." *World Review of Nutrition and Dietetics* 44: 1–56.

Gussow, J. D., and K. Clancy. 1986. "Dietary guidelines for sustainability." *Journal of Nutrition Education* 18(1): 1–4.

Gustafson A., O. Khavjou, S. C. Stearns, T. C. Keyserling, Z. Gizlice, S. Lindsley, et al. 2009. "Cost-effectiveness of a behavioral weight loss intervention for low-income women: The Weight-Wise Program." *Preventive Medicine* 49(5): 390–395.

Guthrie, J., B. H. Lin, A. Okrent, and R. Volpe. 2013. "Americans' food choices at home and away: How do they compare with recommendations?" *Amber Waves.* U.S. Department of Agriculture, Economic Research Service. http://www.ers.usda.gov/amber-waves/2013- february/americans-food-choices-at-home-and-away.aspx#.Uf035WRgZOF

Hales, S. B., T. Turner, D. O. Sword, L. Nance, J. D. Brown, and P. M. O'Neil. 2018. Evaluation of a lifestyle change worksite weight management program across multiple employers and sites. *Journal of Occupational and Environmental Medicine.* 60(12): 1112–1115.

Haroon S., J. K. Das, R. A. Salam, A. Imdad, and Z. A. Bhutta. 2013. "Breastfeeding promotion interventions and breastfeeding practices: a systematic review." *British Medical Journal Public Health* 13(Suppl): S20.

Harris, D. M., J. Seymour, L. Grummer-Strawn, A. Cooper, B. Collins, L. DiSogra, et al. 2012. "Let's move salad bars to schools: A public-private partnership to increase student fruit and vegetable consumption." *Child Obesity* 8(4): 294–297.

Hartman Group. 2016. Nutrition 101: Consumers actually do read product labels. The Hartman Group. Forbes Media. July 20, 2016. https://www.forbes.com/sites/thehartmangroup/2016/07/20/nutrition-101-consumers-actually-do-read-product-labels/#5b74017a45e6

Hartman Group. 2017. Webinar on Sustainability 2017: "Connecting benefits and values through purposeful consumption." https://www.hartman-group.com/webinar/34/sustainability-2017

Hartmann, C., S. Dohle, and M. Siegrist. 2013. "Importance of cooking skills for balanced food choices." *Appetite* 65: 125–131.

Hawkes, C. 2013. *Promoting healthy diets through nutrition education and changes in the food environment: An international review of actions and their effectiveness.* Rome: Nutrition Education and Consumer Awareness Group, Food and Agriculture Organization of the United Nations. http://www.fao.org/docrep/017/i3235e/i3235e.pdf

Hayes, D., I. R. Contento, and C. Weekly. 2018. "Position of the Academy of Nutrition and Dietetics, Society for Nutrition Education and Behavior, and School Nutrition Association: Comprehensive Nutrition Programs and Services in Schools." *Journal of Nutrition Education and Behavior* 50(5): 433–439.

HEALTHY Study Group. 2010. "School-based intervention for diabetes risk reduction." *New England Journal of Medicine* 363(5): 443–453.

Holt-Giménez, E. and B. Harper. 2016. Food—Systems—Racism: From mistreatment to transformation. *Food first: dismantling racism in the food system;* 1 Winter-Spring. Accessed at https://foodfirst.org/wp-content/uploads/2016/03/DR1Final.pdf

IFIC, 2019. Food and Health Survey 2019. International Food Information Council Foundation. https://foodinsight.org/wp-content/uploads/2019/05/IFIC-Foundation-2019-Food-and Health-Report-FINAL.pdf

International Society of Behavioral Nutrition and Physical Activity. 2019. About us. http://www.isbnpa.org/index.php?r=about/index

Israel, B. A., B. Checkoway, A. Schulz, and M. Zimmerman.

1994. "Health education and community empowerment: Conceptualizing and measuring perceptions of individual, organizational, and community control." *Health Education Quarterly* 21(2): 149–170.

Johnson, B. T., L. A. J. Scott-Sheldon, and M. P. Carey. 2010. "Meta-synthesis of health behavior change meta-analyses." *American Journal of Public Health* 100: 2193–2198.

Johnson, D. W., and R. T. Johnson. 1985. "Nutrition education: A model for effectiveness, a synthesis of research." *Journal of Nutrition Education* 17(Suppl): S1–S44.

Juul, F., E. Martinez-Steele, N. Parekh, C. A. Monteiro, V. W. ChNg. 2018. "Ultra-processed food consumption and excess weight among U. S. adults." *British Journal of Nutrition* 120(1): 90100.

Kearney, J. 2010. "Food consumption trends and drivers." *Philosophical Transactions of the Royal Society* 365: 2793–2807.

Khambalia, A. Z., S. Dickinson, L. L. Hardy, T. Gill, and L. A. Baur. 2012. "A synthesis of existing systematic reviews and meta-analyses of school-based behavioral interventions for controlling and preventing obesity." *Obesity Reviews* 13: 214–233.

Langellotto, G. A., and A. Gupta. 2012. "Gardening increases vegetable consumptions in school-aged children: A meta-analytical synthesis." *Fort-Technology* 22(4): 430–445.

Lehnert T., D. Sontag, A. Konnopka, S. Reidel-Heller, and H. H. Konig. 2012. "The long term cost-effectiveness of obesity prevention interventions: systematic literature review." *Obesity Reviews* 13(6): 537–553.

Leventhal, H. 1973. "Changing attitudes and habits to reduce risk factors in chronic disease." *American Journal of Cardiology* 31(5): 571–580.

Lindstrom, B., and M. Eriksson. 2005. "Salutogenesis." *Journal of Epidemiology and Community Health.* 59: 440–448.

Lock, K., J. Pomerleau, L. Causer, D. R. Altmann, and M. McKee. 2005. "The global burden of disease attributable to low consumption of fruit and vegetables: Implications for the global strategy on diet." *Bulletin of the World Health Organization* 83(2): 100–108.

Long, V., S. Cates, J. Blitstein, J. Fantacone, K. Kosa, L. Bell, J. Hersey (for USDA). 2013. Supplemental Nutrition Assistance Program Education and Evaluation Study (Wave II): *Iowa Nutrition Network's Building and Strengthening Iowa Community Support (BASICS) for nutrition and physical activity Program. Volume I Report*: Prepared by Altarum Institute and RTI International for the U.S. Department of Agriculture, Food and Nutrition Service.

Lowe, C. F., P. A. Hall, and W. R. Staines. 2014. "The effect of continuous theta burst stimulations to the left dorsolateral prefrontal cortex on executive function, food cravings, and snack food consumption." *Psychosomatic Medicine* 76(7): 503–511.

Mann, C. 2018. "Can Planet Earth Feed 10 Billion People?" *The Atlantic,* March online access https://www.theatlantic.com/magazine/archive/2018/03/charles-mann-can-planet-earth-feed-10-billion-people/550928/

Martinez Steele, E., Popkin, B. M., Swinburn, B, C. A. Monteiro. 2017. "The share of ultra-processed foods and overall nutritional quality of diets in the US: evidence from a nationally representative cross-sectional study." *Population Health Metrics* 15: 6.

McNulty, J. 2013. *Challenges and issues in nutrition education.* Rome: Nutrition Education and Consumer Awareness Group, Food and Agriculture Organization of the United Nations. http://www.fao.org/3/ i3234e.pdf

Mennella, J. A. and N. K. Bobowski. 2015. "The sweetness and bitterness of childhood: Insights from basic research on taste preferences." *Physiology & Behavior* 152: 502–507.

Moliter, G. T. T. 1980. "The food system in the 1980s." *Journal of Nutrition Education* 12(suppl): 103–111.

Monteiro, C. A., G. Cannon, J. C. Moubarac, R. B. Levy, M. L. C. Louzada, P. C. Jaime. 2018. "The UN Decade of Nutrition, the NOVA food classification and the trouble with ultra-processing." *Public Health Nutrition* 21(1): L 5–17.

Moss, M. 2013. *Salt, fat, sugar.* New York: Random House.

Ogden C. L., M. D. Carroll, C. D. Fryar, K. M. Flegal. 2015. "Prevalence of obesity among adults and youth: United States, 2011–2014. NCHS data brief, no 219." Hyattsville, MD: National Center for Health Statistics.

Okrent, A. and J. M. Alston. 2012. "The demand for disaggregated food-away-from-home and food-at-home products in the United States." *Economic Research Service* Report No. (ERR-139).

Pollan, M. 2008. *In defense of food: An eater's manifesto.* New York: Penguin.

Popkin, B. M. 2009. Global nutrition dynamics: "The world is shifting rapidly toward a diet linked with non-communicable diseases." *American Journal of Clinical Nutrition* 84: 289–298.

———. 2010. "Patterns of beverage use across the lifecycle." *Physiology and Behavior* 100: 4–9.

Poti J. M., M. A. Mendez, S. W. Ng, and B. M. Popkin. 2015. "Is the degree of food processing and convenience linked with the nutritional quality of foods purchased by US households?" *The American Journal of Clinical Nutrition*; 101(6): 1251–1262.

Reuters Staff. 2017. "U.S. soda sales drops for 12th straight year: trade publication." Reuters Business News. April 19. Online access: https://www.reuters.com/article/us-soda-sales-study/u-s-soda-sales-drops-for-12th-straight-year-trade-publication-idUSKBN17L2HN

Rody, N. 1988. "Empowerment as organizational policy in nutrition intervention programs: A case study from the Pacific Islands." *Journal of Nutrition Education* 20: 133–141.

Rolls, B. 2000. "Sensory-specific satiety and variety in the meal." In *Dimensions of the meal: The science, culture, business, and art of eating,* edited by H. L. Meiselman. Gaithersburg, MD: Aspen Publishers.

Roux, L., M. Pratt, T. O. Tengs, M. M. Yore, T. L. Yanagawa, J. Van Den Bos, et al. 2008. "Cost effectiveness of community-based physical activity interventions." *American Journal of Preventive Medicine* 35(6): 578–588.

Rosinger, A, K. Herrick, J. Gahlche, and S. Park. 2017. Sugar-sweetened beverage consumption among youth, 2011–2014. *NCHS Data Brief.* No. 271, January 2017.

Rozin, P. 1982. "Human food selection: The interaction of biology, culture, and individual experience." In *The psychobiology of human food selection*, edited by L. M. Barker. Westport, CT: Avi Publishing Company.

Savage, J. S., J. O. Fisher, and L. L. Birch. 2007. "Parental influence on eating behavior." *Journal of Law and Medical Ethics* 35(1): 22–34.

Sclafani, A., and K. Ackroff. 2004. "The relationship between food reward and satiation revisited." *Physiology and Behavior* 82(1): 89–95.

Seidell, J. C., and J. Halberstadt. 2015. "The global burden of obesity and the challenges of prevention." *Annals of Nutrition and Metabolism* 66(Suppl 2): 7–12.

Sinha, B, M. J. Sankar, J. Martines, S. Taneja, S. Mazumdar, N. Rollins, et al. 2015. "Interventions to improve breastfeeding outcomes: a systematic review and meta-analysis." *Acta Paediatrica* 104(487): 114–134.

Society for Nutrition Education and Behavior. 2019. Society for Nutrition Education mission and identity statements. http://www.sneb.org

Society for Nutrition Education and Behavior 2016. Webinar: What's in a name? https://www.sneb.org/past-webinars/homepage-featured/whats-in-a-name/?-Past_Webinars

Spence, A. C., K. J. Campbell, S. Lioret, and S. A, McHaughton. 2018. "Early childhood vegetable, fruit and discretionary food intakes do not meet dietary guidelines, but do show socioeconomic differences and tracking over time." *Journal of the Academy of Nutrition and Dietetics* 118(9): 1634–1643.

Stewart, H., N. Blisard, and D. Jolliffe. 2006. "Let's eat out: Americans weigh taste, convenience, and nutrition." *Economic Information Bulletin* No. EIB-19.

Story, M., K. M. Kaphingst, R. Robinson-O'Brien, K. Glanz. 2008. "Creating healthy food and eating environments: Policy and environmental approaches." *Annual Review of Public Health* 9: 253–272.

Thompson B., and L. Amoroso, eds. 2011. *Combating micronutrient deficiencies: Food-based approaches.* Rome: Food and Agricultural Organization.

Thompson, C. A., and J. Ravia. 2011. "A systematic review of behavioral interventions to promote intake of fruit and vegetables." *Journal of the American Dietetic Association* 111(10): 1523–1535.

U.S. Department of Agriculture. Supplemental Nutrition Assistance Program Education. *Nutrition Education and Obesity Prevention Program. Plan Guidance FY 2018.* https://snaped.fns.usda. gov/snap/Guidance/FY2018SNAP-EdPlan Guidance.pdf

U.S. Department of Health and Human Services. 2018. *Physical activity guidelines for Americans*, 2nd ed. https://health.gov/paguidelines/second-edition/pdf/Physical_Activity _Guidelines_2nd_edition.pdf

U.S. Department of Health and Human Services. 2018. Physical Activity Guidelines for Americans, 2nd edition. Washington, D.C.

———. 2015. *Dietary Guidelines for Americans 2015–2020. Eighth Edition.* www.health.gov/dietaryguidelines

Van Rossum, C. T. M., H. P. Fransen, J. Verkaik-Kloosterman, E. J. M. Buuma-Rethans, and C. Ocke. 2011. *Dutch national food consumption survey 2007–2010: Diet of children and adults aged 7 to 69 years.* Netherlands: National Institute for Public Health and the Environment, Ministry of Health, Welfare and Sports. http://www.rivm.nl/bibliotheek/rapporten/350050006.pdf

Wallerstein, N. 2006. "What is the evidence on effectiveness of empowerment to improve health?" Copenhagen, WHO Regional Office for Europe (Health Evidence Network report; http://www.euro.who.int/Document/E88086.pdf

Wang, D, and D. Stewart. 2013. "The implementation and effectiveness of school-based nutrition promotion using a health-promoting schools approach: A systematic review." *Public Health Nutrition* 16(6): 1082–1100.

Wang Y, L. Cai, Y. Wu, R. F. Wilson, C. Weston, O. Fawole, et al. 2015. "What childhood obesity prevention programs work? A systematic review and meta-analysis." *Obesity Review* 16(7): 547–565.

Whitten, C., S. K. Nicholson, C. Roberts, C. J. Prynne, G. Pot, A. Olson et al. 2011. "National Diet and Nutrition Survey: UK food consumption and nutrient intakes from the first year of the rolling programme and comparisons with previous surveys." *British Journal of Nutrition* 106(12): 1899–1914.

WIC Works Resource System. 2013. Revitalizing Quality Nutrition Services (RQNS) http://www.fns.usda.gov/wic/benefitsandservices/rqns.htm

Wilson M. M., J. Reedy, S. M. Krebs-Smith. 2016. "American diet quality: where it is, where it is heading, and what it could be." *Journal of the Academy of Nutrition and Dietetics* 116(2): 302–310.

Yale Rudd Center for Food Policy & Obesity. 2013. "Food marketing to youth." http://www.yaleruddcenter.org/what_we_do.aspx?id=4

Yudkin, J. 1978. *The diet of man: Needs and wants.* London: Elsevier Science.

第 2 章

食物选择和饮食行为改变的决定因素：对营养教育的启示

概述

本章简述了食物选择和饮食行为的各种影响因素，这些因素被称为决定因素。理解这些影响因素将有助于营养教育工作者评估受众或工作对象，并设计适当的营养教育。本章还概述了全球主要的营养教育行业组织认可的营养教育工作者需具备的能力，描述了其应具备的职业能力和职业要求。

本章大纲

- 食物选择和饮食行为的决定因素：概述
- 与食物相关的决定因素：生物学和个人食物体验
- 与人相关的决定因素
- 社会和环境决定因素

- 行为决定因素对营养教育工作者的意义
- 营养教育工作者需具备的能力和技能
- 章节总结

学习目标

本章学习结束，你应该能够：
- 描述生物学因素、个体食物体验、个体因素以及环境因素影响食物选择和饮食行为的研究证据
- 理解个体内和个体间文化以及社会心理过程在食物选择

和饮食行为中的关键作用
- 体会到理解这些内容对于设计有效营养教育的重要性
- 陈述一名合格的营养教育工作者需具备的能力

食物选择和饮食行为的决定因素：概述

我们周围会有很多类似这样的情况，比如 Alicia 知道很多营养学知识，尤其知道应该多吃水果蔬菜，但实际并没这么做；Maria 希望自己的女儿健康，但她不知道应该做什么；Ray 想减肥，也知道应该去做什么，但他似乎做不到。或者就是你自己——有一些饮食习惯你想改变，但实际并未改变。

营养教育通常被视为使用教育学和传播学的方法，将营养学的科学发现解释给受众的过程。营养教育工作者认为："只要公众知道我们所知道的一切，他们肯定就会吃得更健康"。因此营养教育工作者的任务仅仅是向公众提供健康饮食所需的信息，如依据"我的餐盘（MyPlate）"和"食品标签阅读（food label reading）"等政府发布的指南规划营养教育课程；提供高脂肪或高膳食纤维的食物清单，或钙、铁、维生素等营养素的食物来源清单；讨论食物预算的管理等。然而研究表明，仅简单地传播这类信息是不够的，这无法调动大众的积极性。因为就像 Alicia、Maria 和 Ray 一样，人们经常

知道如何吃得健康，却不采取行动。这是因为"吃什么"不仅仅是健康问题，吃还是快乐的源泉，并与生活中的许多社会功能有关。二百年前，Brillat-Savarin 在一本关于味觉的书中写道："味觉，虽然是大自然赋予我们的，却是我们的一种感觉……总体来说，味觉给我们带来了极大的快乐，因为吃的乐趣是唯一一种只要适度就永远不会使人疲倦的东西；它可以和其他的快乐结合在一起，甚至可以在其他快乐缺席的时候安慰我们……"（Brillat-Savarin 1825）。饮食行为在一生中习得，嵌入了我们生活的许多方面。与吸烟等其他健康相关行为不同，饮食行为不是可有可无的。我们必须吃饭，做任何改变总会经受沉重的矛盾心理。我们既想通过吃来满足身体的饥饿感和心理上的欲望，还想保持健康，这就需要采用与这些欲望相冲突的饮食模式。

我们在一天之内要做很多次食物相关决定——什么时候吃、吃什么、和谁吃、吃多少……无论吃的是正餐还是点心，无论在家吃还是在单位吃，决定都是复杂的，影响也是多方面的。其中生物学决定的行为倾向，如喜欢特定的口味，是重要的影响因素。然而，这些行为倾向可以因为食物体验（experience with food）、感知、态度和文化期望等个体内在因素（intrapersonal factors）及家庭和社交网络等人际因素（interpersonal factors）而改变。此外，环境因素（如食物可获得性、社会习惯、文化习俗、自然资源等）也会促进或阻碍我们根据生物倾向、偏好或个人需求而采取的食物选择。行为的影响因素如此之多，令人费解。但是，如果想成为合格的营养教育工作者，就必须理解人们以及他们的行为，理解以特定方式影响个人或群体饮食的各种因素是非常重要的。本章将这些影响因素简化为三类：与食物相关的因素、与做选择者相关的因素、与外在其他客观和社会环境相关的因素，即与食物、人和环境相关的因素（Shepherd 1999）。本章也介绍在营养教育中如何使用这些信息。

食物选择的影响因素很多都是可以改变的，下面的章节将详细讨论这些可改变的影响因素（不同于年龄或遗传等不可改变因素）。我们将这些可改变的因素称为决定因素（determinant）。

与食物相关的决定因素：生物学和个人食物体验

当被问起时，大多数人称他们的食物选择很大程度上取决于"口味"（Clark 1998；Kaya 2016）。口味指的是风味，包括气味和食物质地的口感（Small and Prescott 2005）。人对食物味道、气味、视觉和质地的感官和情感反应是食物偏好和食物选择的主要影响因素。那么什么是与生俱来的？什么又是后天习得的呢？

生物学决定的行为倾向

基本味（basic tastes）

人类生来就有喜欢甜味、拒绝酸味和苦味的生理倾向（Desor, Mahler, and Greene 1977；Mennella and Bobowski

2015；Gravina, Yep, and Khan 2013）。对甜味的喜爱贯穿一生，几乎在所有文化中普遍存在（Drewnowski et al. 2012）。婴儿出生几个月后，他们对咸味的喜好似乎就开始形成了（Mattes 1997；Geerling and Loewy 2008）。这些口味的先天倾向其实与人类的生存适应有关，因为甜味意味着安全的碳水化合物和能量来源；拒绝苦味，因为苦味可能标志着潜在的毒物。

第 5 种基本味是鲜味（umami），日语中表示美味，这与汤的肉味或蘑菇味道的鲜美相关。鲜味与谷氨酸（一种氨基酸）有关，可代表食物中蛋白质的味道（Kurihara 2015）。

最近的研究显示，人类对脂肪的偏好可能也是一种基本味（Gravina, Yep, and Khan 2013；Running et al. 2015）。不过，与其说脂肪是一种基本味，倒不如说是食物质地的贡献者，但某些基因被认为与脂肪味有关（Breslin and Spector 2008；Tucker et al. 2014）。脂肪赋予食物以不同的质地，使冰激凌等乳制品看起来像奶油，使肉类鲜嫩多汁，使点心酥脆，使蛋糕松软。许多高脂肪食物中脂肪与糖（如甜点）或盐（如薯片）搭配，其适口性增强。与脱脂食品相比，含脂肪的食品种类更多、味道更丰富、能量密度更高，因此更具吸引力。此外，由于一些味蕾周围密布三叉神经的游离神经末梢，人们能够体验到辣椒的灼热和薄荷醇的清凉（Breslin and Spector 2008）。

个体差异：味盲和超级味觉者

个体之间在味觉敏感度上存在一些遗传差异。研究表明，人们对苯硫脲（phenylthiocarbamide, PTC）和 6- 正丙基硫脲嘧啶（6-n-propylthiouracil, PROP）两种苦味化合物的反应不同，有些人尝不出味道，被称为味盲；有些人是中等味觉者；还有一些人是超级味觉者（Tepper 2008；Lipchock et al. 2013）。个体之间的这种差异，可能与区分不同食物的能力差异有关，并可能导致对某些食物的喜好差异（Tepper 2008）。

满足饥饿感

许多遗传和生物学机制控制着我们的饥饿感和饱足感（或饱腹感），这些机制可以确保人们吃得足够多，以满足自身的能量需求（de Castro 2010）。在人类历史上，获得足够的食物是人类长期面临的主要挑战。在食物匮乏并且需要高水平身体活动求生的环境中，人的身体会发生变化，从而引发各种生理机制来鼓励身体储存能量（即脂肪）并防止能量损失（Konner and Eaton 2010；Chakravarthy and Booth 2004；Genne-Bacon 2014；Pontzer et al. 2018）。然而，如今的环境与以往不同，研究人员提出"现代环境已经将控制体重从一个无意识的过程变成了需要大量可感知的努力的过程。在当前的环境下，那些没有投入大量有意识的努力来控制体重的人，他们的体重很可能正在增加"（Peters et al. 2002）。

对高能量密度食物的偏好

除了这些生理机制，人类似乎更喜欢高能量密度食物的味道，而不是能量密度稀释后的相同食材制作的食物（Birch 1992；Birch and Fisher 1995）。当食物，尤其是高能量食物缺乏时，这种偏好可以提高人类的适应能力，这就可以解释为什么儿童和成年人普遍喜爱高能量密度食物。实验动物研究表明高能量密度食物可导致暴饮暴食和肥胖（Sclafani and Ackroff 2004；Birch and Anzman-Frasca 2011a）。人类对高能量密度食物的偏好使人类不太适应如今的相对便宜、超加工的高能量密度食物随处可得的环境（Monteiro et al. 2013）。

特定味觉或感觉特异性饱腹感

人体有一种内在的生物学决定机制，例如在吃饭时我们会厌倦某种味道，并在短时间内将兴趣转向另一种味道（Rolls 2000），这种机制被称为感觉特异性饱腹感（sensory-specific satiety）。该机制可改善人类的适应性，确保人们去吃各种各样不同口味的食物，进而从这些食物中获得机体需要的所有营养素。研究还表明，对于成年人来说，食物的种类越多，摄入量就越多。再次表明这种感觉特异性饱腹感机制在食物匮乏的情况下非常有用，而在今天的食物环境中，膳食的多样化可能导致超重。

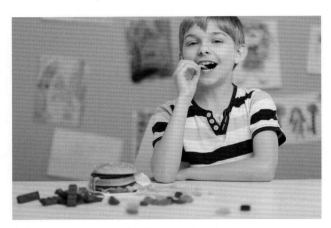

以脂肪、盐和糖为原料制作的食物非常具有吸引力，导致大量食用
© Photographee.eu/Shutterstock.

总之，这些生物倾向在一定程度上有助于人们选择食物和表现出特定食物偏好，特别是儿童，如图 2-1 所示。在当今的食品市场上，利用这些生物倾向性对脂肪、盐和糖的含量进行特别配制的食品很受欢迎（Gearhardt et al. 2011；Moss

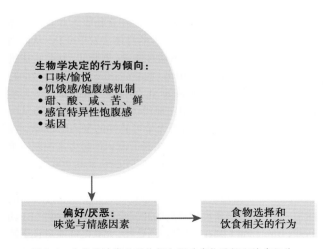

图 2-1　生物学决定的行为倾向影响食物选择和饮食行为

2013；Hebebrand et al. 2014）。然而，正如下一节要谈到的，这些生物倾向可以被改变，大多数特定的偏好实际上是后天习得或条件反射形成的——这对营养教育工作者来说是个好消息，因为这意味着我们可以帮助人们驾驭这充满挑战的食物环境并尝试着去接受健康的食物。

食物体验

研究表明，人们对特定食物的喜好及其食物接受模式在很大程度上是后天习得的（Birch 1999，2014；Birch and Anzman-Frasca 2011a；Mennella and Beauchamp 2004；Beauchamp and Mennella 2009）。在这种情况下，习得并不意味着有意识地学习，而是指生理学习或调节（physiological learning or conditioning），由于人们反复接触某种食物后在身体和情感上经历的积极或消极的后果。

出生前后的经历

这种学习开始得很早，甚至在出生前就开始了。研究者在母乳中检测到了大蒜和酒精味的物质，可能使婴儿逐渐熟悉这些味道（Beauchamp and Mennella 2009）。研究显示，如果母亲在孕期或哺乳期食用胡萝卜汁，母乳喂养的婴儿在断奶时对胡萝卜风味谷类食品的接受度就会增加（Mennella，Jagnow，and Beauchamp 2001）。在另一项研究中，牛奶蛋白过敏的婴儿从出生开始就以令人不快的酸味和苦味蛋白质（水解蛋白）制成的配方奶粉喂养，其在 7 月龄时对水解蛋白配方奶粉接受度很好，而以普通配方奶粉喂养的婴儿则会拒食水解蛋白配方奶粉（Mennella，Griffin，and Beauchamp 2004）。人类似乎存在一个味觉敏感时期，在此期间，早期经历对味道学习有较大的影响（Trabulsi and Mennella 2012）。

从饮食的生理后果中学习：偏好与厌恶

人体进食后的生理感受会对食物偏好产生巨大影响。如果进食后有负面效果（如恶心），条件性厌恶就会随之而来。条件性厌恶的作用非常强大，比如一次进食了某种食物后生病的经历会让我们几十年都不想再进食那种食物。另外，反复食用或熟悉某种食物，并产生愉悦反应，如满足感或饱腹感，在这样习得或产生条件偏好的过程中，人们对食物的喜爱就会缓慢形成。

食物偏好的条件学习贯穿我们的一生，但早期的食物和进食经历在饮食模式的形成中尤为重要，包括我们喜欢的食物种类和食物的进食量。事实上，研究发现 2～3 岁儿童的食物偏好可持续到青春期和成年早期，这证实了早期食物体验的重要性（Nicklaus et al. 2004）。食物体验在多个方面影响着儿童和成年人饮食模式的形成。

品尝新食物

人类像其他杂食动物一样经历着"杂食动物困境（omnivore's dilemma）"，即一方面需要摄入多样化食物以满足自身营养需求，另一方面摄取新食物可能存在危险（Rozin 1988）。这种困境可以通过熟悉度和学习来解决。

研究表明，反复品尝新食物是建立食物偏好的关键，通常需要 6～12 次或更多次地品尝（Savage，Fisher，and Birch

2007；Anzman-Frasca et al. 2012），这种作用可能是通过"习得的安全（learned safety）"机制。也就是说，当进食一种食物后没有不良后果，儿童就知道进食这种食物是安全的，从而提高了对该食物的接受度。一旦熟悉了该食物，这种偏好往往会持续下去（Skinner et al. 2002）。此外，品尝或真正摄入食物是必要的，而不仅仅是看一看或闻一闻（Savage et al. 2007）。

恐新症和挑食

虽然食物恐新症（food neophobia）或对新食物的恐惧在婴儿中甚少见，但在幼儿期会增加。因此 2～5 岁的儿童会像其他年幼的杂食动物一样，表现出恐新症（Birch 1999；Dovey et al.2008）。这本身具有生存适应价值，因为婴儿是由成年人喂养的，而幼儿开始自己探索世界时，还不能识别什么是安全的。恐新症可以通过反复尝试新食物而改善（Dovey et al. 2008）。

挑食（picky or fussy eating）则有些不同——挑食的儿童拒绝大量熟悉的（以及新颖的或新奇的）食物，容易导致饮食种类相对单一（Dovey et al. 2008），并且会持续很长时间，甚至到成年。这种现象可能与遗传有关。针对挑食或偏食的儿童，需要更频繁的食物接触才能让其接受，这对父母和营养教育工作者都是一种挑战。

总之，随着反复尝试，人们对新食物的偏好开始增加。因此，如果儿童在家里、学校和其他环境中接触到许多高糖、高脂肪和高盐的食物，那么他们会对这些食物更熟悉。与蔬菜或全谷物等那些相对陌生的食物比较，儿童会更熟悉并且倾向于食用这些高糖、高脂肪、高盐的食物（Birch and Anzman-Frasca 2011a）。

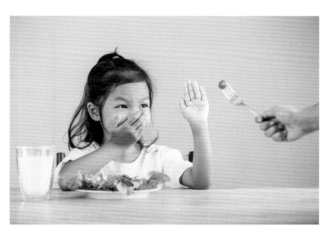

恐新症常发生于低龄儿童
© A3pfamily/Shutterstock

食物体验对基本味觉的影响

成年人的生物学决定的行为倾向也可以被食物体验改变（Pliner, Pelchat, and Grabski 1993；Pelchat and Pliner 1995）。例如，那些吃低盐饮食的人会更喜欢低盐饮食（Mattes 1997）。对苦味的厌恶也是可以克服的，如前所述，婴儿摄入苦味蛋白质水解物的早期经历使得他们对苦味的接受度更高；此外有些人喜欢咖啡、黑巧克力或苦味蔬菜（如西蓝花）等各种苦味食物的事实也可以证实这一点。酸味如

醋和葡萄柚也能逐渐被人接受。同样，对膳食脂肪的喜好也可以改变。研究发现从高脂饮食转向谷物和蔬菜等天然低脂饮食（Mattes 1993）或其他低脂食物（Ledikwe et al. 2007）的人变得没以前那么喜欢脂肪的味道。当然，改变的食物偏好需要继续吃这些新的食物才能维持下去。

学习感知饱感：条件性饱腹感

研究表明，幼儿和成年人的饱腹感或饱足感也受到联想条件反射（associative conditioning）或学习的影响（Birch et al. 1987；Birch and Fisher 1995）。身体有感知熟悉的食物引起饱腹感的能力，这或许可以解释为什么人们常常在体验到饱腹感的生理信号之前就结束进食。因此，作为反复食用熟悉的食物的结果，人体知道熟悉的食物有"填饱肚子"和"使人发胖"的特性，通常会在预计用餐结束前调整进食量（Stunkard 1975）。反复观察发现食用量受外部因素如食物分量、盘子大小等的影响，这也支持了上述推断（Fisher and Kjal 2008；DiSantis et al. 2013）。

从进食情境中学习：社会条件作用

进食的情感环境（emotional context），又被称为社会情感环境，对人的食物偏好和食量有很大影响。人每天要在不同的情境下进食，这为个体提供了机会，使得进食情境的情绪反应与所进食的特定食物相关联，这种现象在儿童中尤为突出。

社会榜样

儿童不只是从直接的饮食经验中学习食物，还会从观察同伴和成年人的行为中学习（Birch 1999）。研究发现，熟悉的成年人比不熟悉的成年人更具有模范作用，成年人自己进食对儿童行为的影响比仅提供食物而自己不吃更有效（Harper and Sanders 1975；Addessi et al. 2005）。当成年人以友好的方式提供食物时，儿童对该种食物的偏好也会增加（Birch 1999）。儿童也会受到同伴的影响。在一项研究中，学龄前儿童如果观察到同伴在食用他们不喜欢的蔬菜，他们对这种蔬菜的喜欢程度和摄入量就会有所增加（Birch 1999）。

家庭喂养实践

家庭喂养实践在塑造儿童的食物偏好、饮食行为和能量摄入方面起着至关重要的作用（Savage, Fisher, and Birch 2007；Frankel et al. 2012）。儿童从文化和家庭的信仰、态度和实践的传承中来学习吃什么、什么时候吃以及吃多少。家庭喂养实践是指影响儿童饮食行为的父母的行动或行为。父母通过为儿童准备的食物（作为食物提供者）、自己的饮食习惯（行为示范）、管教儿童在食物问题上的表现、制定的家庭食物规则以及采用的喂养方式等来塑造儿童的饮食习惯。这些喂养方法不仅可以由父母实施，也可以由家人和其他照护者实施，这些父母喂养实践可以鼓励儿童形成和发展健康饮食行为的能力，也可能改变和干扰儿童对食物做出适当反应的能力。我们用"父母"这个词来指代所有照护儿童的人，

包括其他家庭成员以及照护者。

家庭养育实践通常包括三方面：结构，指父母给儿童提供的食物及进食环境（Grolnik and Pomerantz 2009）；控制，指父母控制儿童的食物选择；自主，指父母鼓励儿童自主进食（Vaughn et al. 2016；O'Connor et al. 2017）。

结构

父母作为食物提供者：食物可及性　家庭中提供的方便可取的食物和饮料种类会影响儿童的饮食行为。家庭经常提供儿童易获取的健康食物，有助于培养儿童的健康食物偏好。例如将水果和蔬菜放在儿童容易拿取的地方（例如放在桌子上的碗里或冰箱较低的架子上），并将其切成易于食用的大小（例如将水果切成一口大小的块），则能增加儿童对这些食物的摄入（Baranowski, Cullen, and Baranowski 1999）。

父母或家人作为食物提供者：食物分量　随着幼童慢慢长大，他们能在一定程度上调节自己的食物摄入（Cecil et al. 2005），最近研究表明，食物分量大小也能影响 2 岁左右儿童的进食量（Fisher 2007；Birch, Savage, and Fisher 2015）。显然许多父母并不重视食物分量，认为儿童会自己选择合适的分量（Croker, Sweetman, and Cooke 2009）。然而，许多关于高能量食物膳食的研究表明，单份食物的量越大，进食的量就越多（Fisher and Kjal 2008；Fisher et al. 2007）。事实上，如果允许儿童自取食物，他们往往会吃得更多（Savage et al. 2012）。因此，父母需要多了解适合不同年龄段儿童的食物分量，并以此为标准给儿童提供食物。此外，在用餐开始时将蔬菜作为汤或第一道菜（Spill et al. 2010, 2011）或者在餐盘中放置大量水果和蔬菜，都可以增加这些食物的摄入量（Mathias et al. 2012）。

父母的榜样作用　父母可以作为儿童良好饮食行为的榜样，间接影响儿童的饮食习惯。有证据表明，如果父母进食水果、蔬菜和其他健康食品，儿童的饮食习惯也更健康（Fisher et al. 2002；O'Connor et al. 2010）。但遗憾的是，父母不良饮食行为的榜样作用可能具有同样强烈但截然相反的效果，儿童有可能发展为情绪化进食、过量进食以及过度关注体型等（Brown and Ogden 2004）。父母不良饮食行为包括在烦闷或生气时进食、在看电视或看书时进食等（Gattshall et al. 2008）。因此，如果父母和照护者能够提供适当分量的健康食物，并且能以身作则享受这些食物，这样很可能会促进儿童的饮食健康。

喂养策略和规则　父母为儿童制订的喂养策略或规则也很重要，包括鼓励或限制吃某些类型食物（what）[如任何时候都该尽可能鼓励儿童品尝新食物（Gattshall et al. 2008）]，什么时间（when）可以进食（如放学后的零食），以及何地（where）可以进食（如鼓励儿童在餐桌上进食和/或不应在卧室里进食）等。父母应该让儿童知道吃多少、吃什么和什么时间吃，并将这些规则应用于儿童的日常饮食行为中，这在一定程度上也反映出父母的喂养方式。

家庭进食情境：常规的正餐和零食情境　包括进食地点、家庭共餐情况，以及是否存在电视等干扰因素。有证据表明，与家人一起吃饭的儿童会摄入更多的健康食物。在吃饭时有人陪伴的儿童青少年吃得更好（Stankek et al. 1990；Neumark-Sztainer et al. 2003），并且这些饮食习惯随着时间的推移而持续存在（Larson et al. 2007）。青少年吃饭时看电视往往表现为膳食质量较差，且与超重发生有关（Vik et al. 2013）。

针对父母的访谈发现，父母会采用多种实用的策略来鼓励儿童健康饮食（Carnell et al. 2011；Blisset 2011；O'Connor et al. 2010），包括以诱人的方式展示食物；口头鼓励；让进食健康的食物变得有趣；让儿童参与食物准备以进行食物教育（teachable moments，可教育时刻）；对儿童表现出的个体饮食差异做出灵活反应等。

控制

强制进食健康食物和限制进食不健康食物　强制儿童进食健康食物并限制进食不健康食物是父母普遍采取的措施（Savage et al. 2007；O'Connor et al. 2010；Carnell et al. 2011）。父母的这些做法与儿童的食物偏好以及实际摄入量之间的关系相当复杂（Blisset 2011；Vaughn 2016）。有研究表明，过度强迫儿童进食特定食物（通常是健康食物）反而导致儿童摄入这些食物不足且有更多的负面评价。在这种情况下，即使儿童不饿，父母还是强迫或要求儿童在正餐或零食时间进食这些特定食物。同样，如果限制或者强制儿童不吃高糖、高脂肪和/或高盐食物也可能会增加儿童对这些食物的偏好和摄入量（Savage et al. 2007；Vaughn 2016；O'Connor 2017）。

奖励　另一种非常普遍但存在争议的做法是父母使用奖励的方式来鼓励儿童进食特定食物（Ventura and Birch 2008）。有人担心奖励可能会减少理性行动和内在动机。有证据表明，非食物的有形奖励（例如贴纸）或无形奖励（例如表扬）可以非常有效地鼓励儿童尝试新的或不太喜欢的食物（例如蔬菜），以便儿童熟悉这些食物并从熟悉效应中获益（Cooke et al. 2011b）。

研究显示接触加奖励增加了儿童对蔬菜的喜爱程度和摄入量（Wardle et al. 2003；Remington et al. 2012）。在一项同伴榜样加奖励的干预研究中，让 4～11 岁儿童观看英雄卡通人物吃水果和蔬菜的冒险视频，观影结束，他们如果能品尝卡通人物吃的水果和蔬菜就可以获得奖励。干预后发现，儿童对水果和蔬菜的喜爱程度和摄入量都显著增加，即使在后续 4 个月随访中逐步取消奖励，结果仍是如此（Horne et al. 2004, 2011）。社交奖励（表扬）可能比有形奖励更有效（Cooke et al. 2011a）。学校提供的激励措施也会增加学生水果和蔬菜的摄入量（Hendy, Williams, and Camise 2005）。上述研究表明，明智地使用奖励可以让儿童至少去尝试新的或不喜欢的食物，进而熟悉它们，有助于形成健康饮食习惯（Cooke et al. 2011a）。

自主支持

自主支持指帮助儿童建立自主意识，或认可父母所鼓励的健康饮食模式，发展自己做决定的能力（Vaughn et al. 2016；O'Connor et al. 2017）。为达到这个目的，父母可以鼓励健康饮食，提供足够的方案让儿童参与选择，让儿童加入与食物相关的活动中，与儿童讨论制订食物规则的原因，并提供适当的营养教育。

鼓励并引导健康食物选择　这种方法需要父母鼓励儿童进食健康食物，而不是强迫或胁迫。如父母温和地鼓励儿童自己选择对他有益的食物，或让儿童至少尝试一口新食物，可有效增加儿童对这些食物的摄入和偏好（Blisset 2011）。同样，父母在用餐规则和限制不健康零食方面的适当妥协也是有利于儿童自主行为发展的。当然，不同的父母有不同的做法，但都代表着父母和儿童之间饮食控制权和决策权的平衡。

儿童参与　父母要承认儿童是一个独立个体，让儿童积极参与膳食规划、食材购买、膳食准备等过程，并考虑儿童的食物偏好，以达到鼓励儿童摄入更多健康食物的目的。包括让儿童自主决定吃多少，让儿童在商店选择水果和蔬菜，使食物在调味和制作方法上更有趣等。

说理和教育　父母可以利用就餐时间跟儿童讨论食物的营养价值、选择健康食物的好处或不健康食物的害处，帮助儿童学习决策技巧。父母可以用解释说明的方式来说服儿童健康饮食。随着儿童长大，这种说理可能会变得更加复杂。

父母的喂养风格

除了父母的饮食习惯，他们的喂养方式也会影响儿童的饮食。父母喂养风格（parenting feeding style）是指父母对于儿童喂养的态度和信念，这些态度和信念创造了用于育儿实践的社会情感氛围（Rhee 2008；Blisset 2011）。父母喂养方式的不同体现在对儿童的回应（温和抚育）和与之相对应的控制（期望与要求）两个维度上（Hughes et al. 2005；Blissett 2011）。专制型（authoritarian）喂养风格指对儿童的高期望或者对儿童饮食的高度介入，使用高度控制的行为或严格的规则、威胁、贿赂等方式鼓励儿童进食，很少考虑儿童的需求（对儿童冷漠，没有回应）。权威型（authoritative）喂养风格的特点不仅是用一套明确的界限对儿童的饮食及饮食行为有很高的期望或参与，且对儿童的需求做出热情和温暖的回应。这种喂养风格通过非指令性和支持性的行为积极鼓励儿童进食，比如跟儿童讲道理或解释为什么吃蔬菜很重要。相比之下，宽容型喂养风格（permissive parenting style）的特点是缺乏组织性，允许儿童自己做很多决定，很少设定规则或界限。宽容型育儿喂养风格包含两种类型：一种是父母过度纵容（indulgent）（对儿童的需求温暖地回应），另一种是父母不参与或忽视（uninvolved/neglectful）（缺乏温暖和回应，对儿童的需求漠不关心）。父母的喂养风格会对儿童产生长期的影响（Berge et al. 2010；Fuemmeler et al. 2012）。

很多人担心专制型或控制型喂养风格可能对儿童的饮食健康产生不利影响。事实证明这种喂养风格的父母提供的蔬菜量和儿童摄入的蔬菜量呈负相关（Patrick et al. 2005），但与儿童体重的关系尚没有定论。有研究表明这种喂养风格与儿童高体重有关（Faith et al. 2004；Rhee 2008；Ventura and Birch 2008），也有研究显示专制型喂养风格与儿童体重无关（Robinson et al. 2001；Pai and Contento 2014）。权威型喂养风格有明确的食物规则，在温暖的情绪氛围中鼓励儿童吃健康的食物，也给了儿童一定的自主选择机会（Patrick et al. 2005；O'Connor et al. 2010；van der Horst et al. 2007）。研究显示权威型喂养风格与儿童乳制品和蔬菜的摄入量增加、含糖饮料摄入量减少有关。

宽容型喂养风格包括纵容和忽视两种类型，是最不利于儿童饮食行为发展的。研究显示这种喂养风格与儿童的水果蔬菜（Blisset 2011）及其他健康食物（如 100% 果汁、水果、蔬菜和乳制品）的摄入量呈负相关（Hoerr et al. 2009）。在一些文化群体中，宽容型（尤其是纵容型）也与较高的儿童肥胖率有关（Rhee 2008；Hughes et al. 2008；Pai and Contento 2014）。实际上，宽容型喂养风格越来越普遍。一项广泛的深度定性研究发现，较多父母会在家中储备食物，在冰箱里装有小份分装的零食和饭菜，儿童可以随时吃想吃的食物（Ochs and Beck 2013）。在现实中，父母通常使用混合喂养风格（某一种可能占主导），并且育儿风格和实践是密切相关的（O'Connor et al. 2010；Carnell et al. 2011）。

显然，过多或过少地控制都是不利的，鼓励进食更加可取，设定明确的规则也是必要的，问题在于这些做法的情绪氛围以及实施方式。权威型喂养风格似乎最为有效，其特点在于设定规则，采用非控制性手段鼓励健康饮食但不强迫进食，同时适度限制不健康食品和零食，所有这些都在充满情感温暖和对孩子敏感的氛围中进行（Blisset 2011；O'Connor et al. 2010）。Satter 在 2000 年所著的一本儿童喂养书籍中提出了这种权威型喂养风格的"责任分工"，即父母承担在何时何地吃什么的责任，儿童承担吃多少以及是否要吃的责任。也就是说，父母负责决定进食何种食物、何时以及何地进食，儿童则决定是否进食以及进食量。这种责任分工对指导儿童喂养实践非常有用（Loth et al. 2018）。在一些书籍中权威型喂养风格也被称为"法式"育儿（French approach），不仅适用于家庭，也适用于幼儿园和学校（Druckerman 2012）。

社会及环境对喂养风格和实践的影响

父母和照护者都希望为儿童做到最好，然而社区环境、社会结构和社会环境会影响他们的喂养风格和实践（Patrick et al. 2013）。尤其社会文化因素（如育儿规范）可以影响父母的育儿风格和实践。如宽容型喂养风格似乎越来越被广泛采用。如果父母观察到朋友或社交媒体上的其他父母在与儿童互动时采用宽容型风格，他们就会认为这是社会上可以接受的育儿方式。同样，儿童对父母（与自己互动方式）的期望，也可能受到朋友父母养育方式（制订食物规则、鼓励食物选择等）的影响。

环境也对父母鼓励型养育模式提出了挑战。学校附近的商店满是廉价的含糖饮料和高糖高脂肪食品，儿童放学后很可能购买不健康零食，从而减少对家庭健康晚餐的热情。鉴于父母必须照顾到儿童生活的其他方面（比如家庭作业、学校活动），父母常常会觉得自己不能面面俱到，因此关于饮食的规则经常被忽略。

此外还受时间限制。如今父母工作的时间很长，且通常父母双方都在外工作，还有很多家庭是单亲家庭，在这种情况下，快速将饭菜端上餐桌是首要任务，通常很难采取权威型的喂养风格。由于时间有限，父母常希望和儿童在一起的时间是高质量的，如果限制不健康食物、设定饮食规则常会引发争吵，影响亲子关系。最后要说明的是，育儿实践和儿童行为是双向的——儿童也会影响父母的做法。

检查练习

一名3岁儿童偏爱甜食，拒绝吃蔬菜等多种健康食物，他的妈妈和其他妈妈一起参加了一个小组会议。她发现其他人也存在类似的问题，这让她松了一口气。营养教育工作人员带领他们讨论基于证据和最佳实践的可行解决方案。你认为，妈妈们能提出哪些可以让儿童吃得更好且有效的方法呢？

个人食物体验对食物选择的影响

生物学行为倾向、生理以及社会因素通过不同的食物体验进而影响人们的食物偏好，如图2-2所示。虽然这些影响在儿童期最为突出，但对成年人也有一定作用。由于高能量高脂高糖食物在客观环境中随处可见，且这些食物往往作为奖励发生于积极的社会情景（如庆祝和节假日）中，深受家庭成员的喜爱，可以满足生物学倾向并产生饱腹感，因此深

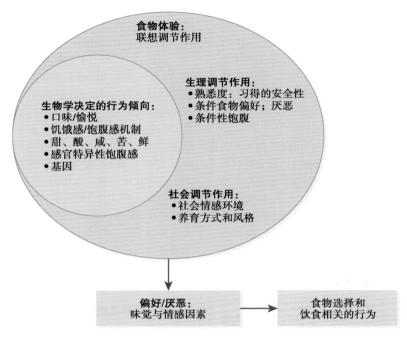

图2-2　食物体验影响食物选择和饮食行为

受成人和儿童喜欢也就不足为奇了。此外，在当今社会环境中，很少有机会让人们去学着喜欢全谷物、水果和蔬菜。如果有这样的机会，儿童就可以培养出对蔬菜等健康食品的喜爱（Anzman-Frasca et al. 2012）。鼓励儿童健康饮食的做法包括提供方便可获得的健康食物、鼓励尝试健康食品、设定规则、提供自主选择的机会，以及使用不过分强硬和控制的喂养策略。

与人相关的决定因素

生物学因素和个体食物体验并不是影响食物选择的唯一因素。儿童倾向于吃喜欢的食物，拒绝在味道、气味或质地方面不喜欢的食物。然而，随着年龄增长，他们对食物产生了自己的认知、期望和感觉。这些认知、态度、信念、价值观、情感和个人意义都是很重要的食物选择和饮食行为的激励因素，也是个人在社会环境中与他人互动的激励因素。此外，人们的知识和技能以及在具体情境中使用这些知识和技能的信心也很重要，特别是当他们想要改变自己的膳食模式

或饮食行为时，这些影响因素通常被称为决定因素，如图2-3所示。人们在商店购买食品、外出就餐时选择食物，以及在家中制作食物时，这些决定因素都发挥着重要作用。

个人决定因素

激励决定因素：认知、信念和态度

我们的食物选择和饮食习惯受到各种个人因素的显著影响，例如我们能从选择中获得什么的某种信念。我们希望食物美味、方便、实惠、有饱腹感、熟悉或令人慰藉。有时候，我们选择食物可能是因为食物能让我们的外在看起来如何，例如进食某种食物是否会让人发胖或气色变好。我们对食物的选择也可能是由我们赋予特定食物或制作方法的个人意义决定，如生病时喝鸡汤、自我放纵时吃巧克力等。食物营养相关行为也由态度决定，如对母乳喂养或某些食品安全行为的态度。

我们自定义的关于食物的身份特征也可能影响我们的饮食行为，例如一些青少年认为自己有健康意识，有些则认为自己是吃垃圾食品人群的一员。虽然我们了解健康饮食

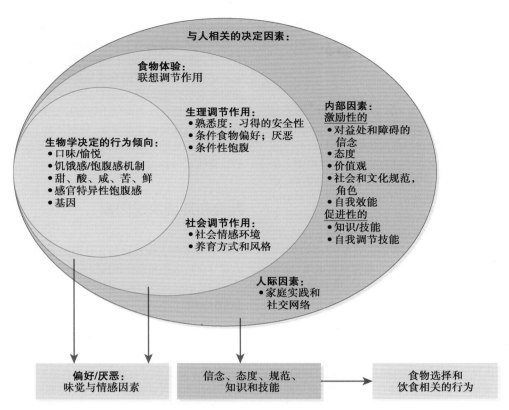

图 2-3　个人因素和人际因素影响食物选择和饮食行为

对身体有好处，但也会考虑其中的障碍太大以至于无法采取行动，例如价格昂贵，以健康方式烹饪食物需要付出的努力；或者我们对准备美味又健康的食物缺乏信心；以及与文化相关的健康信念也会影响我们吃什么。例如平衡和适度的概念在许多文化中都很常见，在某些文化中，食物被认为具有寒-热性质，接受这种文化背景的人必须以寒-热平衡的方式摄入食物，以适应人体的寒-热体质。这些文化信仰会对食物选择产生重大影响。

不同的群体对食物的关注点不同。例如在美国，人们选择食物看重的主要价值是味道、方便程度和价格（FMI 2012；IFIC 2018）。在欧洲，人们看重的价值则是质量、营养价值、价格和家庭/社区偏好（Rozin et al. 2011）。

我们的食物选择也可能反映了更大、更全球化的价值观，如生活中的成就感、愉悦感和享受感、独立和创造性的思维、权力或社会地位、对所有人和自然福祉的关注、安全和保障等（Rokeach 1973；Schwartz 1992）。这些全球化的价值观通过影响个人价值观（如预期结果），进而影响其饮食选择（Botonowski and Konstadonos, 2010；Arbit et al. 2017）。

基于人们以往的食物体验和信念，食物排斥在很大程度上也受到心理过程的影响。Rozin 和 Fallon（1987）将排斥某种食物的动机分为三大类：①味觉-情感信念（例如食物不好闻或不好吃）导致厌恶；②预期后果或对食用特定食物可能引起有害结局（如呕吐、疾病、不符合社会规范）的信念；③对天然食物的来源和特性排斥（如吃昆虫）。

对于营养教育工作者来说，了解这些与人相关的因素至关重要，这样我们才能更好地理解并帮助受众实现健康饮食。实际上，接下来的 3 章我们将着重介绍心理学领域的相关理论，从而帮助我们理解这些与人相关的因素对饮食行为的影响及其在营养教育中的运用。

食物选择过程

食物选择是个体思考和感受与当下环境相互作用的结果，例如，我们可能会看到一条关于水果蔬菜降低癌症风险的新闻报道，或者听到某个朋友患了结肠癌的消息（外部刺激），我们会既理性又感性地来处理这些环境或外部事件，将这些刺激通过前文罗列的一系列个人内部反应（如感知、信念、价值观、期望或情绪等）进行过滤，这些因素共同决定我们将采取什么行动；我们除了开始担心自己患癌之外，还可能从味道、便利性、预期益处、感知障碍或亲戚朋友的行为等诸多方面，来看待多进食水果和蔬菜的想法。因此，我们是否决定要多吃水果和蔬菜以降低患癌风险，取决于我们对进食水果和蔬菜预期结果的信念和知识，基于对期望（降低患癌风险）结果的动机和价值观念，以及我们个人意义和价值观对于患癌的看法。

平衡动机和权衡利弊

在食物选择过程中，很多时候我们需要权衡各种关于食物选择的决定因素或理由，例如是否健康、口味、食物准备时间、家庭规范和文化期望，在这些因素的平衡中做出选择。例如一个全职在外工作且几乎没有时间做饭的家庭主厨，为了全家人可以共进晚餐，在备餐时可能会选择方便食品。人们也可以在一餐或不同餐次之间进行食物平衡，例如有些人可能会在进餐时选择一种能填饱肚子的食物（如甜甜圈），然后搭配选择一些被认为更健康的食物（例如橙汁）来平衡；人们也可能会准备或选择一顿"健康"的晚餐来平衡他们认为不太健康的午餐（Contento et al. 2006）。

社会、文化和宗教规范

人是社会性生物，生活在一定的社会文化背景中，饮食行为受社会规范和文化期望的影响较大。例如放学后和同龄人在一起的时候，青少年在选择营养价值较低的快餐时会倍感压力，或者个人可能要承受家庭成员对他们的进食期望。是否母乳喂养在很大程度上受女方或男方家庭意愿的影响，而这个意愿取决于文化。在某些社会文化中，"大"具有积极的含义，美国有一句谚语："你永远不会太富或太瘦"，对女性而言尤为如此。但在一些社会文化中，"人们分享物品，所以没有人太富；朋友之间分享食物，所以没有人太瘦"（Sobo 1997）。事实上，体重增加、食欲好、身材高大一般象征着健康、良好的社交关系、慷慨和人缘好。相反，体重减轻、食欲缺乏和消瘦则是健康状况不佳、社会关系淡薄、缺少朋友和吝啬的表征（这个人有食物时不与他人分享，他现在也就没有可以分享食物的朋友）（Rittenbaugh 1982；Sobo 1997）。

我们对自己在群体中的地位和角色的看法也很重要。社会名人的食物选择和饮食模式为我们创造了社会期望，而所在群体的食物规范（不同情况下进食何种食物）也可能会对我们造成社会压力。因此，我们对周围人的社会和文化期望的感知会在很大程度上影响我们的食物选择。

促进性决定因素：知识和技能

人们的营养素养及食品相关的知识和技能也会影响食物选择。美国全国性调查发现，大约三分之一的人认为水果和蔬菜的每日推荐摄入量是2～3份，只有大约20%的人认为是5份（National Cancer Institute 2007）。许多消费者很难判断常见食物中的脂肪和能量含量，或者不知道适宜的摄入量是多少（Brug et al. 1997；Chandon and Wansink 2007）；不熟悉膳食指南，也不知道如何应用指南来选择健康饮食；不理解食品标签上的健康声称及营养成分标识（例如膳食纤维或糖）；对如何达到健康体重也有困惑等。人们常从网络和非专业媒体等多种渠道获得大量错误的信息，导致他们的饮食模式常被误导。当然，缺乏食物制作技能也会影响个体的饮食。

人际关系决定因素

我们都处在一个广度和密度因人而异的社会关系网络中（Israel and Rounds 1987）。我们所属的关系网络包括家庭、同龄人、同事以及社区和各种组织等，都会影响我们的食物选择。一项研究表明，配偶之间的食物选择相似度为94%，青少年与其父母之间的饮食相似度为76%～87%，青少年与其同伴之间的饮食相似度为19%（Feunekes et al. 1998）。食物选择和饮食模式也受到与其他成员协商购买或吃什么的影响（Connors et al. 2001；Contento et al. 2006，Larsen et al. 2015）。我们与同龄人和同事的关系也会影响我们的食物选择（Devine et al. 2003）。

实际上，在众多背景因素中，进食情境和社会关系管理

是影响人们"吃什么"的最重要因素（Furst el al. 1996）。如果一位母亲认为在进餐时减少或取消含糖饮料对整个家庭都有好处，她可能会受到视含糖饮料为进餐仪式或文化传统的家人的反对。十几岁的女儿是素食者，有特殊的食物要求，而家庭成员要决定是否满足她的一些请求。

除了需要在社会网络中管理社交关系的影响外，对健康饮食的社会支持也非常重要，特别是对于那些像患有高血压或糖尿病的某些长期健康问题的人，他们必须长期保持特殊的饮食模式（Rosland et al. 2008）。

社会和环境决定因素

营养教育工作者在制订计划时必须考虑到社会和环境因素对食物选择和营养相关行为有很大的影响。

食物环境

任何地区的食物传统上都是其地理、生态、历史和文化传统的产物，并且通常构成了该地区主要食物的基础。然而，食物系统实现了全球化，包括食品加工方面的技术进步，会影响食物的可获得性、可及性、便利性以及质量。传统食物也在全球化。由于营养教育工作者在工作中会接触到各种不同的人群，需要意识到这些外力因素。

食物的可获得性、可及性和质量

食物可获得性（food availability）是指通过国内生产或进口（包括粮食援助），在食物系统中实际存在的足够数量的食物。食物可及性（food accessibility）是指个人拥有足够的资源去获得适当的食物，以满足营养膳食的需求。可及性还取决于食物来源的实际位置。超市里虽然有各类可获得的食品，但是人们可能需要乘坐交通工具才能到达，这限制了某些人群的食物可及性，例如不能开车的老年人或没有汽车的低收入人群。在某个特定社区内，当地食品店、街角小店和餐馆中容易获取的食物种类，取决于食物的潜在利润、消费者需求以及健全的储存和冷藏设施。因此这些地方供应或储存的食物往往是畅销的，而并不总是营养价值最高的。农贸市场提供新鲜的当地食物，但可能也需要人们乘坐交通工具才能到达，而且这些食物通常只在当季供应。因此，一些对健康非常重要的食物，如水果和蔬菜，可能不容易获得，或者只能以较高的价格获得。食物便利性（food convenience）可以认为是更即时的可及性——是否几乎不需要烹饪、包装是否方便、是否能保存一段时间且不变质等。食品质量（food quality）有很多含义，比如消费者能接受的食品特性，包括外观、质地和风味等外部因素以及安全性等内部因素，也包括食品是否以环境可持续的方式生产，是否有益健康（Gussow 2006）。食物的可获得性和可及性影响着整体膳食的质量和健康状况。在高收入国家以及越来越多的其他国家，食物和加工食品的选择范围越来越广，包装和销售的技术改进，提高了食品的清洁度、安全性和便利性。然而，美国目前约有57%的食物属于超加工食品，并且这个数

目在很多其他国家也在快速增长（Martinez Steele et al. 2017；Monteiro et al. 2013）。超加工食品一般质量低、脂肪、盐和糖的含量高，经常缺乏人体所需的营养素，在生产和销售时可能会产生较多的生态足迹。

市场

研究表明，人们从居所附近的食品店获取健康食物（例如水果蔬菜或低脂牛奶）的可获得性与这些健康食物在家庭的可获得性有关，并且与人们更高质量的食物选择和摄入有关（Morland, Wing, and Diez Roux 2002；Powell et al. 2007；Boone-Heinonen et al. 2011）。因此，社区中可获得的食物会影响人们购买和消费的食物种类。很多低收入人群和部分人群聚居地区几乎没有种类丰富、质量高、价格便宜的食品连锁超市。这些现象通常被称为"食物沙漠（food deserts）"，指社区中缺乏人们买得起的健康食品的现象［Ver Ploeg et al. 2009；United States Department of Agriculture（USDA）2017］。更严重的是"食物沼泽（food swamps）"，即社区提供的快餐泛滥而健康食物很少（Rose et al. 2009；Boone-Heinonen et al. 2011；Cooksey-Stowers et al. 2017）。年轻人认为该现象是导致他们进食高能量食品和饮料的主要诱因，也是健康饮食的障碍（Mallya et al. 2012；Burgermaster et al. 2018，Koch et al. 2019）。

工作场所、学校和家庭

人们在工作场所或附近可以买到的食物也往往是那些方便、便宜、畅销的食物。在美国，国家学校午餐计划提供符合联邦营养标准指南的午餐，但该计划的参与度随着学生年龄的增长而下降，到高中时，多达三分之二的学生从其他途径获得午餐，而这些食物大多是高脂肪和高糖的，包括薯片、糖果和软饮料等。一些国家的学校允许商家提供食品。学校周边环境中提供的食物也会影响儿童的饮食行为（Briefel et al. 2009；Smith et al. 2013；Williams et al. 2014）。在家里，食物的可及性意味着清洁安全的水很方便被就能获得、蔬菜不只是在冰箱里直接拿到，而是已经切好且可以直接食用又或者是水果已经洗好放在了桌上可以直接食用等。很多情况下健康且方便的食物的可及性有限，这可能会缩小可选择范围，并增加了健康饮食的难度。

社会文化环境

社会文化环境与物理环境同样重要。社会影响和文化习俗都会影响人们的食物选择和饮食行为（Rozin 1996）。

社交环境

很多时候的进食都是与他人共餐，这对健康饮食的影响可能是积极的也可能是消极的，部分原因是家人朋友既是榜样，也是同伴压力的来源。有证据表明，与单独进食相比，和他人共同用餐，特别是与熟人一起时，人们会吃得更多（de Castro 2000；Salvy et al. 2009）。花更多的时间进食以及和别人一起进食均会增加食物的摄入量，并且和别人一起进食可能会摄入更多高脂肪食物。当然，和别人一起进食也会被迫尝试新的健康食物（MacIntosh 1996）。另外，父母的饮食模式也会影响儿童的饮食模式（Patrick and Nicklas 2005；Contento et al. 2006）。研究表明，与那些不经常和家人一起进食的儿童青少年相比，每周大部分时间与家人一起进食的儿童青少年的膳食质量更高（Gillman et al. 2000；Berge et al. 2013）。

文化习俗和原生家庭

文化是指在一个群体的成员中形成、学习、分享和传播的一套知识、传统、信仰、价值观和行为模式。它是一个群体共有的世界观，因此会影响该群体对食物和健康的认知。文化习俗和原生家庭对食物选择和饮食习惯有着重要的影响，即使在现代多民族社会中，也存在许多不同类型的菜肴（Satia-Abouta et al. 2002；Kittler et al. 2017）。即使来自同一个国家，不同地区的人也可能有不同的饮食实践。例如，对于美国南部的人来说，家常便饭是炸鸡、牛排、土豆泥、玉米面包、熏肉和洋葱青豆，甜点是派，而那些生活在得克萨斯州的人可能希望吃到烧烤，或是辛辣的得克萨斯州-墨西哥食物。从世界各地不同国家移民到美国的人，也在不同程度上保持了原来的一些文化习俗，其中最主要的是影响他们饮食模式的传统。最后，宗教信仰也影响着人们的饮食。

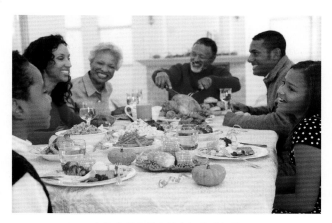

大部分进食是在社交场合进行的
© Monkey Business Images/Shutterstock.

文化规则通常规定了哪些食物是可接受的和更合适的，以及适合各类不同场合的各种食物的数量及组合。招待亲朋好友的文化习俗，尤其是在特殊的庆典和节日时的习俗，为进食具有文化或民族特色的食物提供了机会，并且可强化这些食物的重要性。如果基于健康考虑的饮食建议与家庭、文化和宗教传统相冲突，那些想要改变饮食的人们可能会发现他们不得不将文化期望与对个人健康的关注综合考虑。所有这些因素都会影响个人改变饮食的意愿和能力。因此，营养教育工作者必须认真理解这些信念和实践，具备处理不同文化信息的能力，并设计出具有文化敏感性的营养教育项目。

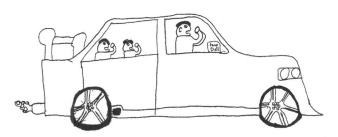

这个儿童被要求画一张和家人一起吃最喜欢的食物的照片
Courtesy of Cooking with Kids.

社会结构和政策

社会是指在一个共同的领地互动的一群人，他们有共享的制度、特征关系和共同的文化。在社会中，我们所属的组织会对我们的饮食模式产生深远的影响，有些是自愿组织，如宗教、社会或社区组织，其他的则包括我们所属的学校、工作场所和专业协会。这些组织的影响来自它们的社会规范、政策和实践。地方、州和国家政府的政策可以管理和决定人们健康饮食和积极生活机会的可获得性和可及性。

经济环境

经济环境中的许多因素会影响食物选择和饮食习惯，其中包括食物价格、收入、时间和受教育程度。营养教育工作者在设计营养教育项目时须将这些因素考虑在内。

资源

居住在美国和英国的人在食物上的支出仅占收入的8%~10%，而这个数字在欧洲和日本为15%，在中等收入国家为35%，在低收入国家为45%~50%（USDA 2018；*Washington State Magazine* 2018），这仅是一个平均值。食物消费支出取决于一个国家的收入水平。在美国，高收入家庭在食物上的花费更多，但这只占他们收入一小部分——约8%；低收入家庭通过购买打折商品和普通品牌商品来节省开支，因此在食品上花费更少，尽管如此，食物消费支出仍然占到他们收入的30%~35%（USDA 2018）。与其他经济指标相比，收入对饮食行为的边际影响即附加效应最大：收入越高的人饮食质量越高（Macino，Lin，and Ballenger 2004）。其他物质资源也会影响人们的饮食，在许多国家，那些低于特定贫困线的人能获得政府援助，如学校提供免费或降价的儿童餐、某种形式的食品券或现金援助（U.S. Department of Labor 2012），这些措施可能会提高他们的饮食质量。

统计显示，在美国约12.3%的家庭存在食物不安全状况，这里的食物安全是指他们获得营养充足和安全食品的能力有限或不确定，或者说以社会可接受的方式获得可接受食品的能力有限或不确定。而在这一群体中，约4.9%的人非常缺乏食品安全（USDA 2016）。

价格

经济学理论认为，价格的相对差异可以部分解释个体在食物选择和饮食行为方面的差异。食品的价格通常是按种类、单位重量或体积来计算。然而，价格也可以根据每美元所获得的食物能量来考虑。添加了脂肪和糖的加工食品在生产、运输和储存方面都比易变质的肉类、乳制品和新鲜农产品更便宜，部分原因是糖和脂肪本身都非常便宜，而另一部分原因是政府的农业政策。由精制谷物和添加糖、脂肪等制成的加工食品组成的饮食也非常便宜。豆类也很便宜，但每千卡动物蛋白来源的食物的价格可能比豆类贵5~10倍。每千卡水果和蔬菜（马铃薯和香蕉除外）的价格可能比高脂肪、高糖、大规模生产的食物高出约50~100倍（Drewnowski 2012）。所以低收入人群进食更少的水果和蔬菜也不足为奇。

时间成本

调查显示，人们花费在食物相关的家庭活动的时间取决于多种因素，包括是否在外工作以及他们是否有孩子等（Robinson and Godbey 1999）。在美国，大约70%的女性和45%的男性每天从事食物相关准备和清洗工作，其中，女性平均每周花费8小时，男性花费5小时（U.S. Department of Labor 2018）。

无论收入多少，对所有家庭而言时间都是短缺的。许多营养教育工作者的同事认为自己太忙了，没有时间准备健康的食物或者做饭。经常长时间工作的低收入家庭尤为如此。对于某些家庭来说，时间的缺乏可能会限制个人对健康行为的投资。研究发现已婚已育的夫妻比单亲父母的饮食质量更高，这可能是因为夫妻可以分担照顾孩子的责任，从而能够更好地注重自己的健康（Macino，Lin，and Ballenger 2004）。营养教育工作者需要在制订营养教育计划时考虑这些时间成本。然而，需要注意的是，美国人通常平均每周花20小时看电视，另外每周还会在电脑上花5小时休闲（U.S. Department of Labor 2018）。

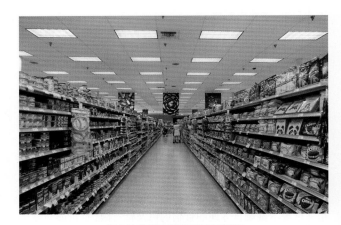

超市的食品让消费者目不暇接
© Joni Hanebutt/Shutterstock.

信息环境

营养教育工作者在设计合适的信息和项目时，了解受众的背景信息非常重要（框2-1）。

媒体

过去二十年间，被媒体包围的环境经历了革命性变化，个人和家庭可从电视频道、广播电台、网站、社交媒体平台和其他新媒体途径获取信息。人们花费在这些各式媒体上的时间很长：2~4岁的儿童接触各种媒体的时间大约为每天4小时；中学生增加到每天8小时。青少年平均每周花27小时上网，其中大部分时间花在了社交媒体上。普通成年人每天看电子屏幕的时间大概为10小时，花1.2小时听收音机，仅有0.2小时在阅读纸质媒体。当然，上述活动有时可能会同时发生，因而会有一些重叠的部分（eMarketer 2017）。

框 2-1　评估受众：清单

....

我们可以利用本章的信息来评估我们的受众，从而制订恰到好处的营养教育计划。对于这种评估，最好考虑到一些特定的行为变化，例如吃蔬菜、母乳喂养或控制糖尿病。

与食物相关的决定因素：生物学和个人食物体验

■ 他们最喜欢和最不喜欢的食物分别是什么？为什么？

■ 哪些食物是伴随他们成长的，或者已经成为他们文化中的一部分？这些食物对他们来说有多重要？

■ 他们如何来判断自己的进食量已经足够了？

■ 他们愿意尝试新食物的意愿有多强烈？

与人相关的决定因素

■ "健康饮食""进食蔬菜""母乳喂养""购买可持续生产方式生产的食品"等术语对他们来说意味着什么？

■ "健康饮食""进食蔬菜""母乳喂养""购买可持续生产方式生产的食品"等术语对他们来说有多重要？

■ 他们在饮食（和身体活动）方面有哪些文化方面的预期行为？

■ 他们的角色或社会地位（例如母亲、经理）让他们产生哪些与饮食有关的期望行为？

■ 他们朝推荐的方向改变饮食（或身体活动模式）的积极性如何？

■ 他们有什么技能来使自己的饮食（或身体活动模式）朝着推荐的方向改变？

■ 家庭成员或社交网络能做些什么来支持他们做出预期行为（或体力活动）改变？

社会和环境决定因素

■ 他们从附近的商店获得所需食品的难易程度如何？这些商店是什么类型的（例如超市、小卖部等）？

■ 他们可能从附近的商店获得的食品质量是否满意？

■ 他们的文化中有哪些观点可以支持他们做出想要的改变？哪些现有的做法可以得到改善？

■ 他们工作场所或附近场所的食物在多大程度上可以支持他们的健康饮食？现行的政策是否支持母乳喂养？

■ 他们是否觉得自己有足以维持家人生活一个月的健康食物？

■ 如果他们收入较低，是否有资格申请到食品援助计划？能够获得哪些援助？这些援助对他们想要做出的行为改变有多大帮助？

■ 他们观看或使用的媒体是什么？一周通常在这些媒体上花费多少时间？

■ 他们关于食物、营养或身体活动的主要信息来源是什么？

这些问题是第 8 章所述评估的基础。

其中约 30% 的上网时间花费在社交媒体上。同时，电视对人们来说仍然很重要，人们每天大约花 4.5 小时看电视。这些媒体是大多数人获取食物和营养信息的主要来源，因此也成为了间接营养教育的主要途径，但是其中不乏大量错误信息。这些媒体几乎完全由广告支撑，因此它们也是具有说服力信息的主要来源。同时，长时间的媒体活动，也意味着人们几乎没有时间去进行身体活动。

广告及其触发效应

媒体具有强大的说服力。如今，广告存在于各种场所（例如杂志、互联网、社交媒体、电子游戏以及电视），美国食品行业每年花费在食品营销和广告上的费用近 100 亿美元［Federal Trade Commission（FTC）2012］，其中 18 亿美元用于针对儿童的广告和营销。这些花费大部分来自生产高脂肪和高糖并经过高度加工和包装的产品的公司。例如，8 亿美元用于休闲食品，35 亿美元用于饮料，30 多亿美元用于餐馆、快餐（FTC 2012）。这些费用可能并不包括通过各种数字设备发布广告的费用。食品广告在欧洲和其他国家盛行（World Health Organization 2013）。由于营销对食品销售影响的信息被认为是私有信息，因此我们很难获取到。然而，有证据表明这些营销活动影响人们的食物选择（Story and French 2004；Institute of Medicine 2006）。例如，因为广告会通过触发效应对人们产生影响，即会触发人

们对广告中的食品的自主反应。一项研究发现，儿童观看了含有食物的动画片之后，会比平常多进食 45% 的食物，而成人看了广告后则会进食更多的健康或不健康的零食（Harris et al. 2009）。另一项研究也发现了类似的现象，并且当个体的认知被其他任务占据时，这种影响会被进一步放大（Zimmerman and Shimoga 2014）。广告无处不在，再加上人们接触各种媒体和营销的时间增加，这些对饮食的影响相当大。

触发效应也以其他的方式发挥作用：一看到食物，就能引发进食。而现在，食物在药店、加油站、五金店、书店等地方均有销售，均可引发进食行为（Farley et al. 2009）。证据表明，这种触发效应引发人们的进食行为在很大程度上是无意识的（Cohen et al. 2008）。图 2-4 总结了环境因素对食物选择和饮食行为的影响。

检查练习

人们经常声称没有时间准备健康的食物。然而，数据显示，美国人在各种媒体上平均每天花费 12 小时，包括每周花费 20 小时看电视。作为营养教育工作者，你如何在帮助他们吃得更好的同时，解决这个问题？

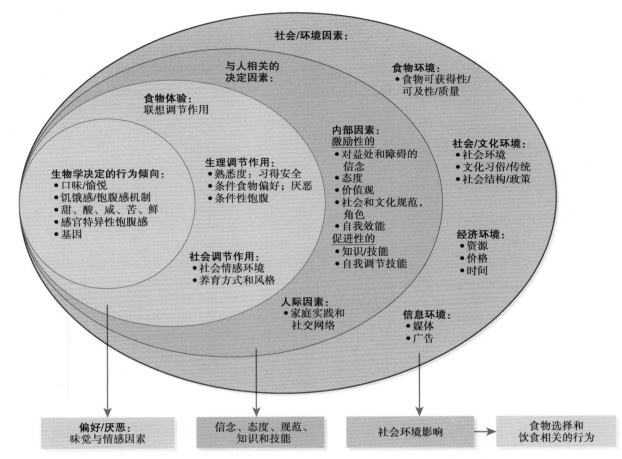

图 2-4 社会和环境因素影响食物选择和饮食行为

行为决定因素对营养教育工作者的意义

对营养教育工作者来说，认识到多种因素影响饮食行为非常重要。营养教育需通过制订策略来解决这些影响因素，而这些影响因素通常被称为可改变的行为决定因素（determinant）。

在图 2-4 中，一系列同心圆图示了影响食物选择和饮食相关行为的生物、经历、激励和促进的个人决定因素，以及社会和环境决定因素。如图所示，没有一个因素独立于任何其他因素而单独存在，更确切地说，而是各因素相互关联，每一个较大的圆都包含着较小的圆的影响，这些同心圆反映了各种因素的影响程度或重合的范围。

营养教育工作者可以利用这些信息评估受众，如框 2-1 所示。如下所述，这些信息也可以用于制订营养教育计划。

只有知识或营养素养是不够的

知识对人们做出明智的选择并采取行动是必需的。但是图 2-4 展示了知识只是影响或决定食物选择和饮食相关行为的众多因素之一。

美国的消费者经常表示他们知道得已经足够多。一项调查发现，70% 的消费者表示他们的饮食需要得到改善。他

们和饮食相关的主要情绪是内疚、担心、恐惧、无助和愤怒，然而他们却声称自己知道足够多的营养知识，并表示"不要告诉我们更多了"（IFIC 1999）。另一项调查发现，约有 23% 的人表示在食品店购物时会积极寻找健康食物，另外有 56% 的人表示他们通常不会寻找健康食物，但是会尝试健康饮食，其余的人则表示他们在选择食物时不会考虑食物的健康益处（IFIC 2019）。显然，尽管许多美国人认为他们的饮食需要改善，但是大多数人对做出改变并不感兴趣。因此，除了知识之外，许多其他因素肯定影响或决定着他们的食物选择和饮食相关行为。为了取得营养教育的成功，营养教育工作者还必须解决除了知识以外的决定因素。下文将讨论以下三类决定因素：与食物相关的激励和促进因素、与人相关的决定因素、社会和环境决定因素。

解决与食物相关的激励和促进因素的营养教育

解决与食物相关的决定因素在营养教育中非常重要。食物是一种强大的初级强化物（primary reinforcer），它能瞬间让人们产生味觉愉悦感、心灵上的满足感和饱腹感。人们的口味或偏好是在反复品尝和进食食物中形成的，所以无论针对哪个年龄段，营养教育工作者都可以在积极的社会情感环境下频繁地创造提供健康营养食物的机会（例如水果和蔬菜）来激励受众，使他们喜欢上更有营养的食物。同时，烹饪

和种菜也是激励和促进改变非常有用的策略，因为人们在这个过程中可以熟悉、享受健康食品还可以学习如何让健康食品变得更加美味。同理，想要实施少油少盐等减少食物成分摄入的干预措施，应该帮助人们长期采纳进食天然低脂、低盐食物的饮食计划，使他们习惯并喜欢上这些健康的食物。事实上，一对女性进行长期营养教育的干预项目发现，那些能够坚持低脂饮食 2 年及以上的人开始讨厌脂肪的味道（Bowen et al. 1994）。

作为营养教育工作者，我们还可以与家人或幼儿园、学校的看护人员合作，帮助他们采取鼓励健康饮食的行动，例如增加健康食物的可获得性和可及性、树立理想行为的榜样、提供与年龄相适宜的食物分量、提供健康食物选项并允许儿童从中选择、鼓励儿童品尝希望他们食用的食物、适当使用奖励建立儿童对健康食物的偏好、适度限制不健康零食的摄入量、利用好可进行营养教育机会等，并对儿童表现出的个体差异做出灵活的反应。这些做法大多数也同样适用于成年人。

解决与人相关的激励和促进因素的营养教育

尽管生物学机制和食物相关经历会直接影响饮食行为，但心理过程的影响可能更显著。个体对食物的态度、价值观、感情、信仰和个人意义也会影响食物选择和饮食模式。实际上，这些因素作为食物相关行为的激励决定因素，具有核心作用。正如 Epictetus 数百年前所说："困扰我们的不是事件本身，而是我们对事件的看法"（Epictetus108）。这对营养教育工作者来说是件好事，因为这些在某种程度上可改变的认知、态度和信念可以用心理学（特别是社会心理学）和教育学领域的方法来解释。在这里，营养教育的作用是通过理解为什么要采取行动或做出改变来提高个人的动机。

一旦个体明白为何要做出改变后，营养教育的作用就是提供做出改变所需的食物、营养知识和技能，以及与行为相关的用于指导他们如何做出改变的自我效能和自我导向技能。营养教育工作者也可以在参与者试图改变他们所选择的饮食时，利用社会心理学对家庭氛围（family dynamics）和社会网络的理解，增强他们的社会支持。接下来 3 章会详细探讨理解这些认知、态度和社会支持因素的心理学基础，在此不作赘述。

针对社会和环境决定因素的营养教育

社会和环境决定因素直接或间接地影响饮食模式，并通过人们对这些决定因素的理解发挥作用。对于直接途径，营养教育工作者可以与学校、托儿所、工作场所、社区中心、社区菜园、食品零售场所和全国范围内合作伙伴开展合作，促进健康食品的可获得性、可及性和便利性。例如，与学校合作改善校方提供的餐食；与社区团体协调将健康食物整合到紧急食物供应场所所提供的食物中，并做些其他的社区支持的工作；与零售商合作以便更好地对消费者宣教健康饮食（如食谱卡、消费刊物等），此外，还可以通过产品摆放位置来突出健康食物的选择。通过直接途径，营养教育工作者

也可以确保他们的计划中囊括目标受众的文化习俗、文化传统，以及社交网络和社会关系。在合作过程中，营养教育工作者可以倡导制定相关政策和制度，为低收入受众提供额外的资源。比如与农民和生产者合作向低收入在校学生提供免费的水果和蔬菜作为零食，或者发放农贸市场的水果、蔬菜优惠券。他们还可以为相关政策提供建议，在城市或社区建设更多的杂货食品店，以负担得起的价格销售目标受众在文化上熟悉的高质量的水果和蔬菜。营养教育工作者也可通过与他人合作来影响针对儿童的媒体和广告的特点。

营养教育工作者也可以通过间接途径来解决环境决定因素。间接途径包括无意识过程和有意识过程（Kremers et al. 2006）。无意识过程（unconscious processes）通过一个自动的或"无意识"的路径作用，其中，行为是由环境通过已建立的环境-行为关联自动被引发的。在营养教育中，行为经济学方法在利用无意识过程中大有裨益。无意识过程基于对许多外部线索的识别，如食物的摆放位置或它们在不同场所的外观，均会严重影响人们对食物的选择和摄入量。因此，当含糖饮料或零食被摆放在便利店非常显眼的位置时，或者甜点被列在自助餐厅菜单上的第一行时，或者学校自助餐厅的沙拉柜台看起来不太有吸引力时，这些特征都会影响人们购买和食用。调整这些因素可以对正餐或零食的种类和分量产生巨大影响，营养教育工作者可以利用这个现象使更健康的食物选择更具吸引力、更方便、更规范，从而促使人们选择更健康的饮食（Hanks，Just，and Wansink 2013；Wansink et al. 2012）。同样，当高中食堂翻修时，使座位安排、食品服务方式与青少年经常光顾的商业场所相似的话，会吸引更多的青少年进餐并选择更健康的食物（Koch et al. 2019）。营养教育工作者也可以采用间接的途径，通过考虑人们对环境相关的感知和态度来关注有意识的过程，这也会影响食物选择和饮食行为。

关于可获得性的信念和态度

可及性的含义因人而异。新移民可能认为熟悉的食品是"可及的"，即使到达售卖这些食品的商店需坐很长时间的汽车或地铁。对于其他人来说，如果食物不能用微波炉烹饪，或不能在 5 分钟内准备好，那么它就是不可及的。对可及性的理解的差异影响了个体的食物选择，营养教育时，该因素也需要被考虑在内。

关于经济环境的信念和态度

类似地，个人的分析、价值观和理解决定了经济环境，这些因素也都会对食物选择产生影响。经济学是一门行为科学，其基本理念是：人类的需求是无限扩张的，而满足需求的手段是有限的。人类的需求总是超过满足需求的能力，因此就有了匮乏。经济学研究的是人们对匮乏这一事实的反应——当人们只能在替代品中选择来满足需求时，人是如何做选择的。成本可以被看作是牺牲，或者是为了得到想要的东西而需要交换出去的东西。在这种情况下，食物或饮食实践的花费不仅仅是它们的货币价格，还包括个人付出的所有成本或牺牲，如去购物的交通费用、准备食物的时间或参

加营养教育课程时的儿童看护费。比如，人们为了更健康的饮食而牺牲便利的意愿有多强？作为营养教育工作者，我们需要了解个体为执行健康行为愿意付出的代价，并将这些情况考虑到我们的计划中。

关于时间成本的信念和态度

同样地，时间既是生命的一种客观特征，也是一种感知。烹饪或进食等与食物相关的时间，可以很容易地用小时和分钟来量化，然而个体对时间的感知及其价值因不同的任务、其他生活必需品的不同有相当大的差异。比如在一些人眼里，准备一顿家常菜并不耗时，而且这个过程确实令人感到充实和愉快；而另一部分人可能更喜欢把时间花在其他活动上，并愿意通过购买已经准备好的食物来换取时间。对许多人来说，不只是缺少时间烹饪，而是根本没有时间，因为他们迫于经济压力不得不做两份工作，这些因素对营养教育工作者有着重要的影响。例如，低收入的父母发现长时间工作会对家庭食品的相关任务产生溢出效应（Devine et al. 2006）：压力和疲劳感使这些父母减少了花费在家庭用餐上的时间和精力，他们为了与其他的家庭需求达到权衡，不得不制订各种时间管理策略来应对。营养教育工作者需要注意人们自我真实的和感知到的经济及时间限制，以及他们如何根据这些限制做出选择。

营养教育行动 2-1 展示了在经济和时间限制下，创建的利用行为经济学帮助人们的健康饮食工作项目。

营养教育行动 2-1　解决经济和时间限制问题的营养教育计划

超市里的营养师

虽然大多数人可能每年会去看两次医生，但很多人更可能每周会去两次及以上超市。考虑到多数人的时间限制，超市营养师对一个家庭的健康所起的作用，与家庭健康服务提供者同样有价值，这是因为健康的饮食是预防多种疾病的关键，许多健康状况特殊的个体需要特殊的饮食。超市营养师可以帮助购物者或者家庭，针对特殊需要做出最佳选择。因此，现在许多连锁超市都雇用了营养师。他们可以带着顾客参观超市、示范烹饪或进行血清胆固醇和血糖水平的健康筛查，他们还开发项目并负责维护商店网站上关于健康问题的板块。此外，许多公司还提供更深入的服务，如体重管理或糖尿病管理课程，以及个性化膳食计划。

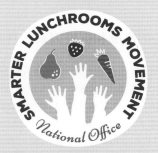

"更聪明的午餐室（ Smarter Lunchroom ）"是康奈尔大学儿童营养行为经济学中心的商标，经许可使用

工作中的人们：5-a-Day 后备箱野餐会

许多在工厂或其他类似地方工作的人没有时间去不同的地方接受营养教育课程，这时，营养教育工作者就可以去到他们那里。在一家锯木厂，工人们只能在他们的车里进食保存在冰箱里的午餐。因此，营养教育工作者会去到他们的停车场，并每月（包括在中西部的冬天）筹办一次后备箱野餐会，每次提供不同的食物，活动也包括水果蔬菜的有趣食用方法（例如烤苹果、辣椒或蔬菜卷），重点是将水果和蔬菜融入正餐和零食中。结果显示，工人们对健康饮食的兴趣和动力有所增强，在饮食中加入更多水果和蔬菜的技能也得到了提升。

美国学校的智能餐厅运动

美国的学生通常在学校吃午餐，低收入家庭的学生可以享受降价和免费的午餐。外界的因素对食物选择和摄入量有重要影响，而调整这些因素则可以对一餐或零食的摄入量造成影响。在行为经济学理论中，改变这些环境因素可以促使儿童进食更健康的食物。例如，通过改变商品名称使其更有吸引力，例如"X线视觉胡萝卜"，将新鲜水果放在碗或篮子中展示使其更具吸引力，也可以增加其消费量，当健康食品被放在最前面，使学生选择起来更方便时，学生们选择它们的频次通常会增加（Wansink et al. 2012；Hanks, Just, and Wansink 2013）。

总结：营养教育需解决多个行为决定因素

生物学倾向、食物体验，以及社会和物质环境不仅对人们的食物选择和饮食行为产生直接影响，也可以通过改变人们的信念和态度产生间接影响。因此，许多营养教育以人的信念和态度为核心。如图 2-5 所示，我们认为营养教育是解决所有主要决定因素类别问题的过程，基于营养教育的定义，图 2-5 展示了营养教育的目标是：

■ 通过提供直接的食物体验（例如品尝食物、烹饪或种植），来激励和促进与生物学和食物体验相关的决定因素，增加受众对健康食物的熟悉度和偏好程度。

■ 通过向受众提供教育干预，告诉他们为什么要采取行动选择健康的食品和与饮食相关的行为（信念、态度、文化和社会规范，或者个人及整体的价值观），以及"如何"采取行动（食物营养相关知识和技能，以及与行为相关的自我效能和自我指导技能），来激励和促进个人相关的决定因素。

■ 为行为改变提供环境支持，激励和促进社会 / 环境决定因素（通过为何时何地在食物、社会、政策和系统环境中做出健康选择提供机会）。

如何通过营养教育活动解决这些食物选择和饮食行为的决定因素将在本书的其他章节中详细描述。

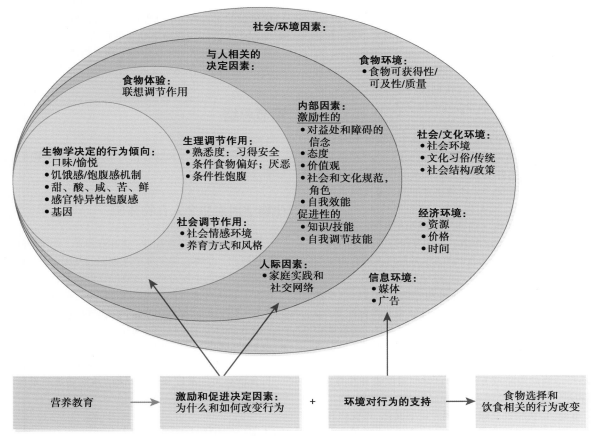

图 2-5　营养教育考虑解决行为的许多决定因素

营养教育工作者需具备的能力和技能

　　营养学家和营养师在营养科学和医学营养疗法方面拥有良好的知识基础，他们渴望以振奋人心的方式将其所知传递给各类受众。但他们在社会科学方面，尤其是心理、教育和传播领域的知识基础较差。然而，正如本章所述，食物选择和饮食行为受多种因素影响，了解行为及其背景对有效开展营养教育至关重要。此外，如第 1 章所述，营养教育还需要教育学领域的知识，从而为制订有效的行为改变策略提供直接或间接帮助。最后，有效的传播技巧至关重要。

　　因此，营养教育工作者需要有很强的营养学背景，充分熟悉心理学、教育学和传播学等相关领域，并且能够设计有效的营养教育计划（图 2-6）。本书旨在帮助营养学家提高这些能力。

营养教育与行为学会对营养教育工作者提出的能力要求

　　营养教育与行为学会制订了一份营养教育工作者应具备的能力清单（SNEB 2016）。清单反映了对上述学科能力的要求，总结如下：

　　1. **食品与营养科学基础知识**　描述营养科学的基本原理、食物类别和膳食指南；描述与饮食相关的重大公共卫生问题的预防和管理方法；解释不同类型的营养相关研究设计；严格评估营养相关声称。

　　2. **食品科学**　描述食品成分的功能和烹饪方法的基本类型；确认食品加工的效果；描述采取食品安全操作的最佳做法；解释如何计划、选择、准备、管理食物，以提升个人、家庭、社区和食物系统的福祉。

　　3. **全生命周期营养**　确定生命周期不同阶段的主要饮

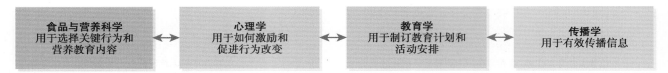

图 2-6　营养教育工作者需要具备的能力

食问题和挑战，并根据膳食指南提出建议。

　　4. 身体活动　描述国家和国际的身体活动指南；描述身体活动的益处，并明确在日常生活中进行身体活动的机会。

　　5. 食品和营养政策　描述政府为解决营养不良、食品安全问题及促进健康而采取的各种食品相关计划的目标、资金和实施情况；政府机构在管理食物系统、食品供应和膳食补充剂方面的作用；描述如何合作创建理想社区和场所，在那里人们能轻易负担得起渴望得到的健康食品，而不健康食品则并不起眼，也不太被需要。

　　6. 农业生产和食物系统　描述农业生产方法和各种食品加工、包装、分发、营销方法间的差异对食品选择和食品供应的潜在影响；解释自然资源对食物和水的供应在数量和质量上的影响；描述合作促进生产健康食品的政策支持系统的方式。

　　7. 行为和教育理论　描述饮食行为的生物、心理、社会、文化、政治和经济决定因素；将行为和行为改变的社会心理学理论应用于饮食行为及其改变；并在营养教育中应用到理论学习和教学实践。

　　8. 营养教育计划的设计、实施和评估　通过以下步骤评估人群，为不同年龄及类型的受众设计营养教育计划：确定计划的行为改变目标；识别基于理论的行为改变的激励和促进因素（包括社会和环境的影响）；选择合适的理论模型或框架；确定目标以解决该模式中的决定因素；为不同的受众设计、选择适当的策略或方法；制订时间进度表和预算；设计过程和评价结果，评估进展，并根据需求修正计划。

　　9. 书面、口头和社交媒体传播　以书面化、可视化和口头形式对不同受众进行有效传播；使用简单、清晰和激励性的语言；促进客户或参与者间的传播；并在各个部门和场合有效倡导营养教育和健康饮食。

　　10. 营养教育研究方法　分析、评估和解释营养教育研究，并将其应用于实践。

营养与饮食学会的能力要求

　　营养与饮食学会对入门级营养师的认证标准（Academy of Nutrition and Dietetics 2018）中包括一些与营养教育相关的能力。

注册营养师的核心知识

　　完成课程后，毕业生能够：

- 展示有效且专业的口头和书面的沟通和记录。
- 课程体系必须包括环境、食品、营养和生活方式选择在促进健康和预防疾病中的作用。
- 展示对文化的反应能力或敏感性的理解。
- 为目标人群开发教育课程或计划/教育策略。
- 展示促使不同个人和群体改变行为和增进健康的咨询和

教育方法。

- 学习活动提供的课程内容必须使用多种必要的教育方法，以满足学习者的需求并促进学习目标的实现。
- 课程必须能体现营养学专业的行为和社会科学基础。课程内容必须包括文化反应能力和人的多样性，涉及人类行为学、心理学、社会学或人类学。

章节总结

　　人们的食物选择和营养相关实践取决于许多因素，这会影响营养教育。

生物学因素和个人食物体验

　　人类生来就有喜欢甜味、咸味和鲜味，排斥酸味和苦味的生理倾向。个体在味觉敏感度方面的基因差异影响其对食物的选择。然而个体对特定食物的喜好及其食物接受模式很大程度上是从对这些食物的熟悉过程中习得的。人们对食物的喜好可以通过反复食用来改变。饱腹感也是后天习得的。

　　营养教育应用：

- 服务于目标受众时，要检查其食物偏好和既往饮食经历。
- 在营养教育中，通过提供食物体验和其他活动，设法解决与食物有关的激励和促进措施，从而增加对健康食物的偏好。

与人相关的决定因素

　　人们获得知识，并形成对食物的信念、期望和感觉。这些观点、态度、信念、个人意义、价值观和感到的文化规范都是食物选择和饮食行为强有力的决定因素。家庭、社交网络和文化群体也会影响食物的选择。

- 在设计营养教育计划前，要对受众的信念、态度、价值观、所在文化群体的成员、社交网络以及其拥有的食品和营养相关知识和技能等多方面内容进行全面评估。检验自己是否具备这样的文化反应能力。
- 利用这些信息开展营养教育，解决与人相关的激励和促进饮食改变的因素。

社会/环境决定因素

　　物理/建筑环境和日常活动场所（例如步行街和引人入胜的公园）影响食物的可获得性和可及性。与食物选择相关的社会环境、文化习俗、社会结构和社会政策可增加或降低保持健康的难度。行为的经济决定因素包括食物的价格和时间。包括媒体在内的信息环境对人们的食物选择有非常大的影响。

■ 充分了解受众的物理、社会、经济环境和文化背景以及信息环境以便为其提供适当的行为改变建议。

仅有知识和技能是不够的

综上所述，仅有知识和技能不足以让人们的饮食健康且生活积极。营养教育要有效果，还必须能解决食物、人和环境等方面的行为决定因素。

■ 检查你的课程或干预是否包括针对动机、知识和技能的活动，并考虑对行为的其他影响。

营养教育工作者拥有某些技能的重要性

这些因素清楚地表明，除了要具备食物和营养知识之外，营养教育工作者还需要一套额外的技能。我们需要培养理解受众、受众的行为及其行为反应的能力，以便制订处理这些因素的计划。

■ 作为营养教育工作者，想一想自己拥有哪些知识和技能，还需要提升哪些技能。

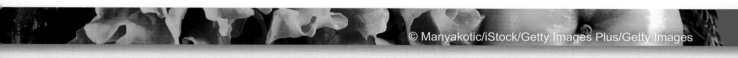

问题和活动

1. 思考影响你的饮食和身体活动行为的关键因素，并列出它们。将它们与本章描述的各类因素进行比较。你清单上的各条目属于哪一类？是否有一些惊喜？你如何描述你的饮食模式动机？

2. 列出至少 5 种与生俱来的生物学倾向并用一两句话分别描述。它们可以被改变吗？如果可以，请提供证据。这些信息能怎样有助于营养教育工作者开展工作？

3. 如果你听到父母说他们的孩子就是不吃某些健康的食物（例如蔬菜），他们认为这是无法改变的。基于本章内容，你会对这样的父母说些什么？

4. 营养教育工作者如何帮助幼儿学会自我调节食量？

5. 人们认为个体因素对饮食行为的影响是他食物选择和饮食实践的核心。为什么会这样呢？用一两句话描述其中的 3 种影响并说明其重要性。理解这些个人因素如何帮助人们改变饮食？

6. 人们生活在社会网络中，可能会经历关于如何进食和进食什么的文化期望。营养教育并不能改变这些因素，那为什么营养教育工作者还需要对目标受众的这些信息感兴趣呢？

7. 区分食物的可获得性、可及性和质量。它们是如何影响食物选择的？营养教育工作者应该如何解决这些问题？

8. 描述影响人们食物选择和饮食实践的 4 个环境因素。营养教育工作者可以利用这些信息做什么？

9. 如本章所述，在饮食健康和积极生活等方面，"仅有知识不是足够的"。你赞同这个观点吗？为什么？请为你的观点提供证据。

10. 在回顾营养教育和行为学会建议的营养教育工作者应具备的能力时，你认为你已经具备了哪些能力？哪些是你想进一步学习的？请记住这些内容并去阅读本书的后续章节。

参考文献

Academy of Nutrition and Dietetics. 2018. *ACEND Accreditation Standards for Nutrition and Dietetics Didactic Programs.* Chicago: Academy of Nutrition and Dietetics, Accreditation Council for Education in Nutrition and Dietetics.www. eatrightpro.org/-/media/eatrightpro-files/acend/about-program-accreditation/accreditation-standards/2017stan dardsfordpdprograms.pdf?la=en&hash=B981CA74C9196 79C37830041802FF4E711C9E9CF.

Addessi, E., A. T. Galloway, E. Visalberghi, and L. L. Birch. 2005. "Specific social influences on the acceptance of novel foods in 2–5-year-old children." *Appetite* 45(3): 264–271.

Anzman-Frasca, S., J. S. Savage, M. Marini, J. O. Fisher, and L. L. Birch. 2012. "Repeated exposure and associative conditioning promote preschool children's liking of vegetables." *Appetite* 58(2): 543–553.

Arbit, N., M. B. Ruby, G. Sproesser, B. Renner, H. Schupp, and P. Rozin. 2017. "Spheres of moral concern, moral engagement, and food choice in the U.S.A and in Germany." *Food quality and Preference* 59: 35–45.

Baranowski, T., K. W. Cullen, and J. Baranowski. 1999. "Psychosocial correlates of dietary intake: advancing dietary intervention." *Annual Review of Nutrition* 19: 17–40.

Beauchamp, G. K. and J. A. Mennella. 2009. "Early flavor learning and its impact on later feeding behavior." *Journal of Pediatric Gastroenterology and Nutrition* 48(Suppl 1): S25–S30.

Berge, J. M., S. W. Jin, P. Hannan, and D. Neumark-Sztainer. 2013. "Structural and interpersonal characteristics of family meals: Associations with adolescent body mass index and dietary patterns." *Journal of the Academy of Nutrition and Dietetics* 113(6): 816–822.

Berge, J. M., M. Wall, D. Neumark-Sztainer, N. Larson, and M. Story. 2010. "Parenting style and family meals:

cross-sectional and 5-year longitudinal associations." *Journal of the American Dietetic Association* 110: 1036–1042.

Birch, L. L. 1992. "Children's preferences for high-fat foods." *Nutrition Reviews* 50(9): 249–255.

Birch, L. L. 1999. "Development of food preferences." *Annual Review of Nutrition* 19: 41–62.

———. 2014. "Learning to eat: Birth to two years." *American Journal of Clinical Nutrition* 99(3): 723S–728S.

Birch, L. L., and S. Anzman-Frasca. 2011a. "Learning to prefer the familiar in obesogenic environments." *Nestle Nutrition Workshop Series Pediatric Program.* 68:187–196.

Birch, L. L., and J. A. Fisher. 1995. "Appetite and eating behavior in children." *Pediatric Clinics of North America* 42(4): 931–953.

Birch, L. L., L. McPhee, B. C. Shoba, L. Steinberg, and R. Krehbiel. 1987. "Clean up your plate: Effects of child feeding practices on the conditioning of meal size." *Learning and Motivation* 18: 301–317.

Birch, L. L., J. S. Savage, and J. O. Fisher. 2015. "Right sizing prevention: Food portion size effects on children's eating and weight." *Appetite* 88: 11–16.

Blissett, J. 2011. "Relationships between parenting style, feeding style and feeding practices and fruit and vegetable consumption in early childhood." *Appetite* 57(3): 826–831.

Boone-Heinonen, J., P. Gordon-Larsen, C. I. K. M. Shikany, C. E. Lewis, and B. M. Popkin. 2011. "Fast food restaurants and food stores longitudinal associations with diet in young to middle-aged adults: The CARDIA Study." *Archives of Internal Medicine* 171(13): 1162–1170.

Botonowski, A. and M. Konstadinos 2010. "Revealing the values behind convenience food consumption." *Appetite* 629–638.

Bowen, D. J., M. M. Henderson, D. Iverson, E. Burrows, H. Henry, and J. Foreyt. 1994. "Reducing dietary fat: Understanding the successes of the Women's Health Trial." *Cancer Prevention International* 1: 21–30.

Breslin, P. A. S., and A. C. Spector. 2008. "Mammalian taste perception." *Current Biology* 18(4): R148–R155.

Briefel, R. R., M. K. Crepinsek, C. Cabili, A. Wilson, and P. M. Gleason. 2009. "School food environments and practices affect dietary behaviors of US public school children." *Journal of the American Dietetic Association* 109(2 Suppl): S91–S107.

Brillat-Savarin, A. S. 1825. *The physiology of taste: Meditations on transcendental gastronomy.* Reprinted 1949. Translated by M. F. K. Fisher. New York: Heritage Press. Reprinted 2000. Washington, DC: Counterpoint Press.

Brown, R., and J. Ogden. 2004. "Children's eating attitudes and behaviour: A study of the modelling and control theories of parental influence." *Health Education Research* 19: 261–271.

Brug, J., K. Glanz, and G. Kok. 1997. "The relationship between self-efficacy, attitudes, intake compared to others, consumption, and stages of change related to fruit and vegetables." *American Journal of Health Promotion* 12(1): 25–30.

Burgermaster, M., I. Contento, P. Koch, and L. Mamykina. 2018. "Behavior change is not one size fits all: Psychosocial phenotypes of childhood obesity prevention intervention participants." *Translational Behavioral Medicine* 8(5): 799–807.

Carnell, S., L. Cooke, R. Cheng, A. Robbins, and J. Wardle. 2011. "Parental feeding behaviours and motivations. A qualitative study in mothers of UK pre-schoolers." *Appetite* 57(3): 665–673.

Cecil, J. E., N. A. Colin, W. Palmer, I. M. Wrieden, C. Bolton-Smith, P. Watt, et al. 2005. "Energy intakes of children after preloads: Adjustment, not compensation." *American Journal of Clinical Nutrition* 82: 302–308.

Chakravarthy, M. V., and F. W. Booth. 2004. "Eating, exercise, and 'thrifty' genotypes: Connecting the dots toward an evolutionary understanding of modern chronic diseases." *Journal of Applied Physiology* 96(1): 3–10.

Chandon, P., and B. Wansink. 2007. "Is obesity caused by calorie underestimation? A psychophysical model of meal size estimation." *Journal of Marketing Research* 44: 84–99.

Clark, J. E. 1998. "Taste and flavour: Their importance in food choice and acceptance." *Proceedings of the Nutrition Society* 57(4): 639–643.

Cohen, D. A. and T. A. Farley. 2008. "Eating as automatic behavior." *Preventing Chronic Disease: Public Health Research Practice, and Policy* 5(1): 1–7. https://www.cdc.gov/pcd/issues/2008/jan/07_0046.htm

Connors, M., C. A. Bisogni, J. Sobal, and C. M. Devine. 2001. "Managing values in personal food systems." *Appetite* 36(3): 189–200.

Contento, I. R., S. S. Williams, J. L. Michela, and A. B. Franklin. 2006. "Understanding the food choice process of adolescents in the context of family and friends." *Journal of Adolescent Health* 38(5): 575–582.

Cooke, L. J., L. C. Chambers, E. V. Anez, H. A. Croker, D. Boniface, M. R. Yeomans, and J. Wardle. 2011a. "Eating for pleasure or profit: The effect of incentives on children's enjoyment of vegetables." *Psychological Science* 22(2): 190–196.

Cooke L. J., L. C. Chambers, E. V. Anez, and L. Wardle. 2011b. "Facilitating or undermining? The effects of reward on food acceptance. A narrative review." *Appetite* 57(2): 493–497.

Cooksey-Stowers, K, M. B. Schwartz, and K. D. Brownell. 2017. "Food swamps predict obesity rates better than food deserts in the United States." *International Journal of Environmental Research and Public Health.* 14: 1366.

Croker, H., C. Sweetman, and L. Cooke. 2009. "Mothers' views on portion sizes for children." *Journal of Human Nutrition and Dietetics* 22(5): 437–443.

de Castro, J. M. 2000. "Eating behavior: Lessons learned from the real world of humans." *Nutrition* 16: 800–813.

———. 2010. "Control of food intake of free-living humans: Putting the pieces back together." *Physiology and Behavior* 100(5): 446–453.

Desor, J. A., O. Mahler, and L. S. Greene. 1977. "Preference for sweet in humans: Infants, children, and adults." in *Taste and the development of the genesis for the sweet preference*, edited by J. Weiffenback. Bethesda, MD: U.S. Department of Health, Education, and Welfare.

Devine, C. M., M. M. Connors, J. Sobal, and C. A. Bisogni. 2003. "Sandwiching it in: Spillover of work onto food choices and family roles in low- and moderate-income urban households." *Social Science Medicine* 56(3): 617–630.

Devine, C. M., M. Jastran, J. Jabs, E. Wethington, T. J. Farell, and C. A. Bisogni. 2006. "A lot of sacrifices: Work–family spillover and the food choice coping strategies of low-wage employed parents." *Social Science Medicine* 63(10): 2591–2603.

DiSantis, K. I., L. L. Birch, A. Davey, E. L. Serrano, L. Zhang, Y. Bruton, and J.O. Fisher. 2013. "Plate size and children's appetite: Effects of larger dishware on self-served portions and intake." *Pediatrics* 131(5): e1451–e1458.

Dovey, T. M., P. A. Staples, E. L. Gibson, and J. C. Halford. 2008. "Food neophobia and "picky/fussy" eating in children: A review." *Appetite* 50(2–3): 181–193.

Drewnowski, A. 2012. "The cost of U.S. foods as related to their nutritive value." *American Journal of Clinical Nutrition* 92(5): 1181–1188.

Drewnowski, A., J. A. Mennella, S. L. Johnson, and F. Bellisle. 2012. "Sweetness and food preference." *Journal of Nutrition* 142(6): 1142S–1148S.

Druckerman, P. 2012. *Bringing Up Bebe: One American Mother Discovers the Wisdom of French Parenting.* New York: Penguin Books.

E-marketer, 2017. eMarketer updates US time spent with media figures. https://www.emarketer.com/Article/eMarketer-Updates-US-Time-Spent-with-Media-Figures/1016587.

Epictetus. 108. *Discourses.* http://ancienthistory.about.com/od/stoicism/a/121510-Epictetus-Quotes.htm.

Faith, M. S., K. S. Scanlon, L. L. Birch, L. A. Francis, and B. Sherry. 2004. "Parent–child feeding strategies and their relationships to child eating and weight status." *Obesity Research* 12(11): 1711–1722.

Farley, T. A., E. T. Baker, L. Futrell, and J.C. Rice. 2009. "The ubiquity of energy-dense snack foods: a national multicity study." *American Journal of Health Promotion* 100(2): 306–311.

Federal Trade Commission. 2012. *A review of food marketing to children and adolescents.* http://ftc.gov/os/2012/12/121221 foodmarketingreport.pdf.

Feunekes, G. I., C. de Graaf, S. Meyboom, and W. A. van Staveren. 1998. "Food choice and fat intake of adolescents and adults: Associations of intakes within social networks." *Preventive Medicine* 27(5 Pt 1): 645–656.

Fisher, J. O. 2007. "Effects of age on children's intake of large and self-selected food portions." *Obesity (Silver Spring)* 15: 403–412.

Fisher, J. O., A. Arreola, L. L. Birch, and B. J. Rolls. 2007. "Portion size effects on daily energy intake in low-income Hispanic and African-American children and their mothers." *American Journal of Clinical Nutrition* 86(6):1709–1716.

Fisher, J.O., and T. V. E. Kjal. 2008. "Supersize me: Portion size effects on young children's eating." *Physiology & Behavior* 94(1): 39–47.

Food Marketing Institute. 2012. *U.S. grocery shopper trends 2012. Executive summary.* Washington, DC: Author. https://www.fmi.org/docs/default-source/document-share/fmi-grocery-trends-2017-final-pdf-06-07-17.pdf?sfrn=2294726e_2

Frankel, L. A., S. O. Hughes, T. M. O'Connor, T. G. Power, J. O. Fisher, and N. L. Hazen. 2012. "Parental influences on children's self-regulation of energy intake: Insights from development literature on emotion regulation." *Journal of Obesity* 2012: 327259.

Fuemmeler, B. F., C. Yang, P. Costanzo, R. H. Hoyle, I. C. Siegler, R. B. Williams, and T. Ostbye. 2012. "Parenting styles and body mass index trajectories from adolescence to adulthood." *Health Psychology* 31:, 441–449.

Furst, T., M. Connors, C. A. Bisogni, J. Sobal, and L. W. Falk. 1996. "Food choice: A conceptual model of the process." *Appetite* 26: 247–266.

Gattshall, M., J. A. Shoup, J. A. Marcahll, L. A. Crane, and P. A. Estabrooks. 2008. "Validation of a survey instrument to assess home environments for physical activity and healthy eating in overweight children." *International Journal of Behavioral Nutrition and Physical Activity.* 5:3.

Gearhardt, A. N., C. M. Grilo, R. J. DiLeone, K. D. Brownell, and M. N. Potenz. 2011. "Can food be addictive? Public health and policy implications." *Addiction* 106(7):1208–1212.

Geerling J. C. and A. D. Loewy. 2008. "Central regulation of sodium appetite." *Experimental Physiology,* 93 (2): 177–209.

Genne-Bacon, E. A. 2014. "Thinking evolutionarily about obesity." *Yale Journal of Biology and Medicine.* 87(2): 99–112.

Gillman, M. W., S. L. Rifas-Shiman, A. L. Frazier, H. R. Rockett, C. A. Carmago, Jr., A. E. Field, C. S. Berkey, and G. A. Colditz 2000. "Family dinner and diet quality among older children and adolescents." *Archives of Family Medicine* 9(3):235–240.

Gravina, S. A., G. L. Yep, and M. Khan. 2013. "Human biology of taste." *Annals of Saudi Medicine* 33(3): 217–222.

Grolnik, W. S. and E. M. Pomerantz. 2009. "Issues and challenges in studying parental control: Toward a new conceptualization." *Child Development Perspectives* 3(3): 165–170.

Gussow, J. D. 2006. "Reflections on nutritional health and the environment: The journey to sustainability." *Journal of Hunger and Environmental Nutrition* 1(1): 3–25.

Hanks, A. S., D. R. Just, and B. Wansink. 2013. "Smarter lunchrooms can address new school lunchroom guidelines and childhood obesity." *Journal of Pediatrics* 162: 867–869.

Harper, L. V., and K. M. Sanders. 1975. "The effects of adults' eating on young children's acceptance of unfamiliar foods." *Journal of Experimental Child Psychology* 20: 206–214.

Harris, J. L., J. A. Bargh, and K. Brownell. 2009. "Priming effects of television advertising on eating behavior." *Health Psychology* 28(4): 404–413.

Hebebrand, J., O. Albayrak, R. Adan, J. Antel, C. Dieguez, J. de Jong, G. Leng, et al. 2014. 'Eating addiction,' rather than 'food addiction', better captures addictive-like eating behavior." *Neuroscience and Biobehavioral Reviews* 47: 295–306.

Hendy, H. M., K. E. Williams, and T. S. Camise. 2005. 'Kids Choice' school lunch program increases children's fruit and vegetable acceptance." *Appetite* 45(3): 250–263.

Hoerr S. L., S. O. Hughes, J. O. Fisher, T. A. Nicklas, Y. Liu, and R. M. Shewchuk. 2009. "Associations among parental feeding styles and children's food intake in families with limited income." *International Journal of Behavior Nutrition and Physical Activity* 13(6): 55.

Horne, P. J., J. Greenhalgh, M. Erjavec, C. Fergus, S. Victor, and C. J. Whitaker. 2011. "Increasing pre-school children's consumption of fruits and vegetables: A modeling and rewards intervention." *Appetite* 56: 375–385.

Horne, P. J., K. Tapper, C. F. Lowe, C. A. Hardman, M. C. Jackson, and J. Woolner. 2004. "Increasing children's fruit and vegetable consumption: A peer-modeling and rewards-based intervention." *European Journal of Clinical Nutrition* 58(164): 1649–1660.

Hughes, S. O., T. G. Power, J. Orlet Fisher, S. Mueller, and T. A. Nicklas, 2005. "Revisiting a neglected construct: Parenting styles in a child-feeding context." *Appetite* 44(1): 83–92.

Hughes, S. O., R. M. Shewchuk, M. L. Baskin, T. A. Nicklas, and H. Qu. 2008. "Indulgent feeding style and children's weight status in preschool." *Journal of Developmental and Behavior Pediatrics* 29(5): 403–410.

IFIC, 1999. "Are you listening? What consumers tell us about dietary recommendations." *Food insight: Current topics in food safety and nutrition*. International Food Information Council (IFIC) Foundation. Washington, D.C.

IFIC, 2019. Food and Health Survey 2019. International Food Information Council Foundation. https://foodinsight.org/wp-content/uploads/2019/05/IFIC-Foundation-2019-Food-and Health-Report-FINAL.pdf

Institute of Medicine. 2006. *Food marketing to children and youth: Threat or opportunity*. Washington, DC: National Academies Press.

Israel, B. A, and K. A. Rounds. 1987. "Social networks and social support: A synthesis for health educators." *Health Education and Promotion* 2: 311–351.

Kaya, I. H. 2016. "Motivation factors in consumers' food choice." *Food and Nutrition Sciences* 7: 149–154.

Kittler, P. G., K. P. Sucher, and M. Nahikian-Nelms. 2017. *Food and culture*. Boston, MA: Cengage.

Koch, P. A., I. R. Contento, H. L. Gray, M. Burgermaster, L. Bandelli, E. Abrams, and J. Di Noia. 2019. "Food, Health, & Choices: Curriculum and Wellness Interventions to Decrease Childhood Obesity in Fifth-Graders." *Journal of Nutrition Education and Behavior*, 51(4): 440–455.

Koch, P. A., R. L. Wolf, R. J. Trent, and L. Guerra. "School Transformation and Redesign of Cafeterias (STARCafé) increases reported participation, time to eat and positive attitudes towards school lunch: A Three Case Pilot Study." *Healthy Eating Research 13th Annual Grantee Meeting. Robert Wood Johnson Foundation.* March 13–15, 2019.

Konner, M. J., and S. B. Eaton. 2010. "Paleolithic nutrition: Twenty-five years later." *Nutrition in Clinical Practice* 25(6): 594–602.

Kremers, S. P. J., G-J. de Bruijn, T. L. S. Visscher, W. van Mechelen, N. K. de Vries, and J. Brug. 2006. "Environmental influences on energy-balance-related behaviors: A dual-process view." *International Journal of Behavioral Nutrition and Physical Activity* 3: 9.

Kurihara, K. 2015. "Umami the fifth taste: history of studies on receptor mechanism and role as a food flavor." *Biomedical Research International* 2015: 189402.

Larsen, J. K., R. C. Hermans, E. F. Sleddens, et al. 2015. "How parental dietary behavior and food parenting practices affect children's dietary behavior. Interacting sources of influence?" *Appetite* 2015; 89:246–257.

Larson, N. I., D. Neumark-Sztainer, P. J. Hannan, and M. Story. "Family meals during adolescence are associated with higher diet quality and healthful meal patterns during young adulthood." *Journal of the American Dietetic Association* 107(9): 1502–1510.

Ledikwe, J. H., J. Ello-Martin, C. L. Pelkman, L. L. Birch, M. L. Mannino, and B. J. Rolls. 2007. "A reliable, valid questionnaire indicates that preference for dietary fat declines when following a reduced-fat diet." *Appetite* 49(1): 74–83.

Lipchock, S. V., J. A. Mennella, A. I. Spielman, and D. R. Reed. 2013. "Human bitter perception correlates with bitter receptor messenger RNA expression in taste cells." *American Journal of Clinical Nutrition* 98: 1136–1143.

Loth, K. A., J. Nogueira de Brito, D. Neumark-Sztainer, J. O. Fisher, and J.M. Berge 2018. "A qualitative exploration into the parent-child feeding relationship: How parents of preschoolers divide the responsibilities of feeding with their children." *Journal of Nutrition Education and Behavior* 50(7): 655–667.

Macino, L., B. H. Lin, and N. Ballenger. 2004. "The role of economics in eating choices and weight outcomes," in *Agricultural Information Bulletin No 791*. Washington, DC: U.S. Department of Agriculture, Economic Research Service.

MacIntosh, W. A. 1996. *Sociologies of food and nutrition*. New York: Plenum Press.

Mallya, A., F. A. Mensah, I. R. Contento, and P. A. Koch. 2012. "Extending science beyond the classroom door: Learning from students' experience with the Choice, Control & Change (C3) curriculum." *Journal of Research in Science Teaching* 49: 244–269.

Martinez Steele, E., B. M. Popkin, B. Swinburn, and C. A. Monteiro. 2017. "The share of ultra-processed foods and overall nutritional quality of diets in the US: evidence from a nationally representative cross-sectional study." *Population Health Metrics* 15: 6.

Mathias, K. C., B. J. Rolls, L. L Birch, T. V. Krajl, E. L. Hanna, A. Davry, and J. O. Fisher. 2012. "Serving larger portions of fruits and vegetables together at dinner promotes intake of both foods among young children." *Journal of the Academy of Nutrition and Dietetics* 112(2): 266–270.

Mattes, R. D. 1993. "Fat preference and adherence to a reduced-fat diet." *American Journal of Clinical Nutrition* 57(3): 373–381.

———. 1997. "The taste for salt in humans." *American Journal of Clinical Nutrition* 65(2 Suppl): 692S–697S.

Mennella, J. A. and N. K. Bobowski. 2015."The sweetness and bitterness of childhood: Insights from basic research on taste preferences." *Physiology & Behavior*. 152: 502–507.

Mennella, J. A., C. E. Griffin, and G. K. Beauchamp. 2004. "Flavor programming during infancy." *Pediatrics* 113(4): 840–845.

Mennella, J. A., C. P. Jagnow, and G. K. Beauchamp. 2001. "Prenatal and postnatal flavor learning by human infants." *Pediatrics* 107(6): E88.

Monteiro, C.A., J.C. Moubarac, G. Cannon, S. W. Ng, and B. Popkin. 2013. "Ultra-processed products are becoming dominant in the global food system." *Obesity Reviews* 14(Suppl. 2): 21–28.

Morland, K., S. Wing, and A. Diez Roux. 2002. "The contextual effect of the local food environment on residents' diets: The atherosclerosis risk in communities study." *American Journal of Public Health* 92(11): 1761–1767.

Moss, M. 2013. *Salt, fat, sugar*. New York: Random House.

National Cancer Institute. 2007. *Health information national trends survey*. http://hints.cancer.gov/docs/HINTS2007FinalReport.pdf.

Neumark-Sztainer, D., P. J. Hannan, M. Story, J. Croll, and C. Perry. 2003. "Family meal patterns: Association with sociodemographc characteristics and improved dietary intake among adolescents." *Journal of the American Dietetic Association* 103: 317–322.

Nicklaus, S., V. Boggio, C. Chabanet, and S. Issanchou. 2004. "A prospective study of food preferences in childhood." *Food Quality and Preference* 15: 805–818.

Ochs, E. and M. Beck. 2013. "Dinner." In: *Fast-forward family: Home, work, and relationships in middle-class America*. Editors: E. Ochs and T. Kremer-Sadlik. Berkeley, CA: University of California Press.

O'Connor, T. M., S. O. Hughes, K. B. Watson, T. Baranowski, T. A. Nicklas, J. O. Fisher, A. Beltran, et al. 2010. "Parenting practices associated with fruit and vegetable consumption in pre-school children." *Public Health Nutrition* 13(1): 91–101.

O'Connor, T. M., L. C. Masse, A. W. Tu, A. W. Watts, S. O.

Hughes, M. R. Beauchamp, T. Baranowski, et al. 2017. "Food parenting practices for 5 to 12 year old children: A concept map analysis of parenting and nutrition experts input." *International Journal of Behavioral Nutrition and Physical Activity* 14: 122.

Pai, H. L., and I. R. Contento. 2014. "Parental perceptions, feeding practices, feeding styles, and level of acculturation of Chinese Americans in relation to their school-age child's weight status." *Appetite* 80: 174–182.

Patrick, H., and T. A. Nicklas. 2005. "A review of family and social determinants of children's eating patterns and diet quality." *Journal of the American College of Nutrition.* 24(2): 83–92.

Patrick, H., E. Hennessy, K. McSpadden, and A. Oh. 2013. "Parenting styles and practices in children's obesogenic behaviors: scientific gaps and future directions." *Childhood Obesity* 9 (Suppl 1): S73–S86.

Patrick, H., T. A. Nicklas, S. O. Hughes, and M. Morales. 2005. "The benefits of authoritative feeding style: Caregiver feeding styles and children's food consumption." *Appetite* 44: 243–249.

Pelchat, M. L., and P. Pliner. 1995. "Try it. You'll like it.' Effects of information on willingness to try novel foods." *Appetite* 24(2): 153–165.

Peters, J. C., H. R. Wyatt, W. T. Donahoo, and J. O. Hill. 2002. "From instinct to intellect: The challenge of maintaining healthy weight in the modern world." *Obesity Reviews* 3(2): 69–74.

Pliner, P., M. Pelchat, and M. Grabski. 1993. "Reduction of neophobia in humans by exposure to novel foods." *Appetite* 20(2): 111–123.

Pontzer, H., B. M. Wood, and D. A. Raichlen. 2018. "Hunter-gatherers as models of public health." *Obesity Reviews.* 19(suppl. 1): 24–35.

Powell, L. M., S. Slater, D. Mirtcheva, Y. Bao, and F. J. Chaloupka. 2007. "Food store availability and neighborhood characteristics in the United States." *Preventive Medicine* 44(3): 189–195.

Remington, A., E. Anez, H. Croker, J. Wardle, and L. Cooke. 2012. "Increasing food acceptance in the home setting: A randomized controlled trial of parent-administered taste exposure with incentives." *American Journal of Clinical Nutrition* 95: 72–77.

Rhee, K. 2008. "Childhood overweight and the relationship between parent behaviors, parenting style, and family functioning." *Annals of the American Academy of Political and Social Science* 615(1): 11–37.

Rittenbaugh, C. 1982." Obesity as a culture-bound syndrome." *Culture and Medical Psychiatry* 6: 347–361.

Robinson, J. P., and G. Godbey. 1999. *Time for life: The surprising ways Americans use their time*, 2nd ed. University Park, PA: Pennsylvania State University Press.

Robinson, T. N., M. Kiernan, D. M. Matheson, and K. F. Haydel. 2001. "Is parental control over children's eating associated with childhood obesity? Results from a population-based sample of third graders." *Obesity Research* 9(5): 306–312.

Rokeach, M. 1973. *The nature of human values*. New York: Free Press.

Rolls, B. 2000. "Sensory-specific satiety and variety in the meal," in *Dimensions of the meal: The science, culture, business, and art of eating*, edited by H. L. Meiselman. Gaithersburg, MD: Aspen Publishers.

Rose, D., J. N. Bodor, C. M. Swalm, J. C. Rice, T. A. Farley, and P. L. Hutchinson. 2009. Food deserts in New Orleans? Illustrations of urban food access and implications for policy. Presented at *Understanding the Economic Concepts and Characteristics of Food Access.* USDA, Washington, DC. January 23, 2009. University of Michigan National Poverty Center/USDA Economic Research Service. http://www.npc.umich.edu/news/events/food-access/index.php.

Rosland, A. M., E. Kieffer, B. Israel, M. Cofield, G. Palmisano, B. Sinco, M. Spencer, et al. 2008. "When is social support important? The association of family support and professional support with specific diabetes self-management behaviors." *Journal of General Internal Medicine* 23(12): 1992–1999.

Rozin, P. 1988. "Social learning about food by humans," in *Social learning: Psychological and biological perspectives*, edited by T. R. Zengall and G. G. Bennett. Hillsdale, NJ: Lawrence Erlbaum.

———. 1996. "Sociocultural influences on human food selection," in *Why we eat what we eat: The psychology of eating*, edited by E. D. Capaldi. Washington, DC: American Psychological Association.

Rozin, P., and A. E. Fallon. 1987. "A perspective on disgust." *Psychology Review* 1: 23–41.

Rozin, P, A. K. Remick, and C. Fischler. 2011. "Broad themes of difference between French and Americans in attitudes to food and other life domains: Personal versus communal values, quantity versus quality, and comforts versus joys." *Frontiers in Psychology* 2: 177.

Running, C. A., B. A. Craig, and R.D. Mattes. 2015. "Oleogustus: The unique taste of fat." *Chemical Senses* 40: 507–516.

Salvy, J. S., M. Howard, M. Read, and E. Mele, 2009. "The presence of friends increases food intake in youth." *American Journal of Clinical Nutrition* 90(2): 282–287.

Satia-Abouta, J., R. E. Patterson, M. L. Neuhouser, and J. Elder, 2002. "Dietary acculturation: Applications to nutrition research and dietetics." *Journal of the American Dietetic Association* 102(8): 1105–1118.

Satter, E. 2000. *Child of mine: Feeding with love and good sense*. 3rd ed. Boulder, Colorado: Bull Publishing.

Savage, J. S., J. O. Fisher, and L. L. Birch. 2007. "Parental influence on eating behavior: Conception to adolescence." *Journal of Law and Medical Ethics* 35(1): 22–34.

Savage, J. S., I. H. Halsfield, J. O. Fisher, M. Marini, and L. L. Birch. 2012. "Do children eat less at meals when allowed to serve themselves?" *American Journal of Clinical Nutrition* 96(1): 36–43.

Schwartz, S. H. 1992. "Universals in the content and structure of values: Theoretical advances and empirical tests in 20 countries," in M. Zanna (ED), *Advances in Experimental Social Psychology* Vol 25, pp 1–66. New York: Academic Press.

Sclafani, A., and K. Ackroff. 2004. "The relationship between food reward and satiation revisited." *Physiology and Behavior* 82(1): 89–95.

Shepherd, R. 1999. "Social determinants of food choice." *Proceedings of the Nutrition Society* 58(4): 807–812.

Skinner, J. D., B. R. Carruth, B. Wendy, and P. J. Ziegler. 2002. "Children's food preferences: A longitudinal analysis." *Journal of the American Dietetic Association* 102(11): 1638–1647.

Small, D. M., and J. Prescott. 2005. "Odor/taste integration and the perception of flavor." *Experimental Brain Research* 166(3–4): 345–357.

Smith, D., S. Cummins, C. C. Clark, and S. Stansfeld. 2013. "Does the local food environment around schools affect diet? Longitudinal associations in adolescents attending secondary schools in London." *BMC Public Health*. 13: 70.

Sobo, E. 1997. "The sweetness of fat: Health, procreation, and sociability in rural Jamaica," in *Food and culture: A reader*, edited by C. Counihan and P. Van Esterik. New York: Routledge, pp. 251–255.

Society for Nutrition Education and Behavior. 2016. Competencies for nutrition educators. www.sneb.org/nutrition-educator-competencies/.

Spill, M. K., L. L. Birch, L. S. Roe, and B. J. Rolls. 2010. "Eating vegetables first: The use of portion size to increase vegetable intake in preschool children." *American Journal of Clinical Nutrition* 91(5): 1237–1243.

———. 2011. "Serving large portions of vegetable soup at the start of a meal affected children's energy and vegetable intake." *Appetite* 57(1): 213–219.

Stanek, K., D. Abbott, and S. Cramer. 1990. "Diet quality and the eating environment of preschool children." *Journal of the American Dietetic Association* 90: 1582–1584.

Story, M., and S. French. 2004. "Food advertising and marketing directed at children and adolescents in the US." *International Journal of Behavioral Nutrition and Physical Activity* 1(1): 3.

Stunkard, A. 1975. "Satiety is a conditioned reflex." *Psychosomatic Medicine* 37(5): 383–387.

Supermarket News. June 3, 2013. Study shows shoppers' digital health trends. http://supermarketnews.com/datasheet/june-3-2013-study-shows-shoppers-digital-health-trends.

Tepper, B. J. 2008. "Nutritional implications of genetic taste variation: The role of PROP sensitivity and other taste phenotypes." *Annual Review of Nutrition* 28: 367–388.

Trabulsi, J. C., and J. A. Mennella. 2012. "Diet, sensitive periods in flavor learning, and growth." *International Review of Psychiatry* 24: 219–230.

Tucker R. M., R. D. Mattes, and C. A. Running. 2014. "Mechanisms and effects of "fat taste" in humans." *Biofactors* 40(3): 313–326.

U.S. Department of Agriculture. 2016. *Food security status of United States households*. Washington, DC: USDA, Economic Research Service, https://www.ers.usda.gov/topics/food-nutrition-assistance/food-security-in-the-us/key-statistics-graphics.aspx.

———. 2017. *Food Environment Atlas*. Washington, DC: USDA, Economic Research Service. http://www.ers.usda.gov/data-products/food-environment-atlas.aspx.

———. 2018. *Food Expenditures*. Washington, DC: USDA Economic Research Service. https://www.ers.usda.gov/data-products/ag-and-food-statistics-charting-the-essentials/food-prices-and-spending/.

U.S. Department of Labor, 2012. *Supplemental Poverty Measure Thresholds: Imputing School Lunch and WIC Benefits to the Consumer Expenditure Survey Using the Current Population Survey*. https://www.bls.gov/pir/spm/spm_pap_wic12.pdf.

U.S. Department of Labor, 2018. *American Time Use Statistics, 2017*. Washington, DC: United States Department of Labor, Bureau of Labor Statistics, https://www.bls.gov/news.release/pdf/atus.pdf .

Van der Horst, K., S. Kremers, I. Ferreira, A. Singh, A. Oenemaand, J. Brug. 2007. "Perceived parenting style and practices and the consumption of sugar-sweetened beverages by adolescents." *Health Education Research* 22(2): 295–304.

Vaughn, A.E., D. S. Ward, J. O. Fisher, M. S .Faith, S. O. Hughes, S. P. Kremers, D. R. Musher-Eizeman, et al. 2016. "Fundamental constructs in parenting practices: A content map to guide future research." *Nutrition Reviews* 74(2): 98–117.

Ventura, A. K., and L. L. Birch. 2008. "Does parenting affect children's eating and weight status?" *International Journal of Behavioral Nutrition and Physical Activity* 5: 15.

Ver Ploeg, M., V. Breneman, T. Farrigan, K. Hamrick, D. Hopkins, P. Kaufman, Biing-Hwan Lin, et al. 2009. "Access to affordable and nutritious food—measuring and understanding food deserts and their consequences." *Report to Congress. United States Department of Agriculture*, Administrative Publication No. (AP-036).

Vik, F. N., H. B. Bjornara, N. C. Overby, N. Lien, O. Androutsos, L. Maes, Jan Natasa, et al. 2013. "Associations between eating meals, watching TV while eating meals and weight status among children, ages 10–12 years in eight European countries: the ENERGY cross-sectional study." *International Journal of Behavioral Nutrition and Physical Activity* 10: 58.

Wang, Y., M. Beydoun, J. Li, Y. Liu, and L. A. Moreno. 2011. "Do children and their parents eat a similar diet? Resemblance in child and parental dietary intake – systematic review and meta-analysis." *Journal of Epidemiology and Community Health* 65(2): 177–189.

Wansink B., D. R. Just, C. R. Payne, and M. Z. Klinger. 2012. "Attractive names sustain increased vegetable intake in schools." *Preventive Medicine* 55(4): 330–332.

Wardle, J., L. L. Cooke, E. L. Gibson, M. Sapochnik, A. Sheiham, and M. Lawson. 2003. "Increasing children's acceptance of vegetables; a randomized trial of parent-led exposure." *Appetite* 40(15): 155–162.

Washington State Magazine. 2013. Annual income spent on food. [map]. Washington State University. http://wsm.wsu.edu/researcher/WSMaug11_billions.pdf.

Williams, J., P. Scarborough, A. Matthews, G. Cowburn, C. Foster, and M. Rayner. 2014. "A systematic review of the influence of the retail environment around schools on obesity-related outcomes." *Obesity Reviews* 15: 359–374.

World Health Organization. 2013. *Marketing of food high in fat, salt and sugar to children: update 2012–2013*. Copenhagen, Denmark: WHO Regional Office for Europe.

Zimmerman, F., and Shimoga, S. V. 2014. "The effects of food advertising and cognitive load on food choices." *BMC Public Health* 14: 342.

第3章

营养教育概述：行为改变的动机、能力和支持性环境

概述

  影响行为的因素有很多，营养教育如何能有效促进行为改变和健康饮食？如第 1 章所述，营养教育涉及食品与营养科学、心理学、教育学、传播学等领域，将心理学理论应用于营养教育活动中，能更有效地促进个体或群体的行为改变。本章基于心理学，尤其是社会心理学理论，阐述个体饮食行为的动机，指导营养教育工作者运用适宜的方法激励干预对象产生行为动机、提升其行为改变的能力并提供环境和政策支持，以最终促进健康饮食。研究表明将心理学应用于营养教育时，能够有效地指导受众选择健康的膳食。

本章大纲

- 引言：成功的营养教育如何有效改变行为
- 营养教育要素 1：关注行动或行为改变
- 营养教育要素 2：重点干预行为的决定因素
- 营养教育要素 3：以行为改变理论为指导进行营养教育
- 营养教育要素 4：以理论和证据为基础制订行为改变策略，开展营养教育活动

- 营养教育要素 5：基于社会生态框架对影响行为的多重因素进行干预，并保证充分的干预时间和强度
- 将各部分进行组合：实施营养教育的概念框架
- 本章总结

学习目标

本章学习结束，你应该能够：
- 描述营养教育获得成功的 5 个要素
- 了解以行动或行为改变为重点的营养教育方法
- 认识到营养教育的主要作用是干预行为的决定因素
- 探讨如何基于行为改变理论设计有效的营养教育活动

- 认识到行为改变理论和科学研究对营养教育实践的重要性
- 描述营养教育的 3 个组成部分及其目标
- 描述基于理论的营养教育概念框架

引言：成功的营养教育如何有效改变行为

  食物以及食物选择不仅可促进个体健康，还与环境可持续发展以及社会公平有关——这也是很多营养教育工作者进入本领域的初衷。现代社会人们的生活复杂而忙碌，在很大程度上影响了健康饮食的依从性，我们周围的例子比比皆是。Alicia 是一名 19 岁的高中毕业生，在一家牙科诊所担任行政助理，她知道应该多吃水果和蔬菜，但实际上却

难以做到。Maria 是一位 4 岁孩子的母亲，她的女儿参加了学前启智计划，女儿喜欢甜饮料，但对水和牛奶比较抗拒。Maria 和其他"学前教育计划"的父母都想为孩子做最好的选择，并且认为孩子稍微胖一点会更健康。40 多岁的 Ray 体重持续上升，每年增加 0.45～0.9kg，现在已经超重 18kg，体脂主要集中在腹部，血清胆固醇含量偏高且有患 2 型糖尿病的风险。Ray 想减轻体重，但不想花时间来考虑如何选择食物。他通常不吃早餐，中午在快餐店随便吃些东西，下午在自动售卖机里买点饮料提提神。营养教育的定义是基于教育策略和环境支持以激励和促进健康饮食。那么，营养教育工作者可以做些什么来帮助 Alicia、Maria、Ray 吃得更健康呢？

医疗卫生专业人员一直认为告诉人们吃什么和不吃什么，就足以让人们吃得更好，并推测 Alicia、Maria、Ray 会遵照专业建议进行疫苗接种、健康饮食、健康体检或戒烟等。然而事实是，仅仅告诉人们怎么做能促进健康，并不足以产生我们期待的行为改变。因为健康行为本身不是目标，而是

实现目标的一种手段，是我们在生活中做想做的事情并实现该目标的能力，如在学习或工作中表现出色、成为合格的父母、有良好的社交关系、享受运动或假期等。因此，对大多数人来说，在没有疾病症状的情况下并不会优先主动去采取健康相关行动，Alicia 就是如此。Maria 也想为女儿做最好的事，但又觉得不用着急。即使是像 Ray 这样有健康风险的人，也只有当行为改变能带来切实的效果、看起来很容易执行并且贴合他们的生活方式时，才会有动力去改变。请记住，健康饮食行为本身并不是目的，目的在于为生命活动提供必需的营养素。

此外，食物是快乐和享受的源泉，对许多人来说，也是增强家庭和文化凝聚力的手段。由于人们的食物选择和行为受到许多因素的影响，我们都认同行为改变是困难的。那接下来的问题是，营养教育活动如何才能有效改变人们的行为？这就是心理学领域的用武之地。本书第 1 章概述了营养教育相关学科，图 3-1 进一步阐述了这些学科在营养教育活动中的应用。

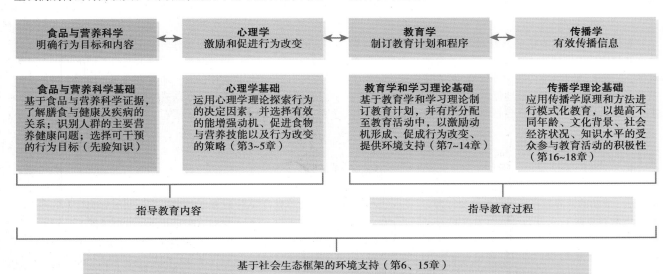

图 3-1　营养教育相关学科

营养教育获得成功的要素

Whitehead（1973）对 1900—1970 年间全球范围内营养教育活动进行了系统综述，总结得出能有效改善饮食习惯的营养教育需具备 4 个要素：①明确饮食行为改变目标（如每天吃 5 份水果蔬菜）；②使用适当的教育方法；③开展活动让教育对象参与解决问题；④运用以社区为基础的综合策略。之后的半个世纪里，营养科学、运动学等相关研究非常活跃，研究者提出了很多对营养教育非常有用的科学发现（Contento et al. 1995；Ammerman et al. 2002；Lemmens et al. 2008；Johnson, Scott-Sheldon, and Carey 2010；Waters et al. 2011；Thompson and Ravia 2011；Hawkes 2013）。这些研究证实并扩展了 Whitehead 早期的结论，一致认为成功的营养教育应该包括以下几个要素：

■ 要素 1：关注行动或行为改变。这和 Whitehead 的第 1 个

要素相同。当干预对象被简单而清楚地告知做（或不做）哪些具体行为时，营养教育更容易成功。

■ 要素 2：重点干预行为的决定因素。如第 2 章所述，行为的决定因素是指影响人们食物选择的所有因素。营养教育的重点就是干预或解决这些决定因素或问题。

■ 要素 3：以理论为指导进行营养教育。行为改变理论属于心理学领域，是阐明目标行为及其决定因素之间关系的概念框架。以行为改变理论为基础进行营养教育，能解决影响行为的最主要决定因素，营养教育更容易成功。

■ 要素 4：基于有效（以理论和证据为基础）的行为改变策略开展营养教育活动，并应用恰当的教育原则和有效的教育方法。行为改变策略可指导教育活动重点干预行为的决定因素，使营养教育更容易成功。例如通过品尝食物或参与烹饪过程，给干预对象提供有关健康食物的直接体验。在此基础上遵循教育原则制订适宜的营养教育计划，构建将人和食物紧密联系在一起的健康环境，并通过有效地传

播与沟通，增加干预对象改变行为的意愿与信念。

- 要素 5：基于社会生态框架对影响行为的多重因素进行干预，并保证充分的干预时间和强度。食物相关行为并不是独立形成的，涉及多重环境因素和多个社会生态系统，从个体、人际到学校、工作场所、宗教场所、政策等因素，都会影响获得食物的机会以及食物营养相关信息，最终影响人们的饮食行为和食物选择，如餐厅食品标签标注能量含量则可能影响消费者的食物选择。营养教育应基于社会生态框架，关注影响食物选择和饮食行为的多重环境因素，并通过多种渠道在充足的时间内以显著的强度传递信息。

营养教育要素 1：关注行动或行为改变

结合自身经历思考一下，我们就会发现，有效的营养教育所提供的信息往往是简单而直接的，且通常与日常生活密切相关，例如明确指出受众该做什么（行为）及其重要性。因此，当营养教育以行为改变为中心时，比简单地传播各种主题的食物营养信息更有效（Contento et al. 1995；Baranowski, Cerin, and Baranowski 2009）。行为是可观察到的行动，营养教育重点关注的行为包括两类：

- 可观察到的食物选择。即吃了什么，如每天吃多少水果和蔬菜、是否每天吃早餐、零食选择等。
- 可观察到的食物相关行动和行为。这些因素决定了人们吃什么，如食品加工是否遵循安全原则、烹饪方法（如炒、烤、煮）、规划和购买食品的能力、婴儿喂养方式等。

相同的定义也可以应用于身体活动（如跑步、步行、骑行或打棒球等）及其相关行为，这些行为或行动决定了人们是否进行身体活动，如是否具备运动技能、有合适的运动装备和设施、知晓社区的步行或骑行道路、支持身体活动（如为了步行而早起床、为办公室所有同事制订每日锻炼计划、查看社区骑行图）等。

专注于特定的行为或行动是营养教育成功的关键

以行为为中心的营养教育其预期结果就是行为的改变，后者不仅可以提高个人的生活质量，还可以促进全社会乃至地球的健康发展。营养教育的目标不同，其重点关注的行为

也不同。如旨在降低心血管疾病和癌症风险的教育计划，会重点关注多吃水果蔬菜全谷物、少吃高饱和脂肪酸的行为模式；而旨在控制体重的教育计划，则在此基础上进一步强调限制高能量食物和增加身体活动等行为。为了增加低收入家庭对当地农产品的选择（行为改变目标），美国实施了"补充营养援助计划（Supplemental Nutrition Assistance Program, SNAP）"，重点是让受众在农贸市场使用电子福利转移卡（electronic benefits transfer, EBT）；同时利用美国农业法案（Farm Bill 2018）中"粮食不安全营养激励计划（Food Insecurity Nutrition Incentive, FINI）"规定的社区激励措施，以提高低收入家庭的购买力。如有些社区规定在当地农贸市场购买 SNAP 福利，则可以享受 40% 的补贴奖励，即每购买 5 美元的 SNAP 福利食品，就可以享受 2 美元的水果蔬菜购买补贴；而有些社区则提供与 SNAP 福利同等价值的食品补助。

我们再用一个例子来说明在营养教育中有针对性行为干预的重要性（Reger et al. 1998；Booth-Butterfield and Reger 2004）。研究人员拟在某社区开展营养教育活动，最初拟定的目标是健康饮食干预。但很快他们就意识到，"健康饮食"概念太过宽泛，干预对象并不知道具体该做什么。于是研究人员把干预目标缩小到"少吃脂肪"，但后来发现行为涵盖的范围还是太广了，因为多种食物都含有脂肪。考虑到膳食脂肪的主要来源，研究人员最终决定把干预重点定位于让人们"喝低脂牛奶"，并引导其"购买低脂牛奶"（冰箱的各种牛奶人们都不拒绝）。因此，有针对性的行为干预是让人们购买低脂（1%）牛奶，并传播"1% 或更少"等宣传口号。而且为了保证社区居民能方便地获得低脂牛奶，研究人员建议社区商店储备低脂或脱脂牛奶，低脂牛奶的市场份额从 18% 上升到 41%。电话调查结果显示 38% 的干预对象已经将全脂牛奶更换为低脂牛奶。

其实，在特定的干预项目中，营养教育工作者往往会根据目标人群的需求、看法和意愿，以及国家营养和健康目标，并基于科学证据确定具体的行为目标，当然也需在一定的社会、环境和文化背景中加以界定，因为行为既会影响这些环境，也会受这些环境因素的影响。毫无疑问，关注行为对于所有营养教育干预都很重要，无论其目标是降低 2 型糖尿病的风险，还是减少营养不良（Bonvecchio et al. 2007；Hawkes 2013）。

世界上大多数国家均推荐了健康膳食指南（Hawkes 2013），美国的膳食指南如框 3-1 所示。

框 3-1　膳食指南 2015—2020：指南

1. **在全生命周期中遵循健康的膳食模式。**所有食物和饮料的选择都很重要。选择适当能量范围的健康膳食模式，有助于达到和维持健康体重、合理营养，并降低罹患慢性疾病的风险。

2. **关注食物种类、营养素密度和数量。**为了满足在能量限制范围内的营养需求，在满足食物多样化基础上选择营养素密度高的食物，并按推荐量摄入。

3. **限制添加糖和饱和脂肪，减少钠的摄入。**选择添加糖、饱和脂肪和钠含量较低的食物，减少油、盐、糖含量较高的食物和饮料，使其符合健康膳食模式。

4. **转向更健康的食物和饮料。**在所有食物种类中选择营养素密度较高的食物和饮料，而非不健康食物。在此过程中兼顾文化因素和个人偏好，使膳食模式的转变更容易维持下去。

5. **支持所有人的健康膳食。**从家庭到学校、从工作机构到社区，每个人都可以发挥作用，帮助创建健康环境，支持健康膳食模式。

Reproduced from "Dietary Guidelines for Americans 2015-20: Eighth Edition" U.S, Departments of Health and Human Services and Agriculture.

> 著名作家 John C. Maxwell（2000）曾说："当人们受够了他们必须受的伤害，学会了他们想学的东西，接受了他们能够接受的东西，他们就会改变。"

营养教育要素 2：重点干预行为的决定因素

本书第 2 章详细讨论了影响膳食相关行为的决定因素，而营养教育即围绕这些决定因素开展干预，如图 3-2 所示。尽管各种健康宣传活动都在传播吃水果和蔬菜的好处，而且多项调查显示被调查者也已经掌握了足够的知识（American Dietetic Association 2002；Supermarket Nutrition 2013），但实际上各年龄段人群水果蔬菜的摄入量都远远达不到推荐水平。由此可见，仅掌握营养科学知识不足以改变行为，生物因素、食物体验、人际因素和环境支持也是非常重要的，能够影响个体的食物选择和膳食相关行为。营养教育需要对不同的行为决定因素进行干预。

图 3-3 进一步归纳了行为决定因素（图 3-2）中的可改变因素，可进一步划分为动机激励因素和行为促成因素。营养

教育活动中需要应用心理学理论帮助人们有效改变行为，一方面激励受众产生行为动机，另一方面予以适当的促进，包括提高食物营养相关知识和技能，使干预对象有信心和能力做出健康选择。这里也包括来自心理学领域的技能，以帮助人们做出健康的行为改变。此外，还需要环境支持以应对当前具有挑战性的食品供应，并倡导更多促进健康社区的建设。综上，营养教育的第 2 个要素就是针对上述行为决定因素进行重点干预，下面的章节将对此展开更详细的描述。

行为改变的动机

当人们对"这么做对我有什么好处"这个问题有了较明确的答案时，往往就会受到激励去改变行为。我们通过"坐下来"营养教育活动来举例说明。首先让教育课堂上的所有受众都站起来，然后请亲属中有人患有糖尿病、高血压、高胆固醇血症、向心性肥胖的人坐下，并举起手，伸出一根手指，罹患几种疾病则举起几根手指（同一只手）。此时你可以解释，竖起手指越多的人患病风险越高；接着请坐着的人握紧另一只拳头，回忆他们昨天吃的水果和蔬菜，如果摄入了至少 5 个拳头的水果和蔬菜，他们就可以放下举起的手臂并再次站起来。此过程可以提高受众对于经常食用水果蔬

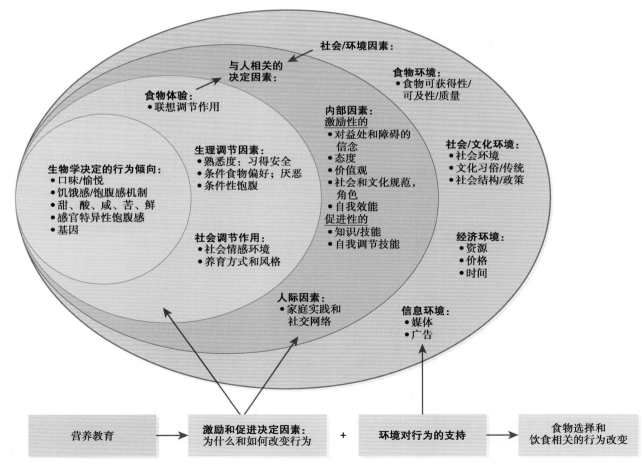

图 3-2　营养教育中激励和促进行为改变的因素

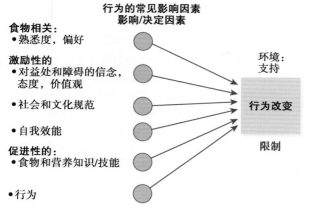

图 3-3　影响饮食行为的常见因素（影响因素＝决定因素，用圆圈表示）

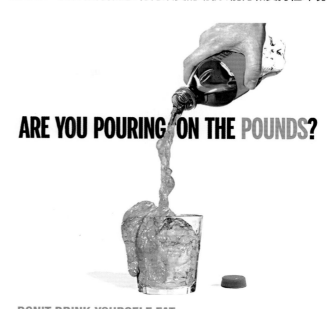

图 3-4　倒出脂肪
Reproduced from "Pouring on the Pounds Ad Campaign Archive." New York City Department of Health and Mental Hygiene.

菜可以降低慢性病风险的认知。同样，如果坐着的人昨天进行了 30 分钟及以上中高强度身体活动，也可以放下手臂并站起来。这再次表明他们的行为（身体活动）降低了慢性病风险。此时你可以强调慢性病的风险是由遗传和生活方式共同决定的。这个活动毫无疑问会引起参与者的极大兴趣和关注。然后，你可以依据科学证据和健康膳食建议，引导参与者讨论他们采取行动降低慢性病风险的好处。与该教育活动不同的另一种教育方式是，向受众提供一份饮食建议清单，以及如何遵循这些建议的提示。那么，哪种方法更能激励干预对象行为改变的动机？毫无疑问，这两种方法都提供了营养教育中的"知识"。然而，"坐下来"比另一种方式更能激励干预对象产生动机，这是因为"坐下来"活动还提供了能提高受众情感、心理以及分析能力的知识，这种知识在提供信息的同时，也起到了激励心理动机的作用。究其原因是"坐下来"教育活动唤起了受众对个人风险的感知，因此能起到动机激励作用。当然，掌握科学的营养知识不仅有利于改善认知水平，理解健康饮食的好处，也有助于达成心理目标。心理学上将对个人风险和益处的感知定义为行为结果信念，并称之为动机决定因素。也就是说，科学信息可以提供一个有说服力的理由作为行动或行为改变的动机。

另一个例子是"倒出脂肪"营养教育项目。在该项目中，科学信息以一种吸引公众兴趣、情感和信念的方式呈现出来，如图 3-4 所示。在这张海报中，加糖的饮料倒入杯子后会变成脂肪。而视频中呈现的则是一位年轻人在喝含糖饮料时，饮料变成了脂肪，画外音是："你倒出脂肪了吗？"该教育项目的目的，是以一种令人难忘的、直抵人心的方式，指出行为——带有健康风险的结果。当信息以这种方式呈现时，会有较强的态度和行为改变力量。

在社会心理学领域中，通常把社会环境中其他人正在做或想让我们做的事称为社会规范。和文化规范一样，这些也是营养教育需要干预的行为决定因素。此外，个体的行为能力或自我效能对于行为改变也至关重要。这些既被认为是心理目标又被认为是食物营养目标的行为决定因素被称为社会心理决定因素。

行为改变的促进因素："怎么做"相关知识和技能

一旦人们有了动机，通常就会准备好并积极地去学习能够帮助他们改变行为的知识。促进行为改变的知识和技能，也称为行为能力，可以分为 3 种类型。

1. 与行为改变直接相关的食物营养知识和技能。如为增加蔬菜摄入量，则要学习基本的烹饪技能，如炒菜和烘烤；为减少含糖饮料摄入，则要学会比较不同饮料的含糖量，学习如何把水果榨成果汁以获得健康的低糖替代品。这些都属于事实性知识，又被称为营养素养，即获取和理解营养信息所必需的能力（Silk et al. 2008；Zoellner et al. 2011；Carbone and Zellner 2012），对受教育水平较低的干预对象尤其重要，因为他们需要理解基本的食物营养信息以及膳食建议（Silk et al. 2008；Zoellner et al. 2009，2012）。对所有受众而言，纠正错误信息也是必需的。此外，人们还需要程序性知识，比如如何遵循膳食建议。当然，人们还需要批判性思维和决策能力，从而能够科学明智地购物和规划预算，或者决定是否食用有机食品。

2. 自我调节能力。是指通过思考对事情做出有意识的选择，从而指导或"调节"自己行为的能力，又被称为"自我导向改变能力"。自我调节是指对所吃的东西有一种积极的控制能力。而动机有助于建立这种积极的感觉，例如一顿营养且丰盛的早餐可以让我们一整天都感觉很好，这可以激励我们选择带浆果和坚果的燕麦片，而不是糖果。营养教育可以帮助人们获得自我调节能力，具体地说，就是鼓励人们管理自己的厨房，这样燕麦、浆果和坚果就可以方便获得，而糖果就不足为虑了。实际上，自我调节能力是提供了健康膳食的行为资源和情感资源。

3. 行动计划。即帮助人们知道做什么和什么时候去做。还是上面的例子，行动计划的目标是下周每天早餐都吃坚果、燕麦和浆果，同时列出实现这一目标的步骤，比如在购物清单中加入燕麦、坚果和浆果，在周日晚上准备好下一周所需坚果，每天一起床就吃燕麦片等。

对于行为改变而言，与提供食物营养的基本事实相比（如了解膳食指南中的食物种类及其营养学特点，学习如何阅读食品标签等），有意识地提高上述三类知识和技能往往更有效。

总之，虽然相关知识对于行动是必要的，但如果本身没有动机，也没有准备好要改变，行为改变是不太可能发生的（Contento et al. 1995；Atkinson and Nitzke 2001；Ajzen et al. 2011；Fishbein and Ajzen 2010）。知识与行为之间的联系缺乏充足科学证据支持（Silver Wallace 2002；Baranowski et al. 2003），是因为现有的调查研究并未考虑其干预对象是否产生了动机（Zoellner et al. 2011；Carbone and Zoellner 2012）。

> 营养教育是干预对象学习和行为改变的过程，重点是产生动机并赋能，促进膳食相关行为改变。在整个营养教育过程中，掌握食物营养知识是必需的。有些知识可以激励产生行为改变的动机，而有些知识则可促进行为改变。我们通常把激励动机产生的知识称为激励性知识或"为什么"知识，把促进行为改变的知识称为促进性知识或"如何做"知识。通常人们首先需要知道"为什么"，然后知道"如何做"进而去改变行为。

表3-1总结了激励性知识（为什么）和促进性知识（如何做）是如何满足营养教育目标和心理需求，乃至促进行为改变的。

表 3-1
食物营养知识与心理学的关系

食物营养知识	心理目标
激励行为改变的知识（为什么要改变行为，产生动机）	
饮食行为与疾病之间关系的科学信息（如含糖饮料与超重和2型糖尿病有关，低钙食物与骨质疏松症有关）	感知行为可能带来的健康风险（感知风险），激励行为改变动机
饮食行为与疾病之间关系的科学信息（如增加水果蔬菜摄入可改善眼睛、皮肤和代谢功能；摄入较多全谷物可以改善消化功能）	感知行为可能带来的健康效益（行为的积极结果，感知益处），激励行为动机
促进行为改变的知识（如何改变行为，促成行为）	
参考膳食指南了解各类食物的推荐摄入量	实施行为所需的促进性知识：事实性知识
阅读食品标签	实施行为所需的促进性知识或认知技能
如何根据食谱准备食物	实施行为所需的促进性知识或程序性技能

创造支持性环境

除了激励性和促进性知识和技能外，营养教育的第3个组成部分是创造支持性环境。营养教育家 Jane Sherman（2015）曾总结道："清晰、准确的信息当然是有用的。当个人或社会感知到问题，认为改变是必要的、紧迫的，并正在寻找解决方案，且有改变成功的实践经验、有可操作的方法，认为改变是很容易的且有吸引力的，不受其他行为的诱惑，感知到或至少相信改变的益处，感觉到社会的认可和支持时，那么新的信息和技术确实可以促成行为改变。然而，如果缺乏其他条件，那么清晰、准确的信息虽然仍有价值，但对于教育过程并不足够。"Sherman清楚地表明，人们能够将激励性和促进性知识付诸行动的前提是拥有可获得、可负担、可持续和公正的健康食物环境及社会规范。

"姐妹们在一起"

营养教育的3个方面——激励动机、促进行动和创造支持性环境，可以通过多种形式的媒介来完成。美国政府借助宣传册和网站进行的"姐妹们在一起"活动，为部分女性庆祝青春之美就是一个经典的案例。"姐妹们在一起"是营养教育行动3-1专题之一，宣传页中以激励性营养教育信息传达行为改变的积极结果或好处，然后提供操作性信息如食物营养相关知识和技能（图片显示部分）。

社会生态和饮食文化因素

饮食行为的社会心理决定因素根植于文化之中，而文化又融入于社会生态和历史背景中。环境生态包括地理、气候或动植物资源等，均影响其生物文化进化；人类社会的文化和习俗逐渐适应了环境生态，后者也会影响食物的生产（Katz 1982；Rozin 1982）。这些生态学的事实则为特定的文化、社会化和行为模式的发展创造了条件。例如依赖于狩猎或捕鱼生存的生态系统与那些依赖于农耕的生态系统是不同的，后者又与现代城市环境不同。因此，为了让孩子在这些环境中取得成功，家庭以不同的方式培养孩子。与食物相关的历史背景也影响了饮食文化。哥伦布的西半球之

营养教育行动 3-1

"庆祝青春之美"活动向女性提供"为什么做"和"如何做"的信息，以改善她们的营养健康状况。

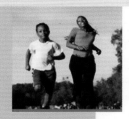
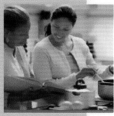
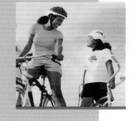

庆祝青春之美

年轻的生活是令人兴奋的，但同时也是异常忙碌的，有很多事情需要顾及，如日复一日地照顾孩子——晨起送入学校直至晚上安顿入睡、照料父母、繁忙工作、陪伴伴侣等，而留给自己的时间所剩无几。在人生的这一特殊阶段，如何才能活得活跃、健康而强壮呢？

我为什么要充足运动、健康饮食？

充足运动和健康饮食不仅对健康有利，还可以帮助你：
● 自我感觉良好，更有活力。
● 看起来更时尚。
● 预防体重增加及其相关健康问题如心脏病和糖尿病。
● 缓解压力、疲倦和抑郁。
● 调理身体。

如何才能充足运动？

运动很有趣，你可以选择自己喜欢的形式，如：
● 跳舞。
● 快走。
● 健身课如跳舞或有氧锻炼。
● 跑步。
如果可以的话，你还可以和亲友一起运动、一起欢呼，享受运动时光，如在学校或公园里和朋友一起步行或跑步、去康乐中心等。经常运动的人更能保护自己，外出时更安全。

 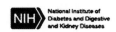
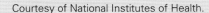

Courtesy of National Institutes of Health.

行带来农作物和香料的交换，改变了世界上许多地方的饮食传统。如西红柿改变了意大利的烹饪方式，土豆改变了欧洲大部分地区的饮食习惯，木薯改变了西非的饮食模式，而玉米在几乎每个国家都得到了种植和食用。世界上许多地方也存在饮食文化的融合，这些变化是随着时间的推移而自然发生的。近些年跨国食品公司的营销也影响了饮食文化，如在某些地区，含糖饮料是宴会和招待客人的常规食物，西式快餐店已经成为青少年放学后聚会的地方。尽管

如此，许多传统食物和文化仪式、角色和习俗的地区差异仍然存在。所有这些影响促成了当前的文化信仰、价值观和实践。

文化的重要性

儿童从出生起就直接或间接地受到当地文化信仰和价值观的影响（Spiro 1984）。当孩子被明确地告知饮食相关事

实、规范、价值观等文化（如不吃猪肉）时，就会对其饮食行为产生直接影响。间接习得是通过观察他人的行为（规范）发展而来的，包括人际交往、电视等媒体，并从规范和文化产物中推断文化的价值。例如一个家庭花费大量时间准备健康的食物（规范）并享受它，或者厨房配备了制作健康食物的设备（器具），在这种文化氛围中长大的孩子可能会更重视健康饮食。人类学家认为出现这种结果的可能原因是，人们倾向于把对一种文化的描述性理解与对事物的规范性理解融合在一起。

据此，受生态学和历史背景影响的文化与社会心理学理论所描述的信仰、态度和价值观密切相关，而文化被认为是它们的主要来源，其关系如图3-5所示。

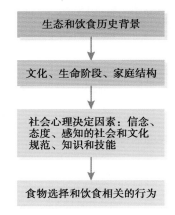

图 3-5   饮食文化与行为社会心理决定因素之间的关系

因此，在营养教育活动中应考虑受众的文化背景。而且每个国家都有许多不同的文化，全世界每年都有数百万人进行跨国移民，他们带来了各种各样的文化传统，从而增加了一个国家的文化多样性。此外文化性知识和价值观也会随着时间的推移而发生变化，这有助于促进群体的生存或社会的发展（LeVine 1984）。食物是生存的必需品，同时也是文化的重要组成部分。文化规定了人们应该吃什么、不应该吃什么，并规定了如何准备食物，在哪里、什么时候、和谁一起吃，谁来购物和做饭，谁是家庭食物的主导者等（Rozin 1982；Sanjur 1982；D Andrade 1984；Kittler et al. 2017；Spector 2017）。

一般来说，关于健康的价值观差异也会影响饮食习惯。当个体从一种文化迁移到另一种文化时，往往保持着传统的饮食模式和不同程度的文化适应。因此，当营养教育工作者充分了解其受众的文化适应程度时，营养教育会更有效（Satia-Abouta et al. 2002）。

文化敏感性与文化竞争力

所有国家在种族和文化上都日益多样化。文化可以被看作是一种价值观、规范和传统，它影响一个特定群体如何感知、思考、互动、行为，以及对环境的判断（Chamberlain 2005, p. 197）。由于行为的社会心理决定因素受到文化的巨大影响，营养教育工作者真正理解和重视其受众的文化背景

是极其重要的（Chamberlain 2005；Stein 2009；Moule 2012；Spector 2017）。也就是说，营养教育工作者需要对文化敏感，要意识到自身的文化信仰、偏见和习俗，并尝试了解每个受众的文化背景，而不是仅根据其种族、民族或背景而予以假设——这意味着不加判断地承认和接受相似性和差异性。营养教育工作者还需培养文化竞争力，即培养一整套知识、态度和跨文化技能，以便在跨文化环境中有效工作，包括意识到、尊重和接受特定受众的文化信仰和实践，并愿意在该文化的传统和习俗中工作，设计文化适宜的教育活动（Suarez-Balcazar et al. 2013；Campinha-Bacote 2015；Stein 2010；Goody and Drago 2009）等。本书第17章会对这些问题展开全面讨论。

"外在"与"内在"文化

研究人员指出，外在的文化与家庭有关，并作为家庭文化传统传承给孩子（Triandis 1979；Ventura and Birch 2008）。另外，儿童通过自己与食物及环境的互动经历来过滤这些文化传统，并发展他们自己对文化的理解（Rozin 1982）。同样，社区和家庭对移民和亚文化也会做出不同的诠释。个人通过自己对食物和主流文化的体验，过滤家庭和社区的文化传统，从而创造出自己对传统和文化的解释，这导致了个人对主流文化不同程度的适应，这均需要在营养教育中加以考虑（Satia et al. 2001）。例如一些文化认为食物具有寒热（或阴阳）性质，必须摄入不同食物以平衡身体的寒热状况。然而，同一文化中的个体对这种健康解释的接受程度（信念）并不相同，进而对其行为的影响也存在差异（Liou and Contento 2001, 2004；Spector 2017）。同样，在某些文化中，命运是健康行为的决定因素，而不同文化背景的成员对这一观点的看法可能会有很大的不同。就母乳喂养而言，尽管文化和家庭期望非常重要，但个体对这些期望仍有不同的看法（Bentley et al. 2003）。了解特定受众或个人的信念，可以帮助我们有效规划营养教育（Kreuter et al. 2003, 2005）。

所有这些考虑因素都有助于我们认识到，个人内化了他们文化中的信仰、规范和价值，正是这些个人的解释在人们的生活中发挥了强大的作用（Triandis 1994），成为人的社会心理组成的一部分以及行为的决定因素。这意味着，营养教育工作者需要了解受众的文化背景，以及家庭和个人对于文化解释的差异，并为此规划有针对性的干预措施。

营养教育要素 3：以行为改变理论为指导进行营养教育

成功的营养教育，仅仅提供动机性的"为什么"知识，促进性的"如何做"知识，创造支持性的环境并解决文化问题仍然是不够的，我们还需要指南或图谱，来指导我们处理那些决定因素，考虑这些因素的优先级及其相互作用等，这将帮助我们制订更有效的营养教育策略。在改变特定群体或特定行为方面，有些决定因素可能比其他因素更重要，那我们如何知道哪些决定因素更重要？这些因素之间有什么联系？有什么方法可以激励动机产生或促进行为改变？哪些因素

能创造支持性环境呢？幸运的是，在过去的几十年里，行为科学研究探讨了这些问题并构建了可以作为营养教育的指南或图谱的相关理论，帮助我们理解人们为什么做出改变和如何改变。因此，营养教育成功的第 3 个要素是将这些理论作为指导我们展开工作的指南。下面将进一步探讨具体理论。

运用理论改变行为的简史

社会心理学领域进行了很多关于行为动机及其促成因素的相关研究。最早将社会心理学理论应用于健康行为领域是社会心理学家 Kurt Lewin。20 世纪 40 年代结核病高发，而实际上结核疫苗接种免费或费用很低，那么人们为什么没有接种疫苗？Lewin 团队想揭示人们行为（不接种疫苗）背后的社会心理原因。之后在第二次世界大战期间食物短缺时，Lewin 团队通过教育鼓励人们食用动物内脏以及全麦面包（当时这些食物并不被认可）。该团队进行了研究，探讨在这种社会背景下是什么因素激励人们采取行动的（Lewin 1936；Lewin et al. 1944；Rosenstock 1960），并希望利用他们的科学理论来解决实际的公共卫生问题。

Lewin 的研究发现，感知和内心体验是人们行为的主要决定因素。尤其是动机方面，哪种感知或内心体验会激励人们去接种疫苗或吃动物内脏？他们发现，一个主要的决定因素是人们对他们做或不做某一行为会产生什么后果的信念，比如人们认为接种疫苗能真正防止他们得肺结核或脊髓灰质炎，他们就会去接种疫苗。信念这个词在非专业领域经常用来指一个人持有的一些不真实的信息；而在专业文献中，信念被定义为通过权衡外部证据、事实、个人观察和经验，个体对行为或其结果的心理接受度。简单来讲，信念就是我们认为是正确的——因为有证据支持。社会心理学家 Fishbein 和 Ajzen（2010）将信念定义为期望一个物体具有某种属性，如身体活动（物体）可以降低患糖尿病的风险（属性）。信念具有激励作用，因为人们开始相信或发现令人信服的科学原因，知道了为什么要做出特定的食物选择或行为改变，如吃更多的水果和蔬菜、以可持续方式生产食物、糖尿病管理或母乳喂养相关行为等。有些文献把信念称为预期结果，简而言之，信念就是我们期望会因为行为或行动而产生的结果。

"理论"概述

自 Lewin 以来的大量研究证实，对行为（B）具有预测价值的关键影响因素是"对行为结果的预期（E）"以及"对结果的重视（V）"：E×V=B。这个行为基本理论解释了人们做某事的原因。简单地说，某种行为的产生是因为我们相信它会导致我们想要的结果。例如如果我们相信下面的话，我们就很有可能会做出行为改变：

我期待（E）在农贸市场购买食物将帮助当地农民，我重视（V）对当地农民的支持。

我期待（E）吃水果和蔬菜会降低罹患慢性疾病的风险，使我皮肤变好，帮助我保持健康体重，并贡献良好的生态足迹；我重视（V）所有这些结果。

我期待（E）如果我树立健康饮食习惯的榜样，我的孩子也会吃得健康；我重视（V）孩子吃得健康。

总之，营养教育可以帮助人们提高对健康行为结果的积极期望，以及他们对这些期望的积极重视，以使他们受到启发，并热衷于做出行为改变。

理论帮助我们干预行为的决定因素，以激励动机和促进行动

人类学、经济学和心理学领域为干预行为的社会心理决定因素提供了大量帮助。人类学家帮助我们理解一个群体的共同意义和价值，人们的食物和营养动机以及行为形成和发展的文化背景。经济学家帮助我们理解在一个欲望大于满足欲望的手段的世界里，人们是如何做出选择的。心理学家则帮助我们了解人们的心理、情绪、个性、动机、偏好、态度、行为和人际关系，如图 3-2 中显示。这些认知和态度是营养教育的目标。

我们通过案例分析来说明为什么首先激励行为动机是重要的。一个十几岁的女孩患了 2 型糖尿病，她需要了解疾病事实并改变饮食习惯，但实际上她并没有做出改变。为什么？深度访谈显示她更看重同龄人的看法，和同龄人吃相同的食物比健康重要得多。此时提供再多的关于她需要做什么的信息（促进性知识）也不会让她改变行为。相反，我们必须寻找其他可能有关的原因。也就是说，我们必须激励或增强她的动机，包括行为的潜在后果，如行为改变对她的好处、忽视行为改变带来的健康风险（损害足部或视力）、健康饮食会让她有精力和同伴一起做事情等。一旦真正受到营养健康信息的激励，如采取行动的原因以及个人相关的原因，她可能才会遵循营养建议。因此，产生动机是第一位的，然后才是促进行动。

一个比喻：骑手和大象

心理学家兼作家 Jonathan Haidt（2006，2012）的比喻可以更生动地说明行为决定因素的协同工作对于行为改变的重要性。Haidt 指出，人类很难改变自己的行为，因为我们的理性和情感往往不一致。我们想早起锻炼，但更喜欢温暖的床；我们想减少食物摄入，但发现美食无法抗拒。Haidt 用"骑手"和"大象"来比喻人类行为的这种困境。Haidt 认为，人类情感或直觉的一面就像一头大象，而理性或分析的一面就像骑在大象身上的骑手；骑手能控制自己，但与大象的体型相比，骑手是很渺小的，如果没有大象的配合，骑手无法到达目的地。骑手反映了人类大脑的额叶或灰质，主导思考、计划和决策等心理过程。大象是大脑中更古老、更大的一部分，即边缘系统，涉及更自动化的人类活动，包括直觉、本能反应、意图和情绪。当人类脑灰质增多时，大脑的边缘系统并没有消失，灰质只是叠加在更自动、更直观、更情绪化的自我之上。

当我们摄取食物尤其是让人无法抗拒的糖果、薯片和含糖饮料时，大脑的即时反馈通常是令人愉快的，这是大象喜欢的，而长期结果（如健康）对大象来说是抽象的。然而，骑

手更感兴趣的是长期结果（健康）。我们可以利用大象作为动力和耐力的来源，尤其是当骑手在过度分析和痛苦地做决定时，这也是人类生存本能所需要的。例如当我们的手接触到火焰时，我们不需要骑手来理性地分析情况进而决定该做什么，我们更应该感激大象的即时反应——快速把手挪开。

骑手通常需要非常明确的方向。之前提到的"1%或更少"教育项目中，健康饮食是一个过于宽泛的信息，甚至少摄入脂肪也不够具体，骑手不知道该怎么办；而购买低脂牛奶是一个适合骑手的明确的信息。

行为改变是困难的，Heath描述了如何促进改变（Heath and Heath 2010）。在营养教育中，一个明确的信息是不够的，我们需要让大象参与到营养教育中来。在"1%或更少"项目中，除明确购买低脂牛奶这个信息外，还需要通过付费广告、教育项目和公共关系的努力，进行高强度的媒体宣传（Booth-Butterfield and Reger 2004）。如在广告中指出一杯全脂牛奶所含的饱和脂肪相当于5片培根；在新闻发布会上，研究人员展示了一个装满脂肪的玻璃管，并指出这是1.89kg全脂牛奶的脂肪含量。这些生动的图像是为了引起大象的情感反应。Haidt认为，如果你想改变人们的想法，首先要和他们的大象交流（Haidt 2012, p. 59）。当然，"修建道路"让骑手和大象更容易行走也很重要。

案例分析：是什么影响了 Alicia、Maria 和 Ray 的行为？

为了理解本章开头介绍的 Alicia、Maria 和 Ray，现在我们依据社会心理学理论来重新审视他们的经历。

如果你询问 Alicia 为什么不吃水果和蔬菜，她会说午餐时间她喜欢有饱腹感的速食食物；而且她对大多数新鲜水果的味道也不感兴趣——她宁愿吃一块苹果派，也不愿吃苹果；特别是除了煮熟的胡萝卜和青豆之外，她不喜欢其他蔬菜，尽管她也不怎么吃这些东西；此外沙拉不便宜还不抗饿，吃完之后很快又饿了；她曾经试着做过花椰菜，但是煮

出来的花椰菜太过软烂，而且闻起来很难闻；她不知道如何烹调美味的蔬菜，也不知道自己应该吃多少（是一天吃一次吗）；她的健康状况还不错，所以判断自己吃得足够了；而且 Alicia 家里平时吃的蔬菜也不多，所以她没有吃蔬菜的习惯。

下面我们来分析一下 Alicia 的动机和经历，并将其列在下表中。Alicia 想从食物中获得以下特点——饱腹感时间长、方便、味道好而且不贵，社会心理学会把这些称为对行为结果的信念，在这个例子中是对食物的信念；由于 Alicia 的家庭背景，她在水果和蔬菜方面缺乏经验，这意味着她没有机会形成社会心理学所说的对水果和蔬菜的偏好；她在制作蔬菜方面缺乏信心，会被贴上缺乏自我效能的标签；她不知道吃多少——我们已经讨论过，这种知识可以被称为促进性知识，使其能够实施一种行为，她不知道如何正确烹饪蔬菜，这也可以被认为是缺乏技能——"如何做"知识；促进性的知识和技能被社会心理学领域称为行为能力。分析 Alicia 对吃水果和蔬菜预期的积极和消极结果的信念，会发现都倾向于消极，所有这些因素都是她吃水果和蔬菜的障碍。还有一点，Alicia 并不真的担心身体健康，不相信自己会很快生病。总体来说，她的信念预示着她不会做出任何改变。也就是说，尽管她的"骑手"提供了明确的方向，但她的"大象"并没有采取行动的动力。

现在再来采访 Maria。她今年23岁，在一家建筑公司上班，每天从卖热狗、汉堡包和三明治的流动餐车那里购买午餐，并喝一两瓶饮料快速提神。她有一个4岁的女儿，在社区参加了一个学前教育计划。她和丈夫最近离婚了。Maria 知道女儿应该每天多吃水果，少喝饮料，但他们都很喜欢含糖饮料的味道，特别是可乐类饮料，既便宜又方便。她会在正餐时提供可乐饮料，她身边的朋友和社区里的其他人都这样做。当客人来访时，总是会提供饮料，以示热情好客。但是，她想做一个合格的妈妈，而且女儿有很多龋齿，她非常担心女儿的牙齿健康。

最后，和 Ray 谈谈他的问题和担忧。医生告诉 Ray 减肥将有助于降低罹患糖尿病的风险，注意饮食和增加运动可

为什么 Alicia 吃或不吃水果和蔬菜	心理上的标签 = "决定因素"
她希望食物能填饱肚子，而蔬菜不能填饱肚子	吃蔬菜的信念（消极）*
她希望食物能快速获取和食用——方便	吃水果蔬菜的信念（消极）*
她不喜欢大多数新鲜水果的味道	口味或偏好（消极）*
她不喜欢蔬菜	对蔬菜的态度（消极）*
沙拉很浪费钱，也就是说，成本是个问题	对结果的信念（消极）*
她不知道怎么制备蔬菜	自我效能（缺乏）
某些煮蔬菜会有难闻的味道	对结果的信念（消极）*
她不知道每天应该吃多少水果蔬菜	食品相关知识或如何做知识（缺乏）
她不习惯吃蔬菜，因为她的家人吃得也少	熟悉或偏爱（缺乏）
她并不真的担心身体健康，不相信自己这么早就会生病	感知风险（低）

　*如果某个因素使她相信吃水果和蔬菜会给她带来积极的结果，那么关于结果的信念就会被描述为积极的；也就是说，她会有动力去吃水果蔬菜。反之，如果她预料到一个负面的结果，她就没有动力去吃水果蔬菜。

为什么 Maria 和女儿很难少喝含糖饮料	心理标签 = "决定因素"
含糖饮料便宜、方便，而且味道好	对当前行为的消极结果的信念(消极)*
提供饮料是被社会接受和期待的	社会规范(消极)*
水对人体是健康的	对饮水的积极结果或好处的信念(积极)
孩子不太喜欢水的味道	口味或偏好(消极)*
孩子不爱喝牛奶	对牛奶的态度(消极)*
她知道女儿应减少含糖饮料摄入，但不确定如何才能做到这一点	自我效能和适宜饮水教育(缺乏)

*如果某个因素使她相信少喝含糖饮料会有积极的结果，那么关于结果的信念就是积极的；也就是说，她是有动力少喝饮料的。相反，如果她预料到一个消极的结果，她就没有动力少喝饮料。

能会降低血胆固醇含量，从而降低心脏病风险。Ray 很想采取这些行动，但似乎很难。他在商店做了一天的推销员，大部分时间都在打电话或站着与顾客交谈，回家后他只想坐着看电视。此外他不知道如何进行锻炼。Ray 的妻子对健康食物很感兴趣，但他喜欢有很多肉的丰盛大餐，而且喜欢吃甜食。

我们用心理学理论分析 Ray 的动机。Ray 相信如果他吃得更健康就会有好的健康结果，社会心理学家将此定义为对行为结果的信念，在这种情况下，Ray 对为了健康而采取行动是积极的，我们也可以称为采取行动益处的信念。然而，Ray 也相信吃很多肉能显示他的男子气概，这也是一种对结果的信念，是对结果的自我评估；Ray 还喜欢甜点，因为味道好。这两种预期结果都是健康饮食的障碍。积极的身体活动可以带来预期的长期健康改善的好处，Ray 经常和朋友们一起打篮球，但享受沙发电视的短期预期效果对 Ray 更有吸引力。很明显，人类有一系列相互冲突的动机。Ray 过

去试过几次减肥，但都不太成功。因此，这次他也没有信心做到这一点。可以说他缺乏自我效能。Ray 对采取行动的预期结果（或动机）有很多积极的信念，如果他吃健康的饮食，达到健康的体重，他会更健康，但他也有很多消极的信念和行为。他还得到了妻子的支持，妻子渴望为他们俩做更健康的饭菜。综上所述，Ray 的方向是明确的，他对追求健康有一些动机，但也有许多障碍，需要鼓励，他的妻子愿意助他一臂之力。

按照心理学理论，这 3 个人有几类共同的动机：对结果的期望、当前行为的结果以及做出改变的结果。对他们来说，口味或食物偏好很重要，3 个人都缺乏自我效能，都存在较大的行为改变障碍。总而言之，虽然他们都想吃得更健康，但他们并没有感觉到真正的紧迫性来做出改变，或者认为风险很低。我们可以从 Alicia、Maria 和 Ray 的案例中看到，就像大多数人一样，信念虽然看不见，但可以成为行动或行为改变的强大决定因素。

为什么 Ray 很难达到健康的体重	心理标签 = "决定因素"
他明白减肥将有助于降低罹患糖尿病的风险	对减肥结果的信念(积极)*
注意饮食、多运动可能会降低血胆固醇含量和心脏病风险	对健康饮食和身体活动结果的信念(积极)*
坐着看电视很愉快	对运动的态度(消极)
他没有时间锻炼	对运动的感知障碍
他喜欢丰盛的食物	口味或偏好(消极)
他喜欢吃高脂肪高能量的甜点	口味或偏好(消极)
他以前减肥失败了，现在也没有信心能够成功	自我效能感(缺乏)
他的妻子很支持他	社会支持(积极)
当他诚实地面对自己时，他承认自己并不是真的很担心，因为他不认为自己的健康会变差*	感知风险(低)

*如果某个因素使他相信减肥、控制饮食、增加身体活动能获得积极的结果，关于结果的信念将被描述为积极的。也就是说，他会有动力去改变行为。如果结果不被他所期望，就会被描述为消极的，他不太可能改变行为。

理论可以作为一种结构化的指南或工具

几十年来，健康行为研究对"E×V=B"理论进行了补充，增加了其他行为决定因素，以可预测的方式解释行为，从而更深入地解释人们为什么会做以及如何改变行为。行为预测理论中的因素包括很多我们已经提到的，如对行为结果的信念、行为态度、对风险和疾病等的看法、自我效能或对行为的信心、对行为的认知障碍、知识和技能等。正如我们前面提到的，这些连贯的预测关系形成了相关理论（DiClemente, Crosby, and Kegler 2002; Brug, Oenema, and Ferreira 2005）。词典将"理论"定义为解释一组事实或现象而设计的一套陈述或原则（American-Heritage Dictionary 2011）。简而言之，在营养教育中，理论可以预测和解释行动或行为改变。

理论提高有效性

Lewin（1935）认为没有什么比好的理论更实用的了。行为改变理论即描述了这些因素与行为之间的可测量关系，可作为进行营养教育的结构化指南或工具。如框3-2所示，开展营养教育需要大量的时间、财力和人力资源，而这些资源通常都是短缺的。因此，作为营养教育工作者，我们希望开展的活动能最有效地利用这些资源。而只有当营养教育计划以证据为基础时，我们才能做到这一点。如果使用适当的理论和证据来指导营养教育活动，才更有可能获得成功（Contento et al. 1995; Baranowski et al. 2003; Lytle 2005; Diep et al. 2014）。这相当于在医学和其他营养领域的循证概念。如果营养教育不应用基于证据的理论，则必须依靠猜测或经验，这样的教育活动可能是有效的，也可能是无效的。

理论是由证据产生的

理论的目的是描述各种假设的决定因素与行为改变或

框3-2 **为什么理论是营养教育工作者的实用工具：概述**

理论是基于证据的心理地图，用于预测或解释行为。理论显示了决定因素如何影响行动或行为改变。理论对于营养教育工作者非常重要：

■ 理论对行动或行为改变发生的原因进行了解释。因此，它可以帮助营养教育工作者确定行为的具体决定因素以及在营养教育中干预这些决定因素的顺序。

■ 理论提供了在干预之前需要收集的各种信息。它可以帮助营养教育工作者将特定群体和行为的相关因素与不相关因素分开。

■ 理论为准确地设计各种干预成分和教育策略提供了指导，以便更有效地惠及受众。

■ 理论为准确评估干预措施提供指导，以及为建立测量工具提供依据。

行为之间关系的性质和强度，如信念、障碍或自我效能。理论可以来自定量或定性的研究。

通过实验或定量研究来生成并测试理论

许多行为科学研究使用实验或定量研究设计（问卷调查或访谈、实验或随机对照试验等）来检验行为的决定因素在多大程度上可以预测假设的行为，即验证决定因素和行为之间的因果关系。这些研究也可以用来检验理论，并探索其对各种群体的普适性。

通过解释性或定性研究产生理论并加强理解

研究人员还常使用定性研究来描述食物相关动机和行为，对人们的行为提供了更清晰的理解（Bisogni et al. 2012）。通过深度访谈、观察和其他定性方法，可描述人们与食物接触的多种方式，以及人们对食物和膳食的丰富而复杂的含义（Creswell and Poth 2018）。定性研究产生了很多丰富的描述性数据，通过与研究对象进行核对（成员核对）、确保相同的主题从不同的来源出现（数据三角剖分）等，以确保结果的可信性。

定性研究结论往往不能完整地解释食物选择和饮食行为的改变，研究人员只能从人们所说和所做的事情中推断其真正原因。研究对象对于行为的自我报告并不一定是不诚实的；相反，它可能不是完全有意识的。例如某些人特别是青少年，坚持认为自己的行为不受同龄人的影响，然而他们都穿着相似的衣服、吃相似的食物、从事相似的活动。此外，人们做某事的原因会随着时间的变化而变化，不同的行为也会有不同的原因。

将理论明确化是非常有用的

在营养教育中首先确定相关理论或模型是非常重要的，因为这将有助于明确在干预中应该关注哪些行为决定因素。例如相关理论认为，与只告诉母亲如何母乳喂养（促进性知识）相比，增加同伴压力（心理决定因素）会更加有效地促进母乳喂养。确定理论也有助于开展适宜的教育活动，如利用同伴压力情境下的角色扮演，向小组征求如何应对的建议；理论还会指导干预效果评估［如测量同伴压力和功能性营养素养（functional nutrition knowledge）］，为下一次干预提供借鉴，例如，如果之后的教育活动中关注社会压力而不是自我效能等，我们将花费更多的精力在社会压力上。

案例分析：美国明尼苏达州的一个小镇生产和消费大量的黄油和啤酒，镇上居民的超重肥胖率高于全国平均水平，而且其主要死因是心脏病（American Dietetic Association 2011）。社区决定采用基于证据的策略进行营养教育。他们借鉴了芬兰的一个名叫卡雷利亚的社区的经验。这个社区居民的心脏病患病率曾经是全球范围内最高的，但该社区通过有效干预在30多年的时间里使居民心脏病风险显著减少。来自明尼苏达州的团队到芬兰学习指导卡雷利亚工作的理论框架以及他们的有效策略和技术手段。明尼苏达州的小镇成功地应用了卡雷利亚的经验，每人每天水果和蔬菜摄入增加了不止一份，居民的体重减轻了，胆固醇水平也下降了。这个例子说明清晰的理论具有重要作用。

决定因素充当"桶"的角色

社会心理学家给行为的决定因素起了具体的名字，比如态度、感知风险、感知益处等，这取决于它们的社会心理功能。但这些名称实际上是无内容的空桶。食物营养信息必须通过深度访谈或定量调查等方法从特定的受众或群体中获得。例如对成年人来说，吃水果和蔬菜的积极预期（或感知到的益处）可能是它们在预防慢性病方面的作用（桶中的营养成分或物品），但对青少年来说，对益处的感知可能是会改善皮肤和控制体重。

就母乳喂养而言，积极的结果预期或感知的益处（桶）可能是母乳能给婴儿提供营养成分和免疫物质、能促进母子情感交流等（桶中的物品）。但也存在消极的结果预期或感知障碍，比如刚开始泌乳时母亲可能会很痛苦；公共场合喂哺会令人尴尬；其他人包括父亲不能参与等（桶中的物品）。如图 3-6 所示。

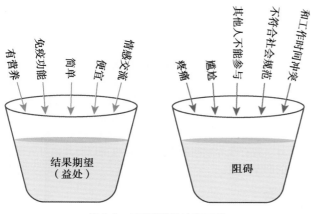

图 3-6　母乳喂养的决定因素

研究、理论和实践之间的关系

研究被定义为"认真或勤奋的探究，旨在发现和解释事实的调查或者实验，对公认理论的修订或对新理论或修订理论的实际应用"（Merriam-Webster 2014）。因此，研究和理论是相互联系的。理论是一个动态的实体，研究产生了理论；同时，理论也受到研究和实践的指导和检验。简单来说，理论并不是脱离实际经验，而是经过系统探索和反思的经验。理论可以在实践环境中应用于干预措施，并对其进行有效性评估（Rothman 2004），从而得到检验、完善和修改。因此，理论、研究和实践是相辅相成的。

心理学理论的主要特征

感知重要性

社会心理学理论强调了观念对行为的影响或决定因素的重要性，并认为尽管行为肯定会导致客观后果（如对慢性病或碳足迹的实际影响），但个人对这些后果的解释对个人在未来实施该行为的意向有很大影响（Lewin et al. 1944；Fishbein and Ajzen 1975, 2010）。

社会心理学家 Triandis（1994）认为，对于任何人来说，即使是文化和社会情境这样的外部因素也会影响行为，因为它们被个体内化了。文化和社会情境不仅存在于外部，也存在于我们的生活中，作为主观文化和主观社会情境，充当着心理地图，通过影响价值观、规范、角色等来引导我们的行为。这是一个经济世界，但我们对食物、成本和时间的认知都对行为有强大的影响。总而言之，我们对世界和环境的感知似乎也严重影响着行为。事实上，人们做什么或不做什么往往受到他们对现实的感知和现实本身的影响（Lewin et al. 1944；Bandura 1986；Conner and Armitage 2002；Rutter and Quine 2002）。

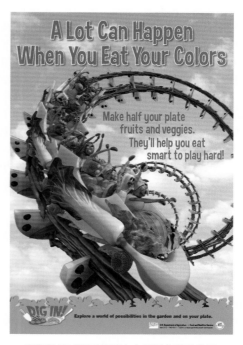

预期结果对于目标受众来说具有激励作用

对结果的信念或对行为的期望

下面列出了一些重要的结果。如果我们重视这些结果，我们就有可能采取行动：

- 健康结果：相信某些行为可以增进健康或降低疾病风险。
- 社会结果：当我们实施该行为时，别人会怎么想的期望。
- 自我评价的结果：如自尊、自我形象或自我认同等，对某些行为或情况也很重要。

权衡益处和阻碍

个人会从成本和收益的角度来衡量行为改变的结果（如比较运动所带来的不便和费力程度，以及肌力改善和体重减轻等益处），以决定他们是否会采取行动。一般来说，人们的动机是将获得理想结果的机会最大化，将获得不理想结果的机会最小化。也就是说，他们会问："这对我（或我的家人、朋友、社区、全球）有什么益处？"只有当他们确信其中有对他们个人有意义的东西时，他们才会有行动的动力。目标可以是短期和即时的，也可以是更长期和全面的，涉及个人、社区或全球的价值观和道德规范。

关于自我效能的信念或执行行为的信心

对各种社会行为的研究发现，除了对结果的信念之外，个体对自己是否能够实施这些行为的信心也很重要。这种决定因素被称为自我效能，是许多行为理论的核心。

文化、生命阶段、过去经历和其他因素的影响

有些不可改变的因素，如过去的经历、生命阶段和生活轨迹、个性、社会经济状况、居住地和社会文化背景等，都不是行为理论的具体组成部分。然而，社会心理学理论认为，尽管幼儿时期的食物体验、过去的生活经历、生命阶段、居住地、社会经济状况和文化背景是不能改变的，但如果这些经历对个体有意义，它们就会通过影响当下的偏好、信仰、态度、价值观、期望、动机、效能感和习惯进而影响行为。这些当下的信念、态度和价值观可以通过理论和研究获得，并通过营养教育进行有针对性的干预。

有了这些概念和内涵，我们就能更好地提出行为改变的社会心理学理论。

社会心理学基础理论

采取行动的动机

社会心理学理论认为，饮食行为的改变需要拥有关于特定行为的信念或信仰，这里称为 X。这些信念为采取行动提供了动机（框 3-3）。下面的例子是这个人在想什么——这种思考可能是有意识的，也可能是无意识的，这就是为什么有些语言看起来并不像实际会说的话。

■ 我想做 X，因为我希望它能带来我所看重的结果。

也就是说，我们需要采取某个特定行动，并觉得这样做符合我们的利益。这是社会心理学理论中的一个关键组成部分或"决定因素"，被命名为结果预期——行为的预期结果。这些预期可以是积极的，被称为感知到的益处，也可以是消极的，被称为感知到的障碍。

例如，我将用母乳喂养婴儿，因为这将使婴儿更健康，我们之间的关系更融洽，这两点我都很重视。

■ 我觉得我有信心，我可以做到 X。

一旦我们确信采取行动会给我们或家庭带来期望的结果，一旦我们关心并在动机上准备好了，我们就有信心可以实施行动来获得这些益处。这也是社会心理学的一个基本决定因素，被称为自我效能。也就是说，我们需要感到有信心，我们的"骑手"能够编排好这些动作。

例如，我觉得我有信心能够给婴儿母乳喂养。

■ 我将做 X。

如果这些信念是强烈的，我们决定采取某一特定健康行动的可能性就会增加。这是一个重要的决定因素，被称为行为意向或目标意向。

例如，我将用母乳喂养我的婴儿。

■ 我有一个确切的计划，我将如何做 X。

一旦我们打算实施某一行为，如果我们有一个非常明确的计划，就更有可能成功。这就是"指导大象的骑手"。这是另一个重要的决定因素，被称为行动目标设定。

例如，我设定的行动目标是纯母乳喂养婴儿至少 3 个月。我有喂养顾问的支持，并且也可以与其他母乳喂养的朋友交流。

促进行动

将动机转化为行动所需的信息和如何采取行动的技能：

■ 我有做 X 的知识和技能。

将意向转化为行动还需要拥有执行行动的能力。这个决定因素又被称为行为能力。

例如，我知道母乳喂养时如何帮助婴儿正确吸吮。

■ 我有自我调节的能力来改变行为或采取行动。

长期保持这种行为需要进一步思考我们想要怎样的能力，然后有意识地选择行动。这个过程被称为自我调控或自我导向改变的能力。在这里，我们设定小的行动目标，以实现所期望的结果，并监测我们的行动，以评估我们在执行行动计划或目标方面的情况，然后在必要时采取纠正措施。

例如，我将监测自己在实现纯母乳喂养婴儿的行动目标方面做得如何。如果我遇到困难，我知道如何解决问题或去哪里寻求帮助。

如果我们把上述所有的内容放在一起，就会得到一个基本的行为改变理论，如图 3-7 所示。本书第 4~5 章描述了如何用更多的决定因素来扩展和深化这个基本的行为理论，为激励行动（第 4 章）和促进改变（第 5 章）提供指导。

行为改变的时刻

你可能经历过恍然大悟的时刻——突然间一切都齐全

框 3-3　什么是动机？

人的行为动机是非常复杂的，关于其研究已经产生了许多理论。一般认为是内在条件激活行为、激励动机产生并赋予方向。

一部分理论强调将内在条件和奖励作为激励因素，其他理论则认为动机的范围包括外在的、受控的动机和内在的、自主的动机，二者是连续统一的。外在动机来自满足外界期望的欲望，内在动机可以来自体验任务或活动本身所固有的内在奖励，或满足人类的基本需求，如自主性、能力或与他人的关系等。

动机也可以来自对自我、他人和行为结果的信念。社会心理学理论通常强调，如果我们相信一种行为会带来我们想要或重视的结果，我们就会做这种行为。

我们希望将积极结果最大化，将消极结果最小化。这些期望的结果可能服务于当前的目标，也可能是我们拥有的更大的内在价值。健康促进一般采用社会心理学的动机理论。

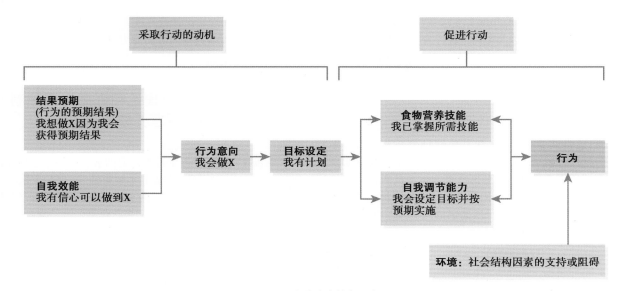

图 3-7 行为改变基本理论

检查练习

回想一下你进行营养教育课程或与一群人小组讨论营养案例。你是否使用了理论进行指导？如果是，请描述你的理论的关键特征。你的理论如何与基本社会心理学模型相匹配？如果你没有使用理论，那么是什么指导了你的课程。如果你从未进行营养教育课程，请想一个你参加的课程，并考虑同样的问题。

了，你可以做出你一直想做但长期以来无法做到的改变。通过营养教育，个人可能会意识到自己的动机或行为，但他们不会立即采取行动；当他们采取行动时，他们可能不会按照之前规定的顺序作出决定（Resnicow and Page 2008）。

众所周知，吸烟者在成功戒烟之前，平均要进行 8 次戒烟尝试。当他们经历一个顿悟时刻时，他们就会这样做。他们通常无法解释为什么他们在这一特定时期取得了成功。前面描述的决定因素仍然很重要，而且总体来说也很有效。但是对于个体来说，关于采取行动的预期结果的新信息、产生的新感觉或提供的新技能等以一种看似混乱的方式进行渗透。在众多的营养教育或营养咨询中，干预对象在反复思考行为改变对他们的饮食或身体活动的影响以及个人对生活的要求后，可能会有所行动。因为营养教育工作者不知道个体何时或为何会采取行动，所以我们必须使用基于理论的干预措施，不断为个人提供思考和决定的机会（Brug 2006）。

适用于不同生命阶段人群

行为改变理论可应用于针对不同人群和文化群体的营养教育中。不同人群的文化背景、生活经历、生命阶段（如年幼孩子的母亲、绝经后的女性）或生活中的角色（如母亲、丈夫、商人）不同，因此对结果的信念可能是不同的。这些信念必须在需求评估或形成性研究中仔细探索，从目标受众的角度理解行为。

适用于不同文化群体

研究人员认为，如果理解和应用得当，这些理论可被用于不同的文化群体。Fishbein（2000）指出，计划/合理行动理论的每个变量都可以在任何文化中找到，并已被用于50 多个国家的艾滋病干预项目，包括发展中国家和发达国家。在饮食方面，变量的相对重要性可能因群体而异。例如在一项针对华裔美国人的研究中，态度对西方人群的健康减重行为更重要，而行为控制、自我效能和感知到的益处对亚洲人群更重要（Liou, Bauer, and Bai 2014）。对于一些群体来说，基于饮食文化信念的结果预期可能比便利性更重要；而对另一些人来说，口味偏好比健康考虑更能促使他们改变行为；还有的人更看重家庭的影响，可以压倒一切考虑。这些观察结果表明，营养教育工作者在使用理论作为不同文化群体的营养教育工具时，需要具有文化敏感性。对不同文化群体的教育将在本书第 17 章中详细介绍。

在设计营养教育活动时，应将理论应用于社会和文化背景中。文化、生命阶段、社会角色、早期经历或社会经济状况都会影响干预对象当下的信念、预期结果、赋权意识等。在我们设计和开展营养教育活动时，需要敏感和恰当地对这些社会和文化因素加以探讨和处理。

适用于饮食相关疾病患者

该理论适用于已经患有饮食相关疾病，正在门诊或其他场所接受营养治疗和咨询的人，也可用于高危人群。美国营养与饮食学会（Academy of Nutrition and Dietetics）开发了营养护理过程和模型（ADA 2008），要求专业人员仔细评估个人的健康状况和行为，以及影响这些行为的各种因素，包括适当的营养诊断、干预、监测和评估。对于这样的特殊人群来说，明确"骑手"的方向，让"大象"参与其中的重要性不亚于普通人群，甚至更重要。

适用于健身爱好者和运动员

人们通常认为，运动员和其他健身爱好者只需要准确的营养信息，就可以吃得健康。虽然准确的信息是必要的，但激励也是必要的，甚至更重要。运动员通常认为他们可以吃任何东西，因为他们会消耗掉大量能量。他们可能对提高成绩更感兴趣，而且他们的选择不一定是健康

的。因此，运用理论设计营养教育计划，通过咨询会议、海报和讲义等，提高这些人群的能力进而将他们的动机付诸实践。

营养教育要素 4：以理论和证据为基础制订行为改变策略，开展营养教育活动

现在我们已经学习了行为决定因素及如何将这些因素组合成理论，接下来要做的就是理解策略——如何解决或干预行为决定因素的实际方法（图 3-8）。例如你的受众是 3 年级学生，行为改变目标是让他们多吃蔬菜。为了改变"社会

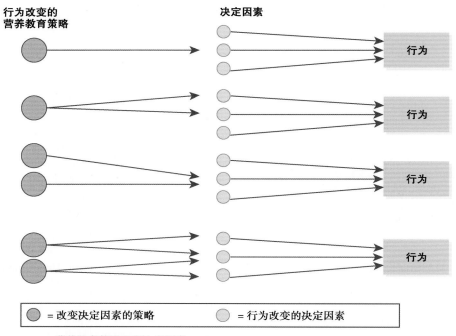

•营养教育策略改变决定因素
•行为改变的决定因素
•一个营养教育策略可能改变一个或多个决定因素
•两个营养教育策略可能改变一个或多个决定因素

图 3-8 运用营养教育策略干预行为的决定因素

规范"这一决定因素，你可以使用"重塑认知规范"策略，让所有学生分享一个关于他们喜欢的一种蔬菜的故事，以及他们为什么喜欢这种蔬菜。为了改变"食物偏好"这一决定因素，你可以使用"提供健康食品的直接经验"这一策略，让学生切开几种蔬菜，然后食用时搭配不同的蘸料。上述策略帮助你实施可以成功改变行为的营养教育。这些策略需要配合适当的教育原则和有效的传播方式才能真正有效地改变行为。如何使用策略来改变行为的决定因素，将在本书第12～13章详细讨论。如何提供营养教育见第16章，概述见框3-4。

在此基础上进一步扩展，我们可以看到年龄、性别、遗传等生物因素和一些外部物理因素，如并发感染、身体活动和其他问题也对健康和行为产生影响，如图 3-9 所

示。然而，这些都不是营养教育所能改变的（身体活动除外）。与此同时，人们的行为也可以通过消费需求对环境（如食物系统）产生影响，因此，饮食行为和食物系统是相互影响的（双向箭头）。例如个人选择食物主要基于口味、成本和便利性，食物系统据此提供食物；相反，如果人们根据食物质量或当地农场的生产能力做出选择，那么食物系统也将据此做出选择和调整。人们与食物有关的行为和做法也对社会产生影响，包括农民、农场工人以及与食品有关的社会结构和社区组织方式等。图 3-9 中把食物选择/行为放在中心位置，表明行为是营养教育的重点，制订教育策略来改变这些行为的决定因素是营养教育的中心任务。

检查练习

　　一位社区公共卫生机构的营养教育工作者/营养师对资源缺乏的 HIV 女性感染者进行干预。作为该项目的一部分，她召开了小组会议，每位参与者都收到了一袋新鲜蔬菜作为参加会议的礼物。营养师首先讲述了礼物袋子里各种蔬菜的健康益处及其与文化的联系。除了基础知识外，他们还一起准备食谱，学习了如何让蔬菜变得美味可口的烹饪技能，最后大家坐在一起吃饭。参与者们普遍表示对自己能在家准备好这道菜很感到非常自信。他们每个人都分享了在家里烹饪蔬菜的计划，并讨论了如何修改食谱以确保家人会喜欢。

　　在学习了营养教育要以理论为指导的重要性之后，这位营养师兴奋地意识到，她的干预活动实际上一直在使用基本的社会心理学理论：有明确的行为目标——增加蔬菜摄入量；关注动机——蔬菜的口味及其对健康的影响；在烹饪部分提供了促进行动的知识和技能，以增加受众的信心。此外，烹饪、吃饭和讨论在家里如何制作蔬菜的行为也强化了他们的动机。会议结束时，所有受众都部分享家庭制作菜肴的计划。因此，这个简单的项目解决了营养教育的 3 个组成部分：增强动机、促进行动和为行动创造环境支持。

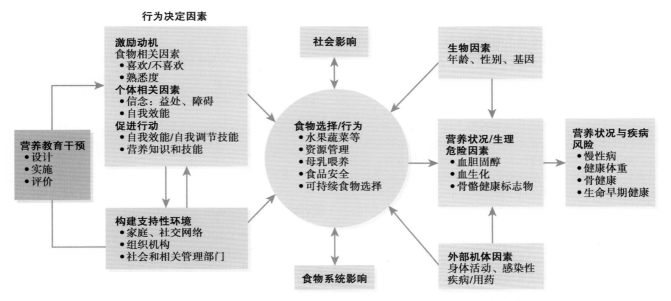

图 3-9　聚焦于行为决定因素的营养教育策略及其营养、食物系统和社会福利改善作用

框 3-4　如何进行营养教育也很重要

　　一旦制订了营养教育策略和干预措施，如何实施就非常重要。当教育活动有吸引力、有组织、有意义时，营养教育是最有效的。当教育者对所展示的内容充满热情，并对听众的文化和社会背景保持敏感时，他们的工作效率是最高的。

营养教育要素 5：基于社会生态框架对影响行为的多重因素进行干预，并保证充分的干预时间和强度

　　近期研究显示营养教育需要干预行为的多层影响因素，从食物偏好、对食物的感官-情感反应、信仰和态度等个人因素，到环境和政策背景等，只有这样才更有可能取得成效。这也支持了 Whitehead（1973）的早期论点。

　　要使行为意向或决定转变为行为，并使行为长期维持下去，就需要一个支持性的社会和物理环境。个体最初可能只是尝试接受这种行为，该行为能否长期维持取决于其是否能

融入日常生活中，是否有社会和物理条件来支持该行为，或社会结构是否适合或能够以某种方式进行修改，从而使这种新的做法成为可能。因此，营养教育计划寻求为个人提供环境支持，使他们能够根据自己的动机和能力采取行动。为了做到这一点，营养教育工作者与其他组织和社区领导人、决策者、立法者合作，在以下几个层面上制订干预方案。

- 个体和人际层面。包括食物选择和饮食行为的动机和社会心理决定因素，如食物偏好、信仰、态度、自我效能、感知的社会和文化规范，以及食物营养及行为改变方面的知识和技能等，还包括人际关系、家庭、社交网络以及文化/道德背景。
- 组织和机构层面。包括大多数人每天花费大量时间所在的组织和机构，如学校、企业、机构、工作场所、娱乐设施、食品服务机构等。
- 社区和具有影响力的部门。社区和具有影响力的部门是由地理、人口、公民或政治边界来定义的，如建筑环境、地方政府、公共卫生和医疗保健系统、农业、媒体和食品工业等。
- 社会结构和文化规范层面。这一层面包括了更大的社会因素，为人们提供信息，并影响他们如何获得信息、工作和创造生活，包括国家和地方的法律法规以及我们的信念体系等。

　　基于社会生态框架（McLeroy et al. 1988；Gregson et al.

2001；Story et al. 2008），将各种影响因素纳入健康相关干预措施的方法现在被广泛应用于健康促进领域，并成为大多数国家政府政策的一部分（Booth et al. 2001；Green and Kreuter 2005；Story et al. 2008；U.S. Department of Agriculture and U.S. Department of Health and Human Services 2015；Hawkes 2013；McNulty 2013）。

通过家庭成员改变人们的行为

许多营养教育干预措施将父母或家庭纳入其中，以解决孩子的健康问题（如儿童超重），或帮助孩子形成健康饮食习惯和身体活动行为（多吃水果和蔬菜，少看屏幕）。在这种情况下，干预可以增强父母的动机，促进他们的饮食相关技能和养育技能，也可以改变孩子的家庭环境，从而对孩子的行为产生积极的影响（Hingle et al. 2010，2012）。

干预的时间和强度

研究表明，足够时间和强度的营养教育才更有效。"了解你的身体"（Know Your Body）项目旨在降低心血管疾病风险，该项目每年的干预时长为30～50小时，持续3年，干预对象的生理指标（血清胆固醇和血压）和膳食摄入状况得到了明显改善（Walter 1989；Resnicow et al. 1992）。另外一个类似的干预项目，CATCH，在3年内每年干预15～20小时，并最终使3～5年级学生的行为发生明显改变，虽然生理指标没有改变（Luepker et al. 1996）；但这些行为改变在8年级时仍然明显（Nader et al. 1999）。许多肥胖干预研究也发现，干预时间对体重影响的效果很重要（Khambalia et al. 2012）。

一项对以行为为目标的学校健康教育计划的大规模评估发现，大约8小时的教育活动可使学生掌握特定知识，20小时的教育活动则可使学生掌握一般性知识，35～50小时之后，在态度和行为方面的改变也只能达到中等效果（Connell, Turner, and Mason 1985）。

与此同时，消费者和患者的注意力往往很短，由于许多实际原因，营养教育项目的时间很短。这就给营养教育工作者造成了难题。解决这一难题的方法之一是采用协调和系统的方法，通过多种途径提供营养教育，采用多种层次的干预措施，通过多种渠道，从而在总体上向个人和公众提供足够的时间和强度。例如营养教育干预可以包括小组会议、时事通信、海报、移动电话活动和社会营销等。

将各部分进行组合：实施营养教育的概念框架

营养教育的3个概念组件

本章所描述的成功要素为实施营养教育的3个基本概念支柱或组件提供了方法：①行动或行为改变的动机；②基于食物营养知识和技能，以及自我调节或自我导向能力，采取行动或行为改变的能力；③行动或行为改变的环境支持。在图3-7和图3-9的基础上，以理论为基础的营养教育概念框架将要素与3个组成部分联系在了一起，如图3-10所示。

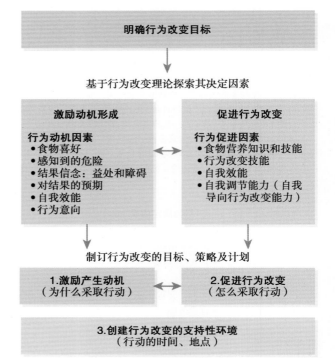

图3-10 营养教育成功要素对应三大支柱的概念框架

营养教育成功的要素与3个组成部分的联系

在营养教育实施中，利用成功要素实施其3个基本组成部分，涉及以下流程：

- 根据需要解决的问题，**决定**特定受众的营养教育的具体行为改变或行动目标（要素1）。
- **探索**激励行为改变或行动目标的社会心理决定因素，以及促进采取行动的决定因素；探索支持行为改变或行动目标的社交网络、组织和社区（Conner and Norman 1995；Norman, Abraham, and Conner 2000；Schwarzer and Luszczynska 2016）（要素2和要素3）。
- 根据社会心理理论**选择**行为的决定因素（要素4）。
- **指出**行为改变或行动目标，并选择实现这些目标的策略（要素4和要素5）。
- **制订**教育策略和环境支持计划，以有效地实现目标（要素4和要素5）。
- **确定**营养教育评估计划。

注意：这个过程的详细描述在第7章中提供。

营养教育要素与多个学科领域有关

我们可以看到，这个过程也涉及图3-1所示的4个学科：

- **食品与营养科学**，回顾营养教育的受众或人群关注的问题或需要解决的问题，决定适当的行为改变或行动目标（要素1）；
- **心理学**，探索行为改变目标的社会心理决定因素，并选择解决这些问题的策略（要素2和要素3）；
- **教育学**，制订教育计划（要素4和要素5）；
- **传播学**，以吸引人、激励人、提高知识和技能的方式开展营养教育（要素4和要素5）。

案例分析

在大多数受众或群体中，以及那些通过电子或数字技术、社交媒体、通信或电话等其他场所接触到的群体中，人们在行为改变方面处于不同的位置。因此，无论在哪个地点进行营养教育都应该基于对目标受众的细致评估，重点关注动机组件（提供"为什么"信息和活动）和行动组件（提供"怎么做"信息和技能的相关策略），以帮助个人采取行动。对所有受众，特别是那些准备采取行动的受众来说，环境支持是非常重要的。

Alicia、Maria 和 Ray 的例子

现在让我们再来看看 Alicia、Maria 和 Ray 的例子。Alicia 不太关心她的饮食，她似乎处于预先行动模式。然而营养学知识表明，在她生命中的这个时期，健康的饮食包括水果和蔬菜可能会对她未来的健康产生很大的影响。因此，增强动机的目标可能是最适合她的，强调动机或为什么要改变的信息和活动。

另外，Ray 具有改变的想法。他的问题似乎与如何将兴趣和意向转化为行动有关。对于 Ray 来说，最合适的目标可能是促进他采取行动的能力，比如加强他采取行动的自我效能，提高他的食物营养相关知识和技能以及自我调节能力。

Maria 介于两者之间。她对孩子的健康有一些担心，但是这种担心并不迫切，她感兴趣的是如何帮助女儿少喝饮料。因此，更合适采用集中激励和促进活动的干预形式。

接下来的几章将描述营养教育和健康行为研究的理论和证据，这些可以帮助我们确定对 Alicia、Maria 和 Ray 有用的具体策略。

MySmileBuddy

MySmileBuddy 项目是一个兼顾动机和能力的教育案例。儿童龋齿（early childhood caries，ECC）是一种严重的、饮食相关的、由于氟化物缺乏导致的口腔疾病，使近三分之一的 6 岁以下儿童受到影响。ECC 是儿童最常见的慢性疾病，对低收入和少数民族儿童的影响尤其严重，可导致乳牙龋坏，往往需要大范围的牙齿修复，甚至需要在全身麻醉下手术拔牙。ECC 患儿会经历疼痛和不适，干扰其饮食、睡眠、说话和行为，导致生活质量下降和自信心缺乏。为了降低居高不下的 ECC 发生率，美国纽约市组建了一个由牙科医生、营养教育工作者、儿科医生和数字媒体专家构成的多学科团队，他们共同合作并设计了一个基于网络的、支持平板电脑的 ECC 风险评估和软件平台，MySmileBuddy，帮助家庭认识到孩子发生 ECC 的风险，并做出积极的行为改变来降低这种风险（Lumsden et al. 2019）。

MySmileBuddy 项目主要由非专业卫生工作者（如社区卫生工作者）负责管理，强调通过改变饮食和与氟化物有关的生活方式来预防疾病，并通过激励和教育活动让家庭参与其中。此外，MySmileBuddy 还为牙科医生提供了一种与其他卫生工作者（如营养师、社会工作者、护士）和非专业卫生工作者合作的新方式，以促进营养相关行为的改变。该项目在营养教育行动 3-2 中有描述。

营养教育行动 3-2　MySmileBuddy

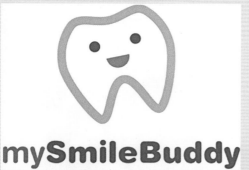

来源：哥伦比亚大学。由 MySmileBuddy 研究和演示团队开发，得到了少数民族健康与健康水平差别研究中心的支持。Burton Edelstein DDS MPH, PI.

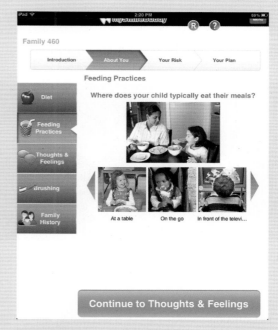

来源：哥伦比亚大学。由 MySmileBuddy 研究和演示团队开发，得到了少数民族健康与健康水平差别研究中心的支持。Burton Edelstein DDS MPH, PI.

MySmileBuddy 技术包括高度可视化和交互式的评估模块，用于估算儿童 ECC 的预测风险评分，有助于激励家庭做出能够降低风险的积极的行为改变。由于 ECC 在很大程度上是一种膳食相关疾病，MySmileBuddy 在其饮食评估模块中加入了修订后的 24 小时膳食回顾调查，以记录儿童的膳食摄入数据，并为家长们提供了清晰、准确、符合其文化背景的信息视频和动画，让他们了解如何使用含氟牙膏给孩子刷牙、如何改变饮食习惯以降低 ECC 风险、ECC 发病和发展过程，以及他们可以做什么来

营养教育行动 3-2　MySmileBuddy（续）

预防 ECC。最后，MySmileBuddy 帮助家庭根据孩子的具体需求制订了个人目标和行动计划。MySmileBuddy 的干预还包括作为目标规划工具的教育讲义，以加强目标和相关的行动计划，并帮助家庭评估他们的进展。通过卫生工作者反复使用 MySmileBuddy 技术，家庭能够评估他们在实现目标方面的进展，选择新的目标，并直观地看到生活方式的改变如何帮助孩子降低患 ECC 的风险。以下是如何应用行为改变理论来设计该程序：

为什么要采取行动

- 家庭通过观看视频以及与管理 MySmileBuddy 的卫生工作者交谈，了解到减少含糖食物和饮料的摄入可以降低幼儿猝死的风险并改善口腔健康状况（结果预期）。
- 家庭使用 MySmileBuddy 饮食评估模块，包括修订后的 24 小时回顾法评估孩子 ECC 相关的饮食风险（风险）。
- 母亲们在完成风险评估模块的同时，通过与卫生工作者的交谈，将自己的行为与其他母亲进行比较（社会规范）。
- 家庭在使用 MySmileBuddy 制订个性化的目标后，对降低 ECC 风险会更有信心（自我效能）。

如何采取行动

- 家庭通过使用 MySmileBuddy 的饮食评估模块来了解孩子目前含糖食品和饮料的摄入情况（自我评估/自我调节）。
- 家庭可以从 MySmileBuddy 技术提供的定制清单中选择适当的目标和行动计划，以减少孩子摄入含糖食品和饮料（目标设定/自我调节）。
- 家庭通过使用目标规划工具和重新评估风险，评估他们是否成功达到了所选择的目标（自我调节）。

评估

饮食和早期儿童龋齿研究通过电话调查评估了 MySmileBuddy 干预后 1 个月的影响。在完成随访调查的家长中：

- 报告显示有 68.4% 的人已经采取了行动来达成 MySmileBuddy 的目标。
- 干预措施包括限制甜食/零食、限制/稀释甜饮料、多喝水、停止睡前食物/饮料、健康膳食。
- 有 79.7% 的人表示在干预后采取了某种行动来改变行为。

Modifed from Lumsden, C. et al. 2019. Feasibility, acceptability, and short-term behavioral impact of the MySMileBuddy intervention for early childhood caries. *Journal of Health Care for the Poor and Underserved*. 30(1): 59-69.

FRESHFARM FoodPrints

另一个涉及营养教育 3 个组成部分的项目是 FRESHFARM FoodPrints。这是一个获过奖的项目，该项目包括针对教室里学生的个人层面的活动、家庭层面的活动（针对动机和行动组件）以及旨在改善学校提供的食物的学校层面的活动（针对行为改变目标的环境支持组件），该项目在营养教育行动 3-3 中有描述。

营养教育行动 3-3　FRESHFARM FoodPrints

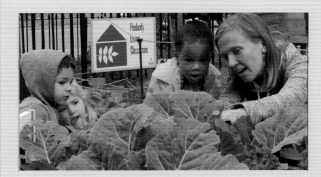

Reproduced from FRESHFARM: Nourishing Our Food Future. Foodprints. Photo used with permission.

FRESHFARM FoodPrints 是一个食物教育项目，在美国华盛顿特区的公立学校中，将园艺、烹饪和有关食品和健康的学习与学科教育整合在一起。FoodPrints 教育工作者提供可操作的、标

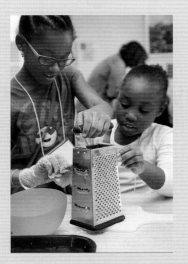

Reproduced from FRESHFARM: Nourishing Our Food Future. Foodprints. Photo used with permission.

准的课程，并与各学科知识进行联系，使学生对种植、制作和享受新鲜的本地食物产生兴趣，并有能力做出有利于个人健康和地球可持续发展的食物选择。该计划自 2005 年以来一直在华盛顿特区的学校开展，目前已与 15 所学校合作，在整个学年中每月为超过 5 500 名学生提供教育服务。

- **学生计划**　FoodPrints 课程在学校菜园和教学厨房进行。每所合作学校都有一名训练有素的教育工作者来教授 FoodPrints 课程，让学生积极参与，专注于健康饮食行为的改变。这也是该项目深受欢迎且容易在学校开展的主要原因。而且课程都与英语、语言、艺术、数学、社会研究和科学等核心学科课程直接相关。
- **家庭活动**　家庭积极参与 FoodPrints 活动。平均每学年约有 800 名家长在 FoodPrints 课程中担任志愿者，与孩子一起学习。此外每节课后，食谱会被寄回家，并向家长提供所有 FoodPrints 食谱的链接。该计划还举办了家庭烹饪之夜，让家长和学生一起参与备餐。
- **与学校膳食的联系**　FoodPrints 与华盛顿特区公立学校的食品和营养服务部门合作，扩大 FoodPrints 食谱的规模，使其可以在学校膳食中提供。在选定的合作学校中，每周有一天让学生参与食堂烹饪。用学生们在学校菜园和教学厨房积极参与活动的大型彩色照片来装饰餐厅的墙壁，帮助建立了餐厅、教室和菜园之间的联系。

评估

乔治梅森大学对 FoodPrints 进行了评估，发现参与 FoodPrints 项目的学生更有可能尝试、食用并要求采用包含新鲜水果和蔬菜的食谱；了解营养概念及如何选择健康的食物；当他们把在菜园和厨房里学到的东西应用到实际生活中，他们会对学科学习更加投入；会练习合作，会分享和轮流制作食物。

FRESHFARM：Nourishing Our Food Future. Foodprints. Photo used with permission.

本章总结

营养教育在三大支柱的基础上，涵盖以下关键要素：动机、行动或改变行为的能力以及对行动或行为改变的环境支持，并结合食品与营养科学、心理学、教育学和传播学等学科，那么营养教育获得成功的可能性就更大。

要素 1：关注行为改变或行动

如果营养教育针对特定的可观察到的行为，或对个人、社区或社会很重要的实践行动，那么教育最有可能是有效的。这些行为也可以服务于个人或社区更大的价值目标。其中批判性思维和能力至关重要。
- 检查你的营养教育活动是否聚焦于具体的、可操作的行为或行动上。

要素 2：干预行为的决定因素

如果营养教育能清楚地识别出潜在的激励和促进行动或行为改变的决定因素，并将改变这些激励和促进因素作为营养教育干预的直接目标，那么营养教育才最有可能取得成效。这些潜在的决定因素包括受众自身的需求、愿望、资源和能力，及其所在家庭和社区信息。潜在的动机是感知到的好处和障碍、社会规范或自我效能。潜在的促进因素是与目标行为或行动相关的食物营养知识以及自我改变能力。
- 检查你是否已经为目标受众识别了行为改变的决定因素，包括激励因素和促进因素。
- 检查你是否已经探索并纳入了对受众的文化背景的考虑。

要素 3：以理论为指导进行营养教育（营养教育理论）

基于证据的理论为营养教育提供了指南或工具，告诉我们哪些行动或行为改变的决定因素更有可能导致目标受众的行为改变。
- 检查你是否为干预措施选择了适当的理论或创建了一个基于理论的模型。

要素 4：基于有效（以理论和证据为基础）的行为改变策略开展营养教育活动

如果营养教育策略和活动是基于理论和证据的，以解决已确定的行为改变或行动的决定因素及其环境背景，那么它有可能是有效的。
- 检查你是否开展了吸引人的教育活动，这些活动对受众（在其家庭和文化背景下）是合适的、有意义的，并且是基于理论模型中的决定因素，以实现预期行为目标。

要素 5：基于社会生态框架对影响行为的多重因素进行干预，并保证充分的干预时间和强度

营养教育如果能考虑到对食物选择和饮食行为（和身体活动）的多层次影响，就最有可能取得成效。这些多层次影响包括个人和人际关系、组织和机构、社区和部门、社会结构和文化规范等。通过多种途径提供足够强度和时间的教育活动对于营养教育是否有效至关重要。
- 检查你的合作伙伴是否能在政策、系统和环境变化方面展开合作，以支持营养教育课程或干预措施的行为改变目标。

这种营养教育的综合方法将在接下来的几章中详细探讨。

© Manyakotic/iStock/Getty Images Plus/Getty Images

问题和活动

1. 描述一下"基于行为"的营养教育的含义。有些人担心营养教育是在操纵受众，你是怎么认为的？

2. 理论的定义是什么？阐述为什么理论对于有效的营养教育很重要，请列出 3 条原因。

3. 回想一下你开展过的营养教育或与一群人非正式地讨论营养问题的具体事例。你认为你是否使用了行为改变理论？如果是，请描述该理论的主要特点。如果不是，请解释是什么指导了你的教育活动。

4. 寻找一套已经或正在向团体介绍的营养教育课程（这些课程可能在网上可以找到）。检查教育活动的设计、内容和传播方式，并指出其成功地使用了哪些关键因素？如果你能找到评估数据，该项目或课程的效果如何？本章所列举的营养教育成功要素对其有效性有帮助吗？

5. 你个人认为以理论和证据为基础能指导设计更有效的营养教育吗？为什么？

6. 在与饮食有关的行为改变方面，动机是什么意思？营养教育工作者怎样才能帮助个人变得更有积极性？

7. 营养教育被描述为基于 3 个基本概念组件。每个组件的主要重点是什么？这些组件之间的关系是怎样的？

参考文献

Ajzen, I., N. Joyce, S. Sheikh, and N. G. Cote. 2011. "Knowledge and the prediction of behavior: The role of information accuracy in the theory of planned behavior." *Basic and Applied Social Psychology* 33(2): 101–117.

American Dietetic Association. 2002. Knowledge, attitudes, beliefs, behaviors: Findings of American Dietetic Association's public opinion survey *Nutrition and You; Trends 2002*. Chicago: American Dietetic Association.

American Dietetic Association. 2008. Nutrition Care Process and Model Part I: The 2008 update. *Journal of the American Dietetic Association* 108: 1113–1117.

American Dietetic Association. 2011. "Use best practices and adapt interventions from similar programs." *ADA Times* Spring: 13–14.

American Heritage Dictionary of the English Language 5th ed. 2011. Boston: Houghton Mifflin.

Ammerman, A. S., C. H. Lindquist, K. N. Lohr, and J. Hersey. 2002. "The efficacy of behavioral interventions to modify dietary fat and fruit and vegetable intake: A review of the evidence." *Preventive Medicine* 35(1): 25–41.

Atkinson, R. L., and S. A. Nitzke. 2001. "School-based programs on obesity increase knowledge about nutrition but do not change eating habits by much." *British Medical Journal* 323: 1018–1019.

Bandura, A. 1986. *Foundations of thought and action: A social cognitive theory.* Englewood Cliffs, NJ: Prentice Hall.

Baranowski, T., E. Cerin, and J. Baranowski. 2009. "Steps in the design, development, and formative evaluation of obesity prevention–related behavior change." *International Journal of Behavioral Nutrition and Physical Activity* 6: 6.

Baranowski, T., K. W. Cullen, T. Nicklas, D. Thompson, and J. Baranowski. 2003. "Are current health behavioral change models helpful in guiding prevention of weight gain efforts?" *Obesity Research* 11(Suppl): 23S–43S.

Baranowski, T., L. S. Lin, D. W. Wetter, K. Resnicow, and M. D. Hearn. 1997. "Theory as mediating variables: Why aren't community interventions working as desired?" *Annals of Epidemiology* 7: 589–595.

Bentley, M. E., D. L. Dee, and J. L. Jensen. 2003. "Breastfeeding among low income, African-American women: Power, beliefs and decision making." *Journal of Nutrition* 133(1): 305S–309S.

Bisogni, C. A., M. Jastran, M. Seligman, and A. Thompson. 2012. "How people interpret healthy eating: contributions of qualitative research." *Journal of Society of Nutrition Education and Behavior* 44(4): 282–301.

Bonvecchio, A., G. H. Pelto, E. Escalante, E. Monterrubio, J. P. Habicht, F. Navada, Maria-Angeles Villanueva, et al. 2007. "Maternal knowledge and use of a micronutrient supplement was improved with a programmatically feasible intervention in Mexico." *Journal of Nutrition* 137: 440–446.

Booth, S. L., J. F. Sallis, C. Ritenbaugh, J. O. Hill, L. L. Birch, L. D. Frank, G. Glantz, et al. 2001. "Environmental and societal factors affect food choice and physical activity: Rationale, influences, and leverage points." *Nutrition Reviews* 59(3 Pt 2): S21–39; discussion S57–S65.

Booth-Butterfield S., and B. Reger. 2004. "The message changes belief and the rest is theory: The "1% or less" milk campaign and reasoned action." *Preventive Medicine* 39: 581–588.

Brug, J. 2006. "Order is needed to promote linear or quantum changes in nutrition and physical activity behaviors: A reaction to 'A chaotic view of behavior change' by Resnicow and Vaughan." *International Journal of Behavioral Nutrition and Physical Activity* 3: 29.

Brug, J., A. Oenema, and I. Ferreira. 2005. "Theory, evidence and intervention mapping to improve behavior nutrition and physical activity interventions." *International Journal of Behavioral Nutrition and Physical Activity* 2(1): 2.

Campinha-Bacote, J. 2002 [Updated 2015]. The process of cultural competence in the delivery of healthcare services. Transcultural C.A.R.E. Associates. http://www.transculturalcare.net.

Carbone, E. T. 2013. "Measuring nutrition literacy: Problems and potential solutions." *Journal of Nutrition Disorders and Therapy* 3:1.

Carbone E. T., and J. M. Zoellner. 2012. "Nutrition and health literacy: A systematic review to inform nutrition research and practice." *Journal of the Academy of Nutrition and Dietetics* 112: 254–265.

Chamberlain, S. P. 2005. "Recognizing and responding to cultural differences in the education of culturally and linguistically diverse learners." *Intervention in School & Clinic* 40(4): 195–211.

Connell D. B., R. R. Turner, and F. F. Mason. 1985. "Summary of findings of the school health education evaluation: Health promotion effectiveness, implementation, and costs." *Journal of School Health* 55(8): 316–321.

Conner, M., and C. J. Armitage. 2002. *The Social Psychology of Food*. Buckingham, UK: Open University Press.

Conner, M., and P. Norman. 1995. *Predicting health behavior*. Buckingham, UK: Open University Press.

Contento, I., G. I. Balch, Y. L. Bronner, L. A. Lytle, S. K. Maloney, C. M. Olson, and S. Sharaga-Swadener. 1995. "The effectiveness of nutrition education and implications for nutrition education policy, programs, and research: A review of research." *Journal of Nutrition Education* 27(6): 279–418.

Creswell, J. W. and C. N. Poth, 2018. *Qualitative inquiry and research design: choosing among five approaches*. 4th edition. CA: Thousand Oaks: Sage

D'Andrade, R. G. 1984. "Cultural meaning systems." In *Culture Theory: Essays on Mind, Self, and Emotion*, ed. R. A. Shweder and R. A. LeVine. Cambridge, UK: Cambridge University Press.

DiClemente, R. J., R. A. Crosby, and M. C. Kegler. 2002. *Emerging Theories in Health Promotion Research and Practice*. San Francisco: Jossey-Bass.

Diep, C. S., T. A. Chen, V. F. Davies, T. Baranowski, and T. Baranowski. 2014. "Influence of behavioral theory on fruit and vegetable intervention effectiveness among children: A meta-analysis." *Journal of Nutrition Education and Behavior* 46(6): 506–546.

Farm Bill. http://sustainableagriculture.net/our-work/campaigns/fbcampaign/what-is-the-farm-bill

Fishbein, M. 2000. "The role of theory in HIV prevention." *AIDS Care* 12(3): 273–278.

Fishbein, M., and I. Ajzen. 1975. *Belief, attitude, intention and behavior: an introduction to theory and research*. Reading, MA: Addision-Wesley.

———. 2010. *Predicting and changing behavior: the reasoned action approach*. New York: Psychology Press.

Goody, C. M and L. Drago. 2009. "Using cultural competence constructs to understand food practices and provide diabetes care and education." *Diabetes Spectrum* 22: 43–47. http://spectrum.diabetesjournals.org/content/22/1/43.full.

Green, L. W., and M. W. Kreuter. 2005. *Health promotion planning: An educational and ecological approach*. 4th ed. New York: McGraw-Hill Humanities/Social Sciences/Languages.

Gregson, J., S. B. Foerster, R. Orr, L. Jones, J. Benedict, B. Clarke, J. Hersey, J. Lewis, and AK Zotz 2001. "System, environmental, and policy changes: Using the social-ecological model as a framework for evaluating nutrition education and social marketing programs with low-income audiences." *Journal of Nutrition Education* 33(Suppl 1): S4–S15.

Haidt. J. 2006. *The happiness hypothesis: Finding modern truth in ancient wisdom*. New York: Basic Books.

———. 2012. *The righteous mind: Why good people are divided by politics and religion*. New York: Vintage Books.

Hawkes, C. 2013. *Promoting healthy diets through nutrition education and changes in the food environment: An international review of actions and their effectiveness*. Rome: Nutrition Education and Consumer Awareness Group, Food and Agriculture Organization of the United Nations. http://www.fao.org/docrep/017/i3235e/i3235e.pdf

Heath, C., and D. Heath. 2010. *Switch: How to change when change is hard*. New York: Random House.

Hingle, M., A. Betran, T. M. O'Connor, D. Thompson, J. Baranowski, and T. Baranowski. 2012. "A model of goal directed vegetable parenting practices." *Appetite* 58: 444–449.

Hingle, M., T. M. O'Connor, J. M. Dave, and T. Baranowski. 2010. "Parental involvement in interventions to improve child dietary intake: A systematic review." *Preventive Medicine* 51(2): 103–111.

Institute of Medicine. 2004. *Health literacy: A prescription to end confusion*. Washington, DC: National Academies Press.

Johnson, B. T., L. A. J. Scott-Sheldon, and M. P. Carey. 2010. "Meta-synthesis of health behavior change meta-analyses." *American Journal of Public Health* 100: 2193–2198.

Katz, S. 1982. Food, behavior, and biocultural evaluation. In *The psychobiology of human food selection*, edited by L. M. Barker. Westport, CT: Avi Publishing.

Khambalia, A. Z., S. Dickinson, L. L. Hardy, T. Gill, and L. A. Baur. 2012. "A synthesis of existing systematic reviews and meta-analyses of school-based behavioral interventions for controlling and preventing obesity." *Obesity Reviews* 13: 214–233.

Kittler, P. G., K. P. Sucher, and M. Nahikian-Nelms. 2017. *Food and culture*. 7th ed. Boston MA: Cengage Learning.

Kreuter, M. W., S. N. Lukwago, R. D. Bucholtz, E. M. Clark, and V. Sanders-Thompson. 2003. "Achieving cultural appropriateness in health promotion programs: Targeted and tailored approaches." *Health Education and Behavior* 30(2): 133–146.

Kreuter, M. W., C. Sugg-Skinner, C. L. Holt, E. M. Clark, D. Haire-Joshu, Q. Fu, A. C. Booker, K. Steger-May and D. Buchholtz. 2005. "Cultural tailoring for mammography and fruit and vegetables intake among low-income African-American women in urban public health centers." *Preventive Medicine* 41: 53–62.

Lemmens, V. E., A. Oenema, K. I. Klepp, H. B. Henriksen, and J. Brug. 2008. "A systematic review of the evidence regarding efficacy of obesity prevention interventions among adults." *Obesity Reviews* 9(5): 446–455.

LeVine, R. A. 1984. "Properties of culture: An ethnographic view." In *Culture theory: Essays on mind, self, and emotion*, edited by R. A. Shweder and R. A. LeVine. Cambridge, UK: Cambridge University Press.

Lewin, K. T. 1935. *A dynamic theory of personality*. New York: McGraw-Hill.

———. 1936. *Principles of topological psychology*. New York: McGraw-Hill.

Lewin, K. T., T. Dembo, L. Festinger, and P. S. Sears. 1944. Level of aspiration. In *Personality and the behavior disorders*, edited by J. M. Hundt. New York: Roland Press.

Liou, D., and I. R. Contento. 2001. "Usefulness of psychosocial theory variables in explaining fat-related dietary behavior in Chinese Americans: Association with degree of acculturation." *Journal of Nutrition Education* 33(6): 322–331.

––––––. 2004. "Health beliefs related to heart disease prevention among Chinese Americans." *Journal of Family and Consumer Sciences* 96: 21–25.

Liou, D., K. Bauer, and Y. Bai. 2014. "Investigating obesity risk-reduction behaviors in Chinese Americans." *Perspectives in Public Health* 134(6): 321–330.

Luepker, R. V., C. L. Perry, S. M. McKinlay, G. S. Parcel, E. J. Stone, L. S. Webber, J. P. Elder, et al. 1996. "Outcomes of a field trial to improve children's dietary patterns and physical activity. The Child and Adolescent Trial for Cardiovascular Health. CATCH Collaborative Group." *Journal of the American Medical Association* 275(10): 768–776.

Lumsden, C., R. Wolf, R. I. Contento, C. Basch, P. Zybert, P. Koch, and B. Edelstein. 2019. "Feasibility, acceptability, and short-term behavioral impact of the MySmileBuddy intervention for early childhood caries." *Journal of Health Care for the Poor and Underserved* 30(1): 59–69.

Lytle, L. 2005. "Nutrition education, behavioral theories, and the scientific method: Another viewpoint." *Journal of Nutrition Education and Behavior* 37(2): 90–93.

McLeroy, K. R., D. Bibeau, A. Steckler, and K. Glanz. 1988. "An ecological perspective on health promotion programs." *Health Education Quarterly* 15: 351–377.

McNulty, J. 2013. "Challenges and issues in nutrition education. Rome." Nutrition Education and Consumer Awareness Group. Food and Agriculture Organization of the United Nations. http://www.fao.org/docrep/017/i3234e/i3234e.pdf

Merriam-Webster. 2014. *Merriam-Webster's collegiate dictionary.* 11th ed. Springfield, MA: Merriam-Webster.

Moule, J. 2012. *Cultural competence: A primer for educators.* Belmont, CA: Wadsworth/Cengage.

Nader, P. R., E. J. Stone, L. A. Lytle, C. L. Perry, S. K. Osganian, S. Kelder, L. S. Webber, et al. 1999. "Three-year maintenance of improved diet and physical activity: The CATCH cohort. Child and Adolescent Trial for Cardiovascular Health." *Archives of Pediatric and Adolescent Medicine* 153(7): 695–704.

Norman, P., C. Abraham, and M. Conner. 2000. *Understanding and changing health behavior: From health beliefs to self-regulation.* Amsterdam: Harwood Academic Publishers.

Reger, B., M. Wootan, S. Booth-Butterfield, and H. Smith. 1998. "1% or less: A community-based nutrition campaign." *Public Health Reports* 113: 410–419.

Resnicow, K., L. Cohen, J. Reinhardt, D. Cross, D. Futterman, E. Kirschner, et al. 1992. "A three-year evaluation of the Know Your Body program in inner-city schoolchildren." *Health Education Quarterly* 19: 463–480.

Resnicow, K., and S. E. Page. 2008. "Embracing chaos and complexity: A quantum change for public health." *American Journal of Public Health* 98(8): 1382–1389.

Rosenstock, I. M. 1960. "What research in motivation suggests for public health." *American Journal of Public Health* 50: 295–301.

Rozin, P. 1982. "Human food selection: The interaction of biology, culture, and individual experience." In *The psychobiology of human food selection*, edited by L. M. Barker. Westport, CT: Avi Publishing.

Rothman, A. J. 2004. "'Is there nothing more practical than a good theory?' Why innovations and advances in health behavior change will arise if interventions are used to test and refine theory." *International Journal of Behavioral*

Nutrition and Physical Activity* 1(1): 11.

Rutter, D. R., and L. Quine. 2002. *Changing Health behaviour: Intervention and Research with Social Cognition Models.* Buckingham, UK: Open University Press.

Sanjur, D. 1982. *Social and Cultural Perspectives in Nutrition.* Englewood Cliffs, NJ: Prentice Hall.

Satia-Aboud, J, R. E. Patterson, M. I. Neuhauser, and J. Elder. 2002. "Dietary acculturation: applications to nutrition research and dietetics." *Journal of the American Dietetic Association* 102(8): 1105–1118.

Satia, J. A., R. E. Patterson, A. R. Kristal, T. G. Hislop, Y. Yasui, and V. M. Taylor. 2001. "Development of scales to measure dietary acculturation among Chinese-Americans and Chinese-Canadians." *Journal of the American Dietetic Association* 101(5): 548–553.

Schwarzer, R. and A. Luszczynska. 2016. "Health Action Process Approach," In *Predicting health behavior.* 2nd ed. edited by M. Conner and P. Norman. Buckingham, UK: Open University Press.

Sherman. J. 2015. *Personal communication.*

Silk, K. J., J Sherry, B. Winn, N. Keesecker, M. A. Horodynski, and A. Sayir. 2008. "Increasing nutrition literacy: Testing the effectiveness of print, Web site, and game modalities." *Journal of Nutrition Education and Behavior* 40(1): 3–10.

Silver Wallace, L. 2002. "Osteoporosis prevention in college women: Application of the expanded health belief model." *American Journal of Health Behavior* 26: 163–172.

Spector, R. E. 2017. *Cultural diversity in health and illness.* New York: Pearson.

Spiro, M. E. 1984. "Some reflections on cultural determinism and relativism with special reference to emotion and reason." In *Culture theory: Essays on mind, self, and emotion,* edited by R. A. Shweder and R. A. LeVine. Cambridge, UK: Cambridge University Press.

Stein, K. 2009. "Cultural competency: Where it is and where it is headed." *Journal of the American Dietetic Association* 109(2 Suppl): S13–S19.

––––––. 2010. "Moving cultural competency from abstract to act." *Journal of the American Dietetic Association* 110(2): 180–184, 186–187.

Story, M., K. M. Kaphingst, R. O'Brien, and K. Glanz. 2008. "Creating healthy food and eating environments: Policy and environmental approaches." *Annual Review of Public Health* 29: 253–272.

Suarez-Balcazar, Y., J. Friesma, and V. Lukvanova. 2013. "Culturally competent interventions to address obesity among African-American and Latino children and youth." *Occupational and Therapeutic Health Care* 27(2): 113–128.

Supermarket Nutrition. 2013. How grocery retailers and supermarket dietitians can impact consumer health, in-store & online. http://supermarketnutrition.com/how-grocery-retailers-and-supermarket-dietitians-can-impact-consumer-health-in-store-online/.

Thompson, C. A., and J. Ravia. 2011. "A systematic review of behavioral interventions to promote intake of fruit and vegetables." *Journal of the American Dietetic Association* 111(10): 1523–1535.

Triandis, H. C. 1994. *Culture and Social Behavior.* New York: McGraw Hill.

U.S. Department of Agriculture and U.S. Department of Health and Human Services. 2015-20. *Dietary Guidelines for Amer-*

icans 8th Edition. https://health.gov/dietaryguidelines/2015/guidelines/

Ventura, A. K. and L. L. Birch. 2008. "Does parenting affect children's eating and weight status?" *International Journal of Behavioral Nutrition and Physical Activity* 5: 15.

Walter, H. J. 1989. "Primary prevention of chronic disease among children: The school-based "Know Your Body" intervention trials." *Health Education Quarterly* 16: 201–214.

Waters, E., A. de Silva-Sanigorski, B. J. Hall, T. Brown, K. J. Campbell, Y. Gao, R. Armstrong, L. Prosser, and C. D. Summerbell. 2011. "Interventions for preventing obesity in children. *Cochrane Database of Systematic Reviews* 7: 12: CD001871.

Whitehead, F. 1973. "Nutrition education research." *World Review of Nutrition and Dietetics* 17: 91–149.

Zoellner, J., W. You, C. Connell, R. L. Smith-Ray, K. Allen, K. L. Tucker, B. M. Davy and P. Estabrooks. 2011. "Health literacy is associated with Healthy Eating Index scores and sugar-sweetened beverage intake: Findings for the Lower Mississippi Delta." *Journal of the American Dietetic Association* 111(7): 1012–1020.

第4章

增强动机，为行为改变和采取行动赋权

概述

本章深入探讨心理学领域的知识如何助力有效的营养教育，尤其是它能帮助我们理解动机在食物选择和饮食行为改变中的作用。本章基于基本的社会心理学方法，通过帮助受众理解"为什么"要改变行为或采取行动，描述两个用于增强动机的理论。在每个社会心理学理论的描述之后，均给出

真实世界的例子和典型案例来说明如何将理论应用于营养教育。第12章详细描述了增强行为改变动机的具体策略，第16～18章提供了如何通过各种媒介向不同受众提供营养教育的实践指南。

本章大纲

- 增强动机和赋权的营养教育：关注为什么要采取行动
- 营养教育动机理论的深入解读
- 健康信念模型
- 在营养教育中运用健康信念模型增强动机和激励受众
- 计划行为理论/理性行动方法

- 计划行为理论的扩展：关注其他信念
- 在营养教育中运用计划行为理论增强动机和激励受众
- 本章总结
- 选择增强动机的理论

学习目标

本章学习结束，你应该能够：
- 描述基本的社会心理学理论框架如何被扩展成为若干个更详细的理论，从而为增强健康行为的动机提供指导
- 评价帮助营养教育工作者理解健康和营养行为动机的关键理论，特别是健康信念模型、计划行为理论或理性行动方法及其扩展的内容

- 讨论营养教育研究和项目如何使用这些社会心理学理论增强动机和赋予行动的能力
- 描述如何利用这些理论作为增强动机、促进积极思考、促使行动意向形成的工具设计营养教育方法

增强动机和赋权的营养教育：关注为什么要采取行动

营养教育工作者的工作方式多种多样，其中最关键的是直接教育，可为不同的受众提供教育课程，直接教育课程包括在社区、门诊或工作场所开展小组讨论；在妇幼保健机构

或老年人集中就餐场所建立以人为中心的小组，进行烹饪教学或展示；参观农贸市场或食品店；参与以学校为基础的项目，以及为运动员或运动爱好者建立工作坊等。营养教育工作者的工作也包括一些间接教育，例如设计纸质资料或在线资料，借助网站、移动技术、视频通话和社交媒体等开展间接营养教育活动；我们还可以与他人合作在多个层面开展各种活动，包括家庭和社会网络，以及政策和社会体系，从而形成直接教育和间接教育的支持性环境。在所有这些场景

中，我们都会遇到像 Alicia、Maria 和 Ray 这样的人，在他们的生活中会有许多相互竞争的愿望和优先事项，我们如何帮助他们积极地、有动力地、有能力地去践行其获得的营养与健康信息呢？

正如第 3 章中所指出的，我们很幸运能够利用心理学领域中大量令人兴奋的成果来帮助我们回答这个问题。值得强调的是，社会心理学研究已经产生了一种理论方法，这种方法对理解食物、健康相关行为以及行为改变非常有用。在此基础上，营养教育被描述为由 3 个关键部分组成：一是动机，关注"为什么"要采取行动；二是行动，关注"如何"采取行动；三是环境支持，关注"何时、何地"采取行动。本章重点介绍动机部分。也就是说，本章的重点是如何帮助像 Alicia、Maria 和 Ray 这样的人迈出关键的第一步：意识到改变的必要性，并且具有这样做的动机和能力。第 5 章将跟进并着重于帮助他们采取行动并做出期望的行为改变，第 6 章将讨论这些行为改变的环境支持。

动机的基本社会心理学框架侧重于个人对世界的感知、体验和解释对改变行为或采取行动的根本重要性：具体而言，指个体对采取行动或做出改变使他们如愿实现期望的结果和感受以及采取行动的自信心和行动意向的信念。

这些行为相关的社会心理学信念或行为决定因素可以来自科学信息或文化、社会、家庭、媒体以及个人。它们植根于影响其行为的个人先前的生活经历、人生阶段、个性、家庭结构和文化，以及社会人口学和历史因素中（Chamberlain 2005；Diaz et al. 2009；Iwelunmor J et al. 2014；Kittler et al. 2017；Spector 2017）。当然，这些不能通过教育手段改变。但是，这些背景因素非常重要，它们会影响当前的信念、感觉、态度或自我效能等，进而影响行为，而当前的这些影响可以通过营养教育来解决。图 4-1 展示了文化、社会情境和过去的生活经历如何影响行为的社会心理决定因素，这些因素需要在所有营养教育活动中进行充分讨论。尤其是文化对当前信念和态度的影响需要被理解和纳入。无论这些影响的来源是什么，社会心理学研究已经提供了证据，告诉了我们这些当前的信念或决定因素中，哪些最能预测行为或行为改变，我们在营养教育工作中可以以这些因素为目标，帮助受众积极地准备采取行动。

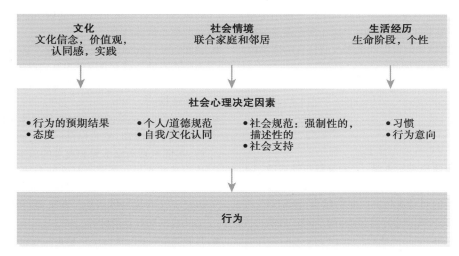

图 4-1　文化、社会情境、生活经历和社会心理决定因素之间的关系

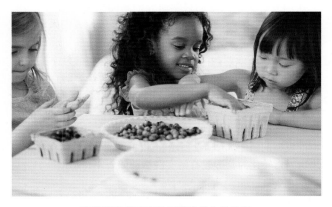

营养教育活动有助于激发学生的动机
© Blend Images-JGI/Jamie Grill/Getty Images.

营养教育动机理论的深入解读

本章介绍两个关键理论，它们以基本社会心理学理论框架为基础，帮助开展营养教育。请思考，为什么是这几个理论，而不是只有一个呢？正如第 2 章所述，饮食行为是复杂的，涉及各式各样的食物、饮料以及不同的饮食模式，还涉及许多条件和情景，并且经常受到许多相互冲突的个人与环境因素的影响。人们的社交活动和商谈通常等都离不开食物，食物选择和饮食相关行为的影响/决定因素太多，所以，用一个单一的、现成的理论来进行概括是不现实的，因此，研究者需要针对不同原因的兴趣点而确定特定类型的决定因素。

健康信念（health belief）是健康信念模型（health belief model, HBM）的核心，后者是专门为理解和预测健康行为而提出的。由于它对健康的关注，它在基本社会心理学理论中增加了感知健康威胁或风险的重要性，例如糖尿病或心脏病。因此，该理论在为受众设计营养教育或在强调健康很重要的情景中非常适用。然而，该模型并不能帮助营养教育工作者理解或解决影响食物选择和饮食行为的各种其他非健康因素。因此，其他相关的社会心理学理论是非常有帮助的，另一个被广泛使用的更关键的理论，即计划行为理论/理性行动方法。

食物选择和社会行为是计划行为理论/理性行动方法（TPB/RAA）的核心。健康因素可影响行为，除此之外，研究者发现其他的决定因素，例如偏好、食物获取的便利性、成本、人们对行为的态度、社会环境中关键人物（包括家庭成员和重要的他人）的作用，以及人们是否觉得自己对行为有一定的控制能力等，也是影响行为的决定因素，由此提出了计划行为理论。随着研究的不断增多、纳入的决定因素进一步增加，该理论最近得到了扩展，并最终成为一个相对全面的理论，可供营养教育工作者在许多营养教育项目中使用。

熟悉这些理论后，营养教育工作者可以选择最合适的一种理论来开展营养教育活动，以激励特定受众并解决健康问题。我们逐一描述每个理论，以及如何利用这些理论指导营养教育课程设计。需要注意的是，由于这些理论重点关注的是动机，因此没有提供如何根据动机来改变饮食的详细说明。第5章描述的理论也是如此。

健康信念模型

> 简言之，健康信念模型表明：人们采取行动或改变健康行为的意愿受到他们的健康信念或理念/信条的影响，尤其是他们对健康状况风险的信念，他们对采取行动以减少疾病威胁的好处和障碍的信念；以及他们对做出行动的信心。

健康信念模型是20世纪50年代在Kurt Lewin工作的社会心理学家提出来，他们对运用社会科学解决实际的公共卫生问题很有兴趣（Becker 1974; Rosenstock 1974）。他们致力于建立能够长期使用的理论，而不仅仅是一次仅解决一个实际的健康问题。该模型具有直观的吸引力，易于被非心理学专业人士理解和应用，并且实施成本低，在全球被广泛用在健康行为方面。无论是访谈还是调查，该模型中的常识性信念或决定因素数量可控、表述清楚，且易于被多种方法测量（框4-1）。

基于健康信念模型的行为改变或行动的决定因素

该模型提出，人们是否采取与健康有关的具体行动主要取决于下列感知、信念或信条。值得注意的是，基于科学的信息为这些信念或信条提供了基础。

框4-1　健康信念模型的应用

健康信念模型认为采取行动的意愿是基于以下信念：
- 我对这种健康风险或健康问题易感。
- 我的健康受到了很严重的威胁。
- 我确信所建议行动的好处大于障碍或成本。
- 我有信心我可以成功地做出行动。
- 当前的行动线索提示我采取行动。

- 感知易感性（perceived susceptibility）：指个体对自身出现某种健康问题风险大小的判断。
- 感知严重性（perceived severity）：指个体对健康状况（如糖尿病）严重程度的感知，包括对个人医疗后果（如疼痛、不适、残疾或死亡）或健康状况的社会后果（对工作、家庭生活等的影响）的评估，这种评估基于科学证据或对他人的疾病后果的观察。
- 感知威胁或风险（perceived threat or risk）：这是个体对严重性和易感性的综合感知。这些感知共同导致个体对疾病风险（如糖尿病）采取行动做出心理准备。这是采取行动的核心情感动力。
- 感知益处（perceived benefit）：是个体对某一特定行动或行为是否有助于或有效降低患某病的风险或威胁的感知，例如，吃水果和蔬菜能降低糖尿病风险，这种感知往往基于科学证据。
- 感知障碍（perceived barrier）：是个体对执行某个行动或行为的困难的感知，它可以是心理上的，也可以是客观存在的，可能包括对吃水果和蔬菜的成本和不便的信念，或者认为某些水果和蔬菜不好吃的看法。这些障碍也可能是环境方面的，例如感知到健康食品的不可及和不可获得，以及无法开展身体活动。在采取行动之前我们要权衡行动的成本和行动的好处。
- 自我效能（self-efficacy）：是我们对自己能够采取某种行为的信心（例如，吃水果和蔬菜，可能包括选择、储存或准备水果和蔬菜）。
- 行动线索（cues to action）：外部事件，例如朋友或家人的疾病或有关该问题的科学研究的新闻报道，或者内部事件，例如个体症状和疼痛等，这些都是促使人们采取行动的线索。

该模型还强调，年龄、性别和种族等人口统计学变量通过对感知威胁或感知益处和障碍的影响间接影响行为。同样，社会心理学变量，如个性、社会经济地位、文化、同伴和参考群体压力，也通过它们对感知威胁或感知益处和障碍的影响而间接影响行为。

模型的概要如图4-2所示。如何将健康信念模型的主要决定因素转化为营养教育的实践活动如表4-1所示。

研究证据

由于健康信念模型关注的是可以通过沟通或教育手段

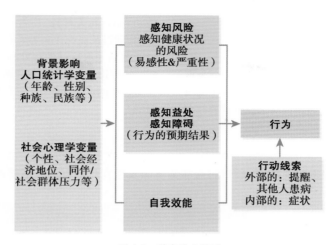

图 4-2 健康信念模型

Data from Becker，M. H. 1974. The health belief model and personal health behavior. *Health Education Monographs* 2：324-508.

表 4-1

健康信念模型：主要决定因素及其在营养教育干预中的应用

行为改变的决定因素	定义	在营养教育中的应用
感知易感性	个体对自己患某种健康问题（例如癌症）可能性的判断	以家族史和个人行为或实践的自我评估工具获得的健康状况风险数据为基础，为受众提供个性化的信息或活动
感知严重性	对疾病或种种健康问题后果严重性的判断	通过统计数据、证据、图像或故事提供有关心脏病或糖尿病等疾病对个人的严重影响（包括医学方面和社会层面）的信息
感知风险或威胁	对健康问题的风险或威胁的判断，是感知易感性和感知严重性的组合	根据科学证据及其对个人和他人可能产生的影响，提供关于严重威胁和风险的清晰、有效的信息
感知益处	对行为改变或行动的预期积极结果的信念，即该行为在降低风险方面是有效的，例如：吃水果和蔬菜	提供基于科学证据的信息，说明行为对降低风险的有效性，并发现其他好处，例如味道或便利性
感知障碍	对来自行为改变或采取行动的预期负面结果、挑战或成本的信念，包括个体层面切实的障碍	识别并减少采取行动的具体障碍；纠正误解
自我效能	对自己有能力实施产生预期结果所需的行为或行动的信心	创建指导如何使行为或行动变得容易的活动；提供机会，在指导下练习目标行为
行动线索	激发个体采取行动的策略	提供有关行为的提醒：冰箱贴、提示单、海报、社区广告牌和媒体宣传

改变的信念和关注点，因此该模式已被用作指导各种健康行为和营养教育调查的框架，例如：

- 一项调查发现，感知益处和感知障碍能够很好地预测大学生的饮食和身体活动（Kim et al. 2012）。
- 在一项针对青少年骨骼健康的干预研究中，研究者采用测量设备和食物频率问卷法获取相关结局指标，结果发现所有 HBM 的决定因素和钙摄入量在干预后均有改善（Naghashpour et al. 2014）。
- 伊朗一项针对 2 型糖尿病患者的研究发现，基于 HBM 干预后，HBM 决定因素的得分均有提高，且患者的自我保健行为也显著增加（Shabibi et al. 2017）。

在不同的研究中，特定人群的具体行为和性质可能不同，因而健康信念的重要性也不同。特定的信念也可能因文化背景而有所不同。例如，一项研究发现，非裔美国人健康饮食的障碍包括某些食物的社会和文化象征意义，以及它们的口味和价格（James 2004）。

使用健康信念模型进行干预前评估

营养教育行动 4-1 中描述了如何使用该理论进行干预前评估，介绍了为非裔美国女性开发文化上适宜的体重管理材料的例子（James et al. 2012）。表格中列出了在开展专题小组讨论时研究对象对健康信念模型决定因素的评论，图中显示健康信念模型的研究结果。

健康信念模型的重要信息

　　当人们遇到威胁个人健康的问题时，他们可能会采取行动，但前提是采取行动的益处超过了现实的和心理上的障碍，同时，具备采取行动的能力。该理论对于设计营养教育活动、制作相关材料、广告牌、社交媒体或互联网内容特别有用，通过关注为什么要采取行动降低健康相关问题的风险以及评估采取行动的益处和障碍，从而增强行为改变的动机。该理论并没有就如何帮助受众采取长期行动或改变行为提供具体的或详细的指导（第 5 章讲述的其他理论可以提供帮助）。

营养教育行动 4-1　基于健康信念模型，制订符合非裔美国女性文化特点的体重管理材料

基于理论的行为决定因素	小组专题讨论结果
感知肥胖的易感性	对他们自己身体的描述用语包括粗壮的、丰满的、有曲线美的或大骨架的。健康体重是指你的牛仔裤合身；超重是指你的体重比你想要的体重多几千克；在你不能弯下腰系鞋带时，就属于肥胖了。肥胖是一个令人讨厌的词，人们更喜欢用"大"这个字
感知肥胖的严重性	肥胖会使人面临心脏病发作或患有脑卒中的风险，并限制行动
感知到减重的益处	健康、好看，可以穿好看的衣服；能够生活得更充实、更有活力，能够享受和孩子们在一起的活动和时光
感知到减重的障碍	减重的动力很难维持——难以抵抗美食的诱惑；没有时间；不知道广告宣传的众多不同方法哪个有效；家人都吃垃圾食品，所以没有环境支持
采取行动线索	医生向他们指出了潜在的健康问题：如糖尿病、高血压；衣服越来越紧了
自我效能	对以前的节食尝试感到沮丧——没有任何效果；对什么方法真的有效缺乏可靠信息；最好有一个一起节食或运动的伙伴

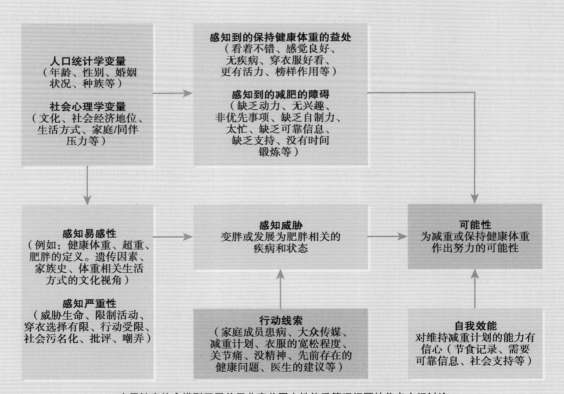

应用健康信念模型开展关于非裔美国女性体重管理问题的焦点小组讨论

Reprinted from Journal of the Academy of Nutrition and Dietetics 112, James, D. C. S., J. W. Pobee, D. Oxidine et al. Using the health belief model to develop appropriate weight-management materials for African-American women, Pages 664-670, Copyright 2012, with permission from Elsevier.

在营养教育中运用健康信念模型增强动机和激励受众

表 4-1 展示了如何将健康信念模型中的主要决定因素作为一种工具来设计可实施的教育活动以增强动机从而采取行动，以下是更具体的示例。

提高对风险、担忧或需求的意识

为增强动机和激励受众，可以先组织一些活动，增加人们对个人健康、社区健康实践或其他一些需要解决的健康相关问题的关注。人们需要对一个潜在的问题有足够的了解，以保证采取行动，但了解得太多也可能使人麻痹，疏于采取行动。他们需要对自己的行为或与风险或担忧相关的社区实践有准确的认识和理解。这一决定因素的有效策略和具体活动可能包括以下内容：

- 使拟解决的问题具有相关性：对受众的需求进行仔细评估，了解其家庭、社区和文化环境中与他们相关的因素。然后，使用相关的可触动他们的电影、引人注目的国家或地方的统计数据、图片和图表，以及个人故事和其他策略来突出他们所关注的问题：如肥胖率的增加、食品分量的大小、青少年骨质流失或代谢综合征的流行等。
- 提供自我评估工具，并与推荐摄入量做比较：个人通过简短的食物清单或 24 小时膳食回顾评估自己的食物摄入量，并将其与推荐量（例如 MyPlate 推荐的分量）进行比较，从而准确地了解自己的膳食摄入情况。许多人对他们的饮食抱有错误的乐观态度（Oenema and Brug 2003；Discovery News 2011），因此这种个性化的反馈有助于抵消乐观偏差，并鼓励个体基于自身的真实风险考虑改变他们的饮食行为。
- 进行社区实践评估：营养教育工作者可以利用现有的正式和非正式数据或调查获得的数据，以及社区食物实践的信息，向受众展示某个问题的风险或严重性的真实情况。

在沟通中有效地使用威胁或风险

在沟通（communication）中使用恐惧来增加受众对风险的感知一直是健康促进领域工作者的辩论和讨论主题。恐惧和威胁在概念上是不同的：恐惧被定义为伴随着高度唤醒的负面情绪，而威胁是一种认知或想法。然而，它们之间有着错综复杂的联系，威胁越大，人们的恐惧就越强。

研究综述指出，总体而言，只有当人们觉得自己可以做些什么来保护自己时，恐惧诉求（fear appeal）才会有效。因此，如果恐惧诉求具有以下特征，就可能带来有效的行为改变：描述了重大且相关的威胁，而且明确地说明了可以减少威胁或恐惧的有效策略，并且这些策略看起来很容易实现。也就是说，只有当自我效能被提高或已经很高时，威胁

才是有效的（Leventhal 1973；Peters et al. 2013）。因此，我们需要了解受众对采取必需的保护行为是否有较高的自我效能或信心；如果没有，为了增加这种自我效能或自信，营养教育工作者需要提供具体的指导，明确何时、何地和如何采取行动，并表明这些行动是可行的或容易做到的。重要的是，这种威胁要被科学证据明确地证明了的，信息和图像是没有成见和污名化的，而且这种威胁的提出要符合道德。同样重要的是，要注意即使一些人或大多数人在某种情况下认为引起恐惧的图像或语言是可以接受的，但在不同的文化背景下，同样的图像可能被认为具有冒犯性。

解决感知到的益处和障碍

探索益处和障碍

在小组活动中，营养教育工作者可以帮助受众了解某个健康行动的好处。对于乳腺癌术后患者来说，这可能包括如何在饮食中增加水果和蔬菜的摄入量以改善健康状况并降低癌症复发的可能性。此外，营养教育工作者必须识别出障碍，比如食物不好吃或者其他家庭成员的需求，以及如何克服这些障碍。这些可以通过演示或小组讨论，或通过各种媒体和移动技术来确定和解决。

提高自我效能

可以通过创建活动、提示单或图像资料（视觉资料）为行动或行为改变提供指导，以此来提高个体的自我效能。此外，还可以为个人提供动手操作的活动和实践：例如提供工作表帮助受众对喜爱的食谱进行调整以使其更加健康，或手把手教一次如何准备食物。营养教育工作者的指导和反馈对于提高受众的自信从而促进实施行动至关重要。

提供行动线索

人们都需要提醒来提示其去做计划要做的事情，我们的受众也不例外。在个人或团体层面，这个提醒可能是要带回家的提示表、冰箱门上的便利贴、带提醒的日历等。对于社区来说，它可能是海报、社区广告牌和媒体宣传。

使用健康信念模型进行干预的实例

健康信念模型对那些面临健康风险或开始考虑健康问题的成年人特别有用，但对儿童可能没那么有用，因为对儿童来说，健康并不是一个主要动力。

以下是一些使用健康信念模型进行干预的实例，以及我们的案例（主人公为 Alicia）。

与老年人的实时对话项目

艾奥瓦州营养教育网（Iowa Nutrition Education Network，INN）根据健康信念模型为老年人开发了一个项目。它侧重于在联邦政府资助的集体用餐场所提供时事通信。营养教育行动 4-2 中有详细的描述。

营养教育行动4-2　实时对话项目

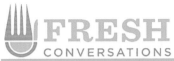

Courtesy of Iowa Department of Public Health.

实时对话干预

艾奥瓦州营养教育网的"实时对话（Fresh Conversations）"是一个基于健康信念模型、面向60岁以上成年人的以时事通信为中心的项目，"实时对话"包括在集体用餐场所每月向老年人提供时事通信和营养教育课程。时事通信是干预的核心，但在分发时事通信手册时，会提供基于时事通信话题的由直接指导、小组讨论、互动活动和品尝食品组成的营养教育课程。"实时对话"的目的是增加目标受众农产品、乳品和瘦肉的摄入量以及身体活动水平，并提高食品安全意识。国家和州的监测数据表明，这些行为都与健康老龄化有关，这些行为解决后营养风险也得以解决。

理论框架

为了有效地利用有限的资源并使该项目能覆盖尽可能多的艾奥瓦州老年人，INN 团队认识到使用强大有力且一致的理论框架设计"实时对话"项目的重要性。小组专题访谈期间收集的信息表明，项目参与者希望他们以前的生活经历和先前的知识在整个干预过程中得到重视，更重要的是，参与者受到自给自足动力的激励。项目开发人员选择健康信念模型来构建"实时对话"，因为该模型可以帮助他们解决艾奥瓦州老年人进食水果、蔬菜、乳制品和瘦肉的障碍，以及参加身体活动并遵守食品安全建议的真正的和可感知的障碍。基于健康信念模型的干预还将时事通信和课程的重点集中在作为老年人保持独立性的感知益处以及利用自身的知识和经验选择这些健康行为的自我效能上。

- 感知障碍："实时对话"尝试解决老年人感知到的进食健康食品的障碍，即健康食品更昂贵。
- 感知益处：该项目还强调了健康饮食如何减少老年人健康问题的数量，如糖尿病等。
- 自我效能：通过实施设定目标、制订身体活动计划和探索潜在的挑战等活动，"实时对话"项目还设法解决参与者的自我效能。

评估

对每月进行一次30分钟的、便利的、非说教形式课程的参与者进行了评估，(Lillehoj et al. 2018)，每个研究对象每个月会收到4页的实时对话简报，接受健康信念模型为基础的实时对话干预的参与者与在集体进餐场所进餐但无实时对话干预的对照组都填写了一些经过验证的问卷（包括评估营养风险的膳食筛查工具、健康饮食自我效能量表，以及美国家庭食品安全调查表）。数据收集持续超过9个月，每个参与者不少于3个时间点，然后将接受基于健康信念模型的"实时对话"的参与者（n=200）与集体用餐场所内未参加"实时对话"的对照组（n=144）进行比较，结果发现，参加四次及以上"实时对话"课程的参与者的总体食物摄入相关的营养风险较低，营养状况有了显著改善；参与者的健康饮食自我效能在基线时就比较高，干预过程中没有增加；且感知到的自我效能是与食物摄入相关的营养风险行为得分最显著的预测因子。

来自艾奥瓦州的时事通信

需要注意的是，时事通信重点关注对健康状况风险的感知和饮食行为改变的益处。

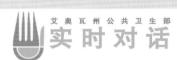

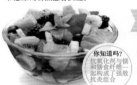

炎症

炎症是新的流行语，各种抗炎饮食和保健品正在走向群众。抗炎已经成为一个价值数十亿美元的产业。

什么是炎症？

你可能经常经历各种急性或短暂的炎症，比如伤到手指、伤到脚趾或喉咙痛。

你会看到并感觉到各种身体急性炎症的现象，比如组织变得红肿和疼痛。这是身体对损伤、毒素和感染的自然愈合反应。

你知道吗？
抗氧化剂与镁和膳食纤维一起构成了强效抗炎组合

慢性炎症可以导致其他一系列慢性病

慢性炎症更难理解。 它发生在组织内部，可能看不见。研究发现持久的低水平炎症与严重慢性病包括癌症、心脏病、糖尿病、关节炎和非阿尔茨海默病血管性痴呆的发展有关。因此慢性炎症是一个令人担忧的问题。

总之，急性炎症是一种保护性的自然反应但如果持续时间过长，就会引发疾病。你的身体时刻处于高度警觉状态。

你想了解更多吗？
请看提示，获取更多降低炎症的信息

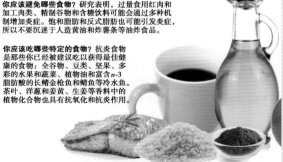

抗炎饮食：有益于健康吗？

一位营养师这样描述这种情况："健康界有很多关于垃圾食品的言论……"尤其是当涉及到被认为是"具有炎性"的食物时。

流行的抗炎饮食通常会限制谷物、乳制品、鸡蛋、坚果、种子和"茄科"蔬菜（西红柿、辣椒、土豆和茄子）类别中的所有食物，但这些极端的做法并没有太多的科学证据。

营养师和营养研究人员推荐富含全植物性食物的饮食，这些食物天然含有抗氧化剂和其他类似于地中海饮食的抗炎特性。

目前的证据表明，通常被贴上"抗炎"标签的食物具有抗炎潜力，但不能保证效果。需要进行更多的研究来证明

你应该避免哪些食物？ 研究表明，过量食用红肉和加工肉类、精制谷物和含糖饮料可能会通过多种机制增加炎症。饱和脂肪和反式脂肪也可能引发炎症，所以不要沉迷于人造黄油和炸薯条等油炸食品。

你应该吃哪些特定的食物？ 抗炎食物是那些你已经被建议吃以获得最佳健康的食物：全谷物、豆类、坚果、多彩的水果和蔬菜、植物油和富含n-3脂肪酸的长鳍金枪鱼和鲑鱼等冷水鱼。茶叶、洋葱和姜黄、生姜等香料中的植物化合物也具有抗氧化和抗炎作用。

2　实时对话由艾奥瓦州公共卫生部和艾奥瓦州老龄化部提供

Courtesy of Iowa Department of Public Health.

公共教育或社会营销活动

此处描述了一个基于健康信念模型的社会营销活动：美国纽约市的减重运动，包括地铁海报、视频和电视广告，详细描述参见营养教育行动 4-3。

Alicia 的案例：以健康信念模型为工具

Alicia 是一名 19 岁的高中毕业生，她在一家牙科诊所做接待员。她每天快速地吃完午餐——填饱肚子。她不常做饭，所以习惯于吃零食和快餐。最近她母亲突发心脏病并住院治疗。Alicia 被吓到了。在此之前，她很少考虑自己的健康和饮食。在她看来，疾病主要是生理或运气造成的。现在她想更多地了解疾病，以及她如何预防，使自己免遭这样的疾病。办公室的工作人员告诉她附近社区诊所可提供教育课程。

其中一个课程叫作"在水果和蔬菜的帮助下使你的心脏变得健康"。Alicia 决定参加。以下是营养教育工作者如何设计课程：她查看了研究和调查数据，并对潜在的受众进行了一些访谈。她发现有几种行为是有问题的，在他们这个年龄组最主要的问题是：水果和蔬菜的摄入量很低，而零食和快餐的摄入量很高。基于水果和蔬菜对心脏病等各种慢性健康状况具有高度保护作用的科学证据，她决定把重点放在水果和蔬菜上。然后，她选择了以健康信念为核心的健康信念模型作为为降低心脏病风险问题提供框架的最佳理论。接下来，她为自己的课程创建了理论模型。案例研究 4-1 中的图显示了在这个课程中她如何使用该模型。之后，她根据这个理论模型制订了一个教育计划，如案例研究 4-1 所示。值得一提的是，她从理论模型出发，首次将每个决定因素转化为教育目标，这些是她希望参与者去思考、感受和能去做的，这也是课程的预期结果。然后创建有趣的活动来实现这些教育目标。因此，该模型为她提供了一个框架，她可以在其中发挥她作为营养教育工作者的创造力。

我们在实践中提供课程的方式对成功至关重要！

一个完善的、以理论为基础的教育计划，只有在我们与

营养教育行动 4-3　　美国纽约市的减重运动

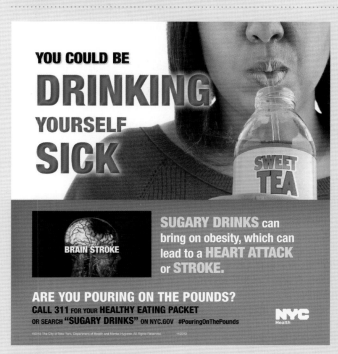

Courtesy of New York City Department of Health and Mental Hygiene.

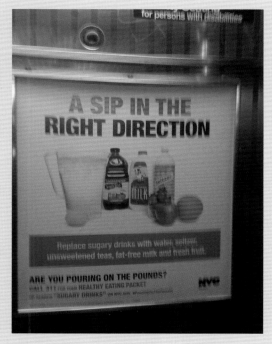

Courtesy of New York City Department of Health and Mental Hygiene.

自 2009 年以来，纽约市卫生局（DOH）已开展了几种不同的"减重运动"。专题小组的研究促使 DOH 官员在地铁、视频网站和电视商业广告上发布了令人震惊的图像广告。这里展示了一张海报。一个电视节目播放一个年轻人喝了一种加糖的饮料，它慢慢地变成了脂肪（见第 3 章），另一个电视节目播放，这个年轻人不得不穿过许多街区和一座桥，花费大量时间，以消耗一大杯甜饮料中的能量。其他海报则关注饮用碳酸饮料对健康的影响。这些材料使人感知到威胁的同时，也留下了一个电话号码和一个资源网站，以帮助人们做出更好的选择，而且海报上也提供了相关的解决方案。

在 2010—2012 年间，DOH 声称有超过 313 家媒体进行了报道，并且他们已经在 400 个社区组织里开展了减少含糖饮料饮用量的活动。此外，2007—2010 年，自报每天喝 1 杯以上含糖饮料的成年人比例从 36% 下降到 30%。

案例研究 4-1　Alicia 的案例：使用健康信念模型的营养教育

受众：社区中心的普通成年人

行为改变目标：增加参与者水果和蔬菜的摄入量。

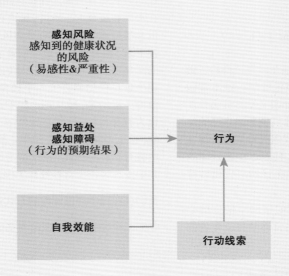

　　这是 Alicia 参加的课程计划。需要注意的是，它关注的是多吃水果和蔬菜的具体行为（specific behaviors）。营养教育工作者从健康信念模型中改变的每个决定因素开始（显示为一个标题），为解决这些决定因素设计了具体的活动。

"在水果和蔬菜的帮助下使你的心脏变得健康"—— 一次小组课程的教育计划

行为改变目标：参与者将增加水果和蔬菜的摄入量。

实现行为目标的教育目标。在课程结束时，参与者将能够：

- 评估他们的饮食模式在多大程度上增加了他们患慢性病的风险（感知风险：易感性）。
- 描述少吃水果和蔬菜对心脏健康的影响（感知风险：严重程度）。
- 描述多吃水果和蔬菜的好处（感知益处）。
- 确定健康饮食的障碍并列举克服障碍的方法（感知障碍）。
- 明确通过行动计划进行改变的承诺（行动线索）。

过程：

决定因素以**粗体**显示，后面是具体活动（下划线），指向决定因素。

1. **感知易感性**

- 自我评估：目的是帮助受众意识到他们的水果和蔬菜摄入量较低，这样他们就能知晓自己易患心脏病。

当参与者进入教室时，他们被要求写下自己在过去 24 小时内吃喝的所有东西。然后，圈出他们吃过的水果和蔬菜。接着，营养教育工作者讲述每天蔬果的摄入量是 4.5 杯。Alicia 对她前一天只吃了 1 杯感到惊讶和担忧。

2. **感知严重性**

- 与心脏病相关的视频：为了帮助参与者相信心脏病很严重，营养教育工作者播放了一段视频，内容是一个人因自己的心脏状况去看医生，并抽血，他的血液中有很多脂肪，医生向患者讲述了高脂肪食物和低水果蔬菜饮食是如何导致患心脏病的。并且，在这之后，医生通过手术取出了堵塞患者血管的脂肪。

Alicia 和其他人对饮食如何影响血管感到震惊。他们被这一视频所触动，他们对疾病风险的感知被提高。

3. **感知采取行动的益处**

- 彩虹色：现在，营养教育工作者向他们展示了多种不同颜色的水果和蔬菜，并讲述了不同颜色的果蔬通常含有不同的维生素、抗氧化剂以及其他植物营养素。例如，苹果、梨、柑橘类水果，沙拉和绿叶蔬菜（如菠菜、生菜和菊苣等），以及十字花科蔬菜（如西蓝花、卷心菜和花椰菜等），对预防心脏病特别有好处。接下来，她通过证据表明，每天吃 4.5 杯果蔬可降低患心脏病的风险。

Alicia 现在非常关心自己的饮食，并且她相信自己可以做一些事情来降低患心脏病的风险。

4. **感知障碍**

- 明确个人的障碍：参与者回顾了他们的膳食记录，并讨论了他们在增加水果和蔬菜摄入量方面的具体个人障碍。
- Alice 意识到她自己在摄入水果和蔬菜方面的障碍，同时这也是小组成员们共同面对的困难。

5. **克服障碍／自我效能**

- 克服障碍的方法：参与者对如何在他们的饮食中增加水果和蔬菜开展了头脑风暴，特别是在快餐店如何增加蔬菜水果的摄入量，以及如何把蔬菜当作零食食用。营养教育工作者也加入了讨论，并通过幻灯片讲述了如何在沙拉吧选择最有营养和最具成本效益的沙拉；在家准备蔬菜的简单方法，可作为零食食用的水果等。此外，营养教育工作者还分发了提示单和一些简单的食谱。

案例研究 4-1　Alicia 的案例：使用健康信念模型的营养教育（续）

　　Alicia 意识到增加蔬菜和水果摄入的简易方式，可以与她的生活相适应且不会花费太多时间，她也意识到简单的烹饪即可准备好她喜欢的水果和蔬菜，她对做这些烹饪有信心。

　　6. 说明采取行动改变行为的可能性

　　● 制订行动计划作为提醒：营养教育工作者在课程结束时给参与者提供一份讲义，讲义上有一个表格，列是一周中的天数，行是每天的 3 顿饭和 2 次零食，要求他们在未来的一周里，记录添加一种水果或蔬菜的日子和餐次。这被称为行动计划。参与者将以此作为提醒。

　　Alicia 对于她可以采取一些行动来保护她的心脏感到很高兴。她在营养教育工作者提供的材料中标注添加水果或蔬菜的日期（或者如果她当时已经在吃一些蔬菜水果，那今后就多吃一些）。她承诺将行动计划贴在冰箱门上作为每日提醒。

受众有效地沟通时才能发挥作用。我们如何才能做到这一点呢？这需要让受众认为我们是可信的、文化敏感的、与他们具有一些共同点或相似经历，并且充满激情地展示出所要采取的行动。

- 可信度（credibility）基于受众对我们的专业性和可信度的看法。我们的资历、过去的工作、我们所代表的组织或机构，以及有条理、自信的谈吐可以让我们看起来具有专业的营养知识。可感知的可信度意味着受众认为我们个人没有从我们所说的话中获益——无论是在经济上还是其他方面。很显然，我们相信自己所展示的内容。
- 文化敏感性（cultural sensitivity）意味着需要注意受众与食物相关的文化传统，采用以参与者为中心的方法，促进互动过程，并关注他们的能力和优势以增强他们采取行动的能力（Moule 2012）。
- 共同点（common ground）意味着被视为理解、接受和尊重受众，并且可能在某些方面与受众有过相似的经历。
- 活力（dynamism）意味着对你所展示的内容充满热情。你的热情将在很大程度上帮助受众理解，更重要的是感受你所说的内容的重要性。

计划行为理论 / 理性行动方法

　　用最简单的术语来说，计划行为理论（theory of planned behavior, TPB），也称为理性行动方法（the reasoned action approach, RAA），是指人们的行为很大程度上受以下信念的影响：对行为预期结果的信念，这决定其对行为的态度；对"他人认为其应该做什么"的信念；对"其是否能控制拟改变行为"的信念。计划行为理论（TPB）是常用的动机理论，用于设计针对各种受众的增强行为改变动机的干预和解决受众的各种问题。基于最新证据的理论外延进一步提升了这一理论的实用性，为营养教育提供了一个综合性的理论。

计划行为理论（Fishbein and Ajzen 1975），又称为理性行

动方法（Fishbein and Ajzen 2010），建立在动机的基本社会心理学框架之上，增加了对周围其他人意见的信念和是否能够控制拟改变行为的关注。该理论最初是为了理解各种社会行为而提出的，与食物或健康并不是特别相关，但最近的大量研究表明，该理论是理解食物选择和与饮食相关行为、身体活动以及其他健康行为非常有用的工具。抛开字面意思，该理论并不意味着从客观的角度来看，行为必然是理性的、有计划的或适当的——而是意味着行为源于人们的信念、是合理的或可预测的，有时是自发的。信念本身可以是理性的或主观想象的，既可以是准确的也可能是错误的，但从一个人自己的角度来看，它们一定是有意义的。

　　计划行为理论通过两种方式帮助营养教育工作者：首先，它帮助我们理解激励、决定或预测人当前行为的原因或信念。该理论并没有具体说明这些信念是什么，只是说明了要和目标受众探讨哪些类别的信念；但我们必须从对拟干预群体（青少年、低收入母亲或社区老年人）的调查中找到这些类别的信念中的具体影响因素。这些信念可以是除健康之外的各种行为激励因素（或激励决定因素），如成本、便利性、食物的味道等。这一理论并不意味着人们在每次行动时都会有意识地、系统地考虑一遍这里所描述的整个过程。显然，许多人的健康相关行为已经变成了自觉性的或习惯性的行为，比如吸烟或早餐吃谷物，在这些例子中，这些潜在意识会自动被触发。

　　该理论可以帮助我们的第 2 个方式是，在我们利用我们对信念、态度、他人观点和自我效能等决定因素如何解释和预测行为的理解来设计营养教育计划，以帮助增强动机和激活受众时，该理论非常有用。近期的热门研究对该理论的有效性进行了大量讨论，并通过添加其他一些决定因素对该理论进行了扩展（Hagger 2015；Ajzen 2015；Rhodes 2015）。

　　图 4-3 对该理论进行了总结。表 4-2 描述了如何将行为决定因素应用于营养教育实践。框 4-2 给出一个如何使用该理论描述在现实世界中人们的行为的简短示例。

行为

　　当然，行为是基础，它被定义为可观察到的食物选择（例如吃水果和蔬菜或吃早餐）以及可观察到的与食物相关的行动或行为（例如购物、烹饪、安全的食物处理或母乳喂

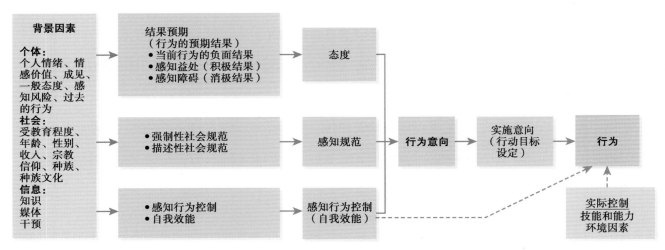

图 4-3　计划行为理论 / 理性行为方法

Based on Fishbein and Ajzen. 2010.Based on Fishbein，M.，and I. Ajzen. 2010. Predicating and changing behavior：The reasoned action approach. New York：Psychology Press.

表 4-2

计划行为理论：主要决定因素及其在营养教育干预中的应用

行为改变的理论决定因素	定义	在营养教育中的应用
结果预期 / 行为的预期结果（也称为感知益处和感知障碍）	个体对行为会导致特定结果的信念 积极的预期结果代表个体认为做出行为改变会带来益处，即感知到的好处； 负面结果代表改变所带来的不方便、需要付出的成本等，即感知到的障碍	提高目标行为积极的预期结果（感知到的好处）：开展有助于提高期望的信息或活动，包括品尝蔬菜和水果，以提高人们对食用蔬菜和水果的口味、健康益处和便利性的期望 减少行为的负面预期结果（感知到的障碍）：成本、准备时间、无聊。例如，使蔬菜水果食用时更容易和方便（吃香蕉时，"剥皮，吃；这多么方便啊！"）
态度	个人依据实用性（例如，有害的 - 有益的；不重要的 - 重要的）和感受（例如，不开心的 - 开心的；痛苦的 - 愉快的），对某一特定行为一贯的喜欢或不喜欢判断	使用摘要信息和图片可以正面展示什么是健康行为。让受众品尝健康食物可使受众体验健康食物带来的愉悦
感知规范：强制性规范	个人信念即个人看重的人对其实施某一行为所持赞成或不赞成意见，这很重要	帮助参与者明确朋友和家人对其行为的期望，并评估自己是否应该遵循
感知规范：描述性规范	个人对重要的其他人对该行为的态度或行为的信念	给出研究数据证明许多青少年确实吃蔬菜水果，并且重视健康；纠正错误认识。展示吃蔬菜水果是很酷的；利用同伴或榜样鼓励吃蔬菜水果
感知行为控制 / 自我效能	个人相信自己能够在多大程度上控制行为的意识，包括是否存在行动的环境障碍	提供如何让行为简便易实现的方法或措施 就如何准备或烹制蔬菜水果，以及如何选择合适的蔬菜水果带去学校或工作单位，提供示范和实践指导，以增强受众的自我效能及自信心
行为意向	对个人实施某一行为或采取特定行动的感知准备或有意识的决定的描述	领导小组通过决策活动来评估个人对行为改变的积极和消极期望以及尝试新行动或行为改变的承诺
实施意向	表达个人对于完成计划的承诺的一种声明，具体说明了个人针对特定行为改变目标采取行动的时间、地点和方式	制订具体的计划，明确何时、何地实施新的行动或做出行为改变

框 4-2　计划行为理论 / 理性行动方法的实践

　　计划行为理论认为，如果个人有采取某一特定行动的意向，他就有可能采取该行动。采取行动的意向基于以下信念和感觉：

- 我相信采取这一行动会带来我想要的结果。
- 我相信采取这一行动的积极结果多于消极结果。

- 对我很重要的人认为我应该采取这个行动，他们的意见对我很重要。
- 对我很重要的人对行动都有积极的态度，并且他们自己在做。
- 我有信心，哪怕困难重重，我也能实施行动。

养）。食物选择行为可被描述为这样的行为类别：如增加水果和蔬菜的摄入量，吃植物性饮食，少吃糖，吃早餐，食品安全操作，购买低碳食物，或育儿方式（Conner and Norman 1995；Fishbein and Ajzen 2010）。这种情况下，该类别内的实际行为并不重要，比如吃了哪些水果和蔬菜或者吃了哪些含糖食品或饮料。也可以把行为描述得更加具体，比如每天吃5 份水果和蔬菜，吃早餐，在每日的午餐中添加绿色蔬菜，或者在下午茶时间吃水果，每天至少吃一次 "MyPlate"，每天喝8 杯水，以及少喝含糖饮料。行为越具体，理论对行为的预测就越好，对营养教育就更有用。我们经常用食物频率问卷或行为清单来评估这些行为。

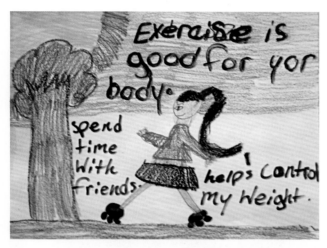

计划行为理论帮助了解人们进行身体活动的动机
Courtesy of EarthFriends, Teachers College Columbia University.

行为意向

如果我们有了做一件事的意向，比如吃低脂食物或进行体育锻炼，我们才更有可能采取行动。采取行动或做出行为改变的最直接决定因素被称为行为意向（behavior intention, BI），被定义为反映个人采取行动的准备就绪状态或有意识的决定的表述，可被简述为意向或促使个体进行预期行动的意愿的强烈程度（例如，我打算 / 希望 / 计划采取行动）（Sparks, Shepherd, and Frewer 1995）（见表 4-2），这是下文描述的许多决定因素影响行为的机制。研究表明，意向与一系列健康行动中度相关（Armitage and Conner 2001；Armitage 2006；Fishbein and Ajzen 2010；Schwarzer and Luszczynska, 2016）。反之，意向取决于态度、感知到的规范或感知到的社会压力和对行为的控制感。

态度

态度是我们对特定行为做出赞许或不赞许的判断或评估的潜在倾向（Ajzen 2001；Fishbein and Ajzen 2010）。这些评估可以基于行为对我们的有用程度（比如有害 / 有益或好 / 坏），或者我们对该行为的体验（愉快 / 不愉快）。

全球性的、持久的、无处不在的态度（或价值观）普遍影响着我们的行动动机。然而，我们基于更直接的关注有更直接的态度（这可能反映了全球态度）。这些态度受到结果预期的强烈影响，结果预期是我们的动机基础，是我们对行为的预期结果以及这些结果对我们的重要性的信念，如图 4-3 所示。

结果预期——对行为结果期望的信念

这些结果预期（outcomes expectations, OE）是我们对行为改变或行动所带来的预期结果的信心、理由或信念。给定的行动或行为的预期结果包括：

- 基于饮食与健康或饮食与疾病关系的科学证据的健康结果。
- 可能在广泛领域发生的具有个人意义和社会意义的结果。

所讨论的行为或行为改变的预期结果可能被认为是积极的或消极的。

对于预期积极结果的信念：感知益处

行为或行为改变可能被认为具有某些积极结果，在这种情况下，这些积极结果也被称为感知益处。科学证据表明，食用某些食物与健康结局之间存在正向关联，如富含钙的食物和良好的骨骼健康，富含铁的食物和贫血的预防，富含抗氧化剂的食物和癌症风险的降低，母乳和婴儿期某些感染和疾病风险的降低，这些都是健康益处的例子。个人 / 社会益处的例子包括，有助于个人形象提升、给别人留下好印象、向别人表明你是一位好父亲或母亲、提高家庭凝聚力或表达你对传统文化的热爱。

对于预期消极结果的信念：感知障碍

人们可能感知行为或行为改变可能产生消极结果，这也被称为感知障碍，例如，富含钙的食物价格昂贵、母乳喂养不方便、富含铁的食物不容易获得等。这里包含了感知困难的概念（我发现很难每天按照 MyPlate 的建议来吃饭）。一项大型调查发现，人们认为吃水果和蔬菜的主要障碍是缺乏烹饪技巧、不喜欢它们的味道、太单调以及需要较长时间准备（McMorrow et al. 2016）。

这些信念的重要性

我们还需要考虑一个行为的不同结果的重要性：我们可能深信这些结果很重要，或者不相信。如果不相信，那么，无论这些行动有多么大的益处，我们都不会采取行动。

感知风险

在这一理论中，感知风险不是一个特别明确的决定因素。然而，作为结果预期的一部分，对当前行为或不健康行为产生的不良结果的感知与感知的风险相似。

相互冲突的态度：矛盾心理

通常，我们对某一特定行为的结果，既有积极的信念，也有消极的信念，这可能会导致我们的矛盾心理（Armitage

and Conner 2000；Ajzen 2001）。矛盾心理也可能来自态度在认知层面（巧克力会使人发胖）和情感方面（我喜欢巧克力的味道）之间的冲突（Sparks et al. 2001）。又或者，我们可能既喜欢肉的味道又关心动物福利问题（Povey，Wellens, and Conner 2001）。这些想法和情感的相对强度会影响个体是否采取行动。这种矛盾心理常常使人们无法采取行动。营养教育工作者的一个重要作用就是帮助人们克服矛盾心理。

感知规范

我们的行为受我们对正常行为感知的影响，也就是他人会赞成还是反对我们的行为，以及他们自己的感受是什么、他们会做什么。

强制性社会规范

心理学家将我们身边重要的人对我们的行为的赞同或不赞同的态度（同意或不同意）称为强制性规范（其他人对我们的强制），这也是一种社会压力（例如，我的好朋友/父母认为我应该/不应该吃肉）。这些起作用是相当不易察觉的，几乎是无意识的。例如，一项研究发现，和女性一起在固定费用的自助餐厅就餐时，男性会吃得更多，以彰显自己的男子气概（Sigirci, Kniffin, and Wansink 2014）。我们希望遵从他人意见的程度对我们是否会采取行动非常重要（我认为/不认为做我的朋友认为我应该做的事情很重要）。

描述性社会规范，包括可感知的文化规范

我们对其他人的态度（群体态度）和他们所做的事情（群体行为）的看法也会影响我们的行为，即使他们并没有强迫我们做什么（Sheeran et al. 1999；Fishbein and Ajzen, 2010）。例如，人们往往会关注别人在单位自助餐厅的午餐或受邀参加晚餐时吃什么，并相应地调整自己的饮食。心理学家称之为描述性规范。我们对这些群体的认同程度将影响我们遵守这些规范的可能性，这里包括感知到的文化规范和实践对社会描述性规范的强烈影响。

感知行为控制/自我效能

我们对行为控制程度的感知是我们行为的一个重要决定因素。心理学家称之为感知行为控制（perceived behavioral control，PBC），它在一定程度上反映了我们对自己有多少自主能力来控制行为的感知（Fishbein and Ajzen 2010）。感知行为控制直接影响意向和行为，如图 4-3 所示，这可能是因为我们对控制的感知可能准确地反映出我们实际上是否能够实际控制自己的行为。感知行为控制类似于自我效能，后者被定义为即使面临障碍，也能够执行特定行为的个人自信心（如果我愿意的话，我相信我可以每天吃 5 种水果和蔬菜），也就是说，它反映了能力。然而，大多数研究人员认为这两个术语是可以互换的（Bandura 2000；Fishbein and Ajzen 2010；Lien et al. 2002）。

行为意向与行为之间的联系

我们很清楚我们并不总是按照自己的意向行事，许多因素可能在其中发挥作用，如图 4-3 所示。首先，我们需要一定程度的自信或自我效能来实施行动，我们还需要感觉到这些行动并不太难做到。

其次，我们对给定行为的实际控制程度对于将意向转化为实际行为非常重要。无论我们的意向是什么，我们是否具有相关的技能和能力来执行该行为？环境因素是否会促进或阻碍我们执行行为？例如，在我们社区，我们是否能以负担得起的价格获得健康食品或体育锻炼的机会？我们可能有强烈的意向并具备所需的知识及技能，但可能由于环境障碍太大，而无法采取行动。

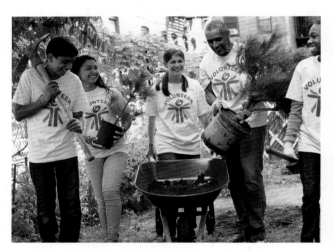

通过参与社区城市农业项目改善年轻人对食物和营养的态度
© Jose Luis Pelaez Inc/DigitalVision/Getty Images.

计划行为理论的扩展：关注其他信念

研究表明，计划行为理论可以通过纳入其他的行为决定因素（如下所述）得以扩展。在食物和营养领域，研究者已发现这些决定因素在一定程度上对预测行为有额外的、独立的贡献。

图 4-4 总结了扩展的计划行为理论，显示了其他信念在预测行为意向方面的作用以及实施意向在采取行为方面的作用。

个人道德规范

许多研究发现，个人道德规范也会影响他们的行为（Godin et al. 2005；Raats et al. 1995；Sparks et al. 1995；Bissonette and Contento 2001；Williams-Pethota et al. 2004；Fishbein and Ajzen, 2010；Arbit, Ruby, and Rozin 2017），例如：

- 道德和伦理方面的考虑，例如"我的食物选择是我影响世界的重要方式"。一项在德国和美国开展的道德关怀

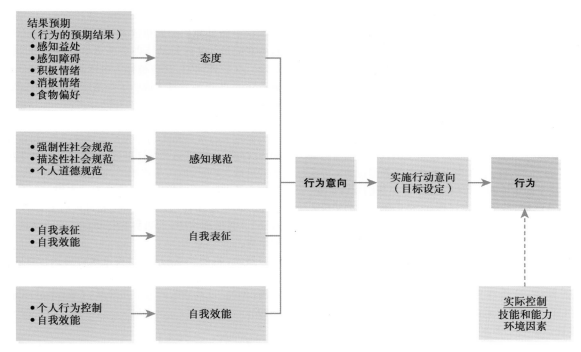

图 4-4 计划行为理论/理性行动方法的扩展

Data from Abraham, C., and P. Sheeran. 2000. Understanding and changing health behavior: From health beliefs to self-regulation. In Understanding and changing health behavior from health beliefs to self-regulation, edited by P. Norman, C. Abraham, and M. Conner. Amsterdam: Hardwood Academic Publishers; and from Perugini, M. and R. P. Bagozzi. 2001. The role of desires and anticipated emotions in goal-directed behaviors: Broadening and deepening the theory of planned behavior. *British Journal of Social Psychology* 40: 79-98.

和食物选择关系的研究结果发现，与利己主义对自我的关注相比，对生物圈或自然世界的关注和人类的利他行为对膳食摄入量和可持续饮食模式有更大的影响，该研究问卷上的问题包括"我很关注全球问题，因为对植物、海洋生物、鸟类、我的生活方式、我的健康、我的未来、我社区的人们、儿童以及后代等的影响"（Arbit et al. 2017）。

■ 个人责任，例如，"我觉得我对自己的食物选择对世界的影响负有责任""我的饮食表达我对世界的关心"，或者父母说"我觉得给我的孩子喂奶、吃健康的食物是我的道德义务"。

自我描述：自我认同和自我表征

研究证明，我们对自己的看法也有助于行为的预测（Abraham and Sheeran 2000; Sparks 2000; Bissonette and Contento 2001; Robinson and Smith 2002; Bisogni et al. 2002; Fishbein and Ajzen, 2010）。

■ 自我认同（self-identity）：这是人们赋予自己的相对持久的特征，包括文化、社会和角色特征。我认为自己是一个"绿色消费者"或"有健康意识的消费者"；"在饮食方面，我认为自己是意大利、中国、墨西哥式的美国人"或"我认为自己是一位母亲"。

■ 自我表征（self-representation）：这些是个人当前拥有的（实际的自我）、理想拥有的（理想的自我或希望和抱负）

和应该拥有的（应该成为的自我或职责和责任）属性的表征。理想的自我可以激励人们做出改变，并关注积极的结果，而应该成为的自我关注消极的结果。人们倾向于从事能带来满足感和自我价值感的行为，并避免从事导致不满的行为。这些自我表征之间的差异会影响动机，例如理想自我与现实自我之间的差距会导致失望、悲伤或抑郁；应该成为的自我与实际的自我之间的差距会导致内疚、担心、无助、愤怒和恐惧："我觉得自己是个不称职的母亲。我知道我的孩子应该有更好的东西可以吃"。在营养教育过程中，这些自我表征可以通过帮助参与者回顾他们的个人成就来建立，以实现自我满足，这是行为的强大动力。

计划行为理论的扩展：关注情感和情绪

我们都知道，我们对行为的情绪或情感是饮食行为的强大激励因素（Lawton, Conner, and Parker 2007; Lawton, Conner, and McEachan 2009; Salovey and Birnbaum 1989; Richard et al. 1996; Crum et al. 2011; Jacquier et al. 2012）。这一领域的研究非常活跃，研究人员提出，尽管情绪和情感可以被认为是结果预期的一部分，但它们应该受到更多关注（Bagozzi et al. 1998）。这些情感或情绪构成了态度的情感或情绪成分，人们的情感和情绪通常是深埋在心底的，被营销人员称为"热点按钮"，并被广泛研究。情感或感觉很可能来自直接的体验，比如对食物的生理反应（例如，味觉、嗅觉、视觉或饱腹感）以及通过频繁接触而产生的熟悉感。

结果预期：预期的积极感觉

我们对某一行为的结果产生积极的情绪和情感是强有力的激励因素。例如，我们对母乳喂养或低碳饮食的态度可能不仅仅是因为我们相信它会使我们更健康或者对环境更好，还因为我们的期望会让我们感到高兴、满足、快乐和自信，并且总体而言对自己感觉良好（Bagozzi et al. 1998；Perugini and Bagozzi 2001；Hingle et al. 2012）。这都给行为意向提供了动力。因此，如果营养教育工作者能帮助父母认识到，提高孩子的水果和蔬菜摄入量可以让他们觉得自豪、满足以及对自己作为父母的良好感觉，他们就能帮助父母去增加孩子水果和蔬菜摄入量的愿望和动机。

结果预期：预期的消极感觉和遗憾

如果我们对行为结果的预期是消极的，就会阻碍我们采取行动，例如：这个行为会让我们感到"沮丧、挫败、失望、忧虑"（Baranowski et al. 2015）。在一项研究调查中，为了解父母让孩子吃更多水果和蔬菜的情绪，研究者就让调查对象针对以下问题进行量化打分，如"鼓励我的孩子吃蔬菜是令人愉快的、令人沮丧的、有益的、困难的"之类的条目（Baranowski et al. 2015；Diep et al. 2015）。

人们预期他们可能会后悔采取行动或不采取行动，这也是预防性健康行为的决定因素（Sandberg and Conner 2008）。例如，如果大学生认为吃了垃圾食品后会后悔，那么他们吃垃圾食品的意向就会下降（Richard, van der Pligt, and de Vries 1996）。如果人们对预期结果感到害怕或担忧，例如增加超重肥胖和患慢性病的风险，那么这种害怕或担忧就会影响食物选择（Sandberg and Conner 2008）。因此，一些研究者建议，这些预期的积极和消极情绪应该与其他更标准的意向决定因素一起突出显示，这样有助于产生行为意向（Bagozzi et al. 1998；Perugini and Bagozzi 2001；Bagozzi et al. 2003；Hingle et al. 2012）。

食物偏好

如第 2 章所述，我们对食物的感官情感反应（味道、气味，对饱腹感的影响）会强有力地影响食物选择和饮食行为（Rozin and Fallon 1981；Moss 2013）。消费者始终将口味偏好、享受或喜好视为他们饮食选择的首要动力。这些偏好是在婴儿期形成的，并与大脑中的快乐机制相关联（Jacquier et al. 2012），这些偏好也受文化背景的影响，但可以被反复品尝和食用新食物改变。

小结

综上所述，所有这些行为信念或原因以及对行为的感受都将转化为准备采取行动的动机，也就是我们的愿望或希望。

从"我打算"到"我将要"：执行意向的重要性

个人经验和科学研究均表明，仅有行为意向不足以

让我们采取行动改变行为，例如改变饮食行为。我们的意向往往更像是我们的愿望或希望，研究发现，如果优先将这些意向放入实际行动待办事项清单，则更有可能转化为行动。在该理论中，这些被称为执行意向（implementation intentions），准确并具体说明了在给定的情形下，我们将在何时、何地、如何执行特定的行为（Gollwitzer 1999；Garcia and Mann 2003；Wieber et al. 2015）。行为意向可能是"我每天要吃 5 种水果和蔬菜"，为了实现这一点，可以使用"如果（if），就（then）"句式制订更具体的计划，例如"如果上午感到饥饿，我就会吃一个水果"；或者"午饭时，我会在饭菜里加个蔬菜"。这些陈述可以简略为："本周，我每天上午都会吃一份水果加餐"以及"本周，我每天的午餐都要加一份蔬菜"。其他理论中，这被称为行动目标或行动计划，详见第 5 章。

然而，需要注意的是，设置健康行为执行意向（例如，把水果作为零食吃）本身并不是消除不健康行为所必需的措施（例如，吃高脂肪的零食和糖果）（Verplanken and Faes 1999）。

意向与习惯

意向往往与习惯不一致，所以按照意向行事比较困难（Conner and Bell, 2002）。我们的许多行为不需要经过深思熟虑而是在无意识的情况下就执行了的（Wansink 2006）。我们形成规律或已养成的习惯似乎是对某些情况的自动反应，这通常是行为的驱动力。其中一些行为习惯可能源于文化传统，尤其是经常发生的行为，例如饮食行为（Triandis 1994；Brug et al. 2006；Kremers, van der Horst, and Brug 2007；Tak et al. 2012；Sleddens et al. 2015）。习惯的主要特征是：自发性（例如，"我每天都不知不觉地吃足够多的水果"），重复性（例如，"晚餐有一种蔬菜是我日常生活的一部分"），以及行为所反映的认同感（例如，"每天吃早餐是我这个健康饮食者的典型特征"）。习惯的力量很强大，这是因为当我们在相同的情况下（例如早餐时间）重复执行某种行为（例如吃早餐）时，我们的意向（例如吃麦片）会自动触发（Fishbein and Ajzen 2010）；另外，当我们执行几乎不花时间就做出的决定时（例如在超市购物），意向也是自动触发的（Abratt and Goodey 1990；Cohen 2008）。因此，营养教育工作者可以帮助人们识别他们出于习惯所做的行为，并帮助他们重新评估这些习惯。此外，研究还发现，不论过去的行为或习惯是什么，针对意向和行为以及对行为控制力的感知/自我效能感的干预措施可影响未来行为，且不受以往行为或习惯的影响。

理解 Jason 和他的朋友们

计划行为理论为理解受众的动机提供了一个很好的工具，以 Jason 和他的朋友们为例。他们都是 20 多岁的年轻人，开始认真考虑多吃水果和蔬菜，为了确定是什么促使他们这样做，可以用计划行为理论来组织访谈。框 4-3 给出了他们可能的回答。

框 4-3　使用计划行为理论/理性行动方法理解 Jason 和他的朋友们

　　Jason 是一名 25 岁的服装店销售员，为了明确能够驱动 Jason 和像他这样的年轻人认真思考为什么现在要采取行动吃更多的水果和蔬菜的原因、见解或感受，你必须做一些访谈。从这些访谈中，可能会发现下面所列的原因或结果预期、态度或感受以及更大的价值或热点按钮（重要而敏感的话题）等。在下面的列表中，修改并添加你认为对 Jason 和他的朋友们最有影响力的内容：

- 态度：他们对吃水果和蔬菜的态度是积极的，但是程度不高（每周如此）。

- 结果预期（行为的预期结果）：存在相互冲突的关于"吃水果和蔬菜"的信念或期望：这些食物是健康的，但白天吃起来不方便，而且价格昂贵。他们很年轻，不认为现在就需要担心自己的健康。

- 预期情绪：Jason 和他的朋友们预计蔬菜的味道不会像其他食物那么好。

- 描述性社会规范：Jason 这样的年轻人都是忙碌的、充满活力的，他们一起做很多事，但不包括吃水果和蔬菜！吃水果和蔬菜不是他们思维模式的一部分。

- 价值：他们觉得自己已经长大成人，能够自己做决定了。吃水果和蔬菜似乎是"好孩子"会做的事情，但他们不再是孩子。

- 自我认同：他们不认为自己是"有健康意识的饮食者"。他们知道那样的人，也不想成为那样的人。

　　这个群体的营养教育需要解决所有这些行为改变的决定因素，以帮助 Jason 和他的朋友们了解吃水果和蔬菜对自己的好处。

该理论的调查研究和干预研究证据

　　在社会心理学领域，计划行为理论/理性行动方法得到了广泛而严谨的研究，并被广泛应用于理解包括食物选择、饮食和身体活动行为在内的许多健康相关问题（Godin and Kok 1996；Armitage and Conner 2001；Fishbein and Ajzen 2010；Riebl et al. 2015）。

　　这里我们以一些具体的研究为例来说明该理论适用的具体行为和研究对象。

食物选择和饮食行为的研究

针对青少年的研究

　　针对青少年的研究调查了各种饮食相关行为：

- 健康饮食，一项针对 8～9 岁儿童的健康饮食研究发现，态度、朋友和家庭规范、知识、遵守规范的动机和感知到的行为控制与健康饮食行为有关，其中感知到的行为控制是最重要的（Bazillier et al. 2011）。

- 吃早餐，行为意向、态度、社会规范和感知到的行为控制都与吃早餐的行为有关，此外，感知风险也被加入到该理论中（Mullan et al. 2013）。

- 购买或食用当地有机食品的最佳预测因素是行为意向、对结果的信念和感知社会规范。购买和食用有机食品的责任感/个人道德规范以及购买和食用本地食品的自我认同感也很重要（Bissonette and Contento 2001）。

针对成年人的研究

　　针对普通人群和有慢性病风险的成年人也进行了大量研究：

- 健康的饮食习惯。没有孩子的夫妇和第一次为人父母的夫妇的健康饮食行为（水果和蔬菜摄入量、脂肪摄入量）受控制信念的影响最大，尤其是食物准备和时间。（Bassett-Gunter et al. 2015）。

- 饮食模式。一项纳入 22 个饮食模式研究的综述指出，态度与意向的关联性最强，其次是感知行为控制，相应地，行为意向和感知行为控制与行为中度相关（McDermott et al. 2015）。

- 确诊的 2 型糖尿病患者食用低饱和脂肪食物的最佳预测指标是意向和感知行为控制，而意向是由态度和主观规范来预测的；行动计划/执行意向是意向与行为之间的重要联系（White et al. 2010）。

- 文化信仰。理论决定因素可以包含文化信仰（Blanchard et al. 2009）。一项研究发现，采取行动的障碍包括对结果信念，也就是说，采取健康的饮食意味着需要放弃他们的部分文化传统，并尝试顺应主流文化。亲朋好友（社会规范）也不支持他们改变饮食习惯（James 2004）。

干预性研究

　　许多针对饮食和身体活动的干预研究都使用了计划行为理论中的关键要素，并取得了成功。

以群体为基础的干预和媒体干预

- 一项以学校为基础的旨在增加青少年水果和蔬菜摄入量的干预研究发现，执行意向的使用提高了计划行为理论的有效性，并且显著增加了所有 TPB 决定因素的得分和水果蔬菜的摄入量（Gratton et al. 2007）。

- 另一项以学校为基础的旨在降低高能量和低营养价值的不健康零食摄入量的干预研究，同样发现执行意向的使用提高了计划行为决定因素理论的有效性（Shahanjarini et al. 2013）。

- 在华裔美国女性中开展的为期 6 周的互动系列课程发现，除了规范信念外，所有 TPB 决定因素的得分都有所提高，钙和维生素 D 的摄入量也有所增加（Lv and Brown 2011）。

- 一项名为"1% 或更少"的媒体活动鼓励人们从饮用全脂牛奶转变为饮用脂肪含量为 1% 或更低的牛奶（Booth-Butterfield and Reger 2004），这项活动以结果预期为目标，结果发现意向、态度和结果预期受到显著影响；这些与受众自我报告的牛奶饮用行为的改变有关。

实例

　　营养教育行动 4-4 中以一个名为"Kids Cook Monday"的基于网络的全国性活动为例，展示了如何在实践中使用计划行为理论的结果预期/感知益处的决定因素。

营养教育行动 4-4   Kids Cook Monday

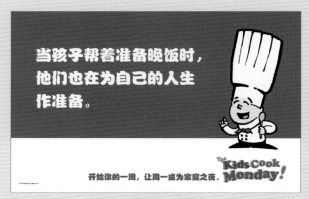

"Kids Cook Monday"活动是一个非营利性公共卫生组织，由哥伦比亚大学 Mailman 公共卫生学院、约翰霍普金斯大学 Bloomberg 公共卫生学院和雪城大学 Maxwell 学院共同发起。©2003—2015 The Monday Campaigns Inc.

"Kids Cook Monday"是一项基于网络的全国性活动，旨在鼓励家庭成员一起做饭和吃饭。宣传材料聚焦于结果预期，结果发现：让孩子参与准备食物，他们就更有可能去尝试新食物、吃更有营养的食物、学习新的解决问题的技巧、在生活的各个方面变得更加自信，并加强了其与父母或照护者之间的沟通。"Kids Cook Monday"的系列海报宣称："当孩子们帮助准备晚餐时，他们也在为自己的人生作准备。"这项活动中专门为家庭和教育工作者设计的适用于不同年龄儿童的食物准备任务，并准备了工具包、家庭食谱、视频演示和指导，并且强调成人的自我效能感在促进"Kids Cook Monday"和孩子们参加该项目中的作用。

全球价值观作为食物选择和饮食行为改变的动力

我们已经看到，如果个体的某种行为可以产生本人认为重要的结果，那么他就有了采取行动的动力（Lewin et al. 1944），包括愉悦的口味、减肥或保持体重、精力充沛、避免非传染性疾病、取悦家人或被朋友喜爱等，这些结果往往短期就能获得。还有一些目标或价值观则更宏观且相对持久，通常由一个人的生活经历、家庭、文化或亚文化所决定，这些目标具有长期的导向作用，实现这些目标的愿望也是动机的决定因素，通常通过影响当前的行为或态度的结果预期从而间接影响动机。值得注意的是，这些价值观通常基于人们对自己或周围世界的最深切感受，因此，它们有时在大众传媒文献资料中被称为人们的热点按钮。了解这些有助于我们设计有效的营养教育，因为它们会影响人们的短期结果预期和态度，我们可以组织一些有针对性的活动来解决这些影响。

Schwartz 价值观

Schwartz（1992）提出的价值观理论被广泛应用，它包括权力、成就、享乐主义、刺激、自我导向、普适性、仁爱、传统、从众和安全，它们反映了改变的开放性、自我超越、自我提升和保护。来自 40 个国家的经验数据支持该理论（Schwartz 1994；Schwartz and Sagiv 1995）。一项研究发现，寻求新体验、独立行动和增强个人兴趣的价值观影响了速食食品的消费，而保护和自我超越的价值观则与烹饪和饮食多样化有关（Botonaki and Mattas 2010）。这些价值观通常会影响更直接的价值观，例如我们在此描述的社会心理学理论所捕捉到的行为、道德规范或自我表现的预期结果。

其他的基本价值观

其他价值观或目标也很重要，例如家庭凝聚力、社区赋权、对当地农民的支持、社会正义、素食主义、女权主义以及资源保护。例如，一项针对成年人的研究发现，做到光盘行动的人认为他们不想浪费食物，原因是这与不浪费资源的更大价值观有关（Pelican et al. 2005）。年龄不同，价值观也可能不同，因此儿童、青少年和成人的价值观是不一样的。同样，这些价值观会影响人们更直接的期望和规范，从而影响食物选择和实践。

计划行为理论的关键信息及其扩展

■ 如果人们期望自己的食物选择和饮食行为会带来他们想要的结果，如果他们看重的其他人认为这是一个好主意，如果他们觉得自己对采取行动有一定的控制力和自我效能，他们就会采取行动。

■ 道德关怀、自我和文化认同也会影响意向、食物选择和饮食行为。

■ 制订具体的实施计划对帮助人们将意向转化为行动非常重要。

■ 在已调查的 50 种文化中均发现该理论的决定因素与健康行为有关，因此该理论在跨文化的研究或教育中也是有用的。

■ 该理论对于设计营养教育活动和大众传媒节目非常有用，可以增强诸多受众采取行动、改善多种饮食行为的动机。

在营养教育中运用计划行为理论增强动机和激励受众

计划行为理论，特别是更全面的扩展理论，让我们更好地理解了人们的信念及情感是促使其采取健康行动的核心动机。聚焦于这些决定因素可以帮助我们设计合适的营养教育策略。这对营养教育工作者来说是个好消息，因为我们知道我们需要帮助人们建立信念和对行为的情感态度，这样将有利于人们的健康和社区或全人类的福祉。请参阅第 12 章了解更多详情和有用的、具体的营养教育策略。

设计信息以增强对行为和态度预期结果的信念

增强受众动机的一个有效方法是设计有说服力和令人兴奋的相关活动，从而增强人们对行为可能产生理想结果的信念，比如吃健康食品或选择可持续的或"绿色"食品的好处。这些好处通过影响态度、行为意向和行动目标的形成，成为促使行动改变的强大动力。

明确受众或群体对行为预期结果的相关信念

首先，我们需要采用调查、焦点小组讨论法、访谈法或其他方法，进行全面评估，在对行为所产生的预期结果（也就是结果预期）的信念中，明确哪些与让目标人群改变的营养或食物相关行为有关，明确受众是否为低收入母亲、忙碌的工人或青少年，这是至关重要的一步，类似于社会营销过程中的市场研究。

选择决定受众或人群行为改变的关键信念

然后，我们选择一系列决定行为意向的关键信念作为干预目标，因为对不同的行为、不同的小组、个体受众或人群来说，信念或采取行动的原因的相对重要性是不同的。例如，在涉及吃水果和蔬菜时，青少年可能看重这个行为是否够酷，孕妇可能看重这个行为是否有益于胎儿健康，忙碌的成年人可能看重这个行为是否容易完成。增强信念也很重要（例如蔬菜水果摄入量低，疾病风险增加），但在提供这些风险信息的同时，也要增强受众能够采取行动降低风险的信心。

设计有效的信息：精细加工可能性模型

我们接着将这些有关推荐行为的有价值结果的信念（如母乳喂养或吃水果和蔬菜）转化成大众媒体、群体教育活动、宣传册或时事通信上的信息（Salovey, Schneide, and Apanovitch 1999）。这些信念实际上是有价值结果益处的真正理由或原因。精细加工可能性模型（elaboration likelihood model, ELM）认为个体通常有两种处理信息的路径，即中心路径和外围路径（Petty and Cacioppo 1986），下文将详细解释。

中心路径或专注路径。 以下述方式构建信息可能更有效且更具说服力，即引导受众去思考这些信息和详述这些信息，逐步向受众灌输针对做出改变的能力和自我效能的信念。通过这一路径树立的信念和态度是经过深思熟虑的，并且融入了个人的信念或态度框架，例如"我愿意多吃本地的食物，因为这样可以支持当地农民。"

但需要注意的是，所提供的信息只有在与受众自己密切相关、易于理解、受众有时间、没有太多干扰的情况下，他们才有可能去思考这些信息。

外围路径或无意识的路径。 当我们提供的采取行动的理由晦涩难懂或者似乎与个人不相关时，人们更倾向于通过表浅的信息来做出判断，例如信息的吸引力或可信度、食物与其他需求的关联等，但都不是直接相关的属性，例如食品包装上著名运动员的图片。

处理信息的能力和动机。 人们通过更有效的中心途径处理信息的能力、动机或意愿是不同的，尤其是那些文化水平低或生活忙碌、压力大的人群更是这样。

- 为了提高参与者处理信息的能力，请直截了当、清晰明了地表达你的信息，并在短时间内重复或强化，并尽可能减少干扰信息的存在。
- 为了提高参与者处理信息的动机，你提供的信息需新颖、令人难忘、贴合文化潮流，最重要的是，要与参与者个人相关，要强调积极的结果，这些对目标受众很重要。在这个越来越注重简洁、图形化的信息社会里，让信息更全面、更具有吸引力是很有挑战性的，但是必不可少！

营养教育行动 4-4 和营养教育行动 4-5 中描述了两个有效信息的示例：Kids Cook Monday 和 Drinking Tap Water 两项活动。

营养教育行动 4-5　Drinking Tap Water

纽约市发起了一项运动，鼓励人们饮用直饮机中的自来水。

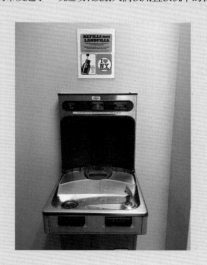

饮水机上方的海报上写着：
味道和价格都是无与伦比的！
我爱纽约的水
续杯不制造垃圾

- 瓶装水比自来水贵 1 000 倍。
- 每天喝 2L 自来水每年只花费 50 美分。

当人们装满一瓶水时，仪表会感应到这一动作并显示节约下来的塑料瓶数量。每装满一瓶水，仪表上显示的数量就会增加"1"。

增强积极情感

增强动机的一个重要方法是为个人提供体验和享受健康食品的机会，例如，大家一起品尝食物，或者一起准备食物、烹饪并集体享用这些食物。重复地体验和熟悉更有可能让人们对新食物产生积极的感官-情感反应（Grieve and Vander Weg 2003）。

组员们在适当的时候可以一起探讨他们对食物的感觉，理解这些感觉，并寻找用更健康的食物代替不太健康的食物的方法。此外，由于人们的情感和情绪与其根深蒂固的价值观密切相关，因此，基于情绪的信息传递是一种建立在人们价值观和热点按钮上的信息传递方式，例如成为一个好父母的过程（McCarthy and Tuttelman 2005）。探寻预期的积极情绪和预期的遗憾也很重要。

探索社会规范和社会期望

营养教育工作者可以组织小组活动，帮助参与者确定重要亲朋好友认为他们应该做什么事情（例如，对配偶赞成或反对母乳喂养的看法——强制性规范的感知），以及如果没有重要亲朋好友的帮助，他们如何处理这些情况。此外，营养教育工作者可以使用宣传材料、电影、海报和统计数据等信息来说明与该群体相似的人们如何做出健康行为，如其他WIC妇女的母乳喂养、青少年饮水等（描述性规范）。

明确个人道德规范

个人规范是个体执行一项行动或行为的内在标准和责任感（"我觉得我应该做 X"）。营养教育工作者可以通过各种活动帮助受众探究个人规范，在这些活动中，受众可以反思和评价生活中各种因素的重要性，并选择他们希望赋予这些因素的什么样的价值。对于具有明确道德维度的行为，这些个人规范也可以是道德规范或道德/伦理义务。也可以探寻其他的一些源自文化或传统的道德问题。

提高自我效能感和控制能力：克服障碍和困难

当人们处于行为的动机阶段或决策阶段或者当人们试图采取行动时，对行为的自我效能和控制的信念很重要。自我效能感是指有信心在有困难的情况下改变行为或采取行动，且感知控制具有自主性。在小组活动中，营养教育工作者可以帮助参与者检查他们的自控程度，从而明确他们对采取行动的障碍的感知。然后，他们可以分享并讨论克服障碍、采取控制的方法。借助大众传媒和宣传材料，这些障碍和困难可以通过信息本身来尝试解决，例如，一个在全州开展的项目中，在广告牌上展示一系列关于吃水果和蔬菜的信息，例如"香蕉剥皮就可以吃了，多方便啊！""西红柿切片就可以吃了，多容易啊！"

探究关于自我的信念

主动式自我探索（self-exploration）和理解是探究关于自我的信念最有效的方式，小组对话是一种可行的策略

（Norris 2003）（参见第 18 章），这类似于个人动机访谈（Rollnick, Miller, and Butler 2008），小组成员可以看电影、讨论或辩论某行为的利弊，这些方式均可以探究自我描述（self-depictions），比如自我认同（self-identity）、社会文化认同（cultural identity），也可以通过组织活动来探究理想自我（ideal-self）与实际自我（actual self）的差异、应该成为的自我（ought-to-be self）与实际自我（actual-self）的差异，从而使人们意识到这些差异，并提供解决差异的策略。

认识习惯和文化传统

设计营养教育活动，使人们意识到不太积极的习惯或惯例（例如，每天午餐吃一袋薯片），并考虑用更积极的习惯或惯例来取代它们。因为这些可能需要付出更多的努力（例如，改为吃水果或蔬菜零食），所以营养教育关注者可以设计提示表、清单或活动来帮助受众养成新的习惯。另外，如果存在支持健康饮食的家庭和文化传统，都是应当被鼓励。

作出决定和解决矛盾心理

营养教育工作者可以组织一个活动，让参与者口头说出采取行动和不采取行动的益处和需要付出的成本，也可以让大家把这些内容写下来，以此帮助受众明确行为的获益和付出。此外，营养教育工作者可以通过向小组提供一系列他们可以回应的价值观陈述，帮助组员深入了解自己的价值观。这项活动旨在激发矛盾心理，并明确告诉他们：这些情况都是正常的！在这些活动结束时，个人可以写出他们对行为改变的意向，并陈述一些具体的实施计划或行动计划，说明他们将如何准确地实现他们的意向。

Maria 的案例：应用计划行为理论的营养教育

23 岁的 Maria 在一家建筑公司上班。她每天中午购买移动小贩售卖的热狗、汉堡包或三明治当午餐，此外，还喝一两瓶汽水来提神。她最近离婚了，她有一个 4 岁的女儿，参加了她所在社区的"学前启智教育（Head Start pre-school program）"计划。她知道她和女儿每天应该多吃一些水果，但她们都喜欢甜食和碳酸饮料，特别是便宜又方便的可乐。她晚餐通常要喝可乐，她经常用可乐招待来访客人，以示好客；她所在社区的其他家庭也经常这么做，已经成为当地的文化传统。幼儿园发的小册子鼓励父母在家为孩子提供健康的零食和饮料。Maria 想成为一位好母亲，她开始关心女儿的健康，尤其是她的牙齿，因为她有很多龋齿；她还意识到这些饮料的累计成本也很高；虽然她的家人和朋友认为孩子们会度过这个阶段，但她想确定自己对女儿做的是正确的。她在网上看到了一个题为"给你的孩子一个一生的微笑——买健康饮料"的课程，她决定参加。她还注意到，这位营养教育工作者和她一样，都是西班牙裔，因此认为自己的文化背景会得到理解，所以她很乐意参加。

以下是营养教育工作者如何进行课程设计。首先将计划行为理论作为鼓励母亲帮助孩子健康饮食的最佳理论框

架，因为母亲为自己和孩子选择食物的行为受到许多不同因素的影响，而不仅仅是健康。其次，根据研究和调查的数据，对一些参加"学前启智教育"计划的母亲进行访谈和小组讨论。讨论发现，这个低收入社区的母亲普遍关心在自己的文化背景下如何让孩子吃得更健康。并且，这里的人们普遍喝可乐。最后，为课程创建一个理论模型。案例研究中的数据

讲述了实施该理论的过程。

之后，根据这个模型制订教育计划，如案例研究 4-2 所示。需要注意的是，首先将模型中的每个决定因素转化为教育目标，然后创建有趣的活动来实现这些教育目标。也就是说，这个模型提供了一个框架，可以利用自己作为教育者的创造力和来自文化背景的经验开展工作。

案例研究 4-2 Maria 的案例：基于计划行为理论/理性行动方法的营养教育

受众：参与"学前启智教育"计划的家长。

行为：父母将为孩子提供水和健康饮料，以减少含糖饮料的摄入。

这是 Maria 参加的课程的教学计划。需要注意的是，它关注的是特定的行为——含糖饮料和零食。营养教育工作者从计划行为理论中行为改变的每一个决定因素开始，以标题的形式显示，然后设计有针对性的活动来解决每个决定因素。

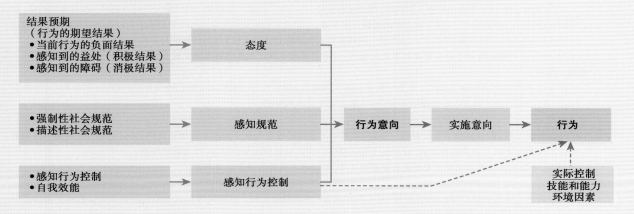

"给你的孩子一个一生的微笑——买健康饮料"小组会议教育计划

行为改变目标： 父母减少儿童含糖饮料的摄入，代之以水和健康饮料，例如有助于强健牙齿和骨骼的牛奶。

教育旨在达到的目标 是在课程结束时，参加者能够：

- 评估他们孩子喝饮料增加患龋齿风险的程度（当前行为的负面结果）。
- 描述高糖饮料对孩子健康和家庭支出的影响（当前行为的负面结果）。
- 描述水和牛奶对强健骨骼和牙齿的好处（感知益处）。
- 描述用水和牛奶代替含糖饮料的障碍（感知障碍）。
- 表示有信心能够通过适当的育儿方法克服障碍（自我效能）。
- 通过行动计划做出改变承诺（行为意向/实施意向）。

过程：（决定因素加粗，下划线为活动/内容）：

1. 对儿童当前行为结果的信念。
   - 饮食评估目的：帮助母亲了解孩子含糖饮料的摄入量。因此，参加者被要求写下他们的孩子在过去 24 小时进食的所有东西——只是大概数量（"学前启智教育"计划提供食物/饮料的清单）。然后，让他们选出高糖饮料。
     Maria 意识到她的女儿每天在下午和晚饭时都会饮用含糖饮料。

2. 对儿童当前行为结果的信念。
   - 测量糖分：营养教育工作者拿出各种流行的含糖饮料。然后，请一名志愿者上台，根据小组提供的估计量，（从一个装糖的容器中）量取出每种饮料含有多少茶匙的糖。从 24 小时的简短回忆中，计算出孩子每天、每周、每年从饮料中摄入了多少茶匙的糖。
     Maria 和其他父母对孩子们饮料中所含的大量糖分感到震惊。
   - 汽水和牙齿：然后，教员向父母们展示了一根在汽水中浸泡了几天的鸡骨头。与浸泡在水中的骨头相比，这种骨头更柔软并且硬度较低。她指出，同样的情况也可能发生在牙齿上，尤其是当孩子们在睡前喝含糖饮料的时候。
     Maria 和其他父母对含糖碳酸饮料竟有这般影响感到惊讶。
   - 汽水的成本：教员让父母们估算每天、每周，甚至每年购买饮料的成本，哪怕他们是从商店以批发价购买。
     Maria 和其他父母对一整年饮料消费的总价格如此之高感到惊讶。

这些结果的重要性

父母们讨论说这些对孩子健康的影响是他们真正关心的问题，他们想好好照顾自己的孩子。

案例研究 4-2　Maria 的案例：基于计划行为理论/理性行动方法的营养教育（续）

3. 对行为改变目标的预期积极结果/感知到益处的信念。
- 强健骨骼和牙齿：营养教育工作者使用带有相关图片和简要文字说明的幻灯片，向父母们展示了用饮用水和牛奶替代含糖饮料、食用低脂奶制品，还有包括全谷物、水果和蔬菜等的健康饮食可以帮助儿童强健骨骼和牙齿并保持整体健康。
  Maria 想尽最大努力照护好她女儿的骨骼和牙齿。

4. 态度。
- 欣赏孩子的笑容：教员展示了来自不同种族背景的骨骼强健的孩子的照片，他们都拥有美丽的牙齿和笑容，活泼并充满活力。
  Maria 喜欢她看到的照片，她的态度变得更加积极。

5. 感知障碍。
- 母亲们有一个两难选择：通过回顾孩子的饮食，她们意识到自己是决定孩子饮食的人。但她们也讨论了让孩子喝牛奶和水而不是含糖饮料的困难。

6. 通过有效的育儿实践克服障碍（自我效能）。
- 喂养孩子的信心：营养教育工作者与他们分享了一项研究，这项研究表明权威型养育方式很可能是有效的：在这种教养方式下，父母在限制孩子含糖饮料摄入的同时，用温暖和支持，鼓励孩子们喝牛奶和水。特别是父母可以提供一些健康的选择，如100% 的果汁、牛奶和水，让孩子自己做出选择。接下来，小组成员就如何提高水和牛奶的吸引力以及如何帮助孩子理解这些饮料的好处（比如玩耍）进行了头脑风暴。营养教育工作者给父母们分发了可以使用的且有用的育儿实践技巧。
  Maria 现在对给她的孩子提供健康饮料更加有信心，并且渴望实践这里展示的权威型教养方式。

7. 预期的情绪。
- 作为母亲的感受：Maria 意识到，作为一个关心孩子的母亲，她会为自己根据建议做出改变而感到高兴；但她担心，如果女儿不想少喝碳酸饮料或吃更健康的零食，她可能会感到沮丧和失望。

8. 社会规范。
- 母亲和朋友们：教员播放了一段视频，这段视频展示了类似的母亲为孩子提供水和健康饮料，并讨论她们的经历。营养教育工作者也表示，"学前启智教育"计划的工作人员发自内心地希望孩子们健康，并会提供帮助。
  Maria 意识到其他母亲也尝试着做出更健康的选择，和这些人讨论有助于她取得成功。

9. 实际控制。
- 母亲拥有实际控制权："学前启智教育"每天提供两餐，这是健康所需。然而父母们认为他们对孩子的饮食有更大的控制权：他们也可以在家中提供健康饮食。
  Maria 想实施控制，在家实践这些健康观点。

10. 行为意向/实施意向。
- 制订行动计划：营养教育者要求参与者（受众）写下他们在接下来的一周内要采取的行动（至少一项），以帮助他们的孩子选择更健康的饮料。并且，教员要求他们写得尽可能详细和具体。
  Maria 对采取行动充满了动力。她决定在"学前启智教育"项目结束后，让女儿回家喝牛奶和吃健康的零食，而不是碳酸饮料。她也不会在用餐时提供碳酸饮料，只会偶尔喝一些，并且会在正餐和零食时间交替提供牛奶和水。此外，她决定采取第2个行动：当朋友们来访的时候，她会同时提供柠檬水和朋友喜欢的碳酸饮料。她认为自己的实施方案是可行的。

检查练习

本节课后，你需要针对一群处于糖尿病高风险阶段的亚健康人群设计一节课程。社区中的糖尿病患者越来越多，他们认为糖尿病是年龄较大的人的常见病，因此，这种情况也会发生在很多人身上。虽然他们能看到疾病的严重性，但他们认为自己能做的并不多。他们喜欢做饭，认为一家人一起吃饭很重要。这就意味着需要遵循家庭饮食规范，而这些规范并不总是有助于预防糖尿病。他们晚餐往往由米饭或土豆和某种肉类或奶酪菜肴组成，通常配以浓重的酱汁。他们不喜欢也不吃很多绿色蔬菜，但相信水果或果汁对身体有益，并经常食用。虽然他们认为自己的饮食总体上没有问题，但他们认为这些饮食可以更健康。他们没有信心做出必要的改变。

在你的课程中，选择一个健康行为改变的目标作为重点。然后，利用上面的信息，将参与者陈述的可能促使他们实现该目标的因素（信念、障碍等）与健康信念模型中的两个关键促进决定因素相匹配。最后，针对每一个决定因素，勾画出一个你认为有助于受众改变这种行为的具体活动。

对于同一组人和上述相同的行为改变目标和信息，将可能促使参与者采纳这一目标的因素与计划行为理论/理性行动方法中可能对他们最重要的两个关键动机决定因素相匹配。然后，针对这些动机决定因素各勾画出一项将引导他们表达改变的意愿活动。

比较你使用的两种理论模型所创建的内容。在决定因素和活动方面有哪些相同点和不同点？在设计有效的活动时，你认为其中一种模式比另一种模式更有用吗？如果是，为什么，怎么做？并且说说这两种理论模型还适用于哪些人群和环境？

本章总结

本章的理论建立在基本的社会心理学理论基础上，重点帮助我们理解受众选择食物和饮食行为的动机。这些理论为我们设计增强动机、推动积极思考以及促进行动意向的形成的营养教育活动提供了指导。

健康信念模型

健康信念模型认为，当人们感觉到身体健康状况受到威胁时，才可能会采取行动，但前提是采取行动的好处多于障碍——实际的和心理上的。采取行动的自我效能也很重要。这是一个非常简单的模型，涉及很少的决定因素。

计划行为理论／理性行动方法及其扩展

计划行为理论或理性行动方法扩展了健康信念模型，增加了更多的决定因素来帮助我们理解除身体健康之外的其他动机。它指出，如果人们相信、期望或确信该行动会导致他们想要的结果——从而改善他们对行为的态度；如果对他们重要的人也认为这是一个好主意；如果他们相信自己对采取行动有一定的控制能力，并且有信心这样做，那么他们很可能会采取行动。该理论的扩展来自以下证据：对结果积极的或消极的感受或情绪、人们的个人道德规范以及他们的自我描述也很重要。这些共同激发了采取行动或改变行为的动力。制订具体的行动计划可以帮人们将意向转化为行动，同时还要考虑人们是否具备所需的技能以及环境是否具有支持性。

> 第12章详细介绍了提高积极性的营养教育策略。

选择增强动机的理论

健康信念模型和计划行为理论／理性行动方法都建立在社会心理学的基本理论基础上，强调人们的信念在激励人们采取行动或改变行为方面的核心作用。对行为有一定的控制感或采取行动的自信心／自我效能也很重要。健康信念模型侧重于与健康相关的动机，而计划行为理论可用于广泛的动机。这两种理论对受众从长远来看如何将动机转化为期待的变化，这两种理论都没有提供具体或详细的指导。然而，这些理论在两个方面对我们非常有用，它可以帮

助我们：①明确受众食物选择和做出饮食行为改变的动机；②在考虑环境限制的情况下，设计营养教育课程和材料、布告栏、社交媒体或数字和互联网的内容，从而增强改变的动机、激励决策，并帮助受众明确采取行动或作出行为改变的意向。

这些理论在以下情况非常有用，即你有机会增强受众的积极性，帮助他们做出计划，但不能处处跟进的情况——这在营养教育工作中很常见，例如在工作场所、社区中心、食品仓库、妇幼保健机构、农贸市场、政府食品援助项目或健身中心等（在第5章中描述的理论在你有更多的时间与受众相处并跟进的情况下会更有用）。仔细评估受众和回顾干预研究的证据，将有助于你确定这两个理论模型哪个更适合作为框架去设计特定的营养教育课程或项目。

健康信念模型侧重于食物选择或行为改变的动机，以减少身体健康相关疾病的风险。这个理论虽然简单，但内容有限。

如果你想为受众设计营养教育课程、相关材料、社交媒体活动或项目，强调可感知的风险或需要解决身体健康问题，健康信念模型非常有用（这种模型可能并不适合所有的受众，例如儿童）。这种情况下，我们还需要帮助受众意识到采取行动减少风险的好处，并提供减少障碍的对策。你也可以通过活动和体验来提高他们采取行动的自我效能。在其他场所（如数字媒体或社交媒体）进行短期干预或干预是最有用的，因为在这些场所你可能没有机会追踪你的受众。

计划行为理论／理性行动方法的范围更广，如果你想设计课程、书面材料、媒体宣传材料或电子技术干预，处理除身体健康之外的、有关人们食物选择与与饮食相关行为的多种决定因素，如家庭凝聚力、食品管理或食物系统的可持续性，计划行为理论最有用。决定因素超出了对身体健康的可感知的风险，包括诸如食物偏好、便利性、成本、食物质量、社会和道德规范以及自我或文化认同等决定因素。理性行动方法是一种很好的全方位理论，适用于教员对各类无法长期跟进的人群进行干预，例如在社区中心、食品工厂、工作场所或儿童健康诊所，特别是在我们不知道同一受众是否能够参加几场连续的课程的时候。在食物和进食方面，情感或感觉尤为重要。因此，受众需要品尝和体验健康食物的机会，并探索和理解他们对食物或身体活动的情绪。社会影响的作用可以被包括在内。考虑到环境限制，营养教育工作者可以帮助个体制订具体的计划，实现他们有意识的行动意向。计划行为理论／理性行动方法对于媒体或网络上的宣传活动也很有用。事实上，媒体或电子通信是传递激励信息的特别有用的方式。媒体信息应该与目标受众紧密相关，并且容易被记忆、被理解和易于操作。

当你有机会提供更广泛的活动或随访受众，或者你有一个持续的电子技术干预措施时，你可以使用第5章中描述的理论来帮助受众，将他们的意愿转化为持续的行动。

问题和活动

1. 做出饮食相关行为改变的第一个关键步骤就是激发动机。动机被激发意味着什么？在营养教育的第一步中，主要的教育目标是什么？营养教育工作者怎样做才能最好地实现这一目标？

2. 找一位想要改变饮食习惯或增加锻炼的朋友或亲戚，请采访这个人（并在采访过程中做笔记）。请他／她描述一下为什么他／她认为这种改变对个人来说是重要的，是什么促使了这种改变。你认为理性行动方法与健康信念模型哪个能更好地描述受访者认为改变对个人很重要的原因，请简要说明为什么这个理论更合适。制作一个两列的表格，在第一列中引用受访者的话，在第二列中放入

与引用内容相匹配的基于你选择的理论的决定因素，并说明决定因素与引用内容相匹配的依据。你从活动中学到了什么？

3. 如果你被要求为一群像 Jason（见框 4-3）这样的年轻人设计媒体信息，你认为你想要传达的一两个关键信息是什么？把这些写出来。

4. 你被要求为一群参加表演课的年轻人提供营养教育课程。他们吃很多所谓的垃圾食品。选择一种你关注的行为。你认为哪种理论更适合这个受众／人群？为什么？以 Alicia 或 Maria 的教育计划为模式，根据健康信念模型或计划行为理论／理性行动方法，概述课程内容。

参考文献

Abraham, C., and P. Sheeran. 2000. "Understanding and changing health behaviour: From health beliefs to self-regulation." In *Understanding and changing health behaviour from health beliefs to self-regulation*, edited by P. Norman, C. Abraham, and M. Conner. Amsterdam: Harwood Academic Publishers.

Abratt, R., and S. D. Goodey. 1990. "Unplanned buying and in-store stimuli in supermarkets." *Managerial Decisions and Economics* 11: 111–121.

Ajzen, I. 2001. "Nature and operation of attitudes." *Annual Review of Psychology* 52: 27–58.

Ajzen, I. 2015. "The theory of planned behavior is alive and well, and not ready to retire: A commentary on Sniehotta, Presseau and Araujo-Soares." *Health Psychology Review* 9(2): 131–137.

Arbit, N., M. B. Ruby, and P. Rozin. 2017. "Development and validation of the meaning of food in life questionnaire (MFLQ): Evidence of a new construct to explain eating behavior." *Food Quality and Preference* 59: 35–45.

Arbit, N., M. B. Ruby, G. Stroesser, B. Renner, H. Schupp, and P. Rozin. 2017. "Spheres of moral concern, moral engagement, and food choice in the USA and Germany." *Food Quality and Preference* 62: 38–45.

Armitage, C. J. 2006. "Evidence that implementation intentions promote transitions between the stages of change." *Journal of Consulting Clinical Psychology* 74(1): 141–151.

Armitage, C. J., and M. Conner. 2000. "Attitudinal ambivalence: A test of three key hypotheses." *Personality and Social Psychology Bulletin* 26(11): 1421–1432.

———. 2001. "Efficacy of the theory of planned behaviour: A meta-analytic review." *British Journal of Social Psychology* 40(Pt 4): 471–499.

Bagozzi, R. P., H. Baumgartner, and R. Pieters. 1998. "Goal-directed emotions." *Cognition & Emotion* 12(1): 1–26.

Bagozzi, R. P., U. M. Dholokia, and S. Basuroy. 2003. "How effortful decisions get enacted: The motivating role of decision processes, desires, and anticipated emotions." *Journal of Behavioral Decision Making* 16: 273–295.

Bandura, A. 2000. "Health promotion from the perspective of social cognitive theory." In *Understanding and changing health behavior: From health beliefs to self-regulation*, edited by P. Norman, C. Abraham, and M. Conner. Amsterdam: Harwood Academic Publishers.

Baranowski, T., A. Beltran, T. A. Chen, D. Thompson, T. O'Conner, S. Hughes, C. Diep, and J. Baranowski. 2015. "Predicting use of ineffective vegetable parenting practices with the model of goal directed behavior." *Public Health Nutrition* 18(6): 1028–1035.

Bassett-Gunter, R. L., R. Levy-Milne, P. J Naylor, D. Symons Downs, C. Benoit, D. E. R. Warburton, C. M. Blanchard, and R. E. Rhodes 2015. "Comparison of Theory of Planned Behavior beliefs and healthy eating between couples without children and first-time parents." *Journal of Nutrition Education and Behavior* 47(3): 216–224.

Bazillier, C., J. F. Verlhiac, P. Mallet, and J. Rousesse. 2011. "Predictors of intention to eat healthy in 8-9-year-old children." *Journal of Cancer Education* 26(3): 572–576.

Becker, M. H. 1974. "The health belief model and personal health behavior." *Health Education Monographs* 2: 324–508. Society for Public Health Education; Sage Publications.

Bisogni, C. A., M. Connors, C. M. Devine, and J. Sobal. 2002. "Who we are and how we eat: A qualitative study of identities in food choice." *Journal of Nutrition Education and Behavior* 34(3): 128–139.

Bissonette, M. M., and I. R. Contento. 2001. "Adolescents' perspectives and food choice behaviors in relation to the environmental impacts of food production practices." *Journal of Nutrition Education* 33: 72–82.

Blanchard, C. M., J. Kupperman, P. B. Sparling, E. Nehl, R. E. Rhodes, K. S. Courneya, et al. 2009. "Do ethnicity and gender matter when using the theory of planned behavior to understand fruit and vegetable consumption?" *Appetite* 52(1): 15–20.

Booth-Butterfield, S., and B. Reger. 2004. "The message changes belief and the rest is theory: The "1% or less" milk campaign and reasoned action." *Preventive Medicine* 39(3): 581–588.

Botonaki, A, and K.Mattas. 2010. "Revealing values behind convenience food consumption." *Appetite* 55: 629–638.

Brug, J., E. de Vet, J. de Nooijer, and B. Verplanken. 2006. "Predicting fruit consumption: Cognitions, intention, and habits." *Journal of Nutrition Education and Behavior* 38(2): 73–81.

Chamberlain, S. P. (2005). "Recognizing and responding to cultural differences in the education of culturally and linguistically diverse learners." *Intervention in School & Clinic* 40(4): 195–211.

Cohen, D. A. 2008. "Obesity and the built environment: Changes in environmental cues cause energy imbalances." *International Journal of Obesity* 32: S137–S142.

Conner, M., and P. Norman. 1995. *Predicting health behavior.* Buckingham, UK: Open University Press.Conner, M., P. Norman, and R. Bell. 2002. "The theory of planned behavior and healthy eating. *Health Psychology* 21(2): 194–201.

Crum, A. J., W. R. Corbin, K. D. Brownell, and P. Salovey. 2011. "Mind over milkshakes: Mindsets, not just nutrients, determine ghrelin response." *Health Psychology* 30(4): 424–429.

Diaz, H., H. H. Marshak, S. Montgomery, B. Rea, and D. Backman. 2009. "Acculturation and gender: Influence on healthy dietary outcomes for Latino adolescents." *Journal of Nutrition Education and Behavior* 41(5): 319–326.

Diep C. S., A. Beltran, T. A. Chen, D. Thompson, T. O'Conner, S. Hughes, J. Baranowski, and T. Baranowksi. 2015. "Predicting use of effective vegetable parenting practices with the model of goal directed behavior." *Public Health Nutrition* 18(8): 1389–1396.

Discovery News. 2011. "Americans falsely believe their diet is healthy." https://www.seeker.com/americans-falsely-believe-their-diet-is-healthy-1765153953.html.

Fishbein, M., and I. Ajzen. 1975. *Belief, attitude, intention and behavior: An introduction to theory and research.* Reading, MA: Addison-Wesley.

———. 2010. *Predicating and changing behavior: The reasoned action approach.* New York: Psychology Press.

Garcia, K., and T. Mann. 2003. "From "I Wish" to "I Will": Social-cognitive predictors of behavioral intentions." *Journal of Health Psychology* 8(3): 347–360.

Godin, G., M. Conner, and P. Sheeran. 2005. "Bridging the intention-behavior "gap": The role of moral norm." *British Journal of Social Psychology* 44(Pt 4): 497–512.

Godin, G., and G. Kok. 1996. "The theory of planned behavior: A review of its applications to health-related behaviors." *American Journal of Health Promotion* 11(2): 87–98.

Gollwitzer, P. M. 1999. "Implementation intentions: Strong effect of simple plans." *American Psychologist* 54(7): 493–503.

Gratton, L., R. Povey, and D. Clark-Carter. 2007. "Promoting children's fruit and vegetable consumption: Interventions using the theory of planned behavior as a framework." *British Journal of Health Psychology* 12(Pt4): 639–650.

Grieve, F. G., and M. W. Vander Weg. 2003. "Desire to eat high- and low-fat foods following a low-fat dietary intervention." *Journal of Nutrition Education and Behavior* 35(2): 98–102.

Hagger, M. S. 2015. "Retired or not, the theory of planned behavior will always be with us." *Health Psychology Review* 9(2): 125–130.

Hingle, M., A. Beltran, T. O'Connor, D. Thompson, J. Baranowski, and T. Baranowski. 2012. "A model of goal directed vegetable parenting practices." *Appetite* 58: 444–449.

Iwelunmor J., V. Newsome, and C. O. Airhihenbuwa. 2014. "Framing the impact of culture on health: A systematic review of the PEN-3 cultural model and its application in public health research and interventions." *Ethnicity & Health* 19(1): 20–46.

Jacquier, C., F. Bonthoux, M. Baciu, and B. Riffieux. 2012. "Improving the effectiveness of nutritional information policies: Assessment of unconscious pleasure mechanisms involved in food choice." *Nutrition Reviews* 70(2): 118–131.

James, D. C. 2004. "Factors influencing food choices, dietary intake, and nutrition-related attitudes among African Americans: Application of a culturally sensitive model." *Ethnicity and Health* 9(4): 349–367.

James, D. C., J. W. Pobee, D. Oxidine, L. Brown, and G. Joshi. 2012. "Using the health belief model to develop culturally appropriate weight-management materials for African-American women." *Journal of the Academy of Nutrition and Dietetics* 112(5): 664–670.

Kim, H. S., J. Ahn, and J. K. No. 2012. "Applying the health belief model to college students' health behavior." *Nutrition Research and Practice* 6(6): 551–558.

Kittler, P. G., K. P. Sucher, and M. Nahikian-Nelms. 2017. *Food and culture.* Boston, MA: Cengage Learning.

Kremers, S. P., K. van der Horst, and J. Brug. 2007. "Adolescent screen-viewing behavior is associated with consumption of sugar-sweetened beverages: The role of habit strength and perceived parental norms." *Appetite* 48(3): 345–350.

Lawton, R., M. Conner, and R. McEachan. 2009. "Desire or reason: Predicting health behaviors from affective and cognitive attitudes." *Health Psychology* 28(1): 56–65.

Lawton, R., M. Conner, and D. Parker. 2007. "Beyond cognition: Predicting health risk behaviors from instrumental and affective beliefs." *Health Psychology* 26(3): 259–267.

Leventhal, H. 1973. "Changing attitudes and habits to reduce risk factors in chronic disease." *American Journal of Cardiology* 31(5): 571–580.

Lewin, K., T. Dembo, L. Festinger, and P. S. Sears. 1944. "Level of aspiration." In *Personality and the behavior disorders*, edited by J. M. Hundt. New York: Roland Press.

Lien, N., L. A. Lytle, and K. A. Komro. 2002. "Applying theory of planned behavior to fruit and vegetable consumption of young adolescents." *American Journal of Health Promotion* 16(4): 189–197.

Lillehoj, C. J. L.L. Yap, D. Montgomery, M. Shelley, and S. L. Francis. 2018. "Nutritional risk among congregate meal site participants: Benefits of a SNAP-Ed program." *Journal of Nutrition in Gerontology and Geriatrics* 37(3–4): 204–217.

Lv, N., and J. L. Brown. 2011. "Impact of a nutrition education program to increase intake of calcium-rich foods by Chinese-American women." *Journal of the American Dietetic Association* 111: 143–149.

McCarthy, P., and J. Tuttelman. 2005. "Touching hearts to impact lives: Harnessing the power of emotion to change behaviors." *Journal of Nutrition Education and Behavior* 37(Suppl 1): S19.

McDermott, M. S., M. Oliver, T. Simnadis, E. J. Beck, D. Iverson, P. Caputi, and R. Sharma. 2015. "The Theory of Planned Behavior and dietary patterns: A systematic review and meta-analysis." *Preventive Medicine* 81: 150–156.

McMorrow, L., A. Ludbrook, J. I. Macdiarmid, D. and Olajide. 2016. "Perceived barriers towards healthy eating and their association with fruit and vegetables consumption." *Journal of Public Health*. 39(2): 330–338.

Moss, M. 2013. *Salt, fat, sugar.* New York: Random House.

Moule, J. 2012. *Cultural competence: A primer for educators.* Belmont, CA: Wadsworth/Cengage.

Mullan, B., C. Wong, and E. Kothe. 2013. "Predicting adolescent breakfast consumption in the UK and Australia using an extended theory of planned behavior." *Appetite* 62:127–132.

Naghashpour, M., G. Shakerinejad, M. R. Lourizadeh, S. Hahjinajaf, and F. Jarvandi. 2014. "Nutrition education based on the Health Belief Model improves calcium intake among female students of junior high schools." *Journal of Health and Population Nutrition* 32(3): 420–429.

Norris, J. 2003. *From telling to teaching.* North Myrtle Beach, SC: Learning by Dialogue.

Oenema, A. and J. Brug. 2003. "Exploring the occurrence and nature of comparison of one's own perceived dietary fat intake to that of self-selected others." *Appetite* 41(3): 259–264.

Pelican, S., F. Vanden Heede, B. Holmes, S. A. Moore, and D. Buchanan. 2005. "Values, body weight, and well-being: The influence of the protestant ethic and consumerism on physical activity, eating, and body image." *International Quarterly of Community Health Education* 25(3): 239–270.

Perugini, M. and R. P. Bagozzi. 2001. "The role of desires and anticipated emotions in goal-directed behaviors: Broadening and deepening the theory of planned behavior." *British Journal of Social Psychology* 40: 79–98.

Peters, G-G. Y., R. A. C. Ruiter, and G. Kok. 2013. "Threatening communication; A critical re-analysis and a revised meta-analytic test of fear appeal theory." *Health Psychology Review* 7(Suppl 1): S8–S31.

Petty, R. E., and T. Cacioppo. 1986. *Communication and persuasion: Central and peripheral routes to attitude change.* New York: Springer-Verlag.

Povey, R., B. Wellens, and M. Conner. 2001. "Attitudes towards following meat, vegetarian and vegan diets: An examination of the role of ambivalence." *Appetite* 37(1): 15–26.

Raats, M. M., R. Shepherd, and P. Sparks. 1995. "Including moral dimensions of choice within the structure of the theory of planned behavior." *Journal of Applied Social Psychology* 25: 484–494.

Rhodes, R. E. 2015. "Will the new theories please stand up? A commentary on Sniehotta, Presseau and Araujo-Soares." *Health Psychology Review*. 9(2): 156–159.

Richard, R., J. van der Pligt, and N. K. de Vries. 1996. "Anticipated affect and behavioral choice." *Basic and Applied Social Psychology* 18: 111–129.

Riebl, S. K., P. A. Estabrooks, J. C. Dunsmore, J. Savia, M. I. Frisard, A. M. Dietrich, Y. Peng, X. Zhang, and B. M. Davy. 2015. "A systematic literature review and meta-analysis: The Theory of Planned Behavior's application to understand and predict nutrition related behaviors in youth." *Eating Behavior* 18: 160–178.

Robinson, R., and C. Smith. 2002. "Psychosocial and demographic variables associated with consumer intention to purchase sustainably produced foods as defined by the Midwest Food Alliance." *Journal of Nutrition Education and Behavior* 34(6): 316–325.

Rollnick, S., W. R. Miller, and C. C. Butler. 2008. *Motivational interviewing in health care: Helping patients change behavior.* New York: Guilford Publications.

Rosenstock, I. M. 1974. "Historical origins of the health belief model." *Health Education Monographs* 2: 1–8.

Rozin, P., and A. E. Fallon. 1981. "The acquisition of likes and dislikes for foods." In *Criteria of food acceptance: How man chooses what he eats*, edited by J. Solms and R. L. Hall. Zurich: Foster Lang.

Salovey, P., and D. Birnbaum. 1989. "Influence of mood on health-relevant cognitions." *Journal of Personality and Social Psychology* 57(3): 539–551.

Salovey, P., T. R. Schneider, and A. M. Apanovitch. 1999. "Persuasion for the purpose of cancer risk reduction: A discussion." *Journal of the National Cancer Institute Monographs* 25: 119–122.

Sandberg, T., and M. Conner. 2008. "Anticipated regret as an additional predictor in the theory of planned behavior: A meta-analysis." *British Journal of Social Psychology* 47: 589–606.

Schwartz, S. H. 1992. "Universals in the content and structure of values: Theoretical advances and empirical tests in 20 countries." *Advances in Experimental Social Psychology* 25: 1–63.

Schwartz, S. H. 1994. "Are their universal aspects in the content and structure of values?" *Journal of Social Issues* 50: 19–45.

Schwartz, S. H. and L. Sagiv (1995). "Identifying culture specifics in the content and structure of values." *Journal of Cross-Cultural Psychology* 26: 92–116.

Schwarzer, R. and A. Luszczynska. 2016. "Health Action Process Approach." In *Predicting health behavior.* 2nd ed. edited by M. Conner and P. Norman. Buckingham, UK: Open University Press.

Shabibi, P., M. S. A. Zavareh, K. Sayehmiri, M. Qorbani, O. Safari, B. Rastegarimher, and M. Mansourian. 2017. "Effect of educational intervention based on Health Belief Model on promoting self-care behaviors of type-2 diabetes." *Electronic Physician* 9(12): 5960–5968.

Shahanjarini, A. K., A. Rashidian, N. Omidvar, and R. Majdzadeh. 2013. "Assessing and comparing the short-term effects of TPB only and TPB plus implementation intentions interventions on snacking in Iranian adolescent girls: A cluster randomized trial." *American Journal of Health Promotion* 27(3): 152–161.

Sheeran, P., P. Norman, and S. Orbell. 1999. "Evidence that intentions based on attitudes better predict behaviour than intentions based on subjective norms." *European Journal of Social Psychology* 29: 403–406.

Sigirci, O., K. M., Kniffin, and B. Wansink. 2014. "Eating together: Men eat heavily in the company of women." *Journal of the Society for Nutrition Education and Behavior* 46(Suppl): S105.

Sleddens, E. F. C., W. Kroeze, L. F. M. Kohl, L.M. Bolton, E. Velema, P. Kaspers, S. P. J. Kremers, and J. Brug. 2015. "Correlates of dietary behavior in adults: an umbrella review." *Nutrition Reviews*. 73(8): 477–499.

Sparks, P. M. 2000. "Subjective expected utility-based attitude-behavior models: The utility of self-identity." In *Attitudes, behavior, and social context: The role of norms and group membership*, edited by D. J. Terry and M. A. Hoggs. London: Lawrence Erlbaum.

Sparks, P., M. Conner, R. James, R. Shepherd, and R. Povey. 2001. "Ambivalence about health-related behaviours: An exploration in the domain of food choice." *British Journal of Social Psychology* 6(Pt 1): 53–68.

Sparks, P., R. Shepherd, and L. J. Frewer. 1995. "Assessing and structuring attitudes toward the use of gene technology in food production: The role of perceived ethical obligation." *Basic and Applied Social Psychology* 163: 267–285.

Spector, R. E. 2017. *Cultural diversity in health and illness*. New York: Pearson.

Tak, N. I., S. J. te Velde, C. B. M. Kamphuis, K. Ballm D. Crawford, J. Brug, and F. J. van Lenthe. 2012. "Associations between neighborhood and household environmental variables and fruit consumption: Exploration of mediation by individual cognitions and habit strength in the GLOBE study." *Public Health Nutrition* 16(3): 505–514.

Triandis, H. C. 1994. *Culture and social behavior*. New York: McGraw-Hill.

Verplanken, B., and S. Faes. 1999. "Good intentions, bad habits, and effects of forming implementation intentions on healthy eating." *European Journal of Social Psychology* 29: 591–604.

Wansink, B. 2006. *Mindless eating: Why we eat more than we think*. New York: Bantam Dell.

White, K. M., D. J. Terry, L. A. Rempel, and P. Norman. 2010. "Predicting the consumption of foods low in saturated fats among people diagnosed with type 2 diabetes and cardiovascular disease. The role of planning in the theory of planned behavior." *Appetite* 55(2): 348–354.

Wieber, F., J. L. Thurmer, P. M. Gollwitzer. 2015. "Promoting the translation of intentions into action by implementation intentions: Behavioral effects and physiological correlates." *Frontiers of Human Neuroscience.* 9: 395.

Williams-Pethota, P., A. Cox, S. N. Silvera, L. Moward, S. Garcia, N. Katulak, and P. Salovey. 2004. "Casting messages in terms of responsibility for dietary change: Increasing fruit and vegetables consumption." *Journal of Nutrition Education and Behavior* 36(3): 114–120.

第 5 章

提高行为改变和采取行动的能力

概述

　　本章继续以社会心理学的基本方法为基础并对其进行扩展，重点介绍营养教育设计中常用的关键理论，有助于个体促进行为改变过程并增强动机。本章围绕"如何"采取行动，侧重于讲解食物与营养知识和行为技能、心理自我调节技能（自我导向改变技能）在培养个体行为改变能力方面的

关键作用。同时借助真实世界案例和范例，展示如何将理论转化为成功的营养教育实践。促进行为改变的具体策略将在第 13 章详细介绍，如何通过各种媒体向受众提供营养教育的实践指导则在第 16~18 章展开。

本章大纲

- 营养教育提升行为改变能力：重点是如何采取行动
- 深入理解促进行为改变和营养教育成功的理论
- 社会认知理论
- 在营养教育中运用社会认知理论促进行为改变

- 健康行动过程取向理论：基于社会认知理论
- 在营养教育中运用健康行动过程取向理论促进行为改变
- 本章总结
- 选择运用合适的理论促进行为改变

学习目标

本章学习结束，你应该能够：

- 描述一般社会心理学理论框架如何通过研究扩展成几个理论模型，为促进饮食行为改变和采取行动提供理论指导
- 描述健康行为改变的关键理论，尤其是社会认知理论和健康行动过程取向理论

- 论证如何在调查和干预实践中使用相关理论帮助个人将行动意向转化为饮食行为改变
- 描述如何利用这些理论设计营养教育，以促进行为改变的启动和维持

营养教育提升行为改变能力：重点是如何采取行动

　　在改变行为或采取行动前，个体一定要相信新的行为是可取、有效和可行的，是符合自己价值观和文化传统的，认为其是当下想做的，除此之外，还要具有行为改变或采取行

动的信心。营养教育的首要功能是指导行为改变，第 4 章介绍了社会心理学理论如何应用于动机过程。然而，将意愿和意向转化为行动并不容易，就像我们曾经在新年、生日或其他重要时刻下的决心最终也很难实现一样，迈出第一步往往是最困难的。举例来说，Ray 知道如果要避免患糖尿病，就需要减肥并注意饮食，他在每个生日都下定决心要这样做，但总是没过几天就放弃了。

深入理解促进行为改变和营养教育成功的理论

社会心理学研究和理论可为营养教育工作者提供哪些有效手段，以帮助个体和群体将行为意向转化为行动？当人们在思考是否要改变他们的食物选择或饮食行为时，信念、态度、感受和动机占主导地位，此时需要多种技能促使其从思考和意向转化为实际的行为改变。除了必备的食品与营养相关的知识和技能外，研究证据还表明，个体还需要拥有制定具体行动目标或制订计划落实动机的能力和贯彻执行的能力。最有效的工具来自社会认知理论（social cognitive theory, SCT）（Bandura 1986, 1997, 2001, 2004）和强调自我效能和自我调节的相关理论或模型，例如健康行动过程取向理论（health action process approach）（Bagozzi 1992; Gollwitzer 1999; Schwarzer and Luszczynska 2015; Sniehotta, Scholz, and Schwarzer 2005）。心理学家所说的自我调节是指个体能够思考、有意识地选择要做什么、从而指导或"调节"自己行为的能力，也被称为"自我导向改变的技能"。这些理论和方法类似于第 4 章所介绍理论中的增强健康饮食相关行为动机的实施意向。然而，第 4 章并没有提到如何帮助个体做出改变的内容。本章中的理论扩展了基本的社会心理学理论框架，除增强动机外，还为营养教育工作者提供了如何提高人们采取行动和改变饮食行为能力的理论指导。这里介绍了几个对营养教育工作者有用的重要理论。

社会认知理论

社会认知理论认为，行为是个人信念的结果，且行为和环境因素相互影响。特别是个体对于自我效能的信念是产生动机和开始行动的关键。环境塑造个体行为，但个体同时具有能动性，即通过自我调节或自我导向能力对环境和自身行为产生影响。这一理论帮助营养教育工作者设计增强个人信念和动机的营养教育策略，通过提高知识和技能为个体的行为改变赋权，并增加行动的环境支持。

为分析和理解人类的思想、动机和行为，Bandura（1986, 1997, 2001, 2004）提出并建立了社会认知理论。此理论已成为当前营养教育和健康促进领域广泛应用的理论。除了为理解行为动机的决定因素提供框架外，该理论还描述了行为改变的潜在过程，营养教育工作者可以依据这些过程来设计活动，为人们采取行动赋权。

社会认知理论认为，个人、行为和环境决定因素以一种动态的、相互作用的方式影响健康行为。个人决定因素（personal determinants）包括人们的信念、动机及感受，特别是他们对行为结果的期望、自我效能或通过行动产生理想效果的信念。行为决定因素（behavioral determinants）包括与食物、营养和健康相关的知识和技能。这些个体实现期望行为所需要的知识和技能统称为行为能力（behavioral capability），调节、管理或控制个人行为的技能，称为自我调节技能。环境决定因素（environmental determinants）包括除个人以外的因素，比如能够促进或阻碍预期行为表现的个人和社会环境。

这些决定因素之间的关系以及它们与行为之间的关系如图 5-1 所示。图中左边的决定因素是各种增强动机的行为或动机的个人决定因素，重点是为什么（why）改变行为，右边是来自食品与营养科学及心理学领域的决定因素，它们能够促进如何（how）改变饮食行为的能力。环境中的社会结构因素为改变提供了促进因素和阻碍因素，两个方向的多个箭头说明了这些因素是如何相互关联的。行为的结果提供了一个反馈回路去影响结果预期和自我效能，这反过来又影响未来的行为。在环境影响个人行为的同时，该理论还关注人们通过改变环境以适应自身需要，和通过参与集体行动，为整体利益而改变环境的潜力。

理论是对现实的抽象和一定程度上的简化，健康心理学家给行为改变的决定因素起了特定的名字，以表明其对行为改变影响的类别，这些类别中的内容来自对受众的采访或者相似群体或人群的研究文献。

表 5-1 总结了社会认知理论中行为改变的决定因素，以及如何将其用于营养教育设计中。

个人动机决定因素：关注个人能动性并赋能

社会认知理论认为，我们的行为受到一系列自我想法或信念的影响。该理论特别强调提前思考和计划的能力、对自我能力和行为以及生活追求的意义和目的的反思。因此，我们有能力采取有意向或有目的的行动。尽管未来不能作为当前行为的决定因素，但通过表象能力进行认知表征（cognitive representations）可以对当前行为产生强烈的激励作用。在众多与人相关的因素中，对激励行为起重要作用的两个主要决定因素是结果预期和自我效能（见图 5-1）。

结果预期（行为预期结果）

社会认知理论认为，大多数行为是基于我们对特定行为或行为模式的预期结果，以及我们对这些结果重视程度的信念所促成的，这些信念被称为结果预期的决定因素，也被称为行为预期结果。例如，如果一位母亲相信母乳喂养会促进婴儿健康，并且希望她的孩子健康，她就会用母乳喂养孩子。因此，该决定因素与计划行为理论中的结果预期或预期行为结果相同，与健康信念模型中目标行为的感知益处和障碍相同。社会认知理论指出，个人会选择获得最大化积极结果，最小化消极结果的行为。行为结果/结果预期的信念的 3 种形式可以是积极的，也可以是消极的。

- 身体结果：这些是伴随目标行为而感知的身体和健康效应。积极结果与其他理论中的感知益处类似，而消极结果与感知障碍类似。
- 社会结果：这些是感知行为的社会结果。满足社会期望的

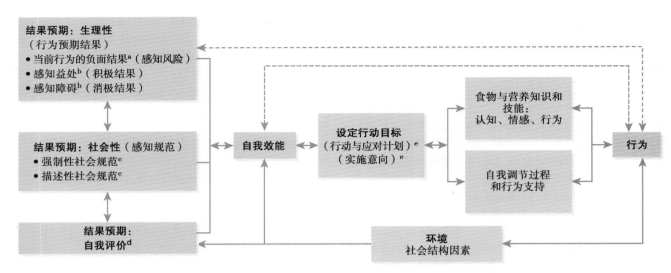

图 5-1   社会认知理论

Data from Bandura, A. 2004. Health promotion by social cognitive means. *Health Education and Behavior* 31（2）: 143-164.

a. 当前行为的负面结果是该理论中生理结果预期的一部分

b. 在该理论中，对目标行为的感知益处和感知障碍分别称为积极和消极结果预期

c. 感知规范（包括强制性社会规范和描述性社会规范）在该理论中被称为社会结果预期

d. 自我评价（包括自我表征和自我认同）在该理论中被称为自我评价结果预期

e. 实施意向和行动/应对计划在该理论中被称为行动目标设定

注：社会认知理论的大前提是"互惠决定论"，即个人因素（激励决定因素）、行为因素（行动促进决定因素）和环境相互作用。这就是为什么在行为和决定因素，以及环境和激励因素之间有两个箭头连接

表 5-1

社会认知理论：主要决定因素及其在营养教育干预中的应用

行为改变的决定因素	定义	在营养教育中的应用
个人因素		
结果预期（行为预期结果）：客观存在的积极结果＝感知益处 消极结果＝感知障碍	个人相信通过执行目标行为给他们带来的改变。积极结果代表对做出行为改变感知到的益处；消极结果代表对做出行为改变感知到的障碍	提供增加积极结果的活动/感知到采取行动的益处，例如，宣传水果和蔬菜在降低癌症风险方面的积极作用。帮助个人识别阻碍其采取健康行动的因素，为感知到的障碍，并通过活动使行动易于理解和实施来为他们的行为改变能力赋权
结果预期（行为预期结果）：社会性	个人相信或期望如果他们做出行为改变，会发生什么社会性结果，不论积极、消极与否（类似于社会规范）	设计要传达给受众的信息和活动，使适当的食物分量和健康饮食成为社会规范（例如，让青少年觉得吃水果和蔬菜很酷；展示与受众相似的采用母乳喂养方式养育孩子的妈妈们）
结果预期（行为预期结果）：自我评价（积极和消极的）	如果个体做出行为改变，他们相信或期待的自我感受是什么，包括积极的和消极的感受	强调从行为中获得的自我满足和自我价值（例如，"当我吃本地的水果和蔬菜可减少碳排放对环境是有益的"）
自我效能	个人对自己有能力采取产生其期望结果所需行为的信心，是动机和行动的关键因素	通过传递清晰有针对性的信息，并逐步地进行改变来帮助个人取得成功。树立榜样，并提供有关食物和营养的经验分享（例如，食品标签、烹饪、园艺、宣传）。对个人行为进行积极反馈和鼓励，减轻身体或其他方面对新食物或新行为产生反应的担忧
行为因素		
食品与营养知识和技能（行为能力）	个人执行行为所需要的食物营养知识，以及认知、情感和行为技能	通过介绍、讲义、演示、视频和其他方式，提供必要的知识和认知技能，以便采取行动，并通过讨论和辩论来培养批判性思维能力。还要培养情感技能，如应对压力及行为技能，如食品采购和储存、烹饪技能，食品安全处理和准备技能以及蔬菜种植技能 使用可重复的多媒体方法，方便强化练习，熟练掌握上述技能
自我调节/自我导向改变的技能	通过有意识和有目的的选择指导自己行动或行为的能力；包括能够制订合适的行动计划并付诸实施的技能	为个人提供指导和实践机会，培养其有意识地选择行为并执行的技能：评估他们的价值观和当前行为，制定行动目标或制订计划。监测自己实施目标的进程，自我激励和解决困难。情感应对和压力管理技能也是寻求社会支持的方法

表 5-1
社会认知理论：主要决定因素及其在营养教育干预中的应用（续）

环境因素		
环境：社会结构因素，促进因素和阻碍因素	存在于社会结构因素中的实际促进因素和环境障碍	通过选择可实现的行动目标和采取集体行动来帮助小组建立集体效能；与政策制定者和决策者合作，创造支持性环境
行为改变策略*		
观察性学习/树立榜样	通过观察别人的行为示范和该行为的结果来学习执行行为	树立可信赖的榜样；进行与目标行为相关的实物演示，如制作全谷物的烹饪方法；在专业人员指导下，为小组提供练习的机会，以提高其对烹饪方法的掌握程度
强化	对增加或减少其发生可能性的个人行为的反应	以激励形式提供外部强化，如实现目标奖励 T 恤、钥匙链或抽奖券。为自己的成就提供内部或自我强化的机会

* 第 13 章详细讨论了行为改变策略。

行为，如感知强制性社会规范（他人认为我应该做什么）和描述性社会规范（他人的态度和行为），会带来积极的反应，比如青少年喝苏打水；而违反社会规范会带来社会谴责，代表消极结果，例如某些文化背景下在公共场合进行哺乳。

■ 自我评价结果：这些是我们对自己行为的积极和消极反应。我们会采取一些能带来满足感和自我价值感的行为，例如，成功哺乳、成为好父母或者每天步行 1 小时；我们避免采取让自己不满意的行为，例如，当某一行为会让我觉得没有很好地照顾家人。Bandura（2004）认为，对个人成就的自我满足是一种强大的行为动机，通常比有形的奖励更重要。

感知风险

感知风险并不是社会认知理论中明确指出的决定因素。然而，Bandura（2004）认为，感知当前行为或未采取健康行为的消极结果，作为行为的结果预期/预期结果的一部分，与感知风险类似。

自我效能

虽然我们对健康或行为的其他结果或风险的信念是改变的先决条件，但我们需要自我效能来克服障碍，采取和保持健康行为（Bandura 1989, 2004）。自我效能是一种信念，即我们有能力通过行动产生预期结果。具体来说，饮食自我效能是指我们有信心成功开始并坚持预期行为，即使有困难也能克服，例如当我们工作累了一天或孩子们吵着要马上吃饭，以及面对诱惑时，仍能坚持烹饪健康食物。自我效能既包括技能，也包括我们能够有效地、持续地使用这些技能的信心。研究表明，自我效能水平越高，我们投入的努力就越多，对新学到行为坚持的时间就越长，尤其是在面对困难时。事实上，自我效能是改变行为的主要动力，也是采取行动的推动力。自我效能倾向于特定的行为，例如，一个人可能有信心为家人准备一顿简单健康的饭菜，但没有信心每天跑 4.83km。

更大背景下的自我效能：个人能动性与赋权感

自我效能不是以自我为中心，也不是只关注个体，它在自我反省及道德和社会行为的背景下承载了个人能动性的概念。

社会认知理论认为，我们不仅可以培养个人行为的自我效能，还可以将自己视为能够掌控自己生活的主体。这种个人能动性（personal agency）或赋权感（sense of empowerment）可以被定义为一种对自我能力的超强感知，即我们有能力、有意识地选择对自己的思想、情感和行为以及影响我们生活的环境条件和压力因素施加影响，以产生我们所期望的效果（Bandura 1997, 2001）。我们只有相信可以通过行动取得预期结果，才能拥有采取行动的动力。这样的个人能动性是基于技能的学习，不是意志力，可能会产生积极的生理影响，从而进一步增强赋权感和控制感（Bandura 2001；Wieber et al. 2015）。

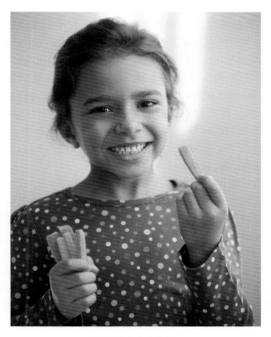

把胡萝卜作为零食
© Jose Luis Pelaez Inc/DigitalVision/Getty Images.

行动目标设定

当个体相信采取行动或改变行为的积极结果或益处超过消极结果或障碍，并且即使面对困难也有信心能采取该行为（或自我效能高）时，他们就会作出决定或形成意向以参与行动或行为，并根据该意向制订行动计划。这就是行动目标，过程即是行动目标的设定。这类似于第4章中所介绍的计划行为理论中的实施意向。

促进行为改变的决定因素

与促进饮食行为改变相关的决定因素包括采取行为所需的食物和营养相关知识与技能，以及自我调节/自我导向技能——通过有意识的选择和行动来影响行为的能力。

促进改变的食物和营养知识与技能（行为能力）

个体为实现所选择的行为改变目标所需的食物和营养知识与技能，被健康心理学家称为行为能力，包括知识和认知技能、情感技能和行为技能。

知识和认知技能

此外，知识是实现所期望的行为或行为改变所需要的，因此，它是功能性的，或属于"如何做（how-to）"类型：

- **事实性知识**：事实性知识包括食品与营养信息以及使用方法，例如有关营养素和食物来源的信息、MyPlate饮食模式或膳食指南信息以及如何阅读食品标签等简单技能。如果要对尝试采取行动的个人或家庭有所帮助，那么信息必须具有针对性。
- **营养素养**：营养素养类似于事实性知识，是获取和理解营养信息所必需的能力（Carbone and Zoellner 2012；Zoellner et al. 2011；Krause et al. 2018）。在提供食品与营养知识时需要考虑一些群体的特殊性，对于阅读能力有限的受众来说，参观超市、学习基本烹饪课程以及简单的健康膳食建议等实用的直观体验更有效（Silk et al. 2008；Carbone and Zoellner 2012）。对于有健康风险或患有营养相关疾病（例如2型糖尿病或乳糜泻）的受众，需要结合健康管理知识（Institute of Medicine 2002，2004；Carbone and Zoellner 2012）。此外，对于所有受众来说，找出他们对食品与营养知识的误解更能解决问题。一些研究人员会在定义中包括下文所述的更广泛的食物素养技能（Vidgen and Gallegos 2014；Velardo 2015）。
- **过程性知识**：过程性知识是关于如何做的知识，或解决给定认知任务的决策规则，包括相对简单的技能，例如如何阅读食谱，或更复杂的任务，例如描述在窗台上种植草药的步骤。通过获得这些知识，人们可以开发出给定信息领域的知识结构或图式——也可以称之为个人概念框架。
- **决策能力和批判性思维能力**：批判性思维能力是分析、评估和综合的高级思维技能的整合，包括解决问题的决策能力。人们所面临的许多日常情况中都需要这些技能，例如为家人准备什么食物、选择最佳育儿方法或计算食品预算。食物选择标准也变得更加复杂，不仅要考虑身体健康，还要考虑对生态的影响（例如，传统、有机、本地食物），道德/伦理问题（例如，是否吃肉），社会公平问题（例如，谁生产了食品，在什么工作条件下生产的）以及食品安全问题。此外，鉴于世界粮食系统（包括对生产、加工、运输和销售粮食的复杂系统的理解，以及利用这种理解做出促进健康、利于社区和环境的明智决定的能力）保持可持续发展十分重要，因此，在设计行为改变活动时，营养教育工作者可以帮助个人提高他们的批判性思维能力，以便根据预期行为改变做出明智的选择。

情感技能

即使人们意识到需要做出改变并且知道如何改变，但由于目前的行为在心理或文化上通常又是适宜的，所以也很难改变。因此，任何饮食上的改变都会使人们造成一些矛盾心理。所以，需要各种方法来应对他们在打算采取行动或做出改变时可能伴随的矛盾情绪和感受。

- **延迟满足**。培养人们延迟短期满足（即吃不太美味但健康的食物）的能力，以获得长期的个人和社会利益。
- **有效沟通技能**。人们可以通过学习来提高表达健康饮食需求的能力，并与家人协商，使家庭需求和个人的健康饮食需求同时得到满足。这意味着人们需要学会坚定自信与合作。
- **应对技能**。对于一些人来说，很多情况下可能会带来进食压力，比如在无聊或聚会时的进食，而学习些技能应对这些情况就显得十分重要。

行为技能

个体虽拥有食物与营养知识和技能，且产生了动机，但仍需要学习相应的行为技能来实现期望的行为改变。

- **与执行期望行为相关的行为技能**：这些技能包括购买、储存和烹饪食物。人们通过实践来发展行为技能，比如准备健康零食、烹饪素食、安全的食品处理方式、母乳喂养或练习与食品相关的育儿技能。营养教育工作者可通过展示这些技能，为个人提供实践机会，促进个体学习获得行为技能，也称之为树立榜样和有指导的实践。

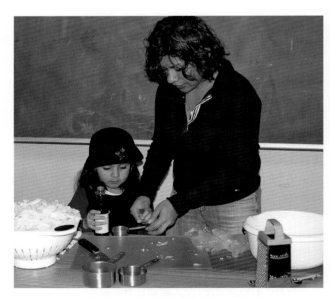

在WIC，一位母亲正在帮助女儿做饭
Courtesy of USDA.

■ 食品知识和技能：以前人们对于食物知识和准备食物的方法了解较多，但在快餐和方便食品风靡的现代，不同年龄段的人们对于食品知识和技能的需求与日俱增（Vidgen and Gallegos 2014）。食品知识和技能涉及食品的计划、选择、管理和准备等相关知识和技能，以及人们实现饮食需求的信心。简而言之，食品知识的普及为实现终身食品健康行为提供了必要的保障（Azevedo et al. 2017；Vidgen and Gallegos 2014；Krause et al. 2018；Truman and Elliot 2019）。

自我调节/自我导向技能及行动目标设定

自我调节（self-regulation）是心理学家提出有关个人为发展能力而进行自主思考，并通过行动指导做出主动选择的过程。简单来说，它是指个人为了改变行为而做出的所有努力，也被称为自我控制（self-control）。然而，该术语含义是指个人对自己的行为进行主动控制或选择的能力，因此使用自我导向改变（self-directed change）或自我管理（self-management）则更为准确。

自我调节不是通过意志力，而是通过学习一套技能来实现的，特别是健康心理学家提出的行动目标设定技能（Bandura 1986；Cullen, Baranowski, and Smith 2001；Shilts, Horowitz, and Townsend 2004, 2009）。制定行动目标的技能包括制订具体行动计划并坚持到底。因此，这一过程被称为设定行动目标或行动计划（Zhou et al.2015）。随后，个人通过学习与食品和营养有关的知识和技能执行行动计划。

为什么设定具体的行动目标是重要的？设定行动目标（也称行动计划）可以提高个体行动的动机，因为这意味着他们已经作出了采取行动的承诺；培养了他们的兴趣，因为在这个过程中他们积极参与；建立了他们对自我效能感和掌控力的感知；创造了达到目标时的自我满足感和成就感。设定行动目标需要提前制订计划，所以能够减少每次遇到新情况就做一次决定的麻烦和压力（Gollwitzer 1999）。第 13 章详细介绍了如何制定具体的（specific）、可测量的（measurble）、可实现的（achievable）、现实的（realistic）、有时限的（time-sensitive）（SMART）行动目标。

强化

强化（reinforcement）是指对个体行为的反应，增加或减少该行为发生的可能性。我们通过使用对个体或群体有强化价值的行为或物品来实现外部强化，比如给完成学校任务的孩子贴上贴纸、赠予 T 恤衫、证书或其他奖励。内部强化是指个人感知到该行为对自己的价值，从而鼓励其再次行动。

预防复发和保持改变

预防复发是一种侧重于维持新行为的策略。该策略包括认知重建（cognitive restructuring），例如在健康饮食行为上，使用积极想法代替消极的、不正常的或扭曲的想法（因为我吃了巧克力蛋糕，所以我是个坏人），消除或避免环境中的不健康饮食（如避免在家庭食品柜中存放糖果），以及在环境中增加健康饮食（如家里桌面上放置干净水果）。

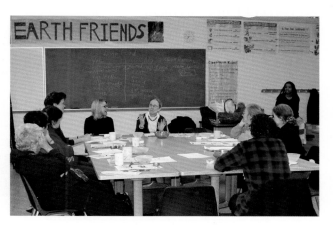

学习如何为健康生活制订行动计划
Courtesy of Fredi Kronenberg.

环境因素

社会认知理论将情境（situation）与环境（environment）区分开来，情境是指人们对环境的感知或认知表征，而环境则是指影响人们行为的外部因素。

环境对行为的影响

如第 2 章所述，许多环境因素会影响个人的行为。无论我们喜欢与否，许多物理和社会结构环境都会对我们造成影响，例如，工作单位或社区健康食品的供应情况，以及家人或朋友是否喜欢吃水果蔬菜的社会环境。

从环境中观察学习

环境也是树立榜样行为的来源。一种方式是通过个人的经历体验进行试错学习，即从自身行为所产生的结果中得到反馈的过程。然而，我们也会观察他人的行为和结果进行学习。例如，孩子会通过观察学习其父母来了解世界；青少年通过观察同龄人、有影响力的成年人、名人和公众人物的饮食行为进行学习。营养教育工作者可使用观察性学习或行为示范策略来影响人们的行为，如指出榜样行为或演示食物相关技能（例如烹饪）。

个人对环境的影响

虽然环境对我们一直有影响，但同时我们可以控制自身对于环境的反应，并在环境中采取行动，努力改变环境。我们与环境始终存在相互作用并且与环境相互影响。我们尝试解读、应对环境，寻求与环境共处或改变环境。我们可通过个体或集体的方式影响环境，例如，个人可以通过影响家庭的购买需求或在工作场所/学校倡导营养政策以此改善营养水平。也可以通过集体共同努力，呼吁立法者制定改善城市环境的政策，比如在低收入社区、健康食品供应不足的地区或者步行街修建更多超市。因此，营养教育工作者需要寻求与决策者或其他人合作，创造良性环境，具体方法会在第 6 章详细介绍。

来自调查和干预研究的证据

虽然大多数研究并未使用完整的理论模型，但在膳食领域已有大量干预研究使用了社会认知理论，下面将以部分研究为例解释该理论。

问卷调查研究

- 青少年问卷调查：社会认知理论可以作为设计开放式访谈或问卷调查题目的基础。表 5-2 给出了一个例子，说明如何使用社会认知理论设计问题，以确定美国低收入青少年的水果和蔬菜消费的影响因素（Molaison et al. 2005）。

表 5-2
基于社会认知理论设计影响美国低收入青少年水果和蔬菜消费因素的调查问题

开放式问题	社会认知理论决定因素
环境	
现在你家冰箱或橱柜存放了什么水果（蔬菜）？	环境
你在家以外的地方吃过水果（蔬菜）吗？具体在哪里？	环境
行为技能	
在家时，你会帮忙准备饭菜和零食吗？一般是哪类？	行为
个人信念	
你认为如果你不吃水果（蔬菜）会发生什么？	结果预期（预期行为结果）：身体性
你想吃更多的水果（蔬菜）的原因是什么？	结果预期（预期行为结果）：身体性
如果你想吃更多的水果（蔬菜），你能做到吗？为什么？你通过什么方式获得水果（蔬菜）？	自我效能
家人和朋友	
你认为你的朋友（家人）会帮你吃更多的水果和蔬菜吗？	社会支持
如果其他人不想吃水果（蔬菜），但你想吃水果（蔬菜），你会怎么做？	结果预期（预期行为结果）：社会性
你和你的朋友吃水果（蔬菜）的原因是什么？	结果预期（预期行为结果）：社会性

This article was published in *Journal of Nutrition Education and Behavior 37* (5), Molaison, E. F., C. L. Connell, J. E. Stuff, M. K. Yadrick, and M. Bogle, Influences on fruit and vegetable consumption by low-income black American adolescents. Pages 246-251, Copyright the Society for Nutrition Education 2005.

针对儿童的研究

- "选择、控制和改变"是一项针对中学生的肥胖预防项目，其重点是通过结果预期（为什么采取行动），以及目标设定、自我调节或自我导向能力（如何采取行动）来培养个体能动性。一项研究发现，与对照组的学生相比，虽然干预组的学生蔬菜水果摄入量没有增加，但他们含糖饮料、零食和快餐的摄入量明显减少，步行次数增加，电子屏幕使用时间减少。干预组学生对行为的积极结果预期、自我效能、目标意向、能力和自主性显著增加（Contento et al. 2007, 2010）。详细介绍见营养教育行动 13-1（第 13 章）。
- 一项为期 3 个月增加伊朗小学生水果和蔬菜摄入量的干预研究发现，干预组小学生的水果和蔬菜摄入量增加，社会认知理论中的行为能力、困难情况下的自我效能、选择水果和蔬菜的自我效能、社会支持和观察性学习等方面的得分显著提高（Najimi and Ghaffari 2013）。
- "吃得健康（EatFit）"是一项针对中学生饮食和身体活动行为的干预研究（Horowitz, Shilts, and Townsend 2004）。结果发现，与没有设定目标情况下的干预措施相比，在干预措施中设定指导目标可以改善学生的饮食行为、身体活动行为和身体活动自我效能（Shilts et al. 2009）。
- 关于增加儿童水果和蔬菜摄入量的研究综述发现，支持性环境、培养行为技能或能力、帮助青少年评估社会和媒体影响，以及通过同龄人、父母或通过漫画书、视频和社交媒体树立榜样有助于增加儿童的水果蔬菜的摄入量（Gaines and Turner 2009）。

针对成年人的研究

- 在美国弗吉尼亚州的 14 个教堂进行的健康指导（Guide-

To-Health Trial, GTH）试验，基于社会认知理论，通过线上进行 12 周每周 1 次的健康指导，根据是否有相关支持分为两组，即有支持（GTH-Plus）和无支持（GTH-Only）组。研究发现，GTH-Only 组受试者水果、蔬菜和膳食纤维的摄入量有所改善，GTH-Plus 组受试者的进食步骤以及脂肪和膳食纤维的摄入量有所改善。以上受试者的改变主要是通过自我效能、自我调节和社会支持实现的（Anderson et al. 2010）。

■ 为了解家庭环境，一项针对母亲的研究发现，在自我效能、自我奖励和自我监测方面得分最低三分之一的母亲中，能量、脂肪和胆固醇的摄入量更高，而水果和蔬菜、纤维素、维生素 C、镁和钾的摄入量低于得分高的母亲（Byrd-Bredbenner et al. 2011）。

■ 一项针对大学员工的研究发现，结果预期的变化显著预测了受试者 5 个月后水果、蔬菜和低脂食物摄入量的改变，自我效能的显著变化预测了受试者对于低脂食物摄入的改善（Doerksen and McAuley, 2014）。

■ 使用信息技术的自助、锻炼和饮食（Self-Help, Exercise and Diet using Information Technology, SHED-IT）是一项针对男性减肥计划的随机对照试验。对男性执行基于社会认知理论的任务程度的检查发现，设定行动目标的数量和保持自我监测记录的数量预测了减重情况（Morgan et al. 2014）。

■ 针对乳腺癌和前列腺癌幸存者的"新起点（FRESH START）"计划，由一个按顺序且针对患者定制的饮食和锻炼干预组成。该计划侧重于行动线索、自我效能、技能发展、设定行动目标和行动目标强化，结果表明，减少脂肪摄入量和增加水果蔬菜摄入量的自我效能会促进受试者的行为和饮食质量的总体提高（Demark-Wahnefried et al. 2007）。

促进行为改变的资源

许多知名在线资源课程都专注于技能培养，包括政府、大学、合作机构和营养组织在网上提供的许多指导手册、食谱和视频。与其他国家类似，USDA 为膳食指南和其他指南针对的每种行为提供了"10 条建议"。在互联网上可发现各种食谱，与营养相关的疾病预防建议，以及帮助设定目标的工具。

涉及小组课程的基于理论的干预

本章着重于指导营养教育工作者在几个课程的时间或一段时间内与受众一起开展的干预活动。预防糖尿病的干预措施就是典型的例子。糖尿病是一种慢性病，患病后使人逐渐衰弱，因此预防其发病至关重要。美国国家糖尿病预防计划（Diabetes Prevention Program, DPP）已经表明，通过鼓励有患糖尿病风险的参与者在一个支持性小团体环境下吃得更健康、增加身体活动、适度减重，以实现糖尿病患病风险降低一半的目标。预防需要参与者的努力和坚持，因此需要有一定时间和强度的计划。

糖尿病预防计划（Prevent T2）主要由 13～16 次的每周 1 小时课程和每月 1 次的随访组成。经调整，该计划已广泛应用于多民族和多文化群体（Ockene et al. 2011；Sattin et al. 2016；Yeh et al. 2016）中，具体流程将在第 18 章中详细介绍。

这些课程以本章提到的诸多决定因素为基础，如激励性和促进性的决定因素，尤其关注如何采取并保持健康饮食和运动习惯的行为以及自我调节技能。参与者可通过练习框 5-3 中提到的大部分技能，设定目标，监督自己的进展，学会解决遇到的障碍，并且每周检查计划进展以及分享经验。

涉及媒体的基于理论的干预

虽然大多数营养教育项目都是面对面开展的，但其他途径也可开展项目。营养教育行动 5-1 描述了一个预防学龄前儿童肥胖的网络项目（更多示例见第 17 章）。

社会认知理论的要点

■ 社会认知理论指出，个体具有主观能动性，可以发展技能从而有能力、有意识地影响自己的生活思想、感情和行为以及环境条件进行改变，从而实现个人改变和社会改变。这些技能基于个体确信执行特定行为能够有效实现他们期望的结果，即使遇到挫折也可以坚持执行。因此，自我效能是改变的主要决定因素。培养行为技能和自我调节、自我导向、自我管理技能和目标设定，是个人改变的关键过程，并且食物与营养知识和技能也很重要。框 5-1 总结了行动目标设定的重要性。

营养教育行动 5-1　家庭方式：预防学龄前儿童肥胖的网络项目

肥胖是目前影响儿童健康的主要问题之一，也是导致其他健康问题的重要原因，并且所导致的健康问题往往会持续到成年。环境因素是预防肥胖和促进健康的重要部分。孩子的大部分时间在家中度过，故其环境因素主要为家庭环境。HomeStyles 是一项基于网络的家庭计划，旨在激励和帮助父母塑造良好的家庭环境和生活行为习惯，防止学龄前儿童超重或肥胖。

理论应用： 该计划使用社会认知理论指导制订行为改变计划，特别是父母的饮食信念和饮食与预期健康结果之间联系的

信念，实现与健康饮食能力相关的自我效能或信心，以及实施食品相关的自我调节行为（使用食品标签，减少晚餐期间的看电视时间来改善环境，以及将食品采购和备餐作为奖励）。由组织者和受试家庭组成小组讨论确定该项目相关的影响因素，以便及时解决问题。

过程： HomeStyles 由 12 个短指南（每个 15 分钟）组成，以电子版方式提供（英语和西班牙语网站、电子邮件、电子书）。这些指南向参与者传达了明确的、可操作的、以行为为重点的信息。

营养教育行动 5-1   家庭方式：预防学龄前儿童肥胖的网络项目（续）

健康的家庭生活方式（实验条件）

营养
- 经常与家人一起吃饭
- 提倡适合的家庭用餐时间
- 反思饮料的选择
- 提供与年龄相匹配的餐量
- 鼓励更多的水果和蔬菜的摄入
- 鼓励吃谷类早餐
- 鼓励父母共同积极参与的喂养实践
- 控制电视广告对食物选择的影响

身体活动
- 留出快乐、积极的家庭玩耍时间
- 把使用电子屏幕时间换成体力游戏

睡眠
- 促进充足睡眠

促进儿童生长发育
- 通过健康营养、身体活动和睡眠（小憩）等措施促进儿童生长发育

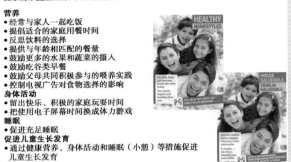

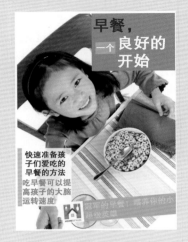

该指南封面上有可激发读者兴趣的短语标题。之前的调查结果显示，父母想要的是欢乐有趣、别出心裁或快速有效的主题，而非控制或改进的主题。

指导	决定因素	信息
以下是专家的说法	感知行为益处	愉快的家庭餐是一种轻松的方式，可以让你开心，感觉更亲密，吃得更健康
用 1 分钟	结果预期（行为预期结果）	积极的游戏时间对你和你的家人有什么帮助
用 1 分钟	自我效能	用 1 到 10 打分，你有多大信心认为你家里大多数人能够协调他们的日程安排，尽可能多地在一起吃饭
孩子们模仿他们的父母	行为支持：儿童观察性学习	孩子们观察并模仿父母做的事情
以下是其他家长的看法（同行建议）	食物与营养知识和技能（行为能力）	以下是使用积极喂养方法的家庭说他们做到了什么
更多	其他结果预期（行为预期结果）或额外的食物与营养知识和技能（行为能力）	牛奶有助于孩子们强健肌肉和骨骼或在儿童碗和儿童盘提供餐食和零食
目标设定	行动目标设定/行动计划	我将开始使用量杯和勺子来了解健康的分量是多少
提醒（总结）	社会支持	确保你的目标是家庭共识，而不是家庭矛盾

评价： 使用如下问题对 HomeStyles 进行评价：

决定因素	评价问题示例
结果预期（行为预期结果）感知益处	吃更健康的食物会让我更有活力
结果预期（行为预期结果）感知障碍	我能让我的孩子做一些例如户外活动，而不是玩电脑、平板电脑和智能手机，对我来说很容易
自我效能	你对你的孩子们每天吃几次水果和蔬菜的信心如何
行动目标设定	当我知道自己会很忙的时候，我会提前为我的孩子们安排饮食
自我调节过程	我尽量限制孩子们看电视广告
行为支持：儿童观察性学习	我会和孩子们一起吃我想让他们吃的食物
环境结构	你的家庭每周有多少天一边看电视一边吃家庭餐

营养教育行动 5-1　家庭方式：预防学龄前儿童肥胖的网络项目（续）

评估：评估发现与对照组相比，家庭用餐时间和与饮食有关的行为以及与食物相关的保护措施的自我效能得到了改善，身体活动更多，看电视时间减少。因此，针对有学龄前儿童的家庭，HomeStyles 计划促进了多种预防肥胖方法的实施。

Data from Byrd-Bredbenner, C. et al. 2011. Relationship of social cognitive theory concepts to mother's dietary intake and BMI. *Maternal and Child Nutrition* 7：241-252；Byrd-Bredbenner, C. et al. 2017. A web-based childhood obesity prevention program for families with preschool children: Protocol for a randomized controlled trial. *JMIR Research Protocols*, 6：e73；Byrd-Bredbenner, C., et al. 2018. Promoting healthy home environments and lifestyles in families with preschool children: HomeStyles, a randomized controlled trial. *Contemporary Clinical Trials* 64：139-151；Martin-Biggers, J., et al. 2015. Development of the intervention materials for the HomeStyles childhood obesity prevention program for parents of preschoolers. *Nutrients* 7：6628-6669；Martin-Biggers, J., et al. 2015. Cover lines using positive, urgent, unique language entice moms to read health communications. *Journal of Health Communications*. 20：766-772.

框 5-1　为什么我们需要设定行动目标/行动计划：弥补意向与行为之间的差距

行动目标或计划（或实施意向）可有效弥补意向与行为之间的差距，原因如下：
- 制订一个清晰的行动计划意味着将付诸行动，由此产生控制感、决心和实现该行动的使命感。
- 提前做出规划和决定，减少突发情况出现时需要临场做选择造成的精力消耗。提前计划意味着每次为该行为付出的时间和精力较少。
- 因为行动计划是提前制订的，所以我们熟悉具体内容。
- 通过积极参与制订行动计划，增加我们的内在兴趣。
- 完成预期的行动计划使我们感觉良好，增加完成行动目标的动力。

- 由于环境与人的行为相互影响，人们可与社区其他成员一起采取集体行动，与政策制定者和决策者探讨合作，创造支持性环境，实现社会改变。
- 社会认知理论在解决营养教育中的动机和技能问题，以及处理个人、家庭和环境问题方面是非常有效的。

在营养教育中运用社会认知理论促进行为改变

社会认知理论是进行营养教育的重要工具，使受众了解为什么要改变行为，以及如何去改变行为来进行自我激励。社会认知理论认为，当人们意识到健康风险时才会采取健康相关行动。该理论还认为，人们需要相信采取行动的益处，有信心或利用自我效能来克服障碍，并制定行动目标来做出改变。但是，人们还需要食物与营养知识和技能来帮助实现行动目标，并通过自我调节技能，相信自己有能力指导或掌控自己的健康相关行为（Bandura 1989, 2004）。自我效能是采取行动的关键，环境支持同样重要，个人和团体可以倡导这些改变并培养集体效能。社会认知理论衍生的具体策略可提高我们的工作效率。

切记：个人的信念和能力都建立在人们的文化上，因此设计营养教育时应充分考虑理解人们的文化习俗和预期期望（第 4 章和第 18 章有更详细的介绍）。

结果预期

提高对当前行为或行动的风险或益处的认识

我们可通过设计活动来增加具体问题或感知当前行为风险与个人健康、社区实践和可持续食物系统实践的相关性，从而增强受众的改变动机。有效的策略和具体活动可能涉及以下方面：
- 增加风险或关切的相关性：我们可以用电影、国家或地区的统计数据、图片和图表、个人案例或其他策略使人们认识到这些问题与自己相关：如肥胖率的升高、食品分量的增加、青少年代谢综合征的流行等。
- 提供自我评估并与推荐量比较：个人和家庭可以完成简短的调查清单、食物频率问卷或 24 小时膳食回顾，并与标准分量（如 MyPlate 分量）相比较，准确了解自己的摄入量，需注意的是调查清单的食物要符合当地文化。对于文化程度低的受众来说，可用视觉化图片和简洁的文字呈现调查内容。
- 社区实践评估：我们可以使用正式和非正式的现有数据或调查，获得有关社区饮食习惯的信息，从而真实评估某种疾病的风险。尽可能让潜在的受众或社区成员积极参与自我评估，要特别关注社区现有的优势和资源。

提高改变当前行为或采取行动的积极和消极影响的意识

- 健康结果：在小组环境中，营养教育工作者可帮助参与者了解采取行动的积极和消极结果。例如，母乳喂养的益处包括利于婴儿健康、养育便捷、促进母子亲密等。但也有代价或障碍，如初次哺乳的痛苦，这些可通过演示、视频或小组讨论来提高认识。
- 社会结果：行为在一定程度上受社会认可或他人反对的调

节，例如母乳喂养，可能受身处公共场合时的尴尬或家人意愿的调节。

■ 自我评价结果：包括我们对自己行为的积极或消极预期结果，例如母乳喂养，我们会帮助哺乳者意识到她们是一个好母亲，使其获得他人认可的满足。

由于个人采取行动是为了最大化积极结果和最小化消极结果，我们可以制订活动或工作表格，使受试者了解改变的利弊并作出决定。

> 提示：我们在实践中提供课程的方式对成功至关重要！
> 一个完善的、基于理论的教育计划，只有得到有效传达的时候，才会对受众有用。我们需要这样做：
> ■ 可信：受众是从我们的资历、所具有的营养专业知识中受益，而不是从我们个人的讲述中受益。
> ■ 热情：需要对自己展示的内容充满热情。
> ■ 文化敏感：尊重受众的文化传统，关注他们的能力和优势以增加赋权感。
> ■ 尊重受众：了解受众的认知、热情和同情心，并理解他们所面临的挑战。

自我效能

越来越多的研究表明，自我效能是激励和促进改变的主要动力，是目前所有食物选择和饮食改变理论的一部分。自我效能与个人对其能动性的意识及其能够调节或指导自己行为的信念相一致。自我效能是社会认知理论的核心，Bandura 写了 500 页的专著来解释其重要地位（Bandura 1997），同时它也是其他相关理论方法的重点（Schwarzer 1995）。自我效能通过增强个人的信心以激励他们，使其有能力对自己的行为、健康和生活质量加以控制，即便是在困难的情况下。此外，自我效能还通过提高采取新行为的意愿和能力来促进行为改变，这是自我调节或自我管理过程的一部分。提高自我效能的方法如框 5-2 所示。

行为能力：培养食品和营养相关技能

增加食品和营养相关知识，培养认知技能

人受到激励后，需要特定的知识和技能去采取行为。例如，他需要知道如何从菜市场或者商品种类繁多的超市选择健康食物；知道如何评估杂志、报纸、广告和朋友提供的营养信息；理解医生提供的个性化医学营养信息。我们可以通过提供营养信息和学习机会来帮助受众培养认知技能，促使其按自我意愿保持健康。

现在应该向受众提供食物、营养、膳食指南、标签阅读或"MyPlate"的使用信息（事实性知识），以及在日常饮食计划中应用这些信息的方法（过程性知识）。可以采取讲座、小组讨论、活动、幻灯片、讲义、快报、简报、传单和网络信息等形式进行营养教育，具体取决于行为或活动以及选择的途径

（如大众媒体或个人）。

提高决策能力和批判性思维能力

食品与营养问题往往较为复杂，研究结果有时会相互矛盾，所以个人需要有能力评估研究证据并理解决策不同选择的合理性；例如，是否要减少饮食中的脂肪或糖以减重和促进健康，或者哪些养育方式能最有效地让孩子吃水果和蔬菜。个人还需要批判性思维来理解与健康和食品政策相关的复杂问题。我们可以提供培养这些技能的机会，例如播放能够引发话题的电影以进行讨论、辩论、书面或口头评论。

培养与食品和营养相关的情感技能

即使一些人认识到出于健康考虑，他们可能需要改变饮食习惯，但他们目前的习惯通常在心理上是有益的，或者至少是令他们感到舒适的。所以，我们需要提供一些活动使受众学会平稳地克服不适感。在提供的活动或场景中，他们可以练习如何延迟对食物即时满足感的需求，学习拒绝技能和在食物困难情况下的应对技能，以及向家人、同事和其他人沟通自己需求的技能。

培养与食品和营养相关的行为技能

尽管自我效能可能会随着技能的提高而增强，但它与实际的身体技能（如食物准备或安全的食物处理）并不同。自我效能不仅包括技能，也包括个人即使面临困难或障碍也能持续使用这些技能的信心。我们可以通过行为示范帮助受众培养与食品和营养相关的行为技能，例如有明确操作指南的实物演示。如果我们还能提供实践机会，受众的学习效果会更好，自我效能也会增强。语言鼓励可以帮助受众克服自我怀疑，这个过程通常被称为引导性经验积累（guided mastery experience）。社会认知理论强调，个体需要实际的经验来提高技能如烹饪、安全的食物准备及其他与食物相关的技能等，并提高自我效能。具体内容见框 5-2。

提升自我调节/自我导向的行为改变技能

通过设定目标或行动计划来启动行为改变

除食品与营养技能外，还需要有能力使用这些技能以实现预期行为改变。该能力源于心理学领域关于学习如何设定行动目标并贯彻执行的技能，这一过程通常被称为目标设定（goal-setting）（Bandura 1986，1997；Cullen et al. 2001；Shilts et al. 2004a）。受众通常认为"目标"难以企及和实现。因此，作为营养教育工作者，我们会将"目标设定"作为行为改变的重要策略，但面对受众时，最好将这个过程称作制订"行动计划"。我们可以为受众提供实践以下步骤（需符合家庭文化和需求的背景）的机会，以培养行动计划相关的技能（Shilts et al. 2004，2009）：

■ 自我评估或观察：目的是确定个人当前行为对其所关注问题的作用。我们可以为个人提供自我评估的方法，比如行为检查表、食物频率表或小组 24 小时膳食回顾表。

■ 设定行动目标：个人通过设定行动目标解决自我评估中发现的问题。这些行动目标应该包括符合 SMART 原则的

框 5-2　提高自我效能的方法

　　这些策略有助于增强受众的自我效能：

1. 个人经验积累　实践是激发强烈自我效能的最有效方式。我们可以提供指导性实践，通过设定和实现越来越具有挑战性的行动目标来帮助受众掌握该行为，提高他们的食品和营养相关技能及自我效能。

2. 社会榜样　向受众展示与其相似的人采取某种行为取得成功的案例。例如，我们可以播放其他母亲成功母乳喂养或其他人演示健康菜肴烹饪步骤的影像。

3. 社会劝导　鼓励是帮助克服自我怀疑的良方。营养教育工作者可以劝导人们注重"超越自己"而非"超越别人"。

4. 调整对行为的情绪或生理反应　人们会因部分依赖情绪或生理反应而对自我能力造成误判。例如，人们对吃高纤维食物有负面情绪或生理反应，并可能因此放弃。但这种情况是正常的，并且会随时间而逐渐减弱。

　　增强个人自我效能和自我调节/自我导向行为改变技能的策略将在第 13 章中详细介绍。

Modified from Bandura, A. 1997. *Self-efficacy: The exercise of control.* New York: WH Freeman.

行动计划。例如，准确地说出日常饮食中吃水果和蔬菜的时间及数量。

■ 做出承诺：个人做出的承诺越有约束力，行动计划就越容易实现。这些承诺具有一定的激励作用，不履行承诺会产生相应的后果或代价。这些后果可能体现在个人层面如自我责备，也可能体现在社会层面，如果承诺是在公开场合提出的或涉及他人，代价就是可能面临尴尬局面或社会不认可。受众做出承诺时采用填写表格的方式时其承诺效果最好，需要根据年龄或识字水平选择更开放还是更具体的表格。示例见图 5-2A 和图 5-2B。

■ 对行动目标进展的自我监测：我们可以帮助个人监督他们的表现，使其更关注积极成果而不是消极结果。

■ 实现行动目标：实现行动目标可以产生自我效能、自我满足感和成就感，从而鼓励继续采取行动或设定更难的行为改变目标。

■ 使用解决问题和决策策略：如果行动目标没有实现，就会应用到这些策略。我们可以来帮助个人调整行动目标，或设定一个更易实现的新目标。

针对不同受众的行动目标设定表格

　　我们可以让受众填写表格，以帮助他们制订行动计划，表格越简单、越容易完成越好，特别是对于识字较少的受众，但空白表格是无效的。在一个针对低收入妇女的试点项目（Heneman et al. 2005）和一个针对小学生的试点项目（Cullen et al. 2004）中，对行动目标设定的使用效果进行了研究。研究者为小学生制订了食品日课程（Food Day Curriculum）的行动计划表，如图 5-2A 所示。有一些方式也能够帮助小组参与者监测他们的行动计划。简单的自我监测日志可以作为行动计划表格的一部分，常见的格式如图 5-2B 所示。USDA 针对老年人的补充营养援助计划教育（SNAP-Ed）中使用的另一种形式的表格如图 5-2C 所示。

通过自我调节或自我导向改变技能保持改变

自我监测进展

　　生成了行动目标和计划之后，如果想获得健康收益，就需要坚持执行这些计划。以下是一些有帮助的步骤：

■ 对行动目标进展的自我监测：我们可以为小组参与者提供一种方式来监测他们的行动计划进展，使其更关注积极的成果而不是失败。美国农业部针对老年人的补充营养援助计划教育中使用的一种格式如图 5-2C 所示，其中包括一个简单的自我监测日志。

■ 实现行动目标：实现行动目标可以产生自我效能感、自我满足感和成就感，从而鼓励继续采取行动或设定更难的行为改变目标。

■ 使用解决问题和决策的策略：如果行动目标没有实现，就会应用到这些策略。我们可以帮助个人调整行动目标，或设定一个更易实现的新目标。

　　协助个体保持行动改变的其他方法见框 5-3。

有助于养成和保持健康习惯的个人食物原则

　　研究发现，每个人都有已形成的个人食物原则和体系，以长期管理在食物选择方面多样且冲突的观念，并保持健康的食物选择和饮食行为（Contento et al. 2006；Jastran et al. 2009）。应用自我导向技能以养成健康饮食行为习惯的示例如下：

■ 对部分成年人来说，健康饮食管理意味着加入社区支持农业（community supported agriculture, CSA）。研究发现，加入 CSA 的家庭会出现一条"学习曲线"，在这个过程中，他们必须学会适应每周由大量新鲜蔬菜构成的饮食结构。学习曲线的陡峭程度和持续时间取决于家庭成员的厨艺和对食用陌生蔬菜的接受能力。一旦家庭越过了学习曲线，CSA 就成为了他们生活的一部分（Iwaki et al. 2014）。

■ 成年后诊断为 2 型糖尿病的人需要长期维持行为改变。他们需要采用并保持特定饮食模式和自我保健行为，以实现和维持对血糖的控制。在这一过程中，他们使用了前面提到的多种策略：制订行动计划并保护自己的行动计划不受冲突目标的影响、注意自己的饮食而不被其他意向所干扰以及制订个人食物原则。营养教育行动 5-2 中介绍了一项调查糖尿病患者对其饮食的信念、感知及管理方法的研究。

例：   **我的行动计划：**
我打算吃_____**一个苹果**_____来替代_____**水果卷**_____
　　　　（天然健康食品）　　　　　　　　　（加工零食）

时间选择：　　　　　　　　周几（可多选）：
□ 早餐　　　　　　　　　　□ 周日
□ 早上　　　　　　　　　　☒ 周一
□ 午餐　　　　　　　　　　□ 周二
☒ 下午　　　　　　　　　　☒ 周三
□ 晚餐　　　　　　　　　　□ 周四
□ 晚上　　　　　　　　　　☒ 周五
　　　　　　　　　　　　　□ 周六

我的行动计划：
我打算吃_____**烤鸡胸肉**_____来替代_____**炸鸡块**_____
　　　　（天然健康食品）　　　　　　　　　（过度加工食品）

时间选择：　　　　　　　　周几（可多选）：
□ 早餐　　　　　　　　　　□ 周日
□ 早上　　　　　　　　　　□ 周一
□ 午餐　　　　　　　　　　□ 周二
□ 下午　　　　　　　　　　☒ 周三
☒ 晚餐　　　　　　　　　　□ 周四
□ 晚上　　　　　　　　　　□ 周五
　　　　　　　　　　　　　☒ 周六

我的行动计划：

我打算吃_____来替代_____
　　　　（天然健康食品）　　　　　　　　　（过度加工食品）

时间选择：　　　　　　　　周几（可多选）：
□ 早餐　　　　　　　　　　□ 周日
□ 早上　　　　　　　　　　□ 周一
□ 午餐　　　　　　　　　　□ 周二
□ 下午　　　　　　　　　　□ 周三
□ 晚餐　　　　　　　　　　□ 周四
□ 晚上　　　　　　　　　　□ 周五
　　　　　　　　　　　　　□ 周六

图 5-2A　行动计划表，食品日学校课程 2017
Reproduced with permission from Food Day，Center for Science in the Public Interest.

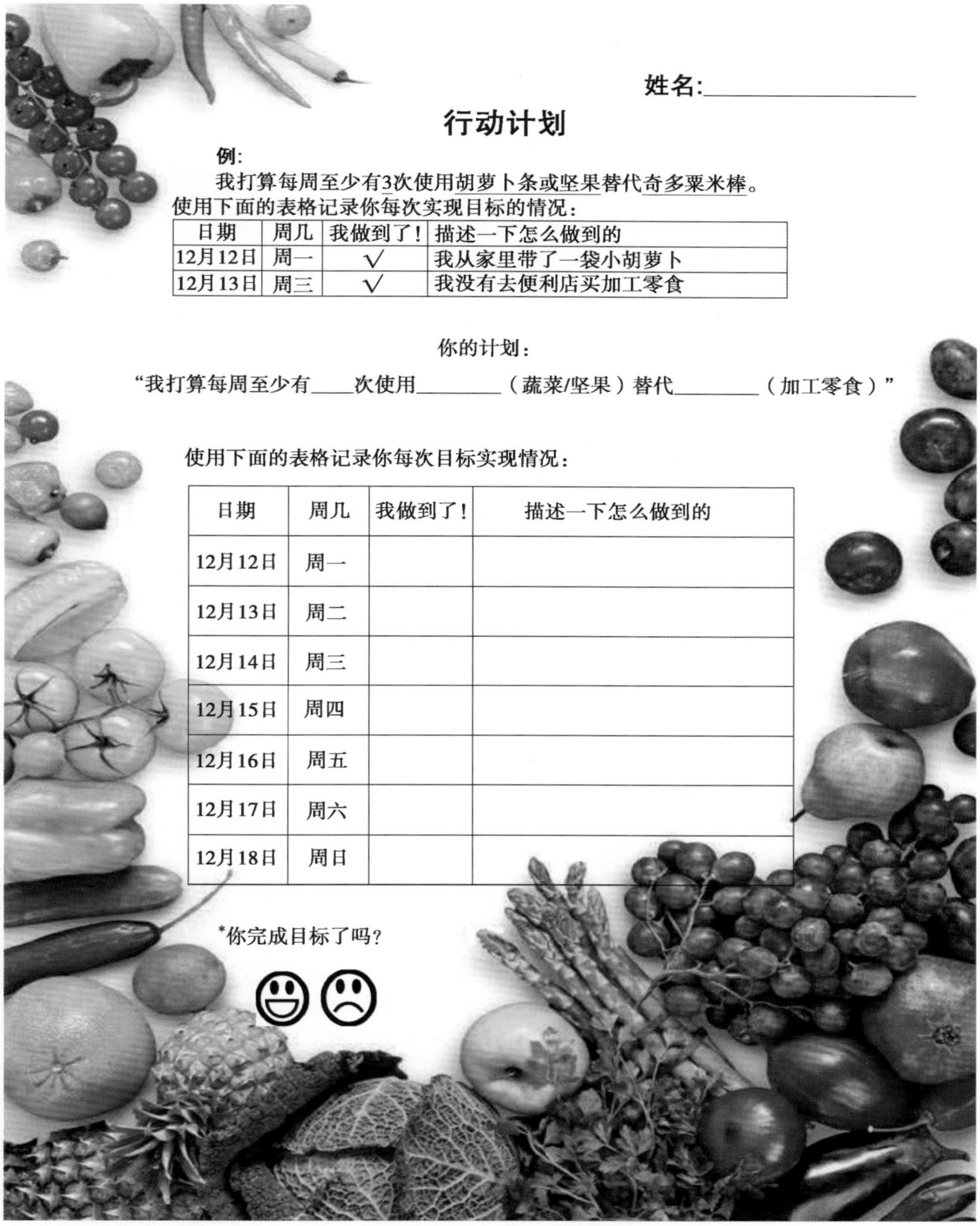

姓名:_____

行动计划

例:

我打算每周至少有3次使用胡萝卜条或坚果替代奇多粟米棒。

使用下面的表格记录你每次实现目标的情况:

日期	周几	我做到了!	描述一下怎么做到的
12月12日	周一	√	我从家里带了一袋小胡萝卜
12月13日	周三	√	我没有去便利店买加工零食

你的计划:

"我打算每周至少有____次使用_____(蔬菜/坚果)替代_____(加工零食)"

使用下面的表格记录你每次目标实现情况:

日期	周几	我做到了!	描述一下怎么做到的
12月12日	周一		
12月13日	周二		
12月14日	周三		
12月15日	周四		
12月16日	周五		
12月17日	周六		
12月18日	周日		

*你完成目标了吗?

☺ ☹

图 5-2B　中学课外活动行动计划表
Courtesy of Qianhui Zhang.

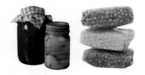

设定你的目标

目标推荐

❶ 每天至少吃3.5份的水果和蔬菜

❷ 每天至少参加30分钟的中等强度身体活动

我的个人目标
我每天将会吃____份水果和____份蔬菜
我下周将会进行____天的____分钟的中等强度身体活动

我的每周日志

在下面空白处，写下你每天吃的水果蔬菜的份数以及每天完成身体活动的分钟数。

	周日	周一	周二	周三	周四	周五	周六
水果份数	份	份	份	份	份	份	份
蔬菜份数	份	份	份	份	份	份	份
身体活动分钟数	分钟	分钟	分钟	分钟	分钟	分钟	分钟

图 5-2C　"吃出聪明，强壮成长"的活动工具包，第一单元
Eat Smart, Live Strong, United States Department of Agriculture.

框 5-3　应对保持健康行为的挑战

长期保持所选择的行为需要"自我调节技能"。基于自我调节技能，个人可以通过努力做到有意识地做出选择，设定行动目标并坚持到底，以培养影响自己行动的能力。下面列出了一些有用的策略：

通过应对计划来保持目标

- 优先考虑相互冲突的目标：任何人任何时刻都会有相互冲突的目标。为了保持自己选择的行为目标，需要防止因冲突目标导致行为目标中断或提前放弃。也可以寻找可以同时满足健康目标和其他目标的方法。
- 正念饮食：防止行动目标受到干扰。个人可能会因朋友、同事在场或不健康食物的存在而变得纠结和分心，从而轻易地无法遵守行动计划。但坚持计划并不意味着僵化或否认，而是要注意并思考饮食是否遵从内心。在当前的环境中，我们需要有意识地关注健康饮食和身体活动。
- 关注全局：如果人们在某个场合吃了计划外的食物，可以在另一场合为此补偿，以便总体实现目标。
- 将行动目标和自我认同联系起来：这可以帮助人们记住现在拥有了的新身份。例如，想要照顾自己或积极向上的人。
- 正确地审视成功和失败：这使个人能够获得成功并为此而满足，同时也能认识到失败可能是难以控制的。

形成常规和习惯

- 坚持行动计划可以使所选择的行为变得更规律，并形成新习惯。

选择有帮助的想法替代

- 可以用备选的、更有帮助的想法来代替那些不太有用的想法。

应对自我效能

- 对自己克服障碍的能力抱有强烈的乐观信念——坚信即使在困难的情况下也能实现自己的意向——应对自我效能在这个阶段会非常有帮助。

创造个性化环境以实现行动目标

- 控制刺激因素：个人可以通过消除不健康饮食因素并增加更健康饮食因素来重建个人环境，使其更具支持性。
- 寻求社会支持：个人可以寻求周围人的帮助。

享受健康的食物：逐渐喜欢上所吃的东西

- 当人们熟悉了健康的食物，并学会了如何将其烹饪为美味佳肴时，健康饮食就会变成一种享受。

制定个人原则：表现能动性和赋权感

- 从长远来看，人们可以形成个人的食物原则或体系，长期管理他们在食物选择方面多样且冲突的观念。例如，他们可能有一个原则，即在离家之前要吃早餐，哪怕吃得很少。

营养教育行动 5-2　　2 型糖尿病患者的食物选择和饮食模式

　　2 型糖尿病患者需要采取并长期保持特定饮食和自我保健行为，以实现对血糖的稳定控制。本研究采用半结构化的深度访谈方式，探索 2 型糖尿病患者对饮食需求、食物选择和饮食模式的信念和观点及其自我管理行为的态度。对本次访谈进行了主题分析，结果见附图。

　　以往在食物选择和体重控制方面所作的努力，与当前面临的挑战有关，比如，选择更健康的食物替代喜欢的食物，控制体重，减少外出就餐以及控制食物分量。以往获得知识有助于通过策略管理饮食。

　　促进或阻碍食物选择行为和饮食模式的决定因素如下：

- 社会支持水平，特别是配偶的支持。
- 自我效能或自信程度，即使在困难的情况下也能够坚持饮食计划。例如，与喜欢吃快餐的同事一同吃饭或在家庭聚会时拒绝油腻的烘焙食品。
- 时间管理，这对于患者来说是一个问题，因为总是需要提前计划吃什么并贯彻执行，并且需要根据饮食情况调整胰岛素或口服药物的时间。

　　总之，他们形成了具体的行为、日常习惯或个人原则来支持自我管理。

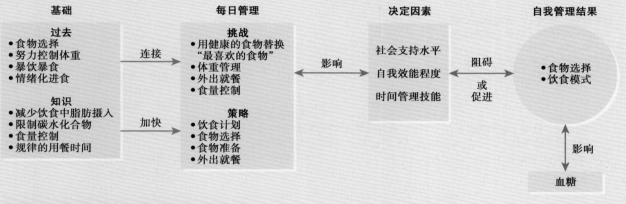

影响2型糖尿病患者有关食物选择和饮食模式的因素

为改变提供环境支持

　　社会认知理论强调，物质和社会结构环境与人的行为存在相互作用。营养教育工作者需要与各利益相关者及决策者合作，改善支持健康饮食行为的环境。如何改善环境将在第 6 章中详细介绍。

　　以下介绍其他几个与社会认知理论相契合的活动：

- 行为经济学强调通过改变环境（如学校和自助餐厅）使健康选择更简单，以增加健康食品的便利性、吸引力和规范性（Wansink et al. 2012；Hanks, Just, and Wansink 2013），促使人们自愿选择更健康的食物。
- 在从农场到学校和农场到自助餐厅项目中，学校、工地、医院等机构从当地农场购买食品并以这些食品为餐厅特色，或组织参观当地的农场（USDA 2014）。

以 Ray 为例：社会认知理论下的营养教育

　　Ray 40 多岁的时候，他的体重就开始按每年约 1kg 的速度增长，现在已经超重 18kg 了。他是一家大型电器商店的销售员，大部分时间都在打电话或站着，并不经常活动。无聊或焦虑的时候，他会从自动售卖机买袋装零食吃。他经常和同事去附近的快餐店吃午饭，在家就只是坐着看电视、喝啤酒。他的妻子吃得要健康些，但他喜欢丰盛的食物，并且经常吃甜点。

　　医生诊断他的血清"坏"胆固醇偏高，有患糖尿病的风险，并建议他参加诊所提供的营养教育课程。他发现，每周 4 次每次 1 小时的课程符合自己下班后的时间安排："掌控你的生活，让健康回归！"下面是营养教育工作者设计课程的方法。首先查阅研究和调查数据，采访一些潜在受众，发现一些问题行为，如对这个年龄段的人来说最主要的问题是食用大量零食和快餐。许多人虽然担心这些问题，但无法做出改变。除沙拉外，他们很少吃蔬菜，也不怎么运动。要充分解决降低体重和糖尿病风险的问题需要基于社会认知理论课程的学习来解决促进性和激励性决定因素。因此，营养教育工作者认为强调行为目标设定和关注环境的社会认知理论是最好的理论，并为这一过程构建了一个基于理论的模型。案例研究 5-1 中展示的图表显示了这个课程的可操作性模型，只要 4 次课程就可以涵盖模型中的所有决定因素。如何改善 Ray 的工作环境支持将在第 6 章中介绍。

　　第 1 节　适量摄入——重点是少吃包装加工的零食和快餐，少喝含糖饮料。

第2节　用色彩给你的生活增添活力：蔬菜和水果。

第3节　全谷物助益健康。

第4节　迈开腿，每一步都有帮助：开始锻炼身体。

当 Ray 报名时，营养教育工作者要求他承诺全程参加 4 次课以实现个人健康目标。

第1次课程示例如下：

案例研究 5-1　Ray 的案例：应用社会认知理论的营养教育

目标受众：有慢性病风险的成年人。

行为：摄入适量的高热量食物和饮料。

以下是 Ray 和其他同龄人一起参加的教育计划。值得注意的是，它关注具体行为——少喝含糖饮料、少吃包装加工零食和快餐。营养教育工作者开始陈述社会认知理论中每个行为改变的决定因素（在教育计划中为一个标题），然后设计相应的活动阐述这个决定因素。

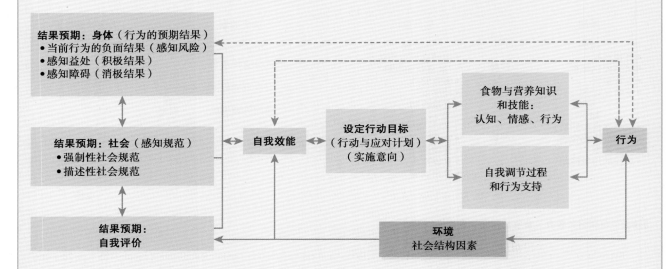

"减少摄入！"
小组教育计划

行为目标：摄入较少的含糖饮料、包装加工零食和快餐。
　　为达目标的教育目的。课程结束时，参与者将能够：
- 评估当前饮食模式对超重和增加慢性病风险的程度（感知风险）。
- 描述大量高糖和高脂肪饮食对健康和体重的影响（当前行为的负面结果）。
- 阐明减少摄入、选择更健康的饮食行为对降低疾病风险和保持健康体重的益处［结果预期（目标行为预期结果）］。
- 解释为了实现行为改变如何克服预期障碍（自我效能）。
- 承诺完成行动计划，改变行为（行动目标设定/行动计划）。
- 监督执行行动计划的进度（自我调节）。
　　过程：（决定因素为粗体，决定因素的活动为<u>下划线</u>）：
　　1. 对当前行为对身体负面影响的感知。
- <u>饮食自我评估</u>：要求参与者写下过去 24 小时内的饮食，圈出摄入的含糖饮料、零食和快餐。
　　2. 对当前行为对身体负面影响的感知。
- <u>健康风险的科学证据</u>：营养教育工作者通过幻灯片向参与者介绍超重对健康的影响特别是增加患糖尿病风险的科学证据。
- <u>测量糖分</u>：指导员向小组成员展示大小不同的市面常见饮料的空容器。然后请一名志愿者上台，根据小组成员的估计值

（从一盒糖中）量取他们认为每瓶饮料中有多少勺糖。在表格中记录他们常喝哪种饮料及饮用频率，然后计算每年喝饮料所摄入的能量。然后，营养教育工作者向小组成员解释，每当从膳食中多摄入 3 500kcal 能量时，身体就会将其转化为约 0.5kg 脂肪而储存。

Ray 和其他人对饮料中的能量含量感到惊讶，他们过去不认为液体含有能量。他问啤酒是否也含有能量，得到确实如此后，他计算出每天从饮料中摄入约 300kcal 的热量，1 年大约摄入 10 000kcal 的能量，这意味着每年会增加近 1.4kg 的体重。现在他明白了他的体重是如何增加的。

- <u>快餐中的能量</u>：指导员通过幻灯片向小组成员展示一些主要的快餐食品的能量。例如，一个中号芝士汉堡有 650kcal，一份大薯条是 500kcal，一份中杯奶昔也有 500kcal。

Ray 和其他人对此感到震惊，他们现在真的很担心自己的健康。

　　3．对采取行动改变当前行为的积极结果的信念（结果预期）。
- <u>减少摄入的好处</u>：指导员通过幻灯片说明选择更健康的饮食、减少摄入可以帮助他们达到或保持健康体重。

Ray 开始真正相信他的饮食对体重和他的感觉都会产生影响。

　　4. 对采取行动的障碍感知。

- 自我评估回顾：小组成员回顾他们的饮食记录，并圈出含糖饮料、包装零食和快餐。讨论他们无法减少摄入或选择健康饮食的原因。

  Ray 更加意识到他的具体障碍及其他人有类似的障碍。

  5. 自我效能 / 克服障碍。
- 头脑风暴克服障碍：小组集体讨论如何选择健康饮食，并提出一些方法。比如，选择一些水果和蔬菜带到单位去吃、当想吃酥脆食物时用全麦饼干替代、用脱脂酸奶加水果作为甜点。

  Ray 认为，也许做出改变不是那么难。他觉得与其他参与者产生了共鸣，因为他们似乎也对逐步进行改变很兴奋，并且 Ray 也相信他们的建议对自己来说是现实的。

  6. 行动目标设定 / 行动计划。
- 评估当前行为：营养教育工作者要求小组成员回忆课程开始

时的饮食，找出一天中他们摄入大量含糖饮料、包装加工零食或快餐的时间和场景。
- 制订具体的行动计划：营养教育工作者要求小组成员在接下来的一周内采取实际行动减少摄入（例如，选择小尺寸的饮料），并帮助他们制订一个可实现、具体的计划。
- 监测进展：营养教育工作者给小组成员分发了跟踪器，记录他们何时遵循计划、何时不遵循计划、是什么让他们容易做出改变以及遇到的挑战。
- 下一次课程行动计划的复核。

  Ray 现在非常关心他的饮食，并有动力积极做出改变。他选择采取两种行动：把午餐的芝士汉堡换成烤鸡三明治，在家只喝一杯零能量的啤酒，而他喝酒只是喜欢带泡沫的苦味。他打算下周再来参加下一次课程，学习如何阅读食品标签，并计划为自己的行动设定额外的目标，比如自己做三明治当作午餐。

健康行动过程取向理论：基于社会认知理论

> 健康行动过程取向理论（health action process approach, HAPA）是基于其他理论的扩展，提出行为改变是由两个连续阶段组成的过程，即行动前动机阶段和意志行动阶段，在这两个阶段中由于个体的观念模式不同，其社会心理决定因素也不尽相同。在导致行为意向的动机阶段，感知风险、结果预期（包括感知益处和感知障碍）和自我效能占主导地位，而食品与营养相关知识和技能以及自我导向行为改变的技能在导致行为改变的意志行动阶段占主导地位。因此，需要对处于不同阶段的个体使用不同策略进行健康干预。

营养教育工作者认为，饮食相关改变是一个快速且一步到位的过程。前一天还处于不健康饮食的人，在接受了营养教育的第 2 天就成为了健康饮食的榜样。这种设想使我们期望人们能够迅速改变，从而期望一个 4～6 次（甚至 1 次）的经典饮食课程就可以改变人们终身的饮食习惯。这是对改变生活习惯的一种不切实际的看法，对健康促进和营养教育项目以及营养教育工作者自身都寄予了不切实际的期望。

鉴于我们的食物选择和饮食行为是在长期生活中形成的，并且已经根植于日常生活的方方面面，因此我们一般不会在意识到改变有利时，就立刻做出改变。改变是一个过程，可能很长也可能很短。

健康行动过程取向理论（health action process approach, HAPA）以社会认知理论为基础，通过纳入时间维度进行扩展。有大量研究证据支持该方法（Schwarzer 1992；Schwarzer and Luszczynska 2015；Abraham et al.1998；Gollwitzer and Sheeran

2006；Wiedemann et al. 2009a；Shuz et al. 2009；Godinho et al. 2015）。如图 5-3 所示。

HAPA 方法的关键决定因素建立在与社会认知理论相同的因素之上，也是计划行为理论和健康信念模式中食物选择和饮食行为的关键决定因素。但 HAPA 包括两个连续阶段，即行动前动机阶段和意志行动阶段。在这两个阶段，个体观念模式不同，社会心理决定因素的模式也不同。在行动前动机阶段，最重要的决定因素是导致行为意向的因素；而意志行动阶段的决定因素是实际导致健康行为的因素。在动机阶段，对当前状况或当前行为风险的信念、预期行为改变的积极和消极结果、对行为的积极和消极感受或情绪以及自我效能感是最重要的（Bandura 2004；Schwarzer 1992；Bagozzi 1992；Bagozzi et al.1999）。在意志行动阶段，知识和技能是最重要的，如食品与营养领域的知识和技能，以及心理学领域的行为改变技能（Schwarzer 2008；Schwarzer and Renner 2000；Sniehotta et al. 2005；Wiedemann et al. 2009b）。这两个阶段是通过制订行动计划来衔接的。

动机阶段

动机阶段的重点是信念、情感或感觉。当审慎或理智的思维模式占主导地位后人们会产生行为意向。人们是否会采取有价值的健康行为（如吃水果和蔬菜或地中海饮食）的意向取决于 3 组信念，如图 5-3 所示。

感知风险

感知风险是指能够意识到自己正处于疾病或其他健康状况的风险中（如糖尿病），个人的风险意识往往更重要："与相同年龄和性别的普通人相比，我患糖尿病的风险非常低 / 低 / 高 / 非常高……"感知风险也可以指的是我们对当前行为产生的负面结果的信念。在个人开始考虑改变可能带来的好处并思考是否有能力执行之前，他 / 她可能需要具有一定程度的感知风险或对健康的担忧。

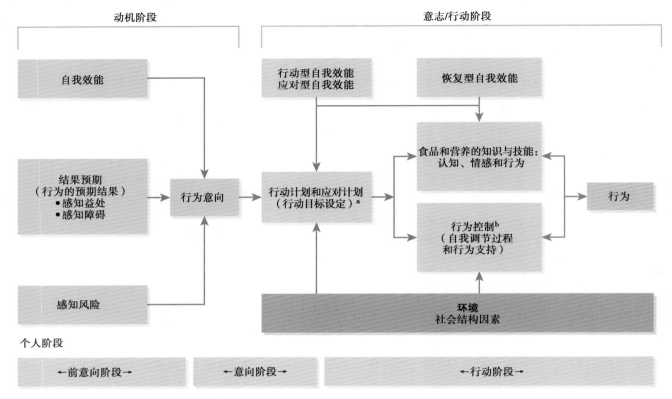

图 5-3　健康行动过程取向理论

a. 行动目标设定在该理论中称为行动计划和应对计划，与实施意向相似

b. 自我调节过程在该理论中称为行为控制

Modified from R. Schwarzer and A Luszczynska 2016. *The Health Action Process Approach. Predicting health behavior*. 2nd edition edited by M. Conner and P. Norman. Buckingham，UK：Open University Press.

结果预期

结果预期是指我们对行为或行动改变所带来结果的期望。它可以是积极的（有利的）：对行为改变会降低健康风险的信念（例如，如果我吃更多的水果和蔬菜，就会降低我患糖尿病的风险）；也可能是消极的（不利的）：例如"吃更多的水果和蔬菜将花费更多钱"。

感知自我效能-行动自我效能

改变饮食习惯具有挑战性，我们必须下定决心依靠个人能力做出改变，这是获得预期结果所必需的（例如"尽管我很忙，但我有信心可以每天按照 'MyPlate' 方案进食"）。自我效能在行为改变过程中的各个阶段都很重要，其重要性取决于我们在行为改变过程中所处的特定情景。在这个阶段，它也被称为行动自我效能，因为它有助于激发行为意向的形成。

行为意向

行为意向是指我们付诸行为的意向，比如"我打算每天吃 5 份水果和蔬菜"。无论是积极的（感知利益或改变的好处）还是消极的（感知障碍或改变的坏处），行为预期结果都很重要。此外，自我效能是采取行动的关键。感知风险和自我效能都是决定行为意向的直接和主导因素，而感知风险是更高层次的因素。也就是说，当行为改变的利大于弊，并且我们对自己能够做出改变的信心很高时，我们就很可能有意向采取行动。

从意向到行为：行动计划和应对计划

将意向转化为实际行动需要将思维方式由考虑转变为实施，这并不容易：需要制订行动计划和问题应对计划（Schwarzer and Luszczynska 2015）。行动计划是指将意向转化为如何采取所需行动的详细步骤，类似于社会认知理论中的行动目标设定和行动计划/理性行动方法理论中的执行意向。将意向（例如"每天吃 4.5 份的水果和蔬菜"）转化为行动计划，明确我们将在何时、何地以及如何采取行动（我已经制订了下周每天早餐加 1 份水果的计划；下周我会有 3 天把水果当零食），制订非常具体的行动计划已被证明能有效地帮助个人贯彻行动（Gollwitzer 1999；Armitage 2004；Sniehotta et al. 2005；de Nooijer et al. 2006；Ziegelmann and Lippke 2007；Scholz et al. 2008；Richer et al. 2010；Zhou et al. 2013，2015；Hagger and Luszczynska et al. 2014）。就像社会认知理论中的行动目标一样，行动计划应该符合 SMART 原则：具体的（specific）、可测量的（measurable）、可实现的（achievable）、现实的（realistic）和有时限的（time-sensitive，即明确在近期内执行该行为的时间）。

应对计划（coping planning）是指如何应对障碍，包括预测行为改变过程中会出现的障碍和阻力,准备应对预期障碍的策略,如设计替代行动以实现行为目标及成功应对的心理模拟(Zhou et al. 2013)。例如,"我已经制订了具体计划,如果不能坚持最初计划的饮食,我会选择哪些替代饮食";"如果没有时间吃饭或因为其他事情导致计划中断,我会吃什么进行代替"(Schwarzer et al. 2018)。行动计划对健康行为的启动有重要作用,而应对计划对行为改变的开始和坚持都很重要,也称为维持计划。

预备行为也会发挥作用,例如人们购买水果和蔬菜就是增加其摄入量的预备行为(Schwarz and Luszczynska 2015)。

意志或行动阶段

在意志或行动阶段,思维模式应该是执行(或采取行动),其重点在于做出有意识的选择,根据选择制订计划,并坚持实施计划(Gollwitzer 1999)。

维持行动:行动控制或自我调节过程中的能动性和赋权感

在这个阶段,个体通过自我调节或"行动控制"来控制自己的行为,通过食品与营养、行为技能与自我调节或自我管理技能来坚持自己选择的行为改变,包括对行为的自我监测,如"我一直在监测何时、何地以及如何吃水果或蔬菜";对标准的意识,如"我能够意识到自己每天吃 5 份水果和蔬菜的意向";自我调节或自我导向,如"我努力按照我的意向做到尽可能吃更多的水果和蔬菜"(Taylor, Bagozzi, and Gaither 2005; Sniehotta 2009; Zhou et al. 2015)。有关这些自我调节技能的信息以及社会认知理论部分的详细介绍见框 5-3。主要方法包括应对计划、应对自我效能和恢复自我效能。这个阶段的主要挑战,或者说维持健康实践的持续挑战是在相互冲突的目标或愿望之间确定优先次序。我们想吃得更健康,但由于工作上的抱负而没有精力和时间来计划健康饮食。此时,需要避免选定的行为目标(如在工作中吃健康的午餐)因竞争意向(如希望利用午餐时间高效工作)被中断或过早放弃。我们需要牢记总体的长期目标,忽略会直接分散注意力的行动命令。其目的是通过灵活的个人策略,使新的饮食计划成为习惯并易于遵循。

饮食改变过程中的自我效能

在饮食行为改变的过程中,自我效能在许多阶段具有重要作用:行动发起阶段、计划设立阶段、行为维持阶段,以及中断行动计划后的恢复阶段。因此,需要赋权感或个人能动性参与到计划和自我效能的协同作用过程中。

行动计划与启动中的行动型自我效能

行动型自我效能(action self-efficacy)指的是即使面临挑战也相信自己有能力实现预期目标,它在行动前动机阶段对形成行为改变的动机起到重要的激励作用。研究发现,当个体意识到自我效能的作用时,计划更有可能转化为行动(Koring et al. 2012)。换句话说,如果人们出现自我怀疑,计划就不会变成行动。受众可以通过获得性经验、角色示范和口头保证来建立食品与营养相关技能的信心,从而形成行动型自我效能,例如"我相信能够改善自己的饮食模式,即使要我制订详细且合适的饮食方案"。行动型自我效能对于完成

食品与营养相关的有效实践具有重要作用,例如购买健康的食物或学习烹饪以控制摄入的营养素。框 5-2 详细介绍了为什么提前制订计划可以帮助人们将意向转化为行动。

应对自我效能:维持行为改变

行动的主要障碍常来自我们对处理困难的能力所持的乐观态度,但这对于采取新的行为可能会有所帮助,因为新的行为要比预期的更难以坚持。自我效能和保持理想行为的赋权感依赖于有意识的控制;简而言之,就是要用心控制。保持理想行为也依赖于情绪调节,比如能够控制未达到既定目标时的担忧或失望情绪。以上信念被称为应对自我效能,这在启动行为改变的初始计划阶段也很重要。例如,"我可以坚持健康的饮食即使我必须经过几次尝试才能奏效"或"即使我需要很长时间来养成好习惯"(Schwarzer and Renner 2000),这是为了让新的行为成为习惯。

行为的开始是基于我们从中可以获得预期的满足感,新行为的维持同样也是基于我们从中获得实践成果的满足感(Bandura 1997)。

恢复自我效能

个体可能无法始终保持他们的目标行为,这时候恢复自我效能就起到了重要作用,即相信自己在中断行为改变计划或经历挫折后,能够重回正轨的信心,例如"我相信能回到自己计划的饮食模式,即使在某一顿饭没有坚持计划的情况下"。恢复自我效能较强的人可以重回正轨(Luszczynska et al. 2007)。

障碍和资源

在行为改变过程中,行动的环境障碍、可用的物质和社会资源以及获得可负担的健康食品是不可忽视的。健康饮食模式的社会支持同样很有帮助,例如,自我效能通过行动计划来发挥其影响,但当自我效能较低时,社会支持就变得非常重要(Zhou et al. 2017)。

健康行动过程取向理论的阶段改变

健康行为改变除了可视为一个连续的过程外,学者也提出并证实了健康行动过程取向理论,即在健康行为改变过程中,可根据个人目前所处的位置划分为 3 种不同的状态:①处于动机或行动前阶段时,重点是基于感知风险、结果预期(行为改变的利弊)和自我效能形成意向;②有意向但尚未采取行动时,其重点是形成行动计划;③处于行动阶段的重点是行为改变,行为主体也可以称为前意向者、有意向者和行动者(Lippke et al. 2009; Schuz et al. 2009; Godinho et al. 2015)。个体在行为改变的过程中会经历的 3 个不同状态,如图 5-2 所示。

表 5-3 概述了健康行动过程取向理论中行为改变的决定因素,以及在营养教育设计中的应用。

来自研究和干预的证据

研究表明,下列因素对于个人饮食和身体活动具有重要作用(Taylor et al. 2005; Ziegelmann, Lippke, and Schwarzer 2006; Lippke et al. 2009):

表 5-3

健康行动过程取向理论：主要决定因素及其在营养教育干预中的应用

行为改变的决定因素	定义	如何在营养教育中应用
感知风险	从需要解决的健康问题（如心脏病、糖尿病）中感知到风险；或从当前行为或没有达到健康行为改变目标中感知到负面结果	通过统计数据、科学证据、视频和故事，或通过家族史和自我评估工具了解可能的个人影响因素信息，提供关于疾病造成的严重威胁或风险的清晰有效的信息
结果预期（行为预期结果）：积极＝感知益处	对行为改变或行动的预期积极结果的认识（即行动能有效降低风险，例如吃水果和蔬菜）	提供基于科学依据的信息，说明这种行为降低风险的有效性。发现其他益处，比如味道或便捷性
结果预期（行为预期结果）：消极＝感知障碍	对行为改变或行动的预期负面结果、挑战或代价的认识，包括个人和实际层面	识别并减少行动中特定障碍的感知，纠正错误的观念
自我效能	个体对自己执行或能够控制执行某种行为能力的感知，无论是否存在行动的环境障碍	提供新行为简单和方便执行的信息，并创建为目标行为提供有指导实践机会的活动
行为意向	准备好或有意识地决定开始或采取一种指定行动	领导小组通过决策活动来评估个人对改变的积极和消极期望，以及关于尝试新的行动或行为改变的承诺
行动目标设定／行动计划和应对计划	表明对一项计划的承诺，具体说明个人将在何时、何地以及如何按行为改变目标采取行动	提供当前行为的自我评估的工具；通过保证书或行动计划书的形式，帮助参与者设定与行为改变有关的具体行动目标，以提示在何时、何地采取行动
行动型自我效能	对个人能力的信心，即尽管面临挑战，但仍能采取行动或实施所需行为，以产生预期结果	可通过以下方式帮助个人获得成功：提供明确的指导，使期望的行为容易理解和执行；以可信的、可行的或可接受的社会模式提供行为示范；提供实践机会或更直接的经验
应对型自我效能	指相信自己有能力应对在行为改变过程中可能出现的障碍或困难。对于制订应对计划和维持行为方面起到重要作用	协助参加者制订应对困难的具体方法，以增强信心；即使困难情况下也能实现自己意向
恢复型自我效能	坚信自己在行为改变目标过程中即使出现中断或经历挫折也能够回到正轨	帮助参与者关注全局，使其认识到重返原状只是暂时性的挫折
食品和营养知识与技能：■ 认知技能	个人执行理想行为所需要的食品与营养知识和技能，包括： ■ 认知型：事实性知识，食物知识，批判性思维和解决问题的技能。	■ 认知型：通过讲座、视频和讲义提供事实信息；指导如何采取行为；采用高阶的主动性学习方法，如讨论、辩论和评论
■ 情感技能	■ 处理与饮食有关情绪的技能：沟通需求技能，延迟满足技能，应对压力或挑战的技能	■ 情感型：讨论、情景模型、角色扮演、视频和工作表；正念饮食和视觉化训练
■ 行为技能	■ 执行目标行为的技能，如购买和准备食物、烹饪、母乳喂养和种植菜园	■ 行为型：示范食物准备／烹饪技能，育儿实践，然后通过有指导的实践和练习来培养技能
自我调节过程	在培养个人技能的过程中，需要有能力思考，并有意识、自愿地选择想做的事情，从而可以自我指导或调节思想、感觉和行为。此外，还包括改变影响他们的生活环境条件以使其更好地学习或实践预期的技能	在设定行动目标之后，提供自我监测表格，评估进展，并加强自我调节／自我导向改变的行动计划，例如提前计划、权衡利弊、创造有利于开展行为的环境，培养习惯
行为支持	支持个体实现行为改变目标的活动：社会支持、强化和奖励、行动线索和倡导技能发展	创造支持性的团体环境；鼓励个体寻求家人和朋友的支持；提供口头表扬或物质奖励；使用实物或数字信息提醒；了解团体、社区的优先需求或关切，进行宣传活动；为政策制定者提供建议，以便采取预期行动，并监测进展

■ 一项纳入 95 项研究的荟萃分析为 HAPA 的动机、行为和特定阶段自我效能的类型提供了理论支持，该研究提出的大部分机制已经被证实（Zhang et al. 2018）。

■ 一项关于澳大利亚长途卡车司机对于水果蔬菜摄入动机的研究发现，期待饮食改变能带给自己更多的积极结果或益处的司机，可能会摄入更多的水果和蔬菜。益处包括改善身体健康和能量水平、减少疲惫感、摄入足够营养素、促进消化以及增加自己执行力的信心（Hamilton et al. 2015）。

■ 一项针对饮食和身体活动等 4 种健康行为的研究发现，自我效能和制订计划是行为的直接预测因素，而感知风险是行为的早期因素（Schwarzer et al. 2007）。

■ 一项有关水果和蔬菜摄入量的研究发现，结果预期（感知益处）可预测前意向阶段到意向阶段的变化，而社会支持则可预测从进展到行动阶段的改变。制订计划不完整与水果和蔬菜的摄入量降低到未采取改变的行动前阶段有关。自我效能是各阶段转变的一般预测因素（Wiedemann et al. 2009b）。

■ 另一项关于水果和蔬菜摄入量的研究发现，在个体从动机转变为行动的过程中，行动计划和自我导向改变过程均会发挥作用（Zhou et al. 2015）。

■ 一项研究基于 HAPA 深度访谈以了解符合妇女、婴儿和儿童特别营养补充项目条件的拉丁裔孕妇水果和蔬菜摄入量的障碍和促进因素,发现来自家庭和朋友的社会支持是促进孕妇产前水果蔬菜摄入的主要远期因素,而其他 HAPA 变量则构成了直接因素(Hromi-Fiedler et al. 2016)。详细介绍见营养教育行动 5-3。

此外,一些干预研究还发现:
- 一项增加水果和蔬菜摄入量的随机对照试验分为静态和动态的两种线上干预措施:静态干预组,参与者收到常规的膳食信息;动态干预组,参与者设置目标、收到指示、汇报每周成绩、收到个性化反馈和奖励,帮助参与者设定更

高的目标或解决挫折并分析原因(Schwarzer et al. 2018)。两组参与者的水果和蔬菜的摄入量都有所增加,且女性的增加量高于男性。女性在积极结果预期(感知益处)、完成计划和自我效能方面得分更高。男性感知到水果蔬菜摄入的益处会增加其摄入量,但女性未观察到这种效应,其更注重于制订计划以增加水果蔬菜摄入量。自我效能越强的个体从计划中获益越多,但自我效能并不能弥补个体未完成计划所带来的损失。另一个类似的研究也发现线上干预研究可促进参与者水果蔬菜摄入量的增加,且女性

营养教育行动 5-3 　基于健康行动过程取向理论了解符合 WIC 条件的拉丁裔孕妇的水果和蔬菜摄入量

该研究旨在确定符合 WIC 条件的拉丁裔孕妇产前水果和蔬菜摄入的障碍和促进因素。

理论框架

该项目采用 HAPA 来探索孕妇水果和蔬菜摄入的影响因素。既往研究表明,HAPA 可用于研究健康行为改变过程。

访谈

通过英语或西班牙语对 45 名 18 岁以上符合 WIC 标准的超重拉丁裔孕妇开展了基于 HAPA 的深度访谈。对采访过程进行录音,分析并确定了 10 个主题。

结果:孕妇的想法和感受

结果预期

水果和蔬菜偏好:水果和蔬菜的味道、气味、新鲜度、外观以及特定文化偏好会影响孕妇对于水果和蔬菜的选择。

水果和蔬菜健康结果预期:食用水果和蔬菜对于孕妇的积极结果预期,包括控制妊娠糖尿病、预防肥胖和妊娠并发症、增强饱腹感和改善营养和能量代谢水平。

水果和蔬菜负面结果预期:对负面结果的预期或对障碍的感知,如水果和蔬菜的购买成本。

自我效能

孕妇相信她们有能力可通过食物改善其机体健康,并认为

摄入水果和蔬菜可有效改善健康。

意向

一些孕妇认为对于水果和蔬菜的摄入意向源于自己,还有一些孕妇则觉得需要外界的帮助和督促。

水果和蔬菜的行动/应对计划策略

水果和蔬菜知识:孕妇对于水果和蔬菜的营养成分和烹调技术的知识主要来自家人和朋友。

行动/应对计划策略:确定了 14 种促进水果和蔬菜摄入的策略,如设定目标和自我监测,尝试新的水果和蔬菜,改变采购或准备模式,使水果和蔬菜更方便食用。

障碍和资源

社会支持:这一决定因素包括来自家庭、朋友、供应者和食品援助计划的经济、信息、情感和心理等支持。虽然其与摄入行为本身相关性较低,但是该因素是影响孕妇摄入水果和蔬菜的重要因素。

家庭结构:孕妇会优先考虑孩子的食物需要,不融洽的家庭关系也会影响她们的食物摄入量。

水果和蔬菜的获取:孕妇对于水果和蔬菜的摄入障碍主要是由于缺乏超市、工作环境和季节变化等因素,以及政府是否提供购买福利,如果没有,通常认为水果和蔬菜较为昂贵。

孕妇健康状况:妊娠糖尿病等疾病可能会影响孕妇对于水果和蔬菜的摄入量。

概念模型如下:

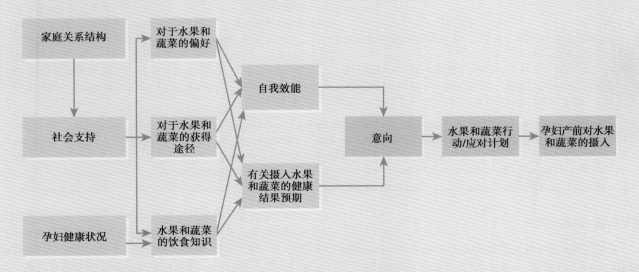

Modifed from Hromi-Fiedler et al. 2016. Barriers and facilitators to improve fruit and vegetable intake among WIC-eligible Latinas: An application of the Health Action Process Approach. *Journal of Nutrition Education and Behavior* 48(7): 468-477.Figure used with permission.

的自我效能比男性增加得更多（Keller et al. 2018）。

- GOAL（Good Aging in Lahti Region）生活方式干预试验是芬兰一项针对 352 名中年人进行的 2 型糖尿病长期预防干预研究。研究内容为指导受试者采取减少脂肪和增加膳食纤维摄入的生活方式，并进行适量身体活动和减重。在 8 个月内，基于 HAPA 框架对受试者进行 6 次每次 2 小时的小组辅导课程，如小组讨论、自我监测和制订计划，结果显示，一年后许多人至少达到了 5 个行为目标中的 4 个且临床指标得到改善，并保持至第 3 年（Uutela et al. 2004；Absetz et al. 2007，2009）。澳大利亚一项研究发现在初级卫生保健机构，GOAL 试验同样可减少受试者 2 型糖尿病的危险因素，与其他临床试验结果一致（Laatikainen et al. 2007）。
- 印度喀拉拉邦的糖尿病预防试验是一项基于 HAPA 的 GOAL 研究，由专业人员组织开展每次 60～90 分钟的小组课程，共计 15 次（Thankappan et al. 2018）。共有 1 007 名受试者参与该研究，对受试者进行的 12 个月和 24 个月的随访发现他们的糖尿病风险和发病率明显下降，且水果

和蔬菜的摄入量增加和身体生活质量评分升高。

- 一项研究使用 HAPA 模型预测了糖尿病患者的 BMI 以及血压、糖尿病症状、血糖和高密度脂蛋白胆固醇水平的各种决定因素。基于一套阶段性定制的工作手册和两次电话随访进行干预，发现糖尿病患者的饮食方式有明显改善，但对照组也有相似改善（McPhail et al. 2014）。
- 在其他几项研究中，基于 HAPA 的饮食干预成功增加了参与者水果蔬菜的摄入量（Kreausukon et al. 2012；Lange et al. 2013），减少了不健康食物的摄入量（Tam, Bagozzi, and Spaniol 2010），改善了高血压症状（Taylor et al. 2005）。另一项研究在两组成年女性中进行对照试验，一组仅提供膳食干预信息，另一组提供膳食干预信息同时培养自我调节技能。研究开始时两组蔬菜摄入量均有增加，但只有培养自我调节技能的参与者在两年后仍保持较高的蔬菜摄入量（Stadler, Oettingen, and Gollwitzer 2010）。

基于 HAPA 的糖尿病工作场所防治方案的详细介绍见营养教育行动 5-4。

营养教育行动 5-4　　使用 HAPA 在工作场所预防糖尿病

背景

目前美国糖尿病前期的患病率约为 36%。糖尿病预防计划（Diabetes Prevention Program, DPP）和其他研究结果表明，通过改变饮食模式和增加身体活动的干预计划，可有效预防或延迟有患病风险的成年人罹患 2 型糖尿病。此计划已在社区和初级保健机构实施，由于以上两个机构具有广泛影响力并可以长期执行计划，从而减少参与者退出，因此可能是实施该计划的最佳场所。同时美国一所大学也开展了一项同样的糖尿病预防计划。

理论应用：HAPA

糖尿病工作场所预防计划之所以使用 HAPA，是因为它强调导致行为意向的动机阶段和行为改变中的行动或意志阶段，并且在每个阶段都有相应的决定因素。

项目

该项目包括 16 周的小组生活方式平衡干预，由专业的生活教练组织每周 1 小时的小组会议。

- 在前 8 周，研究者为参与者制定了健康饮食和身体活动目标，提供有关能量和脂肪摄入的信息并指导参与者学会监测摄入量。小组会议题目为健康饮食、积极活动、生活方式、打破能

量的摄入与消耗平衡、掌控自己周围的一切。

- 第 9 周，研究者介绍行动计划，要求参与者选择尝试一种积极的行为方式，并了解其开始时间、可能面临的困难和解决方案。在接下来的一周，参与者需要回顾他们的行动计划是否成功，或者失败了应如何调整。
- 第 10～16 周，每周都有行动计划和后续随访，旨在鼓励参与者在行动过程中启动并坚持改变。会议题目包括：掌控自己周围的一切、与消极想法对话、应用社交暗示、开始行动计划、保持动力的方法。

评估

采用随机对照试验对 DPP 进行评估。使用食物频率问卷评估膳食摄入量，并将营养素摄入量和食品组摄入量转换为替代健康饮食指数（AHEI）评分。使用加速度计和体重秤测量参与者的身体活动水平和体重。采用调查问卷测量参与者社会心理决定因素的变化。结果发现，与对照组相比，DPP 组减重更多，并且坚果、红肉和加工肉类等高脂肪食物的摄入更少，水果摄入更多。研究还发现，干预后的结果预期和恢复型自我效能与 AHEI 评分变化有关。行为意向、行动计划及行动和应对自我效能的变化与减重有关。

Modified from Miller et al. 2015. A translational worksite diabetes prevention trial improves psychosocial status, dietary intake, step counts among employees with prediabetes: a randomized controlled trial. *Preventive Medicine Reports*：2：118-126. Miller et al. 2016. Impact of a worksite diabetes intervention on diet quality and social cognitive influences of health behavior: A randomized controlled trial. *Journal of Nutrition Education and Behavior* 48：160-169. Diabetes Prevention Program Research Group 2002. The Diabetes Prevention Program. *Diabetes Care* 25：2165-2171.

其他模型中的改变阶段

值得注意的是，改变阶段也是跨理论模型（transtheoretical model, TTM）的一部分，该模型提出了改变的 5 个阶段（Prochaska et al. 1992；Prochaska and Velicer 1997）。这些阶段是依据时间来划分的：预思考阶段是指个体没有计划做出改变；思考阶段是指个体计划在 6 个月内做出改变；准

备阶段是指个体计划在 1 个月内做出改变；行动阶段是指个体刚开始进行改变；而维持阶段是指个体保持新行为 6 个月及以上。与之不同，HAPA 的阶段划分则是基于个体状态的差异，而不是时间。因为行为改变阶段的主要动力是个体状态的改变，与特定的时间节点无关（Schuz et al. 2009）。此外，在许多 TTM 研究中，这些阶段被分解为行动前阶段和行动/维持阶段，这与 HAPA 的阶段相似。TTM 中改变的决定

因素——行为改变的利弊（个体对行为改变的积极和消极结果预期）和自我效能，与 HAPA 中的决定因素相似（Lippke et al. 2005；Sniehotta et al. 2005；Di Noia and Prochaska 2010）。

健康行动过程取向理论的要点

- 健康行动过程取向理论指出，行为改变不仅涉及行为意向观念模式的动机阶段，也涉及实际行为观念模式的行动或意志阶段。行动计划和应对计划对于意向与行为之间的衔接十分重要。
- 在那些产生了行为意向的群体中，有一些是有意向但没有开始行动的意向者；而另一些是已经开始行动的行动者。
- 感知风险、感知益处和自我效能的决定因素对于激发个体行动意向具有重要作用。但对于那些决定采取行动的个体来说，需要自我调节或自我导向的技能，以及了解食品和营养相关知识的技能。
- 制订计划对于个体的行为改变是至关重要的，该计划主要包括行动计划和应对困难计划两部分。
- 自我效能在行为改变的全过程中发挥重要作用，其作用在不同阶段有所不同。行动或任务自我效能对于个体的激励和开始行动很重要，而应对和恢复自我效能对于维持个体行为改变发挥重要作用。
- 在采取干预措施时，应综合考虑激励因素、促进因素和行为改变过程。
- 还需要考虑环境、社会结构因素及行为改变的促进和阻碍因素。

在营养教育中运用健康行动过程取向理论促进行为改变

为行为改变阶段设计活动

健康行动方法对营养教育非常有用。研究表明，从概念上可以将营养教育的作用划分为：增强动机（为何行动）、促进行动（如何行动）和环境支持行动（何时何地行动）。

使用该模型的研究表明，小组会议、线上模块或书面材料的结构应按照以下顺序进行：①通过活动增强行动动机，形成行动意向；②对行动和应对计划进行培训；③建立自我调节行为改变技能的活动（包括所需的食品和营养知识与技能）。这些内容可在相同的课程或模块中进行，也可在几个不同课程或模块的过程中依次进行。换言之，需要规划一个由"为什么这样"到"如何这样"的过程。

一项有关增加个体水果和蔬菜摄入量的干预研究发现，如果让参与者先学习技能再增强其行动动机，这可能会导致其在行为改变方面较差，而遵循从动机到自我调节或自我导向的技能改变顺序对参与者的行为改变的效果更好（Lhakhang et al. 2014）。该线上研究中使用的模块可作为涵盖行为改变阶段的营养教育模型参考：

关于行动动机的条件，参与者需要了解有关每天摄入 5 种水果蔬菜的国际指南及其益处，以及不遵循指南的成本和风险，并提示设定一个总体行为目标（或意向）。

关于自我调节的条件，参与者接受了关于如何采取行为的食品和营养指导，以及关于自我效能和制订计划的指导（包括行动计划和应对计划）。他们在研究者的帮助下制订具体行动目标，包括何时、何地和如何吃所需的 5 种水果和蔬菜。例如，制订 2 个不同场合下的计划，具体说明用餐地点、人员、时间和他们想要吃哪种水果和蔬菜。此外，他们需要设想 2 种可能阻碍计划执行的情景以及克服这些障碍的策略（例如如果午餐做沙拉的蔬菜用完了，就在餐后吃一个水果）（Lhakhang et al. 2014）。

按照这一顺序即使进行短时间干预，也可有效提高个体的水果摄入量（Lange et al. 2013）。

在健康行动过程取向理论中增强动机的活动，例如，如何增加应对某种状况或当前行为的风险感知，以及如何增加行为改变的感知益处及自我效能，类似于第 4 章中健康信念模型和计划行为理论/理性行动方法理论，不再赘述。同样，在健康行动过程取向理论中培养食品和营养技能以及心理自我调节能力的活动，例如对行动计划或目标设定、自我监测和自我调节能力的指导，在本章中针对社会认知理论有类似描述，故不再重复。

如果我们的受众是对行为思考较少的个体，那激励活动是非常合适的。如果我们的受众是对行动比较积极的个体，例如存在健康问题的运动员或已参加项目的个体，那么促进活动则更加适合他们，但激励活动也同样需要。在小组会议中，参与者可能处于行为改变的各个阶段，所以我们最好从动机阶段的活动开始，因为这类活动将先增强处于前意向阶段人群的动机，并重新激励那些有意向或已经在行动的个体，然后再进行知识和技能活动。

> 第 12 章和第 13 章介绍了关于如何设计和安排激励和促进活动的细节。

关注自我效能与制订计划

自我效能与制订计划是启动和维持行动和行为改变的关键决定因素，从而使意向到行为得到了更好的衔接。自我效能和制订计划是可通过营养教育予以鼓励并加以改变的策略，具体步骤见框 5-1 和框 5-3。

应对变化阶段

研究表明，营养教育干预措施可针对处于不同变化阶段者量身定制（Ziegelmann et al. 2006；Gadinho et al. 2015）。例如，处于前意向阶段的个体，营养教育工作者可与他们进行适当水平的风险沟通，并提供信息或活动，进而说明与他们当前行为的负面结果（发生健康问题的风险）相比，新行为可带来积极结果（改善幸福感）。制定了行为目标的意向者，已经具备了这种思维模式，他们将从行动计划中获益（包括何时、何地和如何实现目标行动）更多，并制订应对计划来应对障碍。处于行动阶段的个体将从维持行为改变和预防复发的策略中受益。我们可以帮助他们模拟这些情景，并获得必要水平的感知恢复型自我效能。

本章总结

本章介绍的理论是对第 4 章理论的补充和延伸。这些理论确定了许多可引发思考、增强动机从而形成行为意向的决定因素。但除了制订实施意向外，对于如何将意向转化为实际行动的具体过程未提供更多指导。然而，相信行动的可取性、有效性和可行性，并表明采取行动的意向，还不足以促进行为改变。将意向转化为行动需要特定的知识和技能。本章重点介绍如何指导营养教育工作者帮助个人建立采取行动的动机的能力和技能，以下是两个有效并广泛使用的行为改变促进理论。

社会认知理论

社会认知理论认为，除了相信采取某一特定行为将有效促进获得个人所期望的结果外，他们还须相信即使经受挫折也能成功执行该行为。环境与个人的行为相互影响。因此，自我效能和技能是行为改变的主要促进因素。个人需要自我调节技能，如设定自己的行动目标（或行动计划），并监督其行动进度。个人实现目标需要具备与食品和营养相关的知识以及认知、情感和行为技能。营养教育侧重于通过示范、指导、互动，通常是实践活动，指导受众如何采取行动。这些技能有助于提高个人的能动性和赋权感，促使其对生活做出积极选择。个人也需要积极的环境和集体效能以改变环境。

健康行动过程取向理论

健康行动过程取向理论强调从意向到实际行动，需要先在思维模式上实现从思考到行动的转变。在这一过程中，制订计划和自我效能起核心和协同作用——开始行动的自我效能和维持行动的应对自我效能，以及计划中断时的恢复自我效能。个体可以是前意向者、意向者或行动者。因此，营养教育可以先开展活动，以增强改变的动机并形成改变的意向，然后帮助个体设立现实的行动目标，制订应对干扰的策略，从而维持行为改变。专注力和计划对于采取行动也很重要，同时还需要食物和营养知识与技能。

选择运用合适的理论促进行为改变

社会认知理论和健康行动过程取向理论不仅确定了动机决定因素，也提出了改变的促进因素。两者相似点在于都强调了自我效能和设定目标或行动计划对于启动并维持行为改变的核心重要性，而不同点在于强调了行为改变的不同内容。

社会认知理论很少强调如何增强动机，而是重视培养自我效能、自我调节或自我导向技能（个体对自己的思想、情感和行为的控制能力）。此外，社会认知理论还强调环境社会结构对行为改变的促进和阻碍作用，并指出个人有能力通过群体行动来改变环境。因此，该理论适用于已经具有动机并希望专注于促进行为改变的个人。在这种情况下，我们可以为其提供采取理想行为所需的食物和营养知识（行为能力），以及自我效能和自我调节技能的指导和实践。由于该理论描述了群体如何能够发展集体效能并参与倡导群体行动，因此也适用于促进个人改变的同时改变外部社会结构环境。例如在教室开展集体活动，改善学校和周边商店的餐饮服务或使其提供更健康的食物。

另外，HAPA 强调健康行为的改变是一个过程，不是短期内能够完成的。研究证实社会认知理论中的决定因素分为两种，一种用于激励阶段，另一种用于改变的行动阶段。HAPA 同样也包括激励性和促进性决定因素。因此，HAPA 可为设计营养教育提供指导，以促进行动的动机和实施。和社会认知理论一样，HAPA 强调自我效能和计划的重要性，但也指出在饮食改变的过程中存在不同类型的自我效能和计划。证据表明，无论是一个或多个小组会议、书面材料还是线上健康项目的营养教育干预，如果先进行激励活动使受众产生行为意向，然后再培养食品、营养和心理的相关技能，促进受众开始行为改变，这样可能是更有效的。适当的技能和实践可以有效维持行为改变。另外，与社会认知理论相比，HAPA 不太重视关于改善环境和行为改变促进因素的活动。由此，HAPA 作为有效且实用的指南，适用于团体营养教育课程设计、在线项目或针对大多数受众和行为的社交媒体项目，但有关政策或环境改变的内容需要单独设计。

检查练习

你需要为**医疗中心的工作人员**开发一个课程，由管理人员、文职人员和医师助理组成，大部分人大于 30 岁。他们大部分时间都很忙：接电话、财务报账、接送患者、测量身高体重、操作设备等。他们需要解决普通人群的健康问题，如罹患慢性病的风险。他们经常看到患者或因由于饮食问题导致健康问题的患者，但他们厌倦自己烹饪食物。该医疗中心自助餐厅可提供各种食物和饮料。工作人员认为自己的工作压力大，会选择松饼、苏打水和快餐作为午餐，认为沙拉是无法满足的。虽然他们知道应该吃健康的食物，并试图做出选择和改变，但很难长期坚持。工作人员认为自己没有时间和信心在家做饭，他们倾向于从当地的熟食店、超市或是医院餐厅中将食物打包带回家。

选择一个健康行为改变的目标进行课程设计。结合上述信息，将可能会激励参与者想要采取该目标的因素，与 2 个激励性决定因素（如信念、自我效能等）进行匹配。因为在社会认知理论中，这可能是对他们而言最重要的因素。最后，为有助于参与者改变行为的每个决定因素设计一个活动。使用以上信息来匹配可能促进参与者改变行为的因素，并使用**社会认知理论**中 1 或 2 个促进性决定因素（行动目标设定、自我监测等）来维持改变。最后，为每个决定因素设计一个有助于参与者接受并维持该改变的活动。

选取两组**医疗中心的工作人员**，使用上述两种不同的行为改变目标和激励性、促进性决定因素进行干预，并将上述创建活动进行排序，以促进**健康行动过程取向理论**的应用。

比较两种基于理论的干预措施所得到的结果。你认为在课程中，两种基于理论的干预措施对参与者行为改变的影响会有差异吗？如果是，为什么？怎么造成的？对其他人群和环境会有效果吗？

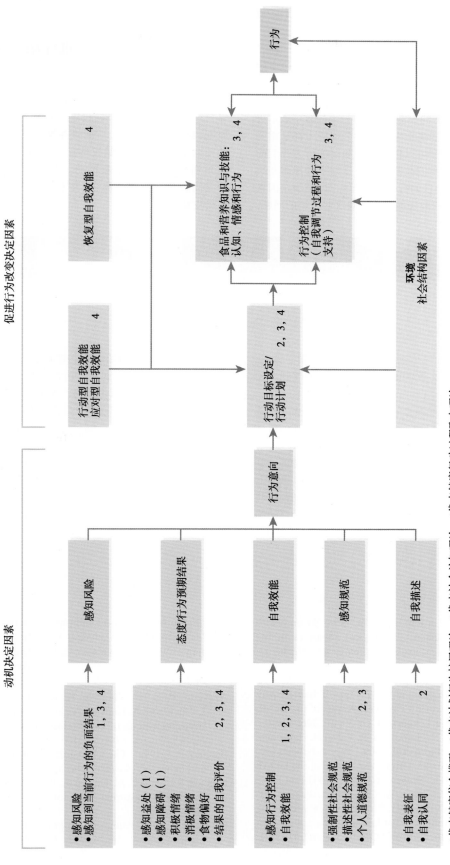

图 5-4　增强动机和促进饮食改变或行动的总结模型

1代表健康信念模型；2代表计划行为扩展理论；3代表社会认知理论；4代表健康行动过程取向理论

纳入动机和促进性决定因素的营养教育总结模型和框架

图 5-4 展示了一个总结模型，说明了第 4、5 章理论中的决定因素如何共同作用以激励行动和促进行为的改变。左侧显示了所述几种理论中行为改变的关键动机因素，右侧显示了行为启动和维持所需的关键技能，专栏中的数字表示决定因素的理论来源。许多决定因素在几个理论中都是重要且相关的。这个总结模型可以作为动机和促进行为改变的有效决定因素的集合。我们在营养教育计划中选择哪些决定因素，取决于受众和项目的行为改变目标，以及决定因素和行为之间联系的相关研究证据。根据对这些因素的回顾，

我们可以决定最适合的基于理论模型来解决既定问题，并选择最适合的行动来改变目标。

营养教育可增强动机、促进行为改变和行动

营养教育的总体目标是激励和增强个人采取健康饮食模式的动机，培养食品和营养有关的技能以及选择和指导自己行为的技能，包括设定目标和计划、设定个人食物原则，以应对不同的生活情景并维持其行为改变。该过程的预期结果是塑造有赋权感和有能力的个体，并且能够按照预期行为改变来采取行动。营养教育工作者可与合作者共同宣传并改变食物、经济和信息环境，寻求改善相关环境支持。

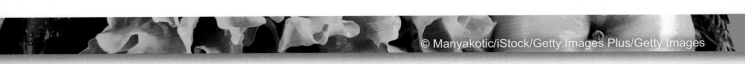

© Manyakotic/iStock/Getty Images Plus/Getty Images

问题和活动

1. 社会认知理论被广泛应用于营养教育和健康促进中，你认为其中的原因是什么或者该理论的哪些特征起到了关键作用？

2. 选择一位最近成功改变饮食习惯或开始锻炼的亲戚朋友进行访谈（记录访谈过程），让其具体描述自己如何成功做出改变的，并请其分享未来将如何维持这种改变的计划。

　　a. 用社会认知理论的语言记录被访者成功的原因。制作一个两列表格，在第 1 列记录被访者的话，在第 2 列写上符合社会认知理论中何种决定因素，并说明符合的原因。

　　b. 讨论以下内容：被访者为增加成功率而学习的知识和技能，提高自我效能的方法，使用的自我调节技能，

以及任何有助于增加成功率的策略。

　　c. 查看框 5-3，讨论被访者是否正使用上述策略来维持变化，是否还有其他策略？如果你愿意，可以与被访者分享这些策略，并记录对方是否认为该策略有用。

3. 设定行动目标（或制订行动计划）为何如此重要？能达到什么目的？有哪些关键步骤？

4. 请举例说明你是如何通过 SMART 行动目标来改变膳食或体力活动的。你感觉如何？该过程对你效果如何？

5. 如果你需要为社区的成年人提供营养教育课程，请选择一个你关注的行为，以 Ray 的案例为例，运用社会认知理论设计该课程。

参考文献

Abraham, C., P. Sheeran, and M. Johnson. 1998. "From health beliefs to self-regulation: Theoretical advances in the psychology of action control." *Psychology and Health* 13: 569–591.

Absetz, P., R. Valve, B. Oldenburg, H. Heinonen, A. Nissinen, M. Fogelhom, V. Livesmäki, et al. 2007. "Type 2 diabetes prevention in the "real world": One-year results of the GOAL Implementation Trial." *Diabetes Care* 30(10): 2465–2470.

Absetz, P., B. Oldenburg, N. Hankonen, R. Valve, H. Heinonen, A. Nissinen, M. Fogelhom et al. 2009. "Type 2 diabetes prevention in the real world: Three-year results of the GOAL Implementation Trial." *Diabetes Care* 32(8): 1418–1420.

Ahlers-Schmidt C. R., T. Hart, A. Chesser, A. Paschal, T. Nguyen, and R. R. Wittler. 2011. "Content of text messaging immunization reminders: What low-income parents want to know." *Patient Education and Counseling* 5(1): 119–121.

Anderson, E. S., R. A. Winett, J. R. Wojcik, and D. M. Williams. 2010. "Social cognitive mediators of change in a group

randomized nutrition and physical activity intervention." *Journal of Health Psychology* 15(1): 21–32.

Armitage, C. J. 2004. "Evidence that implementation intentions reduce dietary fat intake: A randomized trial." *Health Psychology* 23(3): 319–323.

Azevedo, P. E., H. Thomas, H. R. Samra, S. Edmonstone, L. Davidson, A. Faulkner, L. Petermann, et al. 2017. "Identifying attributes of food literacy: a scoping review." *Public Health Nutrition* 20(13): 2406–2415.

Bagozzi, R. P. 1992. "The self-regulation of attitudes, intentions, and behavior." *Social Science Quarterly* 55: 178–204.

Bagozzi, R. P. and U. M. Dholakia. 1999. "Goal setting and goal striving in consumer behavior." *Journal of Marketing* 63: 19–32.

Bandura, A. 1986. *Foundations of thought and action: A social cognitive theory.* Englewood Cliffs, NJ: Prentice Hall.

———. 1997. *Self efficacy: The exercise of control.* New York: WH Freeman.

_____. 2001. "Social cognitive theory: An agentic perspective." *Annual Review of Psychology* 51: 1–26.

_____. 2004. "Health promotion by social cognitive means." *Health Education and Behavior* 31(2): 143–164.

Byrd-Bredbenner, C., J. Maurer Abbot, and E. Cussler. 2011. "Relationship of social cognitive theory concepts to mothers' dietary intake and BMI." *Maternal and Child Nutrition* 7: 241–252.

Byrd-Bredbenner, C., J. Martin-Biggers, M. Koenings, V. Quick, N. Hongu, and J. Worobey. 2017. "A web-based childhood obesity prevention program for families with preschool children: Protocol for a randomized controlled trial." *JMIR Research Protocols*, 6(4): e73.

Byrd-Bredbenner, C., Martin-Biggers, G. A. Povis, J. Worobey, N. Hongu, and V. Quick, 2018. "Promoting healthy home environments and lifestyles in families with preschool children: HomeStyles, a randomized controlled trial." *Contemporary Clinical Trials* 64: 139–151.

Carbone E. T. and J. M. Zoellner. 2012. "Nutrition and health literacy: A systematic review to inform nutrition research and practice." *Journal of the Academy of Nutrition and Dietetics* 112: 254–265.

Contento, I. R., P. A. Koch, A. Calabrese-Barton, H. Lee, and W. Sauberli. 2007. "Enhancing personal agency and competence in eating and moving: Formative evaluation of a middle school curriculum—Choice, Control, and Change." *Journal of Nutrition Education and Behavior* 39: S179–S186.

Contento I. R., P. A. Koch, H. Lee, and A. Calabrese-Barton. 2010. "Adolescents demonstrate improvement in obesity risk behaviors after completion of Choice, Control and Change, a curriculum addressing personal agency and autonomous motivation." *Journal of the American Dietetic Association* 110(12): 1830–1839.

Contento, I. R., S. S. Williams, J. L. Michela, and A. B. Franklin. 2006. "Understanding the food choice process of adolescents in the context of family and friends." *Journal of Adolescent Health* 38(5): 575–582.

Cullen, K. W., T. Baranowski, and S. P. Smith. 2001. "Using goal setting as a strategy for dietary behavior change." *Journal of the American Dietetic Association* 101(5): 562–566.

Cullen, K. W., I. Zakeri, E. W. Pryor, T. Baranowski, J. Baranowski, and K. Watson. 2004. "Goal setting is differentially related to change in fruit, juice, and vegetable consumption among fourth-grade children." *Health Education & Behavior* 31(2): 258–269.

De Nooijer, J., E. de Vet, J. Brug, and N. K. de Vries. 2006. "Do implementation intentions help to turn good intentions into higher fruit intakes?" *Journal of Nutrition Education and Behavior* 38(1): 25–29.

Demark-Wahnefried, W., E. C. Clipp, I. M. Lipkus, D. Lobach, D. D. Snyder, R. Sloane, B. Peterson et al. 2007. "Main outcomes of the FRESH START trial: a sequentially tailored, diet and exercise mailed print intervention among breast and prostate cancer survivors." *Journal of Clinical Oncology* 25: 2709–2718.

Diabetes Prevention Program Research Group 2002. "The Diabetes Prevention Program." *Diabetes Care* 25: 2165–2171.

Doerksen, S. E., and E. McAuley 2014. "Social cognitive determinants of dietary behavior change in university employees." *Frontiers in Public Health* 2: 23.

Di Noia, J. and J. O. Prochaska. 2010. "Dietary change and deci-

sional balance: A meta-analytic review." *American Journal of Health Behavior* 34(5): 618–632.

Gaines, A., and L. W. Turner. 2009. "Improving fruit and vegetable intake among children: A review of interventions utilizing the social cognitive theory." *California Journal of Health Promotion* 7(1): 52–66.

Godinho, C. A., M. Alverez, M. L. Lima, and R. Schwarzer. 2015. "Health messages to promote fruit and vegetable consumption at different stages: A match-mismatch design." *Psychology & Health* 30(12): 1410–1432.

Gollwitzer, P. M. 1999. "Implementation intentions—strong effects of simple plans." *American Psychologist* 54: 493–503.

Gollwitzer, P. M. and P. Sheeran. 2006. "Implementation intentions and goal achievement: A meta-analysis of effects and processes." *Advances in Experimental Social Psychology* 38: 69–119.

Hanks, A. S., D. R. Just, and B. Wansink. 2013. "Smarter lunchrooms can address new school lunchroom guidelines and childhood obesity." *Journal of Pediatrics* 162: 867–869.

Hagger MS and A. Luszczynska. 2014. "Implementation intention and action planning interventions in health contexts: State of the research and proposals for the way forward." *Applied Psychology: Health and Well-Being.* 6: 1–47.

Hamilton, K., C. Vayro, and R. Schwarzer. 2015. "Social cognitive antecedents of fruit and vegetable consumption in truck drivers: A sequential mediation analysis." *Journal of Nutrition Education and Behavior* 47(4): 379–384.

Heneman, K., A. Block-Joy, S. Zidenberg-Cherr, S. Donohue, L. Garcia, A. Martin, D. Metz, et al. 2005. "A "contract for change" increases produce consumption in low-income women: A pilot study." *Journal of the American Dietetic Association* 105(11): 1793–1796.

Horowitz, M., M. K. Shilts, and M. S. Townsend. 2004. "EatFit: A goal-oriented intervention that challenges adolescents to improve their eating and fitness choices." *Journal of Nutrition Education and Behavior* 36(1): 43–44.

Hromi-Fiedler, A., D. Chapman, S. Segura-Perez, G. Damio, P. Clark, J. Martinez, and R. Perez-Escamilla. 2016. "Barriers and facilitators to improve fruit and vegetable intake among WIC-eligible Latinas: An application of the Health Action Process Approach framework." *Journal of Nutrition Education and Behavior* 48(7): 468–477.

Institute of Medicine. 2002. *Speaking of health: Assessing health communication strategies for diverse populations.* Washington, DC: National Academies Press.

_____. 2004. *Health literacy: A prescription to end confusion.* Washington, DC: National Academies Press.

Iwaki, T. J., J. D. Gussow, I. R. Contento, and I. S. Goodell. 2014. "Gateway to Green: The family experience of community supported agriculture." *Journal of Nutrition Education and Behavior* 46(4 Suppl): P202.

Jastran, M. M., C. A. Bisogni, J. Sobal, C. Blake, and C. M. Devine. 2009. "Eating routines. Embedded, value based, modifiable, and reflective." *Appetite* 52(1): 127–136.

Keller, J., S. Motter, M. Motter, and R. Schwarzer. 2018. "Augmenting fruit and vegetable consumption by an online intervention: Psychological mechanisms." *Appetite* 120: 348–355.

Koring, M., J. Richert, S. Lippke, L. Parschau, T. Reuter, and R. Schwarzer. 2012. "Synergistic effects of planning and self-efficacy on physical activity." *Health Education & Behavior* 39: 152–158.

Krause, C., K. Sommerhalder, S. Beer-Borst, and Y. Abel. 2018. "Just a subtle difference? Findings from a systematic review of definitions of nutrition literacy and food literacy." *Health Promotion International* 33: 378–389.

Kreausukon, P., P. Gellert, S. Lippke, and R. Schwarzer. 2012. "Planning and self-efficacy can increase fruit and vegetable consumption: A randomized controlled trial." *Journal of Behavioral Medicine* 35: 443–451.

Laatikainen, T., J. A. Dunbar, A. Chapman, A. Kilkkinen, E. Vartiainen, S. Heistaro, B. Philpot, *et al.* 2007. "Prevention of type 2 diabetes by lifestyle intervention in an Australian primary health care setting: Greater Green Triangle (GGT) Diabetes Prevention Project." *BMC Public Health*, 7: 249–256.

Lange, D., J. Richert, M. Koring, N. Knoll, R. Schwarzer, and S. Lippke. 2013. "Self-regulation prompts can increase fruit consumption: A one-hour randomized controlled online trial." *Psychology & Health* 28(5): 533–545.

Lhakhang, P., C. Godinho, N. Knoll, and R. Schwarzer (2014). "A brief intervention increases fruit and vegetable intake: A comparison of two intervention sequences." *Appetite* 82: 103–110.

Lippke, S., J. P. Ziegelmann, R. Schwarzer, and W. F. Velicer. 2009. "Validity of stage assessment in the adoption and maintenance of physical activity and fruit and vegetable consumption." *Health Psychology* 28(2): 183–193.

Luszczynska, A., M. Mazurkiewicz, J. P. Ziegelmann, and R. Schwarzer. 2007. "Recovery self-efficacy and intention as predictors of running or jogging behavior: A cross-lagged panel analysis over a two-year period." *Psychology of Sport and Exercise*, 8: 247–260.

Martin-Biggers, J., K. Beluska, V. M. Quick, and C. Byrd-Bredbenner. 2015. "Cover lines using positive, urgent, unique language entice moms to read health communications." *Journal of Health Communications.* 20: 766–772.

Martin-Biggers, J., K. Spaccarotella, C. Delaney, M. Koenings, G. Alleman, N. Hongu, J. Worobey, and C. Byrd-Bredbenner. 2015. "Development of the intervention materials for the HomeStyles childhood obesity prevention program for parents of preschoolers." *Nutrients* 7: 6628–6669.

McPhail, M., B. Mullen, L. Sharpe, C. MacCann, and J. Todd 2014. "Using the health action process approach to predict and improve health outcomes in individuals with type 2 diabetes mellitus." *Diabetes, Metabolic Syndrome and Obesity: Targets and Therapy* 7: 469–479.

Miller, C. K., K. R. Wienhold, D. G. Marrero, H. Nagaraja, and B. C. Focht. 2015. "A translational worksite diabetes prevention trial improves psychosocial status, dietary intake, step counts among employees with prediabetes: a randomized controlled trial." *Preventive Medicine Reports* 2: 118–126.

Miller, C. K., K. R. Wienhold, and H. Nagaraja. 2016. "Impact of a worksite diabetes intervention on diet quality and social cognitive influences of health behavior: A randomized controlled trial." *Journal of Nutrition Education and Behavior* 48: 160–169.

Molaison, E. F., C. L. Connell, J. E. Stuff, M. K. Yadrick, and M. Bogle. 2005. "Influences on fruit and vegetable consumption by low-income black American adolescents." *Journal of Nutrition Education and Behavior* 37(5): 246–251.

Morgan, P. J., H. A. Scott, M. D. Young, R. C. Plotnikoff, and C. E. Collins. 2014. "Associations between program outcomes and adherence to social cognitive theory tasks: Process evaluation of the SHED-IT community weight loss trial for men." *International Journal of Behavioral Nutrition and Physical Activity* 11: 89.

Najimi, A. and M. Ghaffari. 2013. "Promoting fruit and vegetable consumption among students: A randomized controlled trial based on social cognitive theory. *Journal of the Pakistani Medical Association* 63: 1235–1240.

Ockene, I. S., T. L. Tellez, M. C. Rosal, G. W. Reed, J. Mordes, P. A. Merriam, B. C. Olendzki, et al. 2012. "Outcomes of a Latino community-based intervention for prevention of diabetes: The Lawrence Latino Diabetes Prevention Project." *American Journal of Public Health* 102: 336–342.

Prochaska, J. O., C. C. DiClemente, and J. C. Norcross. 1992. "In search of how people change: Applications to addictive behaviors." *American Psychologist* 47(9): 1102–1114.

Prochaska, J. O. and W. F. Velicer. 1997. "The transtheoretical model of health behavior change." *American Journal of Health Promotion* 12(1): 38–48.

Richert, J., T. Reuter, A. U. Wiedemann, S. Lippke, J. Ziegelmann, and R. Schwarzer. 2010. "Differential effects of planning and self-efficacy on fruit and vegetable consumption." *Appetite* 54(3): 611–614.

Sattin, R. W., L. B. Williams, J. Dias, J. T. Garvin, L. Marion, T. V. Joshua, A. Kriska, et al. 2016. "Community trial of a faith-based lifestyle intervention to prevent diabetes among African-Americans." *Journal of Community Health* 41(1): 87–96.

Savoca, M., and C. Miller. 2001. "Food selection and eating patterns: Themes found among people with type 2 diabetes mellitus." *Journal of Nutrition Education* 33: 224–233.

Scholz, U., B. Schuz, J. P. Ziegelmann, S. Lippke, and R. Schwarzer. 2008. "Beyond behavioural intentions: Planning mediates between intentions and physical activity." *British Journal of Health Psychology* 13(Pt 3): 479–494.

Schuz, B., F. F. Sniehotta, N. Mallach, A. U. Wiedemann, and R. Schwarzer. 2009. "Predicting transitions from preintentional, intentional and actional stages of change." *Health Education Research* 24(1): 64–75.

Schwarzer, R. 1992. "Self-efficacy in the adoption and maintenance of health behaviors: Theoretical approaches and a new model." In *Self-efficacy: Thought control of action.* Edited by R. Schwarzer. London: Hemisphere Publishing/Taylor & Francis Group.

Schwarzer, R. 2008. "Modeling health behavior change: How to predict and modify the adoption and maintenance of health behaviors." *Journal of Theoretical Social Psychology* 57(1): 1–29.

Schwarzer, R., and B. Renner. 2000. "Social-cognitive predictors of health behavior: Action self-efficacy and coping self-efficacy." *Health Psychology* 19(5): 487–495.

Schwarzer, R. and A. Luszczynska. 2015. "Health Action Process Approach." In *Predicting health behavior*. 3rd ed. edited by M. Conner and P. Norman. Buckingham, UK: Open University Press.

Schwarzer, R., B. Schuz, J. P. Ziegelmann, S. Lippke, A. Luszczynska, and U. Scholz. 2007. "Adoption and maintenance of four health behaviors: Theory-guided longitudinal studies on dental flossing, seat belt use, dietary behavior, and physical activity." *Annals of Behavioral Medicine* 33(2): 156–166.

Schwarzer, R., L. M. Warner, L. Fleig, M. Gholami, L. Serra-Majem, J. Ngo, L. Cianferotti, et al. 2018. "Dietary planning self-efficacy, and outcome expectancies play a role in an online intervention of fruit and vegetable consumption." *Psychology & Health* 33(5): 652–668.

Shilts, M. K., M. Horowitz, and M. S. Townsend. 2004. "Goal setting as a strategy for dietary and physical activity behavior change: A review of the literature." *American Journal of Health Promotion* 19(2): 81–93.

———. 2009. "Guided goal setting: Effectiveness in a dietary and physical activity intervention with low-income adolescents." *International Journal of Adolescent Medicine and Health* 21(1): 111–122.

Silk, K. J., J. Sherry, B. Winn, N. Keesecker, M. A. Horodynski, and A. Sayir. 2008. "Increasing nutrition literacy: Testing the effectiveness of print, Web site, and game modalities." *Journal of Nutrition Education and Behavior* 40(1): 3–10.

Sniehotta, F. F. 2009. "Towards a theory of intentional behavior change: Plans, planning, and self-regulation." *British Journal of Health Psychology* 14: 261–273.

Sniehotta, F. F., U. R. Scholz, and R. Schwarzer. 2005. "Bridging the intention–behaviour gap: Planning, self-efficacy, and action control in the adoption and maintenance of physical exercise." *Psychology and Health* 20: 143–160.

Stadler, G., G. Oettingen, and P. M. Gollwitzer. 2010. "Intervention effects of information and self-regulation on eating fruits and vegetables." *Health Psychology* 29(3):274–283.

Tam, L., R. P. Bagozzi, and J. Spaniol. 2010. "When planning is not enough: The self-regulatory effect of implementation intentions on changing snacking." *Health Psychology* 29(3): 284–292.

Taylor, S. D., R. P. Bagozzi, and C. A. Gaither. 2005. "Decision making and effort in the self-regulation of hypertension: Testing two competing theories." *British Journal of Health Psychology* 10(Pt 4): 505–530.

Thankappan, K. R., T. Sathish, R. J. Tapp, J. E. Shaw, M. Lotfaliany, R. Wolfe, P. Absetz, et al. 2018. "A peer-support lifestyle intervention for preventing type 2 diabetes in India: A cluster-randomized controlled trial of the Kerala Diabetes Prevention Program." *PLoS Medicine.* 15.6.

Truman, E. and C. Elliot. 2019. "Barriers to food literacy: a conceptual model to explore factors inhibiting proficiency." *Journal of Nutrition Education and Behavior.* 51(1): 107–111.

U.S. Department of Agriculture. 2014. Farm to institution initiatives. http://www.usda.gov/documents/6-Farmtoinstitution.pdf.

Uutela, A., P. Absetz, and A Nissinen. 2004. "Health psychological theory in promoting population health in Paijat-Hame, Finland: First steps toward type 2 diabetes prevention study." *Journal of Health Psychology* 9(1): 73–84.

Velardo, S. 2015. "The nuances of health literacy, nutrition literacy, and food literacy." *Journal of Nutrition Education and Behavior* 47(4): 385–389.

Vidgen, H. A. and D. Gallegos. 2014. "Food literacy and its com-ponents." *Appetite* 76:50–59.

Wansink B., D. R. Just, C. R. Payne, and M. Z. Klinger. 2012. "Attractive names sustain increased vegetable intake in schools." *Preventive Medicine* 55(4): 330–332.

Wieber, F., J. L. Thurmer, and P. M. Gollwitzer. 2015. "Promoting the translation of intentions into action by implementations: Behavioral effects and physiological correlates." *Frontiers of Human Neuroscience* 9: 395.

Wiedemann, A. U., S. Lippke, T. Reuter, B. Schuz, J. P. Ziegelmann, and R. Schwarzer. 2009a. "Prediction of stage transitions in fruit and vegetable intake." *Health Education Research* 24(4): 596–607.

Wiedemann, A. U., B. Schuz, F. Sniehotta, U. Scholz, and R. Schwarzer. 2009b. "Disentangling the relation between intentions, planning, and behavior: A moderated mediation analysis." *Psychology and Health* 24(1): 67–79.

Yeh, M-C., M. Heo, S. Suchday, A. Wong, E. Poon, G. Liu, and J. Wylie-Rosett. 2016. "Translation of the Diabetes Prevention Program for diabetes risk reduction in Chinese immigrants in New York City." *Diabetic Medicine* 33: 547–551.

Zhang, C., R. Zhang, R. Schwarzer, and M. S. Hagger. 2018. "A meta-analysis of the Health Action Process Approach." https://doi.org/10.31234/osf.io/4pc27

Zhou, G., Y. Gan, N. Knoll, and R. Schwarzer. 2013. "Proactive coping moderates the dietary intention-planning-behavior pathway." *Appetite* 70: 127–133.

Zhou, G., Y. Gan, M. Miao, K. Hamilton, N. K. Knoll, and R. Schwarzer.2015. "The role of action control and action planning on fruit and vegetable consumption." *Appetite* 91: 64–68.

Zhou, G., Y. Gan, K. Hamilton, and R. Schwarzer. 2017. "The role of social support and self-efficacy for planning fruit and vegetable intake." *Journal of Nutrition Education and Behavior* 49(2): 100–106.

Ziegelmann, J. P., and S. Lippke. 2007. "Planning and strategy use in health behavior change: A life span view." *International Journal of Behavioral Medicine* 14(1): 30–39.

Ziegelmann, J. P., S. Lippke, and R. Schwarzer. 2006. "Adoption and maintenance of physical activity: Planning interventions in young, middle-aged, and older adults." *Psychology and Health* 21: 145–163.

Zoellner, J., W. You, C. Connell, R. L. Smith-Ray, K. Allen, K. L. Tucker, B. M. Davy, and P. Estabrooks. 2011. "Health literacy is associated with Healthy Eating Index scores and sugar-sweetened beverage intake: Findings for the Lower Mississippi Delta." *Journal of the American Dietetic Association* 111(7): 1012–1020.

第6章

为行为改变创造环境支持

概述

本章重点阐述了在营养教育计划中，基于社会生态框架创建促进个体产生动机和行为改变的环境支持策略。通过与他人合作，营养教育工作者可以针对个人的食物选择和饮食行为的多个影响层面来努力创建环境支持，包括家庭、社交网络、政策、社会系统以及人们生活、学习、工作、娱乐、购物和进食的环境。营养教育工作者引入一个逻辑模型作为框架来规划、实施和评估活动，从而为特定干预的行为改变目标创造环境支持。

本章大纲

- 创建环境支持，使健康选择更容易
- 社会生态框架
- 通过家庭和社交网络创建环境支持
- 通过政策、系统和环境的方法创建环境支持
- 政策、系统和环境支持实施的场所
- 通过伙伴关系和合作创建环境支持
- 通过改变法律创建环境支持
- 营养教育规划的逻辑模型方法
- 本章总结

学习目标

本章学习结束，你应该能够：
- 阐述为什么创造环境支持是营养教育活动的重要组成部分
- 描述如何通过与家庭和社会网络合作来创建环境支持
- 描述社会生态学框架的关键特征，说明对行为的多个层面的影响，并领会政策、系统和环境变化（policy system and environmental change，PSE）如何辅助直接营养教育
- 领会营养教育工作者通过与他人合作从而发挥环境和政策变革者的重要作用，支持人们改变行为和采取行动的动机和能力
- 定义社会支持、协作和社区能力建设的概念，并展示它们如何被用于促进环境和政策对行为改变或行动的支持
- 评估教育与促进行为改变或行动的政策之间的关系
- 将逻辑模型描述成一种为给定干预的行为改变目标设计环境支持的方法

创建环境支持，使健康选择更容易

正如我们在前5章中所讨论的，营养教育包括基于理论的各个策略的融合，以增强意识、强化动机，并构建知识和技能，促进行动转变为有益于健康的行为。然而，仅有动机和技能往往是不够的，尤其是考虑到的当前的食物系统，它创造一个食物供应体系，使得高能量食物无处不在、方便又便宜；同时，自动扶梯和电梯无处不在，有吸引力和安全的公园并不容易获得；而促进健康和生态可持续发展和社会公平的食物在我们的社区中可能无法买到，或者过于昂贵。此外，家庭成员和朋友

可能会妨碍我们的健康意向,学校或工作场所的政策以及所在社区的结构都可能不利于健康选择。这就造成即使我们有好的意向和适当的知识和技能,也很难吃得健康,很难保持适当的身体活动。这让我们想到我们的基础概念框架中营养教育的第 3 个组成部分的重要性:创建利于行为改变的环境支持。

创建环境支持即致力于让健康选择变得简单、可取和规范,从而努力使环境有利于人们实现行为改变目标,这也是我们的营养教育干预目标。例如,我们希望每个社区都有一个食品店,店里有吸引人的农产品区和负担得起的水果和蔬菜,比如在美国补充营养援助项目(Supplemental Nutrition Assistance Program, SNAP)中的价格激励措施。此外,食品店的促销材料可以帮助人们找到食品店的农产品区,社区的营养教育可以告诉人们在哪里可以买到各种实惠的水果和蔬菜,并提供符合其文化的烹饪示范和简单的食谱。

这些活动逐渐成为社区营养教育工作者职责中的主要部分(Hill, Dickin, and Dollahite 2012;Chipman 2014)。这种改变推动者角色在社区内外带来了令人兴奋的可能性和新挑战,因为它需要新的方法和不同于传统营养教育的干预技能,通过额外的培训和扩展的职责说明,营养教育工作者成功地承担了这些职责(Lu, Dickin, and Dollahite 2012)。

本章将描述营养教育工作者如何为我们的干预措施所针对的行为改变目标创建环境支持。我们有两种方法来做到这一点:①通过家庭和社会网络建立社会支持;②利用政策、系统和环境变化(通常被称为 PSE)在社区中创造积极改变,这需要营养教育工作者与他人合作。

术语定义

首先,我们需要讨论生态学和环境这两个在不同的语境中有不同含义的术语。

生态学和社会生态学

"生态学"一词来源于生物学文献,它指的是生物与其自然环境之间的关系。在食物和营养领域,生态通常指的是食物和自然环境相关的问题,例如农业活动对空气中二氧化碳含量或碳足迹的影响。

在健康促进领域,人们生活的环境被称为社会生态。因此,社会生态框架阐述了影响我们行为的由近及远的各层面的因素,包括 4 个层面:①个人因素和人际关系;②组织和机构;③社区和重要部门;④社会结构和文化规范(Cornell 2018)。

环境

健康促进领域使用环境这一术语来指个体外部的因素,泛指物理环境和社会环境。例如,我们的社会网络是外部的,因此是环境的一部分。然而,社会规范是我们的感知在自己的脑中,因此不是环境的一部分。以文化为基础的社区实践和社会结构,如家庭餐饮或社区假日活动,也是环境的一部分。

环境影响人们的饮食

环境能够通过有意识和无意识过程来影响人们的饮食

(Kremers et al. 2006)。在有意识过程的层面上,一个容易获得一系列健康选择的环境可以增加对"好好吃饭"的自信、愿望和接受度。然而,社区缺乏健康食物和此类食物价格比较高,都可能会降低人们对自己选择控制力的感知,并可能导致对健康食物的消极态度。

然而,更重要的是无意识过程。进食可能被认为是一种自动行为,环境比个体自身对这种行为有更高的控制力(Cohen and Farley 2008)。这一观点得到了一系列研究的支持,这些研究表明所处环境和食物呈现方式会影响人们的进食。此外,研究表明,即使两组受试者均进食高能量食物,与吃正常分量组相比,吃大分量者会吃得更多,但并不觉得更饱(Cohen and Farley 2008)。我们会响应环境暗示,自动地、无意识地参与许多行动,例如,每当电视节目有广告插播时,许多人就会到冰箱里取零食。此外,附近的商店中会出售正在促销的食品,以便无意识地影响我们的选择。在超市购物时,你购买的许多东西并不是原来计划要买的,其中约三分之二是受到视觉和其他营销设备影响而购买的(Abratt and Goodey 1990)。同样的晚餐,如果和喜欢的人一起吃,会觉得味道会更好。餐厅的氛围和菜单上对食物的描述也能影响人们在食物和饮料上的花费(Wansink 2006;Cohen 2008)。在许多文化中,对吃什么、什么时间吃以及在哪儿吃的期望都是习惯性和无意识的。因此,环境的影响与营养教育对饮食行为的影响之间存在着动态关系(Lake 2018)。

一篇 2019 年的综述(Travert et al. 2019)论证了为什么综合的方法对于成功至关重要。这篇综述分析了影响环境建设、个体与饮食以及环境建设、个体与身体活动之间的交互作用的复杂机制。综述中强调,除了"外部环境建设"外,还有"内部环境建设",这就是个人体验环境的方式。换句话说,这就是个人对环境的感知。感知的差异是理解暴露于相同环境的个体以及如何具有不同行为的关键。此外,该综述发现,决定个人在环境中如何行动的关键因素是他们的个人动机(如第 4 章所述)和他们的能力(如第 5 章所述的促进决定因素),这说明了环境与个人及其行为之间有着复杂的三角互动关系,以及为什么我们需要一个考量了所有这些影响的综合方法。最常见的方法是社会生态框架,将在下一节中介绍。

社会生态框架

社会生态框架,又被称为"社会生态模型",最初是由 Urie Bronfenbrenner(1981)为了理解人类发展而提出的。其主要的概念框架描述了人们如何在各种动态关系、环境和社会力量中生活并与之互动,这些关系、环境和社会力量塑造了行为,包括他们对食物和身体活动的选择(Cornell University 2018)。这一框架已被广泛应用于公共卫生领域(McLeroy et al. 1988),也是《美国居民膳食指南》的基础(US Department of Human Services 2015)。

社会生态框架的层次

图 6-1 展示了社会生态框架的 4 个层次。内层是比较近的,而外层是比较远的。

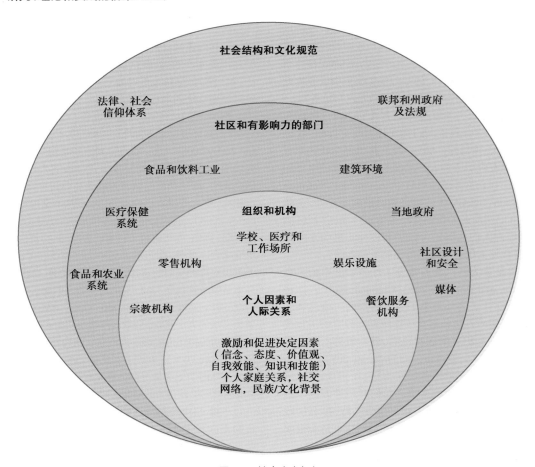

图 6-1　社会生态框架
Modified from Socio-Ecological Model Making Healthy Choices the Easy Choice.*Division of Nutritional Sciences.* Cornell University，2018.

个人因素和人际交往层面

这一层面包括心理因素、知识和技能（这是第 4 章和第 5 章介绍的基于理论的决定因素，用于增强动机和促进行动），还包括个人关系、家庭、社会网络以及文化/道德背景，这些都是人们生活的一部分（Cornell University 2018）。

组织和机构层面

这一层面的组织和机构是指人们几乎每天都去的、逗留时间比较长的地方，包括学校、医疗服务机构、企业、工作场所、娱乐场所、餐饮服务机构和零售店（Cornell University 2018）。

社区和有影响力的部门层面

这一层面是人们通常每周或每月都会去的地方，而非每天。然而，这些部门仍然对人们的生活有很大的影响，并影响到人们每天到访的组织和机构。社区和重要部门是根据地理、人口、公民或政治边界来界定的，包括环境建设、地方政府、公共卫生和卫生保健系统、农业、媒体、社区设计和安全、食品产业和身体活动产业（Cornell University 2018）。

社会结构和文化规范层面

最外层包括更大的社会因素，这些因素影响人们的思维并影响他们如何获取信息、开展业务和创造生活。这包括联邦和州政府、法规、法律和我们的信仰体系（Cornell University，2018）。

上述所有层面是动态交互的，并且相互影响。因此，我们创建支持性环境的努力必须针对所有层面。

利用社会生态框架理解各层次间的动态关系

Lauri Andress（2017）的研究使用了从西弗吉尼亚州老年居民收集的定性数据，这项研究是关于食物的获取取决于社会生态框架各个层面的关系的一个实例。图 6-2 选自该研究，展示了如何用社会生态框架解释食物获取的维度。

最外层是社会结构和文化规范层面，展示了其通过自然环境、宏观社会因素和不平等 3 个方面影响食物获得。这些共同决定了社会秩序、所有权规则、资源控制以及收入和资源的内部分配。需要特别指出的是，这个层面具有上游因素作用，对社区和重要部门层面的建成环境、组织和机构层面的压力源和社会背景，以及个人因素和人际关系层面的社会融合和支持、健康行为、健康结局和幸福感产生影响。这项研究得出的主要结论是，当我们想要改变受饮食影响的健康结局时，我们通常会从改变个人的食物选择开始。然而，与此同时，我们需要进一步深入研究限制健康食品获取的一些深层次的、历史性的和根深蒂固的结构、政策

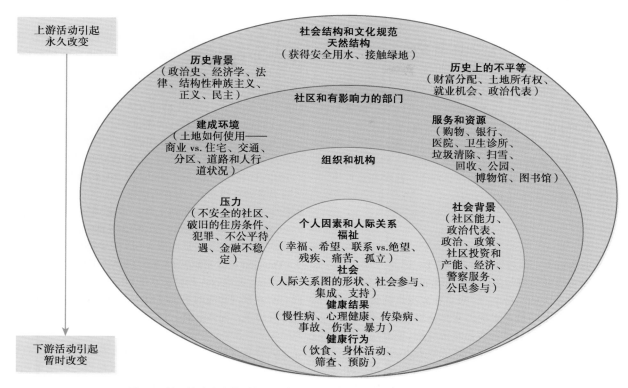

图 6-2　使用社会生态模型解释西弗吉尼亚州老年居民获得食物的维度（授权使用）

Adapted from Andress, Lauri. 2017 Using a social ecological model to explore upstream and downstream solutions to rural food access for the elderly. *Cogent Medicine*, 4(1): 1-18doi.org/10.1080/2331205X.2017.1393849. Copyright©. 2017 Lauri Andress.

和体系。

　　在另一个示例中，当食物教育和健康午餐一起被引入日本的学校时，营养教育者非常清楚，这种行动是在一个更大的背景下进行的，正如图 6-3 所示。

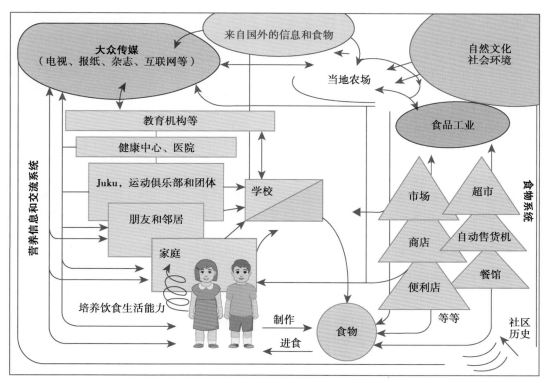

图 6-3　社区的食物和营养动态：在校儿童个案研究

Courtesy of Dr Miyuki Adachi.

通过家庭和社交网络创建环境支持

如上所述，营养教育工作者为我们干预的行为改变目标创建环境支持的首要方式是建立家庭和社交网络。这属于社会生态框架中的个人因素和人际关系层面，并直接建立在第4章和第5章所讨论的群体营养教育之上。我们每个人都有社会关系，包括家庭和由朋友、邻居、同龄人、同事以及个人所属的各种组织中的人组成的社交网络。这些都极大地影响了我们的食物选择和饮食行为。

家庭

许多营养教育工作者需要与家庭合作，因此，了解家庭及其文化身份以及如何与他们合作都是很重要的。美国人每日摄入的能量大约三分之二，来自在家烹饪的食物。与健康饮食行为相关的最重要的因素是家里有什么食物（家庭食物供应）、家庭成员是否容易获得食物、家庭用餐的频率以及父母自己的摄入情况和小孩的喂养方式（Cullen et al. 2003；Patrick and Nicklas 2005；Fulkerson et al. 2008；Burgess-Champoux et al. 2009；O'Connor et al. 2009；Blissett 2011）。有益的喂养实践包括树立健康饮食的榜样、鼓励他们尝试以及适度限制不太健康的食物，而所有这些都是在温情的氛围中进行的（O'Connor et al. 2009；Blissett 2011），同时让孩子参与决策并提供积极的反馈（Dickin and Seim 2013）。用餐时间结构也是影响儿童饮食习惯的重要因素（Berge et al. 2013），这在第2章有详细的描述。

基于共同的经历、食物或文化传统，家庭内部的食物选择行为的相似性要比家庭成员和朋友之间的相似性大得多。另外，家庭成员和其他生活在一起的人可能并不都喜欢或想要吃同一种食物。因此，和家人或其他生活在一起的人商量买什么或吃什么是很有必要的（Furst et al. 1996；Feuenekeset et al.1998；Contento et al. 2006；Larsen et al. 2015）。提高家庭食物和家庭膳食的品质，并对家庭食品环境做出特定改变，都有利于儿童发生积极的饮食改变（Fulkerson et al. 2010；Hendrie et al. 2013）。一项针对母亲、父亲和青少年三类人群的研究表明营造健康的家庭氛围可以增加青少年吃水果、蔬菜和沙拉的内在动力（Niermann et al. 2015）。因此，与成年人和儿童一起工作的营养教育工作者的一个重要作用是了解这些家庭力量，并制订策略来支持家庭健康饮食。

营造支持我们行为改变目标的家庭环境

当我们的行为改变目标是为了孩子时，家长研讨会和参与活动的家长或家庭成员成为营养教育的次级受众。也就是说，我们希望孩子们少喝甜味饮料或多吃水果和蔬菜，你需要为次级受众设计课程，这与为任何其他群体设计课程一样。因此，你需要选择目标行为或家庭做法，并确定你将在课程中解决的行为对应的基于理论的决定因素。

为儿童创建家庭支持

在大多数国家，家长研讨会在许多场合都有广泛开展。在美国，EFNEP组织已经成功地开展了几十年的家长研讨会（Dollahite, Kenkel, and Thompson 2008）。此外，相关材料可以寄回家，或者家长可以在线查看。让这些材料增加家庭对我们行为改变目标的支持的方法如下：

- 为父母或家庭成员举办的研讨会。帮助父母提高他们的育儿技能，同时解决激励和促进与食物和营养有关的行动决定因素问题。"健康儿童，健康家庭"活动（Lent et al. 2012；Dickin, Hill, and Dollahite 2014）就是这么做的，并在营养教育行动6-1中有所描述。
- 线上材料、资源和互动工具。考虑到家长们非常忙碌，经常没有时间参加研讨会，所以需要向他们提供线上材料。政府、大学和推广服务组织（美国的类似组织包括eXtension社区实践）为家庭提供在线工具、活动、食谱等。在美国，无论收入和教育水平如何，大多数成年人都拥有具有互联网功能的手机（Lefebvre and Bornkessel 2013），并且许多人拥有电脑。

为学校营养教育提供家庭支持

虽然针对成年家庭成员举办的多届研讨会最有可能取得积极成果，但其他方法也有较大的潜力去接触到许多家庭（Hingle et al. 2010）。以下是一些关于如何将有助于实现行为改变目标的信息和活动有效地传播给更多家庭的方法。

- 可带回家的信息包。当学生和他们的照护者在家一起活动时，这些活动才最有效（Hingle et al. 2010）。这些信息包可能包含游戏、食谱、向父母传达的关于行为改变目标为何会帮助他们的孩子的信息、克服障碍的技巧、能够强化他们在课堂上所学知识的儿童趣味页面以及在家进行对话或菜单建议。为了提高这些可带回家信息包的有效性，需要确保它们是在对家庭文化背景有深入了解的情况下开发的。此外，需要把这些材料设计得有趣、简单和清晰一些，材料的外观和人们的感觉对效果的影响很大。尝试让家长参与到材料的开发中来或者充当材料审查员的角色。
- 学校里的家庭欢乐之夜。设计家庭欢乐之夜，让家人聚在一起吃饭，做食物游戏。这可能是一个让家庭建立情感和新社会规范的好方式。
- 创新技术和社交媒体。移动设备可以通过短信或社交媒体向父母传达信息，这种方法可以单独使用，也可以与研讨会或发放家庭信息包等其他方法结合使用。家长们表示他们希望通过多种媒介获得量身定制、主题化和简单的权威性的信息，并且信息的推送具有恰当的持续时间和频率（Luesse et al. 2018）。

为成年参与者建立家庭支持

当我们对成年人进行教育时，我们也可以让他们的家庭和社交网络参与进来，以帮助我们实现行为改变目标。一项针对员工的工作场所健康研究表明，在员工外加家庭的小组中，水果和蔬菜的总摄入量增加了19%，在只有员工的小组中增加了7%，而在对照组中则没有增加（Sorensen et al. 1999）。家庭干预措施包括在家学习计划、家庭简报、家庭节

营养教育行动 6-1　健康儿童，健康家庭：父母有所作为

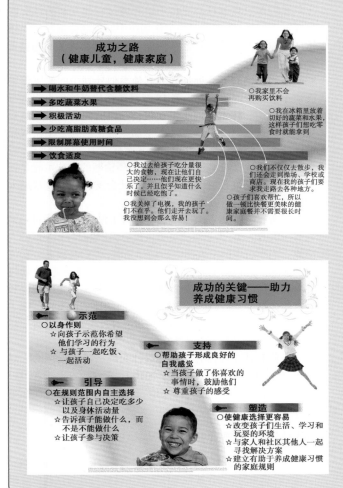

成功之路
（健康儿童，健康家庭）

- 喝水和牛奶替代含糖饮料
- 多吃蔬菜水果
- 积极活动
- 少吃高脂肪高糖食品
- 限制屏幕使用时间
- 饮食适度

○我家里不会再购买饮料

○我在冰箱里放着切好的蔬菜和水果，这样孩子们想吃零食时就能拿到

○我过去给孩子吃分量很大的食物，现在让他们自己决定……他们现在更快乐了，并且似乎知道什么时候已经吃饱了

○我关掉了电视，我的孩子们不在乎。他们走出去玩了。我没想到会那么容易。

○我们不仅仅去散步，我们还会走到操场、学校或商店。现在我的孩子们要求我走路去其他地方。

○孩子们喜欢帮忙，所以做一顿比快餐更美味的健康家庭餐并不需要很长时间。

成功的关键——助力
养成健康习惯

- 示范
  ○以身作则
  ☆向孩子示范你希望他们学习的行为
  ☆与孩子一起吃饭、一起活动

- 支持
  ○帮助孩子形成良好的自我感觉
  ☆当孩子做了你喜欢的事情时，鼓励他们
  ☆尊重孩子的感受

- 引导
  ○在规则范围内自主选择
  ☆让孩子自己决定吃多少以及身体活动量
  ☆告诉孩子能做什么，而不是不能做什么
  ☆让孩子参与决策

- 塑造
  ○使健康选择更容易
  ☆改变孩子们生活、学习和玩耍的环境
  ☆与家人和社区其他人一起寻找解决方案
  ☆建立有助于养成健康习惯的家庭规则

健康儿童，健康家庭（HCHF）计划是合作推广组织开发的一个系列研讨会，它将关键的营养和身体行为目标与育儿实践结合起来，以帮助儿童预防肥胖和改善儿童健康状况。它是为低收入父母和3~11岁孩子的照护者设计的。

理论框架

系列研讨会以社会认知理论为基础，强调自我效能、自我调节过程以及食物和营养知识与技能的重要性，它还使用了有益的育儿方式和实践的研究证据。

课程体系

该课程包括 8 个研讨会，每周一次，每次 1.5 小时，聚焦于 6 个关键的营养和身体活动行为改变目标，被称为成功之路：喝水或牛奶，而不是甜饮料；吃更多的蔬菜和水果；限制高脂肪和高糖食物；积极玩耍；限制看电视和玩电脑的时间；食用合理分量的食物（即从大小适中、适合年龄的分量开始，并注意饥饿信号和饱腹感）。在喂养实践方面，HCHF 课程提倡一种权威的或"坚定和响应"的方法。这些做法被称为"成功的关键"，侧重于展示——以身作则或角色示范，支持——帮助孩子形成良好的自我感觉，引导——在规则范围内自主选择，以及塑造——构建家庭环境，使健康选择更容易。

干预策略

HCHF 采用以学习者为中心的促进对话方法（在第 16 章中有更详细的描述），让参与者参与讨论、动手操作和角色扮演，以实践行为和育儿技能。每个研讨会包括品尝简单、健康的食谱和"积极游戏时间"，即家长参加一个可以在家里和孩子一起玩的活力玩耍游戏。每个星期，参与者为一种新的行为设定行动目标，称为"迈出健康的一步"，有助于参与者在成功之路上取得进展。

评估

对完成 HCHF 研讨会的 210 名低收入母亲进行了评估。成人和儿童的大多数行为，如摄入水果和蔬菜、甜饮料，身体活动，电子屏幕使用时间，尤其是食用快餐，平均得分显著提高。

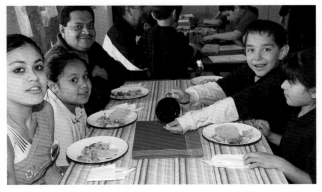

在学校举办的"家庭之夜"上，家长和孩子一起享用晚餐
Courtesy of Cooking with Kids.

日和定期邮寄到家的材料。

同样，也适用于那些到门诊或心脏康复中心就诊的需要饮食帮助的家庭，采取的方法包括在门诊或康复中心的研讨会、简讯、在线项目或在家学习材料。

创建家庭支持：Maria 的例子

在第 4 章的例子中，Maria 担心她年幼的女儿喝了太多苏打水和吃太多甜食，以及这些饮食对牙齿和体重的影响。她参加的营养教育课程的行为改变目标是让她的孩子喝健康的饮料。对于幼儿来说，这取决于父母或照护者的行动。因此，该课程旨在解决激励和促进父母行动的决定因素问题。你可以回想一下第 4 章关于课程是基于计划行为理论（或理性行动方法）的内容。为了解决感知益处的决定因素，营养教育工作者帮助父母了解含糖饮料如何影响儿童健康，以及限制含糖饮料和改为饮用水和牛奶的健康益处。Maria 发现关于健康影响的证据很令人信服。为了解决感知障碍的决定因素，营养教育工作者提供了如何成功用水和牛

奶替代含糖饮料的技巧，例如，用水稀释果汁，直到最后全部饮用水。这些建议给了她信心和做出改变的动力。同时与其他母亲谈论如何做出改变的想法让她增强了感知行为控制和自我效能感。为了让女儿养成健康的饮食习惯，她作为母亲可做的主要行为如下：不会在家里储存汽水，会在女儿启智教育结束回家时给她提供牛奶，以及配有蘸料的蔬菜或切好的水果，晚餐时给她喝水，这些行为针对的是行动目标设定或行动和应对计划的决定因素。

社交网络

尽管家庭可能对我们吃什么影响最大，但在我们每一次参加的社交聚会和社交活动中一起吃饭时，我们的社交网络会影响我们吃什么。此外，我们的社交网络可以通过缓冲生活压力对健康的负面影响，从而改善我们的健康状况（Berkman and Glass 2000；Heany and Israel 2008）。需要特别提到的是，情感支持与良好的健康和降低全因死亡率有关。为了帮助我们最大化地利用社交网络来帮我们的受众吃得好，我们需要了解社交网络的特征以及它们提供的支持类型。

社交网络的特征

社交网络具备以下特征（Heaney and Israel 2008）：
- 亲密度：成员之间相互了解和互动的程度。
- 亲近度：指网络中个体之间位置接近的程度，这也包括通过社交媒体的紧密联系，即使在现实生活中相隔很远。
- 互动性：联系的频率、网络服务的各种功能（复杂性）以及成员在情感上的亲密程度（强度）。
- 互惠性：指个体在资源和支持方面相互帮助程度。

社会支持的类型

社交网络中的个体相互提供各种类型的社会支持如下：
- 情感性支持：包括共情、信任、关心和尊重。这可能出现在这样的表达中，比如"当我和他谈事情时，他会认真听我说""有些人看不起你：不，她不会的"和"她是我信任的人，我知道她会保守我告诉她的秘密"。
- 工具性支持：包括金钱或其他有形资源和帮助，比如带孩子或购物。这体现在"她帮助我与业主交谈，并说服他们等待一段时间再让我支付租金"。
- 信息性支持：包括对解决问题有用的建议和信息。这可能包括"他对我能做什么这一问题提供了建议"。
- 评价性支持：包括建设性的反馈和自我评估。这反映在诸如"他似乎对我有信心"之类的陈述中。

创建支持营养教育行为改变目标的社交网络

作为营养教育工作者，我们可以通过加强受众现有的网络或提供结构化的社会支持团体从而增强他们的社会支持方面发挥重要作用。

增强现有的社交网络

为了增强营养教育行为改变目标（例如倡导纯母乳喂养婴儿，增加水果和蔬菜的食用量）的社会支持，我们可以增强

和扩展现有的社交网络。例如，我们可以与学校的家长委员会、单位的工会、社区定期聚会的团体、文化协会和机构合作，增加他们对支持目标行为或实践的兴趣。

通过支持小组建立新的社交网络联系

我们可以发起社会支持小组并通过它建立新的社交网络联系。例如，我们可以为工作场所中对控制体重或接受体重感兴趣的人建立一个支持小组，在健康中心为艾滋病患者建立一个小组，或者为门诊就诊的人提供烹饪课程。

美国妇幼营养补助计划和其他类似计划中的健康促进会谈小组发挥这一功能。第18章对如何建立这种小组进行了详细讨论。体重管理小组在很长一段时间内会为成员提供支持。这些社会支持方法对于那些被诊断为2型糖尿病的人特别有用。控制血糖和预防并发症是无止境的挑战，需要终身改变饮食习惯。因此，接到一项诊断的影响可能是毁灭性的。现已发现社交网络干预和社会支持可有效帮助人们管理自己的病情（Shaya et al. 2014）。

在所有这些情况下，作为营养教育工作者，我们通过一系列有组织的活动，为小组成员提供机会，让他们与和类似的人交流。当小组中的个人制订行动计划时，他们会彼此分享挑战和成功。这包括上面讨论过的多种类型的社会支持：通过共情和关怀的情感性支持，以提供有助于解决问题的建议和信息的信息性支持，以及准确反馈方面的评估性支持。除了面对面的接触，这些群体还可以通过各种社交媒体"见面"。

通过技术和社交媒体构建社交网络

短信和社交媒体有望是通过社交网络建立支持的主要形式（Cole-Lewis and Kershaw 2010）。营养教育工作者可以调查这些和其他社会支持的渠道，比如社交媒体。这些在第17章中有详细描述。

创建社交网络支持：Maria 和 Alicia 的例子

在 Maria 参加女儿学前启智教育项目（Head Start preschool program）结束时，营养教育工作者提出继续每月与这些以及来自其他中心的母亲们见面。Maria 非常喜欢这个团体，因此决定加入！该小组敲定了他们每个月希望改善的营养或育儿行为。营养教育工作者促进了课程的有效推进，鼓励母亲们分享她们的挑战和成功并互相支持。营养教育工作者还增加了基于循证的处理挑战小贴士，并通过展示这些行动如何去改善孩子健康的证据，为胜利加油打气。课程结束时，每个人都为下个月设定了行动目标。这是 Maria 最喜欢的部分之一，她公开承诺自己的下一步就是让女儿少喝含糖饮料，多吃健康零食。她同时也喜欢为其他人确定的目标加油助威。

19岁的 Alicia 参加了一个以"蔬菜水果有益心脏健康"为主题的课程，因为她的母亲心脏病发作，她现在意识到并开始关心自己的心脏健康，与此同时还希望得到社交网络的支持。然而，她觉得自己太忙了并无法再参加任何课程，于是选择通过短信接受营养教育。这位营养教育工作者每周会给 Alicia 和其他6名参加同样课程的人发一次短信，询问他们的情况。参与者在小组聊天中会讲述他们自己的成功和挑战，并互相支持。Alicia 给组员发短信，告诉他们自己在快餐店做健康选择时遇到的挑战。其他人谈论了享受沙拉和烤鸡肉三明治的话题，这让 Alicia 决定试一试这些食

物。她喜欢这些食物,并在群里和组员们分享。小组成员们为 Alicia 加油,鼓励她继续做出这些选择。

利用社会生态框架设计干预措施

社会生态框架也可以用来帮助设计干预措施,例如扩展食品和营养教育项目(Expanded Food and Nutrition Education Program,EFNEP)为分娩后一年内的低收入妇女提供的 Just For You 项目(Ebbeling et al. 2007)。专题小组讨论的参与者表示,他们更喜欢以妈妈为中心的项目,因为"所有人都忘记了你",妈妈们觉得自己需要"一点关注"。文献和对受众的评估表明,行为改变的目标是多吃水果和蔬菜,少吃红肉,多做身体活动。该项目聚焦于个体因素和人际关系层面,解决"行为预期结果"(感知益处)和个体内在"自我效能"的动机决定因素以及"食物和营养知识与技能"的促进决定因素,在图 6-4 中标记为"个体行为能力""目标设定、自我监测以及解决问题"过程中的自我调节或自我控制。这一层面也可以通过建立支持健康饮食和身体活动行为的个体间支持性关系来建立社交网络。组织和机构层面是通过 EFNEP 中的教育工作者向人们讲述他们日常生活中接触的一些组织和机构中可获得的资源来解决的,在图中标记为"社区链接和可获得资源"。干预采用了一种以参与者为中心的方法,该方法基于非正式成人教育的原则(详情请参阅第 18 章)。干预是由来自 EFNEP 的被称为"健康导师"的同伴教育者在家中进行的。将设置个体课程的各种理论结构与社会生态框架联系起来的概念框架如图 6-4 所示。

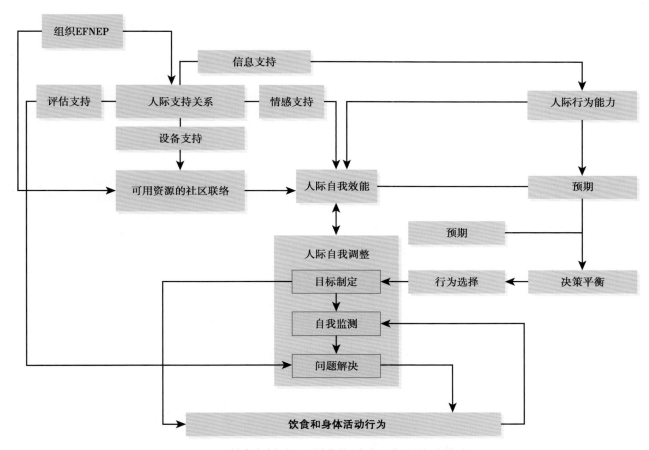

图 6-4 社会生态框架下理论构件之间相互作用的概念模型

Ebbeling, Pearson, Sorensen, et al. (2007). Conceptualization and development of a theory-based healthful eating and physical activity intervention for postpartum women who are low income, *Health Promotion Practice*, 8(1): 50-59. Reprinted with permission.

通过政策、系统和环境的方法创建环境支持

与营养教育课程和建立强大的家庭和社交网络以支持健康饮食和充足身体活动相辅相成的是解决那些环境挑战,这包括缺乏健康的负担得起的食物、不健康食物的广告、食品不安全以及缺乏安全性的公园使人们无法做出健康选择等。这一工作领域被称为政策、系统和环境方法。美国政府资助的两个最大的营养教育项目[补充营养援助项目之教育项目(SNAP-Ed)和扩展食品和营养教育项目(EFNEP)]正在使用 PSE 方法作为其他 3 种干预形式的补充:①直接营养教育,例如在社区中心和教堂举行小组课程或在学校上课;②宣传材料,如农贸市场农产品区标识,或从自动供应饮用水的地方取水的海报;③在农贸市场和健康博览会上品尝食物或烹饪活动。本节概述了 PSE 和来自美国各地的成功 PSE 示例。

理解 PSE

PSE 的定义

政策、系统和环境之间高度关联。当同步使用政策、系统和环境方法来创建有利于采取行动的当地健康场所时，个人更有可能成功地实现我们干预的行为改变目标。本节将分别定义政策、系统和环境方法，并讨论它们如何协同工作。

政策

政策是立场、决定和行动方针的书面陈述。政府或其他官方机构可以正式批准政策（这通常被称为"大 P"政策）。此外，个人、家庭、社会团体、机构和组织也可以非正式地表决通过一些政策（这通常被称为"小 P"政策）（Cornell University 2018）。

系统

系统是不成文的持续决策，是社区中的某个组织或组织网络在人群中开展业务的方式（Cornell University 2018）。

环境

环境是人们在日常生活中周围的状况、物体和条件，包括可观察到的建筑或物理环境，也包括经济和社会环境（Cornell University 2018）。

- 物理环境方法包括改变食品销售、供应或分发的场所，以使健康选择更明显、更容易。这还包括改变物理环境以鼓励身体活动并使其更容易开展。
- 经济环境方法包括提供财政激励，鼓励人们购买更多的水果和蔬菜等期望行为。这也可能包括社区中心提供免费或低价格的身体活动课程。
- 社会环境方法包括有助于塑造态度的项目，以便将选择健康的食品活动嵌入组织、机构或社区的文化中。

PSE 协同作用

政策、系统和环境在社区和组织中相互支持。政策会影响现有的系统，而政策和系统也会影响环境。此外，当在一个社区内发起积极的环境变化时，例如来自基层的活动，这通常会导致更大的政策和系统改变，从而使积极的环境改变能够传播到更多社区。

PSE 和社会生态框架

如上所述，社会生态框架有 4 个层面。PSE 可以针对其中的任一层面，最常见的是中间的 2 个层面，即组织和机构以及社区和有影响力的部门层面。然而，支持 PSE 的直接营养教育、宣传材料和活动通常针对个人因素和人际关系层面，并涉及第 4 章和第 5 章中描述的基于理论的活动。此外，PSE 有时是针对社会结构和文化规范层面的政策改变活动。进行 PSE 的目的是支持我们的行为改变目标。

PSE 和创新的推广

作为营养教育工作者可以发挥的作用之一是去教育决策者和领导者，我们需要他们支持 PSE 的实施。创新推广理论（diffusion of innovations theory）（Rogers 2003）可以作为一个有用的工具来发挥作用。该理论认为，一项创新，如一项政策、系统或环境，具备 5 个关键的特征，才能被广泛采用。这 5 个特征是：①比以前更好（相对优势）；②与组织相适应（兼容性）；③易于使用或实施（复杂性）；④可以在做出最终决定采用之前进行尝试（可试用性）；⑤具有清晰、可见、积极的结果（可观察性）。所以，当与决策者讨论我们的 PSE 时，我们可以帮助他们了解创新如何满足这 5 个特征。例如，如果我们希望一所学校开展社区支持农业（community supported agriculture，CSA）活动，以支持我们对学生及其家人进行干预的行为改变目标，从而增加他们的水果和蔬菜摄入量。我们可以向校长展示 CSA 的相对优势，说明在学校进行 CSA 会增加家长的参与，这是所有校长的目标。我们可以通过向校长展示 CSA 如何帮助孩子们吃更多的水果和蔬菜，从而提高他们在学校的健康和专注能力来展示它的兼容性。我们可以通过让管理 CSA 的人告诉校长它有多简单来降低它的复杂性。我们可以通过让一位农民在学校进行为期 2~3 周的 CSA 试用来验证其可试用性。我们可以让曾是 CSA 成员的家庭谈论他们如何改变饮食行为，并就关爱环境进行更多家庭讨论以展示可观察性。参见框 6-1。

框 6-1　创新推广

创新是指个人、组织或社区认为是新的或新颖的东西，无论它是一个新的想法、实践、装置还是项目。如果我们认为我们的信息或项目是创新的，那么创新推广理论可以作为机构和社区营养教育工作者一个非常有用的工具或框架。一系列因素决定了一项创新被采用和推广的速度和程度。

创新

一项创新（例如，我们的行为信息或项目）如果如下所述，更有可能被采用。
- 相对优势：比之前已有的更好。
- 兼容性：与受众、文化或组织和社区环境已有的价值观和需求相适应。
- 复杂性：易于使用或实施。
- 可试用性：人们或组织可以在根据时间、人力和财力做出最终决定之前进行试用。
- 可观察性：结果可见和易于评估的程度。

传播渠道

创新可以通过各种渠道传播，从人际传播到社会和大众传媒，包括正式渠道和非正式渠道。

时间

采用和推广创新的过程可能需要时间；在采纳信息和项目方面，个人、组织和社区可以是创新者、先行者、早期多数人、晚期多数人或落后者。

在决定和启动 PSE 的阶段，高层决策者如学校校长、工作场所经理以及儿童保育或医疗保健机构主管可能更为重要，而中层个体如教师和儿童保育或医疗保健机构员工在 PSE 实施阶段可能更重要。

政策、系统和环境支持实施的场所

PSE 实施的场所通常是人们聚集的地方，如学校、餐馆、工作场所、医疗保健机构、商店、公园、娱乐场所、社区等。为便于组织，这些场所在"场所"或功能区域中进行了分组，如下所述（Cornell University 2018；USDA and RNECE 2016）。

当你为你的目标受众设计营养教育，并思考如何最好地为他们提供环境支持，以实现你干预的行为改变目标时，考虑以下场所背景。

- 居住场所：个人和家庭通常用来度过空闲时间的地方
- 学习场所：学校和日托中心
- 工作场所：工作的地方
- 玩耍场所：人们锻炼、玩耍、散步、与家人和朋友共度时光的地方
- 商店：人们获取食物的地方
- 进食场所：人们进食的地方

在居住场所实施 PSE

人们选择消磨时间的场所，例如社区中心和他们的社区，是为人们带来健康选择并使之变得容易、可取和规范的绝佳场所（Cornell University 2018；USDA and RNECE 2016）。有几个项目就是这样做的。

可信任的家庭：繁荣的社区

一个将 PSE 与直接营养教育相结合的项目名为"可信任的家庭：繁荣的社区"，该项目的 PSE 部分与可信任的社区合作，实施至少一项环境改变和一项政策改变，以支持社区成员的长期健康。比如可信任的社区通过了一项食品政策，规定了庆祝活动和社交场合中应供应的食物，建立社区菜园，将身体活动嵌入会议休息时间，并为母乳喂养提供空间和时间等内容。当这些与他们的同伴主导的营养和身体活动课程（项目的直接营养教育部分）相一致时，就可以建立动机、信心、社交网络和健康环境，从而促进真正的改变（图 6-5）。

萨默维尔塑形项目

另一个 PSE 是萨默维尔塑形项目（Shape Up Somerville，SUS），这一干预措施旨在解决儿童肥胖问题。它的主要受众是学校里的儿童，重点是针对 1～3 年级学生，开展饮食和身体活动课堂课程。然而，营养教育团队很快意识到，需要在学校和社区开展更多活动，为课堂课程提供环境支持。他们与学校和社区通过适当的方法进行了合作。一项关于萨默维尔塑形项目有效性的研究表明，在维持了 2 年以上的儿

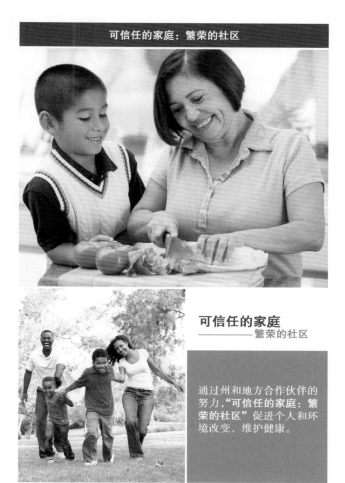

图 6-5　可信任的家庭：繁荣的社区，美国北卡罗来纳州
Faithful Families, N.C. Cooperative Extension.

童中，肥胖率显著下降（Economos et al. 2013）。这些在营养教育行动 6-2 中有描述。鉴于其成功以及社区所形成的参与感和主人翁意识，该镇决定在多个社区开展 PSE 变化。随着时间的推移，萨默维尔塑形项目已成为一项大型项目，它通过跨学科合作在美国萨默维尔建立健康、公平的社区。他们不断努力改变食物系统，以确保所有居民都能获得负担得起的健康食物。

社区菜园

当然，自从有了社区，社区菜园就一直很活跃。通常，一伙社区成员一起开垦未使用的城市土地，并开始种植，他们可以生产足够的食物来养活家人。在美国的大多数县和州都有以营养教育工作者为积极成员的社区菜园联盟和运动。纽约市的 GreenThumb 是美国最大的城市园艺项目，该项目为 550 多个菜园提供设计和材料，拥有 20 000 名园艺会员。此外，社区菜园通常是世界各地许多健康城市和社区项目的关键特征，要素包括当地领导力和资源、志愿者和社区合作伙伴，以及参与者的技能培养机会（Twiss et al. 2003）。

营养教育行动 6-2　萨默维尔塑形项目（SUS）——智慧饮食，尽情玩耍：社会生态框架

社区层面的环境因素可能导致肥胖的发生，特别是几乎无法控制自己食物选择和身体活动选择的儿童。虽然制订了校内项目，但在校时间在儿童清醒时间中的占比小于 50%。萨默维尔塑形项目旨在改变环境以防止小学生肥胖。

项目

这个为期 3 年的项目针对 1～3 年级的儿童，旨在通过在儿童上学前、在校和放学后、家庭和社区环境中增加身体活动选择和健康食品的供应来实现能量平衡。它采用的是多方面协作的基于社区的参与式研究（community-based participatory research，CBPR）方法。社区参与了干预措施的设计、实施和评估等所有阶段，并确定如何使用这些数据来改善社区健康。干预对象不仅涉及儿童、家长和教师，还包括食品服务提供者、城市部门、政策制定者、医疗保健提供者、餐馆和媒体。

评估

3 个匹配的、多元文化的社区被分配到干预组和对照组。干预社区的公立学校中约有 1 200 名儿童参加了课堂课程以及干预前和干预后评估。

结果

- 学生：干预儿童的 BMI Z 评分在一年后显著下降（$P=0.001$），并持续到一年后。
- 校园环境：有更多的水果、蔬菜、全谷物和低脂奶制品；菜单和点菜系统更加符合指南建议；学生、家长和监护人、学校

教职工和餐饮服务人员的态度有所改善；制定学校有关食品政策。

- 餐厅：在积极招募的餐厅中，约有三分之一成为 SUS 批准的餐厅，这些餐厅同意提供更小分量餐食，并提供更健康的选择。SUS 批准的餐厅信息被传播给社区。

SUS 项目的组成成分

上学前	家庭
■ 早餐项目 ■ "步行上学"活动	■ 家长扩展服务和教育 ■ 家庭活动 ■ 儿童"健康报告卡"
在校	社区
■ 学校健康办公室 ■ 学校食物服务 ■ SUS 课堂课程 　■ 每周 30 分钟的营养和身体活动课程 　■ 每天 10 分钟"酷舞" ■ 增加休息时间 ■ 制定学校健康政策	■ SUS 社区咨询委员会 ■ 少数族裔团体合作 ■ 城市员工健康运动 ■ 农贸市场计划 ■ SUS "批准"餐厅 ■ 年度 5K 家庭健身会 ■ 影视栏目和广告 ■ 关于步行/骑自行车便捷性的城市条例
放学后	
■ SUS 课后课程 ■ "步行放学"活动	

学习场所的 PSE

在美国，国家学校午餐计划（National School Lunch Program, NSLP）为学校提供健康膳食，并向符合条件的人提供低价和免费膳食。许多学生扔掉了部分午餐，尤其是蔬菜，说它很难吃。参与率随着年龄的增长而下降，约三分之二小学生参与，而初中和高中学生的参与率分别下降到约二分之一和三分之一。而其他场所的食物往往脂肪和糖含量较高，营养较低，这使学校成为可以从 PSE 中受益的地方。学校的 PSE 变化可以通过营养教育工作者和决策者（例如校长和食品服务提供者）之间的合作来实现。类似的方法同样也适用于那些在学校出售食物而没有补贴的国家。

新鲜水果和蔬菜项目

在美国，新鲜水果和蔬菜项目（Fresh Fruit and Vegetable Program）在每个在校日为学生提供新鲜水果和蔬菜作为零食。除了在学校用餐期间提供的食物外，它为学生额外提供了更多的新鲜农产品作为零食。对该项目的一项大型评估发现，参加该项目的学生比没有参加该项目的学生多吃了三分之一杯水果和蔬菜，大部分的增加来自水果摄入增加。此外，参与该项目的学生对水果和蔬菜的态度更加积极（Bartlett et al.2013）；2016 年在印第安纳州进行的一项研究发现，"城镇和农村"社区的学生比"城市和郊区"社区的学

生增加更多。对这种差异的一种解释是，城镇和农村社区的学生获得食物的机会更少，在家吃的水果和蔬菜也更少，因此这类食物获取计划对那些获得食物的机会有限的人最有价值（Lin and Fly 2016）。营养教育工作者可以与学校合作申请这个项目，并选择实施它的最佳方式，也可以与学校和营养教育中的其他 PSE 方法相辅相成。有关该项目的情况说明请参见图 6-6。

智慧午餐室运动

智慧午餐室运动（Smarter Lunchrooms Movement）的目标是"推动孩子们吃得更健康"。这种方法涉及行为经济学。该计划有一张记分卡，其中包含 60 种简单的免费或低价策略，午餐室可以使用这些策略使食物看起来更有吸引力，并使学生转而选择更健康食物。这些措施也可以增加学校午餐的食用人数并减少食物浪费。这个项目的宣传单见图 6-7。

从农场到学校

从农场到学校（Farm to School）项目通过改变学校和托幼中心的食品采购和教育做法，丰富了社区与新鲜、健康食品以及当地食品生产商之间的联系（National Farm to School Network 2019）。这个项目将学校从当地农场获得新鲜食物与学生的实地体验相结合，例如自助沙拉、自助餐厅的垃圾堆肥、学校种植菜园、烹饪示范、农场参观以及农民参观课堂。这些项目是通过教育改变环境很好的示例，因此需要

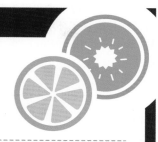

USDA United States Department of Agriculture

新鲜水果和蔬菜项目

1.什么是新鲜水果和蔬菜项目?

新鲜水果和蔬菜项目是由联邦政府资助的计划,在学校向符合条件的小学儿童免费提供新鲜水果和蔬菜。FFVP的目标是向儿童介绍新鲜水果和蔬菜,并提高儿童对新鲜未加工农产品的总体接受度和消费量。FFVP还通过开展营养教育来鼓励建设更健康的学校环境。

2.谁管理FFVP?

在国家层面,由美国农业部食品和营养服务局管理,在州一级,FFVP由州政府机构管理,这些机构与当地学校食品主管部门签订协议并实施该计划。

3.谁有资格参加FFVP?

所有50个州、哥伦比亚特区、关岛、波多黎各和维尔京群岛的小学都有资格参加。实施国家学校午餐计划的学校才能参与FFVP,而且FFVP优先考虑有资格获得免费和降价膳食的儿童比例最高的学校。这是因为低收入家庭的儿童通常很少有机会定期食用新鲜农产品。

4.申请FFVP有什么要求?

符合条件的小学必须提交FFVP申请,其中包括:

- 入学儿童总数;
- 被证明有资格享受免费和降价膳食的儿童的百分比;
- 由学校食品服务经理、校长和地区督学(或学校确定的同等职位的人)签署的支持参与FFVP的证明;
- 一项实施计划,包括努力将FFVP与促进儿童健康和营养的其他工作相结合。

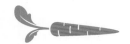

USDA United States Department of Agriculture

5.FFVP的实施要求是什么?

参与的小学必须宣传FFVP的可获得性,并且必须在国家学校午餐计划和学校早餐计划用餐服务时间之外提供新鲜水果和蔬菜。除了这些要求之外,学校在确定实施计划方面还要有灵活性。学校可以选择供应的农产品类型,决定每周供应的天数(尽管强烈鼓励学校每周应至少供应2天),并选择早餐和午餐服务之外的时间为儿童提供新鲜水果和蔬菜。

6. FFVP实施时必须提供哪些类型的水果和蔬菜?

美国农业部食品和营养服务局鼓励学校提供各种新鲜水果和蔬菜。由于FFVP的目的是向儿童介绍新的和不同的新鲜水果和蔬菜,因此必须以易于识别的方式提供农产品,这鼓励孩子们享受水果和蔬菜"原本的样子"。

学校可以通过批发商、经纪人、当地食品店或其他零售商处购买农产品。学校还可以在农贸市场和果园购买新鲜农产品,或直接从社区种植者那里购买来支持当地农业生产者。在任何情况下,学校都必须遵循适当的采购程序。必须根据现有的地方、州和联邦指导方针进行购买,包括购买美国产品的规定。

7.FFVP费用如何报销?

选定的小学每学年为每位学生提供50~75美元的补助。每个学生的确切资助金额由国家机构确定,并基于分配给国家的资金总额和参与学校的学生入学人数而定。利用这些资金,学校购买新鲜水果和蔬菜,在上学期间免费提供给孩子们。参与的学校每月提交报销申请,在国家机构处理付款之前,由学校食品管理局进行审查。然后,学校可以报销新鲜水果和蔬菜的费用,以及少量非食品费用。

8.哪里可以了解更多FFVP的信息?

有关FFVP的更多信息,请联系您所在州负责该计划管理的州机构。

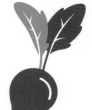

USDA's Food and Nutrition Service https://www.fns.usda.gov/
USDA is an equal opportunity provider and employer.
Updated December 2017.

图6-6 新鲜水果和蔬菜项目概述
United States Department of Agriculture. December, 2017.

智慧午餐室运动

推动孩子们吃得健康

智慧午餐室是一项全国性的运动,其基础是行之有效的策略,旨在促使学生在学校餐厅选择和食用最健康的食物。迄今为止,已有近3万所小学、中学和高中成功地使用了智慧午餐室策略。智慧午餐室致力于为学校提供所需的知识、动机和资源,以建立一个让健康选择成为容易选择的餐厅环境。

智慧午餐室是一项全国性的运动

- 便宜且容易实施
- 增加学校餐的参与度
- 提高学生的满意度
- 使用简单的以证据为基础的策略,推动学生进行健康选择
- 赋权、赋能和吸引学校的营养员工
- 增加学生健康食品的摄入量,减少浪费

智慧午餐室的5项改变

- 将提供水果切成小块
- 所有取餐区都有水果和蔬菜提供
- 用餐期间保持牛奶冷却器装满
- 提供至少2种水果和2种蔬菜
- 向所有学生提供预包装沙拉或者自助沙拉

吃下去才能有营养

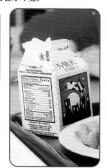

图6-7 智慧午餐室运动
United States Department of Agriculture and Cornell University. 2017.

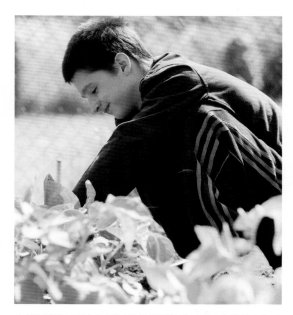

在社区菜园,青少年可以种植新鲜的农产品,支持健康行为
© Innershadows Photography/Shutterstock.

不同人和组织参与，而营养教育工作者在其中发挥着关键作用。

墨西哥城的营养动力学项目

与世界上许多其他地区一样，墨西哥的超重和肥胖率

正迅速增长，尤其是儿童。学校是一个进行干预的好地方，因为在此把环境策略和行为策略相结合是可行的。营养动力学项目侧重于环境政策和社会结构，以使健康选择更容易（Safdie et al. 2013b）。营养教育行动 6-3 中有更详细的描述。

营养教育行动 6-3　墨西哥学校环境干预：营养动力学项目

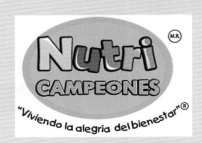

Courtesy of Nutri Campeones.

与世界上许多国家一样，墨西哥的超重和肥胖率正在增长，尤其是儿童。孩子们可以吃从家里带来的或从小贩那里买来的食物，但缺乏积极的体育教育，这样的学校就容易导致肥胖。营养动力学项目是针对政策和环境改变，促进儿童的饮食和身体活动行为改变，从而改变他们的体重状况。其主要受众是墨西哥城低收入地区的 4～6 年级学生。

理论框架

该项目使用社会生态模型作为总体框架，并涉及许多干预组分和合作伙伴。干预本身以社会认知理论为基础，并包含了计划行为理论和健康信念模型中的要素。

干预措施

干预的重点是现有的学校基础设施和政策，没有额外的投资，因此它将是可持续的。根据详细的评估，目标行为设为：多吃水果和蔬菜，喝白开水，多运动，带健康的午餐。因此干预措施包括：

- 学生研讨会，每年 2 次，为期 2 年，重点是动机和技能。
- 教师研讨会，每年 2 次，针对体育教师，目的是使课堂更活跃。
- 对教师和管理人员进行健康筛查，这样他们就会更关注学生的健康。
- 全校传播：海报、互动公告栏，给家长、老师和商贩的小册子。
- 学校环境和政策：只在课间休息（而不是在课堂上）减少吃东西的机会，确保每个教室的容器里都有水，改善校舍和更多的运动设备，以便孩子们能够使用。
- 家庭研讨会，每年 1 次，时事简报，每年 4 次，重点是提升在家更好的饮食和更多的身体活动技能，以及为孩子准备健康的午餐。
- 商贩研讨会帮助商贩改进他们的烹饪技巧，使他们供应的食物更健康，例如，用烘焙代替煎炸传统食物的加工方法，目标是转向脂肪和糖更少的食物。

评估

在一项随机对照试验中，在干预学校中，健康食品的供应增加，同时不健康食品的供应减少；食物摄入也呈现出同样的趋势。然而，班级内的身体活动或体重状况没有变化，这表明可能需要更长期、干预强度更大的项目。

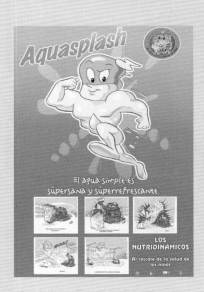
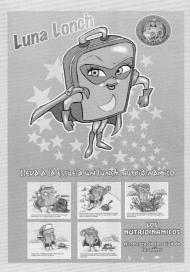
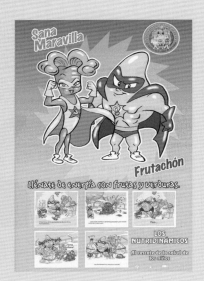

Courtesy of Nutri Campeones.

工作场所的 PSE

在行为经济学领域的研究中，Richard Thaler 和 Cass Sunstein 的《助推：如何做出有关健康、财富与幸福的最佳决策》（2009）和 Dan Heath 的《开关：当改变很难时如何改变事物》（2011）等书籍广为人知，这些书籍表明了环境决定了我们的选择，例如我们的工作场所。

365 天做好健康选择

最近一项名为 365 天做好健康选择的研究正在探索一种自动化的、个性化的工作场所干预措施是否可以促进更健康的选择，从而改善整体健康状况并降低慢性病风险（Levy et al. 2018）。在这项研究中，跟踪员工在自助餐厅的购买情况，以提供个性化的反馈和社会规范信息，从而将员工与同事的购买情况进行比较，并提供个性化的经济激励措施，以促使人们在自助餐厅做出更健康的选择。这种巧妙的干预侧重于让员工吃更多更健康的绿色食物来满足他们的能量需求。干预报告展示红色（最低健康水平）、黄色（中等健康水平）和绿色（最高健康水平）食物的购买情况。图 6-8 展示了 365 天做好健康选择的项目中的一些材料。该图的第 1 部分显示了员工每日能量目标以及在自助餐厅购买了多少能量的红色、黄色和绿色食物。该图的第 2 部分显示了每月信件报告的示例，其目的是建立积极的社会规范并提供经济激励以鼓励购买绿色食物并减少购买红色食物。

健康工作场所：员工反馈示例

尊敬的【参与者】

您在我们员工自助餐厅吃的午餐是你总膳食的一部分。

健康专家说，绿色食物营养素密度高，黄色食物次之，红色食物营养素密度最低，至少70%的能量来自绿色食物，20%的能量来自黄色食物，不超过10%的能量来自红色食物，我们会更健康。

下述内容显示了您在包括2019年11月11日这一周在自助餐厅购买的午餐，以及这些餐食与本建议的比较。

你的午餐

日期几	午餐
星期一	芝士汉堡、中份薯条和中份可乐
星期二	意大利面、小饼干和咖啡
星期三	烤鸡三明治配生菜、番茄、西蓝花和咖啡
星期四	自选奶酪披萨和中号可乐
星期五	鱼馅饼三明治配挞酱、大份薯条和咖啡

	至少70%	大约20%	不超过10%
推荐			

你的午餐

星期一	30%	35%	35%
星期二		75%	17.5% 7.5%
星期三		77.5%	17.5% 5%
星期四	37.5%	37.5%	25%
星期五	25%	55%	20%

图 6-8 ChooseWell 365 工作场所健康干预。第 1 部分，每周电子邮件报告。第 2 部分，每月一封信（寄回家）

低工资劳动力

成功干预措施面临的挑战之一是面向低工资劳动力的

场所。这些类型的工作场所可能包括日班和夜班、用餐和休息的轮班时间、从事体力劳动和可能不安全工作的员工、有限的预算、所需的干预类型与在办公室工作者有很大不同。加州公共卫生部于 2015 年制定了一个指南，其中包含了 14 个在低工资劳动力中获得成功的干预项目。他们对这些成功案例进行分析，总结了 10 个促成成功的因素，如下所述。如果你正在为类似的受众设计营养教育，这些可能会很有帮助。

1. **有趣（Fun）！**——正能量激励人们参与并持续参与。人们喜欢在活动结束时感到精力充沛。
2. **拥护者（Champions）**——当一个人或最好是一群人"让这些事情发生"时，这会给人一种目标感和对工作场所健康的热情，并吸引其他人。
3. **践行他们所宣扬的理念的工作场所健康委员会成员**——同伴模式赋能人们，并引导越来越多的人做出健康的选择。
4. **企业买进，使得健康计划在多个地方实施**——从一个地点试点，然后推广到其他地点。每个地点都有一个健康团队，使项目个性化，这样成功的机会最大。
5. **重视生活质量的提高**——如果员工觉得公司关心他们，并在创造高质量的工作生活，他们就会更有兴趣参加健康项目。
6. **激发客户和员工服务的潜力**——对于食品商店和餐馆这样的食品企业来说，采取"全站"的方式来创造环境，让员工、购物者和食客都能做出健康选择，这样的项目是在不断发展的基础上进行的。
7. **持续传播，员工随时可得**——当持续传播健康时，这会使它保持在最前沿并吸引员工。过多的参与会导致更高的参与度和更高的健康项目价值。
8. **员工将健康习惯带回家**——当员工将健康视为乐趣、提高生活质量和规范的方式时，他们就会想把它带回家与家人共享。让他们持续参与，并为越来越多的人提供健康的选择。
9. **链接社区资源**——查看你社区中可以在工作场所提供教育、筛查和或资助健康展览会的组织。这样会在工作场所创造健康，并帮助员工了解社区中其他可用的资源。
10. **合作与协作**——当员工将健康视为一种能将公司内各个层级、各个部门的人聚集在一起的东西时，他们就会看到健康是普遍存在的，对每个人都适用。

Ray 的案例

你会回想起，多年来体重有所增加并且有患糖尿病风险的 Ray 在他的医生诊所参加了营养教育工作者提供的几次课程。他会积极地在工作中改变他的饮食习惯并养成在家里少喝啤酒的习惯。然而，当他注意到单位的自动售货机只有甜饮料和高能量零食时，他每天还是会买几份。他和营养教育工作者讨论他应该做些什么。营养教育工作者在他的工作地点与他见面，然后一起去见了经理。

营养教育工作者使用创新传播理论的关键特征来表明用更健康的选择代替一些加糖饮料和零食的理由：这种改变会比以前更好（相对优势），因为它可以满足一些员工的需求；它适合组织（兼容性），因为不需要新的空间或资源；它很容易实现（复杂性）；并且可以在做出最终决定采用之前进行尝试（可试用性）。这位教育工作者通过联系自动售货机公司完成了她的筹备工作，该公司表示他们愿意在 6 个月的时间内试用这些改变。经理同意进行一项调查，以了解其他员工对这个想法的看法，并在同意的情况下采取行动。Ray 同意就这个问题向他的同事们提出建议。大多数同事都同意这一改变，并做出了改变。通过查看销售数据和员工的满意度评级，结果将是可见的并且易于测量（可观察性）。

娱乐场所的 PSE

Eat Smart in Parks（ESIP）和 Eat Smart, Play Hard 是由美国密苏里大学推广部——密苏里州活动和营养委员会开发的 PSE 和社会营销活动。目标是在公园里促进更健康的饮食。该项目包括可在公园提供的更健康食品选择的政策指南，对在公园食品服务机构工作的人员进行培训，以获得准备更健康食品的技能和信心，以及促进健康选择的材料。这使得学生和与孩子一起在公园里运动的家庭更容易获得健康选择。该指南提供了简单的步骤：①特许权评估；②选择更健康的食品并获得客户反馈；③品尝新食品；④出售；⑤通过政策。

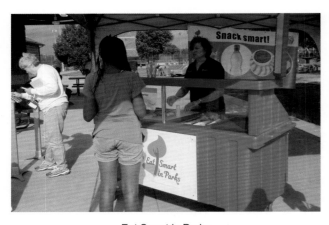

Eat Smart in Parks
University of Missouri Extension.

购物场所的 PSE

2004 年，总部位于美国宾夕法尼亚州费城的食品信托基金会发起了一项街角商店倡议，目的是通过学校教育、突出健康食品的位置以及在商店中推广健康食品，激励青少年和成年人在街角商店购买到更健康的食品（The Food Trust 2012）。这种类型的干预可以产生巨大的健康影响，因为通常在街角商店购买到的都是营养贫乏且能量高的零食和饮料（Borradaile et al. 2009）。一项在加州拉丁裔社区的研究发现，在街角商店增加健康食品，特别是水果和蔬菜的干预措施，增加了人们对街角商店的好感和对水果和蔬菜的购买，但总体购买量或消费量并没有增加。然而，结论是，虽然增加健康食品（例如水果和蔬菜）是一个重要的开端，但人们购物场所的 PSE 还需相应的限制高能量密度、营养贫乏食品的可获得性、可负担性和促销活动（Albert et al.2017）。另一项在密尔沃基街角商店增加水果和蔬菜的研究表明，这 5 家商店的农产品销售有所增加，年轻人对食品公平有了了解，并提高了厨房技能，特别是有关蔬菜制备和储存的技能。然而，作者还讨论了伙伴关系、基础设施改变、对商店的持续支持以及对这些举措进行教育以取得长期成功的重要性（Young et al. 2018）。综合当前的文献，可以看出购物场所举措的潜力。同时，这项研究强调了与店主、针对企业主的政策和法规以及社区合作伙伴合作的综合方法的重要性，以开展营养教育和推广活动，从而长期改变饮食行为。

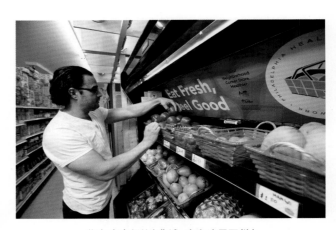

街角商店倡议（费城，宾夕法尼亚州）
The Food Trust Healthy Corner Store Initiative in Philadelphia, Strada.

进食场所的 PSE

已经有很多举措来促进餐馆提供健康的儿童菜单。塔夫茨大学"儿童肥胖 180"项目的研究人员对区域性连锁餐厅 Silver Diner 的菜单变化进行了广泛的研究。这些变化包括，默认的健康配菜将取代炸薯条，默认的健康饮料将取代苏打水（炸薯条和苏打水仍可免费提供）。菜单更改后，购买物品的变化持续了两年。在菜单更改之前，每餐选择健康配菜的比例为 38%，两年后这一比例持续上升至 75%。每餐中选苏打水的比例从 35% 降至 24%（Anzman-Frasca 2015）。这表明，更多的菜单改变举措可能会对可持续的健康点餐模式产生重大影响。该研究可作为政策变化的证据基础。

通过伙伴关系和合作创建环境支持

越来越多的人呼吁扩大营养教育工作者的作用，包括为他们所服务的群体和社区营造有利于健康的环境（Hill, Dickin, and Dollahite 2012; Dickin and Dollahite 2012）。在大多数情况下，这只能通过发展伙伴关系和参与其他团体的合作来实现，这些团体有类似的目标,可共同带来社区环境的改变,以支持营养教育计划的行为目标。我们在这方面有两个关键任务:第一,寻找和发展社区伙伴关系和协作;第二,共同努力制定战略并建设社区能力以实现改变。大多数情况下,我们首先在短期内了解这些问题,并确定潜在合作伙伴,然后承诺在中期做出改变,最后实施方案,在终期实现预期环境改变目标。

建立伙伴关系和合作

我们的首要任务是建立社区伙伴关系和协作。社区既指一群人居住的物理地点,也指一群有共同兴趣的人。协作包括一系列结构性关系,并且经常使用不同的术语来描述这些关系,如伙伴关系和联盟关系(Rosenthal 1998)。

明确定义

合作被描述为“一群多样的、自主的行动者(组织或个人)进行联合行动、解决共同关切的问题或以其他方式实现共同目标的流动过程。它的特点是互利、相互依存、互惠、共同行动、共同生产”(Rosenthal 1998, p. 246)。在参与程度上,合作的范围从松散的网络到合作和协调努力,再到全面协作。伙伴关系的形成是出于组织自身利益和实用主义的原因,可以是长期的,也可以是短期的。合作伙伴拥有独特的资源和专业知识,如果汇集这些资源和专业知识,可以为每个人扩展可能性:整体大于部分之和。同时合作伙伴需要共同承担工作或产品的责任和所有权。

联盟或财团(coalitions or consortia)是组织、机构和部门联合起来开发综合方法的另一种形式,重点是社会改变、赋能和社区建设以及涵盖规划、社区组织、倡导和制定方案等活动。我们使用合作和伙伴关系(collaboration and partnership)这一通用术语来描述营养教育所涉及的各种正式或非正式的安排。

成功的伙伴关系或合作

合作可以调动物质资源和人们的知识、技能和热情,以实现期望的目标,这种方式仅靠小团体是不可能的。有可能促进成功合作的因素包括:通过公开对话和谈判达成共识的共同愿景和使命;一个对所有成员有意义的独特目标;任务清晰且授权(empowering);生产效率意识(a sense of productivity and efficiency);开放和频繁的沟通;所有各方都认为他们从参与中获益;建立在信任、坦诚和尊重基础上的关系;权利共享。

合作是为同一个目标而一起工作,需要考虑其他人的想法和需求,涉及沟通和理解。

建立合作是困难的,一个人必须明白,把有不同背景和经历、不同目的的人汇聚到一起,可能会带来不确定性,甚至是不信任。

建立合作关系的一些要求是成为好的倾听者、共情、有回应。

建立合作的技能

要建立和参与合作或伙伴关系,重要的是要了解社区中各种与食物和营养相关的机构和组织,以及你的计划如何完善他们的职责。培养网络兴趣和磨炼技能也非常重要。大多数社区都有许多你可以参与的协助和任务小组,例如食物系统网络、食物论坛、健康学校食物联盟或健康联盟,它们经常举行公开网络课程供应早餐、便当午餐等。在适宜的情况下,你可以参与进来,以便建立一个能够在你的项目需要支持时可以求助的同事网络。一旦建立了合作伙伴关系,仍然需要花时间与他们一起培养关系并开展项目。你对营养教育工作者这一扩展角色的真正兴趣和承诺很重要,因为这是对工作职责的改变才允许你参与这些活动的(Dickin and Dollahite 2012)。

建立母乳喂养友好型社区

在美国,针对具体行为开展合作的例子是 WIC 营养师与其他食品援助计划和各种社区合作伙伴合作建立母乳喂养友好社区计划(Singleton et al. 2005)。其目的是提高公众对母乳喂养的认识、接受度和社区支持。一个州的计划包括一个由 145 个主要社区利益相关者组成的公共论坛,以制定行动蓝图来协助社区、家庭、学校和儿童保育中心、医疗保健系统、政策制定者和工作场所,从而努力使母乳喂养成为婴儿喂养的常态。该伙伴关系还发起了一项公众意识运动和活动,倡导改变医疗保健系统、保险业、商业界和教育系统,以鼓励母乳喂养,并倡导改变社区组织和家庭的资源可用性。

儿童环境中的健康、活动和营养合作

儿童环境中的健康、活动和营养合作(CHANCE)是纽约 EFNEP 的一项倡议。它采用社会生态方法为有 3～11 岁儿童的家庭提供支持包括使用名为“健康儿童,健康家庭:父母有所作为”的课程(Lent et al. 2012)开展营养、身体活动和育儿技能教育,以及 CHANCE 教育工作者合作开展以下活动以支持儿童健康环境的行动(Dickins et al. 2014):

- 建立多元化的机构联盟,包括社会服务提供者、医疗保健提供者、市政当局和教育机构,共同致力于预防儿童肥胖。
- 为儿童服务机构成员提供培训,包括日托机构和学前启智教育成员,鼓励他们提供更健康的零食、减少看电视时间、增加活动强度,同时要树立健康行为榜样。
- 为特别工作组服务,他们积极协调在低收入社区增加自行车道和低成本的水果蔬菜售卖车。
- 为希望在参加“健康儿童,健康家庭”研讨会后继续相互学习和相互支持的父母提供一流的援助小组。
- 向为儿童提供小型项目的社区机构提供资金,以促进儿童获得健康食物和活力玩耍场地。
- “领养杂货店”来鼓励和支持路边小商店店主提供健康选择并有吸引力地展示它们。

营养教育网络

在美国 SNAP 和其他来源项目的资助下,营养教育网络也在美国许多州中建立起来。营养教育工作者在这些网络

中发挥着关键作用。该网络与卫生部门、学区和社区组织合作，在低收入学龄儿童及其家庭中推广健康的饮食和身体活动习惯。例如加利福尼亚州健康网络计划，它通过这个大州的多个场所资助广泛的营养教育活动，以及艾奥瓦州营养网络计划，该计划已被证明会增加水果和蔬菜的消费量，以及脱脂或低脂牛奶取代普通牛奶，并增加尝试一种新蔬菜的意愿（Long et al. 2013；USDA 2013）。

社区能力建设

我们的第2个关键任务是参与社区能力建设，努力实现改变。社区能力可被描述为影响社区识别、动员和解决社会和公共卫生问题的能力的社区特征（Goodman et al. 1999）。一旦合作到位，营养教育工作者可以与他们合作，通过各种策略，特别是通过提高集体效能和增强自主意识，从而提高社区采取行动的能力。

加强集体效能

集体效能（collective efficacy）是指团体和社区成员相信他们有能力采取集体行动来改变他们的环境。Bandura（2001）指出，由于人类功能植根于社会系统，个人能动性在广泛的社会结构网络中运作，而个人反过来也帮助创建了这个社会结构网络。因此，个人能动性和社会结构是相互依存的。根据Bandura（2001），个人能动性不是关于以自我为中心的个人主义；相反，研究表明，高效能感倾向于促进亲社会倾向，包括合作和对彼此福利的兴趣。

集体效能可以通过"让人们坚信，他们可以通过集体行动产生有价值的效果，并为他们提供这样做的手段"来增强（Bandura 1997）。建立集体效能的过程更像是一个群体目标设定过程：群体成员确定关注的问题，设定小目标来解决问题，当这些目标产生切实的结果时，他们开始相信自己有能力改变自己生活的社会和政治环境。这让他们相信自己可以克服更困难的问题，从而设定更雄心勃勃的目标。有证据表明，支持技能和社区建设技能可提高个人和集体的效率，这可能导致集体行动，进而改变社区的做法和政策。

加强赋权

赋权是一个使用较为宽泛且定义众多的术语，类似于社会认知理论中的集体效能过程。虽然它包括一个个人过程，在这个过程中，个人发展并使用所需的知识、能力或信心来做出自己的决定（有点像自我效能感），但赋权可以被视为比这更广泛的过程。它涉及一种使个人或社区能够控制其生活和环境的过程（Wallerstein 1992）。它涉及某种获得社会权利以及个人权利的感觉（Israel et al. 1994）。

赋权策略通常涉及某种过程，要求小组参与者利用自己的知识和经验来尝试着了解他们的生活与给定问题的关系。小组成员通过对话，对问题的根本原因有了共同的了解，并开始考虑如何改变他们的处境（Travers 1997a；Minkler

2004）。然后，他们设定行动目标，通过改变他们生活的社区状况来改变他们的现实。在这些情况下，营养教育工作者的作用可能是在开始阶段（如有必要）促进这一过程，直到该群体制定了自己的议程和程序，不再需要营养教育工作者。另一种可能性是，一个团体已经发起了社区行动，需要营养教育工作者作为资源人员或提供技术援助。这些方法在食物和营养领域很有用（Kent 1988；Rody 1988；Travers 1997b）。

专注于赋权的项目：家长中心

通过营养教育赋予权力的一个例子是低收入妇女，她们过去每周都会在家长中心喝咖啡进行非正式会面（Travers 1997b）。他们共同关心的问题是用低收入的工资养活家庭。营养教育工作者提出的问题引发了小组对话和讨论，并由此产生了小组看法，即低收入社区的食物成本更高。

- 营养教育工作者的作用。营养教育工作者就这项任务提供了技术援助。当他们的研究结果显示，市中心商店的价格始终高于中等收入社区时，这些妇女开始意识到，社区不平等是造成她们难以获得足够的营养的部分原因。她们决定写信给商店，表达她们对价格和质量不平等的关切。这导致连锁商店降低了低收入社区商品的价格。营养教育工作者与她们一起写信来促进这一过程。这种成功带来了一种赋权感。这项活动也让她们认识到福利津贴不足以满足需要。而这些信息对她们个人的影响是免于自责，因为她们意识到无法为家人购买足够的食物不是因为个人的能力不足，而是因为政府政策。

- 家长行动。这一发现促使她们决定采取行动来改变。她们写信给负责人，并与其他社区团体合作，使得福利津贴有所增加。终于，过了一段时间后，当有人由于预算削减试图关闭家长中心时，这些妇女会在市政厅组织一场游行，引起了媒体的注意，从而阻止了其关闭。

通过改变法律创建环境支持

与食物有关的国家公共政策的主要手段是通过与拟议或现有立法相关的宣传行动。在美国，每隔几年就会重新发

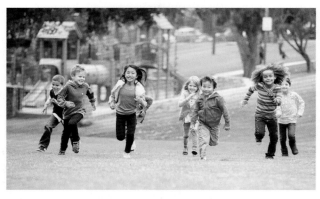

社区中的游乐场激励了身体活动
© monkeybusinessimages/iStock/Getty Images.

布几项与食物和营养有关的法律。营养教育工作者可以发挥重要作用，他们在发布前将自己的知识和技能带给相关联盟，以确保他们的声音被听到。例如，儿童营养重新授权组织涵盖了许多儿童食物援助计划，包括教育和健康政策。农业法案还包括为各种计划进行营养教育提供资金。我们需要随时了解情况，以便我们能够参与制定这些政策。这些活动在第 19 章中有更详细的描述。

营养教育规划的逻辑模型方法

当不同层面的因素影响到既定项目的行为目标时，我们

应该如何应对这些影响？我们应该如何将我们对这些决定因素的理解转化为干预计划？一个被广泛应用于营养教育项目的工具在这里很有帮助：逻辑模型，这是一个简化但非常符合逻辑的概念模型，用于规划营养教育项目（Medeiros et al. 2005）。这表明，营养教育工作者在规划时需要考虑以下几点：

- 投入项目的资源（输入）
- 在适当的情况下，根据影响的程度确定项目的重点
- 项目将开展的活动（输出／活动）
- 带来的改变或益处（结果）

图 6-9 用最简单的形式展示了其组成。

作为营养教育工作者，社区营养教育的逻辑模型如下：

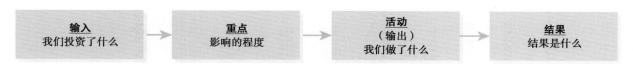

图 6-9　逻辑模型的构成

- 首先，我们根据营养科学证据、健康政策、目标受众评估和其他考虑因素，确定优先行为改变目标或行动，这将是我们干预的重点。美国农业部社区营养教育（CNE）模型中的优先行为与膳食质量、身体活动、食品安全、食品安全实践和资源管理有关。然而，该模型可被应用于其他行为，如支持可持续食物系统的饮食实践。随着对行为改变目标的清晰描述，我们准备考虑：
  - 输入。这些资源包括项目的工作人员和志愿者、时间、材料、金钱、空间、合作伙伴和合作者。
  - 重点。我们可以用逻辑模型设计直接或间接的个人和家庭营养教育；或者针对社会生态框架的几个层面进行干预。这是选择重点的环节。
  - 营养教育工作者所做的活动。活动或输出包括我们设计的策略和活动：举办课程、促进小组、开发可印刷的和可视化的材料、产品、数字和互联网活动，以及其他资源；与家庭、社区伙伴和公共决策者合作；与媒体合作。这些活动需要针对理论和研究证据确定的行为改变目标的潜在决定因素。
  - 营养教育工作者从他们设计和实施的策略中获得的结果。这些结果将成为评估的基础。当应用于社会生态框架的几个层面的影响时，最终期望的结果是改善健康、减少疾病风险和其他长期收益，如社区行动或修订政策，以支持干预措施的有针对性的行为改变目标。

正如我们在本章中所看到的，正如我们在本章中所看到的，促进政策、系统和环境有助于个人改变干预目标行为的能力并非易事。在短期内，这可能意味着我们将会将重点放在提高关键决策者和决策者对项目寻求解决的问题的重要性的认识上。从中期来看，这可能意味着获得他们对改变的承诺。最后，从长远来看，这意味着与他人合作以实现项目的行为目标。

图 6-10 显示了一个社区营养教育逻辑模型，它包括影响核心行为的多个层面和关键部门，这些核心行为是美国政

府项目的目标：膳食质量和身体活动、粮食安全、食品安全和食物资源管理。这个图是复杂的，它在同一个逻辑模型中结合了所有背景下影响所有这些行为的活动。

我们从左边一栏开始，陈述要解决的情况或问题，以及要解决的问题的优先行为，以及所需的投入（财力、物力、人力以及全面的需求评估过程）。下一栏显示干预的重点或水平，然后是干预的产出或活动和这些层面的参与者：

- 个人、家庭和其他人际关系：提供直接营养教育，包括向营养教育工作者积极学习，或通过数字技术、社交媒体、材料或其他场所间接学习。个人和人际层面的教育活动都强调个人激励和促进行为改变或行动的决定因素比如信念、态度、自我效能以及食物、营养和行为改变方面的技能，这些都可以在短期、中期和长期的时间框架内为个人提供可实现的结果。
- 环境背景（组织和机构）：活动包括通过发展当地伙伴关系，为干预行为改变目标提供支持，并与他们一起确定短期内支持干预目标的挑战和机遇，制订中期行动计划，以及实施环境改变，从而在长期内改善目标行为。
- 关键部门和社区（政策和社会制度）：活动涉及影响、创建或修订与社区和其他关键部门干预行为改变目标相关的社会制度和政策。

最后，展示了这些不同层面活动的预期结果。结果的右侧栏显示了衡量美国政府计划针对的不同领域的指标或方法示例：膳食质量和身体活动、食物保障、食品安全和食物资源管理。虽然环境背景、政策和系统在概念上是不同的，但在大多数情况下，环境的变化需要政策的变化，而政策的变化往往导致环境的变化。

显然，强大的网络和建立联盟的技能也有利于营养教育工作者，因为他们在这些不同层面和关键部门扮演环境变化推动者的角色，这将支持针对群体和通过各种媒体进行营养教育的行为改变目标。

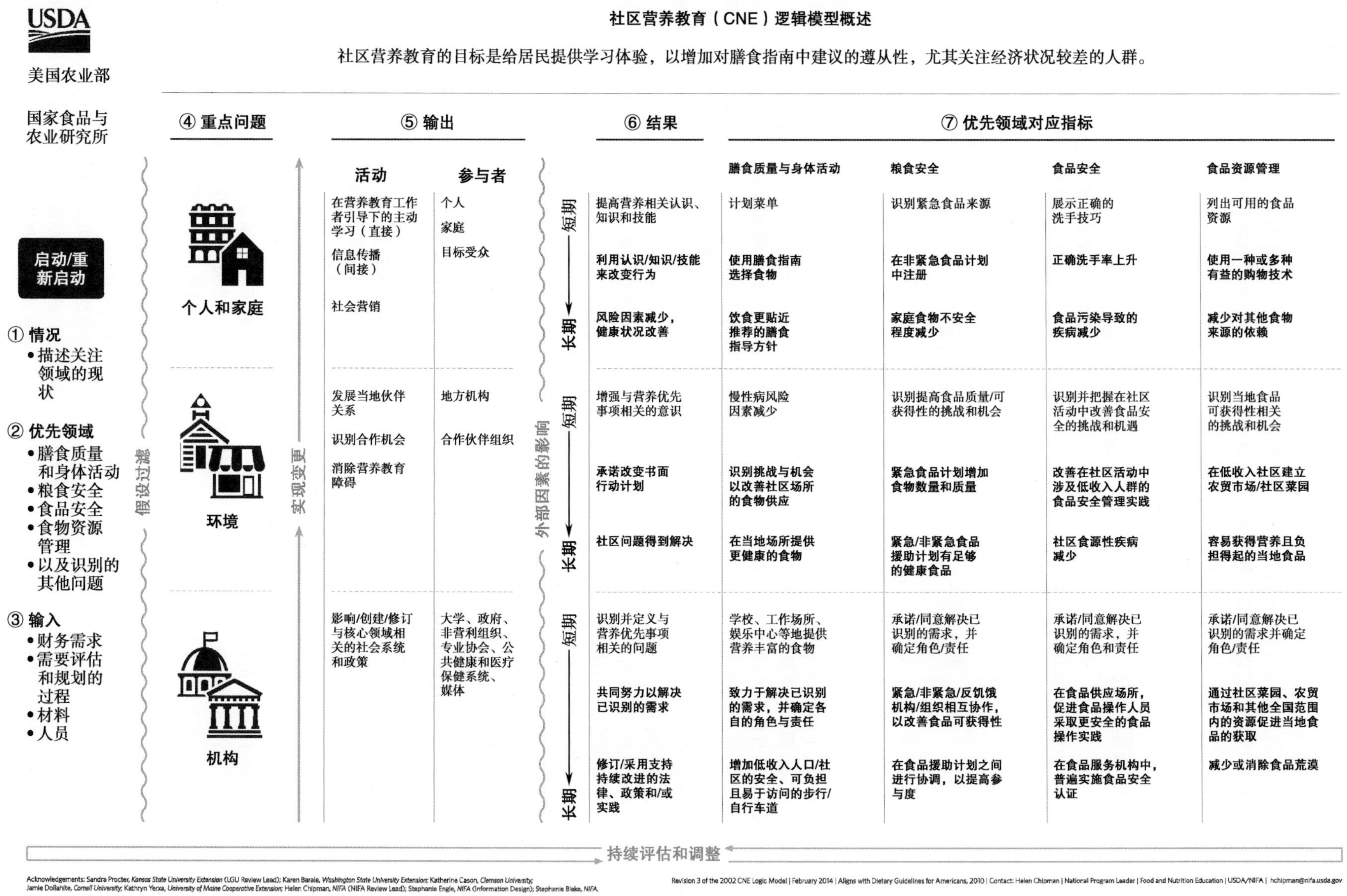

社区营养教育（CNE）逻辑模型概述

社区营养教育的目标是给居民提供学习体验，以增加对膳食指南中建议的遵从性，尤其关注经济状况较差的人群。

USDA 美国农业部
国家食品与农业研究所

① 情况
- 描述关注领域的现状

② 优先领域
- 膳食质量和身体活动
- 粮食安全
- 食品安全
- 食品资源管理
- 以及识别的其他问题

③ 输入
- 财务需求
- 需求评估过程
- 和规划的材料
- 人员

启动/重新启动

④ 重点问题	⑤ 输出 活动	⑤ 输出 参与者	⑥ 结果	⑦ 优先领域对应指标 膳食质量与身体活动	粮食安全	食品安全	食品资源管理
个人和家庭	在营养教育工作者引导下的主动学习（直接）	个人、家庭	提高营养相关认识、知识和技能	计划菜单	识别紧急食品来源	展示正确的洗手步骤	列出可用的食品资源
	信息传播（间接）	目标受众	利用认识/知识/技能来改变行为	使用膳食指南选择食物	在非紧急食品计划中注册	正确洗手技巧	使用一种或多种有益的购物技术
	社会营销		风险因素减少，健康状况改善	饮食更贴近推荐的膳食	家庭食物不安全程度减少	食品污染导致的疾病减少	减少对其他资源的依赖
环境	发展当地伙伴关系	地方机构	增强与营养优先事项相关的意识	慢性病风险因素减少	识别提高食品质量/可获得性的挑战和机会	识别并把握在社区活动中涉及低收入人群的食品安全的挑战和机遇	识别当地食品可获得性的挑战和机会
	识别合作机会	合作伙伴组织	承诺改变书面行动计划	识别挑战与机会以改善社区的食物供应	紧急食品计划增加食物数量和质量	改善在社区中涉及低收入人群的食品安全管理实践	在低收入社区建立农贸市场以促进当地食品
	消除营养教育障碍		社区问题得到解决	在当地场所提供更健康的食物	紧急/非紧急食品援助计划有足够的健康食品	社区食源性疾病减少	容易获得营养且负担得起的当地食品
机构	影响/创建/修订与核心领域相关的法律和政策	大学、政府、非营利组织、专业协会、公共健康和医疗保健系统、媒体	识别并定义与营养优先事项相关的问题	学校、工作场所、娱乐中心等地提供营养丰富的食物	承诺/同意解决已识别的需求，并确定角色和责任	承诺/同意解决已识别的需求，并确定角色和责任	承诺/同意解决已识别的需求，并确定角色和责任
			共同努力解决已识别的需求	致力于了解已识别的需求，并确定各自的角色与责任	紧急/非紧急食品机构/组织相互协作，以改善食品可获得性	在食品供应场所，促进食品操作人员采取更安全的食品操作实践	通过社区菜园、农贸市场和其他全国范围内的资源促进当地食品的获取
			修订/采用支持持续改进的法律、政策和/或实践	增加低收入人口在社区的安全、可负担且易于访问的步行/自行车道	在食品服务机构中进行协调，以提高参与度	普遍实施食品安全认证	减少或消除食品荒漠

短期 → 长期

持续评估和调整

Revision 3 of the 2002 CNE Logic Model | February 2014 | Aligns with Dietary Guidelines for Americans, 2010 | Contact: Helen Chipman | National Program Leader | Food and Nutrition Education | USDA/NIFA | hchipman@nifa.usda.gov

Acknowledgements: Sandra Procter, Kansas State University Extension (LGU Review Lead); Karen Barale, Washington State University Extension; Katherine Cason, Clemson University; Jamie DeBarthe, Cornell University; Kathryn Yerxa, University of Maine Cooperative Extension; Helen Chipman, NIFA (NIFA Review Lead); Stephanie Engle, NIFA (Information Design); Stephanie Blake, NIFA.

图6-10　社区营养教育（CNE）逻辑模型概览

Revision 3 of the CNE Logic Model (February 2014). Aligns with Dietary Guidelines for Americans, 2010. Contact Helen Chipman, National Program Leader, Food and Nutrition Education, NIFA/USDA.

本章总结

考虑到我们目前的食物系统，开展基于理论的营养教育干预措施来解决激励和促进决定因素是至关重要的，但要创造持续的行为改变，关键是为我们的受众建立环境支持，以实现我们的行为改变目标。研究表明，环境对人们的饮食有很大的影响。

社会生态框架

社会生态框架有 4 个层面，描述了对我们行为的由近及远的影响。这些层面包括：①个体因素和人际关系；②组织和机构；③社区和有影响力的部门；④社会结构和文化规范。社会生态框架可以用来帮助我们理解这些层面之间的动态关系，并设计跨层面的综合干预措施，以帮助维持行为改变。

检查练习

你一直在一所农村小学提供营养教育，包括课堂教学和家长研讨会，该小学距离一个较大的城镇约 32 千米。干预措施的行为改变目标是多吃水果和蔬菜。然而，你注意到虽然为学生精心设计了包含大量的品尝机会课程和家长研讨会，但学生、教师和家长对吃水果和蔬菜缺乏兴趣和热情。家长们表示，他们社区的两家食品店很少出售新鲜、罐装或冷冻水果和蔬菜。他们没有农贸市场，也没有学校菜园，因此不觉得水果和蔬菜是他们社区的一部分。虽然很多人去大城镇购物，但他们每月只去两次，并将此视为购买可保存的大包装食品的机会。镇上还有一个公园，所有青少年在这里进行田径运动，还有一个家庭经营

的特卖摊，供应典型的快餐食品。在工作方面，大约有一半父母在大城镇工作，另一半在镇上从事服务性工作，如在邮局、加油站、餐馆和杂货店工作。

根据你在本章所读到的内容，为该社区的 PSE 制订一个计划，该计划将支持干预的行为改变目标，即多吃水果和蔬菜，并在父母居住、学习、工作、购物和吃饭的地方提供 PSE。该计划应与你在学校提供的任何营养教育干预措施配合使用。那么你将与哪些合作者和伙伴合作？查看 SNAP-EdToolkit 工具包中的 PSE 干预措施，了解可以在该社区使用的现有 PSE。

家庭和社交网络

建立环境支持的一种方法是让我们的家庭和社交网络参与到我们的营养教育工作中来。当我们和孩子们一起工作时，可以让他们的家庭参与进来。当我们和成年人一起工作时，我们可以和他们的另一半、家人和朋友网络一起工作。这将帮助我们实现行为改变的目标，也可能有助于扩大我们干预对这些网络的影响。

政策、制度和环境方法

政策、制度和环境改变是高度相互关联的，当所有部分都发挥作用时，我们就可以创造促进健康的场所。政策是书面的决策或行动路线，系统是组织和社区内持续地讨论和开展业务的方式，环境是人们一生中所处的环境，包括物质环境、经济环境和社会环境。PSE 可以在人们生活、学习、工作、休闲娱乐和购物的场所中实施，以支持个人和人际交往方式。美国农业部 SNAP-Ed 拍摄的互动在线地图在这些环境中有许多 PSE 示例。

伙伴关系和合作

营养教育工作者的角色正在扩大，以在他们工作和生活

的社区建立伙伴关系和合作。通常，这是通过与以社区环境带来改变为目标的其他团体合作来实现的。使这些合作和伙伴关系发挥作用的因素是一个共同的愿景和使命，通过公开对话建立共识，提高所有声音，进行谈判，创造明确和授权的任务，从而实现包容性和权利共享。

改变法律

倡导可以用来改变国家、州和地方的政策，从而创造更有利于我们干预的环境，帮助人们吃得更好。参与这些努力帮助我们的营养教育更有效。

营养教育规划的逻辑模型方法

逻辑模型是一种有用的工具，可用于规划程序。简而言之，逻辑模型从将进入项目的资源（输入），聚焦干预的影响程度（重点），项目将进行的活动（输出）以及变化或收益（结果）开始入手。

为我们为行为改变目标创建环境支持，以实施我们直接的营养教育干预，将有助于我们能够激励行为改变，并使我们的受众能够在未来长期维持这些改变。

© Manyakotic/iStock/Getty Images Plus/Getty Images

问题和活动

1. 想一两个你尝试过的饮食改变。环境中哪些因素对你的改变有帮助，哪些因素没有帮助？分别列出 5 个。基于这一章，你认为营养教育工作者可以做些什么来帮助你？

2. 对你来说，理想的健康食物和活动环境是什么样的——在工作场所、学校或社区？你认为营养教育工作者在促进健康饮食环境中应该扮演什么角色？

3. 营养教育的社会生态学方法是什么？阐述这种方法的影响层面以及营养教育工作者在每个层面的作用。

4. 定义下列术语并描述它们与营养教育的关系。举例来说：

    a. 社交网络

    b. 合作

    c. 政策

5. 什么是社区能力？如何加强？营养教育工作者在这个过程中扮演什么角色？

6. 如果你被要求说出学校可以做的 3 件事来支持健康饮食和积极生活，你会说是什么？你的建议有什么依据？

7. 如果你被要求说出工作场所可以做的 3 件事来支持健康饮食和积极生活，它们会是什么？你的建议有什么依据：

8. 我们所说的与饮食和身体活动有关的政策是什么意思？教育、环境变化和政策是如何相关的？营养教育工作者在政策制定中扮演什么角色？

9. 你认为营养教育工作者应该具备哪些技能，才能够与他人展开合作从而创造有利于健康的环境和政策？

10. 这里有几个场景可供你在两三个人的团队中工作：

- 当地大学财政援助部门的行政支援人员正在寻求实施工作场所健康促进计划的建议。工作人员花很多时间坐在办公桌前，因为他们有很多与有经济援助问题的学生的电话沟通和课程。所以有时候坐在办公桌前吃午饭会更容易。而且休息室里总是有蛋糕，似乎每周都是另一个生日或节日。这个群体特有的障碍是什么？工作场所计划可以使用什么策略来改善这些员工的健康？你将如何评估效率？

- 州惩教所的监狱长很关心他的雇员的健康。狱警会打包食物并且他们知道如果监狱被封锁，他们可能不得不在轮班后留下来，因此他们往往会打包一个装有几天食物的大冷藏箱。通常情况下，他们站岗时会把冷藏箱带在身边，一次就把里面的东西吃完。许多员工表示这是一份压力很大的工作，这导致了他们暴饮暴食。这个群体特有的障碍是什么？工作场所计划将使用什么策略来改善这些员工的健康？你将如何评估效率？

参考文献

Abratt, R., and S. D. Goodey. 1990. "Unplanned buying and in-store stimuli in supermarkets." *Managerial Decisions and Economics* 11:1 11–121.

Adachi, M. 2008. "Theories of nutrition education and promotion in Japan:enactment of the 'Food Education Basic Law'." *Asia Pacific Journal of Clinical Nutrition* 17(S1): 180–184.

Albert, S. L., B. A. Langellier, M. Z. Sharif, A. M. Chan-Golston, M. L. Prelip, R. Elena-Garcia, D. C. Glik, T. R. Belin, R. Brookmeyer, A. N. Ortega. 2017. "A corner store intervention to improve access to fruits and vegetables in two Latino communities." *Public Health Journal* 20(12): 2249–2259. doi:10.1017/S1368980017001008.

Andress. L 2017. "Using a social ecological model to explore upstream and downstream solutions to rural food access for the elderly." *Cogent Medicine* 4(1): 1–18. doi: 0.1080/2331205x.2017.1393849.

Anzman-Frasca, S., M. P. Mueller, V. M. Lynskey, L. Harelick, and C. D. Economos. 2015. "Orders of healthier children's items remain high more than two years after menu changes at a regional restaurant chain." *Health Affairs*, 34(11): 1885–1892. doi: 10.1377/hlthaff.2015.0651.

Bandura, A. 1997. *Self efficacy: The exercise of control.* New York: WH Freeman.

Bandura, A. 2001. "Social cognitive theory: An agentic perspective." *Annual Review of Psychology* 52: 1–26.

Bartlett, S., L. Olsho, J. Klerman, K. L. Patlan, M. Blocklin, P. Conner, K. Webb et al. 2013. Evaluation of the Fresh Fruit and Vegetable Program (FFVP): Final Evaluation Report. Prepared by Abt Associates under Contract No. AG-3198-D-09-0053. Alexandria, VA: *U.S. Department of Agriculture, Food and Nutrition Service.*

Berge, J. M., S. W. Jin, P. Hannan, and D. Neumark-Sztainer. 2013. "Structural and interpersonal characteristics of family meals: Associations with adolescent body mass index and dietary patterns." *Journal of the Academy of Nutrition and Dietetics* 113(6): 816–822.

Berkman, L. F., and T. Glass. 2000. "Social integration, social networks, social support, and health." In *Social Epidemiology*, edited by L. F. Berkman and I. Kawachi. New York: Oxford Press.

Blissett, J. 2011. "Relationships between parenting style, feeding style and feeding practices and fruit and vegetable consumption in early childhood." *Appetite* 57(3): 826–831.

Bonvecchio A, F. Theodore, S. Hernández-Cordero, F. Campirano-Núñez, A. Islas, M. Safdie, and J. Rivera-Dommarco JA 2010. "La escuela como alternativa en la prevención de la obesidad: la experiencia en el sistema escolar mexicano" [The school as an alternative for the prevention of childhood obesity: Experience from the Mexican school system]. *Rev Esp Nutrition Comunitaria* 16(1): 13–16.

Bonvecchio A, F. L. Théodore, M. Safdie, T. Duque, M. A. Villanueva, C. Torres, and J. Rivera. 2014. "Contribution of formative research to design an environmental program for obesity prevention in schools in Mexico City." *Salud Publica Mexicana* 56(suppl 2): S139–S147.

Bronfenbrenner, U. 1981. *The ecology of human development: Experiments by nature and design.* Cambridge MA: Harvard.

Borradaile, K. E. S. Sherman, S. S. Vander Veur, T. McCoy, B. Sandoval, J. Nachmani, A. Karpyn, and G. D. Foster. 2009. "Snacking in children: The role of urban corner stores." *Pediatrics* 124(5): 1293–1298.

Burgess-Champoux, T. L., N. Larson, D. Neumark-Sztainer, P. J. Hannan, and M. Story. 2009. "Are family meal patterns associated with overall diet quality during the transition from early to middle adolescence?" *Journal of Nutrition Education and Behavior* 41(2): 79–86.

California Department of Public Health. 2015. Worksite Program Success Stories: Creating a Culture of Wellness in the Worksite Environment. Champions for Change.

Child Nutrition and WIC Reauthorization Act. 2004, June 30. Local wellness policy. Section 204 of Public Law 108–265. Enacted by the 108th Congress of the United States of America.

Chipman, H. 2014. Community Nutrition Education (CNE) Logic Model Overview, Version 3. http://www.nifa.usda.gov/nea/food/fsne/logicmodeloverview.pdf.

Cohen, D. A. 2008. "Obesity and the built environment: Changes in environmental cues cause energy imbalances." *International Journal of Obesity* 32: S137–S142.

Cohen D. A. and T. A. Farley. 2008. "Eating as an automatic behavior." *Preventing Chronic Disease* 5(1): 1-7. https://pdfs.semanticscholar.org/fa89/f436f00158ecc14fbd1a608fdc7ac9107b8e.pdf?_ga=2.164994303.193284561.1566338347-1591504881.1566338347

Cole-Lewis, H., and T. Kershaw. 2010. "Text-messaging as a tool for behavior change in disease prevention and management." *Epidemiological Reviews* 32: 56–69.

Contento, I. R., S. S. Williams, J. L. Michela, and A. B. Franklin. 2006. "Understanding the food choice process of adolescents in the context of family and friends." *Journal of Adolescent Health* 38(5): 575–582.

Cornell University. 2018. Food and Nutrition Education in Communities [online course]. "Making the Healthy Choice the Easy Choice: An Introduction to Policy, System, and Environmental Approaches to Promote Healthy Eating and Physical Activity."https://fnec.cornell.edu/for-partners/professional-development/training/pse-training/.

Cullen, K. W., T. Baranowski, E. Owens, T. Marsh, L. Rittenberry, and C. de Moor. 2003. "Availability, accessibility, and preferences for fruit, 100% fruit juice, and vegetables influence children's dietary behavior." *Health Education and Behavior* 30(5): 615–626.

Dickin, K. L., and J. Dollahite. 2012. "The socio-ecological approach to healthy lifestyles: What do nutrition practitioners need to become environmental change agents?" International Society for Behavioral Nutrition and Physical Activity Annual Meeting, Portugal:P041.

Dickin, K. L., T. F. Hill, and J. Dollahite. 2014. "Practice-based evidence of effectiveness in an integrated nutrition and parenting education intervention for low-income parents." *Journal of the Academy of Nutrition and Dietetics* 114(6): 945–950.

Dickin, K. L., and G. Seim. 2015. "Adapting the Trials of Improved Practices (TIPs) approach to explore the acceptability and feasibility of nutrition and parenting recommendations: what works for low-income families?" *Maternal and Child Health* 11(4): 897–915.

Dollahite, J., D. Kenkel, and C. S. Thompson. 2008. "An economic evaluation of the Expanded Food and Nutrition Education Program." *Journal of Nutrition Education and Behavior* 40(3): 134–143.

Ebbeling, C. B., M. N. Pearson, G. Sorensen, R. A. Levine, J. R. Herbert, J. A. Salkeid, and K. E. Peterson. 2007. "Conceptualization and development of a theory-based healthful eating and physical activity intervention for postpartum women who are low income." *Health Promotion Practice* 8(1): 50–59.

Economos, C. D., R. R. Hyatt, J. P. Goldberg et al. 2007. "A community intervention reduces BMI z-score in children: Shape Up Somerville first year results." *Obesity* 15: 1325–1336.

Economos, C. D., S. C. Folta, J. P. Goldberg et al. 2009. "A community-based restaurant initiative to increase availability of healthy menu options in Somerville, Massachusetts: Shape Up Somerville." *Prevention of Chronic Disease* 6(3). http://www.cdd.gov/pcd/issues/2009/jul/o8_0165.htm

Economos, C. D., R. R. Hyatt, A. Must, J. P. Goldberg, J. Kuder, E. N. Naumova, J. J. Collins, and M. E. Nelson. 2013. "Shape Up Somerville two-year results: A community-based environmental change intervention sustains weight reduction in children." *Preventive Medicine* 57(4): 322–327.

Feuenekes, G. I. J., C. De Graff, S. Meyboom, and W. A. Van Staveren. 1998. "Food choice and fat intake of adolescents and adults: Association of intakes within social networks." *Preventive Medicine* 26: 645–656.

Fulkerson, J. A., D. Neumark-Sztainer, P. J. Hannan, and M. Story. 2008. "Family meal frequency and weight status among adolescents: Cross-sectional and 5-year longitudinal associations." *Obesity* 16(11): 2529–2534.

Fulkerson, J. A., S. Rydel, M. Y. Kubic, L. Lylte, K. Boutelle, M. Story, D. Neumark-Sztainer, B. Dudovitz, and A. Garwick. 2010. "Healthy Home Offerings via the Mealtime Environment (HOME): Feasibility, acceptability, and outcomes of a pilot study." *Obesity* (Silver Spring) 18(Suppl 1): S69–SS74.

Furst, T., M. Connors, C. A. Bisogni, J. Sobal, and L. W. Falk. 1996. Food choice: A conceptual model of the process. *Appetite* 26(3): 247–265.

Goldberg, J. P., J. J. Collins, S. C. Folta et al. 2009. "Retooling food service for early elementary school in Somerville, Massachusetts: The Shape Up Somerville experience." *Prevention of Chronic Disease* 6(3): A103.

Goodman, R. M., M. A. Speers, K. McLeroy, S. Fawcett, M. Kegler, E. Parker, S. R. Smith, T. D. Sterling, and N. Wallerstein. 1998. "Identifying and defining the dimensions of community capacity to provide a basis for measurement." *Health*

Education and Behavior 25: 258–278.

Harrington, K. F., F. A. Franklin, S. L. Davies, R. M. Shewchuk, and M. B. Binns. 2005. "Implementation of a family intervention to increase fruit and vegetable intake: The Hi5+ experience." *Health Promotion Practice* 6(2): 180–189.

Heath C and D. Heath. 2011. *Switch: How to Change Things When Change is Hard*. Penguin Books.

Heany, C. A., and B. A. Israel. 2008. "Social networks and social support." In *Health behavior and health education: Theory, research, and practice*. 4th ed., edited by K. Glanz, B. K. Rimer, and K. Viswanath. San Francisco: Jossey-Bass, pp. 189–210.

Hendrie G., G. Sohonpal, K. Lange, and R. Golley. 2013. "Change in the family food environment is associated with positive dietary change in children." *International Journal of Behavioral Nutrition and Physical Activity* 10: 4.

Hill, T., K. Dickin, and J. S. Dollahite. 2012. "Nutrition educators expand their roles to build capacity and community partnerships promoting healthy foods and active play in low-income children's environments." *Journal of Nutrition Education and Behavior* 44(Suppl 1): S16–S17.

Hingle, M. D., T. M. O'Connor, J. M. Dave, and T. Baranowski. 2010. "Parental involvement in interventions to improve child dietary intakes: A systematic review." *Preventive Medicine* 52(2): 103–111.

Israel, B., B. Checkoway, A. Schulz, and M. Zimmerman. 1994. "Health education and community empowerment: Conceptualizing and measuring perceptions of individual, organizational, and community control." *Health Education Quarterly* 21(2): 149–170.

Kent, G. 1988. "Nutrition education as an instrument of empowerment." *Journal of Nutrition Education* 20: 193–195.

Kremers, S. P. J., G-J. de Bruijn, T. L. S. Visscher, W. van Mechelen, N. K. de Vries, and J. Brug. 2006. "Environmental influences on energy-balance-related behaviors: A dual-process view." *International Journal of Behavioral Nutrition and Physical Activity* 3: 9.

Lake, A. 2018. Neighbourhood food environments: Food choice, foodscapes and planning for health." *Proceedings of the Nutrition Society,* 77(3): 239–246.

Larsen, J. K., R. C. Hermans, E. F. Sleddens et al. 2015. "How parental dietary behavior and food parenting practices affect children's dietary behavior. Interacting sources of influence?" *Appetite* 89: 246–257.

Lefebvre, R. C. and A. S. Bornkessel. 2013. "Digital social networks and health." *Circulation* 127(17): 1829–1836.

Lent, M., R. F. Hill, J. S. Dollahite, W. S. Wolfe, and K. L. Dickin. 2012. "Healthy Children, Healthy Families: Parents Making a Difference. A curriculum integrating key nutrition, physical activity, and parenting practices to help prevent childhood obesity." *Journal of Nutrition Education and Behavior* 44: 90–92.

Levy, D.E., E. D. Gelsomin, E. B. Rimm, M. Pachucki, J. Sanford, E. Anderson, C. Johnson, R. Schutzberg, and A. N. Thorndike. 2018. "Design of ChooseWell 365: Randomized controlled trial of an automated, personalized worksite intervention to promote healthy food choices and prevent weight gain." *Contemporary Clinical Trials* 75: 78–86.

Lin Y-C and A. D. Fly. 2016. "USDA Fresh Fruit and Vegetable Program is More Effective in Town and Rural Schools Than Those in More Populated Communities." *Journal of School Health* 86(11): 769–777.

Long, V., S. Cates, J. Blitstein, K. Deehy, P. Williams, R. Morgan et al. 2013. *Supplemental Nutrition Assistance Program Education and Evaluation Study (Wave II)*. Prepared by Altarum Institute for the U.S. Department of Agriculture, Food and Nutrition Service.

Lu, A., K. L. Dickin, and J. S. Dollahite. 2012. "The socio-ecological approach to healthy lifestyles: What do nutrition practitioners need to become environmental change agents?" *International Society for Behavior Nutrition and Physical Activity* Abstract. Annual meeting, Texas, USA.

Luesse HB, R. Paul, H. L. Gray, P. Koch, I. Contento, and V. Marsink. 2018. "Challenges and Facilitators to Promoting a Healthy Food Environment and Communicating Effectively with Parents to Improve Food Behaviors of School Children." *Maternal and Child Health Journal*.

McLeroy, K. R., D. Bibeau, A. Steckler, and K. Glanz. 1988. "An ecological perspective on health promotion programs." *Health Education Quarterly* 15:351–377.

Medeiros, L. C., S. N. Butkus, H. Chipman, R. H. Cox, L. Jones, and D. Little. 2005. "A logic model framework for community nutrition education." *Journal of Nutrition Education and Behavior* 37(4): 197–202.

Minkler, M. 2004. *Community organizing and community building for health*. 2nd edition. New Brunswick, NJ: Rutgers.

National Farm to School Network. 2019. www.farmtoschool.org.

Niermann C. Y. N., S. P. J. Kremers, B. Renner, and A. Woll. 2015. "Family Health Climate and Adolescents' Physical Activity and Healthy Eating: A Cross-Sectional Study with Mother-Father-Adolescent Triads." *PLOSOne* 10(11): e0143599.

O'Connor T. M., S. O. Hughes, K. B. Watson, T. Baranowski, T. A. Nicklas, J. O. Fisher, A. Beltran, J. C. Baranowski, H. Qu, and R. M. Shewchuk. 2009. "Parenting practices are associated with fruit and vegetable consumption in preschool children." *Public Health Nutrition* 13(1): 91–101.

Patrick, H., and T. A. Nicklas. 2005. "A review of family and social determinants of children's eating patterns and diet quality." *Journal of the American College of Nutrition* 24(2): 83–92.

Rody, N. 1988. "Empowerment as organizational policy in nutrition intervention programs: A case study from the Pacific Islands." *Journal of Nutrition Education* 20: 133–141.

Rogers, E. M. 2003. *Diffusion of innovations*. 5th ed. New York: Simon and Schuster.

Rosenthal, B. B. 1998. "Collaboration for the nutrition field: Synthesis of selected literature." *Journal of Nutrition Education* 30(5): 246–267.

Safdie, M., N. Jennings-Aburto, L. Levesque, I. Janssen, F. Campirano-Nunez, N. Lopez-Olmedo, T. C. Aburto, and J. Rivera. 2013a. "Impact of a school-based intervention program on obesity risk factors in Mexican children." *Salud Publica Mexico* 55(Suppl 3): S374–S387.

Safdie, M., L. Levesque, I. Gonzalez-Casanova, D. Salvo, A. Islas, S. Hernandez-Cordero, A Bonvecchio, and J. A. Privera. 2013b. "Promoting healthful diet and physical activity in the Mexican school system for the prevention of obesity in children." *Salud Publica Mexico* 55(Suppl 3): S357–S373.

Senge, P., B. Smith, N. Kruschwitz, J. Laur, and S. Schley. 2010. *The necessary revolution: How individuals and organizations are working together to create a sustainable world*. New York: Broadway Books, Random House.

Shaya, F. T., V. V. Cirikov, D. Howard, C. Foster, J. Costas, S. Snitker, J. Frimpter, and K. Kucharski. 2014. "Effect of social networks intervention in type 2 diabetes: A partial randomization study." *Journal of Epidemiology and Community Health* 68(4): 326–332.

Singleton, U., A. Williams, C. Harris, and G. G. Mason. 2005. *Building breastfeeding friendly communities with community partners.* Washington, DC: U.S. Department of Agriculture, Food and Nutrition Service.

Sorensen, G., A. Stoddard, K. Peterson, N. Cohen, M. K. Hunt, E. Stein, R. Palombo, and R. Lederman. 1999. "Increasing fruit and vegetable consumption through worksites and families in the Treatwell 5-a-Day study." *American Journal of Public Health* 89(1): 54–60.

Thaler, R and C Sunstein. 2009. *Nudge: Improving Decisions about Health, Wealth, and Happiness.* Penguin Books.

The Food Trust. 2012. "What We Do: In Corner Stores." http://thefoodtrust.org/what-we-do/corner-store.

Travers, K. D. 1997a. "Nutrition education for social change: Critical perspective." *Journal of Nutrition Education* 29(2): 57–62.

Travers, K. D. 1997b. "Reducing inequities through participatory research and community empowerment." *Health Education and Behavior* 24(3): 344–356.

Travert, A-S., K. S, Annerstadt, and M. Daivadanam. 2019. "Built environment and health behaviors: Deconstructing the black box of interaction—a review of reviews." *International Journal of Environmental Research and Public Health* 16(8): E1454.

Twiss, J., J. Dickinson, S. Duma, T. Kleinman, H. Paulsen, & L. Rilveria. 2003. "Community Gardens: Lessons Learned From California Healthy Cities and Communities." *American Journal of Public Health* 93(9): 1435–1438.

University of Missouri Extension, date unknown. *Eat Smart, Play Hard Consession Stand Toolkit.* https://extension2.missouri.edu/n2052.

U.S. Department of Agriculture. 2013. Supplemental Nutrition Assistance Program Education and Evaluation Study (Wave II). Nutrition Assistance Program Report. Food and Nutrition Service, Office of Policy Support, USDA. http://www.fns.usda.gov/sites/default/files/SNAPEdWaveII.pdf.

U. S. Department of Agriculture, 2016. Supplemental Nutrition Assistance Program Education (SNAP-Ed) Toolkit. https://snapedtoolkit.org/interventions/programs/eat-smart-in-parks-esip.

U.S. Department of Agriculture and Regional Nutrition Education and Obesity Prevention Centers of Excellence (RNECE). 2016. SNAP-Ed PSE Interactive Map. https://snapedpse.org/.

U.S. Department of Health and Human Services. 2015. *Dietary Guidelines for Americans 2015–2020. Eighth Edition.* www.health.gov/dietaryguidelines.

Wallerstein, N. 1992. "Powerlessness, empowerment, and health: Implications for health promotion programs." *American Journal of Health Promotion* 6(3): 197–205.

Wansink, B. 2006. *Mindless eating.* New York: Bantam Books.

Young, S., M. DeNomie, J. Sabir, E. Gass, and J. Tobin. 2018. "Around the Corner to Better Health: A Milwaukee Corner Store Initiative." *American Journal of Health Promotion* 32(6): 1353–1356.

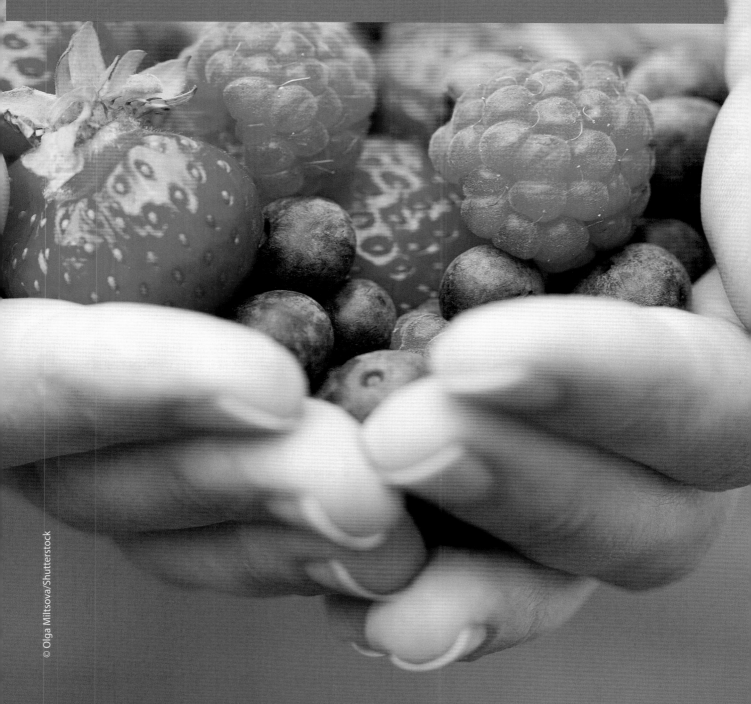

第二部分

将研究和理论应用于实践：设计基于理论的营养教育

第7章

设计营养教育的系统方法：DESIGN 程序

概述

只有经过认真和系统规划的营养教育才可能更有效。本章是本书第二部分的第 1 章，完成本章的学习后，能够设计营养教育小组课程，也可以借助资料、技术媒体或其他渠道进行间接营养教育，以及开展相关的环境支持活动，这些活动在促进健康饮食方面具有参与性、循证性和有效性。在前几章介绍的心理学理论的基础上，本章介绍在营养教育系统规划过程中，如何利用教育学原则，将食品与营养科学内容与行为改变的社会心理动机和促进因素的信息相结合，创建有效的营养教育。本章专门概括了营养教育的 DESIGN 程序，这是一个简单、系统的 6 步过程，将食品与营养科学、心理学理论作为营养教育内容，并将教育学和传播学的原则作为营养教育程序来设计营养干预。这一程序也可用于设计基于社会生态框架的环境支持活动。DESIGN 是一个指导实践的工具或框架，为营养教育工作者的创造力提供实施空间。这个程序可以用一个案例研究来解释。

本章大纲

- 设计有效营养教育系统过程的重要性
- 利用营养教育 DESIGN 程序规划营养教育活动和环境支持

- DESIGN 程序整合了有效营养教育所需的几个学科
- 规划以理论为基础的营养教育：DESIGN 程序概述
- 本章总结

学习目标

本章学习结束，你应该能够：
- 说明使用系统过程来明确营养教育的重点和目标为什么重要
- 描述以理论为基础、以行为为重点规划营养教育的六步营养教育 DESIGN 程序

- 理解如何将食品与营养科学、心理学、教育学和传播学整合到 DESIGN 程序中，设计有效的直接和间接营养教育
- 理解如何在干预项目中恰当使用社会生态框架设计政策、系统和环境支持计划

设计有效营养教育系统过程的重要性

本章在第一部分的基础上，开启了新篇章，第一部分主要描述了心理学，特别是社会心理学如何帮助我们理解个体为什么采取健康行动、如何改变行为，以及环境如何为干预的行为改变目标提供支持。本部分重点强调应用，即我们如何根据食品与营养科学的知识来确定我们的行为改变目标，如何应用社会心理学的行为改变理论来增强动机和促进行动，如何使用教育学知识来创建可用于在现实世界中对真实受众进行营养教育的内容编排。本章还展示了如何利用社会生态框架的元素在政策、系统和环境中开展活动以支持干预的行为改变目标。本书的中心任务是：在实践中如何以理论和证据为指导，设计和实施有效的营养教育。也就是说，这本书的第一部分描述了在环境的支持下，食品与营养科学基础以及心理学基础对营养教育计划内容的贡献，第二部分介绍了教育学知识如何在可能和适当的情况下，以及在环境支持下，为营养教育的规划过程作出贡献。

例如，假设一群低收入母亲（他们的孩子在上学前班）告诉主任她们想要改善自己的饮食来预防糖尿病，这种情况在她们的社区很普遍，然后主任联系了你。你将如何设计营养教育课程？或者，一个大学运动队的教练来找你，告诉你他很担心学生运动员的饮食习惯，希望你做一些营养教育课程来"帮助他们吃得更好从而更有利于运动健康和提高成绩"。在这些情况下，你将如何准确地把这些行为改变理论转化为营养教育活动？你怎么知道该聊些什么？你会开展哪些活动？为什么会选择这些活动？你会按照什么顺序进行营养教育？如果一所学校要求你帮助他们制定一项食物政策去支持他们的课堂营养教育，你会怎么做？本章节将回答这些问题，并为如何进行下去提供指导。我们首先描写了怎样设计教育课程或者教育干预，然后描述了如何在环境当中进行这些活动以支持我们的教育干预。

设计营养教育既是一门艺术，也是一门科学。使用基于研究和证据的系统程序可以增加我们开展有效营养教育的机会。它将消除过程中的主观臆测、困难和错误。它减轻了我们怀疑自己是否已经考虑周全的压力。这就是科学！因为系统程序为如何进行营养教育提供了一个框架，它使我们能够创造性地开发适合我们受众或群体的活动，这个活动是令人兴奋、有吸引力的和给予参与者自主权的。这就是艺术！

在这本书中，系统程序被称为营养教育 DESIGN 程序。这是可以系统地结合相关学科来规划营养教育的一个程序。它来源于第 3 章中所描述的成功要素。它涉及 6 个步骤，包括如何将理论和证据转化为群体活动、教材、社交媒体、在线平台和其他可在大多数营养教育工作者工作的环境中实施的基于技术的课程或活动，以及如何为这些教育活动设计相应的环境支持。本章概述了整个 DESIGN 步骤。

DESIGN 是以下单词首字母的组合：
- 确定（decide）行为
- 探索（explore）决定因素
- 选择（select）理论模型
- 制定（indicate）目标
- 生成（generate）计划
- 确定（nail）评价

利用营养教育 DESIGN 程序规划营养教育活动和环境支持

本书这一部分的操作性很强，学习结束，你能够应用六步法指导个人营养教育干预，开展行为改变支持性环境建设的相关活动，包括政策、制度和环境改变等。相关术语说明如下：

教育干预（educational interventions）：包括直接教育活动（direct education activities），如向群体提供的教育课程和活动，也可以包括间接教育活动（indirect education activities），如教育材料，基于互联网技术的教育如网站、手机软件、视频材料、社交媒体、博客、宣传活动或其他渠道等。这些活动旨在增强动机和提升行为改变和采取行动的技能（即为什么和如何采取行动）。所有这些直接和间接教育活动均可以在各种不同的机构中进行，如社区、门诊、学校、工作场所、健身中心、大学体育课或者拥有各种受众的私人非营利组织等。第 4 章和第 5 章介绍了设计此类活动的相关内容。

除了直接和间接的教育活动，你设计的干预也可以包括环境支持（environmental support），这些环境支持可以是下列环境的一项或多项，例如家庭和社会网络、政策、制度和环境，重点是为干预的行为改变目标提供支持。例如，家长和学校环境建设，可以支持课堂营养教育；机构和社区环境及政策改变，可以支持社区团体教育和相关活动。上述活动通常需要与他人合作进行，在第 6 章和第 15 章有详细描述。

以干预或项目的使命目标为基础，并考虑实际执行过程中已知的条件和资源限制，认为干预措施只包括针对个人和家庭的直接和间接教育活动，还是有可能与其他人合作，也包括促进环境和政策改善从而支持行为改变和行动。也就是说，这个项目是否能够同时解决与个人和环境相关的行为改变决定因素？

设计直接和间接教育活动

直接教育活动。直接教育活动主要包括亲自向各种群体（从低收入家庭到学龄儿童、运动队、门诊患者）提供课程。要设计这样的课程，请遵循第 8～14 章中列出的 DESIGN 程序，该程序包括 6 个步骤，每一步都用一章来介绍。第 16 章和第 18 章的内容有助于提高你与团队合作的技能，帮助你有效地将设计的内容传达给你的受众。在营养教育行动 7-1 中提供了一个使用 DESIGN 程序进行直接教育干预的例子。

间接教育活动。 为了设计针对个人和家庭的独立的间接活动，你也可以使用第 8～14 章中概述的设计步骤。这些活动包括：

- 印刷材料、视觉媒体或基于互联技术的网站、手机软件、视频材料、社交媒体、博客等，虽然间接教育的形式不同，但 6 个步骤是相同的，例如，这些教育活动的行为目标需要明确，理论基础也需要明确。在第 17 章中会提供一些有用的信息，使这些材料变得更有价值和吸引力。
- 健康传播活动和社会营销。这些活动可以非常简单，也可以非常复杂，它包括多种实施途径和广泛的受众。虽然这两种方法通常被认为是同义的，但健康传播活动的目的是提高认识和积极性，而社会营销同样也包括试图提供激励措施和机会。这些模式在第 17 章中也有描述。

设计环境支持活动

如果能够与他人合作设计活动或内容，为项目的行为改变目标提供环境和政策支持，那么希望应用者遵循第 15 章中概述的步骤。第 15 章描述如何使用 DESIGN 程序的

6 个步骤设计活动，为采取行动创建环境支持。环境支持是指支持营养教育行为改变目标的政策、制度 / 系统和环境活动。

设计教育和环境支持的干预措施

图 7-1 显示了如何使用 DESIGN 程序设计教育干预措施和环境支持活动。请注意，这两组活动都是针对第 1 步中确定的、特定受众的同一个行为改变目标。

- 为了设计直接和间接营养教育干预措施，可参见第 8～14 章的六步 DEDIGN 程序设计。
- 为了设计环境支持活动干预措施，可参见第 15 章的六步 DEDIGN 程序设计。

DESIGN 程序的最终产品是你的面对面课程或间接课程的教育计划，以及环境和支持计划（如果你计划了该部分的话）。最终产品如图 7-2 所示。你应该盯着这个终产品！

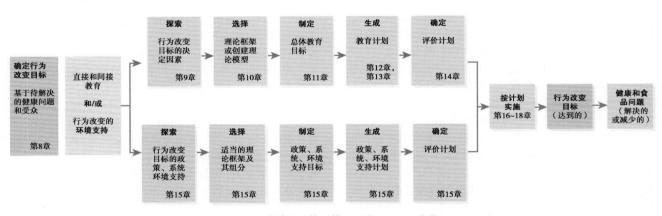

图 7-1　教育和环境支持干预的 DESIGN 步骤

框 7-1　从看得见的终点开始——你的产品就在过程的结束点

在设计过程的最后，你将得到的是一套完整的、可立即应用的教育计划，计划实施的每一小节，如果需要，都附带有清晰的、特定的支持性政策、制度或环境行动；你还可以得到一个精心设计的评估计划对课程和整个计划进行评价。

无论是仅包含几个教育课程，还是也包括互联网活动，或包含几个不同的组成部分的营养干预计划，你都可以使用简单和易于遵循的 DESIGN 程序来制订。当你使用过几次这个方法后，你就会感到它用起来很舒服，并且会相对较快地完成相关的过程。如果你已经是一个有经验的以理论为基础、以行为为重点的营养教育小组的推动者，你可以使用图 7-5 所示的简版 DESIGN 程序。然而，在这一过程中，为了在每一个步骤中清楚地将理论、研究和实践联系起来，系统地完成所有步骤仍然很重要。

Educational Plans

Assessment | **Intervention** | Evaluation | **STEP 5**

Generate plans
Create a table that contains the specific objectives, strategies, and activities for each of your determinants and create a lesson plan to use as you conduct the session.

Procedure for: In Living Color (60 minutes)

Excite

1. Introduce session.
[3 minutes]
Introduce yourself get students excited by telling the middle schoolers they are going to do some fun activities on how life can be in "living color" when they eat more fruits and vegetables. Even though they have probably heard that fruits and vegetables are "good for you" since they were babies, they will learn why they really matter and how they can be tasty, practical and fun to eat.

2. Assess fruit and vegetable intake and compare to recommendation.
[negative outcome of current behavior, 5 minutes]
Pass out the *MyPlate, MyDay* handout and have students record the fruits and vegetables consumed during meals and snacks on the previous day. Also have student answer the questions on fruit and vegetable consumption on a typical day.
Tell students that the recommendation is to eat five different fruits and vegetables every day (if they ask about how much, tell them you will cover that later). Ask all students to stand up. Have students who ate no fruits and vegetables on the previous day to sit down, students who at 1 to sit, and go on to 3, 4, and 5. For those who had less then 5 remind them that this session is all about making it fun and easy to eat more. If any students ate 5 ask them to share what they ate.

Explain

3. Review benefits of eating fruits and vegetables.
[perceived benefits, 10 minutes]
Ask students to share some reasons why eating fruits and vegetables is a good idea. Write what they say on the chart paper and discuss each idea. Once student give a few ideas get out the 8 prepared index cards (with fruit and vegetable benefits). Pass out to 8 different students or fan out cards like a hand of playing cards and ask for volunteers to draw a card. Have students read the benefits and discuss. Connect these benefits to what they said as appropriate. Continue until all 8 benefits are discussed.

4. Explore the health benefits of [...] **etables.**
[perceived benefits, 5 minutes]
Explain to the middle schoolers that [...] at make them different colors. Hand out the *Color Y[...]* students the fruits or vegetables of tha[...]

Expand

5. Conduct tasting of a "rainbo[...]
[perceived benefits, 5 minutes]
Encourage students to try all the co[...] that our tastes change and it is goo[...] liking for foods that we may not lik[...] vegetables they like will help them [...]
See #6 below for details on cond[...]

6. Eat, listen, and expand p[...]
[descriptive social norms, 10 minute[...]
Ask the students to try one fruit [...] descriptive adjectives as possible fo[...] many adjectives as possible fo[...] that specific fruit or vegetable [...] prepared? Make this a time to [...]

Environmental Support Plans

Assessment | **Intervention** | Evaluation

Generate plans
Create a step-by-step plan with time frame for how to accomplish the environmental support objective for each "activity" in the logic model.

STEP 5

Title: Making Fruits and Vegetables the Easy Choice

Audience *(from step 1)*: 7th and 8th graders in a public, urban middle school

Behavior change goal *(from step 1)*: Increase consumption of fruits or vegetables

Environmental support description *(from step 2)*: PSE where your audience learns: School has fruits and vegetables available during an expanded salad bar at school lunch and fruits and vegetable available at all school functions.

Environmental Support Plan

Advocacy

Food service employees: **professional development workshop on importance of salad bar and how to prepare salad bar** [advocacy]

Environmental support objective (from step 4): Food service employees have increased perceived benefits of salad bar and increased confidence in setting up expanded salad bar.

Steps	Time frame
• Nutrition educator to work with food service manager to provide a one-hour workshop that reviews the benefits of eating fruits and vegetables using the activity in the student lesson plan In Living Color part 1, procedure #3 and has food service workers practice preparing raw salad bar items, composed salads and making salad dressings.	09/2020
• Nutrition educator and food service manager check in with food service workers weekly to answer questions and solve problems with salad bar preparation.	09/2020 – 06/2021

Administrators and teachers: **presentation at meeting to promote the importance of having fruit and vegetable options at school meals and at school functions and how to implement these changes** [advocacy]

Environmental support objective (from step 4): Administrators and teacher have increased perceived benefits of expanding availability of fruits and vegetables at school meals and at school functions.

Steps	Time frame
• Nutrition educator to work with food service manager to provide a one-hour workshop that reviews the benefits of eating fruits and vegetables using the activity in the student lesson plan In Living Color part 1, procedure #3 and has food service workers practice preparing raw salad bar items, composed salads, and making salad dressings.	09/2020
• Nutrition educator and food service manager check in with food service workers weekly to answer questions and solve problems with salad bar preparation.	09/2020 – 06/2021

图 7-2 时刻牢记营养教育 DESIGN 程序设计步骤（详见正文）

DESIGN 程序整合了有效营养教育所需的几个学科

因为我们的食物选择和饮食行为受许多因素影响（如第

2 章所述），因而，转变这些行为是很困难的，需要许多学科来帮助我们形成有效的营养教育（如第 3 章所述），同时，环境支持也非常重要（如第 6 章所述）。

图 7-3 从概念上展示了这些学科如何帮助设计营养教育。

食品与营养科学中关于饮食与健康关系证据被用来确

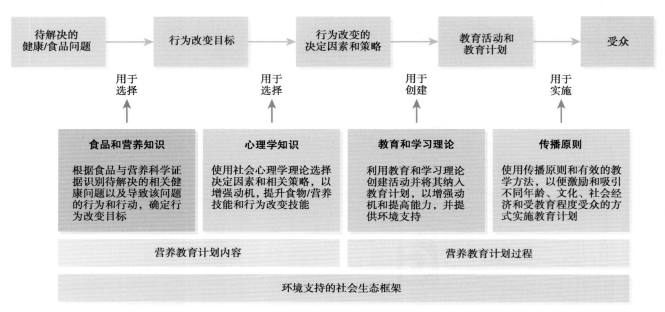

图 7-3　营养教育设计中的多学科融合

定要解决目标受众的健康问题以及造成这些问题的行为和行动，以明确正在计划的营养教育的适当的行为改变目标。

心理学基础被用来选择适当的基于理论的社会心理决定因素和相关策略，这些策略将增强动机，促进食物/营养技能和行为改变技能，并提供环境支持，创建一个基于理论的模型来规划营养教育过程。

教育学基础提供了关于如何使用指导理论和学习理论来编写教育目标和创建活动的信息，并将它们适当地排列到教育计划中，以增强动机和提高能力，并提供环境支持。

传播学基础，该内容在第 16 章和第 18 章中有提到，提供了有益于教学的传播原则和有效的教学方法以便激励和吸引不同年龄、文化、社会经济和受教育程度的受众。

社会生态框架提供了如何在政策、制度和环境领域开展活动，以支持干预的行为改变目标的信息。

营养教育工作者的教育技能

具体而言，本部分提供了教育学的背景知识，以提升营养教育工作者的工作技能：即使用教学设计理论和学习理论将食品和营养基础以及心理学基础的相关内容转化为教育学视角看起来合理的营养教育。这包括培养撰写教育目标的技能，将基于理论的决定因素及其相关策略转化为可用于在各种场所进行营养教育的形式。这也包括发展基于教学理论的技能，利用教育目标来开展活动，并将活动排序，以

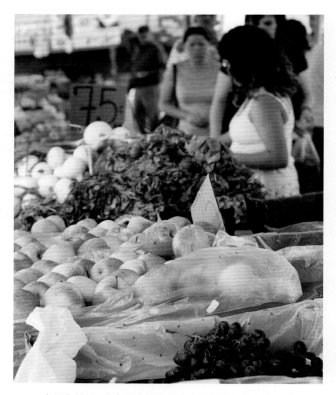

在很多社区，在农贸市场购买农产品是常见的实践活动

© Stieglitz/iStock/Getty Images Plus/Getty Images.

供特定的受众使用并实现行为改变，这是营养教育的基础。

这也意味着使用学习理论来指导并创建激动人心和引人入胜的活动，以增强动机并促进目标受众的行为改变。如果营养教育包括环境支持部分，本部分还提供了如何开展有效的活动的指导。最后，这也意味着获得了评价营养教育干预措施的技能。

将营养教育 DESIGN 程序作为指南

看待营养教育 DESIGN 程序的最佳方式是将其视为可以提高教育计划的科学性和教育实施的艺术性的指南，它可以提高营养教育的有效性。我们打个比方，帮助大家理解。一个年轻的优秀女棒球运动员，似乎有当投手的天赋。教练在她投球时仔细分析她的动作，为她提供具体的指导从而使她的动作更加精确有效。教练让她进行具体的动作练习，这些动作一开始她并不熟练，但当她练习到使之成为她的习惯的时候，她就成为了一个令人望而生畏的投射手。

就像投手可以有天赋一样，你已经有了营养教育的技能。这本书以研究证据为基础，进行专门指导和训练。设计有效的营养教育课程可能需要付出努力，并且需要一个系统的过程。然而，通过练习，这个系统的过程将成为你的习惯，你将适应 DESIGN 程序并根据自己的风格轻松设计团体课程并精心安排适当的环境支持。

规划以理论为基础的营养教育：DESIGN 程序概述

本章概述了整个 DESIGN 程序，其每个步骤的细节将在后面的章节中描述。

DESIGN 程序的 6 个步骤总结如下：

- **第 1 步　确定行为**。这些是通过评估要解决的健康问题和导致这些问题的行为后，为受众确定的在该项目中要实现的行为改变目标。当有与饮食有关的健康问题需要解决时，就需要开展营养教育。有时你要解决的问题是预先确定的，比如一个具有特定使命的政府卫生部门或一个癌症或心脏病预防协会资助并委托你开展营养教育；或者受众由政府机构或非政府组织确定，如儿童、孕妇或癌症患者；或者这种行为是由饮食与健康研究文献预先确定的，比如多吃水果和蔬菜。无论在什么情况下，确定一个需要关注的具体行为对于设计一个有效的计划是非常重要的。一个全面的评估过程是必要的，包括对相关文献的回顾。为了做到这一点，我们需要先回答几个问题：
  - **谁是你的受众？** 明确谁是你的受众，并对这些受众进行仔细评估是很重要的。所谓受众，指的是你将与之合作的特定人群，例如"一所中学里的学生"。
    - **你的受众需要解决的健康问题是什么？** 在评估过程中，可以从文献综述或其他与受众相似的人群中收集的一般资料信息，也可以直接从特定受众中收集信息。
    - **优先和重点**。这个过程了解到的问题很多，你没有充足的资源或时间全部解决它们，因此需要确定优先顺序。
  - **受众当前的哪些行为造成了待解决问题？**
    - 在评估过程中，可以通过查阅一般资料，如文献综述或消费者调查（调查对象与受众类似），也可以直接从特定受众那里收集造成主要健康问题的当前行为信息。另外，了解受众的社会文化环境和他们已经拥有的资源也很重要。
    - **优先和重点**：这个过程了解到的行为信息很多，你没有充足的资源或时间全部解决它们，因此需要确定优先顺序。
  - **为你的受众确定行为改变目标**。根据评估，并尽可能与受众积极合作，选择一个或几个主要的行为或行动作为你的计划重点。这些将是直接教育或间接教育（基于互联网技术的教育，如网站、手机软件、社交媒体、博客）以及环境支持活动的行为改变目标。这些行为以变化或行动的方式表述，为了让受众实现这些改变或采取行动，干预或课程以此为目标进行设计。
- **第 2 步　探索决定因素**。在这个步骤中，要尽可能充分地了解与受众的行为改变目标相关的动机和能力，并需考虑其所在社区和文化背景。特别是，通过研究证据和对受众的调查或访谈确定的个人社会心理决定因素（如感知的益处或感知的社会和文化规范），这些决定因素与选定的受众行为改变目标和环境改变目标高度相关，并具有高度优先权。如果你认为结合环境支持活动和直接或间接教育是可行的，那么还可以在此探索环境和政策支持的程度，以帮助你的受众实现目标行为的干预目标。
- **第 3 步　选择理论模型**。为干预选择理论模型，并阐明指导课程内容或干预项目的食品和营养教育理念和观点，这就是干预框架。
- **第 4 步　制定目标**。明确行为改变的关键决定因素的目标：在本步中，需要陈述清楚教育目标和环境支持目标，这些目标主要针对的是理论模式中行为改变的关键决定因素。
- **第 5 步　生成教育计划和环境支持计划（如果选择了环境支持）**。在这一步，选择与理论模式中决定因素改变相匹配的行为改变策略和切实可行的学习体验。另外，为支持行为改变目标的实现，需要制订相应的环境和政策活动计划。
- **第 6 步　确定评价**。最后，你会想知道你创建的教育课程、间接教育活动和环境支持活动是否有效地实现了你设定的总体目标和行为改变目标，所以，需要在你开发课程的同时构建评价计划，可以确保评价计划与教育和支持计划直接挂钩。

请注意，DESIGN 程序着重强调解决行为、行动或实践的决定因素，这也是小组课程或干预的重点。行为改变干预试验中决定因素的核心地位已经被研究者和实践者强调，并在第 4 章和第 6 章中详细描述（Baranowski et al. 1997；Baranowski, Cerin, and Baranowski 2009；Baker et al. 2014）。因此，识别和解决决定因素（行为改变的激励因素、促进因素和环境支持因素）是 DESIGN 过程的核心活动。

DESIGN 程序的任务和成果

如图 7-4 所示，为了方便规划，我们可以将 DESIGN 程序以图形的形式展开。图中显示了每个步骤需要完成的任务和成果，用于制订每节课的教育计划或干预计划和环境支持计划。你可以看到第 1 步和第 2 步中的活动涉及收集评估数据。第 3 步、第 4 步和第 5 步是你的教育干预设计，包括当面的、基于技术的和通过其他各种材料和媒体，以及环境支持干预计划。第 6 步包括制订评估计划，评价教育干预和环境支持干预的效果。

虽然设计营养教育活动的程序性步骤是按顺序排列的，但实际上它们是密切相关的，所以在设计营养教育活动时可以在各个步骤之间来回切换。后面的章节将更详细地描述

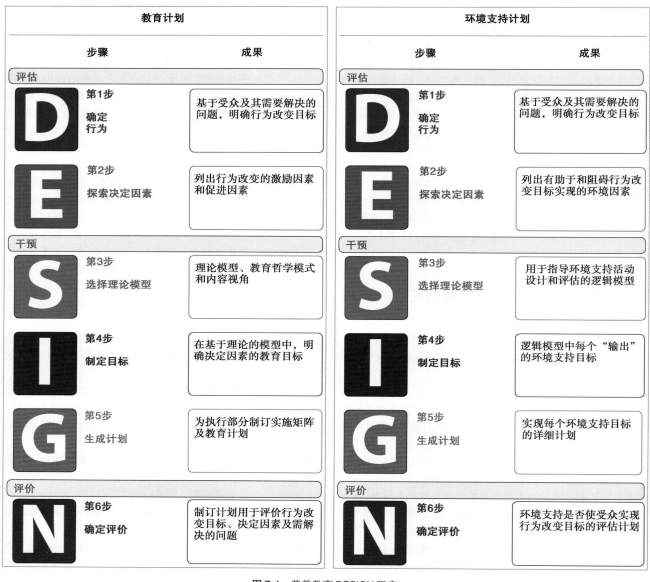

图 7-4　营养教育 DESIGN 程序

在这些步骤中要完成的任务和产出。

与 DESIGN 程序类似的系统方法

在 PRECEDE-PROCEED（Green and Kreuter 2005）、干预映射（Intervention Mapping）（Bartholemew et al. 2016）和行为改变（Behavior Change Wheel, BCW）理论模型（Michie et al.2014）方法中也使用了系统设计过程。虽然他们关注行为并以理论为基础，但是他们不会提供详细的指导，以制订和构建特定的教育计划，通过直接和间接的渠道（如网站、应用程序、社交媒体、博客等基于技术的教育）向不同的受众传递，也不会提供随时可用的环境支持计划。

营养护理过程和模型

DESIGN 的主要特点类似于美国饮食协会（American Dietetic Association 2008）的营养护理过程和模型，可在临床

工作中针对个人使用，你之前可能已经使用过，它包括以下
4 个步骤：

- 营养评估和再评估
- 营养诊断
- 营养干预
- 营养监测和评价

术语定义

"健康问题（health problem）"一词通常指的是你的目标
受众所面临的个人健康问题，如 2 型糖尿病高风险。然而，
问题也可以指与食物系统（food system）有关的问题，如与
食品的碳足迹或过度包装有关的问题。此外，问题也可以
指社会问题和与食品有关的社会关切，如家庭氛围（family
dynamics）和凝聚力，或食品营销对农村社区结构的影响。

行为（behavior）和行动（action）这两个术语在这里是互
换使用的，指的是个人的食物选择和饮食行为。有充分的证
据表明，当营养教育侧重于明确定义的行为或行动时，它可
能更有效。

虽然我们最感兴趣的是广泛的食物和营养目标，但为了
设计更加有效的营养教育干预，需要选择更有针对性的行为
或做法，例如，为了"改善孩子的饮食习惯"这一既定目标，
学校可以建一个菜园子。然而，这个目标是非常笼统的，难
以定义和观察。要设计一个有效的计划，重要的是要关注一
个较小的目标，比如增加孩子的水果和蔬菜摄入量（可以观
察的行为）。这种具体的行为可以一次一次地解决，有助于
实现"健康饮食习惯"的总体目标。

学校也许还想建一个学校菜园去实现非营养相关的目
标，比如提供实践学习场地，增加校园的吸引力，传输校园
的温馨感，使人们更愿意来学校，从而提高学习成绩。这些
更广泛的目标很重要，营养教育行为改变目标可能镶嵌在这
些更广泛的目标中。但是，要使营养教育活动有效，从而有
助于实现更大的目标（并使其效果可衡量），重点必须明确和
具体。

"目标受众（intended audience）"一词不是指目标人群，
而是指你将与之共事的个人或特定人群，要传达这样一种感
觉：团队成员不是教育活动的"目标"，而是与你一起工作的
伙伴，这样你就可以和他们一起解决对他们来说很重要的需
求和问题。

这里的营养教育干预（intervention）指的是在不同环境
下或通过各种途径，如基于技术和互联网活动（在适当的情
况下，还包括相关的环境支持活动）向群体提供的任何系统
规划的教育活动。这个术语对一些教育工作者来说是有问
题的，因为它似乎暗示营养教育工作者正在干预人们的生
活，而这可能是违背他们意愿的。在这里它不是在这个意义
上使用的；相反，它是基于群体的愿望和需要，作为一种方
便的方式来描述一系列不同规范的旨在增强动机、促进采取
行动的能力，并为行动提供支持的计划活动。因此，干预一
词包括由一个人进行的一次或几次营养教育，也包括由许多
营养教育工作者和其他合作者在很长一段时间内提供的包
括许多内容和可能通过几种媒介传播的项目。

案例研究：DESIGN 程序如何在每一步将理论和研究与实践相结合

本章介绍一个案例，通过该案例学习如何系统设计营养
教育来完成 DESIGN 6 个步骤模块，随后的章节中，每一章
详细介绍一步，每一步都用到这个案例。DESIGN 的基本步
骤非常简单，很容易遵循。本案例研究既包括教育小组课程
也包括环境支持活动。在第 8～14 章中，我们描述了这 6 个
步骤在教育课程中的应用。第四部分描述了案例研究教育
课程 DESIGN 程序每个步骤的完整模块以说明每一步的过
程。第四部分的名称为营养教育 DESIGN 程序案例研究：教
育计划。第四部分还包括案例研究中环境支持部分的 6 个
步骤的完整模块，该部分的名称为营养教育 DESIGN 程序案
例研究：环境支持计划。（注意：本书第四部分提供了一个所
有步骤的空白工作表，供实践时使用）。

案例研究中教育部分的每个步骤活动下面会有简述。
我们还创建了一个营养教育 DESIGN 程序工作表的简版。
图 7-5 显示了案例研究中一个教育计划所有 6 个步骤的完整
简版。这个简版提供了 DESIGN 程序的每个步骤的概述。

案例研究背景：发起这个项目的组织是一个附属于大学
的非营利性组织，它为一个城镇的青少年为家庭提供健康服
务，这个城镇规模中等，种族多元化，只有一所中学。该组
织希望为这所中学的学生提供营养教育，并聘请了一名营养
教育工作者与教师、学校工作人员和其他人合作，采用以下
步骤设计干预措施。

第 1 步　确定行为。通过评估要解决的健康问题和导
致该问题的行为，为受众确定干预行为改变的目标。营养教育
工作者和她的团队调查了这些青少年面临的主要健康问
题和导致这些问题的行为，然后根据下述问题确定应该集中
解决哪些行为。

- 受众是谁？在本案例中，受众是中学生，这是由发起该项
  目的卫生服务提供者和学校确定的。
- 受众需要解决的健康问题是什么？从研究文献和国家监
  测文件中获得的一般信息显示，根据患病率和病情的严重
  程度，中学生有肥胖和糖尿病的风险。饮食中过多的超加
  工食品和饮料也会导致环境问题。由团队开发并在学生
  中进行了一项简短调查，调查后也进行了讨论，从而获得
  了来自青少年自身的信息。这些信息表明，他们关心保持
  健康，避免健康问题，比如成年后的糖尿病、气候变化，以
  及与那些在食物系统如肉类加工厂工作的人有关的社会
  问题。
  - 优先和重点。研究小组选择降低肥胖（以及 2 型糖尿
    病）的风险作为干预措施要解决的健康问题。如图 7-5
    所示。
- 受众当前的哪些行为造成了待解决的健康问题？一般信
  息来源：政府消费监测数据和消费者调查显示，与这所中
  学类似的中学生进食的水果和蔬菜不足；饮用了太多含
  糖饮料；进食了太多高脂肪、高糖、超加工的零食；食用快
  餐；而且缺乏身体活动。其中一些行为导致了另一个问
  题：他们的饮料和零食的加工和包装过程中产生了高碳

营养教育DESIGN程序——简版

受众　<u>城市公立中学的7年级和8年级学生</u>　　　　　会话名称　<u>活色生香</u>

D 第1步， 确定行为	根据一般来源资料和受众的评估资料，确定受众的待解决问题。 中学生有患2型糖尿病、肥胖和心脏病的风险。因为肥胖会增加这些风险，所以减少儿童肥胖是国家目标。温室气体排放增加与饮食有关。	根据一般来源资料和受众的评估资料，确定导致待解决问题的当前行为。 这些中学生与其他大多数中学生相似，他们的蔬菜摄入量没有达到建议的摄入量，73%的人每周仅吃几次水果和蔬菜。他们还大量食用零食和含糖饮料。
	选择一个待解决问题。 降低肥胖和2型糖尿病风险。	选择一种行为改变目标 （积极行为帮助解决问题） 增加水果或蔬菜的食用量

评估

E 第2步， 探索决定 因素	理论决定因素中行为改变目标的动机因素	
	受众说了什么？以及你从其他途径获得的资料中得到了什么？ • 66%的受众认为水果和蔬菜味道不好 • 73%的人认为他们的朋友很少吃水果和蔬菜 • 87%的人认为水果和蔬菜会使他们更健康 • 23%的人有信心每天吃5种水果和蔬菜 • 中学生喜欢中国餐馆的生蔬菜和什锦蔬菜（西蓝花）	决定因素： • 感知障碍 • 社会规范 • 感知益处 • 自我效能 • 食物偏好
	理论决定因素中行为改变目标的促进因素	
	受众说了什么？以及你从其他途径获得的资料中得到了什么？ • 许多中学生讨论说，他们想学习如何准备蔬菜零食和味道好的菜肴 • 中学生不知道每天吃5种不同水果和蔬菜的建议 • 中学生喜欢制定多吃水果和蔬菜的行动计划	决定因素： • 行为技能 • 知识和认知技能 • 设置行动目标/行动和应对计划

干预

S　第3步，选择理论模型

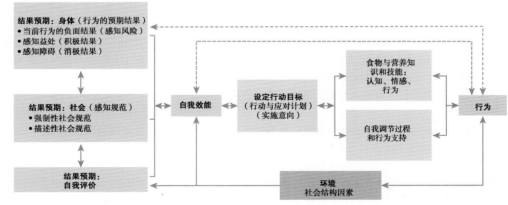

教育哲学 为中学生赋能的补偿模型	食物和营养内容的观点 专注于低加工、完整的、营养丰富的食品

图7-5　营养教育 DESIGN 程序工作表：教育计划简版，演示程序中每一个步骤

I	理论模型中的决定因素（首先是激励因素，然后是促进因素）	每一个决定因素的目标 参与者能够：	针对每一个目标的活动
第4步，制定目标	当前行为的负面结果	• 认识到自己的水果和蔬菜摄入量与建议量的差距有多大。	评估水果和蔬菜的摄入量，并与建议量进行比较。学生将完成MyPlate MyDay手册，然后要求学生全体站起，接着让吃0、然后是1、2、3、4和5种水果和蔬菜者坐下，看看他们与推荐量相比如何。
G	感知益处	• 解释吃水果和蔬菜如何有助于改善个人健康、生态健康和社会健康。	回顾吃水果和蔬菜的好处。与学生讨论为什么为了健康、生态可持续性和社会正义而吃水果和蔬菜，以及为什么不同颜色的水果和蔬菜很重要。
第5步，生成计划	感知益处	• 解释吃水果和蔬菜如何有助于改善个人健康、生态健康和社会健康。	品尝水果蔬菜"彩虹"。鼓励学生尝试你带来的所有不同颜色的水果和蔬菜。
	描述性社会规范	• 认识到同伴对自己食用水果和蔬菜的影响。	吃、听，扩大水果和蔬菜的味觉感受。当学生们尝试每种水果和蔬菜时，请他们互相讨论他们喜欢什么，以及他们将来想如何再吃这种水果或蔬菜。
	感知障碍	• 找出克服阻碍他们吃水果和蔬菜的障碍的方法（例如，不喜欢味道，不知道如何准备）。	列出障碍并讨论克服障碍的方法。要求学生列出他们不吃水果和蔬菜的具体原因（没有、不喜欢、不知道带什么零食等），然后提出能够帮助他们克服这个障碍的具体方法。
	自我效能	• 表现出对每天吃各种水果和蔬菜的信心增强。	决定多吃水果和蔬菜的方法。让学生复习多吃水果和蔬菜的方法清单。并非所有方法都适用于所有人。他们认为哪些方式在自己的生活中是有用的。
	自我表征	• 描述如何让吃水果和蔬菜成为他们文化和社会身份的一部分。	分享关于水果和蔬菜的家庭传统。让学生谈谈自己家关于吃水果和蔬菜传统，以及这些传统如何帮助他们表征自己是一个吃水果和蔬菜的人。让他们互相激励，多吃水果和蔬菜。
	设定行动目标/制订行动计划和应对计划	• 制定多吃水果和蔬菜的个人目标。	制订行动计划，多吃水果和蔬菜。分发素食共鸣行动计划手册，让学生完成。在时间允许的情况下，让学生分享他们的行动计划。 如果学生有手机，建议他们把他们的计划拍照保存在手机里以帮助记忆。

N	根据你的决定因素、行为改变目标和要解决的问题来评价结果	
第6步，确定评价	待测结果 决定因素 我吃的水果和蔬菜达到推荐量。 我认为吃足够的水果和蔬菜会让我今天感觉更好，明天也会健康。我每天都很难吃水果和蔬菜，因为对我来说它们味道不好。 观察学生对课程中所品尝水果和蔬菜的喜欢程度，并记录他们的评论。你吃蔬菜的具体方法是什么？ 审查行动计划。 行为改变目标。 你多久吃一次水果和蔬菜/当你吃水果和蔬菜时的食用量。	结果测量的工具 学生调查（干预前-后） 学生调查（干预前-后） 学生调查（干预前-后） 上课期间的观察 张贴简短答案 上课期间的观察 学生调查（干预前-后）
	过程评估：衡量课程进行情况的工具。 记录课程所有内容是否完成的课程清单。	

图 7-5（续）

足迹。

■ **来自特定受众的信息**：包括营养教育工作者在中学生课堂上发布的简短调查，并在随后的讨论中询问了他们的饮食模式以及与食物相关的问题。她发现了类似的结果：年轻人的水果和蔬菜摄入量不足，加糖饮料、高脂肪、高糖、超加工的零食摄入过多；经常在快餐店就餐以及久坐不动等。

　　■ **优先和重点**。营养教育工作者和她的同事回顾了这些数据，对这些行为进行了排序，优先原则是：能够解决青少年当前健康问题；能够通过营养教育改变的行为；有足够的资源和时间来解决其中的 4 种行为和可测量的行为。

■ **为受众确定本项目的行为改变目标**。根据他们收集的信息，这位营养教育工作者和她的同事确定了以下 4 个行为改变目标：增加水果和蔬菜的摄入量和身体活动，减少高度加工、高能量零食和加糖饮料的摄入量。经过与教师和行政人员的讨论，根据学校的实际情况，研究小组决定，干预措施将在健康教育课上传授，总共 10 节课，每个行为各有 2 节课，外加介绍课和总结课。虽然这些年轻人在心理上同意这些行为是他们应该做的，但他们似乎并不完全热衷于这些行为。营养教育工作者意识到他们的工作是艰巨的，他们需要调查能够激励和促使年轻人改变行为的激励因素。

　　注：研究小组还得出结论，中学生需要得到父母和学校食品环境和政策的支持。因此，他们决定为家长创建通信录和讲习班，并开展全校范围的活动，以支持课堂营养教育课程。这些将在第 15 章中描述。此外，因为 4 个行为改变目标的决定因素（激励因素和促进因素）可能是不同的，它们需要针对每个行为分别进行探索。由于篇幅的原因，在后续的 DESIGN 程序步骤中，我们将只描述一种行为：增加水果和蔬菜的摄入量。

　　第 2 步　探索行为改变目标的决定因素：多吃水果和蔬菜。营养教育工作者查阅了研究文献和消费者调查，考虑到学校日程的限制，她在进行关于青少年行为的简短调查中已包含了关于行为决定因素的调查。在调查后的讨论中询问了学生们的想法和感受，促使他们吃水果和蔬菜的原因，以及什么会促进这一行动。如图 7-5 所示。

■ **激励行动或行为改变的决定因素**。社会心理学理论的决定因素被用作接下来的调查和讨论的指南：虽然学生们承认如果他们吃更多的水果和蔬菜会感觉很好，但他们也说

了很多问题，包括他们只喜欢少数几种生蔬菜的味道。他们表现出一定程度的同伴压力（同伴不吃相应的水果蔬菜），以及在做出改变时缺乏自信和自我效能。

■ **促进行动或行为改变的决定因素**。该调查还询问了学生在选择和准备水果和蔬菜方面的知识和技能以及设定目标和实现目标的能力。学生们说不知道自己应该吃多少水果和蔬菜或如何使蔬菜和水果吃起来变得愉快和方便，虽然他们不大喜欢提前计划，但在学校学到了其他科目的目标设定方法，并喜欢"行动计划"的想法。

　　第 3 步　选择理论模型来指导项目，阐明食品和营养方面的教育理念和观点。基于对青少年的评估中最相关的决定因素，营养教育工作者回顾了各种可能作为一个框架来指导干预实施的理论。最适合的是社会认知理论。在 DESIGN 程序简版中（见图 7-5）展示了应用于此次干预的理论模型。本项目的教育理念认为，虽然青少年对自己的健康负责，但是卫生机构有责任帮助增强动机和提供工具，使青少年能够做出深思熟虑的健康选择，并在当今的复杂的食品环境中承担责任。在食物和营养内容方面，本项目将侧重于完整的水果和蔬菜（而不是果汁）。

　　第 4 步　为行为改变或行动的关键决定因素制定目标。在这一步中，他们明确了针对动机决定因素和促进决定因素（知识和技能）的总体教育目标，在 DESIGN 程序简版中作为例子列出了这些目标（见图 7-5）。

　　第 5 步　生成计划。这一步的任务是将源自社会心理学理论的总体教育目标转化为相关的行为改变战略，并通过编写具体目标，创造学生能够实际参与和能够赋能的教育活动来解决决定因素。图 7-5 中以大纲的形式显示了具体的教育目标和活动。然后，将目标和活动适当地安排到一个教育计划中。他们为每节课制订了一个教学计划，这个概述的简版中并未给出实际的课程计划，而是在第 12 章和第 13 章的末尾阐述。

　　第 6 步　确定课程的评价计划。水果和蔬菜相关的简要的课程评价计划如图 7-5 所示。全部的评价在第 14 章中展示。

DESIGN 程序的应用实例："为你的健康而烹饪！"

　　几项研究均使用了 DESIGN 程序，其中一项涉及乳腺癌幸存者。营养教育行动 7-1 展示了如何使用 DESIGN 程序设计干预措施。

检查练习

　　一位营养师被要求为在老年中心集中午餐的老年人提供营养教育讲座。她并没有太多授课经验，并不了解如何计划这次讲座。该营养师尝试用营养护理流程（评估、诊断、干预、监测和评估）来规划此群体营养教育。随后，一位同事向她介绍了简化版的 DESIGN 程序，她很兴奋该程序解答了她的困惑，并尝试按流程设计此次课程。

　　营养师首先拜访了老年中心，在与中心主任讨论后，她了解到受众群体的常见健康问题与其他老年人相似。通过与几位老

人的聊天得知，他们既往一直在自己做饭，但现在对烹饪不再感兴趣，午餐是他们一天中的主要一餐。他们听过营养与慢性病预防的讲座，希望了解膳食纤维相关知识。

　　以下是营养师制订的教育计划概述：

　　第 1 步：决定行为目标。受众增加摄入全谷物。

　　第 2 步：探索决定因素。动机因素（为什么做）包括食物对肠道健康有益、味道好（不仅仅是高膳食纤维的早餐谷物）、易于烹饪。促进因素（如何做）包括食谱简单、不需要太多烹饪时间

或努力。

第3步：选择理论模型。她认为社会认知理论是合适的，因为它相对完整。

第4步：制定目标。包括受众能够描述膳食纤维不足的健康风险、列出吃全谷物的好处、陈述他们在选择全谷物食品时预期的障碍以及如何克服这些障碍、识别哪些食物是全谷物食品、能制作一些简单的全谷物餐点和零食。

第5步：生成教育计划。营养师首先要求受众列出过去24小时内吃过的所有食物（简单描述，不要数量）。然后她向他们展示了全谷物食品的照片，特别是面包和谷物，要求他们在自己列出的食物中圈出全谷物食品。这让受众意识到他们的摄入量

非常低。接着，她描述了一些吃全谷物的好处。之后，她让他们列出吃全谷物食品的障碍以及将如何克服这些障碍。最后，她给了受众一些简单的建议，关于如何用全谷物食物替代他们目前的食物，比如全麦面包和面食、糙米和其他高膳食纤维谷物。她告诉受众当天午餐会品尝一些全谷物食品。讲座结束时会给受众发一份简单的行动计划表，要求他们在接下来的一周内，在他们选择用全谷物替代当前食物时打勾。

第6步：确定评价。营养师设计了一份简单的评估表，要求受众列出全谷物的两个好处（结果预期）、在讲座中学到的两个新知识（知识）、关于做出改变的信心（自我效能），以及最喜欢和最不喜欢的讲座部分。

营养教育行动7-1 为你的健康而烹饪：在考虑文化背景的基础上，用DESIGN程序为西班牙裔/拉丁裔乳腺癌幸存者设计的营养教育干预项目

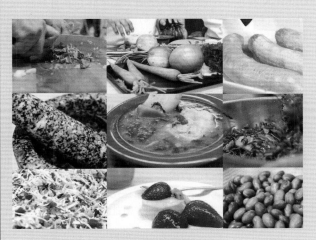

Corina Aycinena.

乳腺癌幸存者人数不断增加（2019年美国超过350万），西班牙裔/拉丁裔女性的癌症幸存率低于一般幸存者。临床医生的护理标准做法是向患者提供健康饮食指南的书面材料，但书面材料本身不太可能促进持续的饮食改变。"为健康烹饪！（Cook For Your Health!）"的目的是增强动机和提升膳食行为改变的能力，方法是提供知识和提高技能。一个多元化的跨学科团队与纽约市的非营利组织"为生活烹饪"合作，为西班牙裔/拉丁裔乳腺癌幸存者开发了一套基于文化背景的饮食改变课程。

"为健康烹饪"教育计划的制订

- **第1步 确定行为**。对于这一人群或受众来说，要解决的问题非常明确：通过饮食改变来降低乳腺癌复发的风险。事先对西班牙裔/拉丁裔乳腺癌幸存者的调查得到了造成这一问题的行为信息，这些目标行为与其他研究和专业组织基于证据的降低癌症风险膳食指南中的关键行为相似。根据这些信息，我们确定行为改变的目标是增加水果和蔬菜的摄入以及减少脂肪摄入。

- **第2步 探索决定因素**。我们对社区（社区环境、超市、

街角商店）进行了广泛和深入的调查评估以及非正式访谈，探索西班牙裔/拉丁裔的乳腺癌幸存者独有的行为改变潜在的激励因素和促进因素，以创建一种具有文化敏感性和针对性的干预措施。结果表明，虽然这些妇女了解健康食品的好处，但这些食品在她们的社区相对昂贵或质量较低，这是阻碍改变的因素。低价的"肉类套餐"鼓励人们购买大量的高脂肪和加工肉类，而这些套餐往往还配有免费苏打水。女性更喜欢熟悉的蔬菜（食物偏好）；没有充足的时间和家庭责任是她们实际存在的障碍；而且很难说服家人接受饮食改变，因而她们得不到社会支持。

- **第3步 选择理论模式**。基于第2步确定的行为改变决定因素和提出的干预时间框架，选择社会认知理论作为理论模式及变化的阶段构架。

- **第4步 制定目标**。我们针对特定的激励和促进决定因素制定教育目标。这些内容包括参与者将能够描述膳食风险因素，并评估与当前摄入相关的个人风险因素。识别达到推荐摄入的潜在障碍，如知识、社会支持、成本和健康食品的可获得性；找出克服每一个障碍的方法；能够运用新的营养知识和烹饪技术；并描述在传统饮食中加入健康食品的新方法。

- **第5步 生成计划**。该团队创建了一个包含9节课程的干预方案，按顺序分别是鼓励参与者从行为意图到行动再到维持。该团队为每节课都开发了一系列的学习活动，旨在建立的每一个理论基础上实现目标。这些活动讨论了改变饮食行为的原因或益处，如何和在哪里购买健康的、负担得起的食物，以及如何以健康的方式准备食物。根据拉丁美洲和加勒比地区的传统烹饪方法，开发出了特定的食谱。讨论了家庭在文化上的重要性，并包括如何鼓励参与者在获得社会支持的情况下号召其家庭参与。最终的方案包括4个营养教育课程（1节课2小时），2个购物课+维持课程（1节课2小时），以及3个实践烹饪课程（1节课4小时），这些课程都是根据当地文化量身定制的。

- **第6步 确定评价**。研究人员使用Likert-type 5分量表

营养教育行动 7-1　为你的健康而烹饪：在考虑文化背景的基础上，用 DESIGN 程序为西班牙裔/拉丁裔乳腺癌幸存者设计的营养教育干预项目（续）

开发了一种评价工具，来测量水果和蔬菜以及脂肪的摄入量、行为预期结果（结果预期）的社会心理决定因素、健康信念、食物偏好、自我效能、社会支持、选择和食用健康食品的障碍、文化可接受性和生活压力。

课程形成性反馈

用焦点小组来评论和评价课程材料草稿（讲义、演示文稿和家庭作业卡片）的内容、语言水平、图形和文化相关性。这些小组还评价了这些活动是否具有激励作用，是否解决了西班牙裔/拉丁裔特有的态度、障碍和行为问题。这些小组还评价了评估工具中具体问题在文化和语言上的适当性。

"为健康烹饪"教育干预的评价

70 名西班牙裔/拉丁裔女性癌症幸存者被随机分配到"为健康烹饪！"的干预组和对照组中（乳腺癌幸存者书面饮食建议）。干预 6 个月后，与对照组相比，干预组报告的水果和蔬菜的平均摄入份数比基线增加了 2 份；脂肪供能的百分比没有显著下降。水果和蔬菜摄入量的改善持续了 12 个月。因此，这种干预在实现水果和蔬菜摄入行为改变目标方面是有效的，但在减少膳食脂肪摄入的目标方面是无效的。

DESIGN 程序模块和工作表

DESIGN 程序由一套 6 个很容易完成的结构模块组成，一个模块对应 DESIGN 程序的一个步骤，这些模块将引导你系统地设计营养教育计划。如果你正在计划小组课程或设计间接干预资料（如纸质材料，基于互联网的教育如网站、应用程序、社交媒体、电子邮件、博客等），请参阅第 8～14 章，描述了如何完成 DESIGN 的 6 个步骤，每一章对应一个步骤（第 1～6 步）。如前所述，该中学的案例研究中，第四部分描述了每一步的完整模块。所有 6 个步骤的空白模块放置在书的尾章"营养教育 DESIGN 程序工作表：教育计划"（简称 DESIGN 工作表）中，根据计划进行可以在那里完成每一个模块。可以在网站上找到这本工作表并下载。

营养教育 DESIGN 程序工作表：教育计划简版只有 2 页，同样是 6 个步骤，也可以带你完成营养教育干预的设计，如图 7-5 所示。本书最后还提供了一份空白的营养教育 DESIGN 程序工作表简版供使用。如果你正在计划环境支持活动，请参阅第 15 章，该章描述了如何通过完成这 6 个步骤来计划环境支持活动。在教材的第四部分也给出了**营养教育 DESIGN 程序工作表：环境支持计划**的空白表格。

本章总结

这一章首先强调，使用基于研究和证据的系统程序，使设计营养教育的过程中减少了主观臆测，并使其顺利进行。同时，它为我们的创造力提供了空间。接下来的章节将描述教育学如何帮助我们系统地、一步一步地设计营养教育，以实现创新性的、具有较强参与性和赋能性的行为改变。

问题和活动

1. 无论是直接对群体还是通过各种媒体间接进行营养干预，其措施的制订都推荐采用系统化的过程。使用系统过程的优点和缺点是什么呢？

2. DESIGN 程序有意识地利用几个学科，将基于食品与营养科学的膳食建议转化为教育活动。你认为真的需要几个学科吗？详细解释一下为什么需要或者不需要。

3. 如果你以前讲授过营养教育课程，你是否有意或无意地使用了 DESIGN 程序中的哪一个步骤？哪些是有用的？

4. 你认为作为一名营养教育工作者，在设计和讲授课程方面可能会面临哪些挑战？一个结构化的系统过程，如 DESIGN 程序，在多大程度上是有帮助的？

参考文献

American Dietetic Association. 2008. "Nutrition Care Process and Model Part I: The 2008 update." *Journal of the American Dietetic Association* 108: 1113–1117.

Aycinena, A. C., A. G. Gaffney, P. Koch, I. R. Contento, W. Karmally, and H. Greenlee. 2017. "¡Cocinar Para Su Salud!: Development of a culturally-based nutrition education curriculum for Hispanic breast cancer survivors using a theory-driven procedural model." *Health Education and Behavior* 44(1): 13–22.

Baker, S., G. Auld, C. MacKinnon, A. Ammerman, G. Hanula, B. Lohse, B. Lohse, et al. 2014. "Best practices in nutrition education for low-income audiences." https://snaped.fns.usda.gov/snap/CSUBestPractices.pdf

Baranowski, T., E. Cerin, and J. Baranowski. 2009. "Steps in the design, development, and formative evaluation of obesity prevention–related behavior change." *The International Journal of Behavioral Nutrition and Physical Activity* 6:6.

Baranowski, T., L. S. Lin, D. W. Wetter, K. Resnicow, and M. D. Hearn. 1997. "Theory as mediating variables: Why aren't community interventions working as desired?" *Annals of Epidemiology* 7: 589–595.

Bartholomew Eldridge, L. K., C. M. Markham, R. A. C. Ruiter, M. E. Fernandez, G. Kok, and G. S. Parcel. (2016) *Planning health promotion programs: An intervention mapping approach, 4th edition*: Jossey-Bass/John Wiley & Sons.

Food and Agricultural Organization. 2013. "Food-based dietary guidelines by country." http://www.fao.org/ag/humannutrition/nutritioneducation/fbdg/en/

Green, W., and M. W. Kreuter. 2005. *Health education planning: An educational and ecological approach*. 4th ed. New York: McGraw-Hill.

Greenlee, H., A. O. Gaffney, Aycinena, A. C., P. Koch, I. R. Contento, W. Karmally, J. M. Richardson, et al. 2015. "¡Cocinar Para Su Salud!: Randomized controlled trial of a culturally based dietary intervention among Hispanic breast cancer survivors." *Journal of the Academy of Nutrition and Dietetics* 115(5 Suppl): S42–356.

Greenlee H., A. O. Gaffney, A. C. Aycinena, P. Koch, I. R. Contento, W. Karmally, J. M. Richardson, et al. 2016. "Long-term diet and biomarker changes after a short-term intervention among Hispanic breast cancer survivors: The ¡Cocinar Para Su Salud! randomized control trial." *Cancer Epidemiology Biomarkers and Prevention* 25(11): 1491–1502.

Michie, S., S. Atkins, and R. West. 2014. *The Behaviour Change Wheel: A guide to designing interventions*. UK: Silverback Publishing.

Ozer, E. J. 2007. "The effects of school gardens on students and schools: Conceptualization and considerations for maximizing healthy development." *Health Education & Behavior* 34(6): 846–863.

第8章

确定行为改变目标：第1步

概述

研究表明，当营养教育侧重于具体的行为或行动时，可能更有效。因此，着眼于具体行为是营养教育取得成功的首要因素。确定有针对性的具体行为改变目标是进行行之有效营养教育的第一要务。该目标是基于特定受众或人群亟待解决的健康问题及导致该健康问题的行为而设置的。从

这一系列评估中，我们可以对潜在的行为目标进行筛选排序，并最终确定具体的行为改变目标。本章介绍营养教育DESIGN程序的第1步在项目中化繁为简的妙用，另在章节末附上一个案例研究供参考。

本章大纲

- 通过评估亟待解决的健康问题和人群当前的行为，为特定受众或人群确定行为改变目标
- 谁是你的特定受众或干预人群
- 受众亟待解决的健康问题是什么？按优先次序排序
- 受众当前的哪些行为导致了其面临的健康问题？按优先次序排序

- 受众的哪些正向行为可以得到强化
- 为受众确定行为改变目标
- 完成营养教育DESIGN程序的第1步：确定行为模块
- 案例研究　营养教育DESIGN程序的实践——第1步：确定行为改变目标

学习目标

本章学习结束，你应该能够：
- 对目标受众亟待优先解决的问题或导致这些问题的行为及实践实施评估

- 为上述评估确定合适的信息来源
- 将多个行为改变目标进行优先排序

通过评估亟待解决的健康问题和人群当前的行为，为特定受众或人群确定行为改变目标

当个人、社区、团体组织或政府机构对涉及个人健康、当前食品体系、食品选择和饮食模式导致的社会健康问题产生担忧时，营养教育活动便应运而生。对上述问题的关注也

可能以一些研究结果、报告或政策文件的形式表现出来。此外，许多粮食援助计划都硬性要求为他们服务的弱势群体提供某种形式的营养教育。

这些亟待解决的问题也可能由个人或团体通过非正式的方式呈现出来。例如，一个中学生课后项目的负责人表现出对社区中糖尿病高发病率的担忧，并认为这些学生的饮食习惯使他们对糖尿病易感，并希望解决这个问题，因此邀请营养教育工作者来举办几次营养教育讲座。正是这些担

忧，为确定营养教育项目中特定的行为改变目标提供了理论依据。

　　研究表明，营养教育成功的第一要素是把重点放在亟待解决的问题上，以及人们可以采取的具体行为或行动上，这一点在第 3 章中已经讨论过。因此，DESIGN 程序的第 1 步是针对特定受众亟待解决的问题，确定干预的行为改变目标，无论干预是短期的还是长期的，直接教育（如面对面的小组会议和活动）还是间接教育（如宣传材料、在线平台、应用程序、社交媒体或媒体宣传）。图 8-1 展示了这个步骤产生的预期成果。本书中我们将使用"受众"一词，即"人群"。

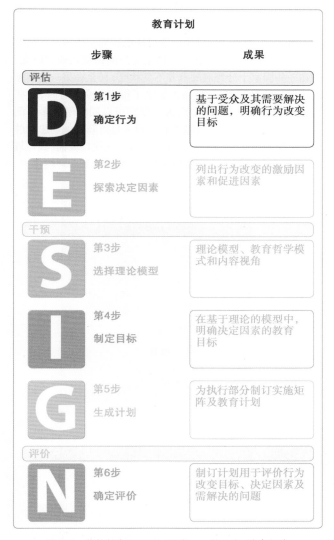

教育计划	
步骤	**成果**
评估	
第1步 确定行为	基于受众及其需要解决的问题，明确行为改变目标
第2步 探索决定因素	列出行为改变的激励因素和促进因素
干预	
第3步 选择理论模型	理论模型、教育哲学模式和内容视角
第4步 制定目标	在基于理论的模型中，明确决定因素的教育目标
第5步 生成计划	为执行部分制订实施矩阵及教育计划
评价	
第6步 确定评价	制订计划用于评价行为改变目标、决定因素及需解决的问题

图 8-1　营养教育 DESIGN 程序——第 1 步：确定行为

作为营养教育基础的"行为改变目标"与"主题"

　　当营养教育工作者受邀策划一个项目或几次教育课程时，最自然的做法是选择一些他们认为对受众很重要的主题（topic）、知识（knowledge）和技能（skill），用有趣的方式展示出来。我们很熟悉这些主题，因为这就是我们学习营养科学

的方式。但只有当我们想从专业发展角度了解有关糖尿病或维生素 D 的最新研究进展时，这些主题才有用武之地。因为我们已经注意到：相关研究结果显示，由营养教育工作者选择一些他们认为重要的主题、知识和技能，不太可能有效地改变人们的行为，而关注特定受众以及他们在意的行为才可能事半功倍。

　　请记住，所有基于某些形式的营养教育涉及的信息都来自食品与营养科学，传播信息或沟通的最终目的是非常重要的。例如，主题可能是"中国的食物体系"。如果你只想大致描述一个食物体系而没有更多的内容，那么你仅仅展示的是一个主题。然而，如果这些课程的最终目的是让受众真正了解食物体系，从而选择不同的食物，那么终极目标就是改变这些受众的日常行为。这时，该课程才是真正着眼于行为改变。

　　以"防治糖尿病"为主题的营养教育为例，如果这些课程的最终目的是让受众采纳有助于降低糖尿病患病风险的饮食方式，那么这些课程才是真正专注于行为改变。许多营养教育课程在形式上以行为为重点，但实际上，营养教育工作者并没有明确意识到这一点。然而，使受众意识到本课程的终极目标是行为改变至关重要，因为它能让我们了解到：干预能否真正解决问题，我们是否使用了适当的方法来确定行为的决定因素及相应地规划课程。已有相关研究证明，这种方法能使营养教育更加行之有效。

　　DESIGN 程序将食品与营养科学知识与社会心理学理论相结合，从而有利于营养教育的策划工作。

为什么对受众进行评估至关重要

　　虽然有时对受众进行非正式判断就足够了，但更系统地针对受众的研究有以下优势：
- 帮助你更好地了解受众及其生活情境，这对有效的营养教育至关重要。
- 避免对营养教育策划的主观臆测，避免你的计划与受众的需求和期许不匹配。
- 为明确解决这些行为的决定因素提供基础，为解决特定问题所制订的行为和行动方案提供依据。
- 明确界定特定优先事项的标准。
- 简化稀缺资源的合理使用。
- 记录资金需求或证明资源支出的合理性。
- 为测量结果提供依据。

　　上述评估有益于你的食品与营养教育课程能够针对需要解决的问题和需求，或与国家或地方的优先战略保持一致，或与社区利益相关方或预期受众所关心、感兴趣的问题相契合。

提高受众的参与度以强化动机、提升能力，提高效率

　　在许多情况下，你除了是营养教育工作者，同时也是营养评估者。例如，你可能受邀对 HIV 携带者或低收入的幼儿

母亲、老年人午餐计划的参与者等团体进行短期营养教育。通常，营养教育责任会落在你一个人身上；但在有些情况下，这些工作由一个部门、社区团体或政府机构负责提供营养教育服务，可能会有几名工作人员共同参与，如社区项目、学校课程等长期项目，或由合作推广方或其他政府机构赞助或资助的营养教育项目。在可能的适宜范围内，我们应当让社区成员、居民团体、学生、营养教育工作者、教师、机构负责人或校长等所有与项目有利害关系的人参与评估过程，以确保项目充分反映他们的需求和愿望，增强课程或项目与受众的相关性，并提高他们的积极性（Whitehead 1973；Rogers 2003；Green and Kreuter 2005）。

这种系统化的评估过程在不同的领域有不同的名称。项目规划者称之为"需求评估"，而社会营销者则称之为"受众研究""过程性评估研究"或"前端评估"，并认为这一活动对社会营销过程至关重要。其中还包括评估团体或社区的资产及优势。但无论我们如何称呼它，你都应该思考以下问题：

- 谁是你的受众？
- 受众亟待解决的健康问题是什么？按优先次序排序。
- 受众当前的哪些行为导致了其面临的健康问题？按优先次序排序。
- 受众的哪些行为是可利用的"有利资源"，可以被强化以实现行为改变的目标？

- 根据评估内容，确定干预或课程的行为改变目标。

谁是你的特定受众或干预人群

你必须慎重作出决定：谁是你要关注的目标以及想探讨的内容是什么。你的受众可能是青少年、母亲、老年人、学前教师、低收入家庭、企业员工、社区团体、门诊的糖尿病患者、运动员、健身俱乐部成员，或集中就餐点的老年人。换句话说，几乎任何人都可以！

然而，在许多情况下，你的目标受众已被确定，例如：抱有特定诉求，邀请你进行营养教育的组织机构或资助方。例如，在青少年健康诊所、学校、妇女、婴儿、儿童诊所和养老中心。

另外，日益严重的健康问题可能已被确定为国家或地方的重要优先战略，例如在许多国家高发的糖尿病或肥胖症，或在一些国家十分普遍的营养不良状况，甚至在另一些国家上述两种情况并存，这些情况影响了很多受众。有时，一些行为被确定为干预目标，因为改变它可以同时解决多个问题。例如，减少青少年含糖饮料的摄入量可降低他们患肥胖和糖尿病的风险，有利于牙齿健康，减少运往垃圾桶（或垃圾箱）和垃圾填埋场的废旧塑料瓶数量，从而有利于环境保护。上述关系如图8-2所示。

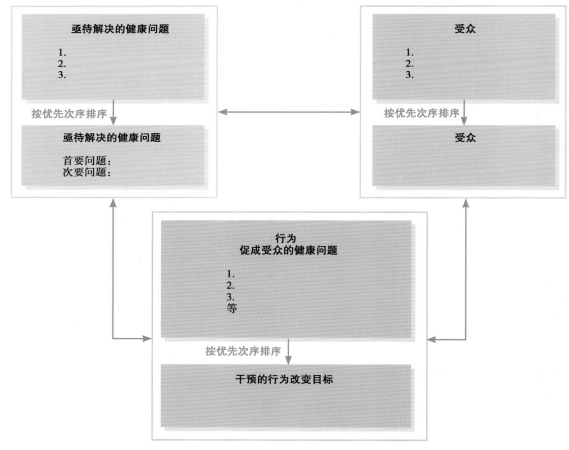

图 8-2   亟待解决的健康问题、受众与行为三者紧密相关

因此，我们需要同时了解这 3 个特性。

如果受众尚未确定，那么其选择通常基于最大需求，即存在问题的人群规模（如儿童肥胖）、病情严重程度（如糖尿病）、特殊风险人群（如孕妇）或健康差异程度（如低收入社区）。受众的选择也可以基于人群对干预的兴趣程度：人们可以通过诊所或社区中心的通知、时事通信或网络广告来报名参加你的营养教育。

受众亟待解决的健康问题是什么？按优先次序排序

深入了解你的受众是至关重要的，这可以确保食品和营养教育课程或计划是基于国家或地方重要优先战略，或基于社区或受众关心或感兴趣的问题而设置的。

根据一般信息，与你的受众类似的群体需要解决哪些潜在的健康问题？

在有机会与受众见面之前，可以从各种渠道了解与受众类似的群体的一些基本信息，例如研究文献、政策文件或消费者调查，这在策划营养教育课程时会大有用处。

大多数情况下，教育项目的设计是基于目标受众中个人所面临的个人健康问题。当然，待解决的问题也可以是那些与食物体系相关的问题，此外还包括与食品相关的全社会的问题。下文将更详细地加以阐述。

个人健康

与饮食相关的健康或营养问题包括慢性病发病率、婴儿营养不良、营养缺乏性疾病、母乳喂养、儿童肥胖及骨骼健康状况。这些问题在大多数国家的不同群体中都备受关

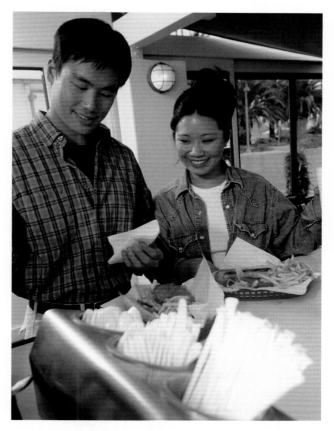

帮助青少年用更健康的零食替代炸薯条是营养教育活动的一个例子
© Steve Mason/Photodisc/Getty Images.

注。参考表 8-1 可以大致了解这些疾病在受众人群中的流行状况。

表 8-1

亟待解决的健康问题相关信息来源

亟待解决的健康问题	相关研究与调查文献	国家政策文件	组织或资金来源
个人健康	文献综述、健康调查、全国死亡率和发病率数据、科学研究报告、专家小组、健康指标或患病率	用于指导政府计划并向公众提供信息的营养、健康和食品政策文件（例如，美国《健康公民2020 计划》，Healthy People 2020 in the US）	有自己的优先事项和期望诉求的机构或组织
食物体系健康	关于不同食品包装和运输方式所用能源、当地食品供应特点或食品安全的研究数据（可通过相关期刊、网站或组织出版物获取）。来自政府和其他来源的调查数据可以提供当地农贸市场、中小型农场和社区农场的普及情况信息	各种政府文件、食物体系研究机构和组织的政策文件以及世界卫生组织和农业组织的出版物中，关于食物体系可持续性、食品加工体系的碳足迹或产生废物的数据	赞助会议或干预的机构或组织的期望和优先次序
社会健康	通过农业和食品体系研究期刊、相关组织的出版物，以及认证和促进公平劳动和贸易做法相关组织的网站，可以获得关于通过公平贸易生产的食物或有关购买和服务这些食品的制度政策信息	关注与食品相关的社会公平问题的政府政策文件	赞助课程或干预计划的机构或组织的期望诉求和优先次序

食物系统健康

亟待解决的或备受关注的问题可能与当前人群长期健康状况、工农业体系的可持续性、农业污染和废物排放，过度加工或包装食品过程中产生的温室气体及污染物产生的碳足迹相关。特别是，国际组织和各国的居民膳食指南正在考虑将环境问题作为膳食建议原则的一部分。联合国粮农组织（Food and Agricultural Organization，FAO）提出了建立"不但更健康，而且更有利于环境和可持续发展"的饮食模式的理念（World Health Organization 2003）。澳大利亚居民膳食指南指出，健康应在可持续的食物体系内得以实现，在不对自然资源造成额外压力的情况下，满足人口的营养需求。荷兰也提出了实现双赢的膳食指南：在土地利用、温室气体排放和生物多样性方面，倡导健康和生态友好的膳食（Health Council of the Netherlands 2011；Australian National Health and Medical Research Council 2013）。

Gussow 和 Clancy 在 1986 年也提出了同样的观点，他们指出，遵循大多数关于个人健康的饮食指南有助于形成更具生态价值的食物体系（Gussow and Clancy 1986）。参考资料如表 8-1 所示。

社会健康

对于一些营养教育项目来说，对关注点的选择可能是基于要解决的与食品有关的社会问题，如家庭氛围（family dynamics）和凝聚力、所在社区的文化习俗、食品营销对社区结构的影响、在食物系统工作人员（从农民到食品加工者再到食品销售者）的工作条件或公平贸易。参考表 8-1 中的信息来源可以大致了解这些状况在目标受众中的普遍性及受关注程度。

针对特定受众，哪些健康问题亟待解决？

你的特定受众的需求可能与总体人口状况的客观数据中呈现的情况完全相同，也可能不完全相同。你可以通过各种方法（比如下面列出的部分）了解他们的特定需求。

个人健康

如果你的受众是特定人群，比如门诊患者、运动员或患有糖尿病的年轻人，你可能会获得他们的具体、客观的相关健康资料。与这些确定的、实际的、客观的健康和营养问题同样重要的是目标受众所感知到的健康问题和需求。每个人都是自己生活的专家，因此，了解他们自己认为的问题和困境尤为重要。他们希望解决哪些与饮食有关的问题？他们还有什么其他的健康需求或相冲突的、与健康无关的担忧？如果可能的话，你可以通过专题小组讨论、对重要的信息提供者深度访谈直接从目标受众那里获得信息，并与他们通力合作。

食物系统健康

对于与个人健康相关的问题，通过专题小组讨论、群体调查或对关键信息提供者（例如目标受众群体或其社区的领导人）的深入访谈十分重要，直接从目标受众获取信息，了解他们对提供食物的体系有何担忧，是否对农贸市场感兴趣等。你也可以在附近走走，亲自观察他们的食物环境状况。

社会健康

在这方面，通过焦点小组讨论、个人访谈或群体调查的方式直接从目标受众那里获取信息也十分重要。

排序筛选亟待解决的健康问题

无论评估是全面的还是简要的，你对收集到的问题的关注可能比你能有时间或资源解决的问题多得多。因此，必须按一定标准对它们进行排序和筛选。此外，应注意平衡各种渠道获得的信息。具体来说，你应该考虑如下内容（如 Green 和 Kreuter 在 2005 年所建议的）：

- 如果处理得当，哪些问题的解决最有利于实现预期目标？请注意，按计划解决问题很重要，但不必要向受众公布。
- 哪些问题通过教育手段进行干预最有效？
- 目标受众认为哪些问题最重要？
- 赞助机构或资金来源方（如有）认为哪些问题最重要？

这些问题的答案可作为确定你的课程或干预措施重点关注的健康问题的基础。

营养教育 DESIGN 程序可对该评估过程有所助益。尤其是，可以应用位于营养教育 DESIGN 程序工作表第四部分的第 1 步确定行为模块的教育计划方法去记录亟待解决的问题，用于设计解决该问题的干预和课程。例如，首次出现于第 7 章案例研究完整的第 1 步确定行为模块见本书第四部分，即营养教育 DESIGN 程序案例研究：教育计划。第四部分的案例研究也包含一个简要评估说明和问题讨论的案例，有助于在设计课程时参考有价值的信息。

受众当前的哪些行为导致了其面临的健康问题？按优先次序排序

根据一般资料，类似的受众有哪些导致其健康问题的行为？

除了关注受众的健康问题外，你还应该了解他们与饮食相关、导致其健康问题的行为；改变这些行为是营养教育的重点。此类受众研究至关重要，许多研究表明，如果营养教育侧重于具体的行为或社区实践，则更可能行之有效。这里所说的行为或社区实践可能是目前有问题的，也可能是可以促进或增强健康状况的做法。例如，某一特定人群可能摄入过多高能量、低营养素含量的零食，这便形成了有问题的行为。然而，另一人群可能已经坚持每天摄入约 200g 水果蔬菜了，这虽然比完全不吃要好，但是如果他们按照推荐，每日摄入约 400g 水果蔬菜，他们会更加健康。因此，多吃水果和蔬菜可以被视为一种促进健康的行为。值得注意的是，即使在资源匮乏、存在粮食安全威胁（Hawkes 2013），甚至在缓解营养不良状况的干预中（Bonvecchio et al.2007；Thomson and Amoroso 2010），对上述行为的关注也十分重要。

很大程度上，你所需要信息的广度和准确性取决于干预的性质和持续时间，以及可用的资源和时间。即使你只为特定受众进行一次或几次讲座，收集行为信息也至关重要。接下来将介绍了解受众行为的几种信息来源。

框 8-1 总结了待解决的健康问题和受众的相关行为之间关系的类型。

框 8-1　确定要解决的与健康有关的具体问题，为你的课程或干预提供立项依据

　　需要解决的健康相关问题。 虽然确定需要解决的问题以提供课程或干预的理论依据很重要，但可能不需要告知受众这些理论或问题的具体内容。例如，你不会向儿童（受众）说明你针对儿童肥胖预防（健康问题）制订了一系列课程。相反，孩子们只需要明白他们会在有趣的课程中学习烹饪和品尝蔬菜。

　　当前的行为 是指使健康问题变得更糟的行为或做法（例如，蔬菜摄入不足、含糖饮料摄入过多、久坐不动、没有用正确的食物喂养孩子）。

　　亟待解决的问题与行为之间的关系。 请注意，有时几个行为会导致同一个问题（例如，水果和蔬菜摄入过少、脂肪摄入过多会增加癌症风险）。同时，一个特定的行为可能会导致几个健康问题，例如，过量摄入含糖饮料可能会导致体重增加和龋齿，也可能由于过程中产生的大量废弃塑料瓶而影响食物体系的健康。

　　行为改变目标 是通过课程或干预，使受众采取的有利于解决健康问题的行为。例如，如果促成问题的行为是"水果和蔬菜摄入不足"，那么行为改变目标可能是"增加水果和蔬菜的摄入"或"每天吃约 500g 水果和蔬菜"。

营养学相关研究文献

营养学研究文献是一个很好的入手点，你可以寻找已被证明对目标受众特定健康相关问题有影响的食品，相关的行为、行动或做法的信息。对于每个特定的问题和人群，信息的可用性可能会有所不同。因此，如果能获得特定人群的具体信息将很有用处。例如，特定文化群体中家庭的饮食模式、青少年的饮食习惯或你感兴趣的运动类别的运动员（例如篮球运动员）的饮食信息。

监测数据或消费者调查

监测数据或消费者调查也可以提供有价值的信息。例如，如果以青少年为目标受众，以预防超重为关键健康问题，那么你可以通过访问相关网站，查看现有的消费者调查、国家或地方监测数据，或青少年食品购买行为调查，以了解导致超重问题的行为相关信息。

即使无法直接获得该群体的相关信息，了解与目标受众相似人群的饮食习惯也是非常有帮助的，这样做信息检索可能会有结果。例如，频繁食用高脂肪快餐和含糖饮料，以及低水果蔬菜摄入量是导致类似青少年超重的原因之一。

政府、国际组织和其他团体的饮食建议

大多数政府都为居民制定了以食物为基础的膳食指南（Food and Agricultural Organization 2019）。在美国，则指美国居民膳食指南［U.S. Department of Health and Human Services（HHS）2015］和美国居民运动指南（HHS 2018）。

你的特定受众有哪些行为导致了亟待解决的健康问题？

请注意：当你计划收集有关特定受众行为的信息时，你通常只有一次机会获得所有必要信息，因此，在了解亟待解决的健康问题和潜在行为改变目标时，你需要同时收集第9章所述的受众亟待解决的问题和潜在的行为改变目标的信息。

访谈或小组讨论

条件允许时，与目标受众探讨他们的食物选择和饮食行为是非常重要的。你可以在食品店或社区中心门口，对那些要离开的人们进行个人访谈、专题小组讨论或街头采访获得他们的行为数据。在此过程中，需特别注意特定文化背景下人们的食物选择、习俗和家庭模式。例如，哪些饮食行为促成了某一特定学龄儿童群体的高超重率？含糖饮料摄入过多、运动量过少，还是两者兼而有之？受众在家庭或社会环境中的哪些行为促成了他们血清胆固醇水平的升高？经常吃高脂食物、在食品制作过程中添加过多额外的脂肪（例如油炸食物），还是两者兼而有之？哪些行为导致他们体内维生素 C 水平偏低？蔬菜水果摄入量过少、烹饪方式破坏了维生素 C，还是两者兼而有之？

观察

虽然正式的观察可以提供很多信息，但它的施行难度较大。事实上，非正式的观察非常有价值，足以应对我们大多数的研究目的，比如观察孩子们在学校的饮食，放学后他们在学校附近购买零食的种类，工作场所自助餐厅提供的食物，或者附近的食品店的种类。

调查

如果条件允许，在策划课程或干预实施之前对主要受众进行调查很有意义，因为针对特定饮食行为的问卷可提供有用的具体信息。基于简短的清单创建的非正式调查，就足以实现了解受众的行为和实践的目的。设计问卷时，尽可能简化，不需要太过详细的说明，格式清晰，便于理解，易于完成。框 8-2 展示了部分设计调查问卷的技巧。你也可以参考本章第四部分的案例研究中的简短评估工具和问题讨论，这部分内容为设计课程提供了有价值的信息。

框8-2 设计调查问卷的小技巧

你通常每天吃多少克水果和蔬菜 ＿＿＿＿＿＿＿＿

或者：

回想一下，你昨天吃了多少克水果和蔬菜 ＿＿＿＿＿＿＿＿

或者：

如果你想询问几个行为，你可以设计一个简短的调查，如下所示。

创建一个表格，通过修改行或列的线条，使其更加美观，例如：

- 使列宽相同。
- 添加复选框，最好添加利用互联网搜索引擎找到的图片。通过这种方式，图片被视为文本字符，你便可以轻松地移动它（确保图片是无版权限制的）。

吃水果和蔬菜的量	0g	100~200g	300~400g	≥500g
每天吃的蔬菜	☐	☐	☐	☐
每天吃的水果	☐	☐	☐	☐

使调查问卷的措辞与受众的年龄和文化水平相适应也十分重要，例如，美国典型消费者的阅读水平为 5 年级。此外，在时间和资源允许的情况下，为激励人们完成问卷，可以在文字旁边附上食物的图片（最好是彩色的），如图 8-3 所示。图 8-4 是另一个实例，研究人员在 77 次认知访谈后发现，对于识字率较低的人群来说，陈述性语句（如"我打算吃饭"）并附有描述行为的照片，比单独的问题（例如"你打算吃饭吗"）更便于他们理解。

下面介绍了可供收集的行为相关数据类型及其评估方法。

- 食物选择。食物选择通常通过食物频率问卷来衡量，因此，你可以设计一个专门针对行为改变目标的简短问卷。对于大多数营养教育项目，食物摄入清单足以帮助确定行为改变目标。
- 具体、可观测的食物相关行为。例如，烹饪或食用鸡肉时是否去皮，是否限制红肉摄入，用全麦面包替代白面包。可参考 Kristal 饮食习惯问卷（Shannon et al. 1997）。当然，你可以创建自己的调查问卷，以更有针对性地评估目标受

针对每个问题，标明在过去的一周中，你几次食用此类食物。

在过去的一周中，我吃过……	0次	约1~2次	约3~4次	几乎每天	每天2次或更多
7. 西蓝花 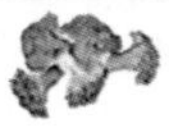	○	○	○	○	○
8. 胡萝卜 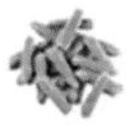	○	○	○	○	○
9. 深色、绿叶蔬菜 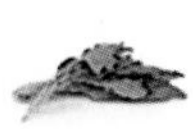	○	○	○	○	○
10. 西红柿 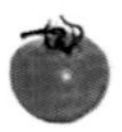	○	○	○	○	○
11. 午餐中有蔬菜（不包括炸薯条）	○	○	○	○	○
12. 晚餐中有蔬菜（不包括炸薯条）	○	○	○	○	○

图 8-3 食物健康问卷

Food，Health & Choices. Gray H.L.，P.A. Koch，LR Contento 2016.

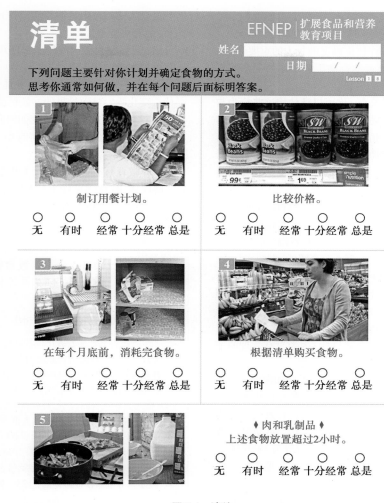

图 8-4　清单

Townsend M.S., M. Johns, C. Lamp, S. Donohue, C. Ganthavorn, M. Neelon. Checklist version 3 for 2013-2014. Variation of national EFNEP outcome evaluation tool of selected food behaviors. [Pilot 4-page booklet using color visuals to replace text to improve readability for EFNEP participants; not approved by NIFA at this time for broad use. Accompanies other data collection tools.] University of California Cooperative Extension. Used with permission.

众的特定行为。食品安全行为也可以采用此类方法评估，例如，是否做到充分烹饪食品、保持个人卫生以及在安全的温度保存食物（Medeiros et al.2001）。

■ 饮食模式。例如，是否吃早餐、把水果作为零食，一日三餐是否规律。你同样可以设计一个问卷来进行调查。

■ 食品规划和购买行为。这主要关注具体的购物行为，如是否使用购物清单、货比三家或使用优惠券，具体可参考图8-4（Hersey et al.2001；Townsend et al.2014）。

行为按优先次序排序：确定标准

根据发现的受众健康问题，你可能已经确定了许多问题相关行为，但没有足够的时间或资源改变所有的行为，因此必须排序筛选、有所侧重。例如，促成健康问题的行为可能包括水果蔬菜摄入过少、高能量加工食品和零食摄入过多、

久坐不动、含糖饮料摄入过多、牛奶和乳制品摄入过少、过多食用快餐以及较少食用符合膳食指南推荐的膳食。如果你期望自己的行为干预行之有效，那么你必须有所取舍，特别是考虑到不同行为的促进与激励因素的差异（将在第9章详细探讨）。具体来说，你所能干预的行为数量多少取决于课程或其他活动的数量及其强度。当然，对于一两次课程来说，上述行为太多了！而且，有些干预措施只是一次性的，比如工作场所午餐计划，而还有一些干预措施持续时间可能相当长，并涉及多种行为，比如糖尿病预防计划。但在所有情况下，你都需要确定和改变具体的行为，每次课程只关注一种行为或两种相关的行为，例如少喝含糖饮料并改为喝水。

这部分内容旨在帮助你根据干预的预期时间、强度以及可利用的资源，决定可以改变哪些具体行为。根据下面描述的标准（Rogers 2003；Green and Kreuter 2005）对行为或实践进行评分，并使用本书末的 DESIGN 程序工作表的第 1 步：

确定行为模块记录。

1. 这种行为对于解决健康问题的重要性如何？

你可以通过以下问题来评估你确定的行为的重要性：这种特定的行为是否明确且显著地有助于解决你为受众或人群确定的健康问题？

通过回顾相关营养科学文献，你可以评估将这些行为与健康问题联系起来的证据的强度。研究证实心血管疾病与某些饮食行为密切相关，例如高饱和脂肪饮食和低水果蔬菜饮食。母乳喂养与婴儿的健康状况高度相关，而低母乳喂养率已然成为社会问题。因此，协助特定受众改变这些行为十分必要。

2. 改变这种行为在营养教育实践中的可行性如何？

制订一种针对该行为的干预措施并付诸实践的可行性如何？即你能为相关干预投入多少时间和资源？你能提供多长时间的课程？这些干预足以带来改变吗？

3. 通过教育手段改变这种行为的可能性有多大？

通过教育手段改变这些行为的难易程度如何？这些判断可以基于表明干预措施有效的营养教育、健康教育和健康促进相关文献。某个行为可能是健康问题的重要促进因素，但它可能不是营养教育干预的合适目标，因为没有合理的证据表明它可以通过适当的教育手段加以改变。

4. 从受众的角度来看，行为改变的可取性如何？

对目标受众来说，改变某种行为或实行特定的推荐饮食是否可取？他们认为这种行为是现实的吗？有效吗？实用吗？容易做到吗？研究发现，人们接受或采用一些创新性改变（当前语境中指与饮食或身体活动相关的行为）的可能性受到改变本身许多特征的影响（Rogers 2003）。参考如下标准，可从受众的角度判断行为改变的可取性。

- 相对优势：这种行为比我当前的行为好在哪里？
- 复杂性：它是否足够简单，让我能够理解和执行？
- 兼容性：它与我的生活方式有什么关系？推荐行为如果

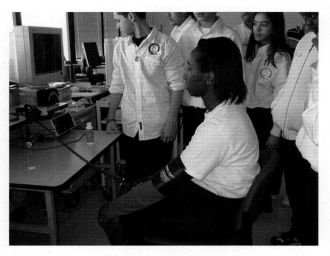

学生们正在测量自己的血压
Courtesy of Linking Food and the Environment, Teachers College Columbia University.

与受众当前的行为足够相似，可自然地融入他们的日常生活，更有可能被接受。

- 可尝试性：在我做出改变的长期承诺或彻底接受它之前，我可以先尝试一下吗？
- 可观察性：当我们这样做时，我能看到自己或他人发生了什么变化吗？显而易见的好处更能促使人们做出改变。

5. 这种行为或行动的改变如何衡量？

拥有可量化的改变结果将有助于评价营养教育计划或课程是否有效。

营养教育行动 8-1 中包含了几个例子，用以说明补充营养援助计划-教育（SNAP-Ed）和团体营养项目如何阐述亟待解决的问题、受众和行为。

营养教育行动 8-1　营养教育计划的核心行为目标及其原因示例

补充营养援助计划-教育（SNAP-Ed）

尽管有许多补充营养援助计划覆盖的受众有许多重要的营养相关问题，但美国农业部的食品和营养服务局要求各州将补充营养援助计划-教育项目的工作重点放在美国居民膳食指南（2015）建议的核心行为上。这些建议和指导专门针对妇女、婴儿及儿童营养计划、补充营养援助计划、儿童营养和其他联邦营养援助计划所服务的人群制定，可以确保各级营养教育工作者信息的一致性，从而引起母亲和儿童的共鸣。

- 将一半的主食替换为全谷物，改为饮用脱脂和低脂（≤1%的脂肪含量）牛奶，使水果蔬菜量占到一餐进食量的一半。
- 鼓励培养健康饮食习惯的儿童喂养实践。

这些行为有利于增进健康和降低慢性病风险。我们有必要关注 SNAP-Ed 受众的行为结果，因为这些低收入人群常常面临与饮食有关的问题，而相关问题是导致不良健康状况、残疾和过早死亡的重大疾病的风险因素。

团体营养

USDA 的团体营养倡议以举国之力鼓励促进青少年选择健康食品和进行体育锻炼。这是一个全面的计划，它可以帮助学校、儿童保育中心、家长/看护人和儿童自身将美国居民膳食指南付诸行动。

营养教育信息侧重于行为，其核心以 MyPlate 为基础，督促人们构建合理的饮食结构，其中涉及 5 种食物类型：

- 用美味的蔬菜给你的餐盘增添色彩。
- 在吃正餐或零食时用水果补充能量。
- 使主食中包含至少一半的全谷物。
- 丰富的蛋白质来源。
- 多吃富含钙的食物。

内容还包括：

- 明确"偶尔可以吃"的食物。
- 坚持不懈。

Modified from Food and Nutrition Service, U.S.Department of Agriculture.nd.

受众的哪些正向行为可以得到强化

同等重要的是明确团体已经在改变哪些健康行为和食物选择——也就是说，他们的有利条件或优势是什么？也许他们已经采取了一些有益健康的行为来解决被注意到的健康问题，例如增加豆类和全谷物的摄入（这有助于缓解代谢综合征的健康问题或对饮食中的碳足迹的担忧），这时可以鼓励他们采取更多有益措施。正如 Heath and Heath（2010）所说：明确研究热点，对已经在执行的行为更进一步地强化！

为受众确定行为改变目标

现在，你需要在一系列备选行为的基础上，确定计划或课程将要解决的少数几个问题，并根据具体的行为改变目标加以陈述。这些目标应当明确本次干预或课程预期的受众行为改变结果。如前文所述，研究表明，如果营养教育侧重于具体的、可操作的行为或社区实践，那么受众能确切地知道你的课程或干预的成果是什么，营养教育可能更有效。值得一提的是，在教育课程中，你可以将这些具体的行为置于一个更大的框架中，并培养受众的价值观和知识技能，便于其做出更加理智的决定。也就是说，你想要受众知道该采取什么行为以及为什么要这么做，而不是你通过讲述和尽力告诉他们去做什么受众才理解，受众需要自主权。尽管如此，你还是要基于你在评估过程中了解到的受众的意愿，陈述受众将要改变的行为或采取的行动的干预目标。你的作用是促成这种改变。

具体的行为改变目标，例如：增加青少年水果蔬菜的摄入，增加 WIC 项目中妇女对富含钙的食物的摄入，增加低收入人群在农贸市场使用美国政府发行的 SNAP 电子支付（SNAP electronic benefit transfer，EBT）卡的使用，丰富小学生对健康零食的选择，减少高中生含糖饮料的摄入，强化患有 2 型糖尿病的女性进行有效饮食管理的技能，或减少个人在工作场所使用一次性塑料水瓶的数量，并代之以饮用可直饮自来水或饮水机中的水（如果该社区供水安全的话）。

对实践的行为、行动按优先次序排序

你可以利用收集到的信息来确定：本次营养教育干预的重点是哪些与食物和饮食相关的行为或行动。你可以以非正式的方式排序，但最好使用前文列出的标准，系统地排序筛选拟解决的行为问题。

该过程可参考营养教育 DESIGN 过程进行。DESIGN 工作表中的第 1 步：确定行为模块要求确定 4 种行为或实践，这些对解决你所述的健康问题非常重要。每种行为都要充分考虑上述 5 个标准，并在提供的方框中记录下来。根据这些标准来判断，哪些行为在课程中应该加以重视，这样便可确定营养教育课程或干预（包括互联网或社交媒体干预）的重点。我们建议一次课程只关注 1 个或 2 个行为，如果有一系列的备选行为，则关注其中具有提纲挈领意义的一两

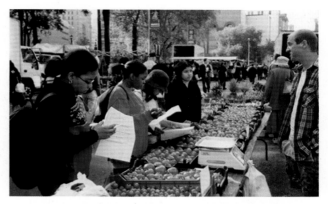

学生们可以通过农贸市场的寻宝游戏了解西红柿的价格
Courtesy of Linking Food and the Environment, Teachers College Columbia University.

个。例如，预防儿童肥胖的相关行为即由几种特定行为组成的"能量平衡相关行为"。一次课程仅深入探讨这些类别中的 1 个或 2 个特定行为，并为你的安排给出简短的理由。

行为改变目标：具体到什么程度？

明确干预或课程的行为改变目标意味着什么，应该具体到什么程度？还记得第 3 章中一项媒体宣传活动的例子吗？从"健康饮食"的行为目标到"少吃脂肪"，再到"饮用低脂牛奶"，最后到"购买脂肪含量在 1% 及以下的低脂牛奶"（Reger et al.1998；Booth-Butterfield and Reger 2004），最后的信息形式即明确了目标行为。

以下是另一些例子。例如，比较"青少年增加水果蔬菜的摄入量"与"青少年每天吃 400g 或更多的水果蔬菜"，后者更清楚地明确了青少年的目标，这也便于对干预的有效性评估。再如，"产后妇女增加母乳喂养的频率"可以更具体地表述为"产后妇女至少进行 3 个月的纯母乳喂养"。食品安全、糖尿病自我照顾或资源管理的相关行为的表述也该如此具体。

有时，如果两种行为相互关联，则可以同时改变这两种行为，例如"多喝水而少喝含糖饮料"或"多吃水果而少吃预包装高糖零食"。我们的目标是向受众传达一个明确的实在的行为改变目标。但当课程包含过多的信息时，效果往往适得其反：受众感觉自己学到了很多东西，但由于没有时间或精力去做所有的事情，最后他们可能什么都不会做。

一个重要的提醒：我们重点关注具体的个人行为或社区实践，并不意味着课程不涉及批判性思维或理应受到关注的价值观问题。这些内容可通过适当的知识和技能，增强行为改变的动机。

在这种情况下，在一次课程中涉及膳食餐盘中的所有食物组是不太现实的，因为这样受众需要同时改变过多的行为。他们可能会将其视为正向的引导信息，但不会真正受到激励并采取行动。为每个食物组分别安排几次课程和活动，并在每次课程结束时制定具体的目标或制订行动计划，可能会更有效。例如，在膳食餐盘工具的帮助下，在一节课中只探讨"适量进食"的问题，这样受众就可以只关注这一个行为，而不用涉及所有食物的其他细节。接下来，针对不同的食物组安

排单独的课程，每节课围绕特定的行为，正如"选择我的盘中食物的 10 个建议"系列营养教育课程（Choose MyPlate 10 Tips to a Great Plate）中提到的：一半主食为全谷物；改为脱脂或低脂（脂肪含量≤1%）牛奶；或者饮用水而不是含糖饮料（USDA n.d.），或者其他国家的类似指南。同样，对于解决生态或食物系统健康问题的行为，用对生态饮食的泛泛而谈来描述食物系统的整体状况及其对环境的影响，可能不足以指导受众的行为。更有效的做法是针对个人或集体采取的具体行为改变。

营养教育行动 8-1 中所述的美国政府资助的教育项目侧重于特定的行为目标，所有的行为目标都具有可操作性，其中有一些更为具体。

某些干预或课程可能完全针对一种行为。"护卫的追求"（Squire's Quest）利用整整 10 集的在线视频游戏干预中学生的水果和蔬菜摄入（Thompson et al. 2012；DeSmet et al. 2017）。"选择、控制与改变"（Choice, Control & Change）是一门针对中学生的肥胖预防课程，在 24 节课中探讨了 6 种非常具体的能量平衡相关行为（energy-balance related behaviors，EBRB）（每天吃 500g 水果蔬菜，减少含糖饮料摄入至每天不超过 250mL 等），让孩子们根据对摄入行为的自我评估，为他们设定具体的行动目标（参见第 13 章营养教育行动 13-1；Contento et al. 2010）。每种行为都有相应的若干节课程，且全程都设置了行为改变强化活动。例如，针对那些在停车场车里吃午餐的锯木厂工人提供的 10 节课程（工作中的人们：5-a-Day 后备箱野餐会）旨在增加他们水果蔬菜的摄入量（见第 2 章营养教育行动 2-2）。具体行为目标包括在他们从家带来的午餐中增加水果（在一节课程中以香蕉为例）与蔬菜，包括调味品（如辣椒）、早餐（如奶昔）、水果甜点（如烤苹果）等。

一项针对癌症患者的干预措施专门安排了 9 次课程，旨在增加水果蔬菜摄入以及减少高饱和脂肪食物，从而降低癌症复发风险（见第 7 章营养教育行动 7-1；Greenlee et al. 2015）；一项针对青少年的课后干预项目安排了 10 节课以增加植物性食品的摄入并减少过度加工食品的摄入，从而改善大多数青少年饮食的生态效益（Luesse et al. 2019）。为父母提供的课程通常选择促进孩子健康饮食的育儿方法作为他们的行为改变目标，例如，一起吃家庭午餐或提供分量适宜的食物。值得注意的是，在所有这些情况下，虽然课程整体致力于一个总体目标，但每节课程只关注一个特定的行为改变目标，这些行为在系列课程中得以修正和强化。

在本章末尾的案例研究中，亟待解决的健康问题是青少年超重（请注意，这一点不用向他们说明）。根据一系列评估，营养教育工作者为 10 节课程选定了 4 个行为改变目标，其中包括增加水果蔬菜的摄入（每天 500g 以上）与增加身体活动（每天 10 000 步以上）。为每个行为安排 2 节课程，课程开头与结尾各有开篇介绍与总结。

检查练习

一位营养教育工作者被要求与一群年轻人进行两次会议，帮助他们获得通用教育文凭（general education diploma，GED）。项目负责人表示这些年轻人的饮食并不健康。由于这位营养教育工作者只能有一次机会接触这个群体，所以她意识到需要制作一个简单的调查问卷，以便同时评估需要解决的潜在问题、导致这些问题的行为，以及潜在的心理社会决定因素。以下是她制作的调查问卷的一个简版：

你是否有以下健康问题（健康状况）：糖尿病　高血压　心脏病/脑卒中　癌症

你通常在一周之内是否摄入以下食物（健康相关行为）：

食物类别	很少	2~3 次 / 周	较多	2~3 次 /d	吃或不吃的原因
零食如薯片、饼干等					
至少一份蔬菜					
含糖饮料					
快餐如汉堡、披萨等					

你是否同意以下说法（行为决定因素）

目前状况	非常同意	同意	不同意	非常不同意	具体因素
我担心自己可能会患上慢性病,如糖尿病或高血压					
我选择食物主要考虑成本					
我选择食物主要考虑味道					
我喜欢吃朋友们喜欢吃的食物					
我知道健康餐盘					
我关注自己的体重					
我会制订计划且会遵照执行					

Modfied from Noor Alawadhi, Program in Nutrition, Teachers College Columbia University 2017.

行为改变目标与行为目标

"目的"和"目标"（"goal"和"objective"）这两个词经常被交替使用，都表示期望的结果。然而，在教育领域，"行为目标（behavioral objective）"具有其他含义，如第 10 章所述，包括认知性结果（例如，能够"陈述"2+2=4 被视为一种"行为"）。因此，关于这个词的具体含义可能会产生混淆，所以本文中不会使用它。相反，当我们提到与食物相关的可观察行为或行动时，我们会使用"行为改变目标（behavior change goal）"这个词。表述行为改变目标的一般方式是，如"增加青少年水果和蔬菜的摄入量"，而更具体的方式则是，"7 年级和 8 年级的青少年将每天增加其水果和蔬菜的摄入量达到 2.5 杯或以上"，这两种方式都可以被描述为行为改变目标。具体选择取决于干预目的。如果在营养教育评估中测量具体的行为结果，那么就需要以具体、可衡量的术语来阐述行为改变目标。一般性的行为，如吃水果和蔬菜，是由更具体的行动组成的，比如午餐时加一份蔬菜，或者在上午或下午中间时段吃水果作为零食。这些可以被认为是行动目标（action goal），也可以用行动计划（action plan）来表达（详见第 5 章和第 13 章。）

行为改变目标与教育目标

在本书中，"目标（objective）"一词仅用于教育目标（educational objective）。教育目标往往与行为目标相混淆。前者与行为的决定因素相关，用于指导改进教育活动，帮助受众实现行为改变目标。例如，在"青少年将摄入更多水果蔬菜"的行为改变目标下，教育目标可能是"青少年能够说明食用水果蔬菜的理由"（感知到的益处），"赞美水果蔬菜的味道"（偏好），"能够明确适当的分量"（行为能力），等等。

短期和长期可实现的行为改变目

有时，一个行为改变目标是预期的长期结果，但在短期内不太可能实现（如在接受一两次课程后）。介绍总体行为改变目标固然重要，但在每次课程中，通过行动计划关注具体行为就足够了。例如，期望的长期目标可能是让母亲鼓励学龄前儿童每天摄入满足所需的水果蔬菜，短期目标则是学龄前儿童每天吃一种水果作为午后零食。出于评估需要，我们可能将行为意向作为行为本身，尤其是在干预时间较短或无法持续观测的情况下。

行为改变目标可能有助于实现更大的价值目标

短期和长期行为目标都有可能服务于长期非行为的价值目标。例如，建设学校菜园具有多方面意义，其中一个便是学生可以摄入更多蔬菜（短期行为目标），从而促进健康饮食（长期行为目标）。但长期的价值目标可能是让学生了解粮食的种植过程，体谅农民的辛苦并感激为我们提供粮食的农业系统，以便他们在未来能够更好地根据社会需要做出抉择。从学校的角度来看，菜园还可以用来教授科学课程，为孩子们提供户外活动与培养人际关系的场所，增加校园的吸引力，传达人文关怀，唤起学生上学的使命感，并可能提高学生的学业成绩。

营养教育行动 8-2 中提供了一些例子来说明一些社会营销和基于网络的项目如何阐述健康问题、受众和行为改变目标。

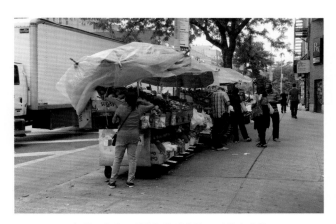

在附近走走，看看你的受众能买到什么食物

营养教育行动 8-2　营养教育计划的行为改变目标示例

姐妹们一起来：加强运动，健康饮食

"姐妹们一起来"（Sisters Together）是体重控制信息网络（weight-control information network，WIN）的一项国家倡议，旨在鼓励 18 岁及以上的非裔女性通过更多的体育锻炼和吃更健康的食物来保持健康体重。

"姐妹们一起来"与国家和地方报纸、杂志、广播电台、学校、消费者和专业组织联动，以提高非裔女性对定期体育锻炼和健康饮食的益处的认识。这一措施恰合时宜，因为最近的统计数据表明，近 80% 的非裔女性存在超重或肥胖。

永远健康骨骼运动！

"永远健康骨骼运动"（Best Bones Forever，BBF）是一项全国性的骨骼健康运动，旨在让女孩和她们的 BFF 计划"一起茁壮成长，永远保持强壮"。该运动的网站最初由美国卫生和公共服务部开发，网站上有许多自我测试、活动和资源。其主要目标是：

- 增加有利于骨骼强健的食物和饮料（例如富含钙和维生素 D 的食物和饮料）的摄入量。
- 增加身体活动。

营养教育行动 8-2　营养教育计划的行为改变目标示例（续）

我们可以！

"我们可以！"增强儿童活动和营养的方式是一项针对父母和监护人的全国性教育项目，旨在帮助8～13岁的儿童保持健康的体重。父母和监护人是这个年龄段儿童行为的主要影响者。"我们可以！"为家长和其他家庭成员提供了许多小贴士和有趣的活

动，旨在：

- 鼓励健康饮食。
- 增加身体活动。
- 减少久坐或看屏幕时间。

Modified from Weight-control Information Network. Sisters Together: Move More, Eat Better Best Bones Forever! and U.S. Department of Health and Human Services, National Institutes of Health. We Can!

检查练习

你被城市健康部门聘用，在6个YMCA项目中对经常到健身房锻炼的社区成年人进行营养教育，你需要在每个地点每年进行4次课程。主管表示没有固定的课程安排，由你负责制订教育计划。根据你在本章学到的知识，首要任务是找出要解决的问题，然后确定8节课程中的行为改变目标。你决定访问每个YMCA项目现场，与午餐时间来健身的人进行小组讨论，并给受众进行一次简单的调查问卷。请编写小组讨论和问卷调查的问题，以帮助你了解这些受众需要解决的问题及其行为改变目标。

完成营养教育 DESIGN 程序的第 1 步：确定行为模块

本书第8～14章依次介绍了 DESIGN 程序模块的6个步骤，可为制订你自己的教育课程或干预计划提供参考，各个步骤的空白模板位于**营养教育 DESIGN 程序工作表：教育计划**（附于本书末尾）。当你开始运用 DESIGN 程序设计理论或实际的营养教育课程，材料或基于互联网、技术或媒体的干预措施时，第1步便是收集所研究健康问题与受众导致该问题的行为的相关信息，从而确定行为改变目标。本章介绍了该程序的具体步骤。将信息填入第1步的空白部分（附于本书末的营养教育 DESIGN 程序工作表：教育计划），并记录你的决策。

第1步模块由以下部分组成：

- 你的受众是谁？
- 受众亟待解决的健康问题是什么？按优先次序排序
- 受众当前的哪些行为导致了其面临的健康问题？按优先次序排序
- 受众的哪些正向行为可以得到强化？
- 为受众确定项目的行为改变目标

案例研究　营养教育 DESIGN 程序的实践——第 1 步：确定行为改变目标

这里介绍一个案例研究来说明 DESIGN 程序，并帮助你完成第1步：确定行为模块。第7章简要介绍了此案例研究及其完整的 DESIGN 程序，以展示所有的6个步骤。在接下来的几章中，我们将对本案例研究过程中的每个步骤进行详细介绍，其完整 DESIGN 程序模块分别放在第8～14章的末尾。

本章关注第1步：确定行为，即如何在分析受众亟待解决的问题和导致问题的行为的基础上，确定干预的行为改变目标。本章末尾展示了案例研究中已完成的第1步：确定行为模块，以供参考。

案例研究

受众：本案例涉及一所大学附属的针对儿童和青年的组织。因此，大体上受众已经确定。该组织的任务是为生活在这个种族与经济状况多元的社区中的青年及其家庭提供健康服务。该组织已经在学校提供了一般卫生健康服务，但还没有制订营养教育计划。该组织的负责人认为，投入部分资金在其服务的学校中，为青年人制订营养教育计划十分重要，因为根据他们的经验，青年人的饮食习惯需要改善。镇上只有一所中学，所以他们决定从那里开始。该组织没有任何关于青年人营养方面的具体数据，也没有干预措施的具体方向。因此，该组织需要找出社区年轻人面临的主要营养健康问题，并制订解决这些问题的营养教育计划。他们聘请了一位营养教育工作者来帮助他们。她将与由学校工作人员、家长和其他相关人员组成的团队合作，按照本章所述的第1步：确定行为展开评估。

亟待解决的健康问题：研究文献和国家监测数据显示，中学生具有较高的糖尿病与肥胖症的患病风险。并且，过多摄入超加工食品和饮料的饮食习惯也会导致环境问题。通过一项在该中学某个班级针对食物相关的担忧和饮食习惯

的简短调查，工作人员得到了学生们的相关信息。调查显示，他们关注如何保持健康，避免日后出现健康问题、气候变化，以及与食物系统工作人员（如肉类加工厂工作人员）相关的社会问题。具体使用的调查工具和讨论见第四部分的案例研究。

导致健康问题的当前行为：政府消费数据和消费者调查显示，中学生水果蔬菜摄入不足；含糖饮料与高脂肪、高糖、过度加工的零食摄入过多；经常在快餐店就餐；并且身体活动不足。调查结果证实，在目标受众中这些行为非常普遍。案例研究中包含了案例研究调查工具以及讨论指导。如果学校想要选择该课题，可直接使用或修改所述的调查工具。

行为改变目标是选出来的作为本项目的预期行为结果，被确定为学生将采取行动去实现能量平衡和改善健康。干预的总体行为目标是改善能量平衡相关行为（energy-balance related behavior, EBRB）。

具体而言，学生们将：
■ 减少含糖饮料的摄入（每天少于 250mL）。
■ 增加水果蔬菜的摄入（每天至少 500g）。
■ 减少过度加工／包装、高能量密度零食的摄入（每天不超过 150kcal）。
■ 增加身体活动（每天至少 10 000 步）。

该组织将该项目命名为"有所控制：健康饮食，保持健康"，由以下部分组成：
■ 针对中学生的课堂教学。利用六步程序设计 10 节课程。详见第 7～14 章。
■ 家长部分（支持作用）。利用六步程序为家长组织两场研讨会并设计两份推广材料。详见第 15 章。
■ 学校环境／政策支持部分。利用六步程序策划辅助学生课程的全校活动。详见第 15 章。

请注意，这 3 个部分都旨在帮助中学生实现能量平衡的目标，这一结果将作为评估的基础。

营养教育工作者和团队在确定了具体的行为改变目标后，将咨询各方人士并采访学生，以了解学生选择现在所吃食物的理由，以及促使他们接受行为改变目标的动机。还计划询问他们做出改变所需的知识与技能，我们称之为改变的影响因素，即行为改变的激励和促进决定因素。下一章将介绍进行此类评估的过程，即第 2 步：探索决定因素。营养教育工作者将以此为基础为该中学的学生们设计小组课程。

问题和活动

1. 为什么对目标受众的需要、兴趣和担忧进行全面评估很重要？

2. 针对低收入城市地区的女性青少年现代舞课程，你会通过哪些信息来源来确定亟待解决的问题中，可通过营养教育解决的健康问题？你将如何确定重点关注哪些行为？你会使用什么标准，为什么？

3. 当设计营养教育课程时，我们可以根据"话题"（例如，与饮食有关的疾病、维生素和矿物质、气候变化）或行为（例如，减少含糖饮料或加工零食的摄入；增加全谷物和豆类的摄入；或选择摄入以可持续生产方式养殖的鱼）来构思。本书中建议围绕行为进行策划，你同意吗？为什么？

4. 本书建议在某节课程或某段营养教育阅读材料中仅关注 1～2 种行为，在整个系列课程中仅关注少数行为。你同意吗？为什么？

5. 你将如何为目标受众选择项目所关注的行为或实践？你会使用什么标准，为什么？

参考文献

Australian National Health and Medical Research Council. 2013. *Eat for Health: Australian Dietary Guidelines— Providing the scientific evidence of healthier Australian diets.* Canberra, Australia: National Health and Medical Research Council.

Best Bones Forever! Available at: www.bestbonesforever.org

Bonvecchio, A., G. H. Pelto, E. Escalante, E. Monterrubio, J. P. Habicht, F. Nava, M. A. Villanueva, M. Safdie, and J. A. Rivera. 2007. "Maternal knowledge and use of a micronutrient supplement was improved with a programmatically feasible intervention in Mexico." *Journal of Nutrition* 137: 440–446.

Booth-Butterfield, S., and B. Reger. 2004. "The message changes belief and the rest is theory: The "1% or less" milk campaign and reasoned action." *Preventive Medicine* 39: 581–588.

Contento I. R., P. A. Koch, H. Lee, and A. Calabrese-Barton. 2010. "Adolescents demonstrate improvement in obesity risk behaviors following completion of *Choice, Control & Change,* a curriculum addressing personal agency and autonomous motivation." *Journal of the American Dietetic Association* 110: 1830–1839.

DeSmet, A., Y. Liu, I. De Bourdeauhuij, T. Baranowski, and. Thompson. 2017. "The effectiveness of asking behaviors among 9-11 year-old children in increasing home availability and children's intake of fruits and vegetables: Results from the Squire's Quest II self-regulation game intervention." *International Journal of Behavioral Nutrition and Physical Activity* 14(1): 51.

Food and Agricultural Organization. 2019. "Food-based dietary guidelines by country." http://www.fao.org/ag/humannutrition/nutritioneducation/fbdg/en/.

Green, W., and M. W. Kreuter. 2005. *Health education planning: An educational and ecological approach.* 4th ed. New York: McGraw-Hill.

Gray, H. L., P. A. Koch, I. R. Contento, L. N. Bandelli, & J. Di Noia. 2016. "Validity and reliability of behavior and theory-based psychosocial determinants measures, using audience response system technology in urban upper-elementary schoolchildren." *Journal of Nutrition Education and Behavior* 48(7): 437–452.

Greenlee, H., A. O. Gaffney, A. C. Aycinena, P. Koch, I.R. Contento, W. Karmally, J. M. Richardson et al. 2015. "¡Cocinar Para Su Salud! Randomized controlled trial of a culturally based dietary intervention among Hispanic breast cancer survivors." *Journal of the Academy of Nutrition and Dietetics* 115(5): 709–723.

Gussow, J. D., and K. Clancy. 1986. "Dietary guidelines for sustainability." *Journal of Nutrition Education* 18(1): 1–4.

Hawkes, C. 2013. *Promoting healthy diets through nutrition education and changes in the food environment: An international review of actions and their effectiveness.* Rome, Italy: Nutrition Education and Consumer Awareness Group, Food and Agriculture Organization of the United Nations. Available at http://www.fao.org/docrep/017/i3235e/i3235e.pdf.

Health Council of the Netherlands. 2011. *Guidelines for a healthy diet: The ecological perspective.* The Hague: Health Council of the Netherlands publication no. 2011/08E.

Heath C., and D. Heath. 2010. *Switch: How to change things when change is hard.* New York: Random House.

Hersey, J., J. Anliker, C. Miller, R.M. Mullis, S. Daugherty, S. Das, C. R. Bray et al. 2001. "Food shopping practices are associated with dietary quality in low-income households." *Journal of Nutrition Education and Behavior* 33: S16–S26.

Luesse, H. B., J. E. Luesse, J. Lawson, P. A. Koch, and I.R Contento. 2019. "In defense of food curriculum: A mixed methods outcome evaluation in afterschool." *Health Education and Behavior.* 46(4): 612–625.

Medeiros, L., V. Hillers, P. Kendall, and A. Mason. 2001. "Evaluation of food safety education for consumers." *Journal of Nutrition Education* 33: S27–S34.

Michie, S., S. Atkins, and R. West. 2014. *The Behaviour Change Wheel: A guide to designing interventions.* UK: Silverback Publishing.

Reger, B., M. Wootan, S. Booth-Butterfield, and H. Smith. 1998. "1% or less: A community-based nutrition campaign." *Public Health Reports* 113: 410–419.

Rogers, E. M. 2003. *Diffusion of innovations.* 4th ed. New York: Free Press.

Shannon, J., A. R. Kristal, S. J. Curry, and S. A. Beresford. 1997. "Application of a behavioral approach to measuring dietary change: The fat and fiber-related diet behavior questionnaire." *Cancer Epidemiology, Biomarkers and Prevention* 6: 355–361.

Thompson, B., and L. Amoroso. 2010. *Combating micronutrient deficiencies: Food-based approaches.* Rome, Italy: Food and Agricultural Organization of the United Nations and CAB International.

Thompson, D., R. Bhatt, M. Lazarus, K. Cullen, J. Baranowski, and T. Baranowski. 2012. "A serous video game to increase fruit and vegetable consumption among elementary aged youth (Squire's Quest II): Rationale, design, and methods." *JMIR Research Protocols* 1(2): e19.

Townsend M. S., M. Johns, S. Donohue, et al. Checklist version 3 for 2013–2014. Outcome evaluation tool of selected food behaviors for low-literate EFNEP participants. 4-page booklet using color.

U.S. Department of Agriculture. n.d. *Choose MyPlate 10 Tips to a Great Plate Nutrition Education Series.* http://www.choosemyplate.gov/healthy-eating-tips/ten-tips.html.

U.S. Department of Health and Human Services. 2015-20. Dietary Guidelines for Americans. www.health.gov/dietaryguidelines/2015.

U.S. Department of Health and Human Services, National Institutes of Health. We Can! http://www.nhlbi.nih.gov/health/public/heart/obesity/wecan.

U.S. Department of Health and Human Services. 2018. Physical Activity Guidelines for Americans. https://www.hhs.gov/fitness/be-active/physical-activity-guidelines-for-americans/index.html.

Weight-control Information Network. Sisters Together: Move More, Eat Better. http://win.niddk.nih.gov/sisters/index.htm.

Whitehead, F. 1973. "Nutrition education research." *World Review of Nutrition and Dietetics* 17: 91–149.

World Health Organization. 2003. *Diet, nutrition and the prevention of chronic diseases.* Report of a joint WHO/FAO expert consultation. WHO Technical Report Series 916. Geneva, Switzerland: WHO.

第9章

探索干预行为改变目标的
决定因素：第2步

概述

已经有大量研究识别出了许多可改变的健康行为和行动的决定因素。如第 3 章所述，适当解决这些决定因素是促进营养教育成功的第 2 个要素。因此，一旦为目标受众或人群确立了营养教育课程或干预的行为改变目标，下一步就是探索激励和促进受众达成这些目标的措施。本章基于第一部分描述的心理学知识，特别是社会心理学的行为改变理论

以及食品与营养科学知识，帮助你了解受众及其背景，深入了解受众及其背景对于创建有吸引力且有效的营养教育课程和相关活动至关重要。本章的案例研究继续阐明探索决定因素的 DESIGN 程序，以及为其第 2 步——探索决定因素模块提供指导。第 15 章将描述如何探索支持相同行为改变目标的政策、系统和环境决定因素。

本章大纲

- 了解受众及其生活背景
- 探索行为改变的社会心理决定因素
- 完成营养教育 DESIGN 程序第 2 步：探索决定因素模块

- 案例研究　营养教育 DESIGN 程序的实践——第 2 步：探索行为改变目标的决定因素

学习目标

本章学习结束，你应该能够：
- 充分认识到家庭、社区环境和文化背景对深入了解目标受众的重要性

- 识别出决定受众目标行为干预效果的潜在社会心理因素
- 比较获取评估信息不同方法的优缺点

了解受众及其生活背景

个人的饮食和身体活动行为涉及许多复杂且经常相互冲突的信念和情感，这些信念和情感根植于他们的生活经历和当前生活状况的许多方面。因此，采取行动并改变第 1 步中选择的饮食行为可能并不容易。对于关心孩子健康的单

身母亲、希望在运动中脱颖而出的青少年或被告知有患糖尿病风险的成年男性，他们做出这些改变的动机、能力和机会会有所不同。了解做出改变的众多影响因素或决定因素非常具有挑战性，但是，如果要设计对目标受众有意义且有效的学习体验以激励并促进其行为改变，则必须了解这些内容。

以营养教育工作者为例，某人被指派为妇女、婴儿和儿童项目（women, infants, and children, WIC）中的一群准妈妈

提供有关母乳喂养的营养教育。她阅读了有关母乳喂养益处的科学文献，并确信自己掌握了成功母乳喂养的技术。她设计了一堂关于为什么进行母乳喂养、如何进行母乳喂养的课程，并配有合适的道具。当课程开始时，这些女性很快变得焦躁不安，并打断她，诉说她们真正关心的问题。原来，她们都知道母乳喂养的好处以及如何去做，但对当众哺乳会感到尴尬，而且她们的丈夫也不喜欢她们母乳喂养，这些问题代表了社会规范下的母乳喂养的社会心理障碍。显然，如果这位营养教育工作者在设计课程之前对她的目标受众进行了全面的评估，那么她的课程效果会更好。

图 9-1 显示，这一步的重点是探索采取行动或做出行为改变的潜在社会心理决定因素。在这一步中，你将尽可能多地了解受众选择这种食物和行为的原因，以及可能会激励、促进和支持他们采取目标行为的因素。把自己想象成一个侦探，旨在确定你在第 1 步的干预措施中选择行为改变目标的潜在决定因素。这一步结束后的成果是一份激励和促进决定因素的清单，它将为你开发教育课程或干预提供信息。

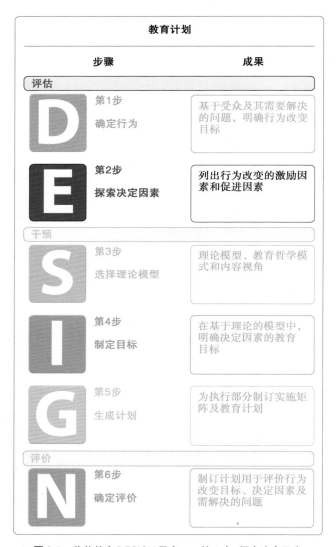

图 9-1　营养教育 DESIGN 程序——第 2 步：探索决定因素

本章提供了许多研究受众的思路，供大家学习。利用这些研究思路的数量，在很大程度上取决于营养教育工作者通常面临的实际问题，如教育课程或干预的范围（如几节课还是持续一段时间的广泛而密集的干预）、资源（如资金、员工数量或可用时间）以及其他因素。即使你无法直接从受众中收集信息，一般途径来源的与受众相似的信息也可能是有用的，包括调查研究、政府监测数据、互联网上的消费者调查数据等。

> 请注意，通常，获得小组评估信息的机会只有一次，因此，在收集第 8 章所述的需要解决的问题和潜在的行为改变目标信息时，应同时收集本章所述的决定因素的信息。

探索受众的社会和文化背景

人们生活的社会和文化背景、宗教信仰、民族血统和生活方式，都会影响人们对于当前和期望的食物和活动行为的看法，这些影响可以形成行为的社会心理决定因素（这个问题将在第 4 章和第 18 章详细讨论）。研究发现，理论中的社会心理变量有助于解释文化背景下的健康行为（Liou and Contento 2001），例如，对于那些生活在集体主义文化中的人来说，他们的基本社会单位是群体或家庭，而不是个人，他们对采取行动感知到的好处（行为的预期结果），可能不会以对个人健康的影响来表述，而是"通过保持自己的强大和健康，我们才能够更好地照顾家庭和社区中的其他人"（Kreuter et al. 2003, 2005）。在这样一种文化中，当人们患上糖尿病等不良健康状况觉得自己无能为力时，他们会相信这是自然发生的，因此做出行为改变的感知控制力可能很低。在这里，以文化上合适的方式与他们合作，增加他们的感知控制力，可能是改变的一个重要决定因素，需要重点关注（Kreuter et al. 2003）。也就是说，文化可以影响采取行动或进行饮食改变的决定因素的性质和强度。

因此，在探索特定受众的文化信仰时，培养文化能力极为重要。特别要探索以下几个方面：

■ 对与你合作的特定受众或人群的假设是什么？这些假设给你的工作可能会带来什么困难？

■ 对于需要解决的健康问题的原因，特定受众或人群的文化视角是什么？

■ 对于要解决的健康问题和行为改变目标，他们基于文化的信念、价值观和做法是什么？

与小组互动时，要仔细聆听，尊重他人，在询问饮食习惯和偏好时要表现出兴趣；观察他们如何使用沉默和个人空间，要尊重他们的行为。

> 在评估受众时，如何将文化维度纳入进去？请参考第 18 章。

人生阶段和家庭状况也很重要。对于一个有年幼子女的母亲们来说，她们的饮食行为可能与孩子的健康有关，而不是她们自己的健康。对于一个既要照顾十几岁的孩子，同时还要照顾和他们一起生活的年迈父母的妇女来说，认识到采取行动对她个人健康的益处可能要大大超过采取行动所面临的困难。因此，在深入探讨个人社会心理决定因素之前，了解不同文化背景、生活阶段和家庭状况的人群的看法非常重要。

为了了解目标受众由于其社会环境和文化背景而可能具有的信念、情感、动机以及技能，你可以提问以下些问题。

■ 生活方式和工作方式：他们如何看待自己的工作、家庭、娱乐和社会义务会影响他们做出对健康食品和健康活动选择的意愿和能力？

■ 人生阶段和人生轨迹：此时他们处于什么样的人生阶段？育儿阶段？还是退休阶段？以前的哪些生活经历、生活轨迹或人生阶段的考虑对他们很重要？

■ 普通的文化和宗教信仰：哪些文化或宗教信仰会影响他们的饮食和活动模式？社区的时间观和空间感是什么？

■ 文化适应程度：如果他们是移民，请了解他们对主流语言和文化的适应程度。你可以询问他们使用母语和食物的情况，以及他们的社交圈中有哪些人。请参阅框 9-1 中的问题示例。

■ 兴趣和担忧：什么是他们最想了解或要解决的健康问题？他们有什么具体的担忧？

框 9-1　考虑目标受众的文化适应

在美国，营养教育项目的受众非常多样化且日益增多，他们来自不同的种族、文化和社会背景，其他国家也是如此；还有许多是来自不同国家的移民。一些学校的报告指出，他们的学生讲着 50 种以上的不同语言，而且来自同一国家的人群也不完全一样。事实上，群体内部的差异可能和群体之间的差异一样大。

个人的文化适应水平不同，对该国主流食物和饮食习惯的接受程度不同。了解这一点很重要，这样你的营养教育干预措施才会适合你的受众。以下简短的文化适应性调查表可以帮助你更好地了解你的受众。你可以口头、非正式地问这些问题。

	(1)仅西班牙/中国/阿拉伯等	(2)大部分是西班牙/中国/阿拉伯等	(3)两者都可以	(4)大部分为美国/英国	(5)仅有美国/英国
你说话时使用哪种语言？					
你思考时使用哪种语言？					
你喜欢吃什么类型的食物？					
在家里，你通常吃什么食物？					
你最喜欢什么类型的餐厅？					
你更喜欢选择什么种族背景的人做朋友？					
你更喜欢选择什么种族背景的卫生专业人员？					

Modified from Liou and Contento 2001 and Suinn et al. 1987.

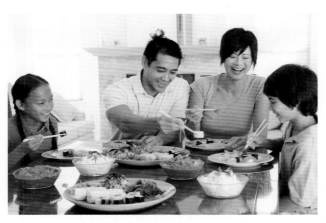

社会环境和文化背景影响食物的选择
© iStockphoto/Thinkstock

探索个人和社区的现有优势

营养教育工作者所服务的群体和社区可能已经有了促进健康的做法、信念和态度，可以此为基础，实现课程或干预的行为改变目标。因此，了解这些很重要，以下是一般性注意事项，随后将详细探讨。

■ 行为和实践：第 8 章中列出了调查受众健康行为的一些问题，如：目标受众已经在做哪些有利健康的事情？在这些行动的基础上，如何实现干预措施的健康结果和行为改变目标？

■ 信念和态度：就干预措施所针对的行为改变而言，有哪些信念和态度是有利的？目标受众拥有哪些个人或文化信念和态度，可以为干预的行为改变目标作出积极贡献？他们对待解决的个人健康、食物或社会问题了解多少？他们对这些问题的态度是什么？他们已经拥有的要解决这些问题的知识和技能是什么？哪些社区支持系统或环境因素有助于他们实现行为改变的目标？

探索行为改变的社会心理决定因素

在了解了关于受众的一般背景因素后，你可以设法更具体地了解受众的情况。那么，该从哪里开始呢？要问些什么？这就是社会心理学学科的理论可以提供帮助的地方：它提供了一个提出问题和设置答案的框架。

社会心理学理论提供指导

你没有必要对受众生活中的每件事都进行提问和调查，因为这非常耗时，而且有些问题令人生厌。把社会心理学理论作为工具，你可以询问他们当前行为的潜在决定因素，以及哪些会激发和促进行为改变，比如信念、态度、感受、身份或做出改变的自信心。这很重要，因为你通过上述调查所确定的具体社会心理决定因素，也成了你所设计的教育策略和学习经验的首要目标。因此，理论可以为需求评估中提出问题和设置答案提供一个重要而有效的框架，理论知识使你能够对你的受众进行更彻底、更准确、更完整的评估（Baranowski, Cerin, and Baranowski 2009）。

如果你选择了多个行为改变目标或关键行动，那么需要分别评估每一个目标或行动的潜在决定因素。例如，有证据表明，在饮食中增加健康食品（如水果和蔬菜）与减少饮食中不太健康的食品（如高脂肪食品或甜饮料）的动机和障碍可能不同；与食物有关的行为和身体活动行为之间的决定因素的种类也可能不同。因此，如果他们选择以下行为作为目标行为，如多吃水果和蔬菜，少吃高能量的零食，减少久坐的行为，那么行为改变的决定因素可能会有很大不同。显然，限制要解决的行为或行动的数量会使评估更容易进行，而营养教育课程或干预措施才可能可行和有效。

如前几章所述，行为改变可被视为 2 个主要功能或组成部分：一个是动机，即行动前的组成部分，另一个是行动组成部分，前者的重点是信念、感受和障碍，后者的重点则是知识和技能。因此，可以提问与行为改变的每个组成部分有关的问题。对于每个组成部分来说，有些决定因素比其他因素更重要。这些问题的选项对于确定第 4 步（制定目标）中的教育目标和第 5 步（生成计划）中的教育策略至关重要。请注意，很可能没有时间或机会就第 4 章和第 5 章中描述的所有决定因素提出大量问题，因为这样会花费太多时间，对参与者来说是一种负担。因此，需要选择一些方面作为重点。研究证据表明，最少的基本的内容是：什么会让受众感到兴奋或产生动机——当前行为的风险或采取行动的好处是什么？有哪些障碍？他们对自己能够实施这种行为有多大的信心？什么会促进改变——他们需要知道或能够做什么才能实现行为改变目标？如果为同一受众选择了多个行为改变目标，那么针对每个行为改变目标调查上述问题是非常重要的。这些问题将在下文中详细讨论。

探索受众的动机

社会心理学理论为系统地调查行为改变的潜在影响因素或决定因素提供了一个框架。你可能需要考虑评估下面列出的部分或全部决定因素。这些因素在第 4 章都有详细描述。研究证据证实了决定因素在营养教育中的核心地位（Baranowski et al. 1997; Baranowski et al. 2009）。

在第 3 步（选择理论模型）中，你将创建一个基于理论的模型，根据在这一步中发现的内容来指导你的干预课程，并收集有关行为改变的各种决定因素的信息，例如在此处列出的那些信息。关于受众的上述信息可帮助选择或创建干预模型（Shaikh et al. 2008）。要向受众询问能促使他们采取行动的具体潜在因素，即使这些因素似乎不属于某个理论，但经过进一步思考，从表 9-1 可以看出，这些因素大多确实代表了具体的社会心理决定因素。

表 9-1

初中生描述他们选择健康行为改变目标的动机和技能的描述示例，与理论中的决定因素相吻合

青少年对健康行为改变目标动机的描述	来自理论的决定性因素
我想保持健康…… 　所以我可以减肥 　所以我可以变得更强壮更聪明 　因为我会有更好的视力和更好的皮肤 　因为我只喝了苏打水，脸上起了疙瘩	行为的预期结果（结果预期）
我走得不够多 我吃了太多的垃圾食品 我经常在快餐店吃饭。我喝水不足	感知风险
我想知道我每天走多少步。我想看看我的身体会发生什么变化	行为的预期结果（结果预期）
我知道我可以实现这个目标并获得成功 我想证明我可以停止吃薯片	自我效能
医生说我应该吃健康的食物和水果；她说我吃得不够。我妈妈认为我喝的水不够多	感知社会规范

表 9-1

初中生描述他们选择健康行为改变目标的动机和技能的描述示例，与理论中的决定因素相吻合（续）

青少年对健康行为改变目标动机的描述	来自理论的决定性因素
这是很重要的 这是我想要实现的一个目标	态度
因为它更容易。它很容易遵循	感知障碍
我喜欢走路 我喜欢蔬菜	态度 食物偏好

Data from Petrillo-Myers, M., H. Lee, P. Koch, and I. R. Contento. 2009. Middle school students' reasons for selecting specific obesity risk reduction goals: Mapping to potential mediators from theory. *Journal of Nutrition Education and Behavior*, 41(4S): O38.

关于潜在动机决定因素的问题

我们曾打过一个比方，行为改变的决定因素的名称就像水桶上的名字。每个桶里具体放些什么，取决于你对受众的发现。表 9-1 列出了中学生用来描述其动机的词语，以及这些动机各自所属的桶的名称。

在此，我们列出了与行为改变目标相关的动机决定因素，每一个因素都可以评估受众参与干预措施所指定的行为改变目标的潜在动机。在设计课程或干预时，需考虑这些问题。请记住，对于每个决定因素，家庭习惯以及文化和宗教信仰都会影响决定因素的具体性质和强度。

请注意，你很可能没有时间或机会询问所有这些问题，所以你需要甄别哪些决定因素最有可能让受众产生动机。研究表明，有些因素可能是持续有效的，因此必须要询问。如果有些问题适合你的受众，在能力允许情况下，你可以询问其他决定因素（例如青少年的社会规范）。如前所述，如果你为受众确定了多个行为改变目标，那么需要针对每个行为改变目标询问这些问题。

必须调查的问题如下：

- 对当前行为风险的感知：对于大多数受众，你可以问他们在多大程度上认为他们目前的行为会导致负面结果。这些结果可能对个人、食物系统或社会健康构成风险。例如，你可以问他们在多大程度上认为他们购买的食物种类会对生态健康构成风险？或者他们在多大程度上觉得个人容易患糖尿病，或者他们的孩子容易超重或患肥胖症？文化和宗教信仰在这里可能特别重要。
- 感知益处（对行为改变所致积极结果的预期）：改变行为或采取建议的行动，例如增加水果和蔬菜的摄入量或母乳喂养会有什么好处？
- 感知障碍（对行为改变所致负面结果的预期）：目标受众行为改变时会遇到哪些具体障碍？成本是多少？什么能帮助他们克服障碍？对于所有受众，探索实际的后勤障碍。例如，如上所述，一些妇女不能母乳喂养是因为她们感到尴尬，她们的丈夫不喜欢母乳喂养，尽管她们知道母乳喂养的好处。此外，根据受众情况，探索他们特定的文化或宗教信仰，这些信仰会影响对行为改变目标益处和障碍的感知。
- 感知自我效能：参与者对自己能够执行所期望的健康行动的信心如何？例如，尽管参与者可能认为血糖监测可以使他们血糖得到控制，但他们可能没有信心每天都能扎自己的手指来监测血糖水平。
- 感知行为控制或个人的控制力：参与者认为他们对课程或干预措施所针对的行为有多大的控制力？家庭和文化信仰可能会影响这种控制力，在这里要尤其注意。

如果你有时间，特别是对某些受众来说，尽量调查的问题如下：

- 食物偏好和嗜好：如何根据推荐的食物来评价推荐行为？这些食物会令人愉快吗？令人满意吗？还是为了饱腹？
- 态度：目标受众对课程或干预所针对的行为改变有何看法？行为改变对他们重要吗？
- 社会规范：强制性规范。参与者是否相信对他们很重要的特定个人或家庭、社会和文化团体认为他们应该或不应该执行选定的行为改变目标？
- 社会规范：描述性规范。参与者认为与他们相似或他们钦佩的人正在做哪些与行为改变目标有关的事情，以及他们对行为改变目标的态度如何？
- 文化和民族身份：参与者的种族和文化身份是什么？如果他们是移民，他们的文化适应程度如何？这些身份可能会影响他们的健康信念、态度、自我效能感、社会规范等。请务必加以了解。

如果你有时间的话，可以探索（对某些受众来说可能很重要）以下问题：

- 自我认同。他们自我认定的身份是什么？例如，他们是否认为自己是有健康意识的消费者、"绿色"消费者、素食主义者或其他身份，如企业的经理、母亲、老年人？
- 预期的感受或影响：他们预计通过参与目标行为会有什么积极的感受？他们对不采取行动可能会有什么预期的遗憾？

当然，公众不会使用上述理论中的词语。他们使用各种非专业术语表达这些决定因素——你可以将它们转换为我们之前提到的社会心理学术语，表 9-1 的左侧是中学生对为什么选择更健康饮食的相关描述，右侧是这些描述在理论决定因素上的映射，第 3 章，Alicia、Maria 和 Ray 使用的词语也被映射到了社会心理学理论中的术语中。同样地，在 DESIGN 程序模块中：探索决定因素——第 2 步，你首先记录受众的描述，然后将其与社会心理决定因素对应起来。

探讨行为改变的潜在促进因素

在实施教育干预之前，向目标受众询问他们认为克服障碍和实施目标行为或实践需要哪些知识和技能也很重要，这与食物和营养技能（也称为行为能力）和自我导向（也称为自我调节）有关。这些技能在第 5 章有详细介绍。

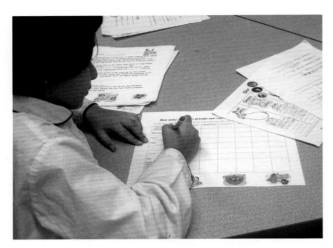

调查问卷是了解一个人健康饮食的动机和障碍的绝佳窗口
Courtesy of Linking Food and the Environment, Teachers College Columbia University.

食物和营养知识与技能（行为能力）

必须调查的行为如下：

- 食品和营养相关知识，实践目标行为所需的知识（实际的、程序性的或有关"如何做"的知识；营养知识）。例如，他们知道应该吃多少份水果和蔬菜吗？哪些食物富含饱和脂肪？他们最喜欢的零食的营养价值是什么？他们觉得自己需要哪些信息，或他们想要了解哪些信息？
- 与食物和营养相关的行为技能。例如，食品的安全做法、购物的技巧、准备食物技能、慢性病管理或母乳喂养食谱调整。他们认为实现干预行为改变目标需要哪些技能？他们想获得什么技能？

如果时间充足，还可以进行以下调查（可能对某些受众很重要）：

- 误区。他们有什么误区？
- 批判性思维技能。如果适合你的受众并且符合他们的行为改变目标，可以询问如下问题：他们是否能详述不同种类食物和食物制作的优点和缺点（例如，传统的、有机的、本地的、转基因的），母乳喂养与人工喂养的优缺点？不同减肥膳食的优缺点？

自我调节技能（自我导向改变的技能）

为了做出自愿选择并有意识地掌控自己的行为，他们目前拥有哪些自我调节技能或自我导向改变技能？

必须调查的行为如下：

- 行动目标设定（action goal-setting）和行动规划技能（action planning skill）。他们通常怎样做出改变？他们是否能够分析自己的饮食并制订行为计划来实现干预措施的行为改变目标？他们以前是否制订过行动方案？这些计划对他们有多大作用？他们是否能够监测自己在实现行动计划方面的进展，并进行路线修正或制定新的、更合适的目标？

如果时间充足，还可以进行以下调查（可能对某些受众很重要）：

- 应对计划（coping planning）/情感技能（affective skill）。他们是否通过吃东西来应对压力？他们在某些情景下是否有特定的困难？他们是否有更恰当地情绪应对技能去处理压力，而不是把食物作为减压器？
- 强化（reinforcements）。什么样的奖励能对研究对象起到强化作用？有形的，如 T 恤衫、抽奖？还是无形的，如口头表扬或认证？

探索行为改变的潜在社会心理决定因素的方法

间接方法：一般来源的信息

你可以通过阅读类似人群（例如青少年、绝经后女性、非裔美国男性）的相关研究，了解膳食改变的态度、信念和其他个人相关的决定因素；以及政府和行业对人们的信念和态度的调查；食品市场调查；按心理学变量进行的人口分类研究；或该群体的现有记录（Contento，Randell，and Basch 2002）。

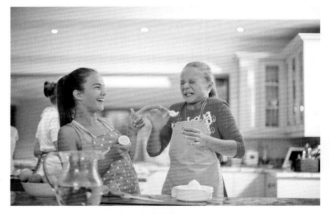

了解人们的食物偏好很重要
© Zero Creatives/Cultura/Getty Images.

直接方法：来自受众的信息

如果可能的话，最好直接从目标受众那里获得信息。

讨论和访谈。 亲自与群体交谈是非常可取的。你可以进行非正式讨论、重点小组访谈、与目标受众的个体或关键信息提供者进行深入访谈，或者拦截从商店、诊所或服务中心要离开的个体进行访谈。

表 9-2 和表 9-3 是根据社会心理决定因素向受众提出的一些开放式访谈问题的例子。你很有可能没有足够的时间问所有的问题，但至少要问那些用"*"标识的问题。

表 9-2

"为什么"要改变，激励决定因素

决定因素	问题示例
对当前行为风险的感知 *	你是否觉得你容易患 X（健康结果，即当前行为）？ 在你看来，你目前的行为有多健康？
行为改变的预期结果——感知益处 *	如果你做了 X 行为改变，你的生活会有什么积极变化？
行为改变的预期结果——感知障碍 *	是什么让你难以做到 X 行为改变？
感知行为控制/自我效能 *	你觉得你能控制自己做出 X 行为改变吗？ 你有多大的信心可以做出 X 行为改变？
态度问题	你对 X 行为改变有什么看法？
饮食偏好	你喜欢 X 类食品的味道吗？
强制性规范	关于 X 行为，你在意的人是否认可？
描述性规范	你的朋友们如何看待这种行为？
自我认同	你觉得从事这种类型的行为会反映出你的身份吗？
行为意向	你进行 X 行为的可能性有多大？

*最重要的决定因素。

表 9-3

"如何"改变，促进性决定因素

决定因素	问题示例
知识和技能 *	你认为你在多大程度上拥有做 X 行为的知识或技能？ （或者更间接地问：你希望有更多的知识或技能来做 X 行为吗？）
行动自我效能 *	你觉得你有信心做 X 行为吗？
应对自我效能	你觉得即使在困难的情况下，你也能做到 X 行为吗？
行动目标设定行动和应对计划 *	你是否尝试过设定目标或制订计划来实施 X 行为？你成功了吗？
社会支持	别人是否支持你做 X 行为？
强化	你是否在生活中为做 X 行为创造了强化条件？
行动提醒	你是否为自己创建了做 X 行为的提醒？

*最重要的决定因素。

调查。你可以使用现有工具或设计特定的问卷进行简短的调查。

创建简短的干预评估调查。你可以在开放式讨论或访谈中提出上述类似问题，也可以采用调查形式，以下是如何

为目标受众设计调查的示例。以下为几种不同类型的回答选项：选择最符合你的选项。例如，对于自我效能，题干为："你有多大把握……"回答的选项是"完全不确定"到"非常确定"。另外，对于感知益处，你可能想用"对我来说完全不真实"到"对我来说非常真实"作为选项。"非常不同意"到"非常同意"适用于许多类型的问题，因此经常使用。用适当的字体和足够的留白，使调查表易于阅读。

5 个选项

对我来说完全不真实	对我来说不真实	一般	对我来说有点真实	对我来说非常真实
完全不确定	有一点不确定	一般	有一点确定	非常确定
0 次	1～2 天	3～4 天	大约每天	每天 2 次或 2 次以上
从未	偶尔	有时	常常	几乎总是
非常不同意	不同意	一般	同意	非常同意

3 个选项

不同意	一般	同意
从未	有时	总是
从不	偶尔	每天

2 个选项

不同意	同意
从未	总是
从不	每天

答案选项应该从左到右"提高"，而且应该（通常）有 2、3 或 5 个选项，例如：

注意：当你在调查问卷中提出有关决定因素的问题时，这些问题通常会被转换为陈述。下面是一个将讨论问题转换为调查格式的例子：

小组讨论问题：对于 X 行为，您是否在意某个人的认可？

调查问题：您对以下陈述的同意程度如何？

我的医生和/或家人，或同龄人赞成我做 X 行为。

非常不同意	不同意	一般	同意	非常同意

现有调查（existing surveys）。你也可以使用现有的调查。表 9-4 是一个可能会用到的工具示例，已在低收入人群中得到验证，评估研究对象水果和蔬菜摄入的动机。

营养教育行动 9-1 给出了适用于年轻人的开放式问题示例，营养教育行动 9-2 中描述了与社区成员进行深入访谈的结果。表 9-5 总结了各种获取评估数据方法的优缺点。

表 9-4

评估低收入人群水果和蔬菜摄入量的社会心理指标工具

决定因素/理论结构	条目
感知益处[a]	我觉得多吃水果和蔬菜对我的身体有帮助。如果我不吃水果和蔬菜，可能会出现健康问题
感知障碍	我觉得水果太贵了 我觉得水果不一定能买到 我觉得准备水果很费时。家人不喜欢吃水果 我觉得水果不好吃（蔬菜的条目也类似）
感知控制[a]	在你的家庭中，谁负责购买食物 在你的家庭中，谁负责准备食物
自我效能[a]	我觉得我可以在下周的膳食计划或零食计划中加入更多水果。我觉得我可以把水果或蔬菜作为零食吃 我觉得我可以在砂锅和炖菜中添加更多的蔬菜。我可以在晚餐时吃两份或更多的蔬菜
社会支持[b]	是否有其他人鼓励你购买、准备和食用水果和蔬菜（孩子、伴侣、母亲、父亲、其他人）
感知规范[a]	我的家人认为我应该多吃水果和蔬菜 我的医生（或 WIC 营养师）告诉我应该多吃水果和蔬菜
意向：准备吃更多的水果和蔬菜[c]	我没有考虑多吃水果（编码为 1，考虑前期） 我正在考虑多吃水果（编码为 2，正在考虑） 我肯定在下个月计划吃更多的水果（编码为 3，准备行动） 我现在正试图吃更多的水果（编码为 4，开始行动） 我已经在每天吃两份或更多的水果（编码为 5，维持阶段）（蔬菜的条目也类似）
膳食质量	你如何描述你的饮食？（5 分制：非常差到非常好）

注：只显示本评估工具的选定条目。

[a] 1～3 分：不同意为 1 分，既不同意也不反对为 2 分，同意为 3 分。

[b] 对调查对象说明，根据情况勾选。编码：不=0，表示没有人支持；是=1，表示有一个人支持；是=2，表示有两个或更多人支持。

[c] 对调查对象说明，勾选一项。

Reprinted from Journal of Nutrition Education and Behavior 37, Townsend, M. S., and L. L. Kaiser. 2005. Development of a tool to assess psychosocial indicators of fruit and vegetables intake for two federal programs, Pages170-184, Copyright 2005, with permission from the Society for Nutrition Education and Behavior.

营养教育行动 9-1　开放式问题

　　以下问题用于评估社区大学项目中不同种族的年轻人（16～25 岁）对水果和蔬菜的看法：

- 你认为你每天能吃多少蔬菜？吃或不吃的原因是什么？答案各不相同，大多数人表示每天吃 2～5 份。回答"对身体有益"或"与健康相关"是每天吃水果和蔬菜的首要原因。
- 如果你了解到以下关于水果和蔬菜的真相（提供列表），哪一项最可能使你吃更多的水果和蔬菜？从列表中选出的位于前两个的选项是："吃水果和蔬菜使我拥有健康美丽的牙齿、牙龈、皮肤和头发"和"吃水果和蔬菜有助于降低我患慢性病的风险，如癌症、心脏病或脑卒中"。
- 什么会促使你多吃水果和蔬菜？新鲜、可及性高和可选择以及健康是提到的首要原因。
- 吃水果和蔬菜对你来说有多重要？71% 的人说它"非常重要"，21% 的人说它"有点重要"。
- 在餐馆餐厅就餐时，你吃水果和蔬菜吗？吃或不吃的原因是什么？70% 的人表示吃水果和蔬菜是出于口味或健康的考虑。不吃的人则是因为不新鲜和可获得性差（例如不提供水果蔬菜）。
- 你最愿意在什么时间多吃水果和蔬菜？早餐？午餐？两餐之间？晚餐？还是甜点时间？被调查者的回答各不相同，但倾向于午餐吃水果和蔬菜的受访者略多。
- 你喜欢通过什么途径获得营养信息？试吃、小册子、海报、课程、校园里的工作人员、健康诊所、广播和电视是目标受众接收信息的首选方法。

营养教育行动 9-2　健康落基山（赢在落基山），一个旨在创新和有效解决肥胖问题的研究、教育和推广项目

项目重点

项目的总体目标是通过改善个人对食物、身体活动和身体意象（body image）的态度和行为来提高个人的健康水平，并帮助社区建立促进和维持这些变化的能力。

评估

在制订本项目的各种营养教育计划之前，项目工作人员通过对 103 名成年人的广泛访谈和焦点小组讨论，收集了与身体活动、食物和饮食以及身体意象有关的谈话内容或生活故事，这些谈话被记录下来。使用基础理论确定了关键导语，并将其归纳为 146 个谈话的主题代码。

价值观或期望的结果

价值观是一个重要主题。与此相关的一个主要发现是，高效、努力工作和不浪费资源是人们的重要价值观或期望的结果。因此，诸如修剪草坪或做其他家务之类的身体活动受到重视。去健身房锻炼或只是去散步并不符合主流的价值观，因为与正在完成工作的活动或与家人或社区一起做的其他事情相比，这些活动是"浪费"时间的行为。

同样，浪费食物被视为违反了不浪费资源的重要价值观。"光盘"和不浪费食物是大家心目中非常重要的价值观。

他人的力量

该研究还发现，他人的观点对个人的身体和机能的感受具有深刻的影响，而且往往会影响终身。这些感觉反过来又能促进他们的认同感，影响他们的生活方式和远期健康。因此，访谈表明，营养专业人员需要创造支持他人的社会环境，特别是年轻人的社会环境，而不是批评和伤害他们。尊重不同的体型也非常重要。

表 9-5

了解受众的各种方法及优缺点

	优点	缺点
对现有信息的回顾		
对研究或调查文献的回顾	快速、廉价、不具威胁性	不是针对目标受众的信息
国家调查和监测数据、调查	快速、廉价、不具威胁性	不是针对目标受众的信息
查阅预期受众的现有记录	针对目标受众的信息；快速、廉价、对目标群体不具威胁性	受数据质量、数据范围的限制
对目标受众的调查		
电话	针对群体的信息；有机会详细了解感知和实际的需求	昂贵；需要对调查员进行广泛的培训；没有电话或未登记电话号码的人会被遗漏
群体问卷调查	快速、廉价；针对目标受众的信息	必须设计和测试调查工具
互联网问卷调查	传播速度快，成本低；针对目标受众的信息；受到大多数受众的喜欢	必须设计和测试调查工具；必须以低廉的价格提供适当的在线程序；必须提供参与者的联系信息；那些无法使用计算机的人会被忽略
邮寄问卷调查	是针对目标受众的信息；有机会获得更真实的答案	低文化水平的受众可能会被剔除；与面对面的访谈相比，回答不那么开放；费用适中；获得信息的时间延迟；应答率可能较低
个人访谈		
非正式的	是针对目标受众的信息；花费少	不系统
正式的面对面访谈	是针对目标受众的信息；对目标受众全面深入地了解	昂贵；需要对调查员进行大量的培训；耗费时间
小组会议		
小组讨论	成本相对较低，速度快	参加的人可能没有代表性；没有足够的时间让人们公开表达他们的想法或需求
焦点小组	提供关于信念、情绪和态度的详细信息	需要对调查员进行培训；费用昂贵
观察	准确的行为信息	昂贵；可能对调查对象产生侵扰；如果了解观察结果，可能改变被观察的行为

检查练习

请为 10 年级的学生制作一堂健康课程，他们生活在一个食物丰富的社区，那里有大量的街角商店和快餐店，但很少有提供新鲜食物的超市或餐厅。老师想让你上两节课，行为改变目标是吃水果和蔬菜。老师告诉你，他们不喜欢被调查，因为他们觉得不真诚。他们喜欢谈论真实问题并能够倾听的人。思考一下你想了解的激励和促进因素，并为拟定小组讨论问题，让学生谈论他们的感受以及生活中的真实问题和担忧。创建一个包含两列的表格，第 1 步，列出学生所说的内容；第 2 步，把他们所说的内容与特定的决定因素相对应。确保你问的问题足够多，每个问题至少有 3 个激励和促进因素。

完成营养教育 DESIGN 程序第 2 步：探索决定因素模块

在本模块中，将从你的受众、人群和相关文献中详细探讨你的课程或干预所选择的行为改变目标的社会心理决定因素。

第 2 步模块由以下部分组成：

- 社会文化环境、生活阶段，以及受众或人群生活的其他方面的描述。
- 促使改变并促进受众或人群实现行为改变目标的具体决定因素清单。
- 受众的个人和社区资源或优势的描述。他们在做哪些对的事情？

本章提供了如何完成该模块的过程。现在将信息输入到第 2 步的空白表格"探索决定因素模块：第 2 步"中，该模块位于第四部分营养教育 DESIGN 程序工作表：教育计划，在那里可以记录你的发现。完成模块的案例研究也在第四部分中，该部分提供了一个如何完成模块的案例。

完成第 1 步和第 2 步后，你应该完成了以下内容：

- 课程或干预措施所确定的高度优先的行为改变目标。例如，改善低收入妇女的食品安全行为。
- 心理社会决定因素是潜在激励或促进所选行为改变目标的决定因素。这个列表应该很长（例如，8～12 项）。之后，你将根据证据和选择或创建的基于理论的模型对其进行优先级排序，以指导第 3 步：选择基于理论的模型的课程或干预。这些决定性因素将成为以后编写指导创建活动教育目标的基础。

案例研究 营养教育 DESIGN 程序的实践——第 2 步：探索行为改变目标的决定因素

在第 8 章案例研究的第 1 步确定行为评估中，营养教育工作者和团队选择了"有所控制：健康饮食，保持健康"作为干预的主题。团队为他们的中学生受众确定了以下 4 个行为改变目标：

- 减少含糖饮料的摄入。

- 增加水果和蔬菜的摄入。
- 减少过度加工、包装、高能量密度零食的摄入。
- 增加身体活动。

在这一步中，我们探讨了行为改变目标的社会心理决定因素。在设计完整的干预措施时，营养教育工作者需要分别探索和确定所有 4 种行为的改变动机和促进因素，因为这些因素不可能对所有行为都是一样的。例如，多吃水果和蔬菜的动机和促进因素可能与减少含糖饮料摄入的动机和促进因素不同。在营养教育工作者及其团队为这项干预措施创建的简短调查工具中，分别询问了所有这 4 种行为的情况。考虑到学校日程安排的限制，为了解青少年的行为而进行的简短调查也包含有关行为决定因素的问题。调查完成后的讨论中，询问了学生的想法和感受，即什么原因会促使他们吃更多的水果和蔬菜，以及促进这种行为改变的原因。该工具和讨论指南使用了理论来构建问题。

注：第 8 章末尾的案例研究中给出了案例研究调查工具和讨论指南。如果你所在的大学希望将这种干预变成一项研究，可能会使用或修改本章中描述的这种经过验证的工具，以探索所选行为的动机和促进因素。

出于篇幅原因，在第 2 步探索案例研究的决定因素模块中，我们只关注 4 种行为中的一种，即多吃水果和蔬菜。因此，我们只描述评估过程，并且只报告营养教育工作者及其团队对可能增加这些中学生食用更多水果和蔬菜行为的决定因素进行的综合评估。

改变的决定因素是理论与营养教育实践之间的桥梁

虽然选择干预的行为改变重点和确定改变的具体决定因素的综合过程看起来很耗时，但这可能是在实践环境中创造有效的营养教育学习经验的最关键步骤。这些决定因素将成为项目中教育策略和活动的目标。除了提供重要的数据外，受众评估还可以成为与受众参与者建立融洽关系的有用工具。如果经过深思熟虑，对受众的良好评估可能会揭示出对参与者的先入之见。当群体参与者和教育者能够开诚布公地交流，并尊重对方的人格时，营养教育将取得最为成功的结果。一个全面的评估过程可以帮助建立这种关系，并为创建既重要又能满足受众的需求和愿望的营养教育提供基础。

问题和活动

1. 在上一章中，你确定了要解决的问题，还确定了行为改变目标，这是干预的重点。为什么在创建教育课程活动之前，确定这些行为改变的潜在决定因素很重要？

2. 本章建议你使用基于理论的决定因素作为创建询问受众或人群问题的框架。你认为这是帮助还是限制？为什么？

3. 在对受众进行评估之前，先找两三个在饮食或活动模式上有所改变的人练习一下这个程序。请他们解释是什么促使他们做出了改变。也问一下是什么原因使之变得困难。把答案写下来。你能从他们的回答中找出他们的社会心理决定因素是什么吗？以表 9-1 为例。现在在问他们，他们是否觉得自己需要通过知识和技能进行改变；如果没有，那他们需要什么？

4. 当你回顾行为改变的潜在社会心理决定因素的几种评估方法时，你认为哪些方法对你心目中的或将要合作的受众有用？为什么？分别说一说优点和缺点。

参考文献

Appleton, K. M., A. Hemmingway, L. Saulais, C. Dinnella, E. Monteleone, L. Depezay, et al. 2016. "Increasing vegetable intakes: rationale and systematic review of published interventions." *European Journal of Nutrition* 55: 869–896.

Baranowski, T., E. Cerin, and J. Baranowski. 2009. "Steps in the design, development, and formative evaluation of obesity prevention–related behavior change." *International Journal of Behavioral Nutrition and Physical Activity* 6:6.

Baranowski, T., L. S. Lin, D. W. Wetter, K. Resnicow, and M. D. Hearn. 1997. "Theory as mediating variables: Why aren't community interventions working as desired?" *Annals of Epidemiology* 7: 589–595.

California Project LEAN, California Department of Health Services. 2004. *Community-based social marketing: The California Project LEAN experience.* Sacramento, CA. Author. http://www.californiaprojectlean.or

Contento, I. R., J. S. Randell, and C. E. Basch. 2002. "Review and analysis of evaluation measures used in nutrition education intervention research." *Journal of Nutrition Education and Behavior* 34: 2–25.

Kreuter, M. W., S. N. Lukwago, R. D. Bucholtz, E. M. Clark, and V. Sanders-Thompson. 2003. "Achieving cultural appropriateness in health promotion programs: Targeted and tailored approaches." *Health Education and Behavior* 30(2): 133–146.

Kreuter, M. W., C. Sugg-Skinner, C. L. Holt, E. M. Clark, D. Haire-Joshu, Q. Fu, A. C. Booker, K. Steger-May, and D. Bucholtz. 2005. "Cultural tailoring for mammography and fruit and vegetables intake among low-income African-American women in urban public health centers." *Preventive Medicine* 41: 53–62.

Liou, D., and I. R. Contento. 2001. "Usefulness of psychosocial variables in explaining fat-related dietary behavior in Chinese Americans: Association with degree of acculturation." *Journal of Nutrition Education and Behavior* 33: 322–331.

Pelican, S. F. Vanden Heede, and B. Holmes. 2005. *Let their voices be heard: Quotations from life stories related to physical activity, food and eating, and body image.* Chicago, IL: Discovery Association Publishing House

Pelican, S., F. Vanden Heede, B. Holmes, L. M. Melcher, M. K. Wardlaw, M. Raidl, B. Wheeler et al. 2005. "The power of others to shape our identity: Body image, physical abilities, and body weight." *Family and Consumer Science Research Journal* 34: 57–80.

Petrillo-Myers, M., H. Lee, P. Koch, and I. R. Contento. 2009. "Middle school students' reasons for selecting specific obesity risk reduction goals: Mapping to potential mediators from theory." *Journal of Nutrition Education and Behavior* 41(4S): O38.

Shaikh, A. R., A. L. Yaroch, L. Nebeling, M. C. Yeh, and K. Resnicow. 2008. "Psychosocial predictors of fruit and vegetable consumption in adults: A review of the literature." *American Journal of Preventive Medicine* 34(6): 535–543.

Suinn, R. F., K. Rickard-Figueroa, S. Lew, and P. Vigil. 1987. "The Suinn-Lew Asian self-identity acculturation scale: An initial report." *Educational and Psychological Measurement* 47: 401–407.

Townsend, M. S., and L. L. Kaiser. 2005. "Development of a tool to assess psychosocial indicators of fruit and vegetables intake for two federal programs." *Journal of Nutrition Education and Behavior* 37: 170–184.

Wardlaw, M. K. 2005. "New you/health for every body: Helping adults adopt a health-centered approach to well-being." *Journal of Nutritional Education and Behavior* 37: S103–106.

第 10 章

选择理论、理清干预理念与内容：第 3 步

概述

　　研究表明，以理论和证据为基础的营养教育更有效，这是营养教育成功的第 3 个要素。对受众人群有了透彻了解之后，营养教育工作者就可以利用已掌握的信息和社会心理学文献中的相关证据，在现有理论基础之上选择 / 建立一个合适的理论模型，以便更有效地指导营养教育课程或干预中的行为改变策略和教育活动的设置，推进行为改变策略和教育活动。这也是考虑你的教育理念、对食物和营养内容的观点和看法、干预背后的假设等的时候。本章的案例研究将为"第 3 步：选择理论模型，为营养教育过程提供指导"。

本章大纲

- 初步规划
- 选择并构建一个适当的"理论模型"
- 理清课程或干预的教育理念
- 阐明干预措施中如何考虑食物与营养相关问题的观点
- 阐明干预措施中对于如何利用各方面教育资源的看法
- 思考营养教育工作者的需求和方法
- 总结反思
- 完成营养教育 DESIGN 程序第 3 步：选择理论模型模块
- 案例研究　营养教育 DESIGN 程序的实践——第 3 步：选择理论、理清干预理念与内容

学习目标

本章学习结束，你应该能够：
- 选择一个适当且相关的理论模型并进行适当调整形成适合本次营养教育的新理论模型，以指导课程或干预的设计
- 了解营养教育工作者自身的教育理念如何影响营养教育

的本质
- 确定营养教育工作者自身对如何解决营养和食品问题的信念和观点

初步规划

　　作为营养教育工作者，你现在已经完成了对受众的全面评估，已准备好开始着手制订营养教育计划。例如，你已经

了解了一组全职、低收入、单身母亲的信念、态度和技能情况，也找到了她们还需要哪些技能才能让她们形成良好的育儿食养实践，达成干预目标；你也很清楚在她们的家庭、社交圈、文化和社区背景下面临的挑战。又或者，你见过这样一群青少年：如果健康饮食模式可以帮助他们在运动中有更好的表现的话，他们可能会渴望采取更健康的饮食模式。再

或者，你在门诊遇到部分成年男性，他们对于"做出一些必要的改变来预防糖尿病"这件事没什么信心。了解掌握这些内容对于规划有效的营养教育是首要的一步。在有了上述了解的基础上，先做初步规划很重要，之后再做营养教育工作者喜欢做到极致的一些事，例如准备演示文稿（ppt/幻灯片）、组织有趣的活动、开发极具吸引力的网络程序等。

在初步干预规划中，你需要：

- 选择适用的行为改变理论，或以现有模型为基础创建一个新的理论模型，用于指导课程或干预工作的开展。
- 选择适合目标受众的教育方法，理清你的教育理念。
- 理清你对营养内容和相关问题的看法。

图 10-1 提示我们目前处于 DESIGN 程序的第 3 步，并概述了这一步的任务及可获得的成果。

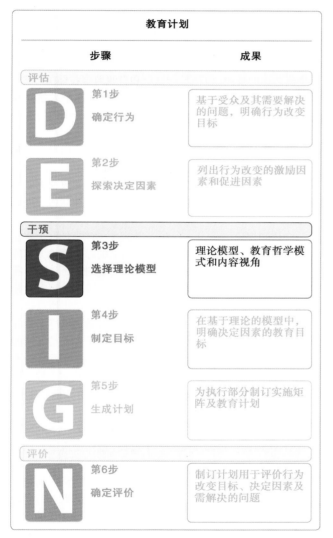

图 10-1 营养教育 DESIGN 程序——第 3 步：选择理论模型

完成这个首要步骤后，你就可以针对已确定的可改变的行为改变决定因素编写教育目标；还可以针对这些决定因素，选择适当的、以理论为基础的行为改变策略，以指导创建相关的教育活动。

选择并构建一个适当的"理论模型"

你从第 2 步开始了解受众现在已经基本掌握了拟干预的行为改变目标的相关行为信念、动机和技能情况，这也是促使受众达到行为改变目标的潜在决定因素，是营养教育活动所针对的直接目标。不过，仅仅知道这些信念、动机和技能是远远不够的，行为理论可以帮助你将它们嵌入一组有意义的、适用于营养教育的行为改变的预测因子中，为"解决什么问题"和"如何解决问题"提供一种工具或思维导图。所以，在开始营养教育之前，创建用于干预或课程设置的基于理论的模型至关重要。

在选择理论或根据受众行为改变的决定因素创建模型时，需要考虑下列因素：

- 受众处在行为改变的哪个阶段。根据前面收集的信息判断目标受众是那些尚未意识到或缺少行动动力的人，还是已经有动力但需要更多技能和某些资源才能促使他们按照自己动机采取行动的人？因此，干预的目的旨在增强意识、促进积极思考、增强采取行动的动力吗？还是加强采取行动的技能和能力？
- 适合为受众选定的行为改变目标的理论的证据强度。本书第一部分已经介绍了各种理论证据的特征，不过最好能通过综述相关文献来选择适合目标受众行为改变的具体理论证据。
- 行为改变目标的决定因素的证据强度。在第 2 步确定了特定的社会心理影响或决定因素，如果将其作为针对受众开展的干预或课程的行为改变目标的决定因素，证据是否够强？例如，哪些特定的行为改变决定因素能有效帮助孕妇增加水果和蔬菜消费或青少年食用更多高钙食物（Baranowski，Cerin，and Baranowski 2009；Diep et al. 2014）。

针对每个决定因素制订的行为改变策略和教育活动都需要花费大量的时间、精力和其他资源，受众也要投入相应的时间和努力，因此营养教育工作者需要仔细甄选所要使用的理论模型，所选模型要尽可能涵盖大多数可能作为干预措施中行为改变预测要素的理论决定因素。

社会文化背景下的社会心理学理论

作为营养教育工作者，我们的受众的年龄、文化背景和社会经济环境等各不相同，例如作为新移民的受众，可能正处在不同的文化适应阶段，如何将理论应用在这种多元环境中？正如我们在第 4 章中详细讨论的那样，文化和社会环境等外部因素会被每一个个体内化和解释从而影响他们的行为，因此，文化和社会情境作为主观文化和主观社会情境，不仅存在于"外面"，也存在于"里面"。内化了的信念和感受变成了人们社会心理的组成部分，从而成为社会心理学理论中所指的行为决定因素。例如，如果一种文化认为机会、命运和上帝是健康、疾病和康复的主要影响因素，那么这种文化信念影响个体的社会心理决定因素，可能降低人们对个人能动性和行为控制的感知和自我效能。又比如说，如果人们的行为变化对家庭的影响比对他们自身的健康影响更大，可能会转变成较为牢靠的个体社会规范。谨记，在创建基于理论的模型时要考虑文化的影响。

社会心理学理论对激励受众特别有用

如果目标受众大多没有意识到或不太有兴趣参与干预行动以达成干预目标，那教育目标就应该定在增强意识、促进积极思考、激发动力、帮助受众理解和解决矛盾情绪、激活自主决策、促成采取行动意识的形成。如前所述，信念和态度，包括感觉和情绪，是行动动机的核心。对个体来说，动机形成是深思熟虑、认真思考的阶段，此时开展营养教育的作用就是帮助来自不同家庭、处于不同文化和社团背景下的个体理解"为什么"要采取行动，包括激励课程和材料或健康宣教活动，我们将其称之为"为什么要采取行动"的营养教育。

第 4 章详细描述了以下理论，这些理论可以作为指导设计有关增强行动意识、激发动力等活动及信息的有力工具。这一阶段所期望得到的结果是：受众在积极思考、审慎决策的基础上形成行动意识。当然，受众可以做出不采取行动的决定，营养教育工作者对此也要持尊重态度。一旦人们决定并做好准备时，他们将会采取行动。请注意，这些具体的理论并不是指导我们如何将意向转化为实际的行为，此处仅对动机理论做简要总结，以说明它们的用法。适用于将意向转化为实际行动的相关理论随后介绍。

- 健康信念模型关注个人对健康风险，以及采取行动降低风险的信念和障碍的感知，特别适用于为关注健康的受众和强调健康的场景设计营养教育。健康信念模型不提供将动机转化为行为改变的指导，它更适用于对小团体的短期干预，或者以各种媒介为载体且不便于跟踪随访的干预。此模型对成年人最有用。详见第 4 章的表 4-1 和图 4-2。
- 计划行为/理性行动方法理论能够帮助我们理解更宽泛的行为改变决定因素，例如，受众对行为改变目标的期望，不仅包括健康期望，还包括实施的便利性、成本和偏好，这些因素共同影响到他们的态度。此理论还能够帮助我们了解社会环境中其他的影响因素，以及人们是否感觉到他们对行为的控制力或实现行为改变目标的自我效能（Fishbein and Ajzen 2010）。详见表 4-2 和图 4-3。此理论能提供指导性建议，帮助将行为意向转化为实施意向或行动计划，但并未明确说明该如何改变行为和维持这种改变，因此，这是一个应用很广的理论，适用于小团体，以技术或媒体为干预措施，以增强行动动机和促成行动计划却无法进行随访的短期干预。此理论适用各种受众，包括儿童和成人。
- 计划行为扩展理论包括计划行为理论及其之外的一些动机决定因素，既有受众对行为改变预期结果的信念，也有受众对行为改变目标、道德和社会规范、自我描述（self-depictions，如自我认同和其他自我表征）的感受。由此可见，这一理论侧重于关注更广泛的动机。详见第 4 章中的图 4-4。与计划行为理论一样，计划行为扩展理论也可

以为将行为意向转化为实施意向及行动计划提供的指导，也同样不是如何采取行动和保持改变的详细指导。计划行为扩展理论非常适合于设计旨在增强动机、促成行动计划、却无法随访的干预措施。此理论对儿童和成人都有用。

对激励受众、增强采取行动能力特别有用的理论

对所有人来说，将动机、意向转变为行动都不容易，而帮助个体增强行动能力也是营养教育的一项主要任务。为此，重点在于提升个人能力，执行与食物有关的行动或有意识地改变他们的饮食行为。有强烈意向的人会很快形成实施意向或制订简单的行动计划，而那些意向薄弱的人则可能需要一些提醒或行动线索。

在这一阶段，食物与营养方面的知识和技能，包括选择食物和制备食物的知识和技能很重要。酌情对技能进行客观评估也很重要，评估的重点在于获取"如何采取行动"的知识和技能。此外，自我调节技能或者能够左右自己行为并做出审慎选择的技能（包括目标设定和自我监督技能）对于个体根据自己的动机和意向选择采取行动并表达个人能动性的能力也非常重要。我们将其称为"如何采取行动"的营养教育。

很多情况下，营养教育课程或项目计划的目的旨在增强行动动机和培养行动技能，包括"为什么采取行动"和"如何采取行动"的教育。下面对基于激励和促进行为改变决定因素的理论进行简要概述（详见第 5 章），重点描述如何应用这些理论：

- 社会认知理论（social cognitive theory，SCT）是一个建立在广泛的激励和促进决定因素基础上的综合理论。SCT 涵盖了结果预期（行为的预期结果）、物理、社会和自我评估等方面的激励因素，能通过强调自我效能、行动目标设定/行动计划和自我调节技能（有意识地做出所需选择并付诸行动的技能），为将动机转化为行动提供广泛指导（Bandura 1997，2001，2004）。SCT 强调了个人与其所处环境的相互作用及相互影响，因此必须考虑环境这一要素。参见第 5 章的表 5-1 和图 5-1。SCT 理论对于旨在增强动机且有可能追踪参与者的课程或干预项目非常有用。它适用于儿童和成年人。
- 健康行动过程取向理论（health action process approach，HAPA）强调了行为改变是一个过程，包括动机阶段和行动阶段（Schwarzer et al.2007；Schwarzer and Luszczynska 2016）。它可以为营养教育的两个阶段提供指导，强调动机阶段的感知风险和结果预期（行为的预期结果），行动阶段的规划过程，以及贯穿两个阶段的自我效能，即陈述意向、制订行动计划、发起行动改变并维持行动的能力。见第 5 章的表 5-2 和图 5-2。如果教育活动能帮助激发参与者的动机、继而有助于促使他们开始行动，并维持行为改变，无论是独立的课程还是长期的干预都被认为是最有效的。HAPA 对于以增强受众动机为目的、有条件追踪参与者的干预项目都非常有用，因此是大多数情况下设计营养教育的实用指南。

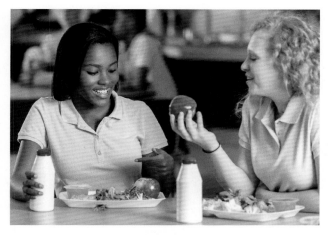

营养教育能帮助改变社会规范
© SDI Productions/E+/Getty Images.

> 理论模型：因为有些理论框架被称为理论，而另一些则被称为模型或方法，为了简便起见，本书统一采用术语"理论模型"。

适用于营养教育的综合理论模型概述

因为许多决定因素是众多理论模型所共有的，所以美国医学研究所［Institute of Medicine（IOM）2002］的一个委员会建立了一套通用的行为改变决定因素综合模型，该委员会由创建健康信念模型、计划行为理论、社会认知理论等理论的核心研究人员组成。在这个综合模型的基础上，汇总研究结果发现，行为改变的发生经历了动机和行动两个阶段，可以创建一个综合模型来说明决定因素是如何共同激发行为动机并促进行为改变的，如图 10-2 所示，决定因素按动机决定因素和促进行为改变决定因素分类显示。

综合模型及证据表明，无论采取什么方式的干预，包括（一节或多节）课程、书面材料、应用程序、社交媒体或基于新技术的干预，如果首先进行激励活动，那么营养教育干预措施将变得更有效，因为这有利于激发行为意向，继而获取与食物和营养、心理有关的行为改变技能，由此启动行为改变。行为意向是连接动机阶段和行动阶段的桥梁（Lhakhang et al. 2014），适当的技能练习有助于维持行为改变。因此，综合模型为设计兼顾行动动机与实施效果的营养教育提供了指导。

图 10-2 的左侧是社会心理学理论中引发行为改变的关键动机，进而达成行为意向，右侧是促进行为开始和维持行为的关键决定因素。方框中的数字表示决定因素来源于哪个理论。

与社会认知理论一样，综合模型同样强调了自我效能和计划的重要性，需要注意的是，在饮食改变过程中会存在不同类型的自我效能和计划。综合模型还强调了环境中社会结构因素在影响食物选择和饮食行为改变方面的重要作用，

第 15 章介绍了营养教育如何将这部分影响纳入其中。

请注意，营养教育工作者不能期望干预措施可以包罗万象，也不能期望可以囊括绝大多数的决定因素。营养教育可以从不同的深度和广度去处理动机阶段和行动阶段的活动，说明"为什么做"和"如何做"。也就是说，干预或课程可以从激发动机的活动开始，以如何行动来结束（Lhakhang et al. 2014）。各个环节都要相对简短，你不可能解决所有类别的每个决定因素，只需要选最重要的。又或者，将这些活动分散在几节课程中，也可穿插在直接或间接的活动中，通过大众媒体进行健康传播，将强调"为什么做"的知识与"怎么做"的操作技能组织在一起授课。

综合模型是详细具体的，由源自主流社会心理学理论的决定因素组成，但是简洁明了，可以作为一个概念性的综合框架，代表了可用于指导营养教育设计的决定因素集合。

构建理论模型用于干预实施

设计课程或干预措施时，健康教育工作者可以参考本章讲述的各种理论模型，考虑如何将之应用于营养教育，并根据评估结果和文献证据，构建出恰当的、具体的理论模型。

下面是构建理论模型的步骤：

1. 回顾现有的理论模型。查看在第 2 步收集的有关行为改变的决定因素信息，并记录在本书末尾的 DESIGN 工作表第 2 步：探索决定因素模块中。对于你干预的行为改变目标，受众是否主要处于思考或行动前阶段？如果是，可以考虑选择合适的动机理论，如果特别强调健康状况，可以考虑采用健康信念模型；如果重点关注不同食物选择的多样性和饮食行为，可以考虑采用计划行为理论、理性行动方法或其扩展理论。受众是否处于非常积极的态度在等待知识和技能了？如果是，可以使用一种专注于行为改变策略或技术的理论。例如社会认知理论，它强调了行动目标设定、自我监督和某些自我导向式行为改变的技能。请注意，如果参与者出现在了你的课堂，说明他们可能已经具备了一定程度的动机。然而，在许多情况下，他们可能是被推荐或被要求参加的，这时，他们的动机还不算太强，还需要一些激励措施来加以强化。因此，很多课程需要同时关注动机和技能的提高，健康行动过程取向理论非常适合。

以上这些对于如何激励受众和促进采取行动能力的理论总结非常有用，可有助于确定该考虑哪些理论。

2. 选择与决定因素最契合的理论模型，根据你在第 2 步的评估和文献证据进行选择。仔细回顾第 4 章（表 4-1 和表 4-2 以及图 4-2、图 4-3 和图 4-4）和第 5 章（表 5-1 和表 5-2 以及图 5-1 和图 5-2）介绍的 5 个理论模型，看看哪一个与决定因素最为匹配。本章末尾的案例研究模块和工作表中复制了关键的理论模型图表，以便进行规划。

现成的理论模型也可能并不完全和你确定的决定因素相匹配，为此，你需要修改现有理论，构建更适合你计划采取的干预措施的理论模型。还要注意，各种社会心理学理论都会共有很多决定因素，从而相互重叠，营养教育工作者有时很难抉择选择哪一种模型最合适。

3. 根据现有理论创建符合所需的理论模型。任何课程

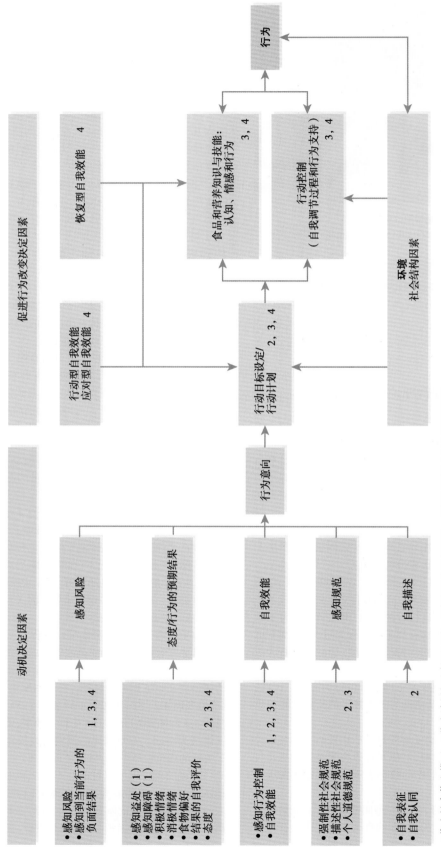

图 10-2 营养教育理论模型的整合

1代表健康信念模型；2代表计划行为扩展理论；3代表社会认知理论；4代表健康行动过程取向理论

或应用技术或媒介的干预项目，都可能无法解决既定理论中的所有决定因素，或并不都适用于你的行为改变目标和受众。因此，需要考虑干预时间、可提供的课程数量，以及可用资源来确定将要改变的决定因素数量和种类。尽管很可能会因为目标而修改现有理论，但是要尽可能保持所选模型的真实性，这一点很重要。因此，某些决定因素必须要保留在模型中，而有些决定因素可以删除，一些来自其他理论的决定因素也可被添加进来，最终为受众定制一个理论模型和行为改变目标，要注意考虑以下一些内容：

- 对于大多数受众而言，感知风险、结果预期（行为的预期结果）和自我效能是最能预测行为改变的激励因素，且能激发行为意向并制订简单的行动计划，你可能已经在文献回顾和评估信息中发现自己的受众也是如此，这 3 个决定因素在多个理论中都有涉及。从图 10-2 可以看出，关于健康和食物选择方面的行为结果预期的信念是所有社会心理学核心理论的共同决定因素，本文将对此进行讨论。积极的信念通常被标记为感知益处；消极的信念通常被标记为感知障碍。与感受或情绪相关的结果预期（行为的预期结果）可以是参与目标行为改变的预期满意度，也可以是未参与的预期遗憾度。受众在谈到某些预期结果时会认为很重要，有些则不然；又或对于受众来说，计划行为理论或者理性行动方法的社会规范更重要。无论如何，这些都是社会认知理论的结果预期范畴。回顾受众的文化背景将会影响对重要决定因素的判断以及这些重要决定因素的内容。

- 也许受众会表示，就他们的文化而言，自我认同也很重要。这是计划行为扩展理论所独有的。

- 假设针对一个既定行为你只能开设一次课程或一个在线活动（它也可能是一系列课程或在线活动的一部分，每次针对一种行为），并且没有办法随访受众，那么在课程设计中需要关注动机决定因素的模块，即"为什么要采取行动"，并在结束时强调实施意向或行动计划。你可能还想提供一些"如何采取行动"的内容来提高食物和营养的行为技能（行为能力），那么你可以选择计划行为扩展理论，从社会认知理论汲取一些食物和营养知识的促进决定因素，从而建立起自己的理论模型。

- 或许受众（或相关文献）已经表明了需要食物和营养知识领域的技能和/或有关行动与应对目标、计划和自我调节技能的社会心理学技能，这时，可以使用社会认知理论。

- 或许你要为改变一种行为设置几次课程，或者将多种行为串联在一起，这时可以随访参与者是否执行了他们的行动计划，并帮助他们自我监督进展，维持他们做出行为改变的决心。这种情况下，可能需要选择健康行动过程取向理论。

- 又或者评估表明，受众大多处于行为启动和维持阶段，那大部分时间用在自我导向行为技能训练上是最为有效的，如目标设定、自我监督、自我奖励或争取社会支持，此时，健康行动过程取向理论最为有用；如果评估表明受众还需要一些类似考虑食物偏好的动机决定因素，那么可以选择社会认知理论或健康行动过程取向理论，并从计划行为扩展理论中再选择一些决定因素。

> 在你计划开展的系列课程或干预中，根据第 2 步收集到的受众信息和文献依据，选择最适合的理论模型，并将之应用于既定的行为改变目标和受众。可以考虑只使用那些能预测受众行为变化的决定因素，或从其他理论模型中选择特别的补充决定因素，并将其整合到模型中，此即为你的干预特别定制的理论模型。

理清课程或干预的教育理念

无论选择了什么行为理论，你在选择设计营养教育课程或干预方法时，以及如何将行为理论转化为教育实践时，在很大程度上都会受到自己营养教育理念的影响。因此，在开始设计之前明确教育理念是很重要的。作为一名具有自然科学背景的营养教育工作者，你可能不会认为自己在工作中会用到哲学理念，但实际中确实会用到。

营养教育、健康教育、相关的卫生专业、社会工作等类似专业，通常被描述为"帮助型"职业。当然，这会让营养教育工作者陷入两难境地，因为营养教育工作者"帮助"的愿望，与参与者个人能动性或自主意识之间存在一定的差距。对营养专业人士来说，了解如何提供帮助的理念尤为重要。

帮助和教育：问题由谁负责，解决方案由谁负责？

1982 年，Brickman 及其同事提出了一些解决这些问题的方法，1990 年，Achterberg 和 Lytle-Trenkner 对此进行了详细阐述。针对营养教育，要思考谁对问题负责（即谁对当前的状况负责，比如对一个 2 型糖尿病或肥胖症患者而言），谁对解决方案负责（即谁来控制未来的事件发展），因此要确定"帮助"或"教育"的含义。

Brickman 的帮助模型

基于责任归属，Brickman 及其同事提出了 4 种帮助模型（表 10-1）：

- 医疗模型（medical model）。个人不对问题或解决方案负责，这种哲学视角被称为医学模型，因为在这种情况下，个人的健康状况（如高血压）及其解决方案都不被视为个人的责任，个人需要专业人士的治疗，可能会用到药物。很多专业人士和小组参与者喜欢这种医疗方法，因为它似乎承诺了一种快速的解决方案，该方案允许人们接受帮助，而不会因为自己的病情而受到指责。它可能是某些情况或条件下的适用模型，尤其在医疗条件（如糖尿病）相对紧急的情况下。然而，应该指出的是，医疗模型是一种带有普遍家长作风的特例。在这种模型中，营养学家是占主导地位的专家人物，他们拥有信息，往往掌握着控制决策的权力，留给受众的自主空间则很少（Achterberg and Lytle Trenkner 1990）。使用这种模型的教育可以是强制性的，因为参与者可能没有被告知可接

表 10-1

帮助模型

对问题负责的程度	对解决方案负责的程度	
	高	低
高	道德模型（需要动机）	启发模型（需要行为准则）
低	补偿模型（需要控制力）	医疗模型（需要治疗）

Data from Brickman et al. 1982.

受的替代方案，也无法选择他们希望采取的行动方案（如果有的话）。即便可能是有益的，这种模型会使参与者产生依赖性。

- 道德模型（moral model）。个人对问题和解决方案负责，此种哲学视角是医学模型的对立面。这一模型下，个人对他们所出现的问题及解决问题的方案负有全部责任，大家普遍认为他们具有极大的自控力，但需要动机。在一个选择自由的社会中，比如在一个能提供许多食品的超市中，个人被认为应该可以管控自己的食物摄入，因此，他们的健康状况是他们自己选择和行为的结果。此模型下，营养教育工作者的作用就是增强动机。然而，这种模型会导致"人的指责（person blame）"，即人们会因自己的疾病（如心脏病）而受到别人指责，人们很容易忽视的一个事实是，遗传因素会影响健康，与食品营销系统和社会条件有关的环境压力也会影响健康，这会促成行为的形成与固化，而资源条件也会限制许多选择。

- 启发模型（enlightenment model）。个人对问题负责，但不负责解决方案。从这个哲学视角来看，个人能认识到并接受他们的生活方式和健康行为导致了问题后果（体重增加、高血压或 2 型糖尿病），但却感觉对此无能为力。他们需要了解自身问题的本质，需要开导和行为准则，而某些外部力量往往可以提供。因此，参加暴食者匿名组织（Overeaters Anonymous）的人认为他们对自己的暴饮暴食或体重问题负有责任，但需要外部权威人士或支持团体帮助他们控制行为和生活。

- 补偿模型（compensatory model）。个人不对问题负责，但对解决方案负责。这种情况下，个人不会因为他们目前的状况或问题而受到指责，但却要为解决这些问题负责，他们必须补偿或应对他们遇到的特定问题。从哲学视角看，个人的问题不是他们自己造成的，而是由于他们的社会环境未能提供给他们应得的商品和服务，例如营养健康食物或教育的可获得性。因此，他们需要控制力（power）。营养教育工作者的作用是为他们调度资源或帮助他们获得个人和集体效能的技能，以及有效地处理环境问题以获得他们需要的东西的自主权。

在这些模型中，Brickman 及其同事更喜欢补偿模型，因为它是唯一能解决营养教育工作者所面临的困境的解决模型：它证明了帮助或协助行为的合理性（因为个人不对他们的问题负责），但仍然让个人对他们的生活有积极的控制权（因为如果他们愿意，他们有责任使用这种帮助来找到解决方案）。他们还指出，卫生专业人员（营养教育工作者）和目标受众对特定干预的结果预期相同，且对干预的看法具有相同的哲学视角，这一点非常重要的。至少，他们需要了解彼此的哲学视角并解决存在的期望差异。

人有自由意志

除此之外，人类具备能动性和自由意志。人们不仅会做出反应，还会采取行动（Bandura 2001）。意志自由或者选择的能力使得人类在世界上占有独特的地位，也使得人类拥有自尊。行为受到许多理性和非理性因素的影响，这使得行为改变很难被预测。生活中，个人应该有"选择自己动机、信仰和目标的自由，以及在能够选择的范围或可能实现这些目标的备选方案中进行选择的自由"（Achterberg and Lytle-Trenkner 1990）。营养教育工作者可以着力于与人们进行沟通，参与讨论对他们自己、家人、社会而言，他们所认为的最有意义的生活方式，可以讨论的问题包括"减肥真的可以帮助你实现自己设立的目标吗？""它如何影响我的家庭？"或者"身体健康是我生活的重要目标吗？"Buchanan 提议，营养教育工作者和参与者应该"充分参与对话、审议和辩论，以期找到共同合作的方式，使这个世界更美好"（Buchanan 2004, p. 152）。

实践中的"帮助"

在实践中，无论是面对面干预还是通过其他媒介的干预，受众可能会是需要激励的人、需要能力和技能的人、两者都需要的人。因此，在行为改变进程中最好将两阶段内容相互渗透，营养教育工作者或营养教育干预措施根据家庭、文化和社区环境背景，从动机入手加以促进和支持。这是一个建立信任的时机，通过情感和期望的表达，培养动机的形成。第 2 个阶段是提供技能的时机，帮助人们选择行动改变、并内化为自我的行动维持。尽管联合决策与积极参与模型的推出是为了针对一对一的互动，但它应该也可以应用到团体教育中去。对一群人进行团体教育时，联合决策应取决于：①在设计干预措施时，要对这群人有全面的了解，并纳入到评估过程中；②如有可能，和小组一起互动设计课程活动，这样可以将受众已有的知识、感受和期望纳入其中；现场教学时，如有必要，可以在现场对教育教学计划进行修正，以适应当时的情况。

两阶段过程

用于咨询的两阶段过程类似于本文提到的开展团体营养教育的两阶段，即在早期阶段，重点是鼓励积极思考并形成动机；在后期阶段，重点是强化获得食品和营养的相关知识与技能、提升自我导向的行为调节技能的能力，以及在适当情况下，为决策制定和采取行动的环境方面提出倡议的能力和集体效能。营养教育是为帮助个体寻找动力、意愿、行动能力提供理念框架和教育资源，而个体要在规定时间内选择对自己重要的目标及实现目标的方法，也就是说，营养教育工作者和被教育个体各有其作用。

其他注意事项

生活是多变的

Achterberg 和 Lytle-Trenkner（1990）提出的营养教育观点很值得思考。其中一个观点就是"生活是多变的（life is open-ended）"，也就是说，改变总是可能的。因此营养教育工作者不该放弃任何团体或个人，不论现在还是将来，你所提供的营养教育信息和活动总会变得有意义并被付诸行动。这也意味着，可以鼓励目标受众相信：如果他们选择改变，改变总是会发生的。也许不是现在，但在未来的某个时候，在家庭、文化和社区允许的环境中，他们可能会在一个更好的地方采取行动。但营养教育工作者仍要设计基于理论的干预措施，同时认识到自己无法判断营养知识和活动何时会打动和激励参与者，他们何时采取行动。

生活是很艰难的

无论是对目标受众还是对教育者而言，生活可能都会很艰难。必须接受的是，目标受众在生活中会遇到许多问题和担忧，在你开展营养教育活动的当下，健康饮食和身体活动可能并不是他们的优先项。你还必须接受的是，营养教育是一项艰难事业，实践中你可能会遇到许多专业难题，对此并没有相对简单的解决办法。

营养教育行动 10-1 提供了一个特定的干预措施理念观点的示例。在"第 3 步：选择理论模型"中，提供了另外一个研究干预理念观点的示例。

营养教育行动 10-1　落基山健康项目（WIN the Rockies）

项目说明和理念

项目说明：此项目是一个研究、教育推广项目，旨在寻求解决肥胖问题的创新、有效方法。

基本理念：人们对自己的健康负有责任，社会需创造促进健康的环境并提供健康选择。

使命：协助社会，教育人们：
- 珍视健康。
- 尊重体型差异。
- 享受自我接纳的好处。
- 享受积极运动的生活。
- 享受健康愉悦地进食。

为成年人、儿童及患者设置的活动

成年人
- 一个崭新的你：人人健康：为小群体设置 10 节时长为 1 小时的课程，可以单独讲授，也可以组合讲授。
- WIN 健步走：社区步行项目。

儿童
- WIN 儿童课程：为青少年设置 13 节课程，涉及食物和饮食、身体活动、尊重体型差异等内容。
- WIN 儿童趣日：为青少年举办 40 项活动。
- WIN 冒险游戏：一款适合年轻人的问答游戏。

患者
- 目标设定表格：与保健服务提供者协商后为成年患者制定健康改善目标。

Data from A community-based research, intervention, and outreachproject to improve health in ldaho, Montana, and wyoming.University of ldaho, Montana State University, and University of Wyoming.2005.

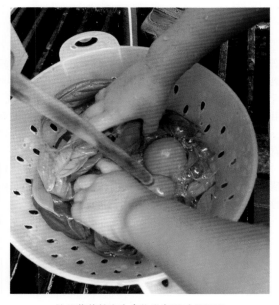

幼儿营养教育中食物准备活动很重要

阐明干预措施中如何考虑食物与营养相关问题的观点

所有营养教育工作者对营养教育内容都会持自己的观点，这会影响到如何向受众介绍食物与营养等知识。因此，你或营养教育计划团队需要对有关教育干预的内容、范围、性质等实质性问题阐明立场，无论这些问题是广义的还是具体的。现在是时候考虑，在给定了受众属性、关注点和生活背景的情况下，干预措施将如何处理活动中面临的这些问题。下面是一些举例，当然还有很多其他的例子。

- 体重。你会对各种体型的人都谈健康？还是在引导健康饮食的同时鼓励控制体重或减轻体重？
- 母乳喂养。你赞同母乳喂养还是奶瓶喂养？或者你认为两者同样是可被接受的喂养方式？这将影响到教育活动的设计。
- 营养补充剂。你会给受众推荐维生素补充剂吗？

- 所有食物都适合。你认为食物没有"好""坏"之分，也就是说，所有食物都一样好，都可以用来制订健康膳食吗？又或者认为尽管所有食物都合适，但是有些食物比其他食物更富有营养，会用"偶尔吃""经常吃"的方法，用绿色、红色、黄色食物或其他办法展示更有营养的食品并将其推荐给受众吗？

- 完整食物与深加工强化食品的对比。对于通过食用强化食品（例如，强化了维生素的深加工谷物），还是通过完整食物（例如，加工程度低的全谷物）来获取营养，你的立场是什么？同样，对于钙片或含钙食品呢？如果你正在与他人合作开展营养教育，表明立场是非常重要的。举个例子就能说明这一点：两名营养教育工作者在为小学高年级学生规划一节营养教育课，本来一直做得很好，但在设计具体活动时出现了分歧：一人认为教给学生阅读标签的技能很重要，以便能在深加工的包装食品中选择全谷物含量最高的产品；而另一人认为应该鼓励年轻人尽可能食用直接来自大自然的、加工程度低的全谷物食品。于是，他们花了不少时间来讨论如何在课程上处理这个问题。

- 食物系统可持续性问题。政府膳食指导文件越来越多地考虑到将食物可持续性或生态友好型饮食行为作为推荐标准准则（World Health Organization 2003；Australia National Health and Medical Research Council 2013）。在推荐食物时，你会考虑食物的种植、加工和运输方式吗？当鼓励人们增加水果、蔬菜摄入量时，会建议一些特殊来源的吗？如有机的、当地的，还是会建议所有来源，如新鲜的、冷冻的、罐装的、当地的，或从其他国家空运过来的？当受众是低收入者时，将如何解决？有关这些问题的思考会影响到营养内容和信息的选择。

阐明干预措施中对于如何利用各方面教育资源的看法

营养教育干预往往资金不足，因此难以自己印刷高质量的参考书、创建视觉媒体资料，或开发高科技网站，反而会利用各种来源的参考书、视频及其他资源，这些资源（无论印刷体还是在线媒体），这些素材往往质量很高、视觉上也足够吸引人。它们可能来自非营利性志愿组织（例如心脏协会或癌症协会），也会来自食品行业或其他企业；在使用带有标志或品牌宣传的材料时要仔细讨论其中的利与弊，并决定使用这些资源的策略。下述的由国际消费者联盟组织（1990 年）制定的良好实践指南可供参考：

- 准确性（accuracy）。信息必须与既定事实或最佳证据一致。它应该被适当地引用，以便验证。

- 客观性（objectivity）。所有主要的或相关的观点都应该被

公平地提出。如果问题有争议，赞成的观点必须与反对的观点相平衡。应清楚说明赞助者偏倚（sponsor bias），反对意见也应予以参考。

- 完整性（completeness）。该材料应包含全部相关信息，不能因遗漏而欺骗或误导受众，也不能仅含受委托内容。

- 一视同仁（nondiscriminatory）。文本和插图中没有任何可能会被视为含贬义的或对某一特定群体有成见的提示性信息或特征。

- 非商业性（noncommercial）。被特别指定用于教育用途的赞助材料应明确地予以呈现。宣传材料不能被看作"教育用的"，不应有任何暗示或明示的销售信息或劝购产品及服务的信息。应使用企业标识来识别材料的赞助商，由此可获得赞助商的联系方式以获取更多信息，但文本和插图不得包含赞助商的品牌名称、商标等。

思考营养教育工作者的需求和方法

可以考虑以下几点：

- 在教学、举办讲习班、设计健康博览会、开发材料等方面的技能水平和经验；合作和推广服务等方面的专业经验；对食物与营养、食物系统问题的理解水平（学过一门或几门营养学课程，具有营养学学位或研究生实习经历）。

- 团体课程的呈现方式，如讲座、讨论、动手实践活动、团队工作、实地项目、食品演示或与小组烹饪（学习和教学风格将在第 16 章详述）。

- 成为营养教育工作者的个人考虑和动机。你为什么要对人们进行营养教育？是什么让你想进入这个领域的？

如果将为一个团队设计或提供营养教育，你可能想要公开讨论这些问题，以便将团队成员的个人偏好和技能整合到教育计划中，并创建技能互补的活动。

总结反思

根据你在第 2 步确定的行为改变决定因素，创建一个理论模型，以便为设计营养教育项目提供框架，这一营养教育框架对于实现第 1 步确立的课程及干预中设定的行为改变和行动目标非常有效。无论干预是由组内直接教育组成、还是由不同的非个人渠道的间接教育组成，这都是至关重要的。理清教育理念和对营养内容的立场极其重要，因为这将影响所做的一切。

框 10-1 根据研究概况，总结了促进高效的营养教育及干预的关键要素。当你思考干预措施的理论基础并在接下来的几个步骤中开始设计课程时，请考虑这些内容。

框 10-1　提升营养教育有效性的要素

普遍性

- 当营养教育的聚焦于受众具体的食物选择和饮食行为时，营养教育会显得更为有效。
- 当营养教育干预措施采用的行为改变策略和教育活动与行为改变重点直接相关且来源于理论和先前的研究证据时，营养教育干预可能会更有效。

以增强动机为目的的交流和教育活动

营养教育会涉及各种各样的信息，对于以增强动机为目的的信息，以下要素可能有效：

- 对特定人群提出个性化激励要素是重中之重。
- 把采取行动和饮食改变动机的准备阶段考虑在内，可提高有效性。
- 在不同家庭或社会背景下，考虑行为理论与文化敏感性或适宜性对增强有效性有用。
- 根据对健康和食物可持续性发展（如碳足迹、水足迹）的影响以及与建议相比他们的反馈意见，对食品相关行为进行个性化自我评估有利于提升动机。
- 对食物的直接体验可以增强享受健康食物、激发行动和自我效能。
- 积极参与至关重要。
- 在适当的理论和证据基础之上，使用大众传媒（如通信、网络）开展营养教育，可增强交流的有效性。
- 大众媒体的健康宣教有助于提升受众解决问题的意识，影响其信念及态度，增强对行为的了解。
- 智能手机、平板电脑、电子游戏、网页和社交媒介等新科技手段的应用很有前景。

促进采取行动的能力并保持行为改变的策略

对于获取知识和提升技能的信息，下列要素可能更加有效：

- 通过应用系统的目标设定和自我调节过程（自我导向的改变）培养人们的能动性，最可能有效地促进个体采取行动和保持行为改变的能力。在此过程中，个人有机会进行：
  - 准确地进行自我评估，并与推荐内容进行对比；
  - 学习健康的、愉快的进餐方法（及身体活动）的有效行为；
  - 在备选方案中选择、设定适合自己的行动目标或计划；
  - 学习实现目标所需的认知、情感和行为技能；
  - 监督目标实现进度，且在与家庭、社会、文化相关的现实背景下，体验一种能动、自主和可控的感觉。
- 充分关注食品问题的复杂性是很重要的。
- 为使健康行动发生改变，需要有足够的干预持续时间和强度。
- 采用团队方式进行营养教育干预，有效性会有所提高。
- 对受众的文化背景和可利用资源的考虑是必要的。
- 不断体验新的饮食方式，增加熟悉度和享受性，以此有机会发展出适合个人的饮食规律和策略，对于长期维持行为改变是有益的。

政策和环境干预（第 15 章）

- 应该将来自诸如家庭、伙伴的社会支持纳入到营养教育中，这对所有群体都是重要的。
- 营养教育工作者与政策制定者、组织者、社区领导者和机构进行合作，对于促进学校、工作场所和社区的健康食品环境至关重要。仅凭营养教育工作者自己的力量的话，独木难支。
- 提高社区总体能力，促进集体效能或机构创造提供健康选择的环境和政策，可能会提高个人采取行动的能力。
- 通过多种途径、从多个层面开展营养教育，可促进膳食改变。

营养教育工作者的影响

- 营养教育工作者的热情和激情是成功的关键。
- 与受众的互助互敬，可提高受众的响应度。
- 营养教育工作者的信誉和可信度，会提高受众接受信息并作出反应的意愿。开放、平和的态度可营造安全的学习环境。
- 教育者意识到与受众讨论种族差异问题，对于加强联系和提高可接受性是有益的。
- 有组织地实施是取得成效的关键。这样可以明智地利用时间，提高参与者的兴趣和参与度，也可以提高营养教育工作者的可信度。
- 教育者因地制宜的能力对于实施干预措施很重要。
- 对受众的敏感性是保证营养教育有效性的重要因素，包括发展水平、与年龄相匹配的关切、学习风格，以及对受众的文化和资源的敏感性。

Modified from Contento et al. 1995 ; Waters et al.; 2010 and johnson, Scott-sheldon, and Cary 2010.

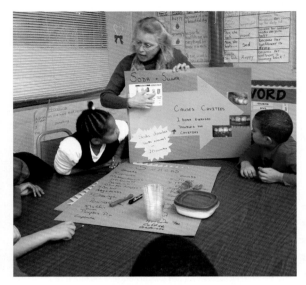

基于理论的课程即便对幼儿也是适用的：饮用苏打水的健康风险
Courtesy of the Program in Nutrition，Teachers College Columbia University.

检查练习

一群学龄前儿童的母亲们的行为改变目标是减少含糖饮料消费，你对激励和促进决定因素进行了评估，发现她们面临的障碍是：含糖饮料是孩子们所喜欢的，方便饮用且随处可得；她们也谈到不知道如何减少含糖饮料，因为这些食品在生活中太常见了。你需对该群体（学龄前儿童的母亲们）开设一次课程，尝试基于健康信念模型和社会认知理论构建此次干预的理论模型，指导课程内容设置。思考不同理论模型在此情形下的优缺点，决定选择哪种模型并说明原因。

完成营养教育 DESIGN 程序第 3 步：选择理论模型模块

现在你已经根据受众的情况和文献选择了行为改变目标，并确定了激励和促进决定因素，那么接下来就该将这些决定因素整合到一个理论模型中。这是一个专门针对行为改变目标、为受众（群体）定制的理论模型，可以帮助创建一个旨在实现行为改变目标的教育课程，还可用于指导干预评估，此刻也是理清教育理念、干预方法、对食物与营养看法的时机。

第 3 步：选择基于理论的模块包括以下内容。

- 选择与受众（群体）评估结果最为匹配的理论模型。
- 定制恰当的基于理论模型。
- 认真思考你的教育理念。
- 反思你对食物与营养的看法。

第四部分营养教育 DESIGN 程序工作表的教育计划模块详细描述了如何完成模块设计的程序步骤，你可以在这里做工作记录。第四部分还包括一项完整的案例研究模块作为示例。

遵循以下程序，为课程或干预定制自己的理论模型。

- 复习第 4 章、第 5 章描述的 5 个理论模型。

在本书末尾处，工作表之第 3 步选择理论模型模块：教育计划部分，列出了关于 5 个基于理论模型的图表。

- 根据第 2 步收集的信息确定决定因素，选择与之最为匹配的理论模型。
- 为提高教育计划的有效性，可以对所选的理论模型作出一些修改，但需保持原模型的骨架。这意味着某些决定因素必须保留在模型中，有些可以删除，或从其他基于理论模型再借鉴一些，如此即可为受众和行为改变目标创建一个定制的理论模型。要做到这一点，请查看模块中的表格，该表格显示每个模型中哪些决定因素可以添加，哪些可以删除，从而尽量忠于原始理论。如果理由充分，也可以有限使用一些其他理论中的决定因素。
- 通过这一流程，构建自己的理论模型。

案例研究 营养教育 DESIGN 程序的实践——第 3 步：选择理论、理清干预理念与内容

第四部分的一个以促进中学生健康饮食和身体活动为目的的假定案例研究完成了第 3 步：选择理论模型模块。该模块记录了干预项目——"有所控制：健康饮食，保持健康"的全部理论、教育理念。涉及的食物与营养内容，包括的行为：减少含糖饮料及深加工高能量密度包装零食消费，增加身体活动及其他围绕案例研究行为改变目标的内容，如增加水果和蔬菜的摄入。举一反三，上述内容有助于营养教育工作者建立理论模型，并思考自己的教育理念、食物和营养观点，设计自己的营养教育课程或干预。

基于第 2 步：探索决定因素中讨论的"中学生选择的行为改变目标和可调整的心理社会决定因素"可以确定 SCT 是与行为改变目标最匹配的理论模型。研究发现，SCT 包含了改变中学生饮食和身体活动行为最为有效的决定因素。基于 SCT 的定制模型在案例研究中以图表形式显示。该案例研究还阐述了其教育理念，即采取补偿方法帮助青少年做出改变。也就是说，它认为因为环境压力很大，青少年对要解决的问题没有责任感，反之他们需要操控力来解决问题。教育课程要鼓励自主权，让他们承担起责任，并提供知识和技能，使他们在自己的生活中做出改变，并在他们的圈子里倡导改变。另外，为达到良好的营养饮食，干预措施中要建议受众尽可能选择当地的食物，推荐以原生态或低加工的形式摄入。并与年轻人的资源和获取途径一致，以满足生态健康、社会健康、个人健康的需求。干预措施不要直接提及体重，而是侧重于健康饮食和积极活动。

大家如果还记得，在第 1 步的调查结果中，大学选择了课堂、家长、环境支持这 3 个组件内容来实现行为目标，涉及学校餐食、食品相关政策，以及学校信息环境的改变。有关食物与营养的教育理念和观点适用于课堂组件。本章的案例研究只介绍课堂组件的理论模型，其他 2 个组件将在第 15 章描述。

当完成了第 3 步，为营养教育课程或干预措施选择了理论模型的模块后，就可以编写教育目标，将理论转换成可用于指导教育活动推进的形式。下一章介绍将介绍如何开展这一工作。

© Elovich/Shutterstock

问题和活动

1. 说出营养教育工作者为指定营养教育干预或课程选择理论模型的至少 3 条准则；描述如何使用这些准则去选择一个（或多个）理论，或为干预措施创建定制理论模型。

2. 列出并简要描述 3 个决定因素，它们至少在 2 个理论中通用，且适用于增强意识和增强动机的干预。如何应用这些决定因素建立自己的干预模型？

3. 列出并简要描述 3 个决定因素，他们至少在 2 个理论

中通用，且适用于促进采取行动能力的干预。如何应用这些决定因素创建自己的干预模型？

4. 比较、对比和评判对人有帮助的医疗、道德、启发和补偿模型，指出每种模型在何种状况下如何应用于营养教育，或者是否该使用这些模型。作为教育工作者或学习者，请从教育经验举例说明每种模型。

5. 仔细思考你对目标受众的干预，考虑哪种理念模型可引导你完成目标，为什么？

参考文献

Achterberg, C., and L. Lytle-Trenkner. 1990. "Developing a working philosophy of nutrition education." *Journal of Nutrition Education* 22: 189–193.

Australian National Health and Medical Research Council. 2013. *Eat for Health: Australian Dietary Guidelines—Providing the scientific evidence of healthier Australian diets.* Canberra, Australia: National Health and Medical Research Council.

Bandura, A. 1997. *Self-efficacy: The exercise of control.* New York: WH Freeman.

Bandura, A. 2001. "Social cognitive theory: An agentic perspective." *Annual Review of Psychology* 52: 1–26.

Bandura, A. 2004. "Health promotion by social cognitive means." *Health Education and Behavior* 31(2): 143–164.

Baranowski, T., E. Cerin, and J. Baranowski. 2009. "Steps in the design, development and formative evaluation of obesity prevention-related behavior change trials." *International Journal of Behavioral Nutrition and Physical Activity* 6: 6.

Brickman, P., V. C. Rabinowitz, J. Karuza, D. Coates, E. Cohn, and L. Kidder. 1982. "Models of helping and coping." *American Psychologist* 37: 368–384.

Buchanan, D. 2004. "Two models for defining the relationship between theory and practice in nutrition education: Is the scientific method meeting our needs?" *Journal of Nutrition Education and Behavior* 36: 146–154.

Contento, I. R., G. I. Balch, S. K. Maloney, C. M. Olsen, and S. Sharaga-Swadener. 1995. "The effectiveness of nutrition education and implications for nutrition education policy, programs, and research." *Journal of Nutrition Education* 127: 279–418.

Diep, C. S., T. A. Chen, V. F. Davies, J. C. Baranowski, and T. Baranowski. 2014. "Influence of behavioral theory on fruit and vegetable intervention effectiveness among children: A meta-analysis." *Journal of Nutrition Education and Behavior* 46(6): 506–546.

Fishbein, M., and I. Ajzen. 2010. *Predicting and changing behavior:*

The reasoned approach. New York: Psychology Press.

Institute of Medicine. 2002. *Speaking of health: Assessing health communication strategies for diverse populations.* Washington, DC: National Academies Press.

International Organization of Consumers Unions. 1990. "Code of good practice." In *IOCU code of good practice and guidelines for business sponsored educational materials used in schools.* Policy statement. London.

Johnson, B. T., L. A. Scott-Sheldon, and M. P. Carey. 2010. "Meta-synthesis of health behavior change meta-analyses." *American Journal of Public Health* 100(11): 2193–2198.

Kolbe, L. J., D. C. Iverson, W. K. Marshal, G. Hochbaum, and G. Christensen. 1981. "Propositions for an alternate and complementary health education paradigm." *Health Education* 12(3): 24–30.

Laidsaar-Powell, R. C., P. N. Butow, S. Bu, C. Charles, A. Gafni, W. W. Lam, J. Jansen, et al. 2013. "Physician-patient-companion communication and decision-making: A systematic review of triadic medical consultations." *Patient Education and Counseling* 91(1): 3–13.

Miller, R. W., and S. Rollnick. 2013. *Motivational interviewing: Helping people change,* 3rd ed. New York: Guilford Press.

Schwarzer, R. and A. Luszczynska. 2016. "Health Action Process Approach." In *Predicting health behavior.* 2nd ed. edited by M. Conner and P. Norman. Buckingham, UK: Open University Press.

Schwarzer, R., B. Schuz, J. P. Ziegelmann, S. Lippke, A. Luszczynska, and U. Scholz. 2007. "Adoption and maintenance of four health behaviors: Theory-guided longitudinal studies on dental flossing, seat belt use, dietary behavior, and physical activity." *Annals of Behavioral Medicine* 33(2): 156–166.

University of Idaho, Montana State University, and University of Wyoming. 2005. A community-based research, intervention, and outreach project to improve health in Idaho, Montana, and Wyoming. Available at: http://www.uwyo.edu/wintherockies.

Waters, de Silva-Sanigorski, B. J. Hall, T. Brown, K. J. Campbell, Y. Gao, et al. 2010. "Intervention for preventing obesity in children." *Cochrane Database of Systematic Reviews* (12): CD001871.

World Health Organization. 2003. *Diet, nutrition and the prevention of chronic diseases*. Report of a joint WHO/FAO expert consultation. WHO Technical Report Series 916. Geneva.

第 11 章

制定目标，将行为理论转化为教育目标：第 4 步

概述

　　本章描述了什么是营养教育目标（nutrition education objective），为什么需要营养教育目标，以及将行为理论转化为教育目标的关键。借鉴教育学制定教育目标的方法创建营养教育目标。根据这些教育目标和基于理论的行为改变

策略，创建针对行为改变决定因素的营养教育活动，从而实现干预的行为改变目标（behavior change goal）。以下案例研究和第 4 步旨在制定目标，为整个过程提供指导。

本章大纲

- 通过制定教育目标将行为理论转化为营养教育活动
- 为理论模型中的行为决定因素制定教育目标，以实现行为改变目标
- 教育目标的制定要考虑受众的想法、感受和行动力

- 完成营养教育 DESIGN 程序的第 4 步：制定目标模块
- 案例研究　营养教育 DESIGN 程序的实践——第 4 步：确定总体目标

学习目标

本章学习结束，你应该能够：
- 理解为营养教育课程和干预措施制定教育目标的重要性
- 描述如何将行为改变的决定因素转化为教育目标
- 分别描述想、感和做 3 个方面，即认知领域（cognitive）、情感领域（affective）和动作技能领域（psychomotor）的教育

目标，并描述每一个领域学习过程的复杂程度
- 根据明确的决定因素，制定总体教育目标，以实现课程或干预的行为改变目标
- 根据确定的决定因素和行为改变策略，制定具体教育目标，指导各环节创建具体且有吸引力的学习活动

通过制定教育目标将行为理论转化为营养教育活动

　　你已经花时间了解你的受众：明确了他们亟待解决的问

题，探询了他们可以采取的有助于解决这些问题的饮食习惯和行为活动，理解了他们做出这些改变的潜在动机、所需技能等促进因素。你已经根据各种激励性和促进性行为改变决定因素构建了一个理论模型来指导营养教育课程，这是非常重要的基础。而现在面临的问题是，如何准确地组织营养教育课程或干预措施，帮助目标受众获得改变动机和改变技

能，从而使受众能够实现期望的行为改变目标。

我们可以借助教育领域的理论来解决这一问题。将理论模型转化为有效的教育课程包括几个重要步骤，第 1 步就是为每个决定因素制定教育目标，即营养课程或干预措施的预期结果。这些目标将用于指导开展改善决定因素的相关活动，以实现行为改变目标。

例如，当你发现对青少年来说"感知到健康零食的益处"很重要，你希望他们如何思考、感受或者对这一感知采取什么行动？想让他们知道零食对健康有哪些具体的益处？想让他们对吃健康零食产生积极的想法，还是想让他们自己制作零食？你可以写下恰当的教育目标来阐明意图：参与者能够说出几个吃健康零食的益处（认知领域）；他们能够欣赏健康零食的味道（情感领域）；或者他们可以用特定的原料制作一种健康的零食（动作技能领域）。每一个目标都提示应该设计什么样的活动。与受众一起完成的活动可能包括：

①第 1 个目标——列出益处：需要向他们阐明吃健康零食有什么好处；②第 2 个目标——欣赏食物的味道：需要为他们提供健康零食来品尝；③第 3 个目标——能够自己制作零食：需要提供练习机会，让他们能够动手制作健康零食。

这些目标和对应的活动组成了营养教育计划或课程计划，可以随时给受众使用，因此明确目标是至关重要的。图 11-1 显示了我们目前在营养教育计划设计过程中所处的位置。

教育目标（educational objective）可以为整体干预措施制定，这可能包括一系列课程，有的课程可能还附加了间接营养教育措施，包括新闻、微博、新媒体形式等。这些是总体教育目标（general educational objective）。也可以为每节课程先制定总体教育目标，再制定具体目标（specific objective）指导设计这节课程相应的活动。

考虑以下场景：一所中学邀请了一位营养教育工作者在几个班级（约 100 名学生）的健康课上做演讲，主题是"良好营养的重要性"。这位营养教育工作者设计了一个 45 分钟时长的课程，从青少年通常吃什么开始讲述，讨论了健康饮食的组成部分，介绍了国家制定的营养政策，还谈及多吃水果和蔬菜的重要性以及如何将它们添加到饮食中；少吃高能量、高脂肪、高糖零食和每日规律饮食的重要性；如何阅读食品标签以便选择健康的零食；富含钙的食物对骨骼健康的重要性；以及如何做对环境有益的食物选择。

她开始注意到孩子们变得焦躁不安。当她结束演讲的时候，一个青少年走过来，非常担心地说，"老师，这些内容期末考试不考，是吗？信息太多了，我没法全部写下来。"另一位说："你讲的内容太多了，我听不懂，所以我也不知道我应该吃什么。"

后来，她把自己的经历告诉了一位同事。她的同事问她："你讲课的目的是什么？"你希望实现什么目标？"这位营养教育工作者很惊讶。她说："我没有明确的目标。这是他们今年唯一一次在健康课上听到有关营养的内容，我只想确保他们获得大量信息，以便做出明智的选择"。这是怎么回事？这位营养教育工作者在课程中没有一个明确的行为改变目标或一组密切相关的行为改变目标：首先，她讲了几个行为，这些行为之间没有关联，没有形成一个连贯、首要的行为改变目标；受众很难知道他们到底应该做什么。其次，她也没有探究作

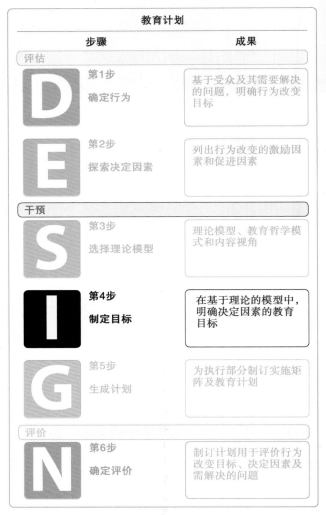

图 11-1　营养教育 DESIGN 程序——第 4 步：制定目标

用于行为改变目标的决定因素（激励因素和促进因素）。如果营养教育工作者不能提前直接从受众获得这些信息，她可以通过研究文献或政府数据或者与学校的老师交谈等一些常规途径来源获得信息。同样，她没有创建一个理论模型来组织行为改变的各种决定因素。最后，她也没有针对行为改变的每一个关键决定因素制定具体的教育目标。她这样漫无目的地讲述，提供了许多信息，但没有明确的、可识别的信息。因此，这些学生在离开时对"如何吃好"没有明确的认识也就不足为奇了。一个明确的行为改变目标和若干个基于重要决定因素制定的总体教育目标将有助于集中展示受众最需要了解的营养知识，提高他们做出健康选择的能力。通常情况下，如果能够很好地组织和聚焦内容，少即是多。

即使在你认为不需要目标的情况下，如小组讨论时，行为改变目标、教育目标和教育计划仍然很重要。如果没有明确的计划，讨论也会漫无目的，无法传达明确的信息，参与者也会感到沮丧、不知所措。

在第 4 步中，将利用第 2 步中收集到的信息和第 3 步中创建的理论模型制定教育目标，说明通过教育手段要实现的预期结果，行为改变目标各决定因素的预期干预结果。在这个过程中，你可能要在第 4 步和第 5 步之间反复考虑。因为在第 5 步

中，你将选择合适的行为改变策略并且设计实用的实践教育活动来实现这些教育目标。图 11-1 强调了第 4 步的任务。

许多不同的术语都有一些相似的含义：行为改变目标、教育目标、绩效目标、绩效指标、行为目标、教育标准、营养能力等。它们都是关于给定程序要实现的预期结果。营养教育工作者不必拘泥于使用哪些术语。本章使用"行为改变目标"这个术语来指代第 1 步中建立的干预的行为改变目标。而"教育目标"这个术语仅指教育目标，其含义将在下文中探讨。

为理论模型中的行为决定因素制定教育目标，以实现行为改变目标

营养教育范围内的教育目标是将改变健康行为的决定因素转化为教育活动并付诸实施，包括直接的教育活动，如向团体提供的教育课程和活动；以及间接的教育活动，如教育资料、基于计算机或互联网的营养教育；或通过其他渠道提供的教育活动，它们都需要教育目标。

以理论模型中的决定因素为基础制定教育目标

教育目标基于特定的决定因素，这些决定因素是第 3 步创建的理论模型的一部分，已经被确定为影响你为干预或营养课程设定的行为改变目标能否实现的重要决定因素，如感知风险（perceived risk）、态度（attitude）、预期结果（outcome expectation）、情感或感觉（affect/feeling）、感知益处和障碍（perceived benefit and barrier）、自我效能（self-efficacy）、社会规范（social norm）、道德规范（moral norm）、自我认同（self-identify）和目标设定技能（goal setting skill）。

只要你有足够的时间和资源，并有证据证明它们的有效性，就选择那些可以在治疗或干预中切实解决的决定因素，以增强动机或提高行为技能。需要记住的是，大多数营养教育工作者都倾向于涵盖太多内容，所以要谨慎选择。

制定教育目标时需要考虑的因素

制定教育目标提供了将决定因素转化为一种对指导教育活动设计有用的形式，是对预期学习效果的描述。从参与者的角度来说，参与者从干预中得到了什么，或者参与者通过教育经历能够想到、感觉到或者能够做什么。

- 总体教育目标：它为设计特定课程或系列课程的活动或对同一组行为的干预提供总体指导。为理论模型中所有的激励和促进决定因素制定总体教育目标。
- 具体教育目标：它指导特定课程中每项活动的设计。只需要为特定课程或依赖技术的模块中你计划解决的激励和促进决定因素制定的教育目标。

学习目标和教育目标：术语的解释说明

学习目标（learning objective）是从学习者或参与者的角度考虑的，因此通常被称为学习目标。这个术语经常与教育目标（educational objective）互换使用，因为学习是参与者要

做的，而教育则是你为了鼓励学习而做的。这两个术语都指的是具有相同预期结果的同一活动。这两个术语在本章中都有所使用，但本章更倾向于使用教育目标，它提醒你作为一个营养教育工作者，你必须做什么来促进学习。学习并不都是关于信息或知识。

教育目标是目的，而不是手段

教育目标是用来描述干预或计划的目的或结果，而不是达到目的的手段。教育目标描述的是干预或个人在干预结束时取得了什么，而不应该被描述为营养教育工作者做什么，如"演示食物准备技巧"或"播放视频"，甚至不应该是目标受众会做什么，如"讨论"或"制作沙拉"。相反，学习目标是对参与者在行为改变的具体决定因素方面将知道（想到）什么、感觉到什么或能够做什么的陈述，由此实现行为改变目标。

教育目标使用的具体的动词

教育目标明确地说明了参与者将能够做什么；这个目标是可以量化的，并与行动或行为改变的特定个人决定因素方面的成就有关，如自我效能、感知益处、感知行为控制、目标设定等。具体教育目标有以下几种表述形式："在课程或干预结束时，参与者将能够……"，后面衔接动词，如描述、陈述、识别、应用、判断等。

总体教育目标

针对理论模型中行为改变的各种激励和促进决定因素，制定一个或多个总体教育目标来指导设计实践教育活动以解决上述决定因素，这些目标将为特定或系列课程提供总体指导。为了增加干预或教育课程使行为发生改变的可能性，为理论模型中所有决定因素制定总体目标是至关重要的，因为模型是基于证据的。

总体目标案例示例

以下是案例研究中总体教育目标的例子，其行为改变的目标是增加青少年水果和蔬菜的摄入量。这些目标将指导两期教育课程的创建。

具体教育目标

为了实现总体教育目标，接下来你需要制定具体教育目标，用于指导设计每节课中具体的学习/教育活动。这些与预期学习结果相关的具体目标指导每节课中每个教育活动或学习体验的设计；也就是说，每一个特定的目标都针对理论模型中的一个决定因素，并指导设计一到两个项针对这一行为改变的具体决定因素的活动。有时，一项活动服务于两个或两个以上的具体目标，有时则需要两个或更多的活动来完成一个特定的目标。通常情况下，具体目标的表述可以与相关总体目标的表述类似。

考虑到现有的时间、资源以及有效的证据，仅选择那些可以在特定的课程或干预中实际解决的因素，以增强动机或提高行为技能。请记住，大多数营养教育工作者试图在课程

决定因素	总体教育目标
	在课程结束时
激励因素	
当前行为的负面结果	参与者将**认识到**他们水果和蔬菜的摄入量与推荐量之间的差距
感知益处（行为改变的正面结果）	参与者将能够**解释**摄入水果和蔬菜能通过何种方式来改善个体健康、生态健康和社会健康
自我效能	参与者将能**证明**每天吃各种水果和蔬菜的自我效能（信心）增加
促进因素	
行动目标设定/行动和应对计划	参与者将能够**创建**个人行动目标或行动计划摄入更多水果和蔬菜
食品和营养知识以及认知技能	参与者将能够**说出**水果和蔬菜的每日推荐摄入量
食品和营养行为技能	参与者在能够**证明**在制作包含水果和蔬菜的简单食谱方面的技能有所提高
自我调节（自我导向）技能	参与者能够**监测**其行为目标或行动计划的进展并在必要时做出改进

或干预中囊括太多内容，所以请谨慎选择。

决定因素 ➡ 具体教育目标 ➡ 教育活动

具体教育目标的同一案例示例

然后，当你在第 5 步中制订具体的教育计划时，还需要制定具体的教育目标来指导每节课程中教育活动的设计。这些目标与理论模型的决定因素和总体目标相关联。这里列出了几个例子。它们采用以下格式：

理论模型的行为决定因素	每个决定因素的具体教育目标
	课程结束时
自我效能	学生对于在每天的膳食中增加水果和蔬菜表现出更强的信心
感知障碍	学生能够**描述**克服吃水果和蔬菜的具体障碍的策略

实践中的教育目标

在实践中，你可能会在总体目标和具体目标之间，目标和教育活动之间来回切换（参见第 5 步，第 12 章和第 13 章）。当你提出令人兴奋的相关活动时，应该仔细思考这些具体的教育目标在达成干预的行为改变目标方面能起到的作用，以及这些具体的教育目标如何与总体教育目标相关联。如果它们不能服务于任何已确定的大目标，那么无论这些活动多么有趣，你都应该放弃它们。同时，当你认为这些具体目标和活动对于实现行为改变目标很重要时，可能需要重新考虑并修改总体目标以适应特定的目标和活动。

实践中的教育目标：以"食物、健康和选择"计划为例

"食物、健康和选择"（Food, Health & Choice, FHC）是针对小学生的肥胖预防干预计划，它说明了如何利用社会心理决定因素或行为的先行因素制定课程的目标。

通过第 1 步至第 3 步所述的详细评估，确定"食物、健康和选择"课程的行为改变目标为能量平衡行为，理论模型由社会认知理论中改变的补充决定因素和自决理论的相关理论组成。总体目标源于这个基于理论的模型，如营养教育行动 11-1 所示。

营养教育行动 11-1　食物、健康和选择：针对小学高年级学生的肥胖预防干预

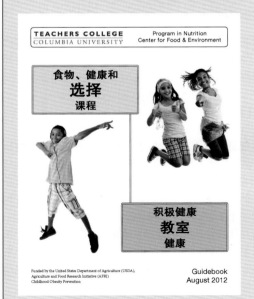
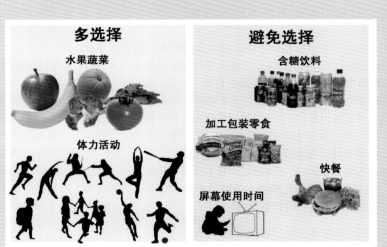

Funded by the United States Department of Agriculture (USDA), Agriculture and Food Research Initiative (AFRI), and Childhood and Obesity Prevention.Courtesy of Isobel Contento.

> **营养教育行动 11-1　食物、健康和选择：针对小学高年级学生的肥胖预防干预（续）**
>
> "食物、健康和选择"（FHC）计划是一运用肥胖预防相关课程的干预计划，重点关注与能量平衡相关的行为。它由两部分组成：一部分是包括 23 节课的 FHC 课程；另一部分是被称为"积极健康教室"的课堂健康政策，学生每天在教室进行短时运动，称为"课间操"，并实施健康课堂食物政策。
>
> **行为改变目标**
>
> 多选择水果、蔬菜和身体活动。
>
> 避免选择含糖饮料、加工包装零食、快餐，减少电子屏幕使用时间。
>
> **基于理论的模型**
>
> FHC 主要基于社会认知理论中的行为改变的决定因素，其次是自决理论的决定因素。
>
> **将教育目标与行为理论联系起来**
>
> 以下是如何为理论模型中改变的决定因素制定总体教育目标。请注意，由于以下是 23 节课的所有总体目标，所以数量较多。

基于理论的模型的决定因素	总体教育目标
	在课程结束时，学生将能够
行为改变目标的预期积极结果：感知益处	■ 阐明为什么维持能量平衡是重要的 ■ 理解摄入各种水果和蔬菜以及充足的身体活动的重要性
感知风险/当前行为的预期负面结果	■ 对过度摄入含糖饮料、加工预包装零食和快餐以及闲暇时电子屏幕使用时间过多的负面健康后果的认识日益提高
预期行为改变带来的积极情绪	■ 由于与课程案例研究剧中类似的主角有联系，表示在做这些行为时感到满意
行动的自我效能	■ 对多吃水果蔬菜，少喝含糖饮料、少吃加工预包装零食和快餐，表现出更高的自我效能感（自信） ■ 对每天增加身体活动和减少静坐时间表现出更高的自我效能感（自信） ■ 在选择更多健康食品和参加更多身体活动方面表现出更强的主观能动性
行为意向	■ 表达增加水果蔬菜摄入量和身体活动时间的意向 ■ 表达减少含糖饮料、加工预包装食品和快餐的摄入、减少静坐时间的意向
食品和营养知识与技能：行为能力	■ 解释能量平衡的概念 ■ 说出水果蔬菜和水的每日推荐摄入量 ■ 说出含糖饮料、加工预包装食品和快餐的每日推荐最高摄入量 ■ 说出每日的身体活动量和最长的电子屏幕使用时间
行动目标设定技能/自我调节	■ 分析目前膳食和身体活动行为并针对这些行为设定个人目标 ■ 展示监测他们实现行为改变目标进展的能力

> Modified from Abrams et al. 2014.

教育目标的制定要考虑受众的想法、感受和行动力

如果人们参加的活动能促使他们思考、感受和动手实践，他们就有可能在生活中采取行动或做出改变。因此，如果营养教育工作者设计的学习经验能够充分吸引参与者，为他们提供了解/思考（脑）、感受（心）和行动（手）的机会，在需要或适当的时候提供操作技能，那么营养教育的有效性将得到提高。人类这 3 个器官的功能也被称为精神、情感和身体活动。

因此，教育者有意识地建立教育目标来指导具体活动的开展，这些活动将包括人类经验的这 3 个领域，称之为认知领域、情感领域和运动技能领域（Bloom et al.1956；Marzano and Kendall 2007；Gronland and Brookhart 2008 ）：

■ **认知领域**的目标指导活动的开展，以提高思维、理解和认知技能的能力。

■ **情感领域**的目标指导活动的开展，以促进态度、感觉或情绪的改变。

■ **运动技能领域**的目标指导活动的开展，以促进身体活动技能或操作技能的改进。

因此，重要的是要为每一节课程制定教育目标，以确保它们指导设计活动，使你的受众人群参与 3 个领域的学习。

制定反映学习复杂性的教育目标

此外，在思考、感受和行动的各个领域中，你希望你的活动有多难或多复杂？教育活动可以针对预期的学习结果，从简单到复杂循序渐进。根据你的受众人群和关注的行为

改变目标，这些活动可能包括非常简单或较为复杂的学习任务。你应该确保任何特定的学习任务目标都与该任务的难度相匹配。同样非常重要的是，任何特定的课程或干预都应包括简单的目标和较难理解的复杂目标。只要与受众人群发展水平相适应，即使是年幼的孩子也能完成复杂的学习任务，如比较或分析。

　　表 11-1、表 11-2 和表 11-3 提供了认知领域、情感领域和运动技能领域的预期学习结果的详细概述，以及在每个领域制定教育目标时可以使用的动词列表。

认知（认识或思维）领域

　　人类是具有思考能力的生物，人们所做的一切都涉及他们对事件的思考和解释。为活动设置的教育目标，可以从简单的回忆事实到高度原创和创造性的整合新想法。20

世纪 50 年代，教育工作者和评估研究人员开发了一套系统，对教育中常用的认知领域目标进行分类，并将这种分类系统称为"分类学"。描述分类法的手册被非正式地称为"布鲁姆分类法"（Bloom et al. 1956）。2000 年，教育研究人员在原研究组成员 Krathwohl 的带领下对该分类法进行了更新和修订（Anderson and Krathwohl 2000）。经过修订后，分类中的名词变为动词，在本书中用的则是动词。此外，综合层次被认为是在评价层次之后，而非之前，并应包括创造的概念。

　　认知分类学描述了知识学习的 6 个层次，教育经历或教育策略可以帮助学习者达到各个层次，从记忆开始，然后通过理解，获得将信息应用到新的决策情境的能力，以及分析和评估信息的能力，最后是综合和创新的能力。表 11-1 描述了不同层次的预期学习效果。

表 11-1

认知领域：思维层次

思维层次（预期学习结果复杂性层次）	描述	用于设置目标的词语
记忆	回忆学过的信息	列出（list）、回忆（recall）、命名（name）、定义（define）、陈述（state）、标记（label）、讲述（tell）、记录（record）
理解	通过其他未学过的方式汇报信息以显示对信息的理解	描述（describe）、说明（explain）、总结（summarize）、比较（compare）、讨论（discuss）、识别（identify）、分类（classify）、回顾（review）、定位（locate）
应用	将学到的知识应用到新的情境	应用（apply）、演示（demonstrate）、使用（use）、阐释（interpret）、说明（illustrate）、修改（modify）、操作（operate）、预测（predict）、演绎（dramatize）、描绘（sketch）、解决（solve）
分析	将学到的信息分解成多个部分，以便理解其组织结构	分析（analyze）、计算（calculate）、测试（test）、比较（compare）、对比（contrast）、批判（criticize）、图解（diagram）、区分（distinguish）、鉴别（differentiate）、评价（appraise）、辩论（debate）、关联（relate）、检查（examine）、审视（inspect）、分类（categorize）
评价	使用适当的标准来判断某物的价值	评价（evaluate）、分级（rate）、比较（compare）、估价（value）、修订（revise）、判断（judge）、选择（select）、衡量（measure）、估计（estimate）、总结（conclude）、证明（justify）、批判（criticize）
综合或创造	将各部分或各要素组合成整体，强调新知识或新结构的创造	构成（compose）、创造（create）、计划（plan）、提议（propose）、设计（design）、制定（formulate）、安排（arrange）、建设（construct）、组织（organize）、管理（manage）、准备（prepare）、联系（relate）

Data from Bloom, et al. 1956. *Taxonomy of educational objectives. Handbook I：Cognitive domain.* New York：David McKay；and Anderson and Krathwohl (editors). 2000. *A taxonomy for learning. Teaching, and assessing：A revision of Bloom's taxonomy of educational objectives.* Boston：Pearson.

认知领域与营养教育

　　在以理论为基础的营养教育中，你为课程选择的任何一个决定因素都能以上述方式呈现，让受众人群参与到这些思维层次中。你想让参与者回忆或理解某些信息吗？你希望他们能够应用这些信息还是分析这些信息？你希望他们能够评价这些信息吗？根据第 2 步中的评估结果和行为改变的难度以及目标人群的动机和技能，你可以在不同难度和复杂度层次上寻求可测量的改变。你可以逐级设定目标，从简单的开始，在一个课程内或多个课程后向更复杂的层次推进。如表 11-1 所示。关于不同种类的知识和认知技能，也可参见第 5 章。

■ 记忆：回顾所学到的信息，被称为事实性知识。在学习的

最低层次，仅涉及回忆和记忆。在这个层次上设定目标时，你设计的学习活动需要使参与者能够记住或回忆特定的信息、术语和事实，比如某种食物属于哪个食物组，某种食物是哪些营养素的来源，或者我们应该吃多少水果和蔬菜。

■ 理解：以其他未学过的方式报告信息，表明这些信息已被理解，这也被称为事实性知识。这个层次代表参与者开始理解记住的知识点。这个层次意味着个体能够理解信息，并用他们自己的语言来解释它，甚至可以通过简单的推断，将信息外推为其他相关的想法和含义。例如，当你设定这一层次的教育目标时，你的目标是让小组参与者能够了解健康风险的概况，并应用于自身，或了解吃水果和蔬

菜对降低疾病风险的好处。

- 应用：在新的具体场景下使用所学信息来解决问题，也被称为程序性知识。在这一层次，个体能够将学习到的信息、原则、概念或理论应用到另一个全新的环境中。当你设定这一层次的营养教育课程目标时，你的目标应该是参与者在学习完如何设置增加水果和蔬菜摄入的目标后，能够应用目标设定（goal-setting）原则为新行为设定目标，例如多吃高钙食物。
- 分析：将信息拆分，以便理解其组织结构，也被认为是更高阶或批判性思维能力的一部分。在这一层，信息被分解成组件，进而识别其元素、元素之间的交互作用以及组织原则或结构。分析层次还涉及区分事实和观点以及相关问题或事件。例如，当你设定这一层次的教育目标时，你的目标可能是让小组参与者能够比较低脂、低碳水化合物饮食对减肥和健康的影响，或者辨别母乳喂养和人工喂养的利弊。

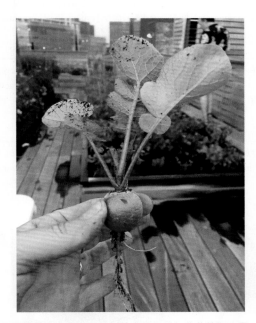

研究植物如何生长的目标有助于增加蔬菜的摄入量
Courtesy of Program in Nutrition, Teachers College Columbia University.

- 评价：为特定目的而判断事物的价值，也被认为是更高层次或批判性思维能力的一部分。在这一层次，个体能够根据公认的外部标准（如与既定目的的相关性）或内部标准（组织和意义）对信息和经验的价值做出判断。这些标准可以由个体制定或从外界接受。这一层次的目标包括上述各层次的要素，以及根据这些标准做出有意识的价值判断。在这个层次上设定目标意味着你期望的营养教育可使受众人群能够评价不同方法的优点来帮助儿童学习良好的饮食习惯或根据证据对食物和营养争议做出合理的判断。
- 综合或创造：把信息以独特的方式组合在一起，也被认为是更高阶或批判性思维能力的一部分。在这个层次上，个体能够将信息和经验重组成一个统一的框架，从而创造新

的价值或以新的方式思考。当在这个层次上设定目标时，目标受众人群被期望能够以一种新的方式运用他们在干预活动中学习和体验到的内容来影响他们的饮食习惯和饮食体验。受众人群可以计划一项调查或提出相关假设来验证与食物相关的想法。

营养素养，行为能力和认知领域

营养教育工作者认为，营养素养是能够对营养或与食物相关的问题采取行动的能力，例如能够阅读食品标签、知道如何储存和制备食物、能够合理消费或管理食物预算。这些能力被教育工作者称为认知领域的学习成果，它们可以跨越记忆、理解或应用层次，在社会心理学研究中这些能力被称为行为能力。营养素养涉及 3 个学科：食品与营养科学、心理学和教育学。

因此，通过陈述认知目标，社会认知理论中的行为能力决定因素很容易在营养教育课程中转化为教育活动。这些技能或行为能力，在难度上可以有所不同。如前所述，你可以根据认知分类的不同层次匹配相应的教育目标和活动。最低水平的目标可能是孩子们将能够回忆起他们每天应该吃的水果和蔬菜的数量（你设计的活动能教会他们——事实性知识）。或者是糖尿病患者能够将他们在课程中所学到的碳水化合物定量方法应用到他们在家吃的一顿饭中。因此，你的活动将为受众提供如何将信息应用于新情境的机会——程序性知识。或者你将教育目标设定为参与者将能够评估生产和使用各种食品和产品的碳足迹数据，并选择碳足迹最低的一个。你的活动将通过条形图、数字或其他形式向小组提供各种食物的碳足迹数据，并让小组计算哪些食物对环境的影响最小。

情感（感受）领域

人类不仅是有思维还有情感和情绪。我们的感受、态度、价值观、喜好和兴趣都是动机的组成部分，它们在心理学中统称为情感，这些动机已在第 4 章中详细讨论。所有的教育活动都涉及情感和态度以及认知学习。我们可能都有过这样的经历——在学校里，我们在认知领域中喜欢学习某些科目，因为我们认为老师很尊重我们并且让学习这门科目变得很有趣，或者我们认为学习这门课程使我们有所收获。同样地，我们可能会因为消极的学习环境而对一门学科失去兴趣。教育工作者认识到，为了帮助人们采取行动，有必要在情感领域开展活动。开发认知领域分类学的教育研究人员认识到，教育目标也可以根据受试对象鼓励情感参与的方式和预期结果内化的程度进行分类。基于此，他们还提出了一个影响学习的情感或感受领域的结果分类系统（Krathwohl, Bloom, and Maisa 1964）。

情感分类法描述了教育经验或策略在参与者中发展的 5 个内化的层次，从最低的层次开始意识到或愿意接受（willingness to receive）或关注某个信息然后是对信息作出回应（responding），评价（valuing）这个信息，并对它作出承诺，围绕这个信息组织（organizing）他们的生活（如制定只吃有机蔬菜的个人食物规则），最后通过他们对价值体系的承诺来实现个性化（characterization）（例如，成为一个素食主义者）。表 11-2 描述了这些积极参与和内化预期学习成果的层次。

表 11-2

情感领域：情感投入层次

参与和整合的程度	描述：层次阶段	用于设置目标的词语
接收（关注）	1. 没有立场的接收信息 2. 愿意接收或关注信息 3. 不排斥刺激	回答（answer）、选择（choose）、描述（describe）、跟随（follow）、定位（locate）、命名（name）、指向（point to）、选择（select）
回应（积极参与）	1. 符合教育者的期望 2. 陈述或捍卫自己立场 3. 开始对自己的情绪反应感到满意（意见/立场形成）。	回答（answer）、协助（assist）、支援（aid）、帮助（help）、遵守（comply）、符合（conform）、讨论（discuss）、标记（label）、讲述（tell）、阅读（read）、表演（perform）、报告（report）、写（write）、背诵（recite）、选择（select）
评价（基于对某事的积极关注的行为）	1. 暂时接受，准备重新评估 2. 确信 3. 对行为或行动的承诺；开始内化自己的观点 （不再以服从他人为价值动机，开始内化自己的观点）	完成（complete）、演示（demonstrate）、解释（explain）、发起（initiates）、加入（join）、提议（propose）、报告（report）、分享（share）、研究（study）、操作（work）
组织（根据一套原则行事）	1. 将自己的重要价值观概念化，并认识到它们可能与他人的价值观不同 2. 通过解决冲突和创造独特的价值体系，建立内部一致的价值体系来指导行为 （发展自己的价值观或政策来指导行动）	坚持（adhere）、改变（alter）、安排（arrange）、结合（combine）、防御（defend）、解释（explain）、概括（generalize）、整合（integrate）、修改（modify）、命令（order）、组织（organize）、联系（relate）、综合（synthesize）
内化价值观（按照一贯的世界观行事）	1. 将学到的价值观融为一体形成个人统一的世界观，并指导他的行为 2. 人的行为是一致的，可预测的，并以价值观为特征的 （一个人在一套价值观的指导下发展出一种一致的、可识别的生活方式）	行动（act）、鉴别（discriminate）、展示（display）、影响（influence）、修改（modify）、执行（perform）、实践（practice）、提议（propose）、限定（qualify）、提问（question）、修改（revise）、解决（solve）、验证（verify）

Data from Krathwohl, D. R., B. S. Bloom, and B. B. Masia. 1964. *Taxonomy of educational objectives. Handbook II：Affective domain.* New York：Longman；and Gronland, N. E., and S. M. Brookhart. 2008. *Gronland 's writing instructional objectives* (8th ed.). Upper Saddle River, NJ：Prentice Hall.

营养教育中的情感领域

要使营养教育富有成效，目标受众人群不仅要理解信息，还要重视并积极参与其中，相信它与自己的生活息息相关，感到它对自己很重要。在情感参与度不断提高和内化的过程中，情感领域的目标侧重于动机。它将个人意识到的、对其感到兴奋的、开始重视，以及随后采取引导他们行动的态度、行为和原则的内在成长和变化划分为不同的层次，简而言之，成为改变他们行为或采取行动的动机。

在以理论为基础的营养教育方面，你为课程选择的每一个决定因素都可以在这些参与或动机的任何一个层次上得到解决，就像你根据评估所选择的那样。无论如何，参与者总是在课程中有自己的感受。因此，明确你将如何处理这些感受大有裨益。当设计课程时，需要考虑你希望受众的情感参与程度有多大。例如，你是希望群体只是被动地接收你的信息，还是希望他们积极参与提高重视程度？你想让他们足够重视这个信息，或者有足够的动力做出行为改变的承诺？一般的策略为小组提供机会，从较小程度的情感参与到更大程度的承诺，每一步都建立在上一步的基础上。因此，在这里所述的分类办法中，目标的动机水平将在一次课程或几次课程期间设定得越来越高。如表11-2所示。

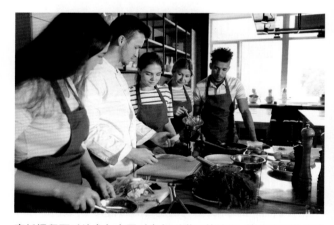

烹饪课程可以让参与者同时参与到学习的认知、情感和运动技能领域

© Pixel-Shot/Shutterstock.

■ 接收：关注。在这个层次上，参与者愿意倾听营养教育工作者或其他形式的交流，并对交流的想法有所认知。他们可能从一个纯粹被动的角色发展到愿意参加交流的角色，尽管这个过程中有干扰或竞争刺激。

在设定这个层次的目标时，你期望参与者愿意倾听你的信息，比如吃水果和蔬菜的重要性，但不要期待他们有积极的回应或非常重视。

- 回应：积极参与。这个层次包括愿意参与某件事，尽管一开始不一定有热情。个体可能会从顺从的参与（也许是医生坚持让他们参加这些营养教育课程），发展到自愿的参与，并在这一过程中感到愉快和满足。

　　在设定这一层次的教育目标时，意味着你期望受众人群从营养教育活动的旁观者转变为活动的参与者，并发现他们享受其中。或者你可以设定更高的目标，使参与者遵守教育者的期望转向开始形成自己的立场并对自己负责。这一层次的目标是改变态度、动机和自我效能。

- 评价：基于对某事的积极关注的行为。在这个层次上，目标行为被认为是有价值的。这种价值观从接受其价值到对该行为的价值有认真深入的承诺，从而反映在可观察的行为中。行为受基于价值的诸多决定因素影响：信念、感觉（态度）、自我认同、文化认同、家庭态度、对某种行为的自信等。因此，这一层次的特征是动机性行为，即个体的承诺指导他们的行为。这是最适合实施营养教育的层次。

　　当你在该层次上设定目标时，这意味着你设计的学习活动旨在提高参与者对行为改变目标的重视程度，从而使他们愿意采取行动。在较低层次，重视意味着目标人群有意愿按照他人的建议尝试某一行为，并重新评估这一行为；在较高的层次，目标人群已对某一行为抱有信念，并愿意承诺做出行为改变。这一层次的目标人群不需要服从他人的激励，他们已经开始将自己的观点和价值观内化为行动的基础。例如，在这一层次上，你的教育目标应陈述为你打算让受众人群从犹豫不决到做出每天吃更多的水果和蔬菜决定，并付诸行动。

- 组织：根据一套原则行事。在该层次，个体已经建立了一个有意识的选择基础。他们明白除了自己的价值观之外还有其他价值观。组织层面的目标是帮助个人把不同的价值观放在一起，解决它们之间的冲突，并建立一个内部一致的价值观体系或准则来指导行为。每个人都能意识到自己态度和价值观的基础，并捍卫它们。他们开始建立自己的食物选择原则。

　　如果你在这一层次设定教育目标，这意味着你打算通过学习经验或活动引导个体将个人健康、食品体系可持续性、社会公正或者个人 / 社会 / 文化价值观作为选择食物和营养相关问题的一致标准。他们可能会制定建立个人的食物选择原则来指导饮食行为。

- 内化价值观：按照一贯的世界观行事。在这个层次上，价值观被整合到某种内在一致的世界观中，因此，个体都会被这些价值观所认可。而个体已经建立了特有的生活方式。

　　如果你在这个层次上设定目标，这意味着你期望教育活动或学习经验将引导参与者改变他们的世界观以及与世界观相符的生活方式。例如，你期望通过教育活动使个体能够持续地实践一种新的饮食方式，使参与者成为素食主义者、有生态意识或"绿色"的消费者或有健康意识的父母（请注意，这一目标需要参与者深思熟虑，因此不太可能在一两次课程中实现）。

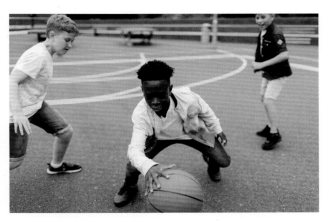

非正式的体育活动是学生发展动作技能的一种趣味方式
© Paul Bradbury/Caiaimage/Getty Images.

动作技能领域

　　动作技能领域的重点是精神运动技能的发展，尽管也可能涉及某种程度的理解和不同程度的情绪，同样包含由简单到复杂深的不同层次（University of Michigan 1976）。在最低层次，参与者观察一个更有经验的人开展某项活动（例如，准备菜谱），然后进行模仿和练习直到不再需要进行有意识的模仿并成为自身的习惯。最终，个体能够适应该活动。详见下文。

　　1. 观察。在这个层次设定目标时，个体先观察某个更有经验的人来开展某项活动。有时候，阅读说明书，比如阅读菜谱，可以代替这种体验。然而，通常情况下，阅读的同时也需要辅以直接观察，比如观察某人制作沙拉或食谱。

　　2. 模仿。当在这个层次设定目标时，你为个体提供了在密切督导下按照一定顺序遵循指示的机会。这可能需要个体有意识的努力以按顺序执行这些行动。

　　3. 实践。当在这一层次设定目标时，你为整个行动按顺序操作提供了重复练习的机会，这样就不再需要有意识的模仿。这些行为或多或少地成为了习惯，你可以说这些个体已经获得了该技能。也许这些个体已经学会了如何制备蔬菜，或者如何降低食谱的脂肪含量。

　　4. 适应。这一层次的目标涉及调整行动以进一步改善结果的能力。这可能意味着能够根据个人或家庭的口味来调整食谱。

表 11-3

动作技能领域：动作技能的层次

执行和技能层次	描述	用于设置目标的词语
观察	观察熟练的操作	观察(observe)、观看(watch)
模仿	在督导下按指示行动	效仿(imitate)、模仿(mimic)
实践	重复这一行动直到成为习惯	实践(practice)、实施(carry out)
适应	适应或修改以进一步改善结果	适应(adapt)、修改(modify)、修正(revise)

小结

教育目标有助于明确你将设计哪些类型的活动以实现行为改变。教育目标和活动应该同时考虑到人们的认知和情感领域，鼓励最大限度地学习、成长和改变，也就是说，最好每一节课程都能清楚地制定认知（思维）和情感（感受）的目标和活动。通常，同一个目标和活动可以同时为认知和情感服务。食物制备也许能够改善动作技能。

在认知/认识领域，教育活动应尝试帮助目标人群完成更困难的学习任务，如应用或评价（程序性知识或批判性思维能力），而不仅仅是简单的任务，如回忆信息（事实性知识）。在情感/感受领域，最好能够设计出吸引受众人群积极参与的活动，并帮助他们思考和重视信息，直至他们愿意尝试改变。很多时候，目标的设定是为了达到较低层次的参与度，比如只是听和接收信息（例如通过讲座）。框 11-1 是针对 3 个领域内行为决定因素的学习目标示例。

关于制定详细的具体目标的注意事项

在教育界，教育目标通常被称为"行为目标"。这样说的前提是，学习的结果会引发特定刺激的可观察反应。也就是说，每个目标的实现，无论是在认知方面还是情感方面，都需要通过具体的可观察的行动来证明（Bloom et al.

1956；Krathwohl et al. 1964；Anderson and Krathwohl 2000；Gronland and Brookhart 2008）。行为目标通常包括以下要素：

1. 学习者期望的可观察行为。

2. 可观察行为的演示条件。因此，特定目标通常会采用以下形式表述：鉴于 _____［条件或刺激的名称］，学习者（参与者）将 _____［期望的可观察行为的名称］。例如，"基于中国营养学会关于健康饮食的'中国居民膳食宝塔'图形信息，参与者能够将食物放入正确的食物组中。"

3. 掌握程度通常是第 3 个要素。在这种情况下，目标可能是"基于中国营养学会关于健康饮食的'膳食宝塔'的图形信息，参与者能够将 12 种食物放入正确的食物组中，正确率达到 80%。"

如你愿意，你可以按照这个格式制定详细的目标。然而，为了便于营养教育，一般没有必要盲目地遵循这种格式。此外，在实践中，你可能不需要为每个教育目标指定学习领域和该领域中需要达到的层次。虽然也可以这样做，但这个过程非常耗费时间和精力。你需要判断这对你的特定课程或干预有多大的必要性。然而，在每节课程和整个干预过程中，针对不同的领域和层次设置不同的难度是非常重要的。最好是从最简单的开始，逐渐增加难度，并且使参与者能够全身心地参与。

框 11-1　针对 3 个领域内行为决定因素的学习目标示例

在每个例子中，目标的前面都有这样一句话："在干预（或课程）结束时，参与者将能够……"以下括号中的内容是测量干预营养课程结果的具体方法。

激励因素

1. 感知风险。能够理解摄入较多加工包装零食的饮食习惯会增加患心脏病的风险（在干预或课程结束时能正确回答问卷上的问题）。认知领域：理解层次。情感领域：回应层次。

2. 感知风险。能够表达出自己对心脏病的易感性（说出家族中死于心脏病的人的名字，并讨论对此的感受）。情感领域：回应层次。

3. 感知益处：预期结果［行为的预期结果］。理解富含水果和蔬菜的饮食习惯可以降低患心脏病和癌症的风险（在干预或课程结束时正确地回答问卷中的问题）。认知领域：理解层次。情感领域：回应层次。

4. 感知障碍：预期结果［行为的预期结果］。理解克服心理障碍减少过度加工预包装零食摄入的重要性（口头描述一个障碍，并列出学习者为了克服这个障碍将要采取的行动）。认知领域：理解层次。情感领域：评价层次。

5. 自我效能。对他们制作低脂饮食的能力充满信心（带一份低脂食谱在下次课程上与大家分享）。认知领域：理解层次。情感领域：评价层次。

6. 社会影响。理解同伴在影响食物选择方面发挥的作用（特别提到一个例子，在这个例子中，参与者不吃同伴的东西，并描述参与者对此的感受）。认知领域：理解层次。情感领域：评价层次。

促进因素：促进采取行动的能力

1. 知识。能够说出减少心脏病风险的饮食建议（在不查阅资料的情况下列出 3 个相关的膳食指南）。认知领域：记忆层次。

2. 技能。
   a. 认知。能够应用"膳食餐盘"或其他国家的膳食指南中的推荐量（通过比较自己 24 小时的饮食摄入量和推荐量的差异并描述对自己的影响）。认知领域：应用层次。
   b. 情感。抵制来自吃高脂肪、高能量食物的同伴压力（午餐吃沙拉，不吃高脂饮食，并适当地解释/捍卫自己的选择）。认知领域：评价层次。情感领域：组织层次。
   c. 行为能力。展示炒菜的能力（在课堂上模拟演示，在家里尝试做同样的菜）。认知领域：理解层次。动作技能领域：模仿层次。
   d. 自我调节能力。参与系统规划（通过制订行动计划来实现课程或干预的行为改变目标，对产生的变化进行自我监测，克服挑战，并与团队分享实现目标的进展）。认知领域：评价层次。情感领域：评价层次。
   e. 表现出对实现饮食改变目标的满足（通过看电影来奖励自己）。情感领域：评价层次。

3. 社会支持。与朋友和家人分享对所选饮食的感受并从他们那里寻求支持的能力（请求家人支持自己的素食饮食模式）。认知领域：理解层次。情感领域：评价层次。

完成营养教育 DESIGN 程序的第 4 步：制定目标模块

　　仔细回想一下你在第 3 步中创建的理论模型。使用营养教育 DESIGN 程序工作表：教育计划（本书的第四部分）中的第 4 步（制定总体目标模块），确定模型中关键决定因素的总体教育目标，每个决定因素至少对应一个教育目标。总体教育目标是你希望受众了解到什么，感受到什么，或者能够为每一个决定因素做哪些不同的事情。案例研究可以作为完成该模块的指南。如果你只计划一次课程，那么你的总体教育目标就较少。如果你计划一系列关于相同或相关行为的课程，无论有无辅助活动（如报纸），你都可能会有更多的总体教育目标（可能是 10～14 个）。当你检查这些目标时，请注意它们分别属于哪个领域，并以 C（认知）、A（情感）或 P（动作技能）进行标记。最好将 C 目标和 A 目标进行组合。如果你有开展一些食物制作活动的条件，则应包括 P 目标。在第 5 步中，你将制定具体教育目标，然后根据这些目标来设计适宜的教育活动。上文所述原则也同样适用。课程中的所有内容都是为了帮助参与者实现行为改变的目标。

案例研究　营养教育 DESIGN 程序的实施——第 4 步：确定总体目标

　　本章继续对青少年的营养教育进行案例研究，作为完成模块时可以使用的例子。回想一下，虽然干预选择了 4 个行为改变目标，但由于篇幅有限，我们只关注一个行为：鼓励青少年多吃水果和蔬菜，并对其进行了两期干预课程。

　　这一步着重于总体教育目标。具体干预的情况见第四部分案例研究的第 4 步：确定总体目标模块。在你创建的理论模型中，这些总体教育目标涉及行为改变目标的所有社会心理决定因素。这些目标旨在将行为改变的每个决定因素从理论模型转换成可以用于创建教育活动的框架。这些总体教育目标将始终贯穿于两期课程中。

　　总体来说，有了这些总体目标，就可以为课程或干预活动制订教育计划。关于制订教育计划的相关内容将在第 12 章和第 13 章中描述。

© Elovich/Shutterstock

问题和活动

　　1. 简要描述为什么要为营养教育活动制定教育目标？请列出 3 个原因。

　　2. 请详细叙述干预或课程的总体教育目标与行为改变的潜在决定因素之间的关系。

　　3. 通常需要在认知、情感和动作技能领域分别制定目标。请描述这些领域之间的差异。为什么这些领域对于开展营养教育活动有重要意义？

　　4. 回顾课程、小组会议教育计划或基于网络的营养教育相关目标（已说明或未说明）：这些目标包括哪些领域？它们是否合适？例如，某些与营养相关的网站只有食谱，其他网站则包含人们可以开展的活动等。哪些领域指导了这些网站内容的设定？

　　5. 作为实践，为青春期女生增加高钙食物摄入这一行为的潜在决定因素制定总体教育目标。请以食品与营养相关知识和该人群行为改变的激励因素与促进因素为基础，针对每个目标，指出你认为重要的学习领域和相应层次。

　　　a. 对当前行为感知到的风险；

　　　b. 预期结果（行为的预期结果）：感知到的益处；

　　　c. 自我效能感；

　　　d. 设定行动目标或行动计划。

参考文献

Abrams, E., M. Burgermaster, P. A. Koch, I. R. Contento, and H. L. Gray. 2014. "Food, Health & Choices: Importance of formative evaluation to create a well-delivered and well-received intervention." *Journal of Nutrition Education and Behavior* 46(4S): S137.

Anderson, L. W., and D. R. Krathwohl, Eds. 2000. *A taxonomy for learning, teaching, and assessing: A revision of Bloom's taxonomy of educational objectives.* Boston: Pearson.

Bloom, B. S., M. D. Engelhart, E. J. Furst, W. H. Hill, and D. R. Krathwohl. 1956. *Taxonomy of educational objectives. Handbook I: Cognitive domain.* New York: David McKay.

Gronland, N. E., and S. M. Brookhart. 2008. *Gronland's writing instructional objectives.* 8th ed. Upper Saddle River, NJ: Prentice Hall.

Krathwohl, D. R., B. S. Bloom, and B. B. Masia. 1964. *Taxonomy of educational objectives: The classification of educational goals. Handbook II: Affective domain.* New York: David McKay.

Marzano, R. J., and J. S. Kendall. 2007. *The new taxonomy of educational objectives.* 2nd ed. Thousand Oaks, CA: Sage Publications.

University of Michigan. 1976. *The professional teachers handbook.* Ann Arbor: University of Michigan.

第12章

生成教育计划，聚焦增强行为改变和行动的动机：第5步

概述

　　营养教育的核心是生成教育计划。营养教育成功的第4个要素在于制订基于行为改变策略的教育计划。这些教育计划所运用的行为改变策略可通过营养教育的相关理论来指导相关教育活动的设计。因此，本章和下一章将着眼于如何使用心理学的行为改变策略和营养教育的基本原理来设计能够激励参与者、增强动机并促进行为改变的教育活动。设定教育目标有助于使营养干预项目重点突出，而教学设计的原则能够指导教育工作者通过4Es有序地设计教学活动。4Es原则分别是激励（excite）、解释（explain）、扩展（expand）和结束（exit）。在整个教育计划的制订中，食品与营养科学相关的知识则应贯穿始终。通过这一过程生成的教育计划可用于包括团体授课的多种不同场合。这些教育计划通常会将激励性和促进性决定因素同时考虑在内。

　　然而，由于影响行为改变的决定因素分类过于宽泛，本章的重点是提供一系列行为改变策略，其中每个激励性决定因素都对应了一个或者多个行为改变策略。而下一章则提供一系列与促进性决定因素有关的行为改变策略。这两章有大量示例来教大家如何使用这些策略设计简单可行的教育活动。此外，下一章更注重通过教育活动来增加知识和增强技能。教育活动的制订还需参考第16~18章，因为这些章节提供了关于如何通过有效沟通来实施教育计划的具体指导，包括创造安全的学习环境、调节课堂氛围，以及团体授课要点（第16章），利用视觉素材和新技术进行营养教育（第17章），制订适合受众年龄、文化背景和文化水平的教育计划（第18章）。

本章大纲

- 制订基于理论的营养教育活动框架：行为改变策略的重要性
- 将心理学理论转化为教育实践：行为改变的决定因素、行为改变策略和增强动机的教育活动
- 增强受众的兴趣和参与度
- 使用行为改变策略来设计可以增强行为动机的教育活动：策略清单
- 通过4Es有序地组织和安排教育活动：教育计划或课程计划
- 探索其他受众特征和干预资源
- 制订教育计划：具体细节
- 完成营养教育DESIGN程序第5步：生成计划模块
- 案例研究　营养教育DESIGN程序的实践——第5步：生成计划，注重增强动机
- 营养教育计划实践

学习目标

本章学习结束，你应该能够：
- 认识到运用系统化流程来组织和安排行为改变策略和教育活动的重要性
- 罗列并描述针对每一个激励性决定因素（增加认识、促进深入思考、增强动机）的行为改变策略
- 设计具体的教育活动或学习经历，使基于理论的教育策略切实可行
- 将教育目标和活动进行排序，用4Es来制订教育计划

制订基于理论的营养教育活动框架：行为改变策略的重要性

营养教育的核心是设计吸引人的、有趣的、与目标受众相关的、能够实现干预行为改变目标的内容和活动。许多营养教育工作者发现这一步是营养教育计划中最具创造性和最令人愉快的部分。DESIGN程序为营养教育计划提供了一个框架，让营养教育工作者可以充分发挥创造力。

想象一下，你正在参加一个应孩子家长要求而开设的营养教育课程，这些家长都来自低收入社区的一所学校。在课堂上，分坐在不同桌子的家长们正在忙着测量他们社区常见的各种饮料的含糖量。营养教育工作者则摆放出标有含糖量标签的空瓶子，看到这些饮料中的含糖量，家长们大为震惊。他们讨论着他们为什么喜欢喝这些饮料。然后，教育者让家长们计算这些饮料的价格，每杯、然后是每天、每周和每年的花费。同样的，家长们对这些花费感到相当惊讶。有的甚至感叹"除了特殊场合，我再也不喝那个饮料了"和"我还是改为喝水吧"。当然，课程还在继续。但你看到了什么？你可能看到了受众们参与度较高、动机强烈，并且有改变行为的意向。我们希望我们所有的营养教育活动都能如此有效且受欢迎！

DESIGN程序的这一步（第5步）是运用头脑风暴将你在第4步中列出的总体目标转化为具体目标和令人兴奋的、有意义的活动。选择一种融合了社会心理学理论的教育方式来传达食物和营养的内容，增强受众的动机，让他们更加愿意做出行为改变。为了使这些活动更加符合受众的需求，你需要对他们有充分的了解，这可以通过第1步：确定行为改变目标；第2步：探索影响这些行为的决定因素来实现。记住要考虑他们的生活背景，包括家庭资源、社区和文化等。在可能的情况下，让受众参与到活动的设计过程中来。

在前期的评估后，你可以为每个课程制订一个教育计划（或教学计划）以合适的顺序安排相应的教育活动，这一方法适用于任意人群。这些教育活动可以用在非正式的场合，比如社区中心或门诊，或者是正式的场合，比如学校。经过调整的教育计划对通过其他渠道（例如，通信、基于网络和技术的干预、互联网帖子、社交媒体或海报）开展的教育内容和活动也有指导意义。正如图12-1所示，这一步可以产生一系列针对小组课程或其他间接教育活动的教育计划。

然而，在设计活动以实现第4步制定的总体教育目标之前，还有一个步骤。决定因素和目标本身都不能为活动设计提供具体指导，因此，研究人员根据基于理论的决定因素，已经确定了关键的行为改变策略作为行动计划，以指导特定活动的设计。这些是使用短语或宽泛的陈述说明操作理论模型中的决定因素的方法，以便使用教育手段解决这些决定因素，从而激励和促进行为改变。因此，对于"感知风险"的决定因素，教育目标可以是"参与者将能够描述饮食中水果和蔬菜摄入不足的健康风险"。这是非常宽泛的：如何做到这一点？一个有效的策略是"通过自我评估使风险个性化"这就是行动计划。你可以创设不同的活动来做到这一点：参与者

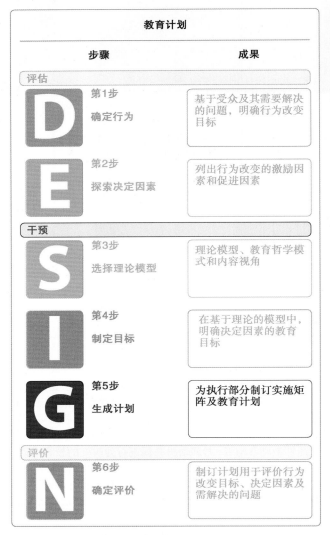

图 12-1　营养教育 DESIGN 程序——第 5 步：生成计划

可以完成一个简短的24小时膳食回顾，并圈出他们吃过的所有水果和蔬菜，以评估他们是否达到了推荐的摄入量；或者给他们一个空白的纸盘子，他们可以画出最近一餐吃了多少蔬菜和水果，从而评估摄入量是否占到了盘子的一半。

为了尽可能涵盖更多有用的行为改变策略以及实践教育活动，我们有两章专门讨论这些话题。这一章的关注点基于动机的决定因素和策略，以设计具有吸引力且有意义的活动，从而增加受众的兴趣，并让他们能够按照干预目标采取行动。这些都是行动的催化剂。而第13章则着重于设计教育活动，以促进参与者采取行动或维持他们做出的行为改变。

表12-1列出了对营养教育动机阶段有用和相关的行为改变策略清单，并提供了潜在的有意义的活动作为参考；你将从这个体系中选择与干预相关的策略。

任何针对团体或相关间接教育计划，如印刷资料、视觉材料或基于技术或网络的活动，都可以包含以激励为主或技能培养为主或两者兼具的活动，这取决于你在第4步中制定的目标。但是，在大多数情况下，小组课程或有关材料的既定教育计划将兼顾激励目标和技能培养目标。

低收入社区的受众

在设计活动时，应考虑到低收入社区的受众所面临的挑战（如框 12-1 所述），给予他们特别的考虑。他们通常经济条件有限，因工作时间长而缺乏自主时间，并且他们所在的社区缺乏价廉物美的优质健康食物。所有这些因素都将影响他们能够做什么。此外，他们通常文化水平较低。

框 12-1　低收入人群营养教育的特殊挑战

接受健康的饮食习惯对于低收入人群来说尤其困难。研究中确定的一些原因包括：

- 低收入造成的购买能力受限。
- 工作时间长导致缺乏自主时间。
- 社区缺乏价廉物美的优质健康食物。
- 家庭习惯。

低收入消费者希望家里没有人挨饿，因此，他们努力以低成本保证所有人有足够的食物，摄入足够的能量。一项对美国饮食的经济分析发现，食物的能量密度[定义为每单位重量的可用能量（kcal/g）]和能量成本（美元/kcal）之间呈反比关系。这意味着，以精制谷物、添加糖和添加脂肪为基础的膳食比营养教育工作者推荐的以瘦肉、鱼、新鲜蔬菜和水果为基础的膳食成本要低。按每美元能量计算，面包、饼干甚至巧克力都比水果和蔬菜便宜。一项研究发现，在饮食中添加脂肪和糖降低了整体校正后膳食成本，而添加水果和蔬菜则增加了整体校正后膳食成本。

营养教育工作者在对低收入受众进行营养教育时，必须把这些经济因素牢记在心，体制和政策层面的活动对于群体层面的活动是必不可少的补充。

Modified from Mackinnon et al. 2014 and Drewnowski 2004.

将心理学理论转化为教育实践：行为改变的决定因素、行为改变策略和增强动机的教育活动

将理论转化为实践的主要任务是设计、排列和实施以理论为基础的切实可行的教育活动，以实现所选择的行为改变目标和教育目标，这在很大程度上依赖于本章所述的教育原则。此外，如果传播方式不能引起受众的兴趣或让他们有参与感，即使是再完善的教育计划也不能有效改变行为。有效的实施方法将在第 16～18 章中阐述。

第 1 章将营养教育定义为教育策略的组合，辅以环境支持，旨在激励和促进人们自愿选择并坚持有益于健康的行为。这意味着营养教育包括一套学习活动，这些活动是被系统地设计和组织起来的。

名词解释

如下所示，本书中对于行为改变策略、教育活动或学习体验、课程计划都给出了特别的定义，而这些术语和方法、程序和技术等概念在健康教育文献中经常互换使用。

- 行为改变策略（behavior change strategies）是将理论模型中的决定因素转化为教育活动从而激励并促进行为改变的过程。制订策略要以已有的证据以及正在进行的研究为基础（Contento et al. 1995；Katz et al. 2008；Thompson and Ravi a 2011；Waters et al. 2011；Wong and Stewart 2013），这些策略可以用于设计合适的活动，类似于行为改变技术（behavior change techniques，BCT）（Michie et al. 2013；Michie et al. 2014），或行为改变方法（behavior change methods）（Bartholomew et al. 2011；Kok et al. 2016）或行为改变步骤（behavior change procedures）（Baranowski et al. 2009）。
- 教育活动（educational activities）或学习经验（learning experiences）是行为改变策略的实际执行方式。这些教育活动的设计和实施都要基于教育领域的学习理论和教学设计或教学理论。例如：感知风险的社会心理决定因素可能是多吃富含钙的食物以降低骨质疏松症风险的决定因素（动机），所选择的行为改变策略可以是“提供关于风险的信息”。实际的教育活动或学习经验可能包括看视频、图片、图表和流行病学数据等；讲述个人故事；或者让观众在他们的家庭中找出那些患有骨质疏松症的人并描述他们的经历。
- 教育计划（或课程计划）（educational plan or lesson plan）是一个大纲或分步骤的流程，表明教育活动或学习经验是如何按照适当的逻辑顺序安排的，以用于向群体或通过其他途径进行干预。

选择行为改变策略

本章提供了许多行为改变策略作为参考，你可以从中选择那些可以解决干预理论模型中的决定因素的相关策略。不同的社会心理学理论之间有许多重叠，因而许多策略的实施可以解决多个理论中的决定因素。

行为改变策略的种类

本章阐述了适用于营养教育的动机组分的行为改变策略，那些适用于行动组分的将在下一章中阐述。为干预创建的理论模型（第 3 步：选择理论模型）决定了你会选择哪些具体的策略。

当然，人作为一个整体，思想、情感和行动并不是线性组合在一起的，而是互相紧密联系的。例如，学习新技能（如烹饪）可以帮助人们按照自己的动机行事；同时，新技能会增加自我效能感，这可能会增强他们行为改变的动机。另外，

当前的社会环境（例如家人和朋友）可能为行为改变提供环境支持，但也可能成为行为改变的障碍。此外，参加你课程的可能是那些对课程更感兴趣的人，但在通常情况下，人们参加课程是因为其他人建议或要求他们参加，或者他们认为自己已经准备好做出改变，但实际上却没有。因此，帮助他们回顾和反思他们的动机和价值观仍然是有用且重要的。

行为改变策略和教育活动的关系

如前所述，行为改变策略是一些提纲挈领的简洁短语，他们揭示了如何运用理论模型中的决定因素来指导设计具体的活动。之后我们运用教育学的学习理论和教学设计理论将这些激励和促进膳食改变的策略转化为具体的活动（见第 16 章）。换句话说，我们将学习理论和教育指导原则应用于学习的 3 个领域（认知、情感和动作技能），将教育策略转化为教育活动，以开展我们的营养教育（见第 11 章所述）。设计和实施营养教育课程的顺序可以总结如下，如图 12-2 所示。

选择行为改变目标 → 识别基于社会心理学理论的行为改变决定因素 → 为每个决定因素选择行为改变策略 →根据教育学的学习理论和教学设计原则制定具体教育目标和制订活动。

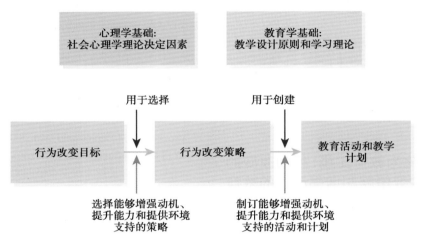

图 12-2 心理学理论和教育理论在创建教育活动和计划以达到干预行为改变目标中的作用

增强受众的兴趣和参与度

设计增强动机的活动需要考虑如何吸引受众，也就是说，如何调动他们的兴趣、热情和意愿，让他们采取行动，实现你的课程或干预的行为改变目标。你可能会想起 Haidt（2006）和 Heath and Heath（2010）关于我们在生活中做出行为改变的比喻：感性就像一头 6 吨重的大象，而理性驾驭于感性之上，像骑手一样（详情见第 3 章），我们心中的骑手知道前进的方向，但如果我们想要到达任何地方，我们需要与心中的大象紧密合作，那是我们的动机和力量所在。如何吸引和激发我们受众心中的大象是本章的主题。

信息与学习体验

在开始设计活动之前，让我们先看看我们所说的旨在增加动机和促进学习和行为改变的活动是什么意思。教育家 Dewey（1929）和 Tyler（1949）明确区分了内容或信息陈述和实际的学习体验之间的区别。学习体验是学习者与学习环境之间的相互作用，学习是通过学习者的主动行为产生的。教育是营养教育工作者所做的事情，学习是项目参与者所经历和完成的事情。然而，仅有教育者的意愿并不会引发学习这个过程，就像仅仅陈述信息也可能不会引发学习一样。项目参与者对于营养教育的积极主动参与是至关重要的，是一切良好教育的基础，也是以人为本的教育所倡导的。

我们所说的学习体验是什么意思？

学习并不意味着简单地死记硬背事实、图片、信息或者技能，比如知道一茶匙糖的能量或会阅读食物标签。学习是参与者和教育活动之间的互动，最理想的结果是参与者能够积极思考、重审他们的价值观、改变他们对食物和营养的期望、态度和感觉，以及他们的行动。学习可以通过许多场所——正式（学校）、非正式（社区）和日常（报纸、电视、网站、社交媒体等）渠道进行。

这就是营养教育设计真正的挑战所在。它要求你不仅牢固地掌握食物和营养知识与社会心理学理论，还需要有对教育原则有所理解，这样才能设计出富有创意、有效果的和有意义的经历，来应对影响行为的决定因素，实现既定的行为改变目标和教育目标。一方面需要承担创造性的风险，另一方面需要认真仔细的组织。

创造积极参与和学习的机会

在设计不同活动时，要记住，在所有活动中，为参与者创造动手和积极参与的机会很重要。这是因为人们通常会

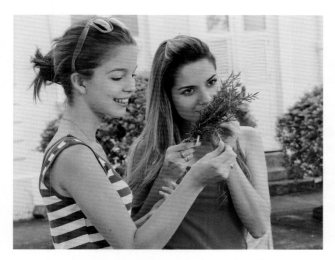

识别烹饪中的蔬菜是一种引人入胜的实践活动
© Cultura Creative/Alamy Stock Photo.

记住更多动手参与过的活动。

活动应让参与者既需动脑又需动手

鼓励学生积极参与的一个主要方式是动手实践活动。动手实践活动通过给参与者一种参与学习的感觉来增强动机。例如，让受众用勺子从一杯油中舀出与各种快餐中的脂肪量相等的油量或者从一碗糖中舀出与一瓶饮料中的糖等量的蔗糖，让他们感受这类食物中的油或糖的含量而不是直接告诉他们；让青少年计算他们在零食上花了多少钱等，类似生动的活动会让他们记住这些信息。

然而，你也必须确保这些活动也是需要动脑的活动；也就是说，它们服务于与你的教育目标。因此，如果你认为自己创建了一个对受众来说非常棒的活动，那么问问你自己：它实现了哪个既定目标？如果没有，则删除该活动。另外，如果你仍然相信它将为你的小组提供重要的学习体验，并且与行为改变目标相关，那么再看看教育目标，以及理论模型，也许需要修改目标。仔细地重新分析行为决定因素。

动手实践活动并不适合每个人

对受众的评估让你知道他们更适合或更为偏好怎样的学习体验。举两个例子来说明：一名营养教育工作者在给移民做营养教育时，采用了一种他之前用过的、有效的动手实践活动，当他向受众解释了该活动后，仍然没有人想做这个活动，这些受众更喜欢的是看演示。另一个例子：营养教育工作者设计了一组可以在公司午餐时间开展的活动，这些活动都是基于理论的，并且在其他受众那里很受欢迎；但是这群商人讨厌这些活动；他们被诊断患有高胆固醇血症，有很强的动机，但他们只想要一个简短的报告和提示单，这样他们就可以在 20 分钟内回到自己的办公桌上继续工作。因此，虽然动手实践活动原则上是好的，但你必须与受众确认他们更喜欢什么样的学习风格（详见第 16 章）。

讨论和促进对话：参与者应既听又说

你也可以鼓励学习者进行两人、三人或多人的小组讨论，探讨的话题包括为什么让他们的孩子吃蔬菜很难，为什么在低预算情况下吃得更健康很难，或者如何选择食物能够帮助促进当地农业发展。这种方法能够鼓励合作学习（cooperative learning），研究表明，合作学习更有可能让人们从自己的生活环境出发来考虑问题，审视自己的态度，并产生更多对学习的渴望（Johnson and Johnson 1987）。然而，请注意，教育目标和计划仍然是指导学习活动中必不可少的，如果没有目标和计划，受众很可能会失望而归。

促进对话（facilitated dialogue）是以作为小组推动者（facilitator）的营养教育工作者和小组参与者之间的积极交流为基础的；促进对话避免了说教，专注于开放式问题、积极倾听、尊重小组中每个人的想法，因而促进受众积极参与并为所有人创造了有意义的学习体验。促进对话仍需要教育计划来突出重点，且精心组织和明确的教学目的也是必要的。所有这些方法都将在第 16 章和第 18 章中详细描述。

> 这里提供了许多基于学习理论和教学设计 / 教学理论的行为改变策略和教育活动，以供参考。你可以从这些策略中选择那些你在第 3 步中为干预创建的理论模型中与行为改变决定因素相关的策略。

使用行为改变策略来设计可以增强行为动机的教育活动：策略清单

旨在增强动机的行为改变策略主要是通过激发兴趣、热情、关注或思考来实现。这些策略帮助个体了解关键的营养、食物系统或与食品公平相关的问题；更好地了解他们自己的需求、想法、感觉、动机以及可能控制他们行为的因素；反思家庭、社区和文化对他们的食物相关行为的重要作用；积极思考问题；解决矛盾态度；然后根据他们的生活环境，选择采取行动或不采取行动，这对每个人都很重要（Blake et al. 2011；Sobal and Bisogni 2009；Sobal et al. 2012）。

行为改变策略清单及增强动机的教育活动

表 12-1 列出了每一个动机决定因素的基于理论的行为改变策略，可以作为设计行动方案的指导，还列出了可行的实践教育活动或学习经验的例子，以便让这些策略或方案更有可操作性。最有用的决定因素是健康信念模型以及扩展的计划行为理论中的决定因素。健康信念模型的重点是聚焦个体健康；而扩展的计划行为理论的重点是除健康问题外，聚焦其他因素对目标行为改变的影响。在这些策略中，选择那些符合你在第 3 步中创建的理论模型且适合你的目标行为和目标受众的干预动机阶段的策略。

下面会更详细地描述这些策略和活动。例如，针对决定因素"感知风险"，相应的一项行为改变策略是"直面健康风

表 12-1

激励行为改变策略清单：联系理论决定因素、行为改变策略与实践教育活动

行为改变决定因素	行为改变策略*	实践教育活动、学习经验、内容或信息
感知当前行为的风险		
感知风险 HBM SCT HAPA	■ 直面健康风险	具有话题讨论度的电影、图片、表格，全国或地方流行病学数据，个人故事、角色扮演、示范表演，能够清晰地展示风险的图像（例如，高饱和脂肪饮食对阻塞动脉的影响的视频或者演示；在工作场所丢弃的一次性餐具数量）
当前行为的负面结果 HBM SCT	■ 当前行为的负面结果	具有话题讨论度的电影，数据，探索行为的后果——例如高血压，癌症；环境后果——高碳排放；社会后果：对农场员工不公平的农业实践
	■ 个性化的自我评估 （与推荐值相比）	参与者完成自我评估清单、食物或活动记录，然后与膳食指南等建议进行比较
预期结果（对行为/态度的预期结果）		
感知益处 HBM TPB SCT HAPA	■ 关于积极健康结果的有说服力的信息	有关饮食-健康关系或饮食-食物系统/环境关系的演讲、图片、信息、活动或科学证据展示
感知障碍 HBM TPB SCT	■ 修正对障碍的感知	头脑风暴；讨论障碍和克服障碍的方法；降低对做某种行为困难的感知
积极情绪 TPB	■ 表达采取行为后预期获得的满足感	让参与者感到高兴、满意、开心、自豪，为实现行为改变目标而快乐的活动或信息
消极情绪 TPB	■ 表达潜在的消极情绪或预期遗憾	利用活动、讨论和图片，探索做或不做这种行为可能带来的消极情绪，以及如果他们不采取行动会有什么感觉
食物偏好 TPB	■ 健康食物的直接经验	食物品尝、展示和烹饪
	■ 鼓励反复食用健康食物	让参与者确信重复品尝会增加对食物的喜爱程度，并提供经常品尝和食用的小技巧
态度 TPB	■ 表达对某项行为的持久感受	信息和图片可以从积极角度展示健康行为。令人愉快的健康食物品尝体验；基于情感的信息传递
感知规范		
强制性社会规范 TPB	■ 表达他人的期望	分析重要的人的期望或对个体行为的赞成或反对；检查和修正遵守这些规范（如果不是促进健康的话）的重要性
描述性社会规范 TPB SCT	■ 探索对他人态度和行为的感知	提供统计数据、视频剪辑和活动以探索相关行为是否常见。如果不能促进健康，那就重塑感知
	■ 推动规范文化实践探索	通过活动、电影和讨论问题来探索文化实践及其对参与者的影响
道德规范 TPB	■ 道德规范反思	关于个人责任和道德义务的挑衅性场景和问题讨论
自我评价结果 SCT	■ 自我满意度反思	提供机会了解参与者针对行为改变目标的个人满意程度
	■ 自我价值反思	讨论执行你的行为改变目标如何让参与者自我感觉良好
自我描述		
自我表征 TPB	■ 激发对自我表征的反思	书面活动，并在适当的时候进行分享；激发个人理想探索的煽动性语言或情节
自我认同 TPB	■ 激发对自我认同的反思	通过书面活动和讨论，从健康、环境、文化等方面探讨自我认知
自我效能		
感知行为控制 TPB SCT HAPA	■ 重新构建对控制的感知	反思问题、视觉效果、对行为控制程度的讨论；纠正对控制的误解

表 12-1

激励行为改变策略清单：联系理论决定因素、行为改变策略与实践教育活动（续）

行为改变决定因素	行为改变策略 *	实践教育活动、学习经验、内容或信息
自我效能 TPB SCT HAPA	■ 重新构建实施某行为的自信心	创建活动，指导如何使行为或行动变得容易；提供有指导的练习机会。
行为意向		
行为意向/目标意向 TPB SCT HAPA	■ 面对习惯/无意识行为	现行行为的检查表；自我观察工具表，使人们意识到自发的行为、习惯或下意识的行为
	■ 行动或改变的利弊分析	借助工作表或讨论分析行为改变和行动的利弊；提供选择机会
	■ 化解阻力和矛盾	意象活动，真实讨论如何化解阻力与矛盾
	■ 意向的形成	创建易于使用的行动计划核对表，或让个体创建行为改变意向声明
	■ 小组讨论和公开承诺	小组讨论，然后就具体行动目标作出小组决定；鼓励保证和公开承诺

注：健康信念模型（health belief model, HBM）；计划行为扩展理论/理性行动扩展方法（theory of planned behavior/ reasoned action approach and extensions, TPB）；社会认知理论（social cognitive theory, SCT）；健康行动过程取向模型（health action process approach model, HAPA）

* 行为改变策略类似于行为改变技术（Michie et al. 2013），以及干预过程（Kok et al. 2016）和行为改变过程（Baranowski et al. 2009）。

险"，而对应的实践教育活动包括观看相应健康话题的影片、回顾国家或地方的流行病学数据，或分享个人故事等。

针对理论决定因素——感知当前行为风险和负面结果的行为改变策略与教育活动

多个理论认为，对某一问题的关注、对个体风险的感知或对当前行为负面结果的理解决定了个体是否准备采取行动。这些理论包括本书中描述的健康信念模型、社会认知理论和健康行动过程取向理论。研究表明，尽管在许多情况下，这种感知到的风险或担忧可能不是行为改变最快速或直接的决定因素，但它往往是必要和重要的第 1 步。有人认为，威胁或恐惧对于预防未来的问题可能比处理现有的问题更有用。

行为改变策略：面对当前行为的风险或负面结果

当使用感知风险方法时，我们设计的第一部分信息旨在创造一种避免风险或危险的动机。

实践教育活动可包括：

■ 刺激性信息：具有话题讨论度的电影、图片、表格、全国或地方流行病学数据、个人故事，以及其他对抗或增强意识的策略，都可以用来解决跟个体息息相关的健康问题，如肥胖率增加或母乳喂养率低、食物分量增加、骨质流失以及代谢综合征。然而，教育活动，比如每天扔掉或者浪费了多少午餐食物（学生也可以自己开展研究调查）或每天扔掉的一次性餐具的数量（例如塑料瓶、容器、叉子、袋子），可以帮助人们认识当前行为对整个环境的影响。一个跨国公司总部在其入口处中放置了一个高大的有机玻璃容器，其中装满了废弃的餐具，为了让员工们可以更加直观地看到一周内扔掉的一次性餐具的数量。像这样的可视化材料在小组课程或线上教育模块中尤为重要，类似的例子还有海洋中漂满塑料瓶的图片以及参与者计算自

己每年扔掉的塑料瓶数量；用图片或实际食物（仅空包装）展示常见快餐店中各种食物和饮料的分量；类似的社会性问题也可以是在他们经常光顾的餐馆或食品店工作的工人工资低的情况。

■ 行动信息：我们设计的第二部分信息应当向人们展示可以采取具体行动来减少威胁或危险，并且应该提供确切的指导，说明何时、如何和在哪里采取行动。

行为改变策略：与推荐要求进行对比的个性化自我评估

食物相关行为的个性化自我评估，并与推荐要求相比较，可以作为营养教育的起始，是一种有效的激励活动。人们喜欢了解自己！准确的自我风险评估是关键：人们往往不知道自己的饮食摄入状况，也不认为有必要改变，他们通常有乐观的偏见。了解他们的实际行为可以帮助他们对问题思考更感兴趣，并更有动力根据他们的真实风险考虑改变他们的饮食行为。

实践教育活动可包括：

■ 清单：个体完成后，可提供干预行为改变目标具体信息的清单，例如他们实际吃了多少水果和蔬菜，一天吃了多少含糖饮料或奶制品，或者一周吃多少次早餐。再由 HHS 妇女健康办公室发起的运动"永远健康的骨骼！"女孩们填写一份"你的骨骼健康习惯有多强？"线上问卷，评估她们在骨骼健康相关的饮食和体育活动方面做得如何，或者做一个"你保持骨骼健康的习惯怎么样？"的测试来了解她们对骨骼健康了解多少。网站内容丰富多彩、激励人心，测试也很吸引人，参与者会得到分数和行动建议。营养教育行动 12-1 展示了"你保持骨骼健康的习惯怎么样吗？"的测验问题。

还可以设计清单来查看个体购买食品的"绿色"做法（基于食品的来源或包装程度）。或者我们可以设计一份带有评分系统的清单，记录那些有助于营养健康的积极行为。小组成员还可以完成一些短小的测试，这些测试可以为他们提供

关于自己准备改变饮食的阶段信息。

■ 24 小时膳食回顾作为一项教育活动：在这项活动中，参与者被要求完成一个简单的 24 小时膳食摄入回顾，然后让他们各自圈出与此次干预项目的行为改变目标相关的食物，如水果和蔬菜或高能量零食，并将他们的摄入量与 MyPlate 的建议进行比较。或者，你可以在第 1 步的需求分析过程中收集这些数据，计算平均值，并在与小组会面时将其展示在讲义或幻灯片中，以此开始本次课程。如果这个群体的文化水平较低，这一点尤其有用；如果时间和受众的教育水平允许，让他们分析自己的数据：自我分析是更可取的方式。

■ 电子计步器：在身体活动方面，计步器或身体活动监测器提供的信息可以非常激励人心，平价的设备就可以实现这个目的。

■ 社区自我评价：在个体自我评估中可以增加相关社区或组织行为和实践的评估。组织或社区成员可以对食品相关的做法和资源进行评估，从而为自己提供一个关于风险程度或社区中待解决问题的严重性的真实画面。例如，孩子们可以首先对自己每次吃饭时丢弃的包装进行 24 小时膳食回顾，然后，他们可以调查他们的学校在每次午餐后扔掉了多少包装，从中他们可以计算出他们所在城市或美国所有学校扔掉的包装的数量。

营养教育行动 12-1　保持骨骼健康测试：一项激励性自我评估

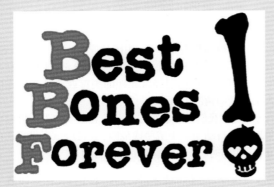

Office on Women's Health, U.S. Department of Health and Human Services. Best Bones Forever!

你正在构建长久健康的骨骼吗？

你和妈妈的关系是很好、一般，还是没完没了的拉锯战？做这个测试来找出答案。

1. 你和你的朋友们在一起聚会，晚上不回家，你们现在准备了什么零食？
   a. 当然是薯片和汽水！
   b. 冰激凌配最喜欢的果酱。
   c. 巧克力牛奶，以及加奶酪加钙玉米饼。
2. 放学后你通常去哪里？

   a. 用电脑和朋友们聊天。
   b. 啊，作业太多了！先去遛狗，然后开始写作业。
   c. 取决于季节——秋季是踢足球，春季是做田径类运动。
3. 在一个美丽的星期六下午，你和家人是怎么度过的？
   a. 购物！这双非常漂亮的靴子在打折，你一定要买。
   b. 用电脑下载最喜欢乐队的最新 CD 的间隙，抽空打一场篮球赛。
   c. 去远足。
4. 你在排队买午餐，你会选择什么？
   a. 什么都不选。你和朋友们总是去自动售货机购买午餐。
   b. 只有低脂牛奶。你自带了午餐。
   c. 一份健康的沙拉，烤土豆加奶酪，甜点是巧克力牛奶。
5. 喝牛奶会使你胃痛。你吃什么或喝什么来补充骨骼生长所需要的钙？
   a. 你并不担心，谁在乎骨头呢？
   b. 你吃很多冰激凌。
   c. 你的妈妈会买低乳糖牛奶，并确保你吃到很多其他含钙的美味食物，比如加钙橙汁和西蓝花。
6. 你上学快迟到了，早餐打算吃什么？
   a. 像往常什么都不吃。
   b. 早餐是让你保持清醒的必需品，所以在路上吃了一个谷物棒和一根香蕉。
   c. 你知道早餐是获取骨骼所需的钙和维生素 D 的最佳时机，所以用低脂牛奶、酸奶和浆果快速制作了一份奶昔。

Office on Women's Health, U.S. Department of Health and Human Services. Best Bones Forever!

针对理论决定因素——感知益处（预期行为改变的积极结果）的行为改变策略与教育活动

行为改变策略：关于积极结果的有说服力的信息

动机性沟通侧重于说明给定行为的积极结果或益处，这是行为改变的强大动机，可影响态度、意向和行动目标的形成（见第 4 章）。这个决定因素在大多理论中是很常见的。

基于循证的积极结果或益处是采取行动的理由

期望结果的有关信息通常被陈述为行为改变或行动的原因；因此，本书将其称为"为什么"知识。原因如下：

■ 行为改变或行动有效性的健康益处是基于科学或其他类型证据的。

■ 食物系统的益处，也是基于数据或证据的。

- 对个人来说非常重要的益处。
- 采取行动的其他收益。

你的作用是在受众考虑做出改变时提供强有力的理由。理由一定要充分准确、要依据证据，并且对受众有个人意义。

获得关注、有效活动和信息都非常重要

关注采取行动的积极结果不仅对面对面的小组课程有用，对其他相关渠道的营养教育也有用，如印刷材料、视觉资料（图片或短视频）和大众媒体宣传活动。在这里，沟通过程中运用详尽可能性模型（elaboration likelihood model，ELM）可能非常有用（Petty and Cacioppo 1986; Petty et al. 2009）（见第 4 章讨论部分）。该模型提出，营养教育信息需要考虑接收者处理信息的能力和他们这样做的动机。虽然简单地提供采取行动的论据或理由很重要，但高质量证据可能会提高有效性。如果想要令人信服或有说服力，阐述行为改变带来的积极效果或益处的方式和内容一样重要。

你可以在一次课程或一系列课程的开始开展这些活动以吸引参与者的注意力，或者作为媒体宣传活动的一部分，以一种简洁的、令人难忘的方式展示行为改变带来的益处。然后在后面的教学课程中展示和探讨更多的食物和营养数据来更详细地探讨益处。

实践教育活动可能包括以下内容，以增强参与者的动机并提高其处理有关行为改变的营养教育信息能力：

- 使用直接、清晰、容易被受众理解的语言，并让他们感觉与自己相关，这样可能会提高参与者消化课程内容的能力；并在最少干扰下对信息进行重复和强化。
- 提供采取行动有效性的科学证据或其他证据。通过让人震惊的统计数据展示预期结果，会让受众更有效地感知益处。
- 使用引人注意的图形。通过使用视频剪辑、海报、游戏或互联网视觉效果，或展示在目标群体中流行的杂志节选，来传达推荐技能和行为的预期好处或积极结果。这可能会增加参与者处理课程关键信息的动机。
- 用符合社会习惯、令人难忘、意想不到或新颖的方式呈现益处；最重要的是，要体现与个人的相关性，强调对目标受众重要的积极结果。运用幽默风趣的语言对于特定的受众可能也是合适的。
- 列举得失。说明参与者将从采取行动中获得什么，以及不采取行动将失去什么。
- 鼓励积极参与。设计有趣的、吸引人的活动，尽可能地让目标受众积极参与。在一次干预中，研究人员设计了一个"吃彩虹"的拼图游戏，拼图代表了身体的不同部分，参与者需要将这些部分组装起来。这些拼图上有些画着来源于蔬菜的"营养素"，有些则没有。与没有画这些营养素的拼图相比，画着蔬菜营养素的拼图能够被更快地组装起来，代表了吃蔬菜可以促进身体新陈代谢，对于身体至关重要（Abrams et al. 2013）。参与者非常投入，争分夺秒地参与了这个活动，并且从中了解蔬菜对身体健康运作的重要性。

不同群体的获益不同

请注意，感知益处或行动原因的相对重要性，可能会因行为、目标群体或受众不同而不同。例如，针对吃水果和蔬菜的益处，对青少年来说，是可以变得很酷，而对年轻女性，则是拥有干净的皮肤；对孕妇，是改善婴儿的健康；而对老年人，是降低癌症风险。眼前的好处通常比将来的好处更有分量，尤其是对青少年来说。因此，行动的好处或积极预期结果必须对目标群体更有个人意义，怎么知道这一点呢？在第 2 步：探索决定因素部分，要仔细评估受众。

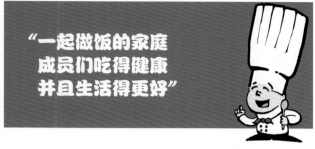

开始您的一周：让周一成为家庭之夜！

基于预期结果的激励信息
The Kids Cook Monday.

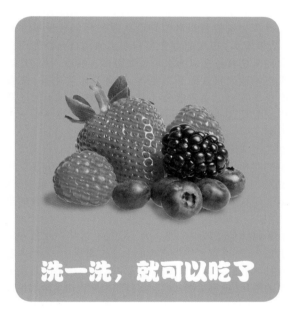

洗一洗，就可以吃了

多简单？

孩子们看你吃水果和蔬菜，也会做相同的事。

选择更好的零食　　行动

基于预期结果的行动信息

作为一名营养教育工作者，你的热忱、对授课内容的投入以及对受众的尊重会极大地提高工作效率。

针对理论决定因素——感知障碍（预期行为改变的消极结果）的行为改变策略与实践教育活动

行为改变策略：重塑对障碍的感知

感知障碍与自我效能和感知行为控制密切相关，通常能够反映个体对自我效能和行为控制的感知。也就是说，随着障碍被克服，自我效能会增加，而随着自我效能的增加，感知到的障碍会减少。感知障碍和自我效能的决定因素对所有健康行为的社会心理模型是相同的。这里的重点是识别采取行动的障碍，然后重塑它们，以便作为干预目标的行为更加容易被理解和实施。

实践教育活动可包括：

■ 识别群体障碍和克服障碍方法。你可以帮助小组成员分享和理解存在的困难，并确定他们（或家庭成员）在健康饮食实践方面的障碍。你可以把它们记录在纸上，然后让小组成员讨论克服这些障碍的方法。成功实现目标行为改变的个体可以分享他们的成功经验。这个策略适用于所有年龄段的人。

以市中心的青少年课程为例，营养教育工作者带领孩子们计算自动售货机和当地商店里出售的包装零食的价格，结果显示，售卖的零食实际上比他们自己制作简单的零食甚至是容易携带的水果要贵得多。然后，他们让这些青少年用他们喜欢的基本原料，如葡萄干和坚果，配置一些简单的零食。营养教育工作者还让这些孩子们计算了制作或配置这些零食所需的时间，表明时间也不是一个阻碍因素。

■ 纠正造成障碍的误解。这是纠正个人对自己行动能力误解的时机。例如，如果参与者把水果和蔬菜容易变质说成是一种障碍，那么就告诉他们如何储存以减少腐败，或者购买其他形式的水果和蔬菜，如冷冻或罐装的水果蔬菜。

■ 利用媒体信息减少障碍。为了增加社区居民水果和蔬菜的摄入量，开展了一项有趣的大众传媒活动，活动内容是在社区的广告牌上张贴画着特定水果或蔬菜以及相关信息的图片，也可以把这些图案打印出来直接发给居民。例如，一张浆果的照片会附上信息"洗一洗，就可以吃了，多简单？"（Iowa Department of Health 2014）。

> 第 16 章和第 18 章中与不同群体合作的实用技巧的有关内容可以帮助你设计教育课程。

行为改变策略：对行为实践产生的积极与消极预期情绪的反思

正如我们所看到的，对行为结果的信念是行为意向的主要动机。然而，在食物方面，预期的感觉和情绪对于实现目标行为的改变也是强大的动力。

行为改变策略：对行为实践产生的预期满意结果的反思

我们对实践某一行为所产生的积极感觉和情绪的预期是具有高度激励作用的，比如感到高兴、满足、快乐、自豪和高兴。

实践教育活动可包括：

■ 反思活动（reflection activity）。鼓励个人去想象和描述实践这种行为时潜在的积极感受。

行为改变策略：对行为实践产生的预期负面情绪和后悔心理的反思

对采取（或不采取）行动的后果的预期遗憾或担心已被证明是健康行为的一种动机。

实践教育活动可包括：

■ 可视化活动。鼓励个体想象他们在做出采取行动或不行动的决定后，到底自己是什么感觉。他们会对自己的选择后悔吗？

针对理论决定因素——食物偏好的行为改变策略与实践教育活动

多项研究表明，味道是食物选择的一个重要决定因素。味道在某种程度上是对摄入食物的预期结果，但它也是一个重要的生理成分。为了强调健康食品的美味，让观众熟悉和享受健康食品，营养教育工作者应该设计一些活动，比如准备一些健康而美味的食物，并让受众品尝。

行为改变策略：健康食品的直接体验

实践教育活动可包括：

■ 品尝食物。人们通常不会吃不熟悉的食物或他们认为味道不好的食物，即使他们从来没有吃过。因此，提供机会让他们品尝熟悉的，或至少是与他们的文化相似的，以不同方式准备的更健康的食物，可以增加他们食用目标食物的动机。注意给他们提供反复接触这些健康食品的机会。

■ 食物准备和烹饪。虽然一般来说，积极参与（如集体活动、清单或自我评价）对提高积极性和自我效能很重要，但亲自参与食物相关活动与之不同，可以被视为一个特殊的类别（Liquori et al. 1998；Reicks et al. 2014）。因为烹饪或准备食物可以提供生动和有趣的体验，与积极参与/动手不同，参与者不仅亲自参与了活动，而且他们还吃到了自己准备的食物。比如举一个"烹饪店计划（Cookshop Program）"的例子，在这个活动中，学生们在教室里积极参与烹饪活动，并尝试吃他们自己做的东西（Liquori et al. 1998）。研究人员将参与烹饪店计划的学生跟另一组虽然积极参与课堂活动，但并没有参与烹饪准备食物学生做了比较，结果发现，尽管两组人的知识水平都有所提高，但只有参与烹饪店计划的那组学生改变了自己的行为，吃了更多学校午餐提供的全谷物和蔬菜。

行为改变策略：鼓励多接触健康食品

实践教育活动可包括：

- 让参与者相信反复尝试会增加对食物的喜爱程度。提供品尝和食用目标食物的小建议。
- 如果教育项目的课时较多，要经常提供目标食物的试吃活动。

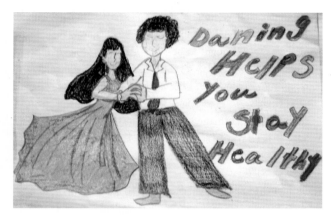

汲取个人信念就是个人动机的一个生动示例
Courtesy of Program in Nutrition, Teachers College Columbia University.

针对理论决定因素——态度（行为改变目标）的行为改变策略与实践教育活动

行为改变策略：反思对行为的长期感受

营养教育可以帮助个体反思他们对食物和营养相关行为的长期感受和情绪，以便他们在必要时做出改变，以改善健康状况。

实践教育活动可包括：

- 探索感受的体验。积极的态度和感觉往往来自积极的教育经验，如品尝和准备食物。也可以让小组成员探索关于干预的核心行为的感受，而不仅仅是他们的想法，例如，在最近被诊断为糖尿病后，对需要改变的行为的感受。
- 阐明态度活动。陈述一些表明态度的说法并要求小组讨论或单独探讨对这些说法的态度。你也可以采用构建态度线（forming an attitude line）的策略。例如，你可以用语言表达一个态度声明，比如下面的这些，让参与者从"非常同意"到"非常不同意"排序。另外，房间的4个角也可以用作"态度角"——非常同意、同意、不同意和非常不同意。无论采用何种形式，都应鼓励个人与同伴讨论他们的反应。态度声明的例子如下：
  - 完全用母乳喂养我的孩子是一种令人满意的体验。
  - 健康的食物需要很长时间来准备。
  - 人们在选择食物时应该有更多的意志力。
  - 吃当地农场生产的食物让我感觉很好。

针对理论决定因素——感知规范的行为改变策略与实践教育活动

在社会环境中，有许多人会直接或间接地影响我们的行为，这也同样适用于我们的食物选择和饮食模式。社会规范或社会期望（强制性社会规范：别人认为你应该做什么）和描述性规范（经验性社会规范：别人在想什么或做什么）是行为的重要因素，正如前面所述（参见第4章）。此外，我们从小就通过各种正式场合（如学校）和非正式场合（如家庭、文化组织、电视、互联网、书籍、参加的讲座、参加的讨论等）学习道德规范和伦理义务。重要的是，你要熟悉并且尊重这些影响目标受众的强大力量。在营养教育计划中，你可以帮助参与者对这些认知规范进行反思。下面我们会分开描述社会规范和道德规范。

行为改变策略：对他人期望的反思（强制性社会规范）

研究表明，我们所有人每天都会受很多的外界影响，在这些影响中，别人会对我们应该或不应该做某些行为抱有期望。对于应该在多大程度上符合他们的期望，每个人的感觉是不同的。

实践教育活动可包括：

- 对他人期望的反思。你可以帮助参与者确定其他人（父母、朋友、同伴、健康专业人员）认为他们应该做什么，特别是他们对参与者的目标行为的赞同或反对，例如母乳喂养，或吃低盐食物治疗高血压。帮助个体回顾他们对这些期望的反应。将这些定义为社会支持，这些期望支持你干预的健康行为改变目标，如果这些期望不能促进健康，可以帮助个体重新构建他们的需求或动机。

行为改变策略：探索对他人态度和行为的认知（描述性社会规范）

不管我们是否意识到这一点，我们倾向于做和我们一样的人正在做的事情。你可以设计活动，让群体或目标受众成员意识到社会规范对他们行为的影响。

实践教育活动可包括：

- 对他人的态度和行为进行分析和反思。小组成员可以通过案例分析影响食物选择的许多其他社会来源的影响因素，例如在工作场所进餐、在自助餐厅进餐、在家里或与朋友外出就餐时的社会影响因素。他们认为社交网络对干预或项目的针对性行为改变目标有什么感受或将采取什么行动？这将如何影响他们的决定，他们是否应该实践目标行为？例如，如果学校没有一个青少年进食的午餐里有蔬菜，他们会怎么办？
- 分析电视和平面广告。例如，母亲们可以分析电视和网络上关于女性喂养孩子的广告，并可以要求她们分享对这些广告的感受，讨论她们可以做些什么来抵制消极的规范和做法。可以要求学生对他们在手机或电脑网站上看到的食品广告进行调查和分析，并设计一个他们认为能有效地使水果和蔬菜消费成为规范的广告活动。
- 采用积极的社会榜样。可以使用材料、电影和统计数据来表明与目标群体相似的个人的健康行为，如参与妇女、婴儿和儿童（Women Infant and Children，WIC）项目的妇女母乳喂养、其他青少年喝水而不是加糖饮料，等等（描述性规范）。你可以使用体育明星作为青少年的榜样，可以让他们亲自接触，也可以通过视频或宣传册等其他渠道。你可以讨论自己的经历或其他可信的社会范例。在设计大众媒体传播时，无论是视觉的还是印刷的，你都可以使用受众认同的重要人物的信息。在海报设计中，可以展示像他们一样有吸引力的人（例如，其他学童或其他参与WIC项目的母亲）喜欢吃干预措施中强调的特定食物。

- 模拟阻碍情景。用视频或讨论的形式展示如何在社交场合中礼貌地拒绝不健康行为（例如，吃多少、如何在餐厅点甜点等）。
- 使用同伴教育。你可以利用同伴提供营养教育，就像在青少年、家庭和老年人的干预中所做的那样。

行为改变策略：对道德规范的反思

人们对自己、家人和世界健康和幸福的个人责任感可以成为饮食行为的主要动力。例如，母亲通常感到有责任为家人提供健康食品，并尽可能保持与食品有关的文化传统。个体可能会感到对社会和自然世界负有道德义务。

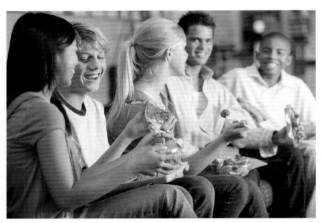

同伴会影响青少年的饮食模式
©Monkey Business Images.

实践教育活动可包括：

- 个人责任。提出具有启发性的问题或设计具有启发性的活动，以探索个人对其个人作为母亲（为子女提供健康的食物，灌输与食物有关的文化价值观）、作为配偶等的个人责任，或作为公民等的社会责任，这与你的营养教育课程或干预的行为改变目标有关。
- 道德义务和伦理考虑。在你的营养教育的行为改变目标的背景下提出经过仔细思考的问题和活动，或展示视觉资料，以探索个人对他们的食物选择所造成的影响的看法。他们在多大程度上觉得自己有道德义务对世界上其他人（如食物公平）或自然世界（如动物保护）、生物圈（如碳足迹）产生积极影响？如果存在误解，帮助他们重塑规范。

针对理论决定因素——自我描述的行为改变策略与实践教育活动

行为改变策略：激发自我反思和自我认同

自我表征如个人如何看待自己、他们的理想、他们的自我认同或社会/文化认同，往往对健康饮食和积极生活的动

机有重要影响，可以用于干预。

实践教育活动可包括：

- 在个人理想方面的自我评价。通过设计信息或活动来帮助个体意识到他们的理想，他们来自哪里，他们实际上有多健康，从而帮助他们探索理想自我（ideal-self）与实际自我（actual-self）之间的差异。然后，个体可以决定如何处理这种意识。同样地，可以利用一些教育活动来探索"应该成为的自我（ought-to-be-self）"与"实际自我"之间的差异，这些活动可以让人们意识到"应该"的来源，比如做一个好母亲或保持苗条，以及如何处理它们。如果这些理想是自我挫败的、不利于促进健康的，活动可以帮助个人评估自己的意象（image），并从积极的角度重新思考这些意象。积极的自我探索和理解方法、赞成和反对的辩论以及讨论可能是最有效的活动，如果使用得当，电影和书面材料也有帮助。
- 关于食物的自我认同。你可以采用书面反思活动探索个人关于食物的自我认同，如"我认为自己是一个有健康意识的消费者""我认为自己是一个关注环境问题的人""我认为自己是一个好妈妈""当谈到食物，我认为自己是意大利人、中国人或墨西哥人"等，以及这些认同与目标行为之间的关系。在安全条件下，这些活动可以整组进行（见第16章和第18章）。

针对理论决定因素——自我效能/感知行为控制的行为改变策略与实践教育活动

自我效能对于激励和采取行动都很重要。在营养教育的激励部分，提高自我效能（在某些理论中也称为行动自我效能）是指降低对实现所选择的行为改变目标的困难的感知，使之易于理解和实现。在这种背景下，计划行为理论认为它类似于对行为的感知控制。如前所述，自我效能/感知行为控制反映了感知到的障碍。

行为改变策略：重构对控制的感知

实践教育活动可包括：

- 对行为控制程度的反思。使用启发性的问题、讨论、图片来反映他们在家庭或社区环境中对行为的真正控制程度。他们能在多大程度上改变自己对于行为的控制程度？如果有的话，纠正其对行为控制的误解。

行为改变策略：重构对实施行为信心的感知

实践教育活动可包括：

- 以受人尊重的社会榜样实施目标行为作为例子，是一种有效的策略，例如体育明星或成功母乳喂养的母亲等。在使用社会榜样时，受众必须看到行为结果对榜样是明显有利的，而且榜样对实施这种行为很有信心。
- 简单的食物准备或烹饪示范。烹饪示范可以减少人们认为健康食品耗时且难以准备的障碍，不需要烹调的食谱很容易演示，对于需要一定程度烹饪的食谱，营养教育工作者通常需要一个滚轮手提箱，携带便携式电炉或丁烷煤气炉（后者甚至不需要电）以及配料。

针对理论决定因素——行为意向的行为改变策略与实践教育活动

在利用营养教育活动激发受众的兴趣，引发他们进行思考，使目标受众更了解自己的个人需求、感受和行为，更了解他们自己的动机和可能控制他们行为的因素，并且对出现的任何问题都进行深思熟虑后，你可以为他们提供一个机会，让他们认识到自己目前的习惯或惯例，解决他们的矛盾情绪，并根据他们的生活环境，做出采取行动或不采取行动的决定。

个体对某一行为结果的态度和信念往往是多种多样的，而且可能经常互相冲突。这些矛盾心理反映了个体对同一行为结果的积极和消极信念并存（例如，吃巧克力既美味又会使人发胖），以及许多相互矛盾的感觉或态度。个人可以追求许多不同的愿望或行动，他们必须从中做出选择。在食物选择、饮食行为和身体活动习惯方面尤其如此。

下面描述了几种策略，你可能会发现它们对决策制定、帮助个人面对当前的日常事务、解决矛盾心理、促进行为意向或目标意向的形成很有用。这些策略涉及认知和情感两个领域，一般来说，它们涉及个人对行为或实践的可行性（feasibility）和可取性（desirability）的评价。

行为改变策略：习惯/自主行为

人们的许多行为似乎是不假思索就发生的。事实上，习惯或惯例是行为的重要动机。正如我们所看到的，这是由于食物和它们被消费的情境频繁配对的结果。营养教育活动可以使人们意识到这种态度-情境暗示，便于个人在自愿情况下选择改变他们的行为。

实践教育活动可包括：

■ 了解当前的常规行为和习惯。你可以设计一些活动来帮助人们识别那些似乎可以直接或无意识地触发行为的线索（比如烘焙产品的气味或看到冰激凌），或者识别导致人们吃第 2 份食物的一连串事件，这样个人就会意识到他们在做什么并且有意识地去做什么来达到干预的行为改变目标。

行为改变策略：行动或改变的利弊分析

实践教育活动可包括：

■ 评估采取行动的成本和收益。营养教育工作者可以通过工作表或讨论为个人提供机会，分析采取行动或改变行为的所有好处或优点，以及采取行动的障碍或缺点。个人也应该考虑相反的情况，也就是说，如果不采取行动他们会失去什么。这可以通过使用类似如下的利弊网格来实现。

	优点（益处）	缺点（障碍）
如果我不采取行动		
如果我采取行动		

然后参与者可以决定是否采取有针对性的行动。

■ 在几个备选中做出选择：个体不会在一片空白中做出关于行为改变或采取行动的决定。任何给定的行动都是几个潜在行动中的一个选择：例如，吃水果当甜点或吃奶酪蛋糕，母乳喂养或奶瓶喂养，跑步、锻炼或看电视。因此，工作表应该有助于个体在竞争他们时间和注意力的其他行为中进行评估并做出选择。

行为改变策略：解决阻力和矛盾心理

营养教育策略和信息需要强调积极向上的思想、感受和采取行动的赋权意识才能更好地保证其有效性。但不可避免的是，参与者或接收者可能会抵制所讲的内容。抵制改变对于维持人类的一致性是有用的，它能防止人们不断地从一种观点或行为转向另一种观点或行为。Manoff（1985）和其他社会营销人员指出，营养教育工作者必须了解和理解受众潜在的认知和情感"阻力点"，或他们采取行动的障碍。

帮助人们理解和解决他们的抗拒和矛盾心理的实践教育活动可以包括：

■ 承认矛盾和抵触情绪。营养教育工作者不应该试图说服人们放弃抵抗（这是行不通的），而是应该尊重他们的立场，表达理解，指出矛盾之处，提出问题的替代方法，并帮助他们做出选择。这也是动机性访谈的基础（Rollnick，Miller，and Butler 2008）。我们的任务是在不让他们产生抵触情绪的前提下，帮助个体解决他们的矛盾和反对意见。这个任务的重点在于用专业的术语来描述问题的另一面。我们可以在课程中讨论并解决问题，或者提供机会让小组成员公开讨论并在小组讨论中解决问题。

■ 处理内心独白：如果教育者承认受众内心持反对意见的合理性，对他们表达同情，并在适当的情况下提供反驳意见，或向他们重申内心怀疑并不妨碍采取行动，营养教育的有效性就会得到提高。这为人们提供了一种方式，使他们能够轻松地放弃抵抗，或者表明他们没有准备好采取行动，或者不希望采取行动。以下是一些小组讨论参与者可能进行的内心独白的例子，以及如何处理这些独白。

■ 群组参与者或消息接收者的内心独白。"我的祖父吃高脂肪食物，一生都在抽烟，也没有得过心脏病，所以我为什么要担心呢？"

■ 营养教育工作者。"你们中的一些人的祖父母可能有着不健康的饮食并且抽烟，却活得很久。然而，那位祖父是幸运的，而你可能幸运，也可能没那么幸运。如果那位祖父有 50 个朋友，其中一半有不良健康习惯（就像你的祖父母一样），另一半吃健康的食物、锻炼、不吸烟，平均而言，后者会活得更久、更健康。照顾好自己可以降低患癌症、心脏病和脑卒中等慢性病的风险。"

■ 一些青少年糖尿病患者的内心独白。"我妈妈总是烦我，让我做正确的事情来控制我的糖尿病。我讨厌别人告诉我该做什么——我不会去做的！"

■ 营养教育工作者。"我相信，对于你们中的许多人来说，你们的母亲往往会唠叨，要注意身体，控制糖尿病。但是控制你的糖尿病并不是你母亲的工作，而是你的工作。你应该考虑听从医生的指示，而不是看在你母亲的份上。为了你自己去做。你母亲是好意，你只需要让她放心，一切都在你的掌控之中，她表达关心的方式对你没有帮助。"

行为改变策略：行为改变意向形成

在参与者有机会评估采取行动或改变行为的益处和障碍且矛盾心理也得以解决后，营养教育工作者可以帮助个体考虑作出决定。如果他们决定采取行动，他们的决定就是他们的行为意向或目标意向。

实践教育活动可包括：

- 明确陈述意向或行动目标。最好是帮助个体清楚地说明他们的行为意向，最好是书面形式（例如，提供一个简单的承诺书、合同或保证书）。或者，如果写下意向或承诺不合适，他们可以在小组中口头作出承诺。在营养教育干预的背景下，这一意向通常是干预行为改变的目标。如果你的干预行为改变目标非常明确，比如每天吃 4 份或更多的水果和蔬菜，那么行为意向可以表述为"我打算每天吃 4 份或更多的水果和蔬菜。"如何帮助个人将这些行为意向转化为具体的行动计划是下一章的主题。

行为改变策略：群体决策与公开承诺

如果个体的态度和承诺是公开的，而不是私下的，那么他们更有可能遵循特定的行动或行为模式。这为小组参与者提供了一个相互问责的机会，也为履行其承诺提供了相互支持。在某种程度上，个人在没有强迫的情况下，在他人面前做出承诺、采取行动，他们会认为自己是这种活动的支持者。

Lewin 的群体决策研究

社会心理学家 Kurt Lewin 对群体动力学和社会影响等问题的研究结果表明，当纳入群体的社会影响或社会支持时，行动改变的承诺会更大。在第二次世界大战期间，食物配给和保存是主要问题，Lewin 进行了一系列的实验来改变饮食习惯（Lewin 1943；Radke and Caso 1948）。他将几种方法与"群体决策"方法进行了比较，在"群体决策"方法中，小组讨论之后，小组为行动设定明确的目标。这些目标可以由团队为整个团队设置，也可以为团队中的每个人设定。无论哪种方式，信息都首先以一种非常激励人心的方式呈现，然后通过举手或口头陈述的方式决定大家是否尝试目标行为。不要试图强制他们决策。

- 针对女性的研究。在一项针对家庭主妇的研究中，目标行为是鼓励食用心脏、肺、肝和肾等动物内脏，而不是更常见的瘦肉。在对照组（或讲座组）中，一位营养学家讨论了食用动物内脏的好处——低成本、营养价值高等重要性。这些信息是以一种热情而正式的讲座形式提供的，没有小组互动。课堂上分发了"美味菜肴"的食谱。在群体决策情境中，营养学家简要而热情地讨论了与讲座情境相似的信息。然后小组就食用动物内脏的潜在障碍交换了意见（例如，他们的家人可能不喜欢肾脏，肾脏在烹饪过程中散发出难闻的气味）。小组成员表达了自己的担忧，并相互讨论了克服障碍的方法后，营养学家针对障碍提出建议。然后，小组成员公开投票，决定在接下来的一周内是否提供动物内脏。7 天后，在对这些妇女的后续随访中，我们发现仅参加讲座（没有群体决策）的妇女中，有 10% 报告说吃了 3 种动物内脏中的一种，而在群体决策方法条件下 52% 的妇女报告说吃了其中一种。

- 针对大学生的研究。在第 2 项研究中，研究者比较了在男生宿舍里通过公告提出改变要求和群体决策决定增加全麦面包摄入量这两种干预方式的有效性。同样地，群体决策方法取得了积极结果。

这些研究表明，同伴群体相互分享关注和公开承诺的过程可以对个体的自我意象、承诺和采取行动产生强大的影响。营养教育工作者可以鼓励这样的群体决策和公开承诺，以帮助个体弥合意向和行为之间的鸿沟。

使用决定因素和行为改变策略指导实践教育活动的制订：食物、健康和选择课程

食物、健康和选择课程的发展说明了如何利用理论中的决定因素来指导制订具体目标、战略和实践教育活动，以实现课程的行为改变目标。这在营养教育行动 12-2 中得到了体现。

营养教育行动 12-2　食物、健康和选择课程：联系理论、具体目标与教育活动

食物、健康和选择（Food, Health & Choices, FHC）是一门针对小学生的预防肥胖课程。在第 11 章的"营养教育行动 11-1"中，我们阐述了课程干预，并着重于将改变的决定因素与一般教育目标联系起来。这里我们阐述课堂课程的具体目标是如何被用来设计策略和实践教育活动，包括很多活动，因为这个列表是针对整个 23 节课的课程。

行为改变目标

FHC 课程侧重于水果、蔬菜和身体活动"可以多选"的行为，以及含糖饮料、加工包装零食、快餐和娱乐屏幕时间的"可以少选"的行为。

理论模型

理论模型是基于社会认知理论的行为改变决定因素。

总体教育目标

- 表现出理解和欣赏"可以多选/可以少选"行为的重要性（预期结果）。
- 识别阻碍"可以多选/可以少选"行为的障碍（感知障碍）。
- 对于做"可以多选/可以少选"的行为表现出更高的自我效能（自我效能）。
- 说明"可以多选/可以少选"的行为意向（行为意向）。
- 分析他们目前的饮食和身体活动行为，为每个目标行为选择个体化目标（目标设定）。
- 对他们选择更健康的食物和参加更多的身体活动的技能表现出更强的自信（能力）。
- 在选择更健康的食物和从事更多身体活动方面表现出更强的自主意识（自主性）。

营养教育行动 12-2　食物、健康和选择课程：联系理论、具体目标与教育活动（续）

决定因素	行为改变策略	具体教育目标	教育活动、经历和/或内容
预期结果：感知益处	关于积极健康结果的有说服力的信息	说明吃水果和蔬菜的益处	■ "吃彩虹"和"无关联"拼图
		说明吃"彩虹色"的原因	■ 小组讨论食用水果和蔬菜如何促进身心健康的科学证据 ■ 不同颜色的卡片有特定的益处
		说明锻炼身体的益处	■ 蹲跳实验及身体对身体活动的反应 ■ 完成关于身体活动益处的表格
感知当前行为风险	当前行为/风险的负面后果	描述水果蔬菜吃太少的和没有参与足够体育锻炼对健康的风险描述摄入过多的含糖饮料、加工包装零食和快餐以及过多的休闲屏幕时间的风险	■ 比较饮料中的糖量(茶匙数)和快餐中的脂肪量，以设定最大的每日推荐摄入量 ■ 小组活动：模拟血糖，模拟血管堵塞
感知当前行为风险	个性化自我评估与推荐相比较	评估上述行为的个人风险	■ 回忆自己的水果和蔬菜摄入量并与推荐量进行比较 ■ 回忆自己的身体活动水平并与推荐进行比较
感知障碍	重塑对障碍的感知	识别食用水果和蔬菜和进行体育锻炼的障碍	■ 小组头脑风暴进食水果和蔬菜与进行身体活动的障碍
		提出克服上述行为障碍的方法	■ 通过集体头脑风暴来克服障碍
行为意向/目标意向	分析改变的利弊	评估多吃水果和蔬菜与多做体育锻炼的利弊；少吃含糖饮料、加工包装零食和快餐；减少电子屏幕使用时间	■ 回顾吃水果蔬菜和做身体活动的益处，以及吃含糖饮料、加工包装零食、快餐过多和使用电子屏幕的弊端
		说明选择一个多吃和一个少吃行为的意向	■ 目标选择
食物和营养知识与技能：行为能力	提供事实性知识	展现对于与目标行为相关的营养和体育锻炼概念的理解	■ 通过课堂讨论来复习所学的知识
行动目标设定	行动目标设定	说明达到行为目标和监测的计划	■ 学生个人行动计划，并写下他们想在哪些方面做得更好以及原因
自我调节过程/行动控制	自我监控和反馈	要明白，实现目标可以帮助他们更好地做自己喜欢做的事情	■ 学生工作表，记录完成目标的成功和挑战，并与同伴分享它的重要性

Modified from Abrams, E., M. Burgermaster, P. A. Koch, I. R. Contento, and H. L.Gray. 2014. Food, Health & Choices: Importance of formative evaluation to create a well-delivered and well-received intervention. *Journal of Nutrition Education and Behavior* 44 (4S): S137.

通过 4Es 有序地组织和安排教育活动：教育计划或课程计划

到目前为止，你已经创建了许多活动来增强行为改变的动机。你将如何组织这些活动，以便将其传递给你的受众，以最大限度地提高有效性呢？我们已经知道有效的营养教育需要使用几个学科的理论和原则；到目前为止，我们已经从心理学，特别是社会心理学中汲取了大量的知识，来帮助我们设计能够激励和激发受众的活动；我们将食品与营养科学的发现融入这个过程中，现在是利用教育学来帮助我们以最有效的方式安排活动的时刻。

教育工作者用"教导(instruction)"这个词来表示有计划地安排教育活动以促进学习(Gagne et al. 2004；Merrill 2009)。这个术语并不仅仅指讲座或直接指导，它还包括动手、互动和自我指导的学习活动。因此，教学理论是关于如何选择和安排教育活动(称为教学事件)，为人们的内部学习过程提供支持。作为营养教育工作者，我们可以使用教学理论提供实践指导，如何在一节课程或几节课程中将教育策略实施在一个教学序列中，从而产生一个教学计划，通常称为教案(lesson plan)或教育计划(educational plan)。

按照 4Es 法对小组课程或其他干预方式进行排序

表 12-2 提供了一个教育活动组织和排序的方法，也就是说，在互联网或其他场所，你如何排列组合课程或模块中的各种活动。该方法基于 Gagne（Gagne 1965，1985；Gagne et al. 2004）提出的教学理论，这个理论已被广泛用于为各种受众（如儿童、成人），并通过各种途径（如口头、书面、计算机、网络）实施的教学活动，经过适当修改也可用于健康教育设计（Kinzie 2005）。这个顺序类似于在教育领域广泛使用的"良好教育学原则（principles of good instruction or teaching）"（Merrill 2009；Reigeluth and Carr-Chellman 2009）。它还考虑了不同的学习风格（详见第 15 章）。我们称这个序列为 4Es——激励（excite）、解释（explain）、扩展（expand）和结束（exit）。这一系列的活动或学习经历将成为你的教育计划。

基于本书的主题，我们提供了一个聚焦于激励活动的教育计划作为案例研究，而另一个案例研究的教育计划聚焦于建立知识和技能的活动。然而，大多数课程、网络模块，甚至海报和传单将同时包括激励动机和促进技能相关信息或活动。

表 12-2

课内营养教育策略排序：4Es

教学事件序列	基于理论的营养教育策略
激励（excite）：引起注意	■ 吸引注意力，所使用的方法和内容与受众的行为改变目标相关 ■ 关于当前风险的有说服力的信息，使用自我评估并与建议相比较获得相关信息 ■ 对于正在进行的课程：回顾和反思
解释（explain）：提供新的材料，并关注采取行动的动机	■ 根据受众先前的知识和价值观定制信息：让信息对个人有意义 ■ 感知当前健康状况或当前行为的风险 ■ 对预期结果的信念或感知益处：用科学证据或其他原因展示预期行为的可观察到的有效性 ■ 对行动预期结果的情绪：增加对采取行动的情绪/感觉的反思 ■ 障碍/自我效能：让期望的行动容易理解和执行
扩展（expand）：提供指导和实践，并关注如何采取行动	■ 提供与食物和营养相关的知识与认知技能以方便参与行动
	■ 增强情感和行为技能 ■ 提供真实的实践、反馈/指导和同伴合作，以建立行为相关的能力和自我效能 ■ 根据内容选择合适的媒体，使用可信的社会榜样来展示行为
结束（exit）：应用并结束	■ 加强应用 ■ 培养目标设定技能、行动和应对计划；如果持续干预，培养维持技能 ■ 提供社会支持和行动线索

4Es 的顺序如下：

■ **激励**——引起注意。设计一些能激起兴趣、激发思考、增强意识的活动，一方面通过风险信息或与推荐值相比的自我评估激发受众关注风险，另一方面可以告诉受众采取行动的健康益处，或两者兼顾。可以利用图片、统计数据或个人故事，以提高对当前行为风险或采取建议行动收益的意识。自我评估等具体经验在这里也能帮助受众感知风险。如果干预正在进行中，审查、反思和分享也是有激励作用的。

■ **解释**——提供新的资料，并关注采取行动的动机。重点主要是那些具有激励作用的信息：为什么要采取行动。根据受众先前的知识、经验、文化背景和价值观来调整活动和信息的内容。在这里，重点依然是动机，通过展示干预的目标行为在实现健康或食物系统相关的结果、个人利益、社会规范、价值观、自我效能等（基于你对受众的评估）等方面的有效性，增强受众的动机。然后，再提供一些信息，使期望的行为容易理解和操作。使用演讲、学习活动和视觉演示来提供上述信息。

■ **扩展**——提供指导和实践，关注如何采取行动。为参与者提供行动所需的食物和营养知识和技能。考虑学习风格，使用行为榜样来示范行动，以及动手实践活动，如准备食物，以帮助个人获得实践和精通，从而提高自我效能。

■ **结束**——应用并结束。帮助参与者考虑如何通过设定目标和撰写个人行动计划（或执行意向）将所学到的知识应用到实践中。对于正在进行的课程或干预，加强自我调节（自我指导技能和个人代理）。为参与者的行动计划提供社会支持，概括、总结并结束课程。与会者应清楚在课程或交流后他们将采取的核心行动。

无论是在一节课、一系列课程，或多组成部分的营养教育干预（包含动机、技能和环境支持的营养教育）中，通常首先进行的是激励活动。你在这一阶段所提供的营养科学信息是关于"为什么"的（比如行为改变对健康有益的科学证据）。然而，在整个干预过程中，动机性活动仍然是需要的，以促进积极的思考和强化动机。

促进采取行动或改变行为的能力的策略通常在动机性

活动之后，第 14 章有详细描述。你展示的食物和营养信息以及参与者在这一阶段练习的自我调节技能（也称为自我导向改变的技能）的本质是一种"如何做"。

这是大家通常采取的顺序，适用于所有类型的课程，无论是时长 20 分钟还是 2 小时。如果你没有太多的时间，可以在每个 E 中选择几个关键的决定因素以及 1～2 个策略和活动作为重点，但仍然需要在一节课中同时处理动机和技能目标，并将它们适当地排列。如果有机会开展多次课程，你可能想要从动机阶段的活动开始，然后在第 2 阶段和之后的课程中继续行动阶段的活动。这有一个缺点——相同的参与者可能不会参加所有的课程。或者受众已经很有积极性了，例如，母亲们急切地想知道如何喂养孩子，或者那些有糖尿病风险的人想要得到关于饮食的指导。对于他们来说，行动阶段的活动是非常合适的。然而即使在这种情况下，在每节课程的开始吸引他们的注意力也是很有帮助的，然后提供短期激励活动，以增强态度和动机，在进入食品和营养领域以及自我调节领域的技能建设之前，重申他们的行动承诺。

不要试图在你的课程中完成太多目标。人们通常一次只能处理少量的信息，所以只提供与实现行为目标相关的和需要的信息。经验法则是计划在你认为需要的两倍时间内完成一半的任务！

探索其他受众特征和干预资源

在你开始创造令人兴奋的、激动人心的活动，并写下你的课程计划之前，很重要的一点是要清楚一些与你的受众有关的实际考虑。

识别相关受众特征

这时需要找出一些关于受众或主要群体的其他相关细节：教育水平、儿童的身体发育和认知发展水平、识字和计算能力、偏好的学习方式和教学形式，还有情感、社交和特殊需求等。

实际和干预资源的考虑

实际情况和资源方面的考虑可能决定即将采取的干预措施的时间和强度，无论以前的评估认为营养教育有什么好处。
- 在资金方面，哪些资源可以用于营养教育干预？
- 多长时间的干预是可能的或被认为是可取的？一节课还是多节课？
- 在资源限制的情况下，还有哪些可能的渠道？干预是否包括小组课程、视听媒体或印刷资料、健康博览会、媒体宣传活动，所有这些？或还有其他渠道？
- 时间。你有多少时间可以讲授课程？你有多少时间来布置和清理场地？
- 可用空间及其布置。物理空间是什么样的？你如何改变

空间来满足你的需求？你的工作空间有什么限制？如果可能的话，提前探访现场，或至少与现场人员讨论一下现场空间是什么样的。
- 可用的设备。你有什么设备（视听设备，烹饪设备等）？如果需要，你可以带什么？
- 一般行政/设备支持。你的课程当中，你的关键联系人在排除故障、提供支持、帮助推广和提供技术援助方面有多大的帮助？

制订教育计划：具体细节

我们现在已经知道了进行第 1 步到第 4 步所有活动的最终原因：通过各种媒体进行一系列愉快和有意义的教育活动、学习体验或信息交流，以实现课程或干预的目标行为改变。这是一件多么激动人心的事！

这就是教育领域，特别是教学设计理论和学习理论的切入点。为了取得最大的成功，这些活动需要被安排进一个教学计划，体现教学事件，即 4Es。最终的计划可以有很多名称，比如单个课程的课程计划或教育计划、一系列连续的课程、媒体信息计划或干预指南（有许多组成部分的干预）。的确，你需要面向所有受众的教育计划，无论他们是学校里的学生、诊所里的门诊患者、大学运动员、集体用餐地点的老年人，还是 WIC 诊所的母亲。你需要教育计划，无论你是要做一个 30 分钟的课程还是一系列 20 节每节 1 小时的课程。你将使用这些计划向受众讲授课程内容，每次课程执行一个教育计划。请注意，如果你正在计划的是一个间接教育活动，如通信、材料或基于网络的内容或社会媒体等基于互联网技术的渠道，这些规划程序也适用。

单个课程的大纲
- 课程的标题（使它朗朗上口！）
- 这节课的行为改变目标。它可能与你在第 1 步中决定的行为改变目标相同，或者是其中的一个子目标。
- 这节课的多个教育目标，可能是你在第 4 步中写的所有目标，也可能只是其中一些（其他目标将在你的系列课程的其他课程中使用）。这些目标将行为改变的理论决定因素转化为一种形式，营养教育工作者可以使用它来创建相关的教育活动。因此，对于每一个目标，指出该目标试图解决的决定因素。
- 描述教育计划的实施方案。这包括写下具体的教育目标——这要与你的总体教育目标一致，为这些具体目标创建吸引人的活动，并且将它们适当排序。

从一个计划工具开始，为每个课程创建一个大纲

为了实现你选择的行为改变目标，你可能已经有了很多关于想在每次课程中与受众一起做什么活动的想法。然而，在真正写下这些活动之前，花点时间先写一个提纲。这可以是一个简单的线性提纲。然而，针对 DESIGN 程序开发的提

纲是以矩阵的形式呈现的。它与线性提纲相比有一些优势。该矩阵通过具体的教育目标，它将为课程选择的决定因素与设计的活动联系起来。在用这个矩阵计划好课程之后，将把它转换成便于进行小组课程的格式；我们称这种教学形式为教育计划（或课程计划）。如前所述，你需要一个面向所有受众的教育计划，无论这个课程看起来多么不正式，无论他们是儿童还是成人。

使用矩阵计划工具

这个工具将告诉你如何使用决定因素和行为改变策略为决定因素制定具体教育目标；其中一些具体目标可能与你的总体目标相似，还有一些可能是它们的子目标。然后，通过创建吸引人的和有效的实践教育活动以实现这些具体的目标。这个矩阵计划工具还可以帮助你按照逻辑顺序安排所有活动。

从你计划在这节课中讨论的理论模型的关键因素开始，然后从本章所述的激励决定因素的策略清单中选择一个或多个行为改变策略，并总结在表 12-1 中，你可以使用这些策略来改变决定因素，从而实现课程（或干预）的行为改变目标。这些行为改变策略将指导你为课程选择具体的教育目标，这些目标将反过来会为课程开展活动或学习体验提供指导（第 13 章提供了促进决定因素的策略清单，表 13-1 总结了这些策略）。

在目标和活动之间的切换

在制订矩阵大纲时，要在目标和活动之间来回切换。想

一些有趣的、鼓舞人心的、相关的活动，你可以创建这些活动来帮助受众改变他们的行为或采取行动。然后，仔细审查这些活动在多大程度上实现了所提出的目标。使用这种反复的方法来细化目标，并创建更有意义和有效的活动。此外，确保目标将吸引受众参与教育经历的全部 3 个领域——脑、心和手——并且在每一个领域中，这些活动都涉及认知难度、情感参与和内化水平的进步，在需要的时候，还涉及适当水平的动作技能。"检查练习"模块提供了一个如何使用矩阵计划工具的例子。

活动排序很重要：4Es

如上所述，证据和教育理论指出，教育过程中的活动或"教学事件"需要遵循一定的顺序，以有利于学习：激励、解释、扩展和结束。其他教育开发人员可能使用其他术语。大多数情况下，你想要在每次课程开始时都进行一些活动，以获得目标群体的注意（激励），然后在他们已经知道和能够做的事情上，通过展示一些令人兴奋的新材料来增强行为改变的动机和促进思考（解释）。接下来，将重点放在培养技能和加强自我效能或集体效能的活动上（扩展）。最后，总结关键信息也是至关重要的（结束）。在课程的这一阶段，帮助小组考虑如何应用这一信息：通常某种个人或团体的行动计划是最有效的。设计所有营养教育信息和活动，例如小册子、通信、海报、媒体信息或宣传活动，都需要同样的系统过程。

活动的排列组合是一个非常流畅的过程，在这个过程中，你可以在设计和排列组合活动之间来回切换。如果你有

检查练习

一个营养教育工作者受邀为一群低收入的年轻人上课。这些年轻人正在准备普通教育证书（类似于高中学历）的考试。营养教育的课程设立在早上，而资方提供了午餐盒饭。这名营养教育工作者跟大家见面后做了个简短的问卷，然后简单的了解下情况（这样不占用上课时间）。她发现这些年轻人都有工作，平常除了正常的午餐，经常吃些快餐，零食，还有喝含糖饮料。他们一直这么吃也没觉得有什么问题，他们的朋友也是这么吃

的，但他们想要吃得更健康，让自己有更多的精力。他们也希望能够维持健康的体重。针对这些情况，这名营养教育工作者决定将这次的课程题目定为"是时候重新考虑喝什么了"，目的是为了帮助他们减少含糖饮料的摄入。她觉得计划行为理论比较适合这节课。而她的教育理念是"虽然他们对自己现况不能负全责，但是他们是自己健康的主宰者"。基于她的评估和理论模型，下面是她想到的一些例子：

决定因素	策略	具体目标，受众应做到	活动	4Es 排序
感知风险	行为的负面结果	列举 3~4 个喝含糖饮料的风险	用视频和活动展示糖对身体的影响	激励
感知益处（行为预期结果）	具有说服力的行为的正面结果	列举 3~4 个减少含糖饮料摄入的好处	讨论	激励
感知障碍,自我效能	重塑对于障碍的感知	描述 3~4 个障碍以及克服障碍的方法	配对和分享	解释
行为能力-认知能力	激发批判性思考	了解不同含糖饮料中的含糖量	计算不同含糖饮料的含糖量,阅读营养标签	解释
行为能力-行为技巧	技能培训	准备健康的饮料	把切好的新鲜水果加到气泡水中	解释
行为目标设定/行动计划	行为目标设定/行动计划	展示行动计划设定的技能	行动计划表;签名的行动计划	结束

机会排练(强烈推荐)或进行现场测试,你可能会想要改变或重新安排活动。

制订最终教育计划：准备好传授给你的受众的叙事教学形式

为了向受众实际实施教育计划,计划工具中的信息必须转换成叙述或教学格式。这是你在课堂教学中实际使用的格式。第四部分的案例研究也详细展示了一节课的教学模式。它不可能只是活动的线性轮廓,那就太简短了。它应该有足够的细节,这样你就能知道所有你需要的食物和营养信息,以及你在课程中要遵循的步骤,但不能太长,因为你在实施过程中必须看着它。如果你不想与你的受众失去眼神交流,那你就不能像阅读一份冗长的文件一样。

第 16 章中详细描述了向你的受众实施课程的各种沟通原则。

生成基于互联网/科技干预的最终教育计划

通过互联网、电子邮件或其他基于科技渠道开发干预措施的程序同样可以通过 DESIGN 程序来帮助完成,但实践形式将有所不同。这一点在社交媒体上的教育活动中得到了体现,该活动旨在减少年轻女性的高能量食物摄入(行为改变目标),尤其是大学生,尤其是在深夜(Paul, et al. 2018),在第 17 章的营养教育行动 17-2 中有详尽描述。在第 2 步：探索决定因素中,研究人员开展了综合评价,在第 3 步：选择理论模型中,研究人员选择了社会认知理论。在第 4 步：制定目标中写下目标后,第 5 步：生成计划,包括设计在网站平台上的帖子。该运动使用了健康食品选择的照片,这些照片与目标行为的理想选择一致。

完成营养教育 DESIGN 程序第 5 步：生成计划模块

现在,你可以应用本章的信息列出特定的教育目标,设计教育活动、学习经验或技能,并通过相应技术或者互联网干预来实现这些教育目标。正如我们之前提到的,每个课程都需要一个教育计划。DESIGN 程序第 5 步：生成计划模块可以在这个过程中帮助你,它位于第四部分营养教育DESIGN 程序工作表：教育计划。使用案例研究作为完成模块的指南。

课程标题、行为改变目标和总体教育目标

首先,为你的课程的行为改变目标建立一个吸引人的标题,这将激起受众的兴趣。然后根据你在本节课中想要解决的决定因素,重申你的行为改变目标和第 4 步中列出的总体教育目标。回想一下在第 4 步中,你要为理论模型中的所有决定因素写下总体目标。如果你只计划一个关于行为改变

目标的课程,那么你将使用该课程中的所有总体目标来指导实际教育活动的整体设计(案例研究可作为指导)。如果你计划在多个课程中实现相同的行为改变目标,某些总体目标在一个课程中可能比在另一个课程中更重要。只选择那些将用于指导具体课程的总体教育目标。相同的决定因素和总体教育目标可能会在多个课程中使用,但通常也会有一些针对同一行为改变目标的独特的系列课程。你可能需要不止一个具体目标来完成一个指定的总体目标。为了使你的教育课程和干预措施更有可能改变行为,最好要使用到你的理论模型中的所有决定因素以及基于它们的总体目标。但是在现实中,一些课程和干预受到时间的限制,你需要选择那些有证据表明并且你自己认为对于行为改变目标和受众最重要的决定因素。要一直尝试解决至少两个动机性和促进性决定因素。同时,要一直把生成行动计划作为结尾,因为这对于行为改变非常重要。

活动排序很重要：4Es

你如何准确地安排你的教育策略序列取决于许多因素,这些因素是依赖于你的受众的需要和指导你干预的理论。不过,一般来说,使用 4Es 或一些类似的格式对活动进行排序是极其重要的。4Es 在本章的前面已经详细描述过(Gagne et al. 2004; Kinzie 2005)。

完成计划矩阵工具来概述每个教育计划

为了帮助你生成计划,请从为 DESIGN 程序开发的矩阵工具开始。在这里,你需要首先说明课程的行为目标,然后列出你在第 4 步中说明的实现行为改变目标的总体教育目标。这些目标应该针对干预行为改变目标的关键决定因素。

- 按如下方式完成计划矩阵：在第 1 列中,列出每一个你在第 3 步：选择理论模型中创建的,本次课程将要解决的理论模型中的行为改变决定因素。把动机决定因素放在第 1 位,然后是促进决定因素。如果你准备为受众上很多节课以实现这个行为改变目标,那么可以在一节课中使用一些决定因素,在另一节课中使用其他决定因素。同时,相同的决定因素可以不只使用一次。确保在所有课程中,所有基于理论模型的决定因素都至少使用过一次来实现这个行为改变目标。此外,有时你可能会在一个课程的不同时间点以及跨课程不止一次地使用一个决定因素。
- 在第 2 列中,表明你认为最能实现决定因素的行为改变策略。本章描述了每个决定因素的行为改变策略。一个完整的行为改变策略清单如表 12-1 所示。使用它们作为指导来创建学习体验、活动和内容,将实现具体的目标,并最终实现行为改变目标。
- 在第 3 列中,说明每个决定因素和行为改变策略的具体教育目标。具体目标是你的受众在课程结束后会有什么想法、感觉或不同的做法。活动是你和你的受众为了达到一个特定目标而要做的事情。你应该检查目标是否涵盖了

学习的所有 3 个领域——脑、心和手，并包括一系列复杂的目标。在一个课程或干预中，这些将从简单到复杂进行排列。

■ 在第 4 列中，（非常简短地）描述所有实践教育活动、学习经验或信息，这将帮助参与者针对列出的理论决定因素实现特定的教育目标。一个特定目标可以有多个活动，而一个活动可以服务于多个特定目标。在你创建实践教育活动时，第 15 章和第 17 章中关于与各种群体合作的实用技巧的信息非常有用。

■ 在第 5 列，指出指导序列 4Es 中的哪一个步骤最适合这个活动：激励、解释、扩展和结束。在你完成这个矩阵之后，回顾它并重新安排活动的顺序，以便课程可以按照本章中描述的方式依照 4Es 适当排序。通常，首先进行的是激励和吸引受众的活动，然后是解释和扩展活动，最后是结束活动，如行动计划。

决定因素	行为改变策略	策略具体目标	实践教育活动、学习体验或信息	4Es 排序
				激励
				解释
				扩展
				结束

教育计划：发展一种课程实践教学模式

然后，将计划工具转换为更详细的叙述课程计划，在一个小组中实际使用。使用本书第四部分的第 5 步：生成教育计划模块来为你真实的或虚构的教育课程生成教育计划。

■ 创造一个对你的受众有意义的吸引人的标题。标题应该激励人们来参加你的课程，或者如果他们被要求参加该课程，会对标题感兴趣。

■ 说明课程的行为改变目标。

■ 陈述这节课的总体目标（这可能包括你所有的总体目标或者只是和这节课相关的）

■ 在教学计划的开始准备活动概述或大纲和材料清单，这样你就能把整个课程都记在心里，并准备好所有的材料。

■ 将矩阵中的每个活动转换成更完整的描述或叙述。包括当你和小组一起进行活动时所有你需要的具体内容信息，以及一份简短的指导说明。

■ 根据本章所描述的来自教育指导专家工作的指导顺序，将活动排序：激励、解释、扩展和结束。如果课程涉及实践活动，仔细考虑流程——它是否适用于你课程的群体规模？

■ 为每个教育活动创建一个标题，并指出这个活动解决的决定因素。当你给一组人上课时，这个标题将为你提供一个快速的视觉提示。它还表明了你试图改变的决定因素的活动目的。

■ 写一份教育计划，要有足够的细节，能够让另一位营养专

家实践它。

■ 要有准备和有组织性。如果课程包含演示，确保你有所有需要的材料。如果你计划一个食物准备活动（强烈推荐），确保你已经测试了食谱，并且你已经准备好了食物，它们是为参与者准备的（比如水果和蔬菜洗干净、茎切掉等）。

■ 当你在一群人面前或通过互联网上课时，"简洁"会让计划更容易实践，但你需要包括所有必要的背景信息（例如，将讨论各种零食中含有的脂肪）。冗长的信息可以放在额外的"背景"部分。

■ 结束语尤为重要。这是一个很好的时机，可以提供一个机会来让受众应用所学到的东西。使用简单的 SMART 行动计划格式，设定明确的行动目标是至关重要的。这是你的"结束"活动。

■ 教育计划可能有几页长，这取决于课程的长度和行为的复杂性。原则是长度足够包括所有需要的信息，但也足够短可以在观众面前使用。你们也会有几页的讲义和其他材料。

该案例研究提供了一个示例课程计划，准确地显示了如何将计划矩阵转换为用于实践的叙述或教学格式。

教育计划的预试

如果你的干预计划不是一次性的，那么在类似的受众中试点测试将非常有帮助。如果使用食物，测试食谱的味道接受度和准备程序的可行性。使用小组讨论、直接观察和访谈，评估活动是否可接受和对目标受众有效。

案例研究　营养教育 DESIGN 程序的实践——第 5 步：生成计划，注重增强动机

我们现在将本章介绍的方法应用于用案例来实践。大多数教育计划将涉及动机决定因素和行动促进因素，顺序通常是首先进行激励活动，然后是技能建设和应用活动。因为有太多决定因素、策略和活动可以使用。为此，案例研究提出了两个关于增加水果和蔬菜摄入量的假定课程的教育计划或课程计划。两个课程的理论模式也是一样的。然而，在这里提出的课程，重点是理论决定因素和增强动机的策略，以及在第 13 章提出的课程，重点是理论决定因素和促进改变的策略。在这两个课程中，活动都按照 4Es 顺序进行：激励、解释、扩展和结束。

课程标题、行为改变目标和总体教育目标

你们应该还记得在案例研究中，营养教育课程是由一个附属于大学的非营利健康服务组织为中学生设计的。

这名营养教育工作者和她的同事们根据两个课程的行为改变目标，即增加水果和蔬菜的摄入量，创造了一个吸引人的标题，以引起学生们的兴趣。第 1 节课程的题目是"生动的色彩"。他们从第 4 步中选择了几个总体教育目标，并

利用这些目标来选择决定因素和行为改变策略，以指导实践教育活动的整体发展。

教育计划：使用计划矩阵工具来概述课程

营养教育工作者及其团队使用计划工具创建了一个矩阵，展示了如何将第 3 步：理论模型中的改变决定因素转化为课程的具体目标。然后，他们对实践教育活动进行头脑风暴，主要关注动机决定因素，其次是促进决定因素，他们认为这些活动将促进目标的实现。这些活动是基于文献和他们在第 2 步：探索决定因素中对中学生认为什么是有吸引力的、激励的、有意义的学习体验的评估。

3 个学习领域的目标和活动

在为案例研究设计教育计划时，营养教育规划者反复考虑目标和活动，以确保它们是一致的。他们还确保这些目标能让学生参与到教育体验的所有 3 个领域——认知、情感和动作技能或脑、心和手。

给活动排序

营养教育团队在设计课程时，要确保为每一个决定因素和策略创建活动，并对它们进行适当的排序。最后，精心安排的规划矩阵在本书第四部分的案例研究中显示。

教育计划：开展一种教学或叙述的形式实施课程

为了实际向中学生实施教育计划，计划矩阵被转换成叙事或教学格式。这是健康教育工作者在教学过程中实际使用的形式。在第 5 步：生成教育计划模块的案例研究中，也展示了这一教学模式，并列出了所需的材料、工作表和讲义。

营养教育计划实践

有一个教育计划或课程计划是很重要的，但可以理解的是你将在实际环境中流畅而自然地执行教育课程计划，你可能会发现自己需要根据实际情况调整课程。与此同时，即使是看似非常不正式的方法，强烈关注以学习者为中心的教育，也需要你制订强有力的、基于理论的教育计划。理想情况下，这些计划将与目标受众合作开发，你将始终与小组互动并根据需要调整内容和活动。关于如何在小组环境中有效地实施教育计划，以及如何开发有吸引力的辅助材料，如讲义、海报或时事通信，将在第 16～18 章中详细描述。这些章节还提供了如何通过互联网、社交媒体或其他具有吸引力的基于技术的途径来实施教育计划的技巧，这些章节也关注如何在各种受众中有效地实施和开展营养教育。当你计划你的课程或干预时，可以参考这些章节。

问题和活动

1. 仔细描述行为改变决定因素、行为改变策略和实践教育活动之间的关系。为什么对营养教育工作者来说，基于行为改变策略创建活动是很重要的？

2. 在本书内容中，学习的含义是什么？描述学习如何与教育及行为改变相关。

3. 想象一下你在一家机构工作，该机构为有年幼孩子的低收入母亲提供营养教育。你被要求开展一项课程，帮助他们的孩子吃健康的零食，以取代常见的高脂肪高糖零食。这个小组很小，他们围成一圈坐着，喜欢在讨论中分享经验。在这种情况下，你需要课程计划或教育计划吗？为什么要或为什么不要？如果你认为需要一个教育计划，在制订一个有效的计划时你需要考虑哪些因素？本章中描述的各种特性中哪一个对你是有帮助的？

4. 描述 4Es 之间的区别。请描述营养教育工作者何时及为何会在课程中使用这些方法。你觉得这个序列对你是

否有用？如果没用，解释为什么。

5. 为了进行实践，请以表中所示的青少年女性增加富含钙的食物摄入量为例，对于每个动机决定因素，确定至少一个策略和一个相应的教育活动。你如何给它们排序？

潜在的动机决定因素	行为改变策略	具体教育活动或学习体验
感知风险		
结果预期(行为预期结果) 感知益处		
感知障碍		
预期感受		
行为意向		

参考文献

Abrams, E., M. Burgermaster, P. A. Koch, I. R. Contento, and H. L. Gray. 2014. "Food, Health & Choices: Importance of formative evaluation to create a well-delivered and well-received intervention." *Journal of Nutrition Education and Behavior* 44(4S): S137.

Abrams, E., P. Koch, I. R. Contento, L. Mull, H. Lee, J. DiNoia, and M. Burgermaster 2013. "Food, Health & Choices: Using the DESIGN Stepwise Procedure to Develop a Childhood Obesity Prevention Program." *Journal of Nutrition Education and Behavior* 45(Suppl. 4): S13–S14.

Baranowski, T., E. Cerin, and J. Baranowski. 2009. Steps in the design, development, and formative evaluation of obesity prevention-related behavior change trials. *International Journal of Behavioral Nutrition and Physical Activity* 6:6.

Bartholomew, K., S. Parcel, G. Kok, N. H. Gottlieb, and M. E. Fernandez. 2011. *Planning health promotion programs: An intervention mapping approach.* 3rd ed. Hoboken, NJ: Wiley.

Blake C. E., E. Wethington, T. J. Farrell, C. A. Bisogni, and C. M. Devine. 2011. "Behavioral contexts, food-choice coping strategies, and dietary quality of a multiethnic sample of employed parents." *Journal of the American Dietetic Association* 111(3): 401–407.

Contento, I., G. I. Balch, Y. L. Bronner, L. A. Lytle, S. K. Maloney, C. M. Olson, and S. S. Swadener. 1995. "The effectiveness of nutrition education and implications for nutrition education policy, programs, and research: A review of research." *Journal of Nutrition Education* 27(6): 277–422.

Dewey, J. 1929. *The sources of a science of education.* New York: Liveright.

Drewnowski, A. 2004. "Obesity and the food environment: Dietary energy density and diet costs." *American Journal of Preventive Medicine* 27(3, Suppl. 1): 154–162.

Gagne, R. 1965. *The conditions of learning.* New York: Holt, Rinehart & Winston.

Gagne, R. M. 1985. *The conditions of learning and theory of instruction.* 4th ed. New York: Holt, Rinehart & Winston.

Gagne, R., W. W. Wager, J. M. Keller, and K. Golas. 2004. *Principles of instructional design.* Boston: Cengage.

Haidt, J. 2006. *The happiness hypothesis: Finding modern truth in ancient wisdom.* New York: Basic Books.

Heath, C., and D. Heath. 2010. *Switch: How to change when change is hard.* New York: Random House.

Iowa Department of Public Health. 2014. Pick a better snack. http://www.idph.state.ia.us/inn/PickABetterSnack.aspx?pg=Educators.

Johnson, D. W., and R. T. Johnson. 1987. "Using cooperative learning strategies to teach nutrition." *Journal of the American Dietetic Association* 87(9 Suppl.): S55–S61.

Katz, D. L., M. O'Connell, V. Y. Njike, M. C. Yeh, and H. Nawaz. 2008. "Strategies for the prevention and control of obesity in the school setting: Systematic review and meta-analysis." *International Journal of Obesity (London)* 32(12): 1780–1789.

Kinzie, M. B. 2005. "Instructional design strategies for health behavior change." *Patient Education and Counseling* 56: 3–15.

Kok, G, N. H. Gottlieb, G-J, Y Peters, P. D. Mullen, G. S. Parcel, R. A. Ruiter, M. E. Fernandez, C. Markham, and L. K. Bartholomew. 2016. "A taxonomy of behaviour change methods: An Intervention Mapping approach." *Health Psychology Review* 10: 297–312.

Lewin, K. 1943. "Forces behind food habits and methods of change." In *The problem of changing food habits.* Bulletin of the National Research Council. Washington, DC: National Research Council and National Academy of Sciences.

Liquori, T., P. D. Koch, I. R. Contento, and J. Castle. 1998. "The Cookshop Program: Outcome evaluation of a nutrition education program linking lunchroom food experiences with classroom cooking experiences." *Journal of Nutrition Education* 30(5): 302.

MacKinnon, C., G. W. Auld, and S. Baker. 2014. "Best practices in direct nutrition education for low-income audiences: Program design and delivery." *FASEB Journal* 28: 625.1.

Manoff, R. K. 1985. *Social marketing: New imperatives for public health.* New York: Praeger.

Merrill, M. D. 2009. "First principles of instruction." In *Instructional-design theories and models. Volume III. Building a common knowledge base,* edited by C. M. Reigeluth and A. A. Carr-Chellman. New York: Routledge.

Michie, S., M. Richardson, M. Johnston, C. Abraham, J. Francis, W. Hardeman, M. P. Eccles, J. Cane, and C. E. Wood. 2013. "The Behavior Change Technique taxonomy (v1) of 93 hierarchically clustered techniques: Building an international consensus for the reporting of behavior change techniques." *Annals of Behavioral Medicine* 46(1): 81–95.

Michie S, S. Atkins, and R. West (2014). *The Behaviour Change Wheel: A guide to designing interventions.* UK: Silverback Publishing

Paul, R. H. B. Luesse, K. Burt, L. Hopkins, I. Contento, R. Fullilove. 2018. "#eatingoodtonight educational campaign over social media." *Nutrition Today* 53(6): 288–292.

Petty, R. E., J. Barden, and S. C. Wheeler. 2009. "The elaboration likelihood model of persuasion: Developing health promotions for sustained behavioral change." In *Emerging theories in health promotion practice and research,* edited by R. J. DiClemente, R. A. Crosby & M. C. Kegler, (2nd ed., pp. 185–214), San Francisco: Jossey-Bass.

Petty, R. E., and J. T. Cacioppo. 1986. *Communication and persuasion: Central and peripheral routes to attitude change.* New York: Springer-Verlag.

Radke, M., and E. Caso. 1948. "Lecture and discussion-decision as methods of influencing food habits." *Journal of the American Dietetic Association* 24: 23–41.

Reicks, M., A. C. Trofholz, J. S. Stang, and M. N. Laska. 2014. "Impact of cooking and home preparation interventions among adults: Outcomes and implications for future programs." *Journal of Nutrition Education and Behavior* 46: 259–276.

Reigeluth, C. M., and A. A. Carr-Chellman. 2009. "Understanding instructional-design theory." In *Instructional-design theories and models. Volume III. Building a common knowledge base,* edited by C. M. Reigeluth and A. A. Carr-Chellman. New York: Routledge.

Rollnick, S., W. R. Miller, and C. C. Butler. 2008. *Motivational interviewing in health care: Helping patients change behavior.* New York: Guilford Press.

Sobal, J., and C. A. Bisogni. 2009. "Constructing food choice decisions." *Annals of Behavioral Medicine* 38(Suppl 1): LS37–46.

Sobal, J., C. Blake, M. Jastran, A. Lynch, C. A. Bisogni, and C. M. Devine. 2012. "Eating maps: places, times, and people in eating episodes." *Ecology of Food and Nutrition* 51(3): 247–264.

Thompson, C. A., and J. Ravia. 2011. "A systematic review of behavioral interventions to promote intake of fruit and vegetables." *Journal of the American Dietetic Association* 111(10): 1523–1535.

Tyler, R. W. 1949. *Basic principles of curriculum and instruction.* Chicago: University of Chicago Press.

Waters, E., A. de Silva-Sanigorski, B. J. Hall, T. Brown, K. J. Campbell, Y. Gao, R. Armstrong, L. Prosser, and C. D. Summerbell. 2011. "Interventions for preventing obesity in children." *Cochrane Database of Systematic Reviews* 7(12): CD001871.

Wong, D., and D. Stewart. 2013. "The implementation and effectiveness of school-based nutrition promotion programmes using a health-promoting schools approach: A systematic review." *Public Health Nutrition* 16(6): 1082–1100.

第13章

生成教育计划，关注促进行为改变和采取行动的能力：第5步

概述

本章继续讨论如何制订能激励和吸引参与者的干预活动教育计划，重点关注如何提升参与者的知识和发展技能，以促进其行为改变。本章基于社会心理学理论中的决定因素和行为改变策略，为参与者赋能，并为实践教育活动提供指导。这些因素和策略通过关注食物及营养相关技能，以及自我调节或自我改变的技能，来促进行为改变。本章还为如何利用教育理论中的4Es［激励（excite）、解释（explain）、扩展（expand）和结束（exit）］来对干预活动进行排序提供指导，

以建立适合在各类场所实施的教育计划。本章内容涵盖促进改变的一系列行为改变策略，列举了大量实例来展示如何利用这些策略设计出可行且有效的活动。第16～18章可以在设计阶段提供帮助，因为这几章从如何利用沟通原则、形成富有活力的学习环境、选择适合的授课方法（第16章）、开发辅助视觉材料和使用新技术（第17章），考虑受众的年龄、文化背景和文化水平（第18章）这几个方面，对有效实施教育计划提出了实用性指导。

本章大纲

- 概述：促进行为改变和采取行动的能力
- 将心理学理论转化为教育实践：促进行为改变的决定因素、行为改变策略和教育活动
- 通过设定行动目标或计划启动行为改变
- 提升食物和营养相关知识与技能：增强行为能力
- 增强行为改变过程中的自我效能

- 加强自我调节过程或行为控制
- 促进自我调节的行为支持
- 完成营养教育DESIGN程序第5步：生成计划模块
- 案例研究 营养教育DESIGN程序的实践——第5步：生成计划，关注促进行为改变或行动
- 营养教育计划实践

学习目标

本章学习结束，你应该能够：
- 描述各种基于理论的行为改变策略，以明确哪些重要因素可提升采取行动或改变行为能力

- 设计具体的教育活动或学习体验，践行理论基础与行为改变策略
- 给行为改变的目标、策略和教育活动排序，制订教育计划

概述：促进行为改变和采取行动的能力

我们已认同的是，动机对于开启行为改变之路是至关重要的。第 12 章描述了很多行为改变策略和实践活动，营养教育工作者可将这些策略和活动运用在传播食品和营养知识相关内容上，以增强参与者的动机，如感知行动的益处和采取行动的信心。即使参与者基于自身家庭状况、社会和文化背景，决心做出行为改变或采取行动，他们仍需采取额外的步骤来将动机和意向转化为行动，从而实现课程或干预活动所设计的行为改变目标。为了做到这一点，他们需要感知到被赋能，感受到有能力做出改变或采取行动。我们（营养教育工作者）的作用就是助力他们采取行动，并提供条件提升其赋能感。

制订具体的行动计划，是从产生改变行为的意愿，到行为发生改变的一个重要步骤。制订行动计划时，干预活动的参与者需要具备食物和营养相关的知识与技能以采取行动，

同时他们还应具备自我调节技能（即自我导向改变的技能），以便能够坚持自己的意愿。

综上所述，本章描述的行为改变策略和实践教育活动，旨在：

- 制定行动目标或制订行动计划。
- 培养与食物和营养相关的技能或行动能力。
- 强化自我调节，增强自我导向改变或行为控制中的技能。

当个体第一次启动行为改变时，营养教育的目的是促进启动行动的能力，而营养教育的主要策略是帮助参与者制订行动计划，获得相关的知识，掌握课程或干预项目设定的、与食物和营养行为改变目标相关联的认知、情感和行为技能。当个体希望维持已做出的改变时，营养教育的目的则是加强自我调节或自我导向改变方面的技能，帮助其建立个人原则和习惯，并与他人共同倡导环境的改变。

图 13-1 突出显示了 DESIGN 程序的第 5 步：生成计划。第 12 章的重点是制订教育计划以增强动机，本章则关注制订促进行为改变的计划并采取行动。

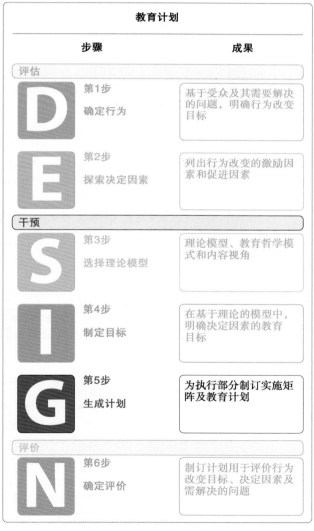

图 13-1　营养教育 DESIGN 程序——第 5 步：生成计划

将心理学理论转化为教育实践：促进行为改变的决定因素、行为改变策略和教育活动

本章关注如何提升参与者采取行动的能力，以达到干预活动的行为改变目标。作为参考，表 13-1 提供了行为改变

策略和活动目录，这些策略和活动有助于营养教育过程的行动阶段。你可以从中选择具体的行为改变策略和教育活动，以对应理论模型中的决定因素。理论模型则是为了干预活动和教育理念而建立。这些来源于社会认知理论和健康行动过程取向理论（health action process approach，HAPA）的策略，将为如何帮助参与者发起和保持行为改变，提供关键性的理论指导。

表 13-1

促进行为改变的策略清单：将理论决定因素、行为改变策略和教学活动联系起来

行为改变的决定因素	行为改变策略	实践教育活动、学习体验、内容或信息
设定行动目标/行动和应对计划（实施意向）		
设定行动目标/ 行动和应对计划 （实施意向） SCT HAPA（TPB）	设定行动目标/行动计划	使用自我评估的表格或其他工具来评估当前的行为，将评估结果作为设定行动目标/计划的起点
		设立一个具体的行动目标，以达到课程或干预活动所制定的行为改变总体目标（例如，每天吃 5 种水果和蔬菜）
		对行动开展的时间及地点进行详细计划。提供符合 SMART 原则的行动计划或用于签署保证行动的计划合同（例如，加一个水果作为上午加餐，晚餐增加一种蔬菜）
	应对计划	协助参与者识别在行为实施过程中可能遇到的诱惑和困难，并制订应对它们的有效计划
食品和营养知识与认知技能（行为能力）		
知识和认知技能 SCT HAPA	提供与行为改变目标相关的事实知识	利用讲座、视觉材料、幻灯片和讲义，提供与行为改变相关的事实信息，即记忆和理解层次的信息
	提供程序性知识 （指导如何执行该行为）	为参与者提供指导并帮助其建立学习经验，特别是如何执行行为，包括如何应用所学知识（比如，怎样理解食品标签，怎样母乳喂养，如何进行安全的食品处理）
	激发与行为改变目标相关的认知思维技能	高阶学习的主动方法：分析、评估和综合：讨论、角色扮演、辩论、游戏，以及对复杂任务的交互式学习体验，如评估不同的饮食相关书籍或评价不同食物的生态足迹，或对是否赞成吃有机食物展开辩论
情感技能： TPB HAPA	有效沟通	通过讨论、设立场景、角色扮演、视频和工作表来提高情感技能，如沟通需求，对自己或他人的满意程度等
	延迟满足	正念饮食和可视化训练
	构建应对技能	如何应对困境的讨论、视频或示例
	抵制不健康行为的技能	树立典型并提供提升抵制不健康行为能力的实践机会
行为技能 SCT HAPA	技能培训 （类似指导下的实践；增强行动自我效能）	为行为提供明确的指导说明。示范食物准备/烹饪技巧，育儿行为训练，即通过实践练习，以及从实践活动中得到的反馈来提升诸如烹饪、母乳喂养和安全处理食物的技能
行动与应对自我效能		
行动型自我效能 SCT TPB HAPA HBM	引导性实践 （同样可提高行为技能）	通过以下方式帮助参与者获得成功： 说明：提供清晰的说明，使期望的行为变得容易理解和操作 社会模范作用：邀请受人信任、尊重或从事相关工作的模范人士来进行展示 实践：提供实践或直接练习的机会（例如，食物准备或烹饪；血糖监测）
	反馈和鼓励	对克服自我怀疑的表现给予反馈和鼓励，强调已有成就和已克服的困难
	重新表达对新行为的情绪或身体反应	开展活动或讨论，帮助缓解参与者对新行为的情绪或身体反应的担忧；使其确信多加练习会使他们更适应新行为（例如，母乳喂养）；如果反应是关于一种食物，则鼓励其持续摄入（例如，高纤维食物）
应对型自我效能 HAPA	增强应对技能	协助参与者制订应对困难的具体方法，以增加他们的信心，使其相信即使困难重重，也能实现目标

表 13-1

促进行为改变的策略清单：将理论决定因素、行为改变策略和教学活动联系起来（续）

行为改变的决定因素	行为改变策略	实践教育活动、学习体验、内容或信息
恢复型自我效能		
恢复型自我效能 HAPA	挫折后重获控制感	帮助参与者关注大局，将退步视为暂时的挫折
	认知重塑	帮助参与者重新诠释信息或重新表述对某些食物或情境的认知；如何正确理解他们的成功和失败
自我调节过程/行动控制		
自我调节/行动控制 SCT HAPA	自我监测和反馈	设定行动目标(或行动计划/执行意向)后，提供自我监测表格，对行动目标的进展进行反馈，提供行动提示，以加强自我调节或自我导向变化
	鼓励行动目标的维持	协助参与者辨认并排序有竞争关系的行动目标；提醒其要确保行动目标不受干扰；正念饮食，有意识地关注，关注大局，将行动目标与自我认同相联系
	管理环境中的提示线索	协助参与者提前为存在诱惑的地点或情绪做好思想准备；提升应对困难抉择时的权衡技能
	提倡个人饮食原则和习惯	建立关于个人购买食物、饮食模式(例如，经常吃早餐，上班自带午餐)以及外出就餐的原则或习惯的提示清单
	鼓励多吃健康食品	向参与者保证，通过反复接触健康食品，他们会逐渐喜欢上这些食品。人工食品添加剂不会改变基本的(味觉)偏好(例如人工甜味剂或人造脂肪)
对自我调节的行为支持		
社会支持 SCT	促进社会支持	创造支持性的团体环境；鼓励向家人和朋友寻求支持；伙伴网络
强化因素 SCT	提供强化和奖励	口头表扬、T恤衫、抽奖或奖品
行动线索 HBM	设计行动的提示线索	冰箱磁贴，带信息的钥匙链，数字化提醒，其他个人提示系统。若合适且有可能，也可利用购物袋和餐厅标识
集体效能/赋能 SCT	倡导能力发展	与团队合作来确定需求或关注点并进行排序；向政策制定者提出对目标行动建议或行动计划；监测进展，并为后续行动汲取反馈

注：HBM=健康信念模型；TPB=计划行为扩展理论/理性行动扩展方法；SCT=社会认知理论；HAPA=健康行动过程取向模型。
Behavior change strategies are similar to *behavior change techniques* (Michie et al. 2013), *behavior change methods* (Kok et al. 2016), and *behavior change procedures* (Baranowski et al. 2009).

记住，行为改变策略是为了教育和教学目的而操作行为改变的每个决定因素的方法蓝图，因此决定因素和策略在措辞上通常有一些相似之处。

还要记住，通过应用教育学领域的学习理论和教学原则，行为改变策略可以转化为切实可行的教育活动和学习体验（Gagne et al. 2004；Kinzie 2005；Merrill 2009）（详见第12章）。换句话说，制订可付诸实践的营养教育课程计划的过程，可以概括如下：

选择行为改变目标→选择基于社会心理学理论的行为改变决定因素→选择基于决定因素的行为改变策略→设计基于学习理论和教学设计理论的教育目标和教育活动→将活动排序从而形成教育计划，如图13-2所示。

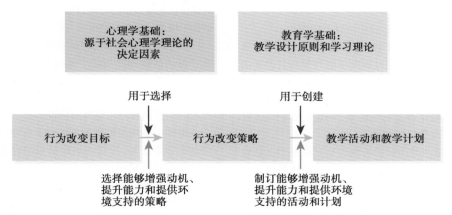

图 13-2 为达到干预目标而设计的教育活动和计划中，社会心理决定因素与心理行为改变策略的关系，教育学中的教学原则与学习理论之间的关系

表 13-1 提供了行为改变的策略清单，并展现了行为改变的理论决定因素、行为改变策略和实践教育策略或学习经验（这三者）之间的联系。本章后面的内容将会对这些策略和活动进行详细描述。设计出引人入胜、富有趣味，并在适当情况下带入情感、认知、精神运动领域的教育活动是至关重要的。通常，人们只能记住所读内容的 10%，所听内容的 20%，所见内容的 30%，所听并所见内容的 50%，所说并所写内容的 70%，以及边说边做的事情的 90%（Wiman and Mierhenry 1969）。

通过设定行动目标或计划启动行为改变

将愿望和意向转化为行动的过程中，关键是设定行动计划或行动目标，这个过程通常被称为目标设定。因为在本书中，我们使用目标（goal）一词指代为整个课程或干预的核心所选择的总体行为改变目标。为了避免混淆，本书中使用行动目标（action goal）这个术语，而对于制定目标的过程，则使用行动目标设定（action goal setting）和行动计划（action planning）。此外，许多受众实际上更喜欢行动计划（action planning）这个词，因为目标（goal）这个词显得过于高高在上和难以实现。这些行动计划可以帮助参与者实现行为改变目标，也是第 1 步中课程或干预的重点。这些行动计划也被称为执行意向。

行为改变策略：行动目标设定 / 行动计划（执行意向）

设定或计划行动目标，有助于激发和弥补营养教育项目的参与者，出于各种原因产生的意向-行动差距（Cullen et al. 2001）。执行意向也起到类似的作用。它可以引起对行动目标的承诺感。通过提前计划，参与者不必在每次选择食物时都做出新的决定，从而减少了心理负担并建立起一种习惯。行动目标的表述可激发个体的敏感性，从而使他们在进行食物选择时更加自觉或注意。它能够树立起对自身行为的掌控感，能够建立自我效能和驾驭感，能够创造自我满足和实现目标的成就感，有助于参与者在积极参与活动的过程中培养出内在兴趣。这个过程在第 5 章中有详细描述。一般来说，与行为意向相比，行动计划在时间、地点以及如何动员参与等方面更为具体。

制订行动目标的实践教育活动包括以下内容：

首先，明确重申所设计的干预活动的行为改变目标（如果参与者已设定行为意向，这个目标则可能与参与者自述的目标相似）。然后，通过以下步骤帮助参与者设定行动目标：

1. 为参与者选择或开发一个自我评估工具。自我评估包括识别参与者现阶段正在进行的活动，而这些活动又正好与干预计划中的行为改变目标相关。

例如，如果干预活动或项目的行为改变目标是增加膳食中的水果和蔬菜，参与者则需要知道他们目前的蔬果摄入水平；如果干预活动的行为改变目标是鼓励食用本地生产的食品，那么参与者前往当地农场市集或在超市购买本地出产食品的频率如何？这种评估有助于识别需要做出改变的必要性。自我评估通常涉及几种记录方法，例如食物记录、24 小时膳食回顾或目标食物及目标行为清单。随后对这些数据进行评分。评分方式可以很简单，例如把自我评估工具中得到的行为频率相加。

2. 为制定有效的行动目标或制订行动计划提供指导。为实现行为改变目标而设定具体行动目标/行动计划的一个常用方法是 SMART 原则：

- 明确性/具体性（specific）。行动目标应该为行动指出明确的目标，对实现目标所需的方法类型和数量予以说明。例如，"我早餐要喝橙汁，午餐加一份蔬菜"（将水果和蔬菜的摄入量从每天 1 杯增加到 2 杯）。
- 可测量性（measurable）。行动目标的表述方式应能让你衡量其是否已经实现。上述例子中的行动即是可测量的。
- 可实现性（achievable）。行动目标应该在个人能力可达的范围内进行能力延伸或挑战。
- 相关性和现实性（relevant and realistic）。要设定最为重要或最有可能实现总体行为改变目标的目标，并且在考虑自身生活状况后，对参与者来说是现实的。
- 时限性（time-bound）。在短期内可以达到的行动目标，比那些长远目标可能更有效。因为在后一种情况下，很容易产生行动拖延。例如，"明天我会摄入 2.5 杯水果和蔬菜，具体是早餐我要喝橙汁，上午加餐吃一个水果，午餐加一份沙拉，晚餐吃两种蔬菜"，比设定为"我这个月要吃更多的水果和蔬菜"更为有效。

（注：杯是欧美国家的常用计量单位，例如 1 个中等大小的土豆或梨相当于 1 杯。）

一般来说，行动目标应是有难度但能够实现的。那些具有挑战性，但可以通过努力而实现的任务更有可能激发人们的积极性和满足感。激励人心的正是个体当前的水平和想要达到的水平之间的差异（Bandura 1986, 1997）。制订逐步增加难度的行动计划可以使参与者保持动力，前提是这些计划合理且在能力可及的范围内。极度困难或复杂的目标应该分解成更小的部分，并为每个部分设定目标。一本名为 Heath and Heath（2010）的书中指出，在做出改变时，不要"使大象失控"至关重要。内心的大象是我们感性一面，通常表现出谨慎等情感，不愿做出重大改变，需要被感召。（改变的）准则就是使行动目标小到可以实现，但又大到足以产生影响。举例来说，与其制定一个宏大的目标，如"少吃脂肪和糖，多吃水果和蔬菜"，个体应该制定分解的行动目标，并使其具体化，如"本周每天在膳食中增加一种深绿色蔬菜"或"本周只吃两次冰激凌"。

3. 为 SMART 行动目标创建一个行动计划表格或清单。遵守行动目标或计划是个体对行动目标的信念。将个体同后续行动绑定在一起的协议书，可以强化个体对目标的承诺。很大程度上，将自己约束到后续行动的动机效应，是因为人们不想违背自己签订的协议。

提供一些现成模板的 SMART 行动计划表格、工作表或检查表非常重要，这样小组成员只需在表格上填写，或只需核对行动目标或协议书的细节，比如何时、何地及如何采取行动。对于大多数参与者来说，不要要求他们花大量时间从头开始创建他们的 SMART 行动计划：这可能会让人倍感压力，而且相当耗时。这里提到的协议书只是促进对行动目标做出承诺的一种工具。图 13-3 展示了一个范例。每个参与者应该设计并签署这样一份协议。也有例外情况，即当小组成员需要长期与教育工作者见面，而会面本身就在该项目中发挥重要的作用，比如需要参与者每周制订明确行动计划的糖尿病门诊。由于公开的承诺有助于增加履行承诺的可能性，最好让小组中的另一名成员、朋友或家庭成员一并签署见证人协议书。第 5 章的图 5-2A 和图 5-2B 提供了一些简单的表格实例。表 13-2 包含了一些提示，可以和协议表格合并，制作成讲义分发给小组成员。某些在学校面对年幼孩子的营养教育工作者，会让学生自愿签署一本班级手册来代替。当孩子们完成目标时，他们就在手册上做标记。这通常被称为挑战单。或者在教室、社区中心等进行小组会面的场所里挂上集体协议书，以示提醒。在一组成年人中，特别是文化水平较

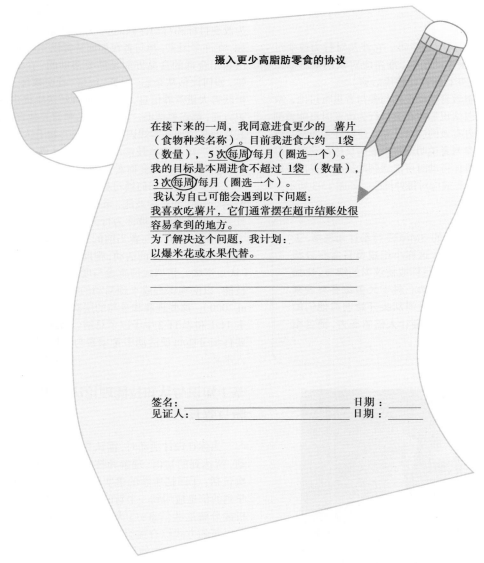

图 13-3 少吃高脂食物的协议书样例

表 13-2

对行为改变有效的措施和无效的措施

有效措施	无效措施
设定现实的行动目标，并将目标分解成可以实现的小目标	设定不切实际的行动目标
接纳自己有不喜欢的食物	试图摄入不喜欢的食物
做出微小的改变	做出巨大的改变
选择你容易获得的食物	选择你较难获得的食物
从家人和朋友那里得到支持	试图完全依靠自己做出改变
灵活的：在某些情况下可以妥协	刻板的：希望在做出改变的过程中绝不出现任何意外情况

低的人群中，当众口头承诺可能更为合适。如果你仅仅提供一节课程，这可能是最合适的方式。

如果课程仅有一次，这个活动既可以开启参与者的行为改变过程，也可成为一种理想的结课方式。如果安排了多次课程，你可以在每节课程中检查参与者如何执行各自的计划，并帮助参与者发展自我调节技能或自我导向改变技能，本章后面的内容将介绍这个过程。

行为改变策略：应对计划

应对计划指的是如何应对障碍。它涉及对行为改变过程中所产生的障碍和困难的预期，准备应对预期困难的策略，例如为达到行为改变目标设计替代活动。

应对计划中，实践教育活动包括与参与者进行讨论，或让其填写表格清单，以认识那些在尝试行为改变时可能遇到的阻碍和困难，并制订有效的应对计划。应对计划通常与行动计划相结合：在向参与者说明即将采取的具体行动后，可以要求其列出在完成具体行动时可能遇到的挑战，提出他们可以采取什么行动来克服或应对每种挑战，如图 13-3 所示。

> 提供一些现成模板的 SMART 行动计划表格、工作表或检查表非常重要，这样小组成员只需在表格上填写，或只需核对行动目标或协议书的细节，比如何时、何地及如何采取行动。对于大多数参与者来说，不要要求他们花大量时间从头开始创建他们的 SMART 行动计划：这可能会让人倍感压力，而且相当耗时。

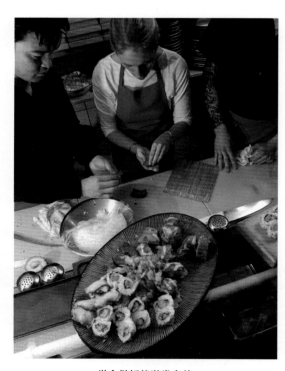

学会做饭能激发自信
© Aaron Flaum/Alamy stock photo

提升食物和营养相关知识与技能：增强行为能力

即使具备如何采取行动的相关知识，或具备食物和营养素养，也并不足以激励个体采取与食物和健康相关的行为或对饮食做出改变，但为了使个体按照动机行动，并实现其行为改变目标和行动计划，这些知识或素养仍然是必要的。例如，在许多国家，参与者在如何从提供 40 000 件商品的超市中选出合适的食品方面是需要帮助的；在如何阅读食品标签，如何评估从杂志、报纸、网络、社交媒体、广告和朋友那里获得大量营养信息，或者如何理解医生提供的医学营养知识方面，都需要帮助。因此，食品和营养教育活动是必需的，其目的是增加基本知识和认知技能，提升人们采取合理行动的能力。建立这些技能的理论在第 5 章中有详细描述。这些技能有时被称为食物素养。

本节描述了如何通过提升食物和营养相关知识、认知、情感（情绪）和行为技能，来提高参与者的执行能力（在多个社会心理学理论中被称为行为能力）。为了提高执行行为能力，有必要确定参与者当前的知识和技能水平（在第 2 步中完成），并设计相应的活动，帮助参与者达到适当的思维水平（认知领域），情感或情感参与度（情感领域），以及精神运动技能，以实现课程或干预活动的行为改变目标（Anderson et al.2000）。这些理解和参与的层次在第 11 章中有详细描述，表 11-1 和表 11-2 中予以了总结。因此，在设计教育计划时，要仔细分析每项活动中希望参与者达到的思维和情感的投入水平。

基于知识与认知技能理论决定因素的行为改变策略与教育活动

当你在设计活动时，需认真考虑希望参与者通过每项活动，所达到的知识、理解和技能的层次。简而言之，这些层次包括：①回忆所学的事实信息；②理解这些信息；③将所学到的信息应用到一个新的情况之中或解决一个问题；④分析或分解这些信息；⑤为特定目的评估、判断信息的价值；⑥以新的方式综合或组合信息。书中列举了一些你可以在课程或干预活动中使用的活动示例，有助于实现上述认知和理解的各个层次。

不要只关注基本的事实知识。所有年龄段的人都有能力接受各种层次的学习；区别只在于语言和概念的复杂程度。例如，不要认为对于幼儿或文化程度低的受众来说，教育活动就应该设定在回忆信息或简单理解这样低层次的认知学习上。即使是 2 年级的学生也可以实施评估活动，文化程度低的受众也能具备与其生活经验相匹配的、丰富的实践评估和综合技能。我们提倡对教育计划中每个活动的认知层次进行标注，以确保活动在各层次上都有很好的分布。

行为改变策略：提供与行为改变目标相关的事实知识

为了制订教学计划，事实知识被定义为记忆事实性信息

（Anderson et al. 2000）。食物和营养领域的知识包括记住一些事实的能力，如特定年龄、性别和生命阶段的个体的健康膳食指南等；选择哪些食物符合美国膳食指南；MyPlate 或其他膳食指南中每一类食物的摄入量。另外，理解层次则涉及理解信息的含义和对信息的解释（Anderson et al. 2000），例如能够描述不同食品加工技术和包装材料对生态的影响。当包含以下内容时，同时提供事实知识和提高理解能力的策略将更为有效。

实践教育活动可能包括：

- 通过演讲和信息资料提高兴趣。可以通过讲座、讲义和幻灯片来提供基本信息。尤其对普通大众来说，如果能将膳食指南或营养知识贯穿在日常生活中，使其更加生动易懂，就更容易被记住。个人的故事和日常案例也很有效。
- 可视材料。可以使用可视化"食物"图片描述食物的份数单位，而不是抽象的数字（例如，用 5 个量匙图案叠在一起，而不是用简单的条形图来显示食物中的脂肪含量）。展示食物的图像或模型，以帮助参与者估计食物的分量，或使用装食物的盒子或容器，来展示营养成分。（提示：食物包装盒应该是空的，这样活动参与者就不会要求把食物带回家！还有一个额外的好处，包装盒可以重复使用。）
- 实物展示。这个方法非常有效，比如将汉堡的脂肪含量折合成克数，用勺子把等量的油脂舀到盘子里，或者燃烧一块饼干证明它含有的热量。（提示：使用脂肪含量高且质地松散的饼干，便于让氧气进入。）
- 其他渠道。其他方法包括简报、传单和网络项目，这取决于所选择的行为、实践活动以及传播渠道（例如，大众媒体、面对面活动）。

行为改变策略：为如何执行行为提供程序性知识

程序性知识是关于如何做某事的知识，或解决特定认知任务的决策规则。

实践教育活动可包括：

- 实物展示。这对展示如何进行某种行为是有效的，例如：如何阅读食谱，或者如何使用安全的食品处理方法来切割或储存食物。
- 视觉材料。视频、海报或讲义等视觉材料，可以展示如何使用 MyPlate 膳食指南来准备一顿饭。

行为改变策略：激发与行为改变目标相关的认知思维技能

食物和营养问题往往是复杂的。要采取行动并维持行为的改变，不仅需要了解事实，还需要建立概念框架，将孤立的信息结合起来，这种框架称之为知识结构或模式。分析、评价和综合的技能很重要，有时这些技能也作为批判性思维技能被一起讨论。培养这种技能比提供事实或程序性信息要困难得多。对于大多数受众来说，主动的方法通常更有效：讨论以及动手动脑的活动，能够帮助受众理解概念之间的联系，并建立对特定问题的概念框架。

高层次的学习包括以下认知技能：

- 分析　比如判断不同饮料的含糖量或不同快餐的脂肪含量，或分析不同方法生产的食物的碳足迹。
- 评价　比如基于价格或对身体健康的影响，对钙的不同食物来源的进行评级，从而选择最佳的钙来源；或者基于生产某种包装所消耗的能量等诸如此类的标准，来判断其他类型的食品包装是否更加环保。
- 综合　比如设计包含规定数量水果和蔬菜的一日食谱（或使个体每日的蔬菜和水果摄入量增加的膳食计划）。

整合这些技能来增强批判性思维和决策能力

你可能希望你的营养教育课程包括旨在提高批判性思维技能的活动。你可以通过给受众提供机会，让他们在与目标行为相关的问题上，持两方观点进行辩论。例如，应该通过减少膳食脂肪还是碳水化合物的摄入来减重，应该吃有机食物还是吃"普通"的水果和蔬菜，或者应该母乳喂养还是奶粉喂养婴儿。你可以帮助参与者分析和解决分歧，通过综合分析来归纳个人观点，这将有助于指导他们持续进行食物相关的活动。对食物系统及其影响的认知理解将为行动提供背景。与食物和营养相关的行为同时也嵌入到更大的社会、经济和政策环境背景中，需要理解这些环境背景才能持续保持行为的改变。

实践教育活动可包括：

- 播放网络教育专题短片或剪辑并进行观后讨论。你可以通过影片和讨论来提高批判性思维能力，这样参与者可以学会评估有争议的问题或发展高层次理解力。支持和反对的论点可以由小组自愿提出，并以头脑风暴的形式记录在白纸上，然后进行讨论，也可尝试投票表决。
- 主动参与的方法，如工作表和手脑并用的活动，适合帮助人们理解问题的两面，看到概念之间的联系，并发展他们对具体问题的概念框架。
- 辩论。精心设计如书写、口头评论或辩论等活动，这些活动都可以激发人们对问题的分析。此时，参与者应该关注立场的主张，支持和反对观点的论据，这些论据的强度，以及基于对证据的评估所得出的结论。在选择辩论的正反方时，尽可能安排小组成员为其自身立场的相反观点进行辩论；这将极大地促进基于证据而非个人观点的讨论和辩论。这些活动的使用将取决于参与者的学习风格偏好以及对这些活动的适应程度（见第 16 章）。然而，口头或书面形式的辩论对所有人来说都是有趣的，都应该予以考虑。文化水平低者可开展口头辩论。

基于情感技能理论决定因素的行为改变策略与教学活动

尽管当人们认识到，出于健康的原因，他们可能需要改变自身的一些饮食习惯，但他们现有的饮食习惯仍然在心理上或文化上最容易被接受。大多数人喜欢自己的饮食方式，或认为自己的方式符合家庭和文化的定义及预期；这也是他们采用这种饮食方式的原因。或者，他们也希望在食物系统问题上采取行动，以支持更宏大的目标和价值观（比如支持当地农业），但这样的做法对于个人来说并不方便，而且成本更高。可以说，任何饮食的改变都存在一些矛盾心理。因此，你所设计的营养教育干预，需要采用能够增强参与者情感或情绪技能的活动。

不同情感参与程度的教学活动设计

情感很重要，尤其是对于行为改变来说。当你在设计课程或干预活动时，想想你的活动可以在多大程度上从情感方面吸引参与者。这些参与的程度在第 11 章中有详细描述。也许你只是希望小组成员或参与者：收到你的信息，开始了解所推荐的行动或行为改变（大众媒体活动或讲座可达到这一水平）；或者你希望参与者在你的讲座或干预过程中能够积极响应，并参与其中，而不仅仅是聆听或观察，而是对教育活动做出满意的反应，进而形成他们自己的观点。然而，大多数教育项目的目标是更大程度的情感参与，从而使参与者评估所建议的行动；在这个阶段，个体要对干预所建议的行动做出保证，也许一开始有试探性质，但后来是坚定的。在这个阶段，参与者都有了充分准备并愿意采取行动，也就是从产生意向过渡到采取行动。或者你希望通过干预活动产生更深远的影响：组织层面的影响，参与者能够在生活中优先做出行为改变，并感受到对生活和情绪管理的自我效能，使行为改变成为可能。最后，你可能希望干预活动能使人们内化推荐行为的价值观，从而持续地做出改变，使这些行为成为他们整体价值观和世界观的一部分。

因为对于大多数营养教育项目来说，将积极采取行动并优先做出行为改变作为项目的目标比较合适，所以设计出的活动最好可以实现评估和组织层面的目标。设计能够激励参与者加入的活动，并帮助他们在尝试将承诺转化为行动时，抒发自己的感受和情绪（评估层面），或将新行为作为优先事项（组织层面）。改变参与者的世界观乃至整个生活通常成为一个扩展项目。

行为改变策略：有效沟通

大多数人与他人生活在一起，人们需要磨炼表达自己在健康饮食（和积极生活）方面需求的技能，要能够索取自己想要的东西，与此同时要学会与他人谈判，以便各方都感到自己被倾听、需求被满足。例如，不同的家庭成员可能有不同的食物喜好和习惯，对你的项目参与者来说，进食更多的水果和蔬菜，或减少饼干／薯条的出现可能是相当困难的。此外，许多人发现很难拒绝社交场合中提供的食物，比如在朋友家吃饭或在某些特殊场合，人们会担心因此冒犯别人。这可能意味着，在学习坚持己见的同时也要学会与他人合作。此时角色扮演或讨论活动可能有效。

行为改变策略：延迟满足

有证据表明，当人们在膳食中增加健康食品的摄入时，不一定要减少不健康食品的摄入（Verplankton and Faes 1999）。参与者可能需要在延迟进食那些不健康但美味的食物所带来的满足上得到帮助，其重点是正念饮食。参与者可以通过可视化的方式，了解不健康却美味的食物对身体产生的短期和长期影响。接下来他们可以想象健康食物对身体的影响。或者，他们可以想象如果当地所有的农场都消失了，城镇周围的地区会变成什么样子。这些方法可能有助于人们自愿通过延迟短期的满足感来获取长期的个人和社会的积极效益。

行为改变策略：建立应对技能

参与者也可能需要在如何应对充满压力的饮食环境上得到帮助：无聊的时候，生气的时候，聚会的时候等。让参与者认识到并探索这些压力情形，对解决方案进行头脑风暴，然后制订出应对这些情况的计划。

行为改变策略：抵制不健康习惯

食物环境中充满了美味但不太健康的食品，在美国，超加工食品占到所有食品的 60%（超加工食品指经一系列复杂工业加工而成的食品和饮料），其他国家的食物也越来越接近这个比例，食用这些食品的社会习惯也在增加。特别是，高脂高糖零食、快餐和方便的外卖已成为常态。参加课程或干预活动的受众可能需要一些帮助，以抵制这些诱人的便利活动。应示范并协助参与者练习在不同情景下拒绝这些不健康习惯。

基于行为技能理论决定因素的行为改变策略与教育活动

改变饮食习惯时需要注意一系列反复出现的子行为和构成行为的具体活动，比如购买食物、储存食物和准备食物。这种需要做出饮食选择的环境往往相当具有挑战性。例如一项研究发现，为了摄入更多的水果和蔬菜，人们表示他们去商店的次数增加了，而在朋友家吃饭则变得更困难，点外卖也变得更难了（Anderson et al. 1998；Cox et al.1998）。饮食行为也受到文化的限制，因此必须针对每个目标受众进行专门调查。

行为技能包括一系列实用技能，如购买食物，烹饪和准备食物，家庭食物管理，或时间管理技能。购物技能包括逛食品店的技能，识别和选择合适的食物以达到既定行为改变目标的技能，知道哪些食物可以替代其他食物的技能等。身体技能则包括准备食物、烹饪、母乳喂养或蔬菜种植等技能。

行为改变策略：技能培训

（注：这个策略也可称之为指导练习，也可起到增强行动自我效能的作用，如下所述。）

一项关于促进掌握所需技能的策略的综述表明，以下策略和具体的实践教育活动（Bandura 1997）可用于培养所需的食物和营养相关技能，以达到干预活动的行为改变目标。注意，这些策略和活动也可提高自我效能。

实践教育活动：

- 关于如何执行目标行为的明确提示。例如，教会参与者如何制作美味的植物性食物，如何正确储存水果和蔬菜，使它们不会很快变质，如何在菜园中种植蔬菜，如何母乳喂养，或如何在家庭厨房中安全处理食物。这种教学可以通过直接口头指导、使用视听媒体、角色扮演或书面指导来完成。
- 行为示范。这些示范可以包括食物或其他相关的活动，比如血糖监测。食物展示尤其有帮助。这种示范活动可以通过录像带、电视等视觉大众媒体、互联网或印刷材料进行现场展示。高人气的电视美食和烹饪节目也可考虑。
- **实践指导。** 这种方法在提高教学技能和自我效能感上十分有效。比起食物展示，烹饪活动已被证明更能提高烹饪相关知识、态度和行为（Levy and Auld 2004）。通过这种方式，你可以为参与者创造实践的机会（例如，烹饪一种特定的食物），并在他们完成预期的行为后，立即给予具体的反馈。当然，这需要具备食物准备的条件或烹饪设备。然而，许多营养教育工作者已经建立了一些方法，使烹饪展示甚至是参与烹饪成为可能，比如携带所需的所有食物和设备，包括便携式丁烷炉或电炉。参观超市则能够提高既有助于营养健康又环保的购物技巧。

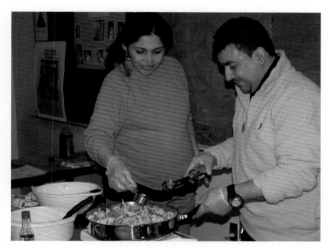

在 WIC 诊所学习健康烹饪和健康进食
Courtesy of USDA.

综合起来，以上 3 个步骤形成了一种可称之为实践指导或技能掌控的策略。提供所需行为或技能的演示，为参与者创造实践机会，让他们在指导下操练所学的技能，必要时提出改进建议，并鼓励他们积极参与。

当然，这些行为受到文化的限制，因此必须对每个目标受众进行调查。此外，饮食行为是复杂的，其心理动机和所需的技能因食物的不同而不同；在规划营养教育时，需要考虑这些因素。

增强行为改变过程中的自我效能

自我效能在行为改变的整个过程中都是必需的，但自我效能的性质因个体处在意向期、行动期或维持期而有所不同。这是因为当人们从一个阶段过渡到下一个阶段时，面临的挑战不同。在第 4 章中，我们描述了自我效能对于引导个体从意向行动到表达行为改变意愿的重要性，并在第 12 章中提出了实践教育活动。在行为意向被表达后，仍然需要自我效能，并通过目标设定、计划、启动、行动和维持阶段将意向转化为行动，所有这些都构成了不同性质的挑战。因此，可以将自我效能分为行动型自我效能、应对型自我效能和恢复型自我效能。

基于行动型自我效能理论决定因素的行为改变策略与教育活动

行动型自我效能，有时也称自我效能感，是行为改变的重要因素，既引起意向的形成，又通过行动计划或目标设定将意向转化为行动。维持改变也需要行动型自我效能。此外，将意向转化为行动同样需要相关的知识和技能。行动型自我效能可能会随着技能水平的提高而提升，但自我效能与技能并不等同。行动型自我效能既包括技能，也包括个体在面临阻挠或障碍时也能始终如一地使用技能的信心。社会认知理论认为，个体在执行某一行为时的自我效能感或胜任力，是决定该个体是否会执行目标行为并坚持下去的关键因素（Bandura 1986）。此外，控制感或成功感的提升源于更熟练地执行期望行为。

行为改变策略：指导实践

建立行为技能的许多相同活动也可提升自我效能，因此存在一些重叠。更何况，活动的目的也是希望参与者获得一种成就感。

实践教育活动：
- 关于个体如何执行期望行为的明确提示。在前面"行为技能"中提到过，当你为参与者提供清晰而现实的指导时，不仅传授了技能，也提升了个体在实现行为改变目标能力方面的自信或自我效能感。
- 社会模范：向参与者展示那些值得信赖的、受人尊敬的或与其相关的社会模范，在行为上取得了成功，这对提升自我效能非常有效。例如，播放其他母亲成功哺乳的视频，或某些知名人士演示健康菜肴的准备步骤。示范是激励行为的一个强有力因素，也是一个重要的教学工具。
- 实践：提供实践或直接经验（例如，食物准备或烹饪；血糖监测）非常重要。为了提升自我效能，你可以从简单的任务开始，在每次成功后，帮助参与者设定更具挑战性的行动目标或计划。

行为改变策略：反馈和激励

为了提高自我效能感，适当的社会说服很有帮助。
实践教育活动：
- 现实激励：当参与者尝试或执行他们的行动计划，以达到行为改变目标时，给予祝贺。激励十分有用，因为它可以克服参与者的自我怀疑，这种激励应是现实而且可信的。
- 评价成功。你可以帮助参与者根据自己取得的进步来评价自己的成功，而不是根据别人的表现来评价，无论是做一道复杂的菜肴、母乳喂养，或是控制血糖水平。

行为改变策略：重新认识行为产生的情绪或身体反应

为了提升自我效能，帮助参与者重新认识由新行为带来的消极情绪或身体反应，是非常有用的。
实践教育活动：
- 开展活动或讨论，帮助参与者缓解对新行为带来的情绪或身体反应的担忧；使其相信随着在实践中不断进行练习，会逐渐适应新的行为（例如，母乳喂养）；如果是一种食物（如高纤维食物），则可以让其继续食用。

基于应对型自我效能理论决定因素的行为改变策略与教育活动

行为改变策略：建立应对技巧

在设定行动目标和计划以启动行为改变时，也需要制订应对计划，目标维持依赖于持续的应对型自我效能，包括学习情绪应对策略，比如忽略未达到目标时所产生的担忧或失望情绪的能力。这些策略很重要，因为许多与食物和营养相关的理想的实践活动都需要人们付出努力，例如，寻找农贸市场以获得当地食物，或学习烹饪，以掌控自己或家庭成员的饮食。当一个人坚信自己有能力去应对障碍，这虽然会阻碍其感受到鼓励，但这个能力也是有帮助的，因为一个新的行为可能比他们预期的更难坚持。

实践活动可包括以下内容：

- 帮助参与者制订应对这些情绪的方法。例如"我能够坚持健康的饮食，即使我必须尝试几次，直到成功"或者"我能够坚持健康的饮食，即使我需要很长时间来建立这个必要的习惯"（Schwarzer and Renner 2000）。或者，"我可以坚持健康的饮食，即使家庭成员并不希望这样做。"因此，营养教育工作者应该帮助项目参与者意识到自身拥有的应对困难的资源。让项目参与者练习积极的、以行动为导向的自我对话（或认知重塑），有助于提醒他们自己拥有采取行动的能力。

基于恢复型自我效能理论决定因素的行为改变策略与教育活动

行为改变策略：在挫折后重获控制感

当人们试图改变饮食模式时，可能会经历成功或失败。当他们觉得自己经历了失败，营养教育工作者应帮助他们重新获得控制感。

- 关注行为改变的总体目标。当项目参与者发现自己在实现某些具体的行动目标时遇到困难，我们应帮助他们看清大局，即期望实现的行为改变总体目标。帮助他们认识到失败或复发只是暂时的挫折。例如，有些参与者可能会发现，由于同事的生日聚会，他们无法在午餐时摄入水果，而这恰好是行动计划的组成部分。这时，你可以告诉他们，在午餐时可以完成自己的社交需要，通过晚餐时"重新安排"一份额外的水果，也能够实现多吃水果和蔬菜的主要健康目标。
- 帮助参与者重新解释或重新构建对某些食物或情境的认知。他们可能认为重新掌控饮食是一种不可逾越的障碍。这时，帮助他们重新定义障碍，将行动拆解成能够达到的小目标是非常有效的。

行为改变策略：认知重塑

个体对成功或失败原因的归因将影响其自我效能感和未来的行为。

实践活动可包括以下内容：

- 成功与失败的归因。与那些将成功归因于运气等不稳定因素的人相比，将自身的成功（例如，在烹饪方面）归因为能力等稳定因素的人，会有更高的成功期望。而在归因失败时，这些影响又是相反的。这些归因有时被称为自我对话。你可以帮助个体发展更精准的归因和新的思维方式或自我对话。例如，鼓励人们告诉自己，他们并不笨拙，技能可以培养，要让他们认识到自己做出的美味菜肴源于自身所掌握的技能，而不是运气，并告知他们能够再次成功。

> 在设计教育课程时，第 16 章和第 18 章中，关于与不同群体合作的实用技巧非常有用。

加强自我调节过程或行为控制

基于自我调节／行动控制理论决定因素的行为改变策略与教育活动

当个体不仅具备动机、与食物和营养相关的认知、情感和行为技能，还具有自我调节技能时，自我导向改变就会出现。自我调节是个体通过自身努力，发展影响和指导自己行动或行为的能力的过程：这通常被称为自我控制。然而，这个定义的字面意思是掌控的能力，或对自身行为作出决定的赋能感。因此，一个更合适的定义是自我导向改变。所以，健康行为改变的行动阶段也被称为意志、意识选择或行动控制阶段。有几个模型描述了这个阶段（Bandura，1997；Gollwitzer 1999；Schwarzer and Renner 2000）。在第5 章中有关于这些模型的介绍。自我调节不是通过意志力来实现的，而是通过在自我导向改变中发展特定的技能来实现的。这些技能对于发起行动和维持行动都是必需的。因此，作为营养教育工作者，我们可以为个体创造机会，以提高这些技能，并通过这种方式，增加他们的赋能感或个人能动性。

营养教育行动 13-1 描述了"选择、控制和改变计划"项目（Choice, Control & Change program, C3），个人能动性或自我导向改变的发展是该干预活动的核心焦点。

营养教育行动 13-2 描述了如何将理论用于设计一款教育类电子游戏，通过增加趣味性的故事情节来促进行为改变过程。重点关注行动目标设定和自我调节过程。

行为改变策略：自我监测和反馈

在本章前面部分，描述了自我评估、行动目标设定或行动计划对启动饮食改变的重要性。但是，为了维持行为改变，整个过程需要持续进行。因此，在设定了最初的行动目标或行动计划之后，以下活动可以帮助参与者完成他们的计划。

营养教育行动 13-1　选择、控制和改变

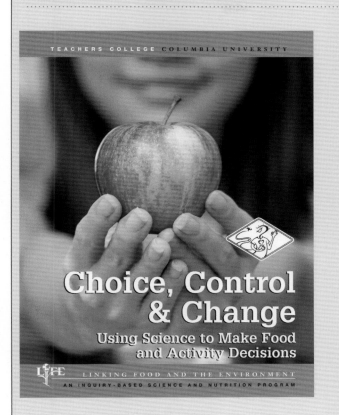

选择、控制和改变（C3）项目是一个探究式的科学教育和健康项目，目的是预防中学生超重。C3 项目的目标是让年轻人成为合格的进食者，即具备个人能动性，能够应对易暴饮暴食和久坐的环境。项目基于社会认知和自我决定理论。"为什么要改变"部分，关注的是结果预期，探讨生物学、个体行为和食物系统之间的相互作用，符合多个国家关于科学教育的标准。学生们收集科学证据，使他们能够理解为什么健康的饮食和充足

的身体活动是重要的。"如何改变"部分，侧重于教授认知自我调节技能，提高能力和个人能动性。因此，它既是一门科学教育课程，又是一个以行为为中心、以理论为基础的营养教育干预项目。它提出了"为什么要"和"如何做到"吃得健康。

项目介绍

该项目包含 19 节课，分为 5 个单元。课程包含了多项有趣的、可动手动脑的营养科学活动：

- 第 1 单元　调查我们的选择：学生探索周围环境如何与我们的生物学倾向相互作用，从而影响我们对食物的选择和行为方式。
- 第 2 单元　动态平衡：学生学习人体的能量平衡，了解身体平衡为何能够并且如何保持更佳的身体机能。
- 第 3 单元　从数据到健康目标：学生收集和分析自己的饮食和活动数据。他们将自身的数据与 C3 项目的目标进行比较，为行为改变制订行动计划，监督他们的改变过程——直到课程结束。这个阶段给学生们创造了机会，他们可以在彼此之间，也可以与生活中重要的人一起讨论、辩论并捍卫他们正在做出的改变。
- 第 4 单元　选择的影响：随着学生持续致力于改变行动计划，他们将更深入地了解，为什么这些改变对保持长期健康、降低心血管疾病和 2 型糖尿病风险至关重要。
- 第 5 单元　维持能力：学生整合他们对科学知识的理解，将食物、身体活动与健康联系起来，并对其个人健康习惯做出承诺。

评价

在一项包括 10 所中学 1 146 名学生的整群随机对照研究中，参与该项目的学生报告，他们食用的含糖饮料和加工包装零食明显减少，在快餐店的进食量也变少。水果和蔬菜摄入量及饮水量未见变化。他们还表示，他们会有意多步行来达到锻炼的目的。结果显示，该项目对学生的行为、自我效能、目标意向、胜任力和自主性均产生了显著的积极效果。

Contento et al. 2010 and Koch et al. 2016, which is available from Gardener's Supply Company.

营养教育行动 13-2　电子游戏：逃离 Diab 和 Nano——来自内部空间的入侵

促进行为改变的电子游戏正是利用孩子们天生对游戏的关注和喜爱，来激励和帮助他们做出行为改变。可设计一款寓教于乐的沉浸式游戏，将基于理论的行为改变技术，如目标设置、榜样效应和技能发展活动等嵌入其中。这类游戏被称为严肃型电子游戏，在娱乐的同时，可以教育、训练或改变玩家的行为。严肃型电子游戏可以成为改变儿童和青少年饮食与身体活动的有效渠道。

逃离 Diab（Escape from Diab）及其配套游戏——来自内部空间的纳米机器虫入侵（Nanoswarm Invasion from Inner Space）（合称为 Diab 和 Nano），这是一款旨在激励和帮助中学生建立饮食和身体活动的能量平衡，降低 2 型糖尿病和肥胖风险的严肃型游戏。

项目介绍

Diab 和 Nano 是具有商业性质的、适用于中学生（10～12 岁）的兴趣冒险型游戏。每个游戏有 9 个回合，每个回合、篇章需要 45～60 分钟的游戏时间，每个游戏总共需要 6～9 个小时。这些游戏融入了一些需要"少做"的行为，如减少高能量的快餐、零食、含糖饮料和久坐行为，以及一些需要"多做"的行为，如增加水果和蔬菜、饮水和身体活动。为了让游戏更具吸引力，故事情节和角色都要迎合年轻人。在分别对城市和农村地区的重点青少年以及糖尿病和肥胖的发生风险较高的青少年，进行广泛评估的基础上，确定了游戏故事主线和角色。

Diab 的故事主线围绕 DeeJay，一名来自现实世界的运动少

营养教育行动 13-2　电子游戏：逃离 Diab 和 Nano——来自内部空间的入侵（续）

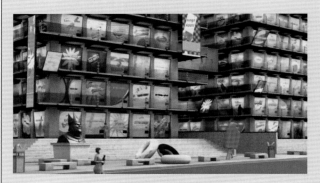

垃圾食品自动贩卖机

年。在和朋友们踢足球时，他追着球走入一座废弃的建筑物，跌落到时间隧道中，他发现自己到了 Diab，这里居住着整日情绪压抑、没有幻想的人们，到处死气沉沉。国王 Etes，Diab 的邪恶统治者，通过倡导不健康的饮食和久坐的生活方式来控制他的臣民。这使得 Diab 居民变得迟钝，而且容易被控制。DeeJay 一到，国王的卫兵立即逮捕了他。幸运的是，DeeJay 得到了由一群与他年龄相仿的 Diab 青年组成的反叛组织的帮助，他们的首领叫 Delinda，他们帮助 DeeJay 逃脱了卫兵的追捕。他们把 DeeJay 藏了起来，还告诉他有一座神秘的"黄金城"，那里的每个人都很健康苗条。DeeJay 决定帮助他的新朋友们逃到黄金城。DeeJay 成为了他们的教练，教他们如何健康地饮食和体育锻炼，从而变得聪明且矫健，这是战胜 Etes 国王和"逃离 Diab"的必备条件。这些游戏角色形象刻画得令人信赖、讨人喜欢、富有吸引力，同时考虑了种族/民族、性别、体型和性格的多样性。

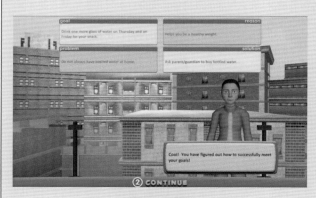

能量平衡迷你游戏

Nano 则讲述了一个科幻故事：在 2030 年，生活几近完美，犯罪、战争和饥饿都已成为历史。科学家即将战胜所有疾病。然而突然间，全世界的人都生病了，没有人知道其中的原因。一名 12 岁的飞行学员加入了研究团队，目标是找出"为什么"（我们当然能发现，这是因为他们的饮食不健康）。游戏玩家借助飞行学员的角色，发现并帮助游戏中的人们找出病因。

理论融合

这些游戏是基于社会认知理论和其他相关理论中的决定因素，并专注于通过陈述行为的预期结果，以及行为与价值之间的关系来增强动机；在每个回合中，通过知识小游戏、行动和应对计划（即目标设定）或执行目标活动，来促进行为改变。在后面的回合中，玩家会被要求回顾自己是否达到了行动目标，如果没有达到目标，则需要着手解决。玩家会得到反馈和解决方案。所有这些行为改变技术都与这款节奏快、视觉化程度高、互动性强的游戏融合在一起。每个回合的结尾都留有一个悬念，吸引玩家有动力再次回到游戏中。为了确保玩家有时间达成行动目标，游戏回合之间的过渡时间不计算在内。

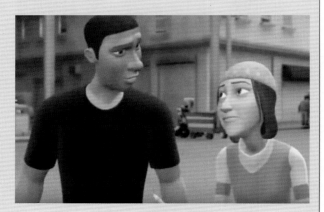

DeeJay 和 Delinda

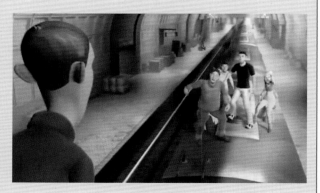

逃离 Diab

评价

上述串联游戏的效果已经被评估，评估的重点是摄入水果和蔬菜的行为、身体活动和一些生理指标。一项纳入 133 名青少年的评估发现，这些游戏对饮食中水果和蔬菜的摄入量产生了积极影响。样本量可能还不够大，不足以发现其他变化。另一项评价纳入 200 名青少年，但没有发现显著影响，很大程度上是由于项目管理问题影响了项目的执行。总之，应用游戏激励行为改变是有前景的。

营养教育行动 13-2　电子游戏：逃离 Diab 和 Nano——来自内部空间的入侵（续）

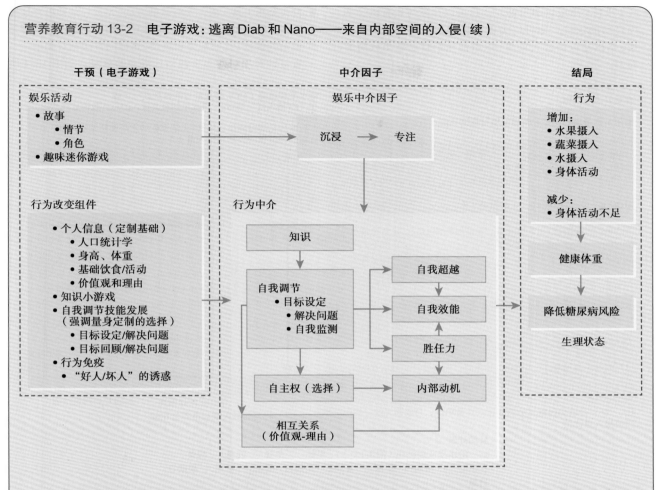

Modified from Thompson, D.,T. Baranowski, R. Buday et al. 2010. Serous video games for health: how behavior science guided the development of a serious video game. Simulation & Gaming 41(4) 587-606; Baranowski, T., J. Baranowski, D. Thompson et al. 2011. Video game play, child diet, and physical activity behavior change: A randomized clinical trial. *American Journal of Preventive Medicine 40*(1): 33-38; Baranowski,T, J. Baranowski, T.A Chen et al. 2019. Videogames that encourage health behavior did not alter fasting insulin or other diabetes risks in children* *Randomized Clinical Trial. Games for Health Journal*, DOI: 10.1089/g4h.2018.097. Figure used courtesy of D.l. Thompson, an employee of the U.S. Department of Agriculture as part of her official duties.

实践教育活动：
- 设计一个跟踪和反馈表格（自我观察和自我评价）。如果你计划设计一整套课程，下一步就是追踪个体和团体的进展，看看他们与行动目标相比做得如何。自我观察和自我评价对保持行为改变尤为重要。这样的反馈可以通过你为项目参与者设计的跟踪系统来完成。对于明显可见或容易识别的行为来说，这可能很容易，比如摄入水果和蔬菜；然而，对其他行为就没那么容易了，比如减少食物中的脂肪。在后一种情况下，你可以借助一些高脂和低脂食物的明确定义，使跟踪成为可能。

跟踪主要由参与者自己完成。但是，你可以查看已完成的跟踪表单，并向参与者提供反馈。或者，如果行动目标已经公开，并且适合公开，参与者可以在小组活动中进行口头报告，并从小组成员获得反馈。应重点报告成功的案例，而不是失败的案例。

行为改变策略：维持行动目标（预防倒退）

随着时间的推移，如果你有机会与参与者一起完成项目，或者小组成员已经在你的干预活动行为改变目标上采取行动，那么帮助他们维持行为改变就成为一种可能，也是优先事项。在食物和饮食行为方面，用"维持目标"比"预防倒退"在概念上更为确切。膳食摄入需要每天进行食物选择，并要在众多替代活动中不断权衡。健康的饮食习惯需要长期坚持——实际上是永久坚持。研究发现，在改变饮食习惯的过程中，并不存在什么神奇的食物。在膳食中添加某些食物，比如水果和蔬菜，比减少某种食物或食物成分（如脂肪或糖）更容易做到，并容易维持下去。

实践活动可包括以下内容：
- 提供一个通用的膳食指导框架。与特定的处方饮食相比，使用普适的膳食指导框架是一种有效的方法（Bowen et

al. 1993；Urban et al. 1992）。这可以让参与者有机会掌控自己的饮食。你可以为他们提供多种改变膳食的方法，给出建议的替代菜单，以增强他们自己做出权衡的能力。

■ 自我监测工具。另一个有效的方法，是设计某种可行且易于掌握的自我监测工具，并提供给项目参与者。对于容易识别的食物，比如水果和蔬菜，这样的方法相对简单——直接计算项目的多少和估计进食的数量。如图 13-4 所

食物日志（示例）

利用示例帮助你完整并精确地填写食物日志

日期 10月25日		星期 星期二	
时间	地点	我吃了什么	吃了多少
3:30pm	放学路上	1罐汽水和薯片	350mL/罐和1小包
5:30pm	坐在电视机前	1个青苹果	中等大小，大约1个棒球大小
7:30pm	快餐店	加生菜、番茄的奶酪汉堡，薯条，可乐	我觉得是小号，在菜单上选的
10pm	厨房	水	不确定有多少，但装满了厨房里的蓝色杯子
11pm	厨房	可乐	不确定有多少，但装满了厨房里的蓝色杯子
7:30 am	厨房	香蕉、肉桂面包、水	大、中等大小面包，1杯
11:30 am	自助餐厅	鸡块、四季豆、面包卷、葡萄苏打水	4块，1/2杯，1小卷，590mL/瓶

注："杯"是欧美国家常见的非正式计量单位，目前尚无统一国际标准。

当前摄入量评估

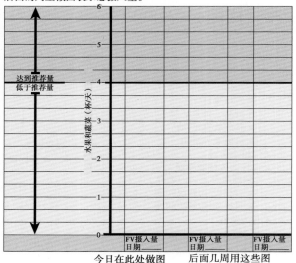

将水果和蔬菜（FV）摄入量与推荐量进行比较
在"FV摄入量"第1列，将水果和蔬菜摄入的总杯数做成柱状图，如前面所示。
在后面的几周时间里，挑选2天记录你的水果和蔬菜摄入量，在后面的列里做图表示总摄入量。

今日在此处做图　后面几周用这些图

将当前摄入量与推荐量比较

我的计划

加一份水果或蔬菜在（圈出1个）：　早餐　　午餐　　晚餐　　加餐

在星期几：　星期一　星期二　星期三　星期四　星期五　星期六　星期日

追踪

日期	星期几	是否做到	你吃了什么	备注*
		是　否		
		是　否		
		是　否		
		是　否		
		是　否		
		是　否		
		是　否		
		是　否		
		是　否		
		是　否		
		是　否		
		是　否		
		是　否		

*在注释栏中写出，如果你吃了水果或蔬菜，你是怎么做到的？感觉如何？
如果你没有吃水果或蔬菜，是遇到什么了什么困难？下次可以做出什么改变？
制订行动计划并持续监测。

图 13-4　小学高年级学生食物、健康和选择课程项目中，用于自我评估和水果蔬菜推荐摄入量比较、设定行动目标和自我监测的工具
Reprinted from Journal of Nutrition Education and Behavior 44(4S), I.R. Contento, P.A. Koch, and H. Lee Gray, Reducing childhood obesity: An innovative curriculum with wellness policy support, Page S190; and Abrams, E., M. Burgermaster, P.A. Koch, I.R. Contento, & H. Lee Gray, Food, Health & Choices: Importance of formative evaluation to create a well-delivered and well-received interventio, Page S137. Copyright 2014 with permission from Elsevier.

示。对于膳食脂肪来说，可见的脂肪容易被识别（如黄油和烹调油），其摄入变化可以被监测。然而，有很多营养成分，比如糖、盐或纤维素，是不可见的。这时候，为了达到自我监测的目的，需要设计某种积分系统，标签阅读技能也就变得更加重要。

■ 一般来说，改变的最初动机由改变的预期积极结果所驱动，而改变的维持则由改变的实际积极结果所驱动，例如发现摄入健康的食物是令人满意和愉悦的。

■ 确定竞争目标的优先级。对于许多项目参与者（我们大多数人）来说，在健康实践中一项主要的持续性挑战，就是在相互冲突的目标或愿望之间设定优先级。例如，在健康饮食的目标和个人日程安排之间，人们可能会面临工作的要求或家庭的义务，而没有充足的身心时间来计划和施行健康的饮食。在这种情况下，要帮助参与者对所选择的行动目标（例如在工作时吃健康的午餐）和竞争目标进行评估（例如希望成为一名高效的员工而不想离开工位太久）。如果选择的行为改变目标的优先级别更高，他们则应想办法保护该目标不受竞争目标的影响。鼓励参与者回顾他们试图实现的每个行动目标（例如，摄入水果和蔬菜、母乳喂养）的价值所在，回顾这些目标对他们的重要程度，与他们的人生目标的相关程度，实现或不能实现行动目标会给他们带来什么感受，以及他们投入了多少精力，然后重申他们对所选目标的承诺。你的角色应是合作者和教练。

■ 保护行动目标不受干扰：践行正念饮食。维持行动目标依赖于有意识的控制和注意力。重要的是要帮助项目参与者保护他们的行动目标不会被中断或不被干扰因素所影响，而过早放弃。例如，一桌美味的高脂食物，会分散那些计划选择低脂食物的人们的注意力。用餐环境如氛围、灯光、与他人共同进餐或菜单的外观，都会影响摄入食物的分量（Wansink 2006）。应要求个体识别出潜在的干扰因素，并提前制订计划，以排除这些预期的干扰。这可以通过参与者口头描述或想象这些场景，并对拟采取的行动进行演练来实现，参与者可以想象坚持目标所带来的积极结果。你也可以提醒参与者要关注他们吃的东西——也就是进食之前要思考。

■ 将行动目标与自我认同联系起来。如果选择的目标可以被视为干预活动参与者自我认知的一部分，那么当竞争性目标出现时（比如到了工作的最后期限），这些目标就不太可能被忽略或推迟。例如，营养教育工作者可以帮助参与者反思如何看待自己。如果他们能够认为自己是有健康意识或对生态负责的进食者，他们将更有可能坚持自己的行动目标，摄入更多的水果和蔬菜。

行为改变策略：管理环境提示

"提示管理"指的是个体去除那些不利于健康饮食的环境提示，同时增加有利于健康饮食的环境提示的过程。

实践活动可包括以下内容：

■ 指导项目参与者如何重新管理个人或家庭环境。例如，他们可以减少家庭中不健康食物的数量，使其远离视线或不易获取。这样的食物可以偶尔买回来吃，或用于款待客

人。另外，水果可以洗干净，以备随时食用，并放在柜台上或冰箱里。同样，蔬菜可以洗净、切碎，以备随时食用，并放在冰箱方便获取的地方。如果目标是减少塑料袋的使用数量，那么可将帆布袋放在前门把手或汽车上，以备在前往食品店时使用。

■ 帮助参与者意识到环境中的提示，即使是在他们无法控制这些提示因素的情况下，同时制订相应的应对策略。三分之二的食物购买是计划外的，会受到商店中食品陈列方式和其他营销策略的影响。参加者应列出购物清单。

行为改变策略：养成个人饮食原则和习惯

在饮食改变的维持阶段，一个主要目标是使新行为成为自主行为或习惯行为（Bargh and Barndollar 1996）。

实践活动可包括以下内容：

■ 告知人们重复某种行为会使该行为变得更加容易。帮助参与者认识到，当人们在特定环境中重复做一件事（比如早餐时喝橙汁）时，其动机（摄入更多水果）和执行指令（在早餐时喝橙汁）就会产生融合，以至于只要他们经历这种情境（早餐），特定的行动就会在记忆中被触发，而无须有意识地下决心去做。因此，重复特定环境中的行为会使行为的产生越来越容易。

■ 创建工作表或讨论指南，用它们引导参与者制定个人食物原则，以指导他们的膳食选择和食物相关行动。例如，他们可以经常吃早餐，午餐时食用一种蔬菜，每周只吃一次甜点，只要有机会就购买有机或当地的食物，在农贸市场购买应季食物，一周只进一次快餐连锁店（或其他频率）等这样的原则。这些饮食原则将有助于指导决策不断行进。

行为改变策略：鼓励多吃健康食品

当干预活动的目标是摄入健康的食物，而项目参与者也已经开始喜欢摄入健康的食物时，则更有可能维持行为的改变。正如第2章所描述的，有相当多的证据表明，对某种食物的反复体验可以增加对它的喜爱和偏好。

实践活动可包括以下内容：

■ 提醒参与者，许多研究发现那些决定改变饮食习惯的人通常会喜欢上新的饮食习惯。例如，研究显示决定少吃盐（或脂肪）的人会逐渐喜欢吃少盐（或低脂）的食物。同样的情况也适用于水果、蔬菜和其他健康食品。

■ 指出使用糖和脂肪替代物虽然很容易被接受，但不会改变他们的口味偏好或行为（Bowen et al. 1993）。例如，摄入含有脂肪替代品食物的人仍然喜欢脂肪的味道，但当他们转换到吃天然低脂食物时，对脂肪味道的喜爱就会降低（Mattes 1993；Grieve and Vander Weg 2003）。

■ 安抚参与者，起初他们可能会感到丧失乐趣，但研究发现，随着时间的推移，这种情况会改变。很明显，人们吃自己喜欢的东西，但他们也会逐渐喜欢上自己所吃的东西（Bowen et al. 1993）。因此，要提醒项目参与者，保持他们选择的饮食改变行为达到足够长的时间，使他们开始喜欢新的食物，最终，找到进食的乐趣。

促进自我调节的行为支持

有社会支持时，饮食行为的改变则更有可能维持下去。

基于社会支持理论决定因素的行为改变策略与教育活动

行为改变策略：在环境中促进社会支持

即使人们有时候会独自吃饭，但大多数情况下，都是在社会环境中，和家中其他成员或亲朋好友一起吃饭。这时候就涉及管理社会环境和寻求社会支持，以采取行动实现行为改变的目标。

实践活动可包括以下内容：

■ 帮助参与者考虑并做出权衡，以管理社会环境。对大多数人来说，膳食改变既要考虑家庭需要，也要考虑个人需求。例如，在一个家庭中，母亲可能决定要摄入更多的植物性、全谷物食物来降低体重和高血压的风险，而家庭其他成员却想要吃汉堡包和炸薯条。那么她要准备两种餐食吗？她必须在自己的健康诉求和维持良好家庭关系的诉求之间，做出权衡和协调。当然，年幼孩子的母亲经常需要对于何时坚持摄入蔬菜的情况做出权衡。

■ 鼓励参与者从家人和朋友那里寻求支持。帮助参与者确定哪些人会在行动目标中支持他们，可能是家人、朋友或同事。帮助他们找到一个亲密的朋友或"伙伴"，可以和他们一起完成行为改变，或者可以与之分享经验并得到支持。

■ 通过组织小组讨论创建一个支持小组，在这里，人们可以与经历相似的参与者见面，分享彼此的想法和面对的挑战，以及克服挑战的经验。这样的团体能够提供社会支持。营养教育工作者可以在这一过程中提供必要的帮助。营养教育行动 13-3 中列举了这种干预活动。

营养教育行动 13-3　健康姐妹会：强调社会互动以增加低收入成年人水果和蔬菜摄入量的试验项目

"健康姐妹会"是一项以社区为基础的项目，旨在增加低收入女性的水果和蔬菜摄入量，该项目在现实社区环境中的小规模成员中实施，具有灵活性，社区营养教育工作者易于实施。它建立在小组讨论和经验学习的基础上，小组成员与其他成员互动分享他们的知识、经验、问题和解决方法。

项目介绍

该项目包括每周 6 次、每次 90 分钟的小组见面会，由经过"合作推广服务中心"培训的社区营养辅助人员协助，每组约有10 名妇女参加。该项目在广泛的形成性研究或需求评估的基础上开展。

每次课程包括下列内容：

■ 欢迎或热身活动，比如交流家人对新菜的反响。

■ 食物准备和品尝体验，比如设计和品尝沙拉。

■ 小组学习活动，例如在沙拉中增加或减少配料以提高营养素密度（食品中以单位能量为基础所含重要营养素的浓度）。

■ 家庭作业，比如至少在家做一份"强化沙拉"。

■ 对课程的反馈，用于计划下一次课程。

■ 低成本激励措施，比如厨具和食谱笔记本。

所有小组都接受了"入门"和"了解自己"两项课程，前者侧重于参与者对水果和蔬菜的熟悉程度和喜好，后者侧重于推荐量和食物分量。此外，课程小组还从 8 个课程中选出了 4 个，主题包括"用沙拉评分""孩童和蔬菜""比馅饼更容易：随时吃水果"和"抢先完成烹饪"。这种方法将灵活性、参与者的需求和兴趣，与为了达到有效教育而制订干预计划的需求结合起来。

评价

在 32 个干预项目中，非随机抽样 269 名低收入成年人，设立10 个对照组，采用类实验、项目前后比较评估设计，对项目的影响进行评估，其中对照组接受了相同的时长和强度的项目干预。通过一种简单的筛查工具发现干预组水果和蔬菜的摄入为每日1.6 次（对照组为每日 0.8 次）。关于对食物摄入推荐份数的了解和自我效能方面没有提升（可能已处于较高水平），但是关于食材准备方法的态度和知识储备，以及对所制菜品的满意度显著增加。因此，在这些低收入成年人中，团体支持、积极的学习经验、食物试吃和发展食物相关技能是增加水果和蔬菜摄入量的有效方法。

基于强化理论决定因素的行为改变策略与教育活动

行为改变策略：提供强化和奖励

维持行为改变是一项挑战。合理使用强化和激励措施是有帮助的。

实践活动可包括以下内容：

■ 给予奖励和鼓励。根据具体情况，行动目标的实现可以由你（即营养教育工作者）来奖励，也可以由参与者的集体行动来奖励，还可以由参与者自己来奖励。对那些参与或完成项目的人，强化措施可以包括口头鼓励、微笑、在与团队的所有互动中使用赞同、非评判的语气，也可以是物质奖励，比如钥匙链、T 恤衫或运动衫。你也可以在项目完成时派发抽奖券。这些强化措施中的隐含信息应该是一致的，也要和公开宣传的信息一致。例如，用高脂高糖的食品来奖励积极锻炼的孩子就与宣传的信息不符。当参与者实现他们的行动目标时，应证明他们的成功。

个体也可以通过实物形式强化自己，同样可以感觉到被鼓励，比如买一件新衣服或一件新的运动器材。或者通过情感反应来强化自己，比如在实现计划时表扬自己，在经历失败时解决问题。生理和外部的强化因素也会影响目标的实现。比如，得知自身血清胆固醇水平有所下降，能够增强维持低脂饮食的决心。

基于行动线索理论决定因素的行为改变策略与教育活动

行为改变策略：设计行动线索

即使参与者致力于他们的行动目标或计划，获得提醒同样会提供帮助。

提供行动提示线索的实践活动包括以下内容：
- 设置对行为的提醒，比如冰箱贴、带留言的钥匙链、T恤衫、记事本、铅笔等。如果你有更多的资源，还可以使用数字技术提示或其他个人提示系统。

基于集体效能/赋权理论决定因素的行为改变策略与教育活动

行为改变策略：发展倡导技能

集体效能是指团体和社区成员相信自身有能力采取集体行动，来改变他们所处的环境。强化集体效能的过程，类似当小组成员确定所关注的问题后设定目标的过程，再将问题分解成小目标，当取得实际效果时，他们就会相信自己有能力改变所处的社会和政治环境。将目标转变为行动的一个主要途径是通过倡导。加强倡导技能的实践活动包括以下内容：
- 与小组成员合作建立一个小组程序，由此确定其所关注的问题，围绕这些问题开展真实对话，利用他们的知识和经验，追溯问题的根源，并根据问题设置行动目标。这些结果可作为建议或需求，向当地企业、政府机构、决策

检查练习

一名接受过营养教育和运动生理学培训的营养师，被心脏病康复中心聘为运动教练，并教授营养教育课程。她与一些前来参加培训的参与者交谈，并请他们完成一个简短的调查。参与者表现得非常积极。营养师发现参与者认为遵循身体锻炼的方案很容易，因为只要每周前往中心锻炼3次即可达成。而在饮食改变方面，他们仅获得了一些指导手册，上面印有关于如何健康饮食的小贴士。虽然参与者清楚什么该多吃，什么该少吃，但他们很难坚持这样的建议并希望得到帮助。因此，她决定创建一门基于社会认知理论的课程，名为"保持新的你"。她开发了下列课程，向参与者提供针对关键促进因素方面的指导：

决定因素	策略	具体目标 参与者需要做	活动	4Es
设定行动目标/行动计划	设定行动目标/行动计划 应对计划	■ 为推荐的食物选择或制订行动计划 ■ 确定可能遇到的困难并制订有效的应对计划	■ 结合SMART行动目标原则完成行动计划表 分组讨论	激励(excite)
行动型自我效能	重新构建对行为的情绪或身体反应	■ 陈述他们对推荐膳食的担忧以及减少担忧的方法	有相似问题的群体，如何缓解担忧的视频或其他证据	解释(explain)
恢复型自我效能	在挫折后重获控制感	描述3~4个可能引起行为倒退的情况以及克服这些情况的方法	列表描述可能引起行为后退的情况，对于如何关注全局，将困难视为暂时性挫折的提示 小组经验分享	扩展(expand)
行动提示	设计行动提示	陈述1~2个易于实施的行动提示	提供冰箱贴和提醒日历	扩展(expand)
社会支持	促进社会支持	确定1~2位提供社会支持的朋友或家庭成员	创造支持性的团队环境，促进与其他团队成员的"伙伴"关系，以监督和鼓励其遵守行动计划	结束(exit)

者和政策制定者反馈，以解决其关注的问题。之后，小组再监测各项建议的进展情况，并酌情采取进一步的倡导行动。
- 如果有需要，就如何通过各种媒体，如信件、电话和电子媒体，联系并游说他们的代表，分享技巧或其他常用方法。
- 提供技术支持，如计算机访问权限、网站开发、信函撰写，以及与其他志同道合的团体或政策制定者进行合作。

完成营养教育DESIGN程序第5步：生成计划模块

现在，你可以将本章的内容应用到制订适当的行为改变策略中，应用到为你的受众设计有趣且相关的学习体验的

过程中，以实现干预活动的行为改变目标。正如我们之前提到的，你需要为每个课程制订教育计划。DESIGN 程序第 5 步：生成计划模块，可以帮助你实现这个过程。在这本书第四部分营养教育 DESIGN 程序工作表：教育计划中可以找到。利用案例研究作为完成本模块的指南。

课程标题，行为改变目标和总体教育目标

对于所有的教育计划来说，首先要为课程的行为改变目标设计一个吸引人的标题，这样才能激起受众的兴趣。然后根据理论模型中的决定因素，重申课程中的行为改变目标和第 4 步中的总体教育目标。如果你只设计关于行为改变目标的一门课程，可以将该课程的大部分或所有的总体目标转换成具体目标，应用于课程中，指导具体教育活动的设计（参见案例研究指导）。如果你要设计多门针对相同行为的课程，则只需选择那些用于指导特定课程的总体教育目标。在针对相同行为改变目标的多门课程中，可能会采用同样的决定因素和总体教育目标，但通常，每门课程也会设定各自针对性的目标。你可能需要多个具体目标，以完成特定的总体目标。现在，你可能已经意识到，设计教育活动或学习经验是一个动态的过程，你会在设计活动、为活动排序和编写教育目标之间来回切换。

活动的排序至关重要：4Es

教育策略如何排序取决于多种因素，这些因素又取决于项目参与者的具体需求和干预活动所参考的理论。不过，一般来说，使用 4Es 或其他类似的原则进行排序尤为重要。活动排序在第 12 章中进行了详细介绍，在此进行总结。

- 激励（excite）：获得关注。你需要在启动每门课程或系列课程时进行一些活动，以引起参与者的重视。即使参与者表现出积极主动，但激发其积极性总是有帮助的。
- 解释（explain）：呈现刺激和新的材料。接下来，在参与者的认知和能力范围内，通过提供新的解释性材料，开展促进动机、行动或维持行为改变的活动（取决于参与者的变化阶段和课程目标）。
- 扩展（expand）：为如何采取行动提供指导和实践。将重点放在培养技能和提升自我效能或集体效能的活动上。
- 结束（exit）：应用并结束。有必要设定各种形式的活动结束仪式或课后信息或行动目标（Gagne et al. 2004）。

完成一个行动目标设定或行动计划的过程，可作为非常有效的退出和结束活动。如果可能的话，提供出一份工作清单。这对于文化水平低的受众来说很简单，或者也可以口头讨论这个过程。这种活动能够帮助项目参与者，对如何监测自己实现行动目标的进展情况进行计划。如果你在其他课程上见到他们，也要注意给予反馈和奖励的机会，并制订新的行动计划。设计所有营养教育信息和活动时，比如小册子、通信报告、海报、媒体信息或基于互联网等技术的干预活动，都需要同样的系统过程。

教育计划：使用表格工具概述课程

正如第 12 章中的详细描述，第 1 列给出了干预理论模型中行为改变的所有决定因素，这些也是在课程中要解决的问题。第 2 列显示的是行为改变策略，即用来处理潜在决定因素的策略。本章描述了每个决定因素的行为改变策略，如表 13-1 所示。第 3 列指出了针对行为改变决定因素的具体教育目标。第 4 列简要描述了所有实践教育活动、学习经验，或者用于实施教育策略的信息。在最后一列中，说明该活动最适合用 4Es 中的哪一项描述。完成表格后，再次进行回顾，调整活动的顺序，使得 4Es 在活动中排序恰当。通常，动员活动用来激发、调动参与者首次参与，之后是解释和扩展活动，最后是表示结束的退出活动，比如一个行动计划。

表格形式便于展示，并且能直观看出是否涉及了所有针对行为改变的决定因素。该形式也可以检查你所设置的具体教育目标和活动，是否适合参与者学习（在认知、情感或动作技能领域以及领域内的复杂水平）。第 15 章和第 17 章中，关于小组合作的实用技巧对于教育课程的设计也很有帮助。

教育计划：为课程的实施建立教学或叙述格式

接下来，将表格框架转换成更详细的叙述格式，或者转换成你和小组共同开展活动时实际采用的教学格式。下面的案例研究提供了一个教育计划的样例，它展示了如何使用计划表格来设计课程，以及如何使用叙述教学格式来进行授课。完成"生成教育计划"模块，将有助于为实际或假设的教育过程制订教育计划。

- 设计一个对受众有吸引力且有意义的标题。标题应能够动员受众来参加你的课程，或者在参加活动时激起他们的兴趣。
- 重申你的总体目标，此时会很有帮助。
- 在教育计划的开始，列出综述或大纲以及材料清单。这样你就可以将整个课程了然于胸，并提前准备好所有材料。
- 对表格中每个活动进行更完整的描写或叙述。包括所有你可能用到的具体信息。不要期望能记住所有细节。
- 根据 4Es 来安排活动：激励（excite）、解释（explain）、扩展（expand）和结束（exit）。
- 为每项教育活动设计一个带主题的标题。在向团队授课过程中，这个标题可以提供快速的视觉提示。标题应包括 3 个部分：第 1 个是所采用的行为改变策略，以表明活动的目的。第 2 个是对活动的简要描述。最后要将理论模型中的决定因素在标题末尾列出。
- 对教育计划中的活动进行详细描述，以便其他营养专业人员可以传播活动内容。
- 虽然在小组面前或通过互联网传播时，简洁的计划更便于传播，但仍要提供所有必要的背景信息（例如，不同饮料中含有多少茶匙的糖）。复杂的信息可以放在附加的"背景"部分。
- 合理而充分的准备。如果课程包括演示环节，确保准备好所需的所有材料。如果计划实施一项食物制备活动（强烈推荐），确保已经试验过食谱，并完成了食物预处理，参与者可直接使用（比如将水果和蔬菜洗干净，将茎干切掉，

等等）。

- 如果课程涉及动手实践活动，要规划好流程。例如，一旦小组成员开始动手准备食物，可能很难令其再进入听课状态，因此应该将实践活动设置为最后一个环节。部分指导可否与实践活动同时进行？
- 营造结束的氛围；这一点尤其重要。这是检验项目参与者学习到了什么的好时机。强烈建议制订一套清晰的行动步骤或行动目标设计表，以设定 SMART 行动目标。
- 教育计划可能长达几页纸，这取决于课程项目的时长和行为的复杂性。你也会有很多页的讲义、工作表或其他材料。

教育计划的先导测试

如果所设计的课程或干预活动，以及相关的间接活动（如通信、社交媒体或其他渠道）将重复或反复实施，你就应考虑开展先导测试，以进行优化并最终使用。先导测试可在与目标受众相似的个体中进行试验，有助于了解教育目标是否合适，活动是否令参与者感兴趣，活动顺序是否符合逻辑，是否能够在规定期限完成。如果用到食物，应测试食谱和准备程序，确保食物的味道、可接受度和可行性。以焦点小组、直接观察和访谈的形式，评估活动对于目标受众的可接受程度和有效性。

案例研究　营养教育 DESIGN 程序的实践——第5步：生成计划，关注促进行为改变或行动

现在将本章内容具体应用到案例学习中，以说明基于第3步中的理论模型和第4步中的总体目标设计教育计划的过程，但重点是关注促进行为改变的决定因素。这一过程包括几个方面：为第3步理论模型中的每个促进决定因素选择适当的行为改变策略，设计具有趣味性的教育活动和所需要的食物和营养相关内容，以帮助群体参与者实现既定的教育目标。这个教育计划是第12章中提到的计划的后续。这两部分课程的行为改变目标相同，即增加水果和蔬菜的摄入量，两部分的理论模型也一样。然而，第12章的重点是基于强化动机的理论决定因素和策略，本章的重点则是促进改变的理论决定因素和策略。然后将这些

活动按照 4Es 进行排序：激励（excite）、解释（explain）、扩展（expand）和结束（exit）。

课程标题、行为改变目标和总体教育目标

在案例学习中，如前所述，该课程由某大学附属的非营利健康服务机构面向中学生开展。这名营养教育工作者和她的同事们为课程设计了一个吸引人的标题，激发学生们的兴趣："蔬适氛围"（Veggie Vibes）。他们从第4步选择了与本次课程相关的总体教育目标。从这些目标中，又选择出将用来全面指导实践教育活动的决定因素和策略。

教育计划：设计课程计划框架

正如在第一次课程上，该团队利用设计工具创建了一个框架，以展示如何将基于第3步的理论模型所确定的行为改变决定因素，转化为课程的具体目标。接下来，他们通过头脑风暴，设计富有参与性、激励性和实际意义的实践教育活动，来增加水果和蔬菜的摄入量，重点关注促进决定因素。他们尤其希望为学生提供制备食物的活动。

教育计划：为课程的实施建立教学或叙述格式

案例学习中同样展示了课程实施的教学或叙述格式。即学校健康教育工作者进入教室开展课程时所要携带的资料，包括讲义、工作表和其他材料。

营养教育计划实践

为实施营养教育，设计一个教育计划或课程计划至关重要（见第12章）。否则，课程将缺乏明确的重点，难以帮助参与者实现所设定的行为改变目标。另外，你可能会发现，需要根据实际情况和所面对的特定群体的背景及兴趣来调整教育计划。请注意，即使某些以学习者为中心的教育活动看起来极为不正式，但仍需建立强有力的、具备理论依据的教育计划。理想情况下，这些计划应与目标受众合作建立。在第16~18章中，将详细描述制作配套材料的实用方法和技巧，比如讲义、海报或简讯。当计划你的课程或干预活动时，请参考这些章节。

© Elovich/Shutterstock

问题和活动

1. 为什么行动计划对营养教育干预活动的有效实施至关重要？请展开讨论。

a. 有效的行动目标有哪些特点？

b. 请描述能够向以下目标受众讲授目标设定技能

的实用方法，包括 3 年级学生、高新技术企业员工或聚餐场所的老年人。

2. 请描述 3 种具体的教育活动或教学经验，可被应用于有心脏病风险并已被告知应注意饮食，尤其是减少含饱和脂肪的食物摄入的人群，使其提高自我调节技能 / 自我导向改变技能。

3. 从实际角度出发，设计一个旨在提高青春期女孩富含钙的食物摄入量的课程。请针对每一个促进行为改变相关的决定因素，至少制订一个行为改变策略和一项相应的教育活动。

采取行动能力的潜在决定因素	行为改变策略	教育活动或学习体验
应对型自我效能		
自我调节过程		
行动线索		

参考文献

Anderson, A. S., D. N. Cox, S. McKellar, J. Reynolds, M. E. Lean, and D. J. Mela. 1998. "Take Five, a nutrition education intervention to increase fruit and vegetable intakes: Impact on attitudes towards dietary change." *British Journal of Nutrition* 80(2): 133–140.

Anderson, L. W., D. R. Krathwohl, P. W. Airasian, K. A. Cruikshank, R. E. Mayer, P. R. Pintrich, J. Raths, and M. C. Wittrock. 2000. *A taxonomy for learning, teaching, and assessing: A revision of Bloom's Taxonomy of Educational Objectives*. New York: Pearson, Allyn & Bacon.

Bandura, A. 1986. *Social foundations of thought and action: A social cognitive theory*. Englewood Cliffs, NJ: Prentice Hall.

Bandura, A. 1997. *Self-efficacy: The exercise of control*. New York: WH Freeman.

Baranowski, T., E. Cerin, and J. Baranowski. 2009. "Steps in the design, development, and formative evaluation of obesity prevention-related behavior change trials." *International Journal of Behavioral Nutrition and Physical Activity* 6–6.

Baranowski, T, J. Baranowski, D. Thompson, R. Buday, R. Jago, M. J. Griffith, N. Islam, et al. 2011. "Video game play, child diet, and physical activity behavior change: A randomized clinical trial." *American Journal of Preventive Medicine* 40(1): 33–38.

Baranowski, T, J. Baranowski, T.A Chen, R. Buday, A. Beltran, H. Dadabhoy, C. Ryan, et al. 2019. "Videogames that encourage health behavior did not alter fasting insulin or other diabetes risks in children: Randomized clinical trial." *Games for Health Journal*.

Bargh, J. A., and K. Barndollar. 1996. "Automaticity in action: The unconscious as repository of chronic goals and motives." In *The psychology of action: Linking cognition and motivation to behavior*, P. M. Gollwitzer and J. A. Bargh, editors. New York: Guildford Press.

Bowen, D. J., H. Henry, E. Burrows, G. Anderson, and M. H. Henderson. 1993. "Influences of eating patterns on change to a low-fat diet." *Journal of the American Dietetic Association* 93: 1309–1311.

Contento, I. R., P. A. Koch, H. Lee, and A. Calabrese-Barton. 2010. "Adolescents demonstrate improvement in obesity risk behaviors following completion of Choice, Control & Change, a curriculum addressing personal agency and autonomous motivation." *Journal of the American Dietetic Association* 110: 1830–1839.

Cox, D. N., A. S. Anderson, J. Reynolds, S. McKellar, M. E. J. Lean, and D. J. Mela. 1998. "Take Five, a nutrition education intervention to increase fruit and vegetable intakes: Impact on consumer choice and nutrient intakes." *British Journal of Nutrition* 80(2): 123–131.

Devine, C. M., T. J. Farrell, and R. Hartman. 2005. "Sisters in Health: Experiential program emphasizing social interaction increases fruit and vegetable intake among low-income adults." *Journal of Nutrition Education and Behavior* 37: 265–270.

Gagne, R., W. W. Wager, J. M. Keller, and K. Golas. 2004. *Principles of instructional design*. Boston: Cengage.

Gollwitzer, P. M. 1999. "Implementation intentions: Strong effects of simple plans." *American Psychologist* 54: 493–503.

Grieve, F. G., and M. W. Vander Weg. 2003. "Desire to eat high- and low-fat foods following a low-fat dietary intervention." *Journal of Nutrition Education and Behavior* 35: 93–99.

Heath, C., and D. Heath (2010). *Switch: How to change when change is hard*. New York: Random House.

Kinzie, M. B. 2005. "Instructional design strategies for health behavior change." *Patient Education and Counseling* 56: s3–15.

Koch, P. A., I. R. Contento, and A. Calabrese Barton. (2016). *Choice, Control & Change: Using Science to Make Food and Activity Decisions* (2nd Edition). Program in Nutrition, Teachers College Columbia University and Kids'Gardening,

Kok, G, N. H. Gottlieb, G-J, Y Peters, P. D. Mullen, G. S. Parcel, R. A. Ruiter, M. E. Fernandez, C. Markham, and L. K. Bartholomew. 2016. "A taxonomy of behaviour change methods: An intervention mapping approach." *Health Psychology Review* 10: 297–312.

Levy, J., and G. Auld. 2004. "Cooking classes outperform cooking demonstrations for college sophomores." *Journal of Nutrition Education and Behavior* 36: 197–203.

Mattes, R. D. 1993. "Fat preference and adherence to a reduced fat diet." *American Journal of Clinical Nutrition* 57: 373–377.

Merrill, M. D. 2009. "First principles of instruction." In *Instructional-design theories and models. Volume III. Building a common knowledge base*. C. M. Reigeluth and A. A. Carr-Chellman, editors. New York: Routledge.

Michie, S., M. Richardson, M. Johnston, C. Abraham, J. Francis, W. Hardeman, M. P. Eccles, J. Cane, and C. E. Wood. 2013. "The Behavior Change Technique taxonomy (v1) of 93 hierarchically clustered techniques: Building an international consensus for the reporting of behavior change techniques." *Annals of Behavioral Medicine* 46(1): 81–95.

Michie, S., S. Ashford, F. F. Sniehottac, S. U. Dombrowskid,

A. Bishop, and D. P. French. "A refined taxonomy of behaviour change techniques to help people change their physical activity and healthy eating behaviours: The CALO-RE taxonomy." *Psychology and Health* 26(11): 1479–1498.

Schwarzer, R., and B. Renner. 2000. "Social cognitive predictors of health behavior: Action self-efficacy and coping self-efficacy." *Health Psychology* 19: 487–495.

Thompson, D., T. Baranowski, R. Buday, J. Baranowski, V. Thompson, R. Jago, and M. J. Griffith. 2010. "Serious video games for health: How behavior science guided the development of a serious video game." *Simulation & Gaming* 41(4): 587–606.

Urban, N., E. White, G. Anderson, S. Curry, and A. Kristal. 1992. "Correlates of maintenance of a low fat diet in the Women's Health Trial." *Preventive Medicine* 21: 279–291.

Verplanken, B., and S. Faes. 1999. "Good intentions, bad habits, and effects of forming implementation intentions on healthy eating." *European Journal of Social Psychology* 29: 591–604.

Wansink, B. 2006. *Mindless eating: Why we eat more than we think*. New York: Bantam Dell.

Wiman, R. V., and W. C. Mierhenry. 1969. *Editors, educational media: Theory into practice*. Columbus, OH: Charles Merrill.

© Elovich/Shutterstock

第14章

确定评价模型：第6步

概述

    了解营养学课程或营养干预措施是否有效，以及评价体系如何发挥作用，对营养教育的实施具有重要的指导意义。在开展营养教育的同时，需要考虑如何对其进行评价，以进一步改善营养干预措施和评价效果。因此，本章将引导如何

制订计划，围绕健康问题的解决，对课程或干预效果、行为意向以及行为改变决定因素等进行评价。本章有大量案例，案例研究和本书的第四部分 DESIGN 程序中的第6步：确定评价模型模块可为这一过程提供指导。

本章大纲

- 引言：为什么要评价
- 评价的类型
- 结果评价方案制订
- 结果评价方法
- 确保提供适当、可靠和有效的评价工具
- 制订合适的评价计划对结果进行测量

- 计划过程评价
- 完成营养教育 DESIGN 程序第6步：确定评价模型
- 案例研究　营养教育 DESIGN 程序的实践——第6步：确定评价模型
- 总结反思

学习目标

本章学习结束，你应该能够：
- 说明实施评价营养教育干预的原因
- 区分主要的评价类型：结果评价和过程评价
- 解释教育目标、决定因素和结果测量方法之间的关系

- 描述决定因素和行为的评价措施类型
- 描述在制订评价指标时需要考虑的关键特征
- 判断不同评价设计对干预措施及受众是否合适
- 展示营养教育干预措施评价设计方案

引言：为什么要评价

    以理论和证据为基础设计的干预方案被认为能够有效改变行为，既然设计了这样的方案，为什么还要对它进行评价呢？

    有这么一个例子：一名美国和平队志愿者在马拉维的儿童诊所（接诊5岁以下儿童）工作，他看到那里有许多营养

不良的孩子，开始劝说患儿母亲给孩子提供尽可能丰富的食物。后来，他创作一首歌曲，歌词大意：如果想让你的宝宝体重增长，就把花生磨成粉，添加在宝宝的玉米粥里，一天喂给宝宝3次。这首歌一夜之间传遍了大街小巷，位居国家电台热门歌曲榜首。他发现了需要解决的问题（营养不良），明确了行为变化的目标（给宝宝的食品中加入特殊食品），并且通过恰当的行为（用音乐传达信息）和引导（教育）来促使他们采取行动。然而，这种非常新颖且成功的营养教育方式是否改变了母亲们的行为并提高了马拉维儿童的营养水平

呢？遗憾的是，由于没有进行评价，因此结果无从得知。营养教育过程中投入大量精力、创造力和资源，但由于没有结果评价，其影响往往不得而知。

为了探究所设计的课程或者干预措施能否达到预期效果，因此，在设计课程和准备开展其他活动的同时，制订一个评价计划显得尤为重要。如图14-1所示，评价被认为是营养教育计划的一个重要组成部分。由于"价值（value）"一词包含在"评价"一词中，因此，评价（evaluation）是确定项目价值的过程，并且评价对营养教育和促进健康至关重要（Contento，Randell，and Basch 2002；Green and Kreuter 2005；Institute of Medicine 2007，U.S. Department of Agriculture，2005，2016）。

教育计划		
步骤		**成果**
评估		
D	第1步 确定行为	基于受众及其需要解决的问题，明确行为改变目标
E	第2步 探索决定因素	列出行为改变的激励因素和促进因素
干预		
S	第3步 选择理论模型	理论模型、教育哲学模式和内容视角
I	第4步 制定目标	在基于理论的模型中，明确决定因素的教育目标
G	第5步 生成计划	为执行部分制订实施矩阵及教育计划
评价		
N	第6步 确定评价	制订计划用于评价行为改变目标、决定因素及需解决的问题

图14-1　营养教育DESIGN程序——第6步：确定评价

从项目评价中可得知：

- 干预措施或课程对所要解决的健康问题、行为改变目标或行为改变的激励性和促进性决定因素产生了预期影响。
- 教育活动（如活动形式、持续时间和频率）适合目标人群，有利于实现干预的行为改变目标和教育目标。
- 干预是否按计划实施，如果没有，原因是什么。

- 干预措施达到了资助或赞助机构的要求，或者实现了更大的社会目标（如减少慢性病、促进低收入家庭的健康饮食、更加可持续的食品体系）。

营养教育工作者常常害怕评价，担心评价结果会直接影响他们自己，但是需要关注的评价目标是课程或者干预措施本身，而非营养教育工作者。即使所评价的行为改变目标没有完全实现，也可以指导工作者对干预或课程做出优化，以在未来实施中提高项目的有效性。同时，如果了解到已经实施的干预或课程是有效的或至少在某种程度上有效，对所有参与人员来说都是非常有激励作用的，尤其是受众本身，以及那些向目标受众（如工作者和其他合作者）提供活动或讲课等具体实施的人。

评价的类型

课程的评价类型主要有两种，具体选择哪种类型取决于课程需求或相关活动的持续时间及强度。一个是结果评价（outcome evaluation），在项目结束时对课程或干预的总体效果进行评价，包括用于在单个或多个课程后使用的简易评价工具（详见后述），也包括应用于干预持续时间较长，使用更为广泛的复杂评价工具。另一个评价类型是过程评价（process evaluation），可以了解有多少人参与了你的项目，以及参与者对课程及项目价值的评价；还可以了解项目是否按照计划来实施，以便找出干预过程中存在的问题，并为项目提供更为丰富的资料，以分析干预如何能够发挥有效作用以及对什么人发挥作用。同样地，可以提供一些简单的表格供参与者填写，调查参与者知识的掌握程度，课程或干预是否符合他们预期及其他复杂问题。

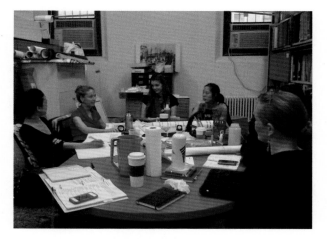

共同合作制订营养教育计划
Courtesy of Program in Nutrition，Teachers College Columbia University.

结果评价：短期、中期和长期结果

结果评价以营养教育课程或干预的行为改变目标为基础。然而，行为改变目标的实现往往取决于计划课程的次数（持续时间）及其强度。如果持续时间较短和强度较低——受教育者仅有一次或少量课程，那么干预项目会影响到行为改变目标的动机性和促进性决定因素，而对行为改变目标本身难以产生实质影响。另外，你设计了多次课程，增加了环境支持，使得干预持续时间和强度都充足，那么这种干预不仅能实现行为改变目标（例如合理的饮食），还能解决健康问题（例如预防糖尿病），这就可以使用生理指标（如血糖水平）来进行结果评价。接下来将从影响行为改变的决定因素开始，对于如何评价每项可能出现的结果进行简述。

短期结果：行为改变的决定因素

尽管营养教育实际行动及行为成果经常在教育结束后展示，但对于一些短期、强度大或范围小的干预措施来说，短期成果是重要的参考。这些成果通常是行为改变的决定因素，如参与者对当前问题或行为存在风险的感知，对采取行动的益处的感知，对健康食品的喜欢或偏好，自我效能感和意向等，同时，食物和营养相关的知识和技能或目标设定和自我导向技能通常也会被测量和评价。

如果有研究证据表明这些决定因素和行为之间存在很强的相关性，那么这些决定因素的变化可以很好地提示：这些影响可以在适当的条件下转化为行动。例如，一些研究发现，自我效能和行为之间存在强关联关系，那么项目参与者自我效能的提升意味着他们能够达成行为改变目标。

中期结果：行为变化

在以理论为基础聚焦于行为的营养教育干预过程中，评价的主要结果往往是行为改变目标是否得以实现，例如，多吃水果蔬菜、母乳喂养、去农贸市场买食材，以及改善健康状况。要达到改变行为这个目的，需要投入更长时间和更大强度的营养教育。

长期结果：解决健康问题

一些营养教育干预的主要目的是要解决健康问题，如血清胆固醇水平、葡萄糖水平、体重状况、营养不良或维生素缺乏等。而这些指标的改善只有在相当强度或持续时间的教育干预之后，才有可能取得良好的效果。在食品体系健康和社会健康方面，需要由营养教育工作者和其他合作伙伴通过开展多因素环境变化措施得以实现。

过程评价

在过程评价中，存在以下关键问题：营养教育项目是否已经找到有意向的受众？有多少人参与？该项目是否按计划实施？设计的所有活动是否都落实到位？实施到什么程度？哪些是有效的，哪些是无效的？如果项目没有起到预期的作用，是什么原因导致的呢？是否对一部分参与者有效而对另一部分参与者无效？根据参与者的描述，所设置的课程对他们来说如何有效？参与者是如何评价干预活动？

在一个项目中，失败的经验与成功的经验同等重要。项目的失败可能会反映出最初的设计不足，或是找到在项目最初的运作中可以解决的问题，也可以帮助你了解项目的局限性。

结果评价方案制订

图 14-2 提供了结果评价的设计框架。如图所示，可以根据课程或项目所设置的行为改变目标、行为改变的社会心理决定因素或待解决的健康问题来进行结果评价。由于干预目标旨在改变特定的不良行为，所以需要选择或创建工具来评价这些行为是否有所改善。对于短期干预，行为改变决定因素可能是主要结果，而对于强度更大和更长久的干预，健康问题的解决可能也是结果。

首要任务是明确你要评价的结果类型。

值得注意的是，行为改变目标、基于决定因素的一般教育目标，以及待解决的健康问题都可以作为期望的评价结果。比如，如果行为改变目标是"年轻人会增加水果和蔬菜的摄入量"，评价结果可以是"年轻人将会增加蔬菜和水果的摄入量"。或者如果一般教育目标之一是"参与者将对自己吃更多或更多种类的水果和蔬菜而充满信心"，那么最后可以用这一指标来衡量自我效能。假如你所要调查的健康问题是将参与者血糖水平降至正常，那么血糖水平就是结果评价的内容。因此，如果行为改变目标和教育目标在制定时就描述得很详细了，那么在实施过程中就可以按照计划设计来选择评价工具。这说明在确定行为改变目标和行为改变的决定因素时考虑结果评价的重要性。

评价行为改变的决定因素

如果一个行为改变目标只进行一次或两次课程，那行为意向和行为改变决定因素的改善可以在短期内达到教育要求，比如动机和相关的知识和技能，这也是营养教学的基本要求。因此，需要评价决定因素或行为意向的改变是否都在预期的方向，如前所述，与行为改变相关的改善（如自我效能的增强、食物和营养方面的知识及技能的提升），都是值得评价的重要结果。

评价所做的行为改变或采取的行动

在以理论为基础、以行为为重点的营养教育中，行为改变目标的实现往往是重要参考结果。需要明确"行为改变"评价的确切含义。例如，要实现的行为改变是具体水果和蔬菜摄入量的增加还是每天推荐量的增加？如果干预的重点在于烹饪，那么所谓的烹饪方法是什么？如果以"我的餐盘（MyPlate）"作为一个目标，具体是什么？四类食物都需要按照建议量食用吗？每顿饭都要这样吗？对于一个短期的干预，一个小的行为改变是否可以被接受？比如尝试给小孩子食谱中添加新的蔬菜？对于一些干预项目，也许维持现有的健康行为是最合适的。显而易见的是，行为改变目标越清晰，评价就越容易进行，这也是在计划过程的每一步都应该考虑评价的另一个原因。

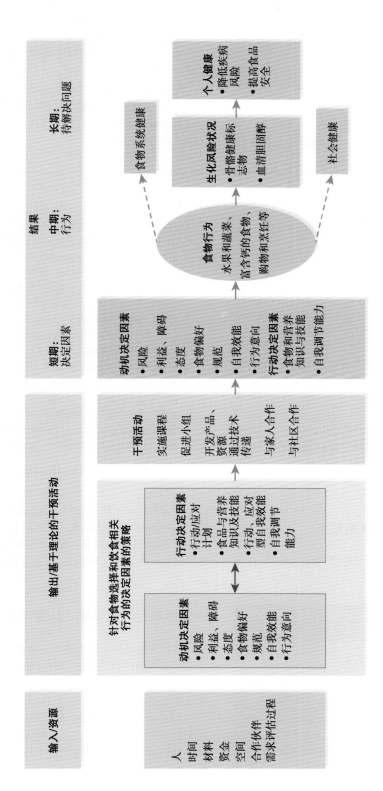

图 14-2 基于理论的营养教育评价设计

评价待解决的健康结果

课程或干预活动的有效性是否取决于采取目标行动所带来的生理指标或健康问题相关危险因素的改变？例如，体重改变或与糖尿病相关的生物标志物的改变。

结果评价方法

一旦明确了需要评价的结果，下一步就是考虑收集结果数据的方法和使用测量方法（measure）。测量方法是用来收集结果数据的特定工具或手段。对于大多数以实践为基础的营养教育来说，简单的测量方法就足够了。在短期的小组课程和相关的营养教育活动中，通常在干预前后通过书面、访谈、小组讨论、在线或其他方式进行的调查问卷进行测量评价。框 14-1 提供了调查评价工具的设计指南。

教学活动可以被设计成能够提供宝贵评价资料的形式，如果想要把评价结果汇报给某些机构，必须采用更加正规的评价方法和使用有效的工具。在这一章中，我们将讨论如何选择现有的验证工具。

框 14-1　开发调查评价工具的指南

- 明确你想要评价的结果：行为改变的决定因素、行为改变，还是待解决的健康问题？还是以上 3 个都有？
- 记下课程中实际解决的行为或行为改变决定因素的问题。对于行为，使用行为改变目标作为基础；对于行为改变决定因素，使用一般教育目标作为基础，考虑食物和营养内容要涵盖知识问题。
- 让问题具体化，一个常见的错误是问题太笼统。
- 设定问题的一些小技巧：
  - 对大多数受众来说，问题在 8 年级水平，对低文化水平的受众来说，问题在 5 年级或更低水平。
  - 确保题干具体而直接，回答选项清晰。你可以用"我"或"你"来称呼参与者。
  - 题干可以是陈述的形式，例如："吃有营养的零食可以帮助我获得更多的能量"，5 分制的响应选项包含从更消极到更

积极的立场："非常不同意""不同意""一般""同意"和"非常同意"。你可以将分数赋值为 1 到 5。对于低文化水平的受众来说，陈述句比疑问句更容易被理解。
- 题干可以是问句的形式，例如："你有多确定你将能够……"选项以"完全不确定""一般"到"非常确定"的 3 分制设置，或者是"完全不确定""有点不确定""有点确定"到"非常确定"的 4 分制回答，这里选项的得分为从 1 到 4。
- 对于行为，从较低层次的反应到较高层次的反应，如：从不；很少；偶尔；经常。
- 避免有两种结果的问题，例如"我去农贸市场是因为我喜欢和农民交谈"。有人可能因为其他原因去农贸市场，所以不知道如何回答这个问题。
- 避免引导性问题（这些问题暗示希望参与者如何回答），例如"鉴于蔬菜都是健康的，你会给你的孩子吃吗？"
- 如果你想获得人口统计学信息，请把问题放在问卷的最后。

将结果、方法和工具或问题联系起来

为了评价结果，你开发了含有"结果""方法"和"工具或问题"表格，如下所示：

结果	数据收集方法	结果评价的仪器/工具/问题
决定因素的结果（通过一般教育目标来表述）能够少喝含糖饮料的决心（自我效能）	调查	你有多确定自己能够少喝含糖饮料？（完全不确定，有点确定，确定，非常确定）
行为改变结果 减少了含糖饮料的摄入量	食物频率问卷	你多久喝一次含糖饮料，比如苏打水、加糖冰茶和水果饮料？（每天 2~3 次，每天 1 次，等等，到很少或从不）
健康结果 改善糖尿病标志物	血液检测	指尖血或抽静脉血并在实验室分析血中 HbA1C 水平

以下部分将讨论一些潜在的方法和仪器/工具/问题，包括 3 类：①短期内可获得的结果，为改变目标的决定因素；②中期可获得的结果，行为改变目标；③长期可获得的结果，健康问题的解决。对于每一种结果，都会通过工具来说明收集资料的方式。

评价影响行为改变决定因素的方法：短期结果

将行为改变决定因素作为一般教育目标，并将其作为选择策略及创建活动的基础，现在，他们也可以作为短期结果评价的基础，这也是为什么在确定行为改变目标、教育目标和活动的同时制定结果评价的原因。

为了说明这一点，表 14-1 显示了测量社会心理学决定因素的不同类型的方法以及这些方法如何设问的示例。本章末尾的案例研究也提供了基于社会心理决定因素的一般教育目标的评价方法、样本问题或活动的详细案例。

你可能不想评价对所有决定因素（体现在你的一般教育目标中）的影响，因为，在评价你设计的课程或干预是否有效时，有些决定因素比其他决定因素更为重要，有些决定因素可能对指导活动的构建更有用，但作为评价工具却作用较

表 14-1
评价对行为改变的社会心理决定因素的影响：案例

决定因素的结果	数据采集方法	仪器/工具/问题
行为改变的预期结果(结果预期)：感知益处	调查	吃各种各样的水果和蔬菜可以帮助我保持血清胆固醇在一个健康的水平(非常不同意,不同意,同意,非常同意)
行为改变的预期结果(结果预期)：感知障碍	描述	对你个人来说,什么能促使你吃更多数量和更多种类的水果蔬菜?(开放式书面作答)
喜欢或偏好的食物	小组讨论	你能用什么确切的、复杂的形容词来形容这种食物呢? (开放式口头回答)
自我效能	调查	你有多自信你能吃更多的水果和蔬菜? (完全不自信,有点自信,自信,非常自信)
食物和营养行为技能	观察	根据食谱,学生们能否安全的切取、混合和提供水果和蔬菜零食? (观察清单)

小,例如包括他人行为的社会模型(因为他人行为是参与者的外部因素),因此这需要明确具体哪一些决定因素需要评价(通常是5~10个)。

此外,框14-2中还列出了一份非常简短的问卷,用于针对青少年含糖饮料摄入干预单次课程的评价,还包括了本章后面讨论的过程评价的部分内容。

框 14-2 **减少含糖饮料摄入的行为改变目标的决定因素。受众：高中青少年**

阅读每一个问题,并选择对你来说最确切的选项。

限制含糖饮料…	没有可能	有点可能	非常有可能	完全有可能
降低我出现健康问题的风险(感知风险)				
帮助我保持健康体重(感知益处)				
让我补充水分和保持精力充沛(感知益处)				
让我有机会自制健康饮品(感知益处)				
让我感觉良好(自我评价的结果预期)				
是我现在就有信心实现的事情(自我效能)				
是容易对付的事情,如果我设定了行动目标和计划的话(行动目标设定/行动计划)				
从长远来看,我是可以实现的(目标维持)				

说出一个你从今天的研讨会中学到的重要知识:

_____

标记出你最喜欢的内容:
( )演示饮料中的糖
( )演示胰岛素的作用
( )视频演示
( )健康饮料活动
( )个性化的水瓶
( )其他:_____
你有什么建议以便我们下次可以做得更好:

_____

调查工具

■ 调查工具或问卷。对决定因素结果的评价有多种方法,其中,最常用的是调查问卷。理论决定因素是由参与者来回答的一组问题或一系列陈述。如表14-1所示,可以使用多种形式。对于大多数决定因素,在陈述之后,参与者被要求在5分制的同意量表上表明他们的意见,包括非常不同意(1分)、不同意(2分)、一般(3分)、同意(4分)和非常同意(5分)。可能是这样的陈述"我相信吃更多的水果和蔬菜有助于我的身体健康"(感知益处),"我觉得水果太

表 14-2

美国国家癌症研究所的食物态度和行为调查：自我效能部分

对于以下列表的每一件事，你有多少信心从本周开始做并至少持续 1 个月？（"X"每行一个方框，从 1 完全不自信到 5 非常自信）

你有多大信心能够……	完全不自信 1	2	3	4	非常自信 5	不适用
在你确实很饿时，你会吃一些像水果、蔬菜这样的健康零食？						
当你很累时，你会吃一些像水果、蔬菜这样的健康食品？						
在家里有垃圾食品，比如薯条、饼干或糖果的情况下，会吃一些像水果、蔬菜这样的健康食品？						
用水果代替蛋糕、饼干、糖果、冰激凌或其他甜食作为甜品？						
在你的家人和朋友吃薯片、饼干或糖果等垃圾食品时，你选择吃水果、蔬菜？						
购买或自带水果和蔬菜到工作场所去吃？						
在看电视时吃水果和蔬菜，而不是垃圾食品？						

Modified from Erinsosho, T. O., C. A. Pinard, L. C. Nebeling, R. P. Moser, A. R. Shaikh, K. Resnicow, et al. 2015. Development and implementation of the National Cancer Institute's Food Attitudes and Behaviors Survey to assess correlates of fruit and vegetable intake in adults. *PLoS ONE* 10 (2): e0115017. DOI: 10.1371. February 23, 2015.

贵了"（感知障碍），或者"我的家人认为我应该吃更多的水果和蔬菜"（感知社会规范）。

对于决定因素，测量范围各异。例如，"在你家，购买/准备家里的食材方面你有多少决定权？"，测量范围从"很少控制"到"完全控制"。自我效能通常是根据个人对执行某一特定行动的信心程度来衡量的，比如"有多大概率能在晚餐时吃两份或更多的蔬菜？"或者"是否确定食谱中添加更多的蔬菜呢？"回答的范围可能从"完全不确定"（1 分）到"非常确定"（5 分）。一项源于美国国家癌症研究所的食物态度和行为调查，表 14-2 展示了经过验证的问卷能够详细表述自我效能与增加水果和蔬菜摄入量的行为的相关性。

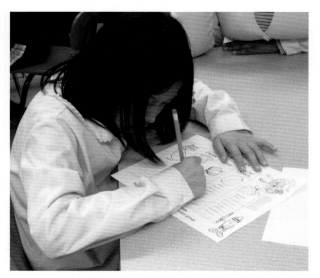

如果问卷上的问题很有趣，儿童会喜欢
Courtesy of Linking Food and the Environment, Teachers College Columbia University.

- 对调查数据进行评分。为了评价行为改变决定因素是否改善，需要计算出它们的得分变化。在干预前后均对所有参与者每个问题的得分取平均值，然后比较分数是否提高，在原始数据足够多的情况下，可以计算这种改变是否有统计学意义。如果你有更多的资源，或对你的机构非常有用，你也可以与未干预组（对照组）进行比较，进一步验证干预结果的有效性。

制作适合认知水平和具有激励作用的决定因素调查工具

- 调查问卷要看上去很有吸引力，使用图片或其他的图像来增加问卷的视觉效果。插图往往是低文化程度参与者了解问题的关键（参见下一节）。要有适当的格式设置和留白，问题的表达要符合受众的受教育水平，都是问卷设计的关键，也适合于儿童调查问卷的设计。图 14-3 显示了适用于 5 年级学生填写食物、健康和选择（Food, Health & Choices）课程研究的问卷（Koch et al. 2019）。该问卷包含了与进食带包装加工零食相关的决定因素：自我效能和目标设定技能。问题所用的词汇简洁，题目要求看起来清晰明确，容易被 10～11 岁儿童所理解。问卷也可以通过平板电脑或者调查软件等便携式设备进行填写，数据可以直接传送到电脑端。

- 为了方便低收入受众的填写，建立了如图 14-4 所示的调查问卷，用于测量水果和蔬菜摄入量的激励性和促进性决定因素。值得注意的是，问卷内容是根据人们阅读能力进行编写，使用简短的陈述句，方便阅读且留有空白，使得问卷看上去有吸引力且易被完成。这类问卷通常使用笔和纸即可完成，而对于儿童和低文化程度人群，可以大声朗读问题，让参与者自己完成。

定性研究

- 定性数据。可以通过深入访谈、焦点小组和其他定性研究

实验 活动表

阅读每一个项目并选择最适选项

吃一些包装零食如薯片、糖果、饼干等	完全不相符	不相符	中立	有些相符	完全相符
20. 帮我在学校表现良好	O	O	O	O	O
21. 帮我维持健康体重	O	O	O	O	O
22. 让我自我感觉良好	O	O	O	O	O

选择最符合自身描述的选项

我确定我会	完全不确定	有点确定	中立	确定	完全确定
23. 在家时不吃加工的零食，例如薯片、糖果或者饼干	O	O	O	O	O
24. 在学校的午餐不带加工的零食	O	O	O	O	O
25. 与朋友一起时避免吃加工零食	O	O	O	O	O

阅读每一个项目并选择最适选项

我认为	完全不相符	不相符	中立	有些相符	完全相符
26. 我可以设立一个健康饮食的目标	O	O	O	O	O
27. 我可以很好得遵守饮食目标	O	O	O	O	O
28. 我知道如何评估我的食物摄入	O	O	O	O	O
29. 我知道如何跟踪我的饮食模式	O	O	O	O	O

→ 下一页

图 14-3　测量 5 年级学生行为预期结果、自我效能和减少加工零食食用的行动目标设定的工具

方法获得（Straus and Corbin 1990）课程结果的数据信息。就访谈来说，首先需要记录访谈内容，然后通过解释性研究（interpretive approach）来分析访谈内容中信息的类别和新出现的主题。分析是一个迭代或重复的过程，在此过程中，首先回顾访谈案例，并根据之前的研究或项目目标对访谈数据进行分类或编码；新案例不断被回顾且获得的数据不断被添加到编码体系中，类别和主题可能会发生变化。不断重复这一过程，直到获得的所有新数据都能放入已有的编码中，或许可以与参与者共同核对验证数据。

间接营养教育活动

关于其他相关的信息、材料和活动，包括基于互联网或技术的活动，可以使用以下方法：
- 回忆见过的材料，如海报或传单。
- 测试对材料理解的简短问卷（检查你学到了什么）。

- 简短的调查，询问他们采取行动后所感知到的益处以及他们做了哪些行动，或类似的问题。
- 通过互联网或其他技术条件开展的营养教育，用同样的途径对参与者进行快速调查。

评价行为改变目标干预措施效果的方法：中期成果

因为营养教育是基于行为改变目标，所以评价行为是否向目标偏移是最主要的结果。人们经常投入时间和精力参加营养教育项目，因为他们希望减重、成为好父母或吃得更加健康，或想知道该如何以一种食物系统可持续性的方式生活。在大部分实践中，开发的评价工具可能足以提供反馈信息，用来确定课程及干预取得的行为改变目标是否已经实现，即使如此，对评价工具的预先测试是十分必要的。这些

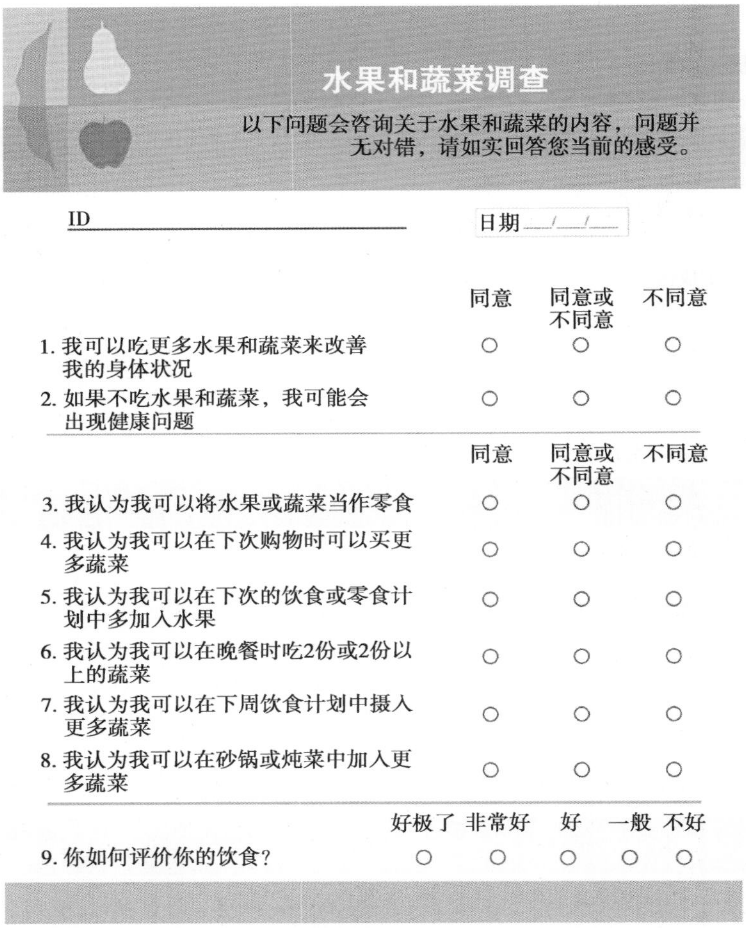

水果和蔬菜调查

以下问题会咨询关于水果和蔬菜的内容，问题并无对错，请如实回答您当前的感受。

ID ______________　日期 __/__/__

	同意	同意或不同意	不同意
1. 我可以吃更多水果和蔬菜来改善我的身体状况	○	○	○
2. 如果不吃水果和蔬菜，我可能会出现健康问题	○	○	○

	同意	同意或不同意	不同意
3. 我认为我可以将水果或蔬菜当作零食	○	○	○
4. 我认为我可以在下次购物时可以买更多蔬菜	○	○	○
5. 我认为我可以在下次的饮食或零食计划中多加入水果	○	○	○
6. 我认为我可以在晚餐时吃2份或2份以上的蔬菜	○	○	○
7. 我认为我可以在下周饮食计划中摄入更多蔬菜	○	○	○
8. 我认为我可以在砂锅或炖菜中加入更多蔬菜	○	○	○

	好极了	非常好	好	一般	不好
9. 你如何评价你的饮食？	○	○	○	○	○

图 14-4 评估水果和蔬菜消费的社会决定因素：美国加利福尼亚大学，2006

Reproduced from Townsend MS，Kaiser L. Fruit and Vegetable Inventory. University of California，Davis. All rights reserved. From J Am Diet Assoc. 2007；107：2120-2124.

评价工具将用于评价目标行为在课程或干预后的出现频率和数量。为评价目标行为是否有所改善，在干预前测试中，对所有参与者的进食次数、数量及饮食相关行为的平均值进行统计，并在干预结束时，对所有参与者行为频率再次进行测定取平均值；可以通过简单的平均数比较，进而检查行为发生频率和数量上是否有改善；或者如果样本量或资料量较大，则可以通过计算来判断行为改变是否存在统计学上的差异。但是，你可能希望制订更为正式的评价方案，使用或者改进现有的评价手段，将结果向政府部门或者资助方或者公众进行展示。

评价行为的工具取决于期望的准确度水平、评价目的、群体的规模和可用的资源。对这些方法的详细讨论超出了本书的范围；在其他营养测评资料中有描述［Willett 2012；Collaborative on Childhood Obesity Research（NCCOR）2013］。在制订干预措施后，可以在干预前利用这些工具进行干预前测试，干预完成后再进行干预后测试。

下面简要地介绍一些关键的方法以及一些工具。可以按原样使用，可以根据需要进行修改，也可以作为参考开发自己的工具。下面简要地介绍一些关键的方法以及一些工具。可以按照原方法使用，可以根据需要进行修改，也可以作为参考开发自己的工具。这些方法根据在实践场合和评价研究中使用效率、简便性及有效性进行排列，而且不需要非常准确的数据，方法准确度高，通常只有在全面准确评价工具中使用。

特定食物的摄入量调查

适用于实践环境

- 简单的食物摄入清单或特定食物筛选清单。这些都是简短的食物频率调查问卷，包括感兴趣食物的简短清单，例如应用快速食物筛选工具评价水果、蔬菜（7 个问题）和脂肪（17 个问题）的摄入量（Block et al. 2000；Yaroch et al.，2000）。参与者或受访者的压力较小，这被称为“受访者负担（respondent burden）”。
- 简短的食物频率问卷。食物清单长度合适，由受众或干预对象常吃的食物组成，且与干预的行为改变目标相关。食品的名称要容易理解（食品名称通常因民族或同一民族内的国家和地区不同而不同）。可以参见图 14-5～图 14-7 中的示例，开发合适的工具对课程和干预的具体行为改变目标进行评价。食物频率调查问卷可以快速实施，但经常对干预后的行为变化不敏感，尤其是干预时间较短的项目，主要原因是

实验 活动表

日期	学校	班级	姓名

我的饮料和零食评估

请回忆在过去的一周内你吃过的零食和喝过的饮料。一些问题会提及你摄入的频率，另一些会询问你对食物和饮品的看法。

例如：

上周，我喝了	0次	大约 1~2次	大约 3~4次	几乎每天1次	每天2次或更多次
水	○	○	●	○	○

请标记在过去一周内曾饮用此饮品几次

过去一周我饮用了几次	0次	大约 1~2次	大约 3~4次	几乎每天1次	每天2次或更多次
1. 果汁和甜冰茶	○	○	○	○	○
2. 苏打水	○	○	○	○	○
3. 运动饮料	○	○	○	○	○
4. 调味水	○	○	○	○	○
5. 能量饮料	○	○	○	○	○
6. 牛奶（包括纯牛奶、巧克力或草莓等口味奶）	○	○	○	○	○

阅读每一项并选择最符合你的描述

喝很多甜饮料例如果汁、冰茶、苏打水喝运动饮料	完全不相符	不相符	中立	有些相符	完全相符
7. 会提升我在学校的注意力	○	○	○	○	○
8. 会帮我保持能量平衡	○	○	○	○	○
9. 会让我感觉良好	○	○	○	○	○

→ 下一页

图14-5 5年级学生食物频率问卷

Reprinted from Journal of Nutrition Education and Behavior 46(4), July-August 2014, Pamela Koch, H. Lee, I. R. Contento, M. Graziose, M. Burgermaster, J. DiNoia, Food, Health & Choices (FHC): A Retrospective Evaluation of Changes in Energy Balance Related Behaviors (EBRBs), p. S147., Copyright 2014, with permission from Elsevier.

实验 活动表

对于每件商品，请告诉我们您在过去一周内通常饮用或食用的量。为最能描述您所做的那一个填写一个圆圈。

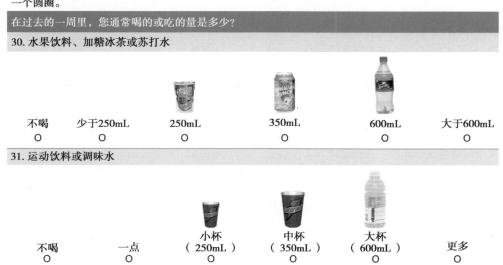

图14-6 5年级学生的食物摄入量表，询问不同尺寸照片所消耗物品的大小

Modified from Lee, H. W., I. R. Contento, and P. Koch. 2013. Using a systematic conceptual model for process evaluation of a middle-school curriculum intervention: Choice, Control & Change. *Journal of Nutrition Education and Behavior* 45(2): 126-136.

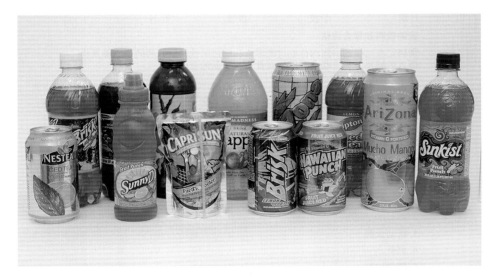

6. **你多久喝一次水果饮料或调味茶?**

  ○ 每天超过 2 次   ○ 大约每周 3~4 次

  ○ 大约每天1次   ○ 大约每周 1~2 次

  ○ 大约每周5~6次   ○ 从不喝

图 14-7 在线完成的中学生食物频率仪显示问题中提到的各种饮料的照片

Majumdar D, Koch PA, Lee H, Contento IR, Islas-Ramos AD, Fu D, "Creature-101": A Serious Game to Promote Energy Balance-Related Behaviors Among Middle School Adolescents.*Games Health J*. 2013 Oct; 2(5): 280-290.

食物频率调查询问的时间范围可能为 1 周到 1 个月。

适用于正式评价或研究环境

- 24 小时膳食回顾（Willett 2012）。参加干预项目的人分别被要求回顾他们在过去 24 小时内进食的所有食品和饮品，然后，分析干预目标食品的摄入水平，例如：水果、蔬菜或者富含铁的食品的摄入量，24 小时膳食回顾调查中参与者的受访者负担中等偏高。在进行 24 小时膳食回顾调查时，需要获得食品/饮品的名称、进食量、品牌、食物准备方法、进食时间和地点，以及是否通常都这么吃等详细信息。此外，可以使用自动的 24 小时在线膳食回顾系统：ASA24 和针对儿童的 FIRSSt4（Baranowki et al.2014）。但是，由于每日饮食的不同，单纯的问卷并不能衡量干预的效果。

- 膳食记录。参与者记录下他们在 1 天、3 天或 7 天内摄入的食物和饮料，可以利用这些记录分析该干预计划所针对的食物，如 24 小时膳食回顾那样。这种记录方式会给受试者带来很大的受访压力。

- 食物频率调查问卷法。标准的食物频率调查问卷包含相当多的食物。参与者需要填写在过去一年内或者特定时间内清单里食物的摄入频率。国外最常用的调查问卷是 Willett 食物调查问卷（Willett et al.1985；Rockett et al. 1997），Block 健康习惯及历史调查问卷（Block et al. 1992；Hunsberger et al. 2015）等。

- 摄入量的观察。通常是观察摄入或剩余的饭菜量，在实验前预先称量每份食物（平均大小）的量，然后观察参与者或者团体（学生）餐后每个盘子食物剩余量，并记录。

或者在进食前后进行拍照然后进行分析，这种分析方法可以用于记录摄入食物的总量或者针对课程或干预措施的特定食物，可以计算出消费食物在数量上的差异。这种方法需要专业培训后的人员来实施，因此，通常只用于干预性研究。

饮食行为或模式

适用于实践环境的调查工具

- 食物行为清单（food behavior checklist）。这些调查方法可测量特定的饮食相关行为，例如吃水果和蔬菜、购买本地或有机食品、购物习惯、食品安全行为或粮食安全（Kristal et al. 1990；Yaroch, Resnicow, and Khan. 2000）。食物行为清单是一个被验证过的工具，广泛用于美国政府食物援助项目（U.S. government food assistance programs）的营养教育评价中（Townsend et al. 2003；Townsend et al. 2008）。

- 具体可观察的行为（specific observable behaviors）（Shannon et al. 1997）。在一项调查中，在饮食中与减少脂肪有关的行为可以分为以下几种：调整食物组分以降低脂肪含量，不用脂肪做调料或酱汁、使用低脂替代品，或用水果和蔬菜及其他低脂肪食物代替高脂肪食物。与膳食纤维摄入有关行为可以分为以下几种：多吃谷物，多吃蔬菜和水果以及用高纤维食物替代低纤维食物。

- 饮食模式调查工具（eating patterns instruments）。你可以创建一些方法来获得特定饮食模式的信息，例如参与者的饮食模式是否健康（判断标准是健康结局、碳足迹或其他标准），该饮食模式也是你的课程或干预项目所针对的目标。"我的餐盘（MyPlate）"可以是一种健康饮食模式的参考；地中海饮食模式也可以作为评价参考（Martinez-Gonzalez et al. 2012）。

- 食谱制定和食品安全等饮食相关行为。可以使用扩展食品和营养教育项目（Expanded Food and Nutrition Education Program，EFNEP）方案进行评价（Townsend et al. 2012）。

适用于正式评价或研究需求的调查

- 膳食质量问题或指数（dietary quality questions or indices）。在实践过程中，有时可以通过一个简单问题来描述膳食质量，比如"你如何描述你的膳食质量？"。但是很多调查工具都可以用于评价整体膳食质量，比如 USDA 健康饮食指数（USDA Healthy Eating Index）（Reedy et al. 2018）或者 NOVA 系统（Fardet et al. 2015, Monteiro et al. 2019），这些更适合作为科学研究中的评价工具。

提高行为评价工具的认知适宜性及激励性

就像营养教育或干预能够激发参与者的积极性和参与热情一样，你设计的评价工具及材料也应该能够吸引和激励参与者。大多数干预前和干预后评价都是在真实环境下用纸笔来完成的，精心的设计、布局和格式可使材料有吸引力，增加图片可以让参与者对问题有更清晰的了解。如图 14-5 展示了一份调查问卷，用于调查 5 年级学生含糖饮料的摄入量（Gray et al. 2016），问卷具备清晰的指示和颜色布局。然而，由于问题中涉及几种食品，没有照片，所以仅用文字来说明问题。图 14-6 展示了该问卷的另一个版本，上面有饮料不同体积的照片，因此参与者可以清楚地知道问题问的是什么。图 14-7 显示了一个相似的材料放在网上供初中生完成（Majumdar et al.2013）。通过在照片中展示大量的案例，不需要再用文字一一列举问题，也不会混淆问题的意图。

对待解决问题影响的评价方法：长期结果

在一些营养教育项目中，所要达到的干预结果一般是降低慢性病的发生风险，改善人体健康，指标包括营养状况（铁缺乏，骨健康）的改善，或生理疾病风险状态的改善。

评价方法如下：

- 生化或生理指标。不同疾病的检测指标不同，例如，对于糖尿病患者来说，适当的血糖水平可能是最合适的评价指标；对于预防体重增加项目来说，体重指数（BMI）可能是首要测定指标；对于心脏病预防项目，血清胆固醇水平可作为结果衡量指标。

有效性标准

对于选择的每一种评价指标，还需要决定什么是有效的指标变化程度。统计学的显著性变化能否证明干预的有效性？如水果和蔬菜摄入量、母乳喂养率的明显增加？或者需要达到一定的标准水平？例如每天 4 份或更多的水果和蔬菜，6 个月的纯母乳喂养。

检查练习

你被社区中心负责人邀请为高血清胆固醇水平患者和心脏病高风险人群开设课程。根据项目负责人的介绍，以及你提前给参与者开展的简短评价调查，了解到他们不清楚自己病情的严重程度，对推荐的饮食不感兴趣并为此找了一些理由。你根据所学内容，计划在高水果、蔬菜和全谷物饮食的背景下用瘦肉和豆类替代肥肉，以下是一些总体目标。想想你会如何评价：

总体教育目标			
行为改变决定因素	总体教育目标：参与者能做到	评价方法	问题示例
感知风险（当前行为的负面结果）	描述富含肥肉的饮食对健康的威胁		
感知益处	描述食用瘦肉和更多豆类的好处		
自我效能	表达克服食用低肥肉、高豆类含量饮食的常见障碍的信心		
行动目标设定/行动计划	制订行动计划，实现吃瘦肉和豆类含量高的膳食		
行为能力-行为技能	展示制作以瘦肉和/或豆类为基础的健康且容易制备的美食的能力		
社会支持	为基于瘦肉和/或豆类的健康膳食寻求社会支持		

行为改变目标		
行为改变目标	评价方法	问题示例
减少肥肉摄入量，用瘦肉和豆类替代肥肉		

待解决的健康问题		
待解决的健康问题	评价方法	
降低心脏病风险		

确保提供适当、可靠和有效的评价工具

对于包含一次或者几次课程的干预，而且机构或者资助单位对评价数据没有要求，可以制订或者选择一个相对简单的评价工具。

但是，对于更为正式的评价，则需要用已经过验证的工具，工具的选择需要考虑诸多的因素。虽然已报道了的很多评价工具并有上千个注册工具，但很难选出一个完全适合你的研究的评价工具（NCCOR 2013）。其中有很多原因，原因之一是很难有两个完全相同的干预项目，而评价工具必须与具体的干预相适应，所以要找出一种与你所设计的课程或干预相适应的工具并非易事。例如，有些方法适用于评价成年人减少饮食中的脂肪或增加水果和蔬菜摄入的结果，而对于其他干预就不太适用了；一些已经被证实适用于中学生的评价工具，并不适合于成年人等。但是，有的团队可以对已有的评价工具进行修改以适应他们自己的干预，在这项干预中，研究者旨在帮助低收入家庭的家长改变他们子女的饮食习惯（Dicken et al. 2012）。

在选择、调整或开发一个新的工具时，您需要考虑以下问题（Coaley 2014）。

适应性

参与者完成的教育活动或许可以作为评价目标。比如，在学校食品和营养教育、社区营养教育活动或妇女、婴儿和儿童营养计划的教育过程中，许多评价活动可作为参与者学习单元的一部分来进行。在这种情况下，需要建立一套系统用于记录评价活动的结果。

大多数情况下，营养教育工作者会根据教育活动选择具体的评价工具，这些评价方法需要与目标受众相适应，所以设计评价工具并不容易。评价的目的以及需要测量的结果准确度决定了你将花费多少的时间和精力在工具设计上。

最常用的方法是找出与课程或者干预有关的评价工具，然后根据目标人群进行修改或调整。例如，如果目标人群是青少年或低收入受众，需要检查并进一步验证该工具是否能够适应于目标群体。

效度

效度（validity）是一个通用术语，指不同类型的准确性，工具能够充分或正确测量所研究变量或概念的程度——无论该变量是知识层面、决定因素或是一个行为。下面是对不同类型的效度的简要描述：

- 内容效度（content validity）。检查列表、测验表及调查问卷上的内容是否能够合理地代表了所涵盖的更大的领域或者内容？食物频率调查问卷是否能够准确反映人群的典型特征？你是否对水果和蔬菜的知识感兴趣，问卷内容是否能准确反映该领域问题？
- 表面效度（face validity）。表面效度来源于对参与者的初

步测试，验证评价工具是否适合。也就是说，从目标人群的角度出发，用于提问的语言、格式和工具的程序设计是否合理？能否被理解？
- 标准效度（criterion validity）。用自己的工具获取的数据是否能与标准评价方法获得的数据具有良好的相关性？例如，食用水果和蔬菜的相关调查问卷是否与 7 天的膳食记录或血清类胡萝卜素水平（标准水平）密切相关？
- 建构效度（construct validity）。该工具是否清楚地测量了它应该测量的结构，例如，行为改变的预期结果、结果期望或自我效能？

信度

信度（reliability）是对评价工具一致性和可靠性的衡量。信度有几种类型：

- 再现性或重复可靠性（reproducibility or test-retest reliability）。一段时间内的一致性和稳定性，是指在同一人群中不同时间段使用同一工具测量所得结果应该是一致的。该信度通常是在短时间内（2～3 周）在同一人群用同一个评价工具进行两次评价获得的。
- 内部一致性（internal consistency）。同一领域内各条目的一致性，例如，有 4 个测量自我效能的条目，他们之间有一致性吗？对于这样的决定性因素，要计算每个条目与总条目之间的相关性，或 Cronbach's alpha 系数，其中条目之间是相互关联的（Cronbach 1951；Coaley 2014）。对于知识部分的条目，通常计算分半信度或 KR-20 系数。
- 评分者信度（interrater reliability）。即数据收集者之间保持一致性。如果有两个以上的人采集信息或对信息进行编码，评分者之间的信度是否已经建立？比如两个营养学家对与 24 小时回顾的水果和蔬菜摄入量数据进行评分的方式是否相同？

变化灵敏度

灵敏度是指评价工具能够识别到干预引起变化的程度。

认知测试：可读性和可理解性

- 可读（readability）是指目标受众很容易理解评价工具所表达的内容，影响可读性的因素包括词汇量、句子长度、写作风格及其他因素等。阅读水平公式（reading-level formulas）有助于可读性的确定（Nitschke and Voichick 1992）。两个常用的阅读水平测评体系是 SMOG 可读性公式（McLaughlin 1969）和 Flesch-Kincaid 等级水平公式和 Flesch 阅读容易度评分（Klare 1984）。评价可读性最简单的方法是在使用内置于 Microsoft Office 软件的 Flesch-Kincaid 等级公式进行可读性评价（Microsoft Office 2018；Stockmeyer 2009）。
- 可理解性（understandability）超越了可读性评价的范畴，着重于评价受试者对评价工具的理解是不是按照你想让他理解的方向理解的。这可以通过询问受试者每一个问题是什么意思或者该问题问的是什么来判断，这一过

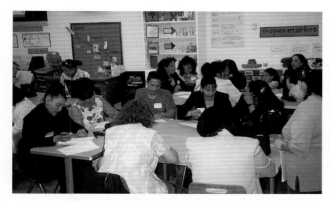

评价材料需要根据受众的识字水平进行调整，以确保数据准确，并为参与者提供奖励

程叫作认知测试（cognitive testing）（Alaimo, Olson, and Frongillo 1999）。即便选择现有的评价工具，仍然需要面向目标人群对其可理解性进行测试。

定性数据

定性数据，既来自观察、深度访谈、焦点小组或开放式调查等的信息，也需要考虑数据的可靠性和有效性，这种情况下，需要标准可靠。

- 可靠性（dependability）和信度相似，其他人需要能够遵从初始研究者的步骤和决策过程，理解这些研究结果是如何得来的，所以需要把所有的步骤都记录下来。
- 可信性（credibility），研究结果的可信性表明了研究的有效性，通过与观察对象进行足够长时间的访谈来了解所研究的现象，通过持续观察并使用不同的原始资料和研究方法来研究同一现象，获得一致的信息，可以提高可信性。这个过程被称为"三角互证法（triangulation）"。通常情况下，研究的结果会被分享给参与者进行验证，也就是所谓的"同行报告（peer debriefing）"。此外，这些发现需要让读者感到真实，即使他们仅仅是读过这项研究，也能意识到，人类经历中的某个方面正在被揭示。

验证和评价工具的预测验

在比较正式的评价或研究中，对评价工具和数据收集过程的预测验非常关键。如果你想要准确和有意义的数据，不管是参考的还是新设计的，评价工具都必须在目标人群中进行测试。如果没有时间和机会对工具进行初步测验，尽可能让同事检查内容的有效性，同时让部分目标人群完成它，检查其可读性和可理解性，并询问他们的意见。使用前务必修改，工具的可读性对于提高其有效性、可靠性及激励读者完成测验非常重要。

案例：工具的有效性研究

常规程序是将你的工具与标准进行对比。在一项研究中，研究者采用简版（5分钟即可完成）食物频率问卷进行线

上和线下（打印版）两种方式调查富含钙的食物的摄入情况，用3天膳食记录作为标准进行比较，结果显示二者具有相关性（Hacker-Thompson, Robertson, and Sellmeyer 2009）。

食物行为清单有英语（Townsend et al. 2008）和西班牙语两个版本（Banna et al. 2010; Banna and Townsend 2011），在低收入人群的使用已得到有效性验证：即用水果蔬菜相关的条目获得的信息与血清类胡萝卜素水平进行比较；其他食物条目则与1天膳食回顾获得的营养素摄入量进行对比（Murphy et al. 2001; Townsend et al. 2003; Townsend and Kaiser 2007）。同样的过程也应用在蔬菜水果的调查方面。下面介绍如何设计评价工具。

为低文化水平受众设计行为评价工具

根据调查，约七分之一的美国成年人（或约3 200万人）的英语成绩低于基础水平，属于"功能性文盲"；另有21%的人阅读水平低于5年级水平，19%的高中毕业生成绩也低于基础水平（National Center for Educational Statistics 2003）。许多社区营养教育项目的参与者都只有5年级或5年级以下的水平（Richwine 2017）。因此，如果我们要从他们那里获取有效的评价信息，我们设计的任何评价工具都要以他们能够理解的方式书写，即使翻译也要让目标人群理解我们的评价工具。这涉及问题措辞、句子结构、格式以及完成调查所需的认知能力。此外，有研究显示在文本信息中添加图片可以强化学习效果（Levie and Lintz 1982），说明在评价工具中添加图片可以更容易被低文化水平人群理解。

Townsend和同事们进行了研究，并开发了许多针对低文化水平人群的评价工具（Townsend 2006; Townsend and Kaiser 2005, 2007; Townsend et al. 2003; Townsend et al. 2008; Townsend et al. 2012; Townsend et al. 2014）。他们的工作（Johns and Townsend 2010）基于多个理论，概况如下：Sudman的格式一般原则（Sudman's general principle of formatting）强调必须将参与者的需求放到第一位（而不是专业人员的需求），特别是自我评价工具（Bradburn, Sudman, and Wansink 2004）；现实主义理论（realism theory）表明，添加逼真的视觉提示使参与者更容易存储和检索信息（Berry 1991）；提示整合理论（cue summation theory）（Severin 1967）表明，随着视觉提示数量的增加，学习能力会提高，颜色使提示更加逼真，因此更易于记住和使用。

Townsend及其同事设计了食物行为清单，他们一开始参考已有的工具或者自己创建文本，然后根据上述理论在文本中添加视觉信息。起初，他们使用线条图，后来拍摄了与文本相关的实物图，研究人员首先测试了黑白照片，然后测试了彩色照片，随后使用边想边说（think-aloud）和转述，在不同阶段对受访者关于文本和视觉效果的认知进行详细访谈，访谈中询问了检查表的格式、图片、布局及材料等，最终完成工具的可读性评价。

他们发现，低文化人群更喜欢图片而不是文本或线条图，更喜欢彩色照片而不是黑白照片，倾向于具体的可识别的品牌物品优于通用物品（Townsend et al. 2008）。图14-8显示了评价工具中一个问题的设计过程，这些照片有两个重要的功能：首先能够对问题内容进行说明，其次可以用来代替问题的文字。如图14-9所示，彩色照片能提供苹果的颜色和形状提

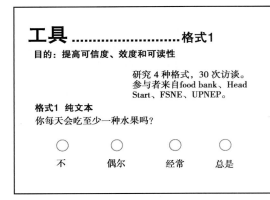
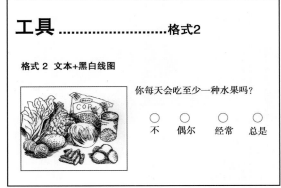
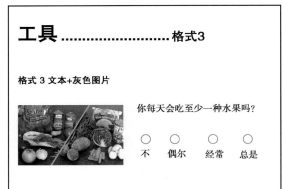
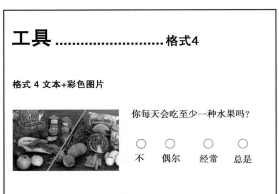

图 14-8　食物行为清单的格式进展

University of California Cooperative Extension；University of California，Davis.［refer to Townsend MS，Sylva K，Martin A，Metz D，Wooten Swanson P. Improving readability of an evaluation tool for low-income clients using visual information processing theories.］*J Nutrition Education Behavior* 2008；40：181-186.

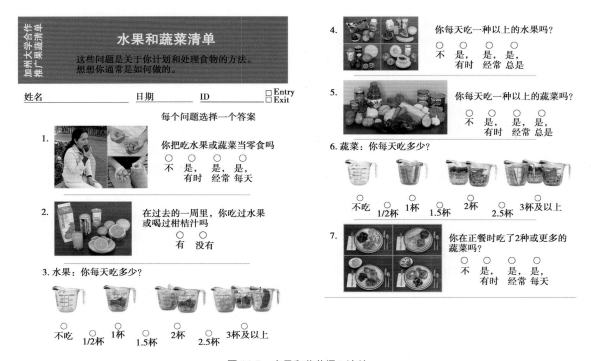

图 14-9　水果和蔬菜摄入清单

From Townsend MS，Kaiser LL，Allen LH，Joy AB，Murphy SP. Selecting items for a food behavior checklist for a limited resource audience. *J Nutr Educ Behav.* 2003；35：69-82.

示，限制文字数及复杂的词组，同时展示了水果和蔬菜摄入量的简版清单。关于食物行为清单最终版本的小组访谈参与者表示，视觉素材的应用吸引了他们的注意力，提高了他们对问题的理解，并使他们对评价过程更感兴趣（Johns and Townsend 2010）。

如图 14-10 所示，Townsend 等还设计了用来评价孩子的蔬菜摄入情况（父母填写），包括食用蔬菜作为零食，挑食以及与蔬菜相关的育儿教育（买蔬菜和示范吃蔬菜）等（Townsend et al. 2016）。Townsend 等还设计了其他的工具以评价与肥胖风险相关的行为。

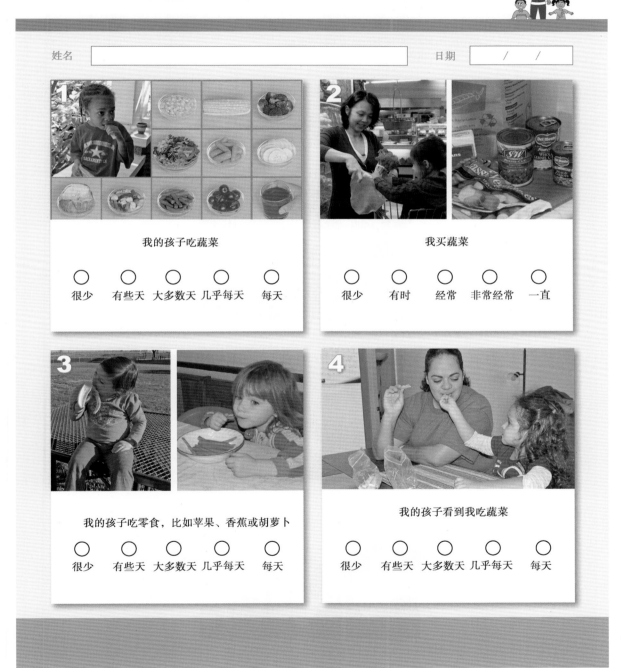

图 14-10 蔬菜摄入教育调查材料

收集干预前后的评价数据

在课程或干预前后使用同一调查工具来收集干预前后的变化。然而，如果参与者刚参加课程就来完成调查问卷，可能会降低他们对课程的兴趣和参与积极度。图 14-11 显示的是一项仅在课程的最后使用的调查，收集参与者干预前后的摄入量及决定因素等数据。

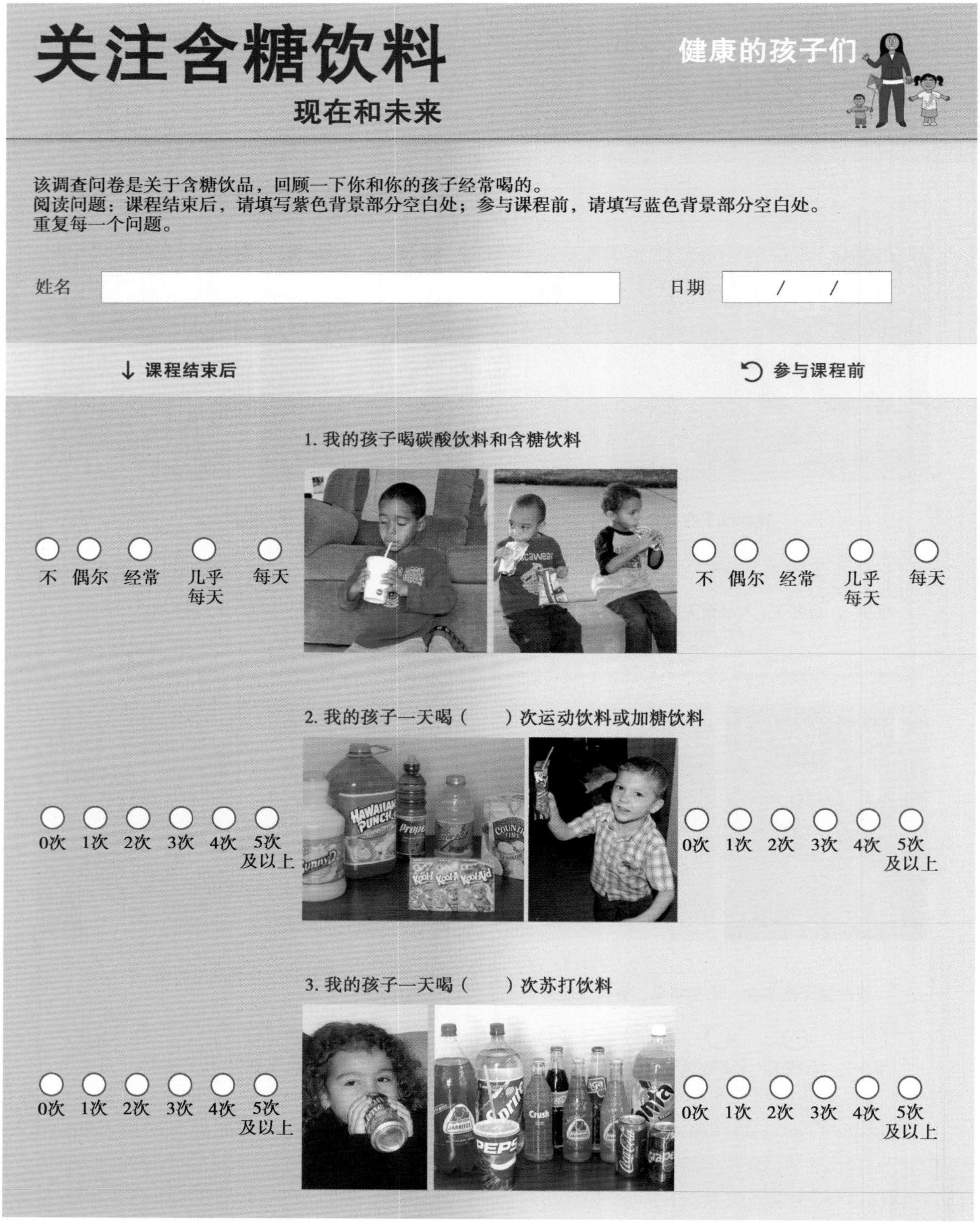

图 14-11 行为的回顾性图像评估：关注含糖饮料

制订合适的评价计划对结果进行测量

当你在单次课程或者一系列课程的前后发放评价工具时，无论你是否意识到，你就是在遵循评价计划进行评价，在这种情况即为单组干预前后评价（one-group pretest posttest），这样的设计会给你提供结果评价信息。

评价计划的目的是确保结果是由营养教育引起的而不是其他混杂因素导致的，因此，评价计划旨在排除对所获得结果的其他可能解释，这可以衡量此次教育项目产生的真正影响（U.S. Department of Agriculture 2005）。后面的章节介绍了其他的设计方法。单组干预前后评价设计虽然非常实用，但不能排除复杂因素，选择什么样的设计很大程度上取决于营养教育的方式、持续时间和强度以及哪种计划最可行，取决于教育干预的环境以及可利用的资金、时间和专业技能等。

实验设计

随机对照试验（RCT）是营养科学和临床营养研究中常见的实验设计。在此设计中，个人，妇女、婴儿和儿童（WIC）诊所，学校或工作场所被随机分成两组，一组接受营养教育（干预条件），另一组接受常规教育或另一种不相关的干预（控制条件），两组的干预周期和强度相等，两组在干预前后均填写调查问卷。这种设计的一个主要优点是，随机化过程可确保结果的显著性差异是由于营养干预所引起；一个主要缺点是在营养教育实践环境中很难实现随机化，这意味着对照组不接受教育干预，在道德上是不可行的。

准实验设计

准实验设计（quasi-experimental design）在传统上被视为更现实的现场评价研究模型，其中最常用的是前测和后测的比较（comparison-group design with pretest and posttest）设计，其中一组接受干预，另外一组未接受干预作为对照组，两组人群的年龄、性别、种族或社会经济地位等特征相似。两组都进行了干预前后的调查，并对两组的增益分数进行比较。在学校中干预，整个班级可能与同一所学校的其他班级相匹配，或者整个学校与其他学校相匹配。在 WIC 诊所环境的干预中，接受干预的 WIC 诊所组可能与来自具有相似特征但未接受干预的 WIC 诊所的组相比较。尽管这些设计并没有完全避免其他干扰因素，但它们确实控制了各种重要的误差来源，在实践环境中对许多项目来说仍然是一种相当可行的设计方法。

提供实践证据的非实验设计

非实验设计（nonexperimental design）可以为一系列课程或干预措施的有效性提供基于实践的证据。这些设计常见于两种情况：单组干预前后测试设计（one-group pretest and posttest design），比较干预前后的分数，无对照组。例如，一项针对父母的干预方案，帮助他们为 3～11 岁的孩子们提升健康食物的选择，总共有 210 位家长参与该项目，结果显示在干预期间很多行为变化的指标都得到了改善（Dicken et al.2014）。在仅有非同等比较组的干预后测试设计（posttest-only design with nonequivalent comparison group）中，该项目参与者的分数与未接受该项目的类似组进行比较，不进行干预项目前的测试。这样的设计很难排除所得结果的其他解释，但这种设计通常是实践中唯一可行的设计，可以提供重要的见解。

时间序列设计

在非连续时间序列设计（interrupted time series design）中，在一段时间内进行多次观察作为基线，随后，引入干预。项目结束后会进行一系列观察，如果评分在项目实施之前的一段时间内保持不变，在实施之后立即增加，并在项目结束后的一段时间内保持在较高水平，则增加可能归因于该项目。如果能够结合对无干预对照组的时间序列观察结果，则上述结论能够得到进一步增强，同样，尽管会存在各种各样的误差，但是该设计可以在一定程度上说明项目的有效性。

监测研究

监测研究（surveillance study）是在一个群体或一组研究对象中监测我们感兴趣结果的状态，例如膳食摄入量或对健康饮食的态度等。这样的研究能够记录人群的在监测时间内的行为，但不能解释导致观察到的状态的原因。

定性评价设计

定性评价设计（qualitative evaluation designs）可以代替或者补充定量评价设计，所使用的方法通常具有归纳性质，并依赖于观察、结构化和半结构化的个人和小组访谈、焦点小组、历史记录、照片——语音访谈（参与者拍摄相关实践的照片，然后进行讨论）和问卷调查等策略。因为定量方法往往只关注干预的结果，而定性评价设计可以通过观察变化的动态和环境来进一步增强定量方法的有效性。定性方法还扩大了观察范围，获取到真实的变化，通过收集参与者的观点，还可以帮助我们了解干预是如何影响参与者，该项目合作者以及该方法如何有效。定性方法可以帮助我们识别和理解项目构成因素，例如参与者的当前实践、价值观和态度、领导风格、人员配置模式、项目活动之间的关系等。

评价过程的伦理

评价应合乎伦理准则，这意味着应该获得项目参与者的知情同意才能参与评价，不应强迫参与者完成评价活动；他们的回答应该是匿名的或保密的，不应该以不合理的方式强迫参与；参与者不应因其答案不对或未作答而被拒绝基本服务。

计划过程评价

过程评价（process evaluation）因其形式简单而被营养教育工作者熟知，它是一种常规的评价方式，并且与结果评价相比更易被设计。过程评价发生在我们的日常，作为一个学生，需要完成对课程和教师的学期评价，或者作为专业人员，在专业会议结束后被要求完成询问学习体验的评价表。同样，当完成营养教育课程或者干预后，也希望获得这样的过程评价，以了解课程进展如何。过程评价的范围可能比仅仅了解参与者对该项目的喜爱程度要广泛得多，过程评价可以帮助我们更有效地进行干预，提供结果评价的背景信息，以及目标人群对干预的接受度、执行情况（做了还是没做）等信息（Baranowski and Stables 2000；Steckler and Linnan 2002；Baranowski and Jago 2005；Lee，Contento，and Koch 2013）。本节介绍几种你可能会问到的问题，如何收集评价数据取决于干预的规模以及可用于评价计划所需的时间和资源，收集评价数据包括设计适当的工具和数据记录格式或者回顾已有资料的格式。

过程评价——了解干预如何实施

过程评价能够帮助我们理解干预是如何实施的，例如，目标人群有哪些？参与者对干预是否满意？行为目标和活动是否合适？下面列出了这些问题及其他一些问题，并就如何收集数据来回答这些问题提出了建议；这些问题的答案有助于你理解和解释结果。

覆盖人群

■ 课程或项目是否覆盖到目标人群？到了什么程度？例如，为 5 年级孩子的父母设计了课程，但是参与课程的有一半是 1 年级和 2 年级的学生家长，或者在门诊举办了关于防控 2 型糖尿病的讲座，该讲座原本计划邀请 100 个人参加，但实际才到了 10 位，这就叫作覆盖人群。

数据收集方法

考勤表可以提供参与者人数、人口统计信息或与干预相关的其他信息。对于基于网络的活动，可以设计某种随访体系。

参与者满意度

■ 参与者和实践者对材料内容、学习活动或媒介信息及其传递形式的满意度如何？他们喜欢哪些方面？他们觉得哪些方面有用？他们不喜欢哪些方面？

数据收集方法

可以为参与者制订一份评价表，让他们线下或在线完成，无论是参与了一次课程还是几个月的干预，都需要对营养教育课程进行满意度评价。更重要的是，评价应询问他们认为课程或干预的哪些部分最有用，哪些部分作用小，哪些

材料应该更深入地准备或不用那么深入准备，以及他们喜欢和不喜欢的哪些活动及原因。

项目的实施和保真度

当进行结果评价时（前评价和后评价），你的假设是课程完全按照自己的设计进行，但实际上的干预可能无法按照原计划进行，可能因为内部因素的存在，如团体管理问题，或者超出教育者控制的外部因素等，或是教育者在授课时突然决定改变课程内容。这些变化将对干预前评价和干预后评价结果产生影响。因此，过程评价可用于帮助了解所设计的课程或干预在多大程度上得到完整的实施。或许会有以下疑问：

■ 执行完成程度（completion of implementation），即原计划的活动和材料在多大程度上被完全执行？营养教育工作者是否能够完成所有活动？如果不能，原因是什么？

■ 项目的保真度（fidelity or faithfulness to the program），项目的实施是按照计划进行的吗？在实施过程中是否增加了素材或活动，如果是，为什么？素材或活动是否有遗漏？如果有，原因是什么？

■ 执行完成度和保真度一起被称为实施度（dose delivered）。如果项目不能完全按照设计要求进行，阻碍是什么？

■ 项目接受程度（program reception or dose received），实施的项目是否被完全接受？也就是说，观众是否能够在没有干扰或分散注意力的外界条件下专注于项目？（噪声、灯光、幻灯片或说话声不佳、设备不能正常工作或社会条件如课堂纪律等）

数据收集方法

为评价项目实施的完整性和准确性，需要设计一种工具，例如每节课的活动清单，这样，营养教育工作者就能了解到有多少内容被遗漏，并且注意到有没有忽略或增加其他材料（Lee et al. 2013）。为获取参与者的持续的日常生活记录，比如 3 天的膳食记录，以查看他们是否遵守计划的行为目标，那么就需要设计工具用来追踪记录。

过程评价数据——了解实施和结果之间的关联

设计和执行一系列的课程或干预，包括很多步骤和模块：设计干预措施，为课程讲授者（即便你自己没有）提供专业训练，确保目标人群接受并按预定计划实施。在每个步骤中，总会有一些障碍及许多外在的、竞争的因素需要我们注意和解决。所有的这些因素都会影响课程的决定因素和行为的改变，可以使用观察清单、访谈或调查形式的定量数据，也可以通过定性方法来帮助你了解课程是否以及如何对目标人群产生不同的影响。

执行过程评价的概念框架如图 14-12 所示。这是一项针对中学生肥胖预防的干预项目（见第 13 章中营养教育行动 13-1 选择、控制和改变）。这一概念框架可以应用于在其他场所的干预，例如在门诊或低收入父母的工作场所开展糖尿病预防和管理课程。在这里，讲课、开展活动、发放材料等分发量（dose delivered）称之为实施，包括严格按照设计执行及完全执行两个方面。评估数据包括每门课程专

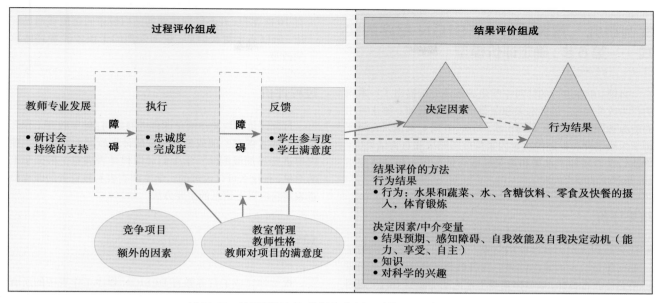

图14-12 关于评估选择、控制和改变（C3）课程干预概念模型

门设计的表格，这些表格由观察员完成，包括样本数量及与教师访谈。样本收集量，又被称为接受量（dose received），由学生参与度和学生满意度组成。使用观察表来评价学生每一节课的参与度，并在干预结束后通过问卷统计学生的满意度。

环境因素对于获取和描述结果都很重要，在这个例子中，是课堂管理问题、教师特征以及教师对干预措施的满意度等。此外，研究发现，这些实施因素能够影响心理和行为结果（Lee, Contento, and Koch 2013；2015）。

过程评价数据的应用

你可以利用收集的过程评价数据来决定如何提高干预的参与度和满意度，如何改善干预实施过程（例如更好的培训专业人员，更好的材料或者更为清晰的干预策略等）及改善干预过程的管理。干预期间或干预结束时收集的评价数据还可以为干预过程中各利益相关者发生的事情提供详细描述。过程评价数据还能够用来分析达到或没有达到预期营养目标的效果及具体原因，换句话说，获得的有关项目功能的信息可以帮助解释从结果评价中获得的关于干预有效性（或缺乏有效性）的结果。例如，一个无效的结果可能是因为干预没有完全实施或未完全按照计划实施，或者因为其他因素的影响，这说明干预本身可能是合理的，但实施过程需要改进。

完成营养教育 DESIGN 程序第6步：确定评价模型

如上所述，营养教育方案的制订是一个反复的过程，需要教育工作者在不同的任务中来回切换。评价计划的确定与教育活动的设计密切相关。在第4步（制定目标），陈述针对行为改变决定因素的总体教育目标，在第5步（生成计划），构建教育活动，需要考虑如何评价目标完成进展和营养活动的影响，第6步是应用本章的信息来完成评价方法。

第6步：确定评价模型，包括以下几个方面：
1. 理论模型中社会心理决定因素的评价计划。
2. 行为改变目标的评价计划。
3. 待解决问题的评价计划。
4. 课程或干预实施过程的评价计划。

完成第四部分营养教育 DESIGN 程序工作表：教育计划中的第6步确定评价模型。使用第四部分中的案例进行指导。

决定哪一项结果是你想要评价的。大多营养教育由一次或几次课程组成，如果你只是想对课程进行非正式的评价，事情就比较简单，你只需要对小组讨论或已完成的工作表进行评价，或者在最后，以总体教育目标为指导进行一个简短的调查来测量理论模型中的社会心理决定因素。

如果可用的资源足够多和项目持续时间足够长，就可以进行更为全面的评价。此外，如果需要写一份关于课程及干预效果的正式报告，可能需要构建调查工具以更系统地评价社会心理决定因素和行为改变目标，甚至可以对健康结果进行评价（如 HbA1C 的手指刺法检验）。你也可以使用同一套调查工具在课程或干预前后进行评价，收集干预前后各指标的变化数据。如果需要进一步证明干预的有效性，可以添加一个与现有的目标人群特征相似的对照组，并在相同的时间间隔前后进行同样的调查，对照组人群仅接收营养相关的普通书面材料。这样就可以将接受课程或干预的参与者的变化与未接受课程或干预的参与者的变化进行比较，这是一个前后比较组的准实验设计。

案例研究 营养教育 DESIGN 程序的实践——第6步：确定评价模型

目前，正在进行的针对中学生的案例分析提出了一系列的行为改变目标，包括水果和蔬菜摄入量的增加。鉴于可用的资源和课程的时间（每周1次，持续10周），案例研究将评价学生激励性和促进性决定因素的改善结果和行为结果（评价他们是否增加了水果和蔬菜的摄入量），但不包括体重指标（待解决的健康问题）。

结果评价

■ 社会心理决定因素改变的结果。该模块首先要解决的是如何测量决定因素的结果。营养教育工作者和同事们重申总体教育目标，该目标是基于理论基础模型中的决定因素而设计的，然后明确他们将用于获取所需信息的方法以及针对目标/决定因素设置的实际问题。可以看到他们使用了多种方法，包括问卷调查、工作表、小组讨论和观察法等。

■ 干预行为改变目标的干预结果。上述中学生的行为改变目标是增加各种水果和蔬菜的摄入量，所用评价工具是类似于图14-6的食物频率问卷，利用该问卷获得的信息，可以分析学生水果和蔬菜的摄入频率。与课程起始相比，干预后学生的水果和蔬菜的摄入量在统计学上显著增加，说明该干预有效。

■ 待解决健康问题的结果。营养教育的主要原因是担心年轻人的高肥胖率和潜在的糖尿病风险，然而，5周内只有10次课程，并不能期望此期间内健康问题能够明显解决，所以需要更长时间、更加强烈的干预才能看到体重的改变。

过程评价

过程评价模块关注的是课程进展如何：健康教育工作者是否完成了课程？他或她是否按原计划授课而没有对干预内容进行添加或删除？学生们对课程是否满意？根据学生的意见，有什么可以改进的？学生调查表和教育者的课程检查表是获取以上信息的主要方法。

总结反思

祝贺你完成了营养教育 DESIGN 程序工作表中的所有模块！现在有一个或多个教育课程计划，准备通过小组会议或基于技术或媒体的营养教育模块提供给目标受众。下一步是提供营养教育计划，或向目标受众实施干预措施。如何做到这一点详见第三部分。第16~18章为有效的沟通方法提供了实用的指导，以传递教育计划内容，包括创建安全的学习环境，管理小组动态，在小组面前展示（第16章），开发支持视觉材料和使用新技术（第17章），以及制订适合目标受众年龄、文化背景和识字水平的教育计划（第18章）。第17章强调了提供基于技术或媒体干预措施的有效方法。

© Elovich/Shutterstock

问题和活动

1. 有人认为，无论多么简短的计划，营养教育评价都很重要。你同意吗？为什么？

2. 结果评价和过程评价的异同。

3. 你被要求为青少年提供一些关于健康零食和饮料的课程，并描述下列术语在文中的含义，指出它们之间的关系。举例说明。
    a. 结果
    b. 工具
    c. 评价计划
    d. 数据收集方法

4. 描述测量以下各项的4种方法。
    a. 行为结果
    b. 行为改变目标的决定因素

5. 评价工具的效度和信度是什么？描述二者之间的联系。

6. 描述给低文化水平参与者制作营养教育评价工具更有效的方法。

7. 设想一个实践场景，你将根据"我的餐盘（MyPlate）"为一个社区的低收入家庭女性提供6次营养课程，重点关注课程中的每个关键行为。用什么设计来测量课程产生的影响？描述你认为可以进行实际评价的设计和结果类型。

参考文献

Alaimo, K., C. Olson, and E. Frongillo. 1999. "Importance of cognitive testing for survey items: An example from food security questionnaires." *Journal of Nutrition Education* 31: 269–275.

Banna, J., and M. S. Townsend. 2011. "Assessing factorial and convergent validity and reliability of a food behavior checklist for Spanish-speaking participants in USDA nutrition education programs." *Public Health Nutrition* 14(7): 1156–1176.

Banna J., L. E. Vera-Becerra, L. L. Kaiser, and M. S. Townsend. 2010. "Using qualitative methods to improve questionnaires for Spanish speakers: Assessing face validity of a food behavior checklist." *Journal of the American Dietetic Association* 110: 80–90.

Baranowski, T., N. Islam, D. Douglass, H. Dadabhoy, A. Beltran, J. Baranowski, D. Thompson, K. W. Cullen, and A. F. Subar. 2014. "Food Intake Recording Software System, version 4 (FIRSSt4): A self-completed 24-h dietary recall for children." *Journal of Human Nutrition and Dietetics* 27 Suppl 1: 66–71.

Baranowski, T., and R. Jago. 2005. "Understanding the mechanisms of change in children's physical activity programs." *Exercise and Sport Science Reviews* 33(4): 163–168.

Baranowski, T., and G. Stables. 2000. "Process evaluations of the 5-a-day projects." *Health Education and Behavior* 27(2): 157–166.

Berry, L. H. 1991. The interaction of color realism and pictorial recall memory. *Proceedings of Selected Research Presentations at the Annual Convention of the Association for Educational Communications and Technology, 1991.*

Block, G., C. Gillespie, E. H. Rosenbaum, and C. Jenson. 2000. "A rapid screener to assess fat and fruit and vegetable intake." *American Journal of Preventive Medicine* 18: 284–288.

Block, G., F. E. Thompson, A. M. Hartman, F. A. Larkin, and K. E. Guire. 1992. "Comparison of two dietary questionnaires validated against multiple dietary records collected during a 1-year period." *Journal of the American Dietetic Association* 92: 686–693.

Bradburn, N. M., S. Sudman, and B. Wansink. 2004. *Asking questions: The definitive guide to questionnaire design for market research, political polls, and social and health questionnaires.* Newark, NJ: John Wiley & Sons.

Coaley, K. 2014. *An introduction to psychological assessment and psychometrics.* Thousand Oaks, CA: Sage.

Contento, I. R., J. S. Randell, and C. E. Basch. 2002. "Review and analysis of evaluation measures used in nutrition education intervention research." *Journal of Nutrition Education & Behavior* 34: 2–25.

Cronbach, L. J. 1951. "Coefficient alpha and the internal structure of tests." *Psychometrika* 16(3): 297–334.

Dicken, K. L., T. F. Hill, and J. S. Dollahite. 2014. "Practice-based evidence of effectiveness in an integrated nutrition and parenting education intervention for low-incomes parents." *Journal of the Academy of Nutrition and Dietetics* 114: 945–950.

Dicken, K. L., M. Lent, A. H. Lu, J. Sequeira, and J. S. Dollahite. 2012. "Developing a measure of behavior change in a program to help low-income parents prevent unhealthful weight gain in children." *Journal of Nutrition Education and Behavior* 44(1): 12–21.

Erinsosho, T. O., C. A. Pinard, L. C. Nebeling, R. P. Moser, A. R. Shaikh, K. Resnicow, A. Y. Oh, and A. L. Yaroch. 2015. "Development and implementation of the National Cancer Institute's Food Attitudes and Behaviors Survey to assess correlates of fruit and vegetable intake in adults." *PLoS ONE* 10(2): e0115017. DOI:10.1371/journal.pone.0115017.

Fardet, A., E. Rock, J. Bassama, P. Bohoun, P. Prabhasankar, C. Monteiro J-C Moubarac, and N. Achir. 2015. "Current food classifications in epidemiological studies do not enable solid nutritional recommendations for preventing diet-related chronic diseases: The impact of food processing." *Advances in Nutrition* 6: 629–638.

Gray H. L., P. A. Koch, I. R. Contento, L. N. Bandelli, I. Y. Ang, and J. Di Noia. 2016. Validity and Reliability of Behavior and Theory-Based Psychosocial Determinants Measures, Using Audience Response System Technology in Urban Upper-Elementary Schoolchildren. *Journal of Nutrition Education and Behavior.* 48(7), 437–452.

Green L., and M. W. Kreuter, 2005. *Health program planning: An educational and ecological approach.* 4th ed. New York: McGraw-Hill.

Hacker-Thompson, A., T. P. Robertson, and D. E. Sellmeyer. 2009. "Validation of two food frequency questionnaires for dietary calcium assessment." *Journal of the American Dietetic Association* 109(7): 1237–1240.

Hunsberger M., J. O'Malley, T. Block, and J. C. Norris. 2015. "Relative validation of Block Kids Food Screener for dietary assessment in children and adolescents." *Maternal and Child Nutrition* 11(2): 260–270.

Institute of Medicine. 2007. *Progress in preventing childhood obesity: How do we measure up?* Washington, DC: National Academies Press.

Johns, M., and M. S. Townsend. 2010. "Client driven tools: Improving evaluation for low-literate adults and teens while capturing better outcomes." *The Forum for Family and Consumer Issues* 15(3): 1–14. http://ncsu.edu/ffci/publications/2010/v15-n3-2010-winter/johns-townsend.php.

Klare, G. R. 1984. "Readability." In *Handbook of Reading Research*, P. D. Pearson, ed. (pp. 681–744). New York: Longman.

Koch, P. A., I. R. Contento, H. L. Gray, M. Burgermaster, L. Bandelli, E. Abrams, & J. Di Noia. 2019. "Food, Health, & Choices: Curriculum and Wellness Interventions to Decrease Childhood Obesity in Fifth-Graders." *Journal of Nutrition Education and Behavior*, 51(4): 440–455.

Kristal, A. R., B. F. Abrams, M. D. Thornquist, L. Disogra, R. T. Croyle, A. L. Shattuck, and H. J. Henry. 1990. "Development and validation of a food use checklist for evaluation of community nutrition interventions." *American Journal of Public Health* 80: 1318–1322.

Lee, H. W., I. R. Contento, and P. Koch. 2013. "Using a systematic conceptual model for process evaluation of a middle-school curriculum intervention: Choice, Control & Change." *Journal of Nutrition Education and Behavior* 45(2): 126–136.

Gray, H. L., I. R. Contento, and P. A. Koch. 2015. "Linking implementation process to intervention outcomes in a middle school obesity prevention curriculum: Choice, Control & Change." *Health Education Research.* 30(2): 248–261.

Levie, W. H. and R. Lentz. 1982. "Effects of text illustrations: a review of research." *Education and Communication Technology Journal*" 30(4): 195–232.

Majumdar, D., P. A. Koch, H. Lee, I. R. Contento, A. Islas de Lourdes Ramos, and D. Fu. 2013. "A serious game to promote energy balance-related behaviors among middle school adolescents." *Games for Health: Research, Development, and Clinical Applications* 2(5): 280–290.

Martinez-Gonzalez, M. A., A. Garcia-Arellano, E. Toledo, J. Salas-Salvado, P. Bull-Cosialas, D. Corella, M. I. Covas, et al. 2012. "A 14-item Mediterranean diet assessment toll and obesity indexes among high-risk subjects: The PREDIMED trial." *PLoS One* 7(8): e43134.

McLaughlin, G. H. 1969. "SMOG grading: A new readability formula." *Journal of Reading* 12: 639–646.

Medeiros, L. C., S. N. Butkus, H. Chipman, R. H. Cox, L. Jones, and D. Little. 2005. "A logic model framework for community nutrition education." *Journal of Nutrition Education and Behavior* 37: 197–202.

Microsoft Office. 2010. Test your document's readability. https://support.office.com/en-us/article/Test-your-documents-readability.

Monteiro, C. A., G. Cannon, R. B. Levy, J. C. Moubarac, M. L. Louzada, F. Rauber, et al. 2019. "Ultra-processed foods: what they are and how to identify them." *Public Health Nutrition* 22(5): 936–941.

Murphy S., L. L. Kaiser, M. S. Townsend, and L. Allen. 2001. "Evaluation of validity of items in a Food Behavior Checklist." *Journal of the American Dietetic Association* 101: 751–756, 761.

National Cancer Institute. 2000. *Eating at America's Table Study: Quick food scan*. Bethesda, MD: National Cancer Institute, National Institutes of Health. http://riskfactor.cancer.gov/diet/screeners/fruitveg/allday.pdf.

National Center for Educational Statistics. 2003. The 2003 National Assessment of Adult Literacy. Institute of Education Sciences, U.S. Department of Education. http://nces.ed.gov/naal/.

National Collaborative on Childhood Obesity Research (NCCOR). 2013. Measures registry. http://tools.nccor.org/measures.

Nitzke, S., and J. Voichick. 1992. "Overview of reading and literacy research and applications in nutrition education." *Journal of Nutrition Education* 24: 262–266.

Reedy, J., J. L. Lerman, S. M. Krebs-Smith, S. I. Kirkpatrick, T. E. Pannucci, M. M. Wilson, A. F. Subar, L.L. Kahle, and J. A. Tooze. 2018. "Evaluation of the healthy eating index-2015."*Journal of the Academy of Nutrition and Dietetics* 118(9): 1622–1633.

Richwine, J. 2017. "Immigrant literacy: Self-assessment vs reality." Center for Immigration Studies.

Rockett, H. R., M. Breitenbach, A. L Frazier, J. Witschi, A. M. Wolf, A. E. Field, and G. A. Colditz. 1997. "Validation of a youth/adolescent food frequency questionnaire." *Preventive Medicine* 26(6): 808–816.

Severin, W. 1967. "Another look at cue summation." *AV Communication Reviews* 15: 233–245.

Shannon, J., A. R. Kristal, S. J. Curry, and S. A. Beresford. 1997. "Application of a behavioral approach to measuring dietary change: The fat and fiber-related diet behavior questionnaire." *Cancer Epidemiology, Biomarkers and Prevention* 6: 355–361.

Steckler, A. and L. Linnan. 2002. *Process Evaluation for Public Health Interventions and Research*. San Francisco, CA: Jossey-Bass.

Stockmeyer, N. O. 2009, January. "Using Microsoft Word's readability program." *Michigan Bar Journal*: 46–47.

Straus, A. L., and J. Corbin. 1990. *Basics of qualitative research: Grounded theory procedures and research*. Newbury Park, CA: Sage.

Subar, A. F., S. I. Kirkpatrick, B. Mittl, T. P. Zimmerman, F. E. Thompson, C. Bingley C, G. Willis, et al. 2012. "The Automated Self-Administered 24-hour dietary recall (ASA24): A resource for researchers, clinicians, and educators from the National Cancer Institute." *Journal of the Academy of Nutrition and Dietetics* 112(8): 1134–1137.

Townsend, M. S. 2006. "Evaluating food stamp nutrition education: Process for development and validation of evaluation measures." *Journal of Nutrition Education and Behavior* 38: 18–24.

Townsend, M. S., C. Ganthavorn, M. Neelon, S. Donohue, and M. C. Johns. 2014. "Improving the quality of data from EFNEP participants with low literacy skills: A participant-driven model." *Journal of Nutrition Education and Behavior* 46(4): 309–314.

Townsend, M. S., and L. L. Kaiser. 2005. "Development of a tool to assess psychosocial indicators of fruit and vegetables intake for two federal programs." *Journal of Nutrition Education and Behavior* 37: 170–184.

Townsend, M. S., L. L. Kaiser. 2007. "Brief psychosocial fruit and vegetable tool is sensitive for the U.S. Department of Agriculture's Nutrition Education Programs." *Journal of the American Dietetic Association* 107(12): 2120–2124.

Townsend, M. S., L. L. Kaiser, L. H. Allen, A. Block Joy, and S. P. Murphy. 2003. "Selecting items for a food behavior checklist for a limited-resources audience." *Journal of Nutrition Education and Behavior* 35: 69–82.

Townsend, M. S., C. Schneider, and C. Ganthavorn. 2012. "Enhancing quality of EFNEP data: Designing a diet recall form for a group setting and the low literate participant." *Journal of Nutrition Education and Behavior* 44(Suppl. 4):S16–S17.

Townsend, M. S., M. K. Shilts, D. M. Styne, C, Drake, L. Lanoue, L. Woodhouse, and L. H. Allen. 2016. "Vegetable behavioral tool demonstrates validity with MyPlate vegetables cups and carotenoid and inflammatory biomarkers." *Appetite* 107: 628–638.

Townsend, M. S., M. K. Shilts, D. M. Styne, C, Drake, L. Lanoue, and L. Ontai. 2018. "An obesity risk assessment tool for young children: Validity with BMI and nutrient values." *Journal of Nutrition Education and Behavior* 50(7): 705–717.

Townsend, M. S., K. Sylva, A. Martin, D. Metz, and P. Wooten-Swanson. 2008. "Improving readability of an evaluation tool for low-income clients using visual information processing theories." *Journal of Nutrition Education and Behavior* 40(3): 181–186.

U.S. Department of Agriculture. 2005, September. Nutrition education: Principles of sound impact evaluation. Office of Analysis, Nutrition, and Evaluation Newsletter. https://snaped.fns.usda.gov/library/materials/nutrition-education-principles-sound-impact-evaluation.

U.S. Department of Agriculture. USDA - AMPM Automated Multiple-Pass Method https://www.ars.usda.gov/northeast-area/beltsville-md-bhnrc/beltsville-human-nutrition-research-center/food-surveys-research-group/docs/ampm-usda-automated-multiple-pass-method/.

U.S. Department of Agriculture. Community Nutrition Education logic model framework for addressing multiple levels of intervention. https://nifa.usda.gov/resource/community-nutrition-education-cne-logic-model.

U.S. Department of Health and Human Services. 2015. Healthy Eating Index (HEI-2015). www.cnpp.usda.gov/healthyeatingindex.

U.S. Department of Agriculture 2016. SNAP-Ed evaluation framework and interpretive guide. https://snaped.fns.usda.gov/program-administration/snap-ed-evaluation-framework

Willett, W. C. 2012. *Nutritional epidemiology*. 3rd ed. New York: Oxford University Press.

Willett, W., C., L. Sampson, M. F. Stampfer, B. Rosner, C. Bain, J. Witschi, C. H. Hennekens, and F. E. Speizer, 1985. "Reproducibility and Validity of a Semiquantitative Food Frequency Questionnaire." *American Journal of Epidemiology* 122: 51–65. https://regepi.bwh.harvard.edu/health/FFQ/files/2007%20BOOKLET%20FFQ.pdf

Yaroch, A. L., K. Resnicow, and L. K. Khan. 2000. "Validity and reliability of qualitative dietary fat index questionnaires: A review." *Journal of the American Dietetic Association* 100(2): 240–244.

第15章

使用营养教育 DESIGN 程序创建行为改变目标的环境支持

概述

　　本章介绍如何使用六步营养教育 DESIGN 程序：环境支持计划，为受众创造环境支持，以实现干预的行为改变目标。共有两种类型的环境支持，第 1 种是家庭和社交支持网络，是对受众进行直接营养教育的支持网络，这类环境支持可以使用第 8～14 章介绍的营养教育 DESIGN 程序：教育计

划。第 2 种环境支持涉及政策、系统和环境（policy, system, and environment, PSE）改变，包括受众的居住、学习、工作、休闲、购物及就餐环境。本章的重点是创建支持性政策、系统和环境。第 6 章的内容有助于你完成此过程。

本章大纲

- 引言：为什么需要创建环境支持来补充教育计划
- 环境支持概述
- 第 1 步：确定行为——环境支持的行为改变目标
- 第 2 步：探索决定因素——行为改变目标的促进或阻碍因素是什么
- 第 3 步：选择理论模型——用于制定环境支持的简单逻辑模型

- 第 4 步：制定环境支持的目标
- 第 5 步：生成环境支持计划
- 第 6 步：评价环境支持
- 案例研究　营养教育 DESIGN 程序：环境支持计划的实践
- 本章总结

学习目标

本章学习结束，你应该能够：
- 描述环境支持对完成教育计划的重要性
- 认识到在制定政策、系统和环境变化时，与受众、政策制定者、执行人员和社区成员合作的重要性
- 评价受众的居住、学习、工作、休闲、购物和就餐环境，以确定促进和阻碍实现行为改变目标的因素

- 创建一个简单的逻辑模型，其中包含政策、系统和环境的投入、活动和结果，以解决行为改变目标
- 为简单逻辑模型中的每个活动编写环境支持目标
- 设计具体的步骤和时间表来实现环境支持目标
- 制订计划来评价政策、系统和环境

引言：为什么需要创建环境支持来补充教育计划

一名 5 年级学生，参加了几次关于多吃水果和蔬菜的营养教育课程，然后决定要吃完学校午餐里的蔬菜，并计划吃一个苹果，但在他端着餐盘走向餐桌的过程中，苹果从托盘上掉了下来，由于没有地方清洗，所以他把苹果放在口袋里打算回家再吃。他的餐盘里有烤西葫芦，但看起来是糊状的，难以辨别是什么食物，便没有吃。回到家后，他发现苹果丢了。因此，他没能实现午餐吃完水果和蔬菜的美好愿望。

除了解决教育计划中的激励和促进因素外，每个人还需要有支持健康行为的环境。这就是基于理论的营养教育框架的 3 个组成部分：即①增强行动机；②促进行动能力；③创建环境支持。第三部分的目标是通过减少环境中的障碍，使健康选择更为容易。

许多待解决的环境和营养问题，如减少 2 型糖尿病、提高食品安全性和增加生态可持续性饮食等，都是重大、复杂和多维度的问题，需要采取综合方法才能解决，因此需要环境支持来完成教育计划。在第 6 章详尽探讨的社会生态框架中，包括成功改变行为需要解决的 4 层因素，第 1 层是个人和人际关系因素（通常在教育课程中解决）；另外 3 层是政策、系统和环境支持解决的典型因素。组织和机构层的因素可以影响人们居住、学习、工作、娱乐、购物和饮食的环境；社区和部门层的因素涉及诸如医疗保健系统、食品和农业等系统、地方政府、工业和媒体；最后一层是社会结构和文化规范层，解决法律、社会信仰体系、政府和法规方面的影响因素（Cornell 2018）。

根据项目或干预的任务和你所拥有的资源，你或你的营养教育团队可能决定了创建环境支持需要拥有的资源、合作者和技能。

环境支持概述

第 6 章介绍了两种环境支持：①支持行为改变目标的家庭和社交网络；②支持行为改变目标的政策、系统和环境改变。家庭和社交网络中包括受众关心并花费大量时间与之相处的人，你可创建的社会支持包括为参与者创建支持小组、与其他教育工作者合作、动员家庭成员支持基于学校或工作场所的改变社会规范的计划。创建这类社会支持与创建教育计划相似，不同的是这类计划针对的是参与者的社交网络中的其他人，如学生的父母、老年人的

护理人员、慢性病患者（如 2 型糖尿病患者）的配偶等，而不是受众自己。因此，如果你认为这是最能支持受众环境的类型，可遵循 DESIGN 程序中教育计划的第 3 步：选择理论模型；第 4 步：制定目标；第 5 步：生成计划；第 6 步：评价计划；参见第 8～14 章，特别是第 10～14 章，创建社交网络环境支持。

与教育干预措施不同，政策、系统和环境支持是为了改变环境，包括 4 种主要类型的活动，分别为①倡导：建立兴趣和支持，改变政策和系统；②食物环境改变：在什么地方供应什么样的食物；③经济环境改变：激励健康食品和抑制不健康食品的定价结构；④信息环境改变：使用宣传材料和榜样促进环境中的健康选择。要使政策、系统和环境取得成功，需要寻找并与受众及其社区合作者合作。潜在合作者包括：

- 你的受众及其社区成员
- 校长和学校负责人
- 课后托管机构
- 学校和工作场所的食物供应者
- 社区和政府机构（如公共卫生部门或教育部门）
- 食品店、超市老板和管理人员
- 农贸市场管理人员和农贸市场经营机构
- 现有的工作组或联盟
- 与食品和营养相关的社区组织，例如食品恢复计划（food recovery programs）、食物银行（food banks）、汤厨（soup kitchens）和食品安全和饥饿组织（food security and hunger organizations）
- 可持续食物系统组织
- 园艺协会
- 其他对食物、身体活动和健康感兴趣的非营利组织、企业和团体

因为政策、系统和环境面向并服务于社区时更有效，因此合作者必不可少。专业人士的任务是稍微推动并保持进程流畅，你基本上是"旁观者"，而不是"表演者"。环境支持自始至终是一个协作过程，因此，寻找合适的合作者是非常重要的战略因素。本章提供有关开发环境支持的指南，以补充和提高教育干预的有效性，这部分内容在第 8～14 章的 DESIGN 程序：教育计划中已经探讨过。

图 15-1 总结了 DESIGN 程序：环境支持计划的 6 个步骤中每个步骤的任务和成果，本章将带你完成这 6 个步骤。第四部分还介绍了创建政策、系统和环境案例，即有所控制：健康饮食，保持健康。这与第 7 章和第四部分的 DESIGN 程序：教育计划的案例研究相同。DESIGN 程序的空白版本：环境支持计划见本书第四部分。浏览空白版本的 DESIGN 程序：环境支持计划将有助于理解本章的 6 个步骤。

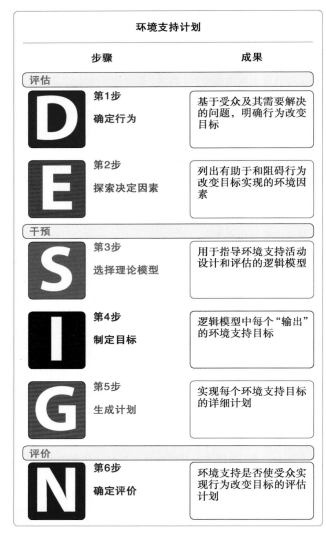

图 15-1　营养教育 DESIGN 程序：环境支持计划

第 1 步：确定行为——环境支持的行为改变目标

首先通过明确时间和资源的合理分配来分析严重且普遍存在的需要解决的问题，从而明确干预的行为改变目标。你还要确定哪些人最想解决这些问题。一旦确定，无论干预是通过社区还是新闻媒体进行传播，或者无论你是否参与社会、环境和政策支持的计划，这些行为改变目标都应保持不变。因此，此步骤与第 8 章中完成的步骤完全相同。此处提供了该过程的摘要，可阅读第 8 章了解全部细节。第 1 步：确定行为包括的 4 项活动：

- 明确**受众**
- 确定**待解决的问题**
- 了解**受众的行为**
- 选择**行为改变目标**

明确受众

要清楚谁是受众，并认真评估这些受众。受众可以是任何人，例如青少年、儿童、低收入家庭成员、工作场所的员工、门诊的糖尿病患者、运动员、健身俱乐部的成员或集体用餐场所的老年人。许多情况下，其他人或组织已事先为你确定了目标受众，如开展营养教育的机构（组织）需要完成的任务或某些资金的资助方。否则受众的选择通常基于需求或兴趣程度。

确定待解决的问题

你可以了解受众所面临的、你也比较熟悉的待解决的问题，并为课程或计划提供依据。首先，从文献和政策文件等获取一般信息，以了解受众需要解决的个人健康、食物系统和社会健康问题。其次，可以通过小组讨论、深入访谈关键人物、观察或调查获得相关特定受众所关心的急需解决的健康问题的信息，并从中选择一个问题来解决。需要注意的是，即使选择解决一个主要问题，干预通常也可能有助于解决其他已确定的问题。例如，素食有助于降低 2 型糖尿病的风险（个人健康），也可以减少饮食的碳足迹（食物系统健康）。

了解受众的行为

通过文献检索、连锁超市或餐饮协会的消费者调查、政府的食品消费调查、政府发布的饮食建议等，你可以了解类似受众的哪些行为造成了待解决问题，也可以通过焦点小组、观察、调查和访谈了解受众的具体行为。

选择行为改变目标

基于评价选择一种主要行为作为你计划中的行为改变目标，这些行为或实践被描述为有助于解决已识别问题的改变或行动。行为改变目标是其余步骤实施的基础。

第 2 步：探索决定因素——行为改变目标的促进或阻碍因素是什么

设置了行为改变目标后，下一步是与合作者一起了解受众的环境，以及在这些环境中有哪些因素能够促进和阻碍你选择的行为改变目标的实施。对于具有多个行为改变目标的大型干预措施，你可能希望在访问受众社区时同时收集多个行为改变目标的信息。例如，一个计划可能有 2 个行为改变目标：①增加水果和蔬菜；②减少含糖饮料。当走访当地的食品店、学校、工作场所等时，可能希望同时评价 2 个行为改变目标的环境。这一步包括 3 项活动：

- 调查受众当前环境
- 选择创建的环境支持

■ 将环境支持与教育相结合

调查受众当前环境

此活动的目的是尽可能多地了解你选择的行为改变目标相关的受众环境。可以通过定量和定性方法获得相关的潜在环境支持的数据，例如，类似环境的文献综述；对政策文件、现有数据、调查、清单和环境健康指数评价等的回顾；观察与你计划的行为目标相关的环境（食品店、农贸市场、工作场所、学校等）中的食物供应情况和身体活动机会；焦点小组讨论和对熟悉情况人员的采访。在美国，学校（学校健康指数）、工作场所（场所健康计分卡）和食品店（商店营养环境措施调查，NEMS-S）可以使用政府的评价工具进行自我评估。地理信息系统数据还可以为社区制图生成有用的信息。以下提供了评价活动的示例，可以选择与你的计划相关的内容。

家庭和社交支持网络

通过访谈、问卷调查或观察受众来了解行为改变目标的家庭支持程度。他们的家庭如何促进或阻碍行为改变目标的实施？朋友和重要的其他人持什么态度，又是如何促进

或阻碍目标实施？你可能还想知道如何通过研讨会、新闻通信、电子邮件、短信、视频或网站询问等方式联系受众的社交网络获得教育信息。对于幼儿来说，对父母的评估至关重要。对于青少年来说，父母仍然很重要，尤其是在饮食方面，然而，朋友对零食和饮料选择的影响可能比父母更明显。对于成年人来说，配偶或重要的其他人可能对饮食影响最大，而朋友可能在社交场合影响明显。因此，评价对象可能取决于你的行为改变目标。总之，调查的是你或营养教育干预如何帮助受众从家人、同龄人、朋友和其他人那里获得更好的社会支持，以实现行为改变目标。

由于通过家庭和社交网络提供环境支持的干预措施是家庭和社交网络的教育干预措施，因此需要参考第9章的第2步：探索教育干预措施的决定因素。

政策、系统和环境方法

当我们对开发政策、系统和环境进行评价时，需要评价受众花费大量时间的重要环境。美国SNAP-Ed为低收入个人和家庭提供经济援助。它描述了6类环境：①居住环境；②学习环境；③工作环境；④娱乐环境；⑤购物环境；⑥就餐环境。表15-1是SNAP-Ed对每个环境的定义。

表 15-1

SNAP-Ed 计划的环境设置

受众所处环境	环境设置的区域
居住	应急避难所和临时住所、保健诊所和医院、个人住宅或公共房屋、集体宿舍、居民安置中心、人们"居住"或在附近居住的其他设施
学习	课前课后辅导班和活动场所、早期护理和教育设施、推广办公室、家庭资源中心、图书馆、移动教育网站、学校（K-12、小学、初中、高中以及学院和大学）、妇幼门诊或者人们去"学习"的其他地方
工作	成人教育、职业培训、贫困家庭临时援助和退伍军人服务场所、军事基地、SNAP办公室、低收入工人的工作场所或其他地方
娱乐	自行车道和步道、社区和娱乐中心、州/县集市、社区、学校菜园、公园和空地或者其他地方
购物	农贸市场、食品援助站点、食品库和食品储藏室、配送地点、小型及大型食品店或其他获取食物的地方
就餐	宴会场所和其他高级营养中心、快餐连锁店、移动自动售货机/食品卡车、餐馆、施食公益厨房、美国农业部夏季用餐场所或人们户外"用餐"的其他地方

Modified from Table from SNAP-Ed Toolkit: Obesity Prevention Interventions and Evaluation Framework: Environmental Settings.

上述环境均包括4种类型的环境支持：①倡导；②食物环境改变；③经济环境改变；④信息环境改变。第3步：选择理论模型有更详细地为每种类型环境支持设计活动的描述。这里再次介绍是为了让你在对每种环境进行评估时考虑这4种类型的环境支持。表15-2是对这些类型的环境支持的定义。

行为改变目标可以是希望受众"多做"的事情（如多吃蔬菜水果、多吃植物性食物、定时吃早餐，甚至是学会做饭），或者是希望受众"少做"的事情（如少喝含糖饮料、少吃包装的加工零食、少吃快餐）。对于"多做"的行为改变目标，还要评估做这种行为的机会的多少。这些食物或行动是否吸引人、能否负担？是否足够丰富、容易推广？如果是，就能实现行为改变目标。如果不是，就会阻碍行为改变目标的实现。我们还可以使"多做"与"少做"相结合，如水壶或水

杯装饮用水是否更容易，还是购买苏打水更容易。相反，对于"少做"行为改变目标，我们希望这些食物更难获取，并制定政策、系统和环境来阻止这些食物的消费或阻止大份的消费。例如，小份、中份、大份的苏打水、休闲食品和快餐选择之间是否存在较大的价格差异，以鼓励小份消费？不太健康的选择是不是在更难找到或在不太明显的地方？是否最低限度地促销不太健康的食品？在评估6类环境时，要牢记区别评估"多做"和"少做"的行为改变目标。

对于每个环境，都需要评估促进和阻碍改变的因素，因此需要制作一个表格，包括需要评估的所有设施和类型的信息，以免访问时错过任何内容。评估需要两次访谈。第1次是了解环境设施和范围，或"了解情况"以帮助制作评估表。第2次是进行正式评估并填写表格。受众及其社区成员和其他合作者的参与将有助于设计有效的政策、系统和环境。

表 15-2

环境支持的类型

环境支持	定义
倡导	与关键利益相关者一起建立支持这种环境变化的热情，其中包括校长、教师、家长、店主、雇主、城市规划者和政策制定者。他们的支持可以帮助启动和维持这种环境支持，因为你拥有了关心并要求改变的拥护者以及政策（政府和组织的有关政策）和有助于发起、资助、授权、规范和维持改变的系统的支持
食物环境改变	对物理环境的实际改变将使受众更容易实现行为改变目标，包括改变学校、工作场所、公园、商店、餐馆等提供的食物，使健康选择更具吸引力、可取性、突出性和规范性
经济环境改变	使人们更容易买得起健康食品的变化，包括为更健康的选择提供折扣价，为食品安全网计划（如 SNAP、妇幼门诊）的水果和蔬菜提供奖励措施。还可能包括使不太健康的食品变得更贵，或者使小份的甜味饮料、快餐和休闲食品成为"物有所值"，而不是让大份的产品成为最佳购买选择。这还可能包括提高工资，以帮助所有人拥有足够的资源来保障粮食安全
信息环境改变	直接宣传支持行为改变目标的食物环境方面，包括海报、广告牌、菜单、社交媒体、短信、电子邮件、网站和小册子。此外，还可以提供有关食物环境的宣传，如学校午餐时老师鼓励学生从沙拉吧取食、杂货店或农贸市场分发各种水果和蔬菜的试食和食谱、餐厅服务员鼓励选择菜单上植物性、高膳食纤维或低能量的食物

如果有多个行为改变目标，务必在评估中包含所有目标，并为每个行为改变目标完成 DESIGN 程序：环境支持计划。

受众的居住社区

调查受众以了解所居住环境可供选择的食物，如果你的目标是"多做"的行为，找出食物准备的便利性及其设备，如果目标是"少做"的行为，则需要关注不够健康的食物是否容易获取或放在显眼的地方。如果受众在某些场所花费大量时间，则需要了解该场所是否促进或阻碍了行为改变的目标。如果你的目标是多吃蔬菜水果，则需要评估是否有社区菜园和种植水果和蔬菜的机会。此外，还需要评估这些场所里谁将支持你以及谁可能会抵制这种改变。

受众的学习环境

如果你的工作对象是在校生或者你本身是学校里的成年人，可以调查学校以评估食物环境，包括学校膳食、自动售货机、学校出售的食物、课堂上发放的零食、学校活动中提供的食物、作为筹款活动出售的食物等，以确定支持"多做"的行为及阻止"少做"的行为。对于可供购买的食品，定价结构是什么，这种结构是否会激励或抑制行为改变目标。如果你的行为是增加蔬菜水果的消费，可以评估学校或学校合作的社区是否有果园或菜园。如果学校有健康政策，请查看该政策是否支持行为改变目标。如果政策没有很好地实施，需要与谁沟通交流以促进实施？你还需评估环境里谁是合作者，谁会拒绝改变？

受众的工作环境

如果受众来自一个或几个工作场所，你需要调查这些工作场所以评估食堂和工作场所其他环境中的所有食物。你需要查看食物的摆放位置和定价，以了解是否存在行为改变目标的激励或阻碍因素。工作场所是否有鼓励或阻碍行为改变目标的政策或计划？此外，还可以查看是否有宣传材料，以及这些材料是否鼓励或阻碍行为改变目标。与学校一样，您需要评估谁是你的合作者，以及谁会拒绝改变。

受众的娱乐环境

如果你的受众是运动员，或经常参加体育运动或其他户外活动的人员，建议调查这些场所并进行与上述类似的评估，还可以查看是否有提供或不提供相关服务的政策规定。

受众的购物环境

调查受众的居住街区并评估食品零售地点，同样需要查看提供什么、放在哪里、吸引力如何？还需要查看定价结构，以确定是激励还是阻碍行为改变目标。此外，你还需要了解是否有接受 SNAP 和 WIC 福利项目的地方。调查受众获取食物的储藏室和发放处，以确定促进和阻碍行为改变目标的因素。调查广告和促销信息如何实现或阻碍行为改变目标。还需要调查交通情况以及是否有可用的公共交通，特别是能到达实现行为改变目标地点的交通工具。最后，需要了解商店、食品储藏室和发放处的合作者以及拒绝合作的人。

受众的就餐环境

同样，需要调查人们购买即食食品的餐馆和其他地方，进行与上述相同的评估。如果受众是儿童，必须调查儿童菜单。

检查练习

想象一下你曾经居住或工作过的一个社区，在那里新鲜水果和蔬菜的获取非常有限。你认为这会如何影响人们对水果和蔬菜的摄入动机，对能够摄入水果和蔬菜的信心，以及他们对自己所吃食物的控制感？反思这一点显示出营养教育工作者与合作者合作开展社区菜园、将农贸市场引入社区、与食品店合作提供更多价格实惠的新鲜水果和蔬菜，并确保食品援助计划提供金融激励以增强摄入水果和蔬菜的重要性。

选择创建的环境支持

评估所获得的信息，从家庭和社会支持或 6 个环境（受众居住、学习、工作、娱乐、购物或就餐的地方）中选择一种来创建环境支持。如果你有资源和合作者需创建多个环境支持，则为每个环境完成 DESIGN 程序：环境支持计划。如果你正在创建家庭和社会支持，可以使用第 8～14 章中介绍的 DESIGN 程序：教育计划及其空白工作表。如果为 6 类

环境之一创建环境支持，则使用 DESIGN 程序：环境支持计划。该部分工作的空白版也可在结尾处获取。在多个环境中创建环境支持更有可能使受众实现行为改变目标。

将环境支持与教育相结合

教育和环境支持是相辅相成的。由于教育干预和环境支持针对相同的行为改变目标，可能要描述环境支持是如何补充教育干预的。

检查练习

Sasha 是一名营养教育工作者，与 3 年级至 5 年级的班级合作，旨在改变行为目标，让学生吃更多的水果和蔬菜。她的教育课程采用社会认知理论设计，以增强动机和促进行动。除了教育课程外，她每周有一天时间与学生一起吃午餐，并鼓励他们拿取和食用水果和蔬菜，尤其是每天在沙拉吧提供的蔬菜。由于

学校附近每周六有一个农贸市场，她会给家庭发送通知，告知他们她将在每个月的第一个星期六在农贸市场进行烹饪示范，并提供由农民出售的食品的食谱。许多家庭来到农贸市场参加 Sasha 的烹饪示范，他们还了解到他们在农贸市场购物时可以将其 SNAP 的福利翻倍。Sasha 为自己的教育课程提供环境支持。

第 3 步：选择理论模型——用于制定环境支持的简单逻辑模型

你需要使用第 6 章和第 14 章中讨论过的简单逻辑模型创建一个环境支持的理论框架。在设计环境支持计划的 DESIGN 程序中，可以创建一个包含 3 个部分的简单逻辑模型：投入、活动和结果。第 3 步：选择理论模型包括 3 个活动：

- 创建简单的逻辑模型
- 应用公平视角
- 应用生态可持续性视角

需要注意的是，这些环境支持活动的目的是让受众实现行为改变目标，保持这个目标就会解决问题。

创建简单的逻辑模型

简单的逻辑模型的 3 个部分如下所述。

投入

投入是你拥有的资源，包括有助于实施这种环境支持

的资金、设备、人员和支持。要完成此部分，需要与你的团队和合作者沟通，列出实施此环境支持时所拥有和可以利用的所有资源，如支持的人员、支持的政策、增加获得健康食品的系统、实际食物环境的积极因素、对健康食品的经济激励、对不健康食品的控制以及积极环境支持的实体及网络信息。

活动

活动是为干预的行为改变目标创建的环境支持。有 4 种类型的环境支持活动：倡导、食物环境改变、经济环境改变和信息环境改变。表 15-2 定义了这些活动。受众必须参与创建活动，以便他们成为正在进行改变、为什么进行改变以及如何完成改变的参与者。表 15-3 是可在 6 类环境中开展的 4 种环境支持活动清单。框 15-1 描述了美国 CDC 发布的促进学校健康饮食和身体活动的指南。这是可以选择的活动目录，选择有助于支持受众的干预措施的活动。

此外，在评估第 1 步确定行为和第 2 步探索决定因素时，使用从受众和合作者那里获得的所有信息，将有助于开发与文化相关的环境支持，并且这种变化来自自身，而不是强加给自己或社区。

表 15-3

各种环境和类型的潜在环境支持活动

环境（受众在哪里）	环境支持类型	潜在活动
居住	倡导	与受众所在社区负责人沟通，可以帮助你实现行为改变目标。如社区代表可以提出法案，以建立激励机制、提供资金、制定法规和需求报告等。社区委员会成员、社区负责人可以成为倡导者。经营住房项目的人员可以成为你的合作者
	食物环境改变	在社区中心以及社区的其他地方，使支持行为改变目标的选择更容易执行
	经济环境改变	如果在社区网站上出售产品，需要创造有利于健康产品的激励和定价结构
	信息环境改变	创建一个有海报、标志和其他信息展示的社区来激励社区成员实现行为改变目标

表 15-3
各种环境和类型的潜在环境支持活动（续）

环境（受众在哪里）	环境支持类型	潜在活动
学习	倡导	与教育部门、相关主管部门、校长、教师和家长沟通，制定政策并帮助这些政策得到充分实施。与学校健康委员会沟通，提高健康政策的执行力度和全面性，并制订全面实施该政策的计划
	食物环境改变	创造一个饮食环境，让符合"多做"的行为改变目标的食品在学校午餐、课堂和所有学校活动（包括筹款活动和教师提供的作为奖励的食物）中可以随时获得，而那些"少做"的行为改变目标的食物则更难获得。使学校成为行为改变目标的模范场所，参阅框 15-1
	经济环境改变	创建销售食品的定价结构以激励实现"多做"的行为改变目标，控制"少做"行为改变目标的实现 如果学校有"农场共享箱"或"农贸市场"，确保有为低收入家庭提供减价或免费农产品的激励措施，以创造平等机会
	信息环境改变	关于食物的信息、照片、海报等小册子，电子信息板等，都可以为"多做"的行为改变目标中包含的食物提供激励信息。删除"少做"行为改变目标中有关食品的促销信息 在学校午餐、学校菜园、家长会和其他合适的时间举行试食活动 创建公告，在午餐菜单和沙拉吧项目中增加有趣的提示和激励信息，并向种植食物的农民和准备食物的食品服务人员表示感谢
工作	倡导	与主管和人力资源代表沟通，制定支持行为改变目标的政策并让他们成为健康工作环境的拥护者
	食物环境改变	修订食堂的菜单，为"多做"行为改变目标制作优先供应、突出和吸引人的食物 制定政策，使健康食品成为员工活动中的主要食品 与餐饮服务部门合作，为早餐、午餐和休息时间提供健康的餐饮选择，并将其设为默认选项
	经济环境改变	建立定价结构，使更健康的食品更便宜（不太健康的食品更贵）。如果有农场共享箱或农贸市场的激励措施，要考虑使低收入员工能够负担得起
	信息环境改变	开发支持行为改变目标的健康场所（包括测量身高、体重、血压、血糖等） 为食堂的新产品开发宣传材料 在食堂进行试吃活动 向员工提供他们在自助餐厅购买的食物的健康信息的反馈 使用不同标志（如绿色、黄色、红色）表示经常选择、有时选择和偶尔选择 设计提醒内容的表格、小册子、网站、短信和社交媒体来促进行为改变目标
娱乐	倡导	与公园和娱乐中心经营者沟通，鼓励制定促进行为改变目标的政策，并让他们成为简便易行的健康选择的拥护者
	食物环境改变	在娱乐中心的特许摊位提供健康选择。儿童运动队制定政策，促进父母准备健康的团队零食
	经济环境改变	创建定价结构以激励健康食品消费，实现"多做"行为改变目标，并减少不健康食品消费，实现"少做"行为改变目标
	信息环境改变	创建小册子和提醒内容表格以鼓励健康的选择，尤其是在体育锻炼时，利用短信、社交媒体等提醒父母准备健康的零食
购物	倡导	与政府相关部门合作，提交在商店中提供更健康食品选择的法案，并为店主（特别是街角商店和便利店）提供支持，以便能够提供更健康的选择 与商店经营者合作，让他们成为提供更健康选择的拥护者
	食物环境改变	添加更多的符合"多做"行为改变目标的食物，将该选项放在显眼位置。也为"少做"行为改变目标制作食物
	经济环境改变	与学校管理人员合作，确保所有商店都接受 SNAP、电子福利转移（EBT）卡和 WIC 计划的凭证。此外，如果州或地方政府有激励计划（例如，针对水果和蔬菜），确保所有商店都了解并接受这些计划。与店主合作，为符合"多做"行为的食品提供特价，并尽可能对这些食品制定具有竞争力的价格
	信息环境改变	与店主合作进行烹饪示范和试食 为"多做"行为改变目标的食物制作小册子和提示单。许多超市有拥有注册营养师证的工作人员，与这些人员合作以强化他们已经开展的计划

表 15-3

各种环境和类型的潜在环境支持活动（续）

环境（受众在哪里）	环境支持类型	潜在活动
就餐	倡导	与政府相关部门合作，推出支持在餐厅提供更多健康选择的法案 与餐馆经营者合作，使他们成为在菜单上推荐健康食品的拥护者
	食物环境改变	使更健康的选择更容易获得且更具吸引力，包括引入新食物或以不同方式组合现有菜肴（例如，减少肉类的比例并提供两种蔬菜）
	经济环境改变	建立定价结构来激励"多做"行为的食物消费，使"少做"行为的食物更贵，或者让小份看起来是最划算的
	信息环境改变	与餐厅经营者合作，在菜单上提供更健康的选择，并在商店悬挂更健康食品的图片或在宣传材料上印制更健康食品的图片，并为菜单选项提供营养信息

注：在第 3 步中简单逻辑模型中创建活动，选择基于理论的模型。

框 15-1　促进健康饮食和身体活动的学校健康指南

　　根据现有的科学文献、国家营养政策文件和现行做法，美国 CDC 提供以下广泛建议，以确保在综合学校健康计划中实施优质营养计划。
- **政策**：使用协调的方法来制定、实施和评估健康饮食和身体活动的政策和实践。
- **环境**：建立支持健康饮食和身体活动的学校环境。
- **校餐**：提供优质的校餐计划，并确保在校餐计划之外只提供有吸引力的健康食品和饮料。
- **体育活动**：实施以优质体育教育为基石的综合体育活动计划。
- **健康教育**：实施健康教育，为学生提供健康饮食和身体活动所需的知识、态度、技能和经验。
- **综合健康服务**：为学生提供健康、心理健康和社会服务，以解决健康饮食、身体活动和相关慢性病预防问题。
- **家庭和社区参与**：与家庭和社区成员合作制定和实施健康饮食和身体活动政策、实践和计划。
- **员工健康**：提供学校员工健康计划，包括为所有学校员工提供健康饮食和体育活动服务。
- **员工职业发展**：聘用合格人员，并提供职业发展机会。

Centers for Disease Control and Prevention. 2011. School health guidelines to promote healthy eating and physical activity. *Morbidity and Mortality Weekly Report*（Recommendations and Reports）；60（5）：1-71.

倡导

　　如果在学校进行教育干预并补充环境支持，那么健康政策委员会的宣传工作是一个很好的起点。美国立法要求参与学校膳食计划的每个地方学区（大多数学校）制定和实施健康政策，详见第 6 章。学校的健康或营养政策很可能支持你计划的行为目标。

　　尽管学区已经制定了相关政策，但有些政策不能在所有学校得到强有力的、全面的实施（Story et al. 2009；Chriqui et al. 2019），需要不时进行评估和更新［Institute of Medicine（IOM）2007］。营养教育工作者应将此作为宝贵的资源。如果你的学区没有类似的政策或者不起作用，可以结合以下策略来帮助学校实施、修订或更新健康政策，以支持健康饮食目标和你的计划目标。
- 制订政策实施计划。无论是实施政策还是修订政策，团队的任务是分析已收集的学校食品和营养评估数据，提出共同前景，确定需要改进的方面，并制订行动计划。医学研究所的营养标准（IOM 2007）有助于完成任务。营养教育工作者的任务是提供研究数据，协助团队思考问题并做出选择。
- 将计划付诸行动。团队可能会提出非常有创意、易于管理和有意义的活动来支持行为目标。如营养咨询委员会制定一项政策，即教师使用可以在学校食堂换取烤薯片、水果或低脂甜点的"健康食品"券，而不是高脂高糖的食品，作为对学生的奖励。该委员会还制作和展示宣传健康选择的海报（Kubik，Lytle，and Story 2001）。你的职责是提供技术援助和建议。

　　在工作场所倡导与员工合作。因为工作场所员工的积极参与至关重要，所以首先成立一个包括员工和管理层组成的营养咨询委员会，根据食品服务和其他与健康相关的领域期望的变化，该委员会提供持续的反馈和建议，如创建以你计划的行为目标为特色的健康展示会、午餐时间的集体散步或积极生活的激励措施，其中可能包括健身中心会员资格等。还可以与合作者一起改变工作场所的文化和政策，为委员会会议、午餐等提供餐饮服务。
- 工作场所仅提供泡有水果片（如橙子、草莓、黄瓜或其他水果或蔬菜）的直饮水；没有含糖饮料。
- 尽可能减少一次性餐具。
- 烘烤甜食时应该考虑健康因素。

- 根据环境添加更多改变。

委员会成员可以执行你的职能，以使这些变化长期制度化。

食物环境改变

学校为食物环境改变提供了一个自然切入点，所有学校希望孩子们在愉快的进餐环境吃到高质量的饭菜。美国对学校膳食的食物种类制定了严格的标准，如果正在进行课堂计划并希望得到学校膳食的支持，建议与学校食品服务经营者讨论如何合作。也许学校已经提供你所提倡的食品，但需要你帮助进行宣传，"智慧午餐厅方法（Smarter Lunchroom approach）"可能是个不错的选择，因为它不会改变服务的内容，只是改变服务的方式，如提高健康食品的便利性、吸引力和规范性。即建议在菜单上提供有吸引力的水果和蔬菜彩色图片，或者在碗或篮子中展示有吸引力的新鲜水果（详细信息参阅第 6 章）。你可以视此过程为互补的增强学生健康饮食所需的知识和技能的不同人员之间的合作。

如果所在国家/地区的学校由外部供应商提供课间休息食物或午餐食物，可以参考针对工作场所的建议。第 6 章的营养教育行动 6-2 详细描述了墨西哥城开展的一项教育项目，可以借鉴其中的策略（Safdie et al. 2013）。

学校可以通过"从农场到学校（Farm to School）"项目增加当地食物在学校餐中的使用。许多学校在"从农场到学校"项目中使用当地农贸市场或当地农场的新鲜农产品制作沙拉。该项目都是在当地启动，如果你的项目与之相关，可以考虑加以推广。"从农场到学校"项目组织农民参观教室、赞助农贸市场的教育活动及实地考察农场等活动，提供体验式学习机会，这样学校实现了提供孩子们健康、有营养的食物的任务，农民也可以进入一个新的市场。可以在国家"从农场到学校"网站和营养教育行动 15-1 中找到有关不同州的许多活动的信息。

营养教育行动 15-1　"从农场到学校"项目将学校与当地农场联系起来

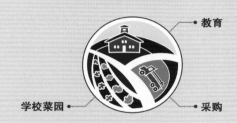

从农场到学校的核心

教育 · 采购 · 学校菜园

National Farm to School Network.

"从农场到学校"项目使儿童及家人能够做出明智的食物选择，同时加强当地经济并为充满活力的社区作出贡献。州、地区和国家层面都提供国家"从农场到学校"网络的愿景、领导和支持，以连接和扩大农场到学校运动，该运动已从 20 世纪 90 年代后期的少数学校发展到 2014 年的 50 个州，约 42 000 所学校。

该网络包括所有 50 个州、华盛顿特区和美国领土的核心合作伙伴和合作伙伴的组织、数千名从农场到学校的支持者、美国国家咨询委员会和工作人员。2007 年由 30 多个组织合作发起的全美"从农场到学校"网络旨在塑造蓬勃发展的农场到学校运动，最初由社区粮食安全联盟和西方学院城市与环境政策研究所的工作人员领导，现在是浪潮中心的一个项目。作为 2004 年儿童营养和 WIC 重新授权法案的一部分，名为"获得当地食物和学校菜园"的立法允许学校申请拨款，以帮助学校食品服务人员与当地农民建立采购关系并装备他们的厨房设施以处理当地食物。该计划还支持以农业为基础的营养教育（如学校菜园）以教导学生了解食物的来源。评价结果显示对学校的许多方面产生了积极影响，包括：

- 对学生的影响。增加学生的知识、改变态度和行为，如在自助餐厅选择更健康的食物，在学校和家里多吃水果和蔬菜，改变日常锻炼习惯，以及提高社交技能和自尊心。
- 对教师的影响。积极改变饮食和生活方式。
- 对餐饮服务的影响。总体上对提供食品的质量、员工的知识增加和兴趣、参与率增加和劳动力成本产生积极影响，而且没有明确迹象表明增加了总体成本。
- 对农民的影响。来自学校的收入增加，市场多元化，以及增加供应学校的合作社。
- 对家长的益处。改善家庭饮食、帮助儿童做出更健康的选择、购买健康和当地食品的兴趣和能力增加。
- 对社区的福利。提高购买当地食品的兴趣和增加对学校食堂提供的食品的认识。

Modified from National Farm to School Network (http://www.farmtoschool.org) Accessed May 27, 2019 ; and Joshi, A., and A. M. Azuma. 2008. *Bearing fruit: Farm to school program evaluation resources and recommendations*. Occidental College, CA: National Farm to School Network, Center for Food and Justice; and UNC Research Summaries. 2011. University of North Carolina and National Farm to School Network (http://www.farmtoschool.org/files /publications_376.pdf).

学校菜园可以改变学校的食物环境。学校越来越多地看到拥有学校菜园来种植蔬菜的意义和重要性。孩子们可以了解食物的来源，并对营养更感兴趣。如果园艺是你计划中一项重要支持活动，但自己的团队不具备这样做的专业知识，可以与知识渊博的个人或团体建立联盟以启动和维护此类菜园。

改变工作场所的食物环境可能比改变学校更具挑战性，因为食品服务业务通常由外部营利性公司管理，这些公司不一定与雇主在改善员工健康方面有共同利益。如果你的计划是在工作场所进行，可以在计划中包括以下销售食品的策略：

■ 建立合作，促进认同。根据你的目标展示改变食物环境的重要性，说服主要工作场所经营者和食品服务决策者。

■ 使用分阶段的方法：首先从简单的改变开始。在所供应的食物方面，与经营者一起确定目前提供的符合你的标准的个别食物的简短清单并做出标记，以支持你的项目的行为目标（例如，水果和蔬菜）。如果这些都受到好评并且这些变化不会对财务产生明显负面影响，那么餐饮经营者可能会修改食谱。

经济环境改变

如果人们买不起健康食品，那么就无法实现环境中可提供食物的改变，因此经济环境的改变在帮助受众实现行为改变目标中至关重要。我们在改变食品店、餐馆和特许摊位等企业的价格时，必须与这些场所的拥有者合作，创造出既能激励健康又能营利的价格结构，与这些企业主沟通才能使之成为可能。我们还需要了解政府安全网计划（government safety net programs），这些计划专门为水果和蔬菜提供额外的福利，并确保我们的受众了解并充分利用这些福利。

信息环境改变

公共场所的信息作为一种环境支持可提供行为线索。你可以与合作者和决策者合作，在食品店或工作场所为目标食品（如水果和蔬菜或低脂食品）贴上选择标签、分发印有项目信息的钥匙链，在墙上贴海报、并将传单或小册子放在参与者就餐的桌子上等。公共空间的信息有助于建立支持项目行为目标的社会和社区规范。例如，在儿科医生办公室张贴关于母乳喂养的海报，或者在餐馆、公司食堂、保健中心和社区中心张贴关于吃水果和蔬菜的海报，可以鼓励人们将这些行为视为社会规范。可以在工作场所张贴关于走楼梯的海报，也可以利用社区中的广告牌帮助建立规范并作为行为线索。

CHANCE 计划：一个综合计划的例子

第 6 章中描述的纽约州扩展食品和营养教育项目（Expanded Food and Nutrition Education Program, EFNEP）中的儿童环境健康、活动和营养合作计划（Collaboration for Health, Activity, and Nutrition in Children's Environments, CHANCE）旨在减少儿童肥胖。该计划的行为改变目标是让孩子多吃水果和蔬菜，少吃甜饮料和零食，减少久坐，增加运动。计划包括几种环境支持，首先为 3～11 岁儿童的父母开发了包含 8 节课程的家长研讨会"健康儿童，健康家庭：父母有所作为"（Lent et al. 2012），向父母和家庭传授为孩子提供健康饮食所需的食物和营养信息和技能（成功之路）以及使父母能够帮助孩子吃这些食物的育儿技巧（成功的关

键）。研讨会使用社会心理学理论来促进行为改变并使用养育风格理论（parenting styles theory）来鼓励适当的养育实践。为了让家庭更容易做出与食物相关的行为改变和育儿实践，CHANCE 还包括不同环境下的政策、系统和环境活动。在受众学习的环境中，为服务儿童机构的工作人员（包括日托和启蒙工作人员）提供培训，鼓励提供健康零食、减少看电视时间、增加活力游戏量和塑造健康行为；在受众居住环境中，与其他儿童服务机构和组织开展合作，共同帮助儿童接受这些行为目标；在受众购物环境中，与街角商店店主合作，鼓励和支持他们进行健康选择并展示其有吸引力的方面。家长研讨会课程通过创新的传播方法供全国各地的其他 EFNEP 使用。

将社会认知理论应用于政策、系统和环境

前几章已讨论用社会心理学理论（如社会认知论）来指导教育计划的制订，当然还有一些方法可以使用社会心理学理论来统一政策、系统和环境，尤其是社会认知论。该理论指出，行为是个人、行为和环境因素以动态和互惠的方式相互影响的结果，因此称为互惠决定论。第 5 章已详细描述了社会认知论，特别是环境成分包括社会生态模型的许多影响层次，例如制度、组织因素、社区因素，甚至政策因素。表 15-1 描述了许多该理论的行为决定因素。

Berlin 及其同事认为，社会认知论可用于开发涉及多个政策、系统和环境的从农场到学校计划（Berlin et al. 2013a, 2013b）。行为改变的目标是让年轻人在饮食中增加更健康的当地食物。作者指出，社会认知论的决定因素可应用于此行为改变目标，其目标如下：

■ 感知益处（结果预期）：青少年会相信吃健康的当地食物有更大的益处。

■ 积极情绪（结果预期）：青少年会重视饮食中健康的当地食物。

■ 知识和认知技能（行为能力）：青少年将具备将健康的当地食物纳入饮食所需的知识和技能。

■ 环境：提供吃当地健康食物机会的环境。

■ 自我效能：年轻人将更自信地选择和食用健康的当地食物。

■ 行为支持（强化）：（青少年或其他人）对青少年食用健康的当地食物的反馈将增加他们再次食用的可能性。

■ 自我调节过程：青少年将能够有意识地决定吃健康的当地食物，并控制和调整他们的行为方式。

使用社会认知论可以帮助解决如何设计政策、系统和环境活动。表 15-4 列出了 Berlin 及其同事（2013b）所举的一些例子。

表 15-4

将社会认知理论作为多层次干预措施的统一理论

活动	社会认知理论：组成（和结构）	环境支持的类型
学校管理人员决定在学校建立菜园	环境：互为决定论	倡导（说服行政人员）通过在菜园里种植学生可以吃的食物来改变环境
学校管理人员决定班级每月至少去菜园体验一次	环境：互为决定论	倡导（说服行政人员）学生在菜园内体验信息环境的变化

表 15-4

将社会认知理论作为多层次干预措施的统一理论（续）

活动	社会认知理论：组成（和结构）	环境支持的类型
食堂提供当地食品	环境：互为决定论	食物环境变化
学校赞助社区品尝会	个人：期望	信息环境变化
教师以身作则，食用包含水果和蔬菜的学校午餐	个人：社会榜样，正面强化	信息环境变化
农民定期参观食堂或教室	个人：感知益处（结果预期）	信息环境变化
试吃活动	个人：积极情绪（结果期望）和行为支持（强化）	信息环境变化
食物准备和课堂上分享	个人：积极情绪（结果期望）知识和认知技能（行为能力），自我效能	信息环境变化

Berlin et al. 2013b.

结果

结果就是改变了什么，即活动的"所以然"或者活动完成后会有什么不同。你可以将结果视为最终目标。表 15-5 举例一些结果，以及在下一节"第 4 步：制定目标"中讨论环境支持目标。

表 15-5

政策、系统和环境活动的成果和环境支持目标示例

环境（受众在哪里）	环境支持类型	活动	结果	环境支持目标
就餐	经济环境改变	创建定价结构，使更健康的选择比其他选择更便宜	更健康的主菜是菜单上最便宜的主菜	餐厅经营者有信心，当更健康的主菜比其他主菜便宜时，他们可以获利
购物	食物环境改变	在街角商店提供更多的蔬菜水果、坚果作为零食选择	商店有一个水果和蔬菜冷藏柜以及一个坚果类食物的架子，位于商店入口的显眼位置	店主们对健康零食的选择很有积极性，并同意将这些选择放在店门口
工作	倡导	餐饮服务人员是制定健康自动售货机政策的拥护者	自动售货机中的所有物品都符合低于 250kcal，以及低于 6g 糖和 200mg 钠的准则	餐饮服务人员了解自动售货机政策，并与自动售货机供应商合作选择符合政策的商品
居住	信息环境改变	食品店展示的标牌突出当地农民的食材，并提供含有这些食物的食谱	所有来自当地农民的食材都标有"地产食材标志"，而以当地食材为特色的食谱都可以在农产品部分找到	食品店经营者在拥有本地食品、标示这些食品和提供食谱方面体现出更大的价值

注：活动和结果在第 3 步：选择理论模型的简单逻辑模型中完成；环境支持目标在第 4 步：明确目标中完成。

应用公平视角

创建政策、系统和环境的目标是为缺少机会的人群增加机会，但是改变可能在无意中进一步增加某些已经有更多机会的人的机会，而使某些机会较少的人的机会保持不变或更少。一篇关于从农场到学校项目的文章讨论了到农场的实地考察以及移动市场的课程，研究发现来自"资源丰富"环境的学生比农业和食品知识了解较少且学习和娱乐机会较少的学生更能利用这些机会。因此，在没有确保所有学生都具备充分利用这些机会的情况下，为所有学生提供相同体验的项目可能会加剧社会不平等现象，从而加剧健康差异（Best and Kerstetter 2019）。有意识地考虑政策、系统和环境如何确保促进公平显得非常重要。

应用生态可持续性视角

气候变化是一种普遍现象，对人类健康和自然系统的健康（地球健康）产生了广泛的影响（Swinburn et al.2019）。肥胖、营养不良和气候变化是需要在全球流行病框架中考虑的单一问题（Swinburn et al.2019）。因此，所有政策、系统和环境不仅要考虑如何影响人类健康，还要考虑如何影响气候变化和地球的生态可持续性。

第 4 步：制定环境支持的目标

从第 3 步：选择简单逻辑模型创建的活动和结果中，你将制定环境支持目标，这是第 4 步的唯一活动。

明确环境变化目标

环境支持目标是营养教育工作者或者合作者因为这个活动而产生的不同想法、感觉或行为。表 15-5 列举了环境支持目标，编写目标的更多信息请参阅第 11 章。目标应该清晰且可衡量，因为它是第 5 步：生成计划和第 6 步：确定政策、系统和环境评价的基础。

第 5 步：生成环境支持计划

在第 3 步：选择理论模型中获得了逻辑模型的投入、活动和结果，以及在第 4 步：制定目标中获得了环境支持目标，你将在第 5 步创建环境支持计划。这是该步骤的唯一活动。

创建环境支持计划

制订环境支持计划中，重点是让受众参与社区的改变过程，建立社区的集体效能。集体效能是群体和社区成员相信他们有能力采取集体行动来改变他们的环境。合作可以带来集体效能感，如果你和合作者有相似的目标，可以共同制订社区行动计划以解决特定问题或实现特定目标。当团队成功地改变了某个问题，成员会感受到自我效能并准备好处

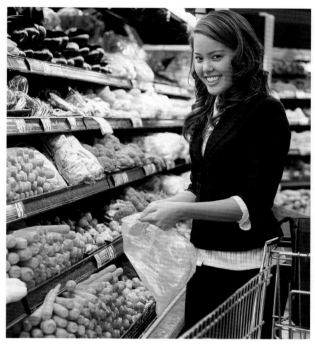

食品店陈列柜中具有视觉吸引力的农产品可以吸引购物者
© Stephen Coburn/Dreamstime.com.

理其他问题。

与合适的合作者和社区成员沟通简单逻辑模型上的每项活动，并创建完成每项活动完成的步骤列表。此外，记录你认为完成此步骤所需时间。尝试使这些步骤尽可能具体可行，同时建立共识并从合作者和社区那里获得支持。

营养教育行动 15-2 中提供了在社区内开展的各种多层次活动的示例，Rock on Café 是一项草根社区计划，旨在通过合作在学校午餐计划中实现可持续的系统改变。

营养教育行动 15-2　Rock on Café

Rock on Café 是一项草根社区计划，旨在通过合作在学校午餐计划中实现可持续的系统改变。它是名为"迈向更健康的纽约"的大型项目的一部分，涉及 4 个县和 15 个学区，由教育合作教育服务委员会牵头组织。
评价信息
- "迈向更健康的纽约"计划关注糖尿病、肥胖症和哮喘 3 个主要健康问题。
- 导致这些状况的行为或做法被确定为营养不良、缺乏身体活动和有吸烟习惯。
干预措施
- 干预理论模型是社会生态模型及社会营销原则。
- 营养教育计划目标基于以下理论：
1. 个人层面　教育学生、家长和餐饮服务管理人员。
2. 学校层面　重新包装健康选择，包括内容、准备和展示，以及限制营养价值低的食物。
3. 学校和社区规范　将学校和社区的榜样纳入广告制作，使健康食品选择成为可接受的规范。
4. 改变食物环境的区域政策　食品采购、菜单规划和品牌

推广。
评价结果
学校层面影响：
- 新鲜水果和蔬菜的购买量增加了 14%。
- 学校膳食始终符合 30% 脂肪的指导方针，甚至更好。
- 学校午餐参与率上升了 3%。
家长层面影响：
- 认为学校午餐是一种健康选择的家长从 38% 增加到 45%。
学校食品服务层面影响：
- 所有餐饮服务管理人员都将该计划的等级评为良好到优秀。
- 注册营养师参与和综合食品采购被评为最有价值。
总体影响：
- 团队建设、组织学习、社区伙伴关系和社会营销都有助于改变的成功和长期可持续性的可能性。
- 干预的组成部分和过程如下：

营养教育行动 15-2　Rock on Café（续）

时间表和主要活动	干预的组成	干预过程
第1年：项目规划和团队建设	■ 区域规划小组 ■ 区域食品采购倡议 ■ 签约的营养师服务	■ 获得餐饮服务管理人员、学校校长的支持 ■ 进行需求评价 ■ 建立短期和长期目标
第2年：通过初期参与和培训以提高能力	■ 餐饮服务管理人员教育培训 ■ 学校提供食品的电子分析 ■ 规范午餐菜单	■ 学生调查和试吃 ■ 创建新的菜谱 ■ 工作人员的发展和培训
第3年：主要干预措施	■ 社会营销/品牌建设 ■ 主要利益相关者的参与 ■ 对儿童和家长的教育	■ 获得社区合作伙伴的支持 ■ 开展公共关系活动，传播信息 ■ 社会营销（贴纸、海报、围裙、菜单板） ■ 数据监测

Johnson et al. 2009.

第6步：评价环境支持

DESIGN程序的最后一步：环境支持计划需要对你的工作进行评价。在投入大量的时间和精力来计划和实施你的计划后，你以及合作者和其他利益相关者想知道效果如何。第14章中描述的评价的基本原则也适用于此。确定评价包括4项活动：

■ 环境支持评价计划
■ 行为改变目标评价计划
■ 待解决问题评价计划
■ 评价挑战是什么

环境支持评价计划

目前有一些衡量环境和政策改变的工具，如评价学校健康政策质量的工具（Schwartz et al. 2009）或评价商店和餐馆的食品质量的营养环境措施调查（Glanz et al. 2007），但是，环境和政策改变项目的有效性指标和测量方法都是具体的。

表15-6列举了可用于评价环境支持的可能工具/仪器/测量方法。这些测量方法或工具有定量的，也有定性的。定量的工具可以在项目之前和之后进行。工具的分数变化表明了环境支持的程度。

表15-6
环境支持的评价实例

环境（受众在哪里）	环境支持类型	活动	结果	环境支持目标	评价这种环境支持的工具或手段
工作	食物环境变化	餐饮服务中提供健康的食品	每一餐都能提供有吸引力的健康食物	食品服务人员或食品供应商将遵循建议的采购和食物准备方法，提供支持干预行为变化目标的健康食品	使用列表进行访谈和观察，以确定有多少、哪些以及多长时间推荐一次健康行为 查看采购记录 分析计划菜单和实际菜单（计算营养素/食物成分编码） 观察现场的食品服务
工作	信息环境变化	在食堂推出新菜品的试吃活动，并提供有关新菜品的宣传信息	每月进行2次品尝会	在进行试吃时，餐饮服务人员增强了信心	工作人员填写每月品尝次数的检查表 查看或观察试吃食品的质量和有关新项目的宣传材料检查表
学习	食物环境变化	制定并遵循新的准则，规定哪些食品可以在学校商店出售	学校商店将只储存遵循新准则的食品	学校商店经营者重视这些准则，并有信心为遵循准则的物品准备库存	制定指南的文件过程 查看指南 每周查看商店的库存，统计符合和不符合准则的食品数量

表 15-6

环境支持的评价实例（续）

环境（受众在哪里）	环境支持类型	活动	结果	环境支持目标	评价这种环境支持的工具或手段
学习	食物环境变化	增加菜单上当地食物的数量	每周至少一次在午餐时提供新鲜的当地食物	学校食品服务人员在准备和提供新鲜的本地食品方面具有动力和信心	计算食堂供餐中当地的季节性食物的数量和比例
学习	食物环境变化	学校菜园将拿出两张床大小的地方来种植学校膳食用的蔬菜	每周至少2次使用学校菜园的蔬菜作为学校膳食	学校菜园协调员种植蔬菜,学校食品服务员工有动力和信心在学校膳食食谱中包括这些蔬菜	记录菜园内种植了哪些蔬菜及数量记录学校膳食中包括这些蔬菜的频率和食谱
商店	信息环境变化	张贴有季节性蔬菜水果的海报	海报张贴在商店入口、产品区和结账区	商店经营者和社区成员一起设计海报	记录创建海报的过程给所有制作的海报拍照记录海报悬挂地点的日志
学习	倡导	激活健康政策委员会	健康政策委员会每月开会,为健康政策的实施提供指导	学校校长召集一个健康委员会,定期开会并协调健康政策活动的实施	记录健康委员会的工作过程。分析会议记录,了解成就、挑战和冲突。追踪学校的健康活动
娱乐	倡导	家长支持足球队的健康零食政策	所有家长都支持健康零食政策	联盟管理员与家长进行沟通,介绍健康零食政策的重要性	事前和事后调查家长对健康零食政策的态度
居住	倡导	社区能力建设,增加食物救济站的新鲜农产品供应	制订计划,为食品储藏柜获得农产品捐赠	食品储藏柜经营者有效地建立了一个社区成员联盟,他们创建了一个从当地食品店和农场获得捐赠的计划,将获赠的食品捐赠给食品储藏柜	记录制订计划的过程评价计划的可行性评价该计划是否会增加对文化相关产品的捐赠

注:活动和结果在第3步:选择理论模型的简单逻辑模型中完成;环境支持目标在第4步:制定目标中完成;评价的工具和手段在第6步:确定评价中完成。

评级时需要考虑适合的环境,如学校的食物环境比工作场所更容易控制。学校里的干预和评价可以更正式和系统;而工作场所的变化通常不是实施系统性的改变(如在菜单上增加食物选择的具体的改变),也可以通过媒体或信息环境改变社会规范(如在楼梯间放置步行提示,在一定时间内走楼梯的人数可以估计干预的效果)。

另外,还需要确定变化多少才算干预起到了作用。例如,成功的标准是每天还是某些天有新鲜的蔬菜水果?所有工作场所还是场所的自助餐中提供新鲜的当地蔬菜水果?在社区农贸市场使用 SNAP 电子福利转移卡,增加多少百分比才算成功?

行为改变目标评价计划

需要确定政策、系统和环境是否让受众实现你的行为改变目标。如果是对教育干预的补充,可能很难确定哪些变化来自教育,哪些变化来自政策、系统和环境。这种情况下,可以报告两者相结合的行为变化。请参考第14章的如何评价行为改变目标的方法。

待解决问题评价计划

对于包括教育和环境支持在内的所有的营养教育,虽然确定一个需要解决的问题很重要,但评价干预措施是否解决了所确定的问题可能并不合适。对于大型和长期的干预措施来说,重要的是评价为受众解决的问题的变化程度。请参考第14章如何评价已确定的问题是否得到解决的方法。

评价挑战是什么

既然创建环境支持的政策、系统和环境需要合作努力,那么就可能成功,但也存在挑战。这也是合作过程的一部分。为了记录这个过程,并学习为未来建立政策、系统和环境的环境支持,需要记录哪些是挑战,你是否能够克服这些挑战,如果是的话,如何克服。DESIGN 程序的环境支持计划工作表中指出,这是在创建环境支持的过程中完成的。而工作表的所有其他部分则在你开始创建环境支持之前完成。挑战是不可避免的,我们可以从记录的挑战中学到很多东西。

案例研究　营养教育 DESIGN 程序：环境支持计划的实践

本章以两种方式介绍最初在第 7 章中描述的关于中学生的案例——有所控制：健康饮食，保持健康。首先，介绍整个项目的概况，该项目是全面的项目计划，有针对学生的教育课程和环境支持。然后，本章最后介绍一个 DESIGN 程序的例子。环境支持计划是针对行为改变目标（增加蔬菜水果的消费）而完成的。这是对已完成的 DESIGN 程序的补充。在第 8～14 章中介绍了教育计划。完整的计划还有其他 3 个行为改变目标：增加身体活动，减少每日含糖饮料的摄入量，以及减少深加工、包装、高能量密度零食的消费。

有所控制：健康饮食，保持健康计划概述

整个计划包括 3 个部分：一个含 10 节的课程，一套家庭活动和学校环境中的政策、系统和环境建立。这 3 个部分都包括了 4 个行为改变的目标。

10 节课程包含：一节绪论和一节总结，每一种行为又分为 2 节课，4 种行为合计 8 节课。

1. 减少含糖饮料的消费（第 2 节和第 3 节）。
2. 增加蔬菜水果的消费（第 4 节和第 5 节）。
3. 减少深加工的包装零食的消费（第 6 节和第 7 节）。
4. 增加身体活动（第 8 节和第 9 节）。

这些课程的设计在某种程度上是相互独立的，尽管人们认为关于含糖饮料的课程更具有吸引力，应该先教授。

家庭活动包括为家庭成员举办的 2 次面对面的课程和让学生带回家的 2 份新闻简报。2 节课的重点是用父母的行为鼓励减少含糖饮料的消费和增加水果的消费。两份新闻简报的重点是减少深加工、包装、高热量密度零食的消费和增加身体活动。本章最后列出的一节关于蔬菜水果的教育计划和一份关于加工包装零食的简讯，都是基于 DESIGN 程序进行编写的。教育计划是以家庭为受众。学校环境中的政策、系统和环境包括倡导、食物环境改变、经济环境改变和信息环境改变，旨在实现所有 4 个行为变化目标。更具体地说，学校环境中的政策、系统和环境侧重于：

- 倡导：增加校长、教师、餐饮服务人员和家长对改变学校环境以支持行为改变目标的认识、动力和信心，启动学校健康政策委员会和实施可用于课堂奖励和庆祝活动的食物指南。
- 食物环境改变：改变学校提供的校餐（包括扩大的沙拉吧，在可能的情况下以学校菜园的蔬菜水果为特色）和学校的功能，支持 3 个饮食行为改变的目标。此外，还有身体活动环境的改变：在体育课上进行更多的适度和剧烈的体育活动，以及更多涉及体育活动的课外活动，以支持增加身体活动的行为变化目标。
- 经济环境改变：当食品在学校活动中出售时，价格会有竞争力，以刺激水果和蔬菜的消费。提高含糖饮料和加工包装的零食的价格，降低其消费积极性。
- 信息环境改变：在学校食堂和走廊以及学校的其他场所（包括体育设施和礼堂）张贴海报和标牌，进行蔬菜水果的试吃，校长、教师和家长树立行为改变目标的榜样。

"有所控制：健康饮食，保持健康"的计划完成情况追踪表如表 15-7 所示。

表 15-7

"有所控制：健康饮食，保持健康"的计划完成情况追踪表

计划启动前的活动
- 与行政人员/决策人员沟通，了解、激励并获得对课程、家庭活动和学校环境中的公共服务教育的认同和热情支持
- 与家长交流，讨论家长研讨会和学校环境的政策、系统和环境
- 参加健康政策委员会会议，讨论干预措施以及如何帮助委员会的工作
- 为授课教师提供专业发展机会
- 培训餐饮服务人员如何调整食品以帮助支持行为改变的目标，特别是如何扩大沙拉吧的规模
- 培训家长会的组织者，让他们了解为什么支持行为改变目标的食品在学校活动中很重要，以及如何提供这些食品，特别是水果和蔬菜的信息

计划组成部分	强化教育，课堂课程和家庭活动（次/周）										进行中的政策、系统和环境
	1	2	3	4	5	6	7	8	9	10	整学年
课堂内容											
第 1 节 激起热情	×										
第 2 节 喝饮料前的思考		×									
第 3 节 解渴：保持健康			×								

表 15-7

"有所控制：健康饮食，保持健康"的计划完成情况追踪表（续）

计划组成部分	强化教育，课堂课程和家庭活动(次/周)										进行中的政策、系统和环境
	1	2	3	4	5	6	7	8	9	10	整学年
课堂内容											
第 4 节 生活中的色彩				×							
第 5 节 蔬果的魅力					×						
第 6 节 聪明的零食						×					
第 7 节 试试小份							×				
第 8 节 活跃起来								×			
第 9 节 健康生活									×		
第 10 节 有所控制										×	
名人访问集会 (健康生活方式的见证)										×	
家庭活动											
研讨会 1 最佳饮料			×								
研讨会 2 魅力蔬菜					×						
简讯 1 小份休闲食品							×				
简讯 2 动起来：有活力的生活									×		
学校环境中的政策、系统和环境											
倡导：向校长、教师、食品服务员工和家长宣传政策、系统和环境											×
倡导：与健康委员会合作											×
食物环境改变：学校膳食和学校活动场所											×
食物环境改变：维护学校菜园											×
身体活动环境改变：体育教育和课外活动											×
经济环境改变：学校活动中出售的食品的定价结构											×
信息环境改变：海报信息和角色塑造以支持行为改变的目标											×

"有所控制：健康饮食，保持健康"项目的家庭活动

家庭活动是为了给中学生创造家庭支持，以完成行为改变目标。因此，这些是针对学生生活中的成年看护者的教育活动，以培养他们的育儿技能，使其更支持 4 个行为改变目标。DESIGN 程序第 6 步：教育计划被用来制订家庭活动。

家庭活动有 2 个面对面的研讨会，一个是支持青少年减少含糖饮料的摄入量，一个是支持增加水果和蔬菜的摄入量；还有两个简讯，一个是关于减少包装、加工和高能量零食的，一个是关于增加身体活动的。简讯可以让学生带回家，或通过电子邮件或短信直接发送给家长。

框 15-2 和框 15-3 介绍了魅力蔬菜研讨会的教育计划和为家庭成员提供的小份休闲食品简讯。

框 15-2　有所控制：健康饮食，保持健康——家庭研讨会　帮助孩子喜欢上蔬菜水果

行为目标：父母或家庭成员将使用合适的育儿方法来支持他们的孩子吃蔬菜水果。

总体教育目标：

- 家长理解并重视吃各种蔬菜水果对孩子的重要性（感知益处）。
- 家长展示使孩子容易获得蔬菜水果的技能（行为能力）。
- 家长掌握适当的育儿技能，促进孩子多吃蔬菜水果（技能）。
- 家长承诺使用适当的育儿技巧来促进孩子多吃蔬菜水果（行为意向）。

概述（教学要点）：适当的育儿方法可以帮助鼓励孩子吃各种水果和蔬菜。

材料

各种不同颜色的新鲜的完整蔬菜和水果，展示时如果没有新鲜实物，也可以用彩色的照片；蔬菜菜肴的提示单和简单的食谱；如何使用适当的权威型育儿方法的提示单；行动计划单。

过程

激励

个性化的自我评价与建议比较*：列出所吃的蔬菜水果（感知当前行为的风险**）。

展示一系列不同颜色的蔬菜和水果，问他们吃过多少种，他们喜欢或不喜欢哪种。给他们有早餐、放学后、晚餐和点心等文字的表格。要求他们在一栏中指出他们的孩子在这些时间吃了多少水果和蔬菜。要求他们在下一栏猜测孩子每天应该吃多少。要求他们将孩子的摄入量与该年龄段的建议进行比较。讨论其他意外情况。

解释

关于积极健康结果的说服力信息*：动脑筋想一想蔬菜水果对孩子的好处（感知益处**）。

集思广益，在图表纸上列出益处。解释为什么这些食物对孩子（以及对他们自己）有益。如果有互联网，也可以使用照片或在线视频。

扩展

重塑对坚持行为的信心的感知*：家长分享让孩子吃蔬菜水果的成功故事（行动的自我效能**）。

采用解决方案的方法，让家长分享他们让孩子吃蔬菜水果，特别是蔬菜方面的成功经验。分享感受。什么是共同的？从中得出了哪些原则或提示？

小组讨论和公开承诺*父母思考并分享合适的育儿方法（行为意向/目标意向）。

讨论在鼓励孩子吃蔬菜水果方面有哪些合适的育儿方法，如：

- 以身作则——让他们看到你喜欢吃蔬菜水果。
- 在厨房里发挥创意，制作健康和诱人的水果和蔬菜食物。
- 将洗好的水果放在厨台或桌子上，随时可以食用。
- 把蔬菜切开，存放在冰箱里容易拿取的地方，让孩子容易看到，随时就能吃。
- 为每个人提供相同的食物；不要做快餐厨师。设定界限，但在界限内提供选择，并要求孩子帮助计划膳食。
- 用你对他的关注而不是食物来奖励。
- 一起吃饭，在餐桌上专注于对方。关掉电视，不接打电话。享受交谈和食物。
- 提供健康选项的选择，如"你晚餐想吃哪个，西蓝花还是花椰菜?"而不是"你晚餐想吃西蓝花吗?"

重构感知行为控制*。家长思考他们如何能成功地提供更多的水果和蔬菜，以及如何克服挑战（感知行为控制**）。

让小组讨论他们在尝试这些育儿方法时预期的挑战，以及他们将如何克服这些挑战。

结束

行动目标设定/行动规划*。对具体行动进行规划（行动目标设定/行动和应对计划**）。

让家长回到开始的工作表，回顾他们可以在哪些方面增加或鼓励孩子吃蔬菜水果。然后，家长选择 2~3 个他们将采取的非常具体的行动，并完成一个行动计划，说明他们将在何时、何地、如何使蔬菜水果更容易获取，以及他们将使用何种育儿方法来鼓励孩子吃蔬菜水果。

*使用的行为改变策略。

**活动涉及的决定因素。

（见表 12-1 和表 13-1）

框 15-3　有所控制：健康饮食，保持健康——家庭简讯　小分量零食食品

有所控制：健康饮食，保持健康

| 家庭简讯 | 缩小加工、包装零食的分量，会产生很大的影响 |

为什么要关心你孩子的零食选择？

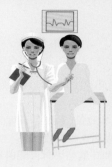

零食在中学生的生活中通常扮演着重要角色。他们生活忙碌，经常从早到晚都在奔波。此外，如果他们还在成长阶段，他们可能大部分时间都会感到饥饿。然而，在我们的食物中通常容易获得的零食可能会对青少年的健康构成风险。越来越多的青少年被诊断出患有高血脂、高血糖和高血压等疾病。（结果预期：感知障碍）

你知道吗……

- 3颗巧克力花生酱杯含有超过4茶匙的脂肪，而脂肪的建议摄入量是一天不要超过13茶匙；还含有8茶匙的糖，而糖的建议是摄入量一天不要超过12.5茶匙。

你可以看到零食如何在饮食中轻松添加额外的脂肪和糖分。小分量加工、包装零食可以帮助青少年实现今天想要做的事情，并保持他们未来的健康。（感知益处）

小分量加工包装零食的实现方法，添加青少年需要的营养零食

查看以下提示，并与你的孩子一起模仿这些做法，这样他们在选择零食时会采取相同的行为。（社会榜样）

- 当孩子面对包装大小不同的零食时，比如薯片或饼干，建议他选择小份或与朋友分享。（我们建议每天不要超过一份小零食）

- 当在便利店购买零食时，可以让孩子尝试购买一些像燕麦棒这样通常含有比其他零食更少糖和脂肪的零食。

- 清晨，帮助你的孩子把水果或蔬菜切成小份，并放入密封容器中。家里也要随时准备水果和蔬菜。这样，孩子就拥有了含有大量有益营养素且天然低脂低糖的零食了。

- 让你的孩子吃均衡的餐饮，这样他们在用餐时会吃健康食物直到吃饱，从而不太可能去抓零食。（知识和技能）

欢迎随时来家长小屋了解更多有所控制：健康饮食，保持健康的信息！

Courtesy of Pamela Koch, EdD, RD.

DESIGN 程序：环境支持计划

第四部分有一个完整的 DESIGN 程序版本，描述了在学校环境中的政策、系统和环境的环境支持计划中，如何支持增加蔬菜水果消费的行为改变目标。

本章总结

营养教育计划可以为你的行为改变目标增加环境支持。你可以制订计划，鼓励家庭和社会支持，并在学校、启蒙教育计划、工作场所、社区中心和老年人集中用餐等干预场所创建政策、系统和环境变化，使健康的食物容易获得，以鼓励和加强行为改变的目标。

第 1 步：确定行为。说明行为改变的目标，这是教育干预和环境支持所共有的。确定行为改变目标要解决问题的过程也与教育计划相同，参见第 8 章。

第 2 步：探索决定因素。评价环境因素。你与受众及合作者一起，评价促进和阻碍行为改变目标的家庭和社会支持。要评价受众的 6 个环境（即居住、学习、工作、娱乐、购物和饮食）中的政策、制度和环境，这些都能促进和阻碍行为改变目标的实现。如果在创建一个家庭和社交网络环境支持，你可以使用第 8 章至第 14 章中介绍的 DESIGN 程序：教育计划。如果在创建一个政策、系统和环境，在 6 个环境中选择一个，并继续使用 DESIGN 程序：环境支持计划。如果想为一个以上的环境创建政策、系统和环境，可以为每一个计划都完成一次 DESIGN 程序：环境支持计划的第 3～6 步。

第 3 步：选择理论模型。你和受众及合作者一起完成一个简单的逻辑模型，包括投入（已有的资源）、活动（你将创造的东西）和结果（将改变的东西），为你选定的环境提供政策、系统和环境。这些活动可以是 4 种类型的环境支持，即倡导、食物环境改变、经济环境改变以及信息环境改变。这一步需要思考将如何使用公平及生态可持续性的视角。

第 4 步：制定目标。你和受众及合作者一起，为你的逻辑模型中的每项活动写出环境支持目标。

第 5 步：生成计划。你和受众及合作者一起，为你的逻辑模型中的每项活动创建环境支持计划，其中包含步骤和时间框架。

第 6 步：确定评价。你和受众及合作者一起制订评价计

划，以确定你是否完成了逻辑模型中的结果、行为改变目标以及待解决问题。此外，在实施环境改变计划时，需要跟踪遇到的挑战，以及你是否和如何克服这些挑战。

最后，概述了案例"有所控制：健康饮食，保持健康"。DESIGN 程序：教育计划介绍的 2 节课程（生活中的色彩和魅力蔬菜）可见于第四部分，本章的框 15-2 和框 15-3 中介绍了一个家庭研讨会（魅力蔬菜）和一份家庭简讯（小份食物）的例子，本章的最后则介绍了支持增加蔬菜水果的行为改变目标而制定的政策、系统和环境的支持计划（让水果和蔬菜成为轻松的选择）。

问题和活动

1. 在创建环境支持的过程中，为什么受众和合作者必须参与每一个步骤？

2. 对于特定的受众、行为改变目标和资源，如何选择创建一个家庭和社会支持环境，还是一个受众居住、学习、工作、娱乐、购物或就餐的政策、系统和环境？

3. 定义并描述 4 种类型（倡导、食物环境、经济环境、信息环境）的支持。

4. 为什么公平视角和生态可持续视角对政策、系统和环境很重要？

5. 在尝试创建和实施政策、系统和环境的过程中，可能会遇到哪些挑战？如何克服这些挑战？

6. 评价政策、系统和环境结果时可能遇到的一些挑战，如何应对这些挑战？

参考文献

Berlin L., K. Norris, J. Kolodinsky, and A. Nelson. 2013a. "Farm-to-school: Implications for child nutrition. Food System Research Collaborative, Center for Rural Studies, University of Vermont." *Opportunities for Agriculture Working Paper Series 1*: 1.

Berlin L., Norris, K., Kolodinsky, J., Nelson, A. 2013b. "The role of social cognitive theory in farm-to-school-related activities: Implications for child nutrition." *Journal of School Health* 83(8): 589–595.

Best AL & K. Kerstetter. 2019. "Connecting Learning and Play in Farm-to-School Programs: Children's Culture, Local School Context and Nested Inequalities." *Journal of Hunger & Environmental Nutrition* DOI: 10.1080/19320248.2019.1588822

Centers for Disease Control and Prevention (CDC). 2011. "School health guidelines to promote healthy eating and physical activity." *Morbidity and Mortality Weekly Report* 60(RR-5): 1–71. http://www.cdc.gov/mmwr/pdf/rr/rr6005.pdf

Chriqui, J., V. Stuart-Cassel, E. Piekarz-Porter, D. Temkin, K. Lao, H. Steed, K. Harper, J. Leider, and A. Gabriel. 2019. "Using State Policy to Create Healthy Schools: Coverage of the Whole School, Whole Community, Whole Child Framework in State Statutes and Regulations, School Year 2017–18." Child Trends, Institute for Health Resource and Policy, and Evaluation Management Training (EMT). https://www.childtrends.org/wp-content/uploads/2019/01/WSCCStatePolicyReportSY2017-18_ChildTrends_January2019.pdf.

Cornell University, Food and Nutrition Education in Communities [online course]. 2018. Making the Healthy Choice the Easy Choice: An Introduction to Policy, System, and Environmental Approaches to Promote Healthy Eating and Physical Activity. https://fnec.cornell.edu/for-partners/professional-development/training/pse-training/. Fisher, B. D., and

T. Golaszewski. 2008. "Heart Check lite: Modifications to an established worksite heart health assessment." *American Journal of Health Promotion* 22(3): 208–212.

Glanz, K., J. F. Sallis, B. F. Saelens, and L. D. Frank. 2007. "Nutrition Environment Measures Survey in stores (NEMS-S): Development and evaluation." *American Journal of Preventive Medicine* 32(4): 282–289.

Institute of Medicine (IOM). 2007. *Nutrition standards for foods in schools: Leading the way towards healthier youth.* Washington, DC: National Academies Press.

Johnson Y., R. Denniston, M. Morgan, and M. Bordeau. 2009. "Steps to a Healthier New York: Achieving sustainable systems changes in school lunch programs." *Health Promotion Practice* 10: 100S–108S.

Kubik, M. Y., L. A. Lytle, and M. Story. 2001. "A practical, theory-based approach to establishing school nutrition advisory councils." *Journal of the American Dietetic Association* 101: 223–228.

Lent, M., R. F. Hill, J. S. Dollahite, W. S. Wolfe, and K. L. Dickin. 2012. "Healthy Children, Healthy Families: Parents making a difference: A curriculum integrating key nutrition, physical activity, and parenting practices to help prevent childhood obesity." *Journal of Nutrition Education and Behavior* 44: 90–92.

Safdie, M., L. Levesque, I. Gonzalez-Casanova, D. Salvo, A. Islas, S. Hernandez-Cordero, A Bonvecchio, and J. A. Privera. 2013. "Promoting healthful diet and physical activity in the Mexican school system for the prevention of obesity in children." *Salud Publica Mexico* 55(suppl 3): S357–S373.

Schwartz M., A. Lund, H. Grow, E. McDonnell, C. Probart, A. Samuelson, and L. Lytle. 2009. "A comprehensive coding system to measure the quality of school wellness policies." *Journal of the American Dietetic Association* 109(7):

1256–1262.

Story, M., M. S. Nanney, and M. B. Schwartz. 2009. "Schools and obesity prevention: Creating school environments and policies to promote healthy eating and physical activity." *Milbank Quarterly* 87(1): 71–100.

Swinburn, B. A., V. I. Kraak, S. Allender, V. J. Atkins, P. I. Baker, J. R. Bogard, … W. H. Dietz,. 2019. "The Global Syndemic of Obesity, Undernutrition, and Climate Change: The Lancet Commission report." *The Lancet* 393(10173): 791–846. https://doi.org/10.1016/s0140-6736(18)32822-8

United States Department of Health and Human Services. 2015–20. *Dietary Guidelines for Americans. https://health. gov/dietaryguidelines/2015/*

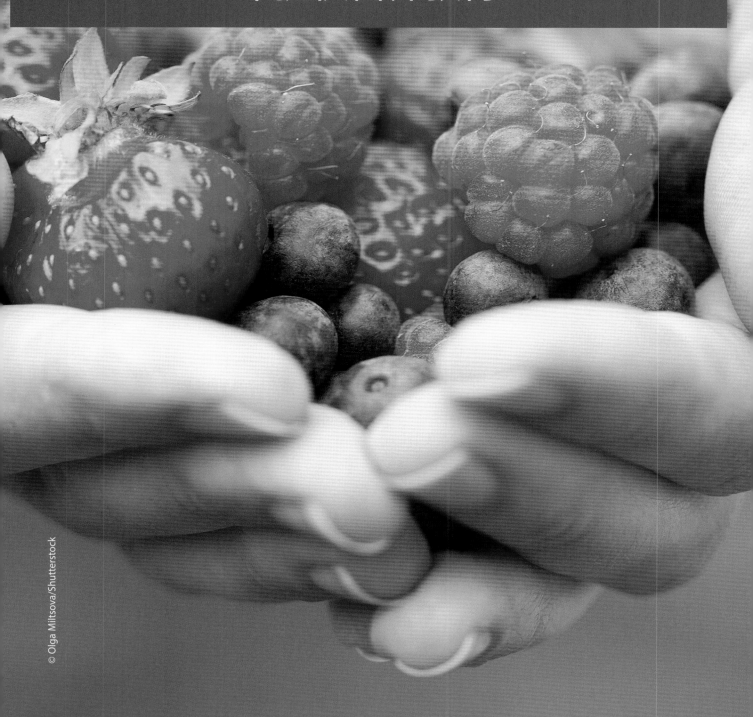

第三部分

实践中的研究和理论：在实践中提供营养教育

第 16 章

小组营养教育的实施

概述

　　本章是本书第三部分的第 1 章,主要阐述在营养教育实践中如何通过直接教育(面对面)或间接教育(媒体)形式,在不同的人群中实施有效的教育活动;重点概述直接面向受众实施营养教育的要素,包括整合受众的学习模式、创建安全的学习环境、选择合适的教育方法和展现形式、与受众进行有效沟通、

管理并引导受众的动态等,并将这些要素纳入营养教育计划,提前与受众进行充分的沟通。第 17 章则侧重于通过各种新技术、社交媒体、互联网以及社会营销手段等实施营养教育,开发辅助材料、提升视觉效果。第 18 章阐述了如何制订适合不同年龄、不同受教育水平和不同素养人群的营养教育计划。

本章大纲

- 有效营养教育的实施要点
- 与受众交流的基本原则
- 将学习理论和学习模式融入营养教育计划
- 将教学设计理论融入营养教育计划
- 创造有利于学习的环境

- 实用的教学方法
- 整合社会心理行为改变活动和教育沟通原则,使教育计划的实施引人入胜且有效
- 进行小组讨论:从教学顺序到实施细节
- 本章总结

学习目标

本章学习结束,你应该能够:
- 了解营养教育传播的基本原则
- 应用学习理论和学习模式研究开展营养教育
- 将教学设计理论应用于教育活动排序和营养教育过程

- 根据受众动态信息有效组织营养教育活动
- 了解小组讨论的主要特点
- 按照计划有效实施面对面直接营养教育

有效营养教育的实施要点

　　如前所述,营养教育需要借鉴其他多个学科的内容和方法。本书的第一部分诠释了营养教育的证据基础,表明有效的营养教育需要食品与营养科学与心理学的行为改变理论相结合。当营养教育着眼于饮食文化、家庭和社会背景下的行为改变,并以相关理论作为指导,激励受众产生行为改变动机,促进行为改变能力的提升,这样才能促成有效的教育

活动。本书的第二部分阐述了如何将教育学理论与食品与营养科学相结合,在营养教育活动中通过激励因素、促进因素和环境支持促成行为改变。通过 DESIGN 程序来规划营养教育课程,并争取配套政策、系统和环境支持。

　　至此,你已经设计好了营养教育干预活动,包括它的行为改变目标、教育目标、基于理论的教育策略和活动,也制订了干预效果的评价计划,那么,当你和团队成员一起开展直接营养教育,或通过互联网和社交媒体等其他途径进行间接营养教育时,具体应该如何进行呢?

　　本书的第三部分旨在回答这个问题。本部分将阐述如

何以激励和有用的方式通过各种渠道(例如小组会议、印刷材料和其他媒体等)实施有效的营养教育。即使干预内容和活动已经经过精心规划,开展小组活动和其他支持性活动也需要大量技能。精心设计的营养教育课程可能会因实施不力而毁于一旦。当然,这也并不意味着实施环节可以弥补营养教育计划设计的不足,二者同样重要。

特别的是,本部分建立在我们对受众的了解之上,并加深了对他们的了解。本部分的内容帮助我们完善沟通技能,使我们设计的课程能够吸引受众并让其感觉兴奋并愿意参与、并使参与者感觉小组课程是舒适、安全的学习环境。第三

部分也更深入地探讨了面对不同年龄和不同文化背景的人如何开展营养教育,如何通过互联网、社交媒体等各种新技术,以及社会营销等手段进行营养教育,弥补面对面营养直接教育的不足。书中还介绍了提升视觉材料吸引力的技巧,让其更适应受众的认知水平。总体来说,第三部分内容将教育实施与教育计划有机结合起来,以此提高教育效果。图 16-1 描述了营养教育的步骤,即以食品与营养科学为基础选择行为改变目标→以心理学为基础选择社会心理学模型中的决定因素→以教育学为基础创建教学计划→以传播学为基础实施教育计划,激励受众,提升受众的能力,创建支持性环境。

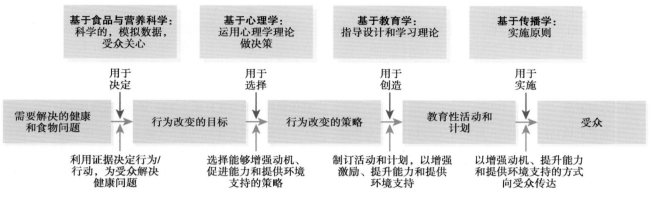

图 16-1　营养教育干预涉及多学科交叉

本章重点介绍面向群体的直接教育活动,下一章(第 17 章)着重于介绍通过其他渠道进行的间接营养教育,如视觉媒体、书面材料、食品店参观、健康展会等,以及通过互联网活动、社交媒体和其他新技术及社会营销进行的营养教育。

本书在不同章节中描述了营养教育设计和实施的全过程,在实施阶段时,你可能需要回溯到制订计划阶段(DESIGN 程序的第 5 步),对教育计划内容进行调整,使其更符合教学方法。因为人与人之间的所有互动都涉及沟通交流,沟通交流是营养教育的核心。因此,本章首先简要介绍沟通交流及营养教育的重要性。

与受众交流的基本原则

沟通交流(communication)是我们经常使用的术语之一,但很难准确定义。这个词来自拉丁语 communis,意思是"共同的",指的是在个人之间传递思想和情感的所有方法。一般认为,沟通交流是发送和接收信息的过程,为了成功地传递信息,发送者和接收者之间必须相互理解;交流内容可以是口头或非口头表达的;既适用于有声的语言也适用于无声的情感。因此,从广义上讲,沟通包括所有可以传达思想或情感的方法,并描述个人和群体之间以及各种媒体和人之间的互动。

人际传播(interpersonal communication)一词通常用于描述人与人之间直接面对面的互动,无论是一对一还是小组互动。媒介传播(mediated communication)通常指非人际渠道进行的传播,如电视或广播、印刷品、电话、广告、电子邮

件、互联网或社交媒体。

我们从一个包括传播基本要素的模型开始,然后将其应用到营养教育环境中。该模型表明,传播包括以下几个组件:

- 传播源或传播者
- 传播信息(通过一个或多个渠道发送)
- 传播渠道
- 接收者(受众)

就营养教育而言,传播源和传播者即营养教育工作者,他们通过讲座、演讲、团队课程、媒体报道、媒体交流、电子邮件、互联网或大众媒体活动等渠道向受众发送信息(包括简单信息如"多吃水果和蔬菜",复杂信息如帮助父母促进孩子健康饮食等),或大众媒体对受众的宣传。

传播者特点

如前所述,营养教育工作者是营养教育过程中的传播者或信息来源,从一开始我们就要意识到,营养教育工作者在面对受众时,一定要进行沟通且不得不进行沟通,无论是无意的还是有意的,从受众注视你的那一刻起直到你离开,任何时候你都在进行沟通和交流。如果营养教育工作者具备以下特点,那么传达信息就更可能有效。

高可信度

如果受众认为营养教育工作者值得信赖,营养教育工作者就可能拥有较高的可信度。能力(competence)是指拥有与待解决问题相关的技能、知识和判断。可信度(credibility)

可以是外在的，即在信息传递之前受众对你作为传播者的看法（例如，源于你的地位或声誉），也可以是内在的，即在讲课过程中直接产生的权威形象。

为了提高可信度，当你进行自我介绍或被介绍时，需要让受众知道你的专业资格和经验，以便他们认可你的能力，同时，不应该自夸或有私心，但也不应该过分谦虚，需要让受众知道你有资格领导团队。这样，他们就会很放松，也会觉得自己得到了很好的照顾。你在讲课中的表现也会影响你的可信度，如果你的表述权威、内容条理清晰，那么会比声音是试探性的、没有条理的更有说服力。

可信赖（trustworthiness）指的是营养教育工作者给人的印象是他们提供的意见或倡导的行动没有不可告人的动机。也就是说，他们有"良好的动机"。为了确保受众的信任，你需要向受众表明，你不是在利用这个机会向他们推销产品。如果你确实代表了你自己的企业或机构，或者某个特定的团体、公司或行业，你需要在一开始就向受众说清楚。

充满活力与激情

营养教育成功的关键之一是充满激情和热情。如果信息来源或传播者讨人喜欢、性格开朗并看起来很健康，营养教育就会更有效，尤其是面对还没有动机的受众时，更有效。请展现出你对待解决问题的热情！表达友好和温暖。让你的热情具有感染力。

与受众的共同点和对受众的理解

如果受众认为营养教育工作者在某些方面与其有共同点，或者有一丝亲和力，那么营养教育的有效性就会增加。传播学专家指出，因为情绪总是影响决策，所以受众必须感受到传播者理解他们的问题和担忧，需要同理心或对受众的亲和力，而不是同情，因为同情可能是居高临下的，受众需要感受到尊重。

因此，如果你在一开始就表达出与受众有相同的观点，以及对团队成员的观点和生活的理解，你开展的营养教育就能更加有效。例如，在教授阅读食品标签的技巧时，你需要承认阅读食品标签是多么令人困惑和费时（在此放上某个真实故事会更有说服力），然后，再提供必要的标签阅读技巧。在讨论育儿实践时，你需要表达出对受众（家长）日常面临问题的理解和尊重。再重复一次，你自己孩子或同事孩子的个人故事非常能够引起共鸣。但真实很重要！例如，对一群青少年使用不符合身份和通常说话方式的最新流行语，只会让青少年认为你很虚伪。

文化能力

当对不同文化群体的受众开展营养教育时，如果了解他们的文化，表现出对他们文化信仰和实践的认知、尊重和接受，适应并能够在参与者社区的价值观、传统、饮食模式和习俗范围内开展营养教育，你的工作效率会更高。这些问题将在第18章详细讨论。此外，如果你的背景与你的受众不同，承认你不是他们的文化、种族、民族和/或社会经济地位中的一员，这也会得到赞赏，并帮助他们认识到你的真实，更好地接受你，赢得他们的尊重。此外，如果你真的有兴趣了解他们的具体生活经历、情况和背景，他们就更有可能向你敞开心扉，特别是在讨论克服障碍改变他们的饮食行为的时候。

> 你对干预问题和行为改变目标的激情，传递信息时的活力，对受众真心的关注和尊重，以及文化敏感性都是营养教育成功的关键因素。

信息特点

第12章和第13章提供了许多策略和活动，你可以使用这些策略和活动来设计团课和干预，以激励动机和促进行为改变的可能性，从而实现课程或干预的行为改变目标。除了你的教育计划中列出的传播内容之外，还有一个元传播（metacommunication），它与传播方式有关，下面将详细探讨。

使信息具有激励性并易于理解：详尽可能性模型

信息或教育计划的内容可能很容易处理，也可能很难处理，由于传播方式的不同，它们可以很诱人，也可能令人反感。详尽可能性模式（elaboration likelihood model，ELM）提出，深思熟虑地处理教育信息或改变的原因，存在个体动机和能力上的差异，但深思熟虑地处理此类信息更有可能导致行为改变和行动（Petty and Cacioppo 1986；Petty, Barden, and Wheeler 2009）（详见第4章和第12章）。

要增强受众处理教育计划中信息的动机，提供信息应该是：

- 出人意料的或新奇的（unexpected or novel）。
- 难忘的（memorable）。
- 有意义的（meaningful）。
- 文化适宜的（culturally appropriate）。
- 讲清楚参与者将从采取行动中获得什么，以及不采取行动将失去什么。
- 幽默的、热情的或其他适合特定受众特质的。

为了提高受众处理教育计划中信息的能力，以下是一些技巧：

- 信息的内容尽可能简单明了。
- 适当地重复或强化这些信息。
- 呈现信息时尽可能减少干扰。

在材料和活动中使用基于情绪的信息已被证明特别有效（McCarthy 2005），无论你是通过大众媒体、宣传册、时事通信还是在团体中传播信息，这些技巧都适用。

图16-2显示的是艾奥瓦州营养教育网络运动为儿童提供的几条"选择更好的零食，按你的方式玩"的信息。请注意，这些信息是以行为为中心的、具体的、易于理解的，并且表述简单，图形大胆且吸引人。它们传达了活力和享受的理念，动作简单有趣、易执行，这代表的是信息的元传播。

信息传播过程中的非语言交流

当你进行面对面营养教育时，非语言交流总是伴随着语言交流，而且往往比语言交流更有影响力。接收者（受众）

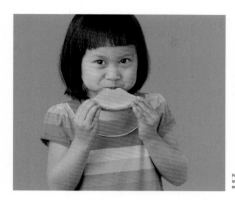
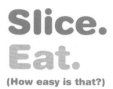
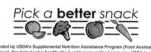
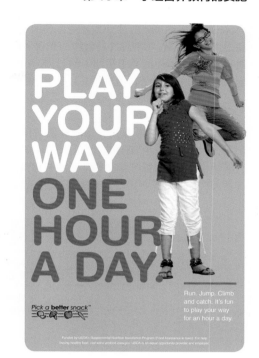

图 16-2　倡导健康生活方式的运动　选择一种更好的零食：有多容易？用自己的方式玩：每天 1 小时运动
Courtesy of Iowa Department of Public Health.

学着相信他们对非语言信息的解释，因为他们知道这些信息不能被发送者有意识地选择或控制。事实上，传播学专家认为，在第一次课程上，营养教育工作者的自身形象可能占传递给团体所有信息的一半以上。

非语言交流包括面部表情、语调、眼神、肢体语言和触觉。非语言暗示，特别是面部表情和语调，可以表达对团体成员的接受和支持，或者传达意见和反对。

非语言暗示可以表明你是否正在与受众一起陈述障碍并找出克服障碍的方法，或者只是操纵他们提出解决方案。教育者往往比较武断，并且他们自己觉察不到；然而，受众很快就能感觉出来。例如，非评判性的语气是直截了当的，听起来不是武断的或防御性的。语调和言谈举止也可以表达你是否尊重受众，是否认为自己是其中一员，或者你是否觉得自己高人一等。如果受众对你的建议心存疑惑时，请比较下面两种说法："你可能还无法理解这一点，但相信我，我已经做了 10 年了，这很有效"和"我想我的建议可能和你习惯做的事情真的不一样，让我们一起努力想出一些可行的小方法，先开始，然后下次我们再讨论它对你们的影响是什么。"当你开展营养教育，实施你的教育计划时，要非常注意你正在传递的非语言信息。

非语言交流也伴随着非个人渠道的语言交流，如视频、媒体活动、网站、海报和时事通信，图形、颜色、视觉图像和音乐或声音都能够传递信息，所以，你必须仔细选择以支持该信息传播。

接收者或受众的特征

评估受众的兴趣、需求和特征极为重要，DESIGN 程序专门为此设计了 2 个步骤。第 1 步，评估受众的行为和做法；第 2 步，评估这些行为的决定因素，例如他们对变化的情绪准备状态，以及哪些社会心理因素在家庭、社区和文化背景下影响他们的食品相关做法。这些信息构成了第 5 步中设计教育计划的基础。以下几个特征可能会影响受众对设计的教育计划中信息和活动的关注、理解和反应。

关注信息的个人动机

正如 DESIGN 程序所强调的，如果信息是个性化的，或根据受众的特定倾向、行为的预期结果、态度、需求和资产定制的，那么沟通会更有效，因为这会增加受众处理信息的动机。此外，这些信息需要以受众的文化背景为基础或者根据受众的文化背景进行调整（详见第 17 章）。

教育技能

受众必须先理解并处理信息，然后其态度或行为才能被信息影响，因此，在设计和传达营养教育计划所涉及的、你希望受众掌握的信息时，受众的听、读、思考或理解营养概念的能力是重要的考虑因素，在 DESIGN 程序的第 5 步中，这些能力得以评估，之后完成教育计划的制订。向特定受众传达清晰和简单易懂的信息，但不要颐指气使，这对文化程度较低的受众尤其重要。

生活状况

有时，受众正在经历生活中发生的紧急或重要的事情，这可能会干扰他们处理信息的意愿和能力，这种干扰通常被称为噪声，正如有学者指出，认知信息是经过心理状态过滤的（Achterberg 1988）。生病或经受痛苦的受众、焦虑或内心满是忧虑的受众，不能像冷静健康的受众那样关注信息。这意味着，为了不受此类干扰的影响，你使用的信息或会话内容和方法必须引起受众的注意并有助于他们的理解。

学习方式偏好

受众偏好的学习方式会影响他们对信息的关注程度。例如，在团体课程中，听你讲课可能是一群青少年最不想做的事情，而一群高管可能会非常乐意听你讲课，而且可能确实更喜欢这种交流方式。关于学习方式随后有详述。

社会角色与人生历程

受众的社会角色也影响对信息的反应。这些角色是人们因其社会地位而被期望的行为，例如，"母亲""忙碌的管理者"等角色，信息必须与他们在社会角色相匹配。另外，这些信息还必须与受众处于的人生阶段相关，如学生、年轻的上班族、年幼儿童的父母、成年儿童的父母或老年人等。

小结

图 16-3 总结了传播过程的基本特征。

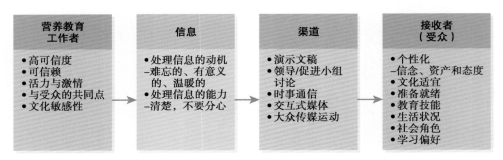

图 16-3　传播过程关键组件的功能总结

社会语境中的传播

食物和营养相关行为的复杂性以及传播的社会性质决定了营养传播的复杂性（Gillespie and Yarbrough 1984）。传播的社会背景也以各种方式影响传播的接受度。

研究表明，对信息的反馈是一种社会现象，不仅涉及受众对信息的看法，还涉及其他人，如家庭成员、密友或同事对信息的看法。也就是说，个人的反应会受他们认为的其他人对新观点或行动的看法的影响，例如，如果青少年认为他们的同龄人可以接受改变，他们就更有可能改变饮料的选择。

沟通是双向的

营养教育工作者和受众在交流过程中相互提供信息，沟通应是双向的，而不是单向的。营养教育工作者和受众通过语言或非语言、有意识或无意识的方式进行相互交流，这些互动会影响沟通的结果。如上所述，人们无法不交流，这意味着群体环境中的受众也不能不与营养教育工作者沟通。即使是在一个非常结构化的情景下（如课堂上），班上一半的学生看起来很无聊，传递笔记，并开始交头接耳，而另一半的学生全神贯注，对课程内容很感兴趣并提出问题，此时，教师的注意力会马上转移到这一半学生的身上，受众因此塑造了传播者的行为。参见图 16-4。

交流是互动性的

个人之间复杂的互动会影响结果，小组成员之间相互影响。例如，如果青少年认为在提问与问答环节回答营养教育工作者的提问一点也不酷，那么你需要找到其他方法来吸引学生，如小组讨论或做项目。

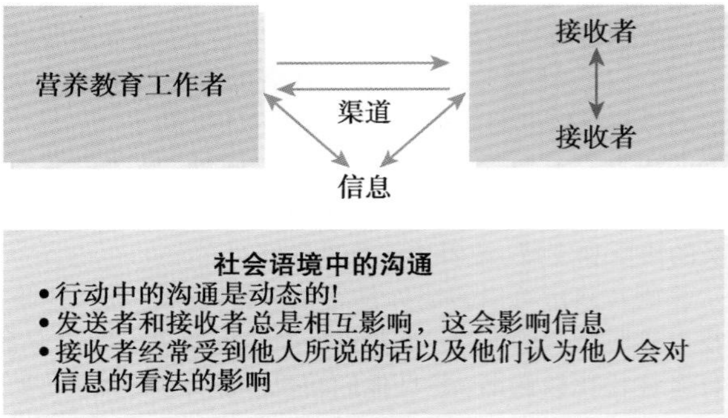

图 16-4　双向沟通

因此，如果将传播者和受众以及受众成员和他们的同伴之间的互动也纳入传播过程，那么信息和小组课程更有可能是有效的。例如，如果妇女认为母乳喂养在同龄人眼中是可以接受的，她们就更有可能采用母乳喂养，在这种情况下，组织一场小组讨论，让其与其他人分享她们对母乳喂养的看法、成功的经验和面临的挑战，同时相互学习，可促进并维持母乳喂养。

实施教育计划的意义

理解沟通过程的一个明确含义是：营养教育工作者化身沟通者是至关重要的，如果能做到这一点，对于准确理解接收者（受众）是如何处理你的信息，以及如何更好地与他们沟通是很有帮助的。这意味着了解人们是怎么学习的，知道受众的学习方式，并选择教育或教学方法与受众进行有效沟通。这些是我们接下来要探讨的问题。

将学习理论和学习模式融入营养教育计划

理解学习理论

要更深入地了解如何有效地实施营养教育计划，还需要了解受众是如何学习的。自柏拉图时代以来，人们如何认识事物一直是人们热衷于讨论的主题，柏拉图认为尽管人们确实从真实世界中获得了感官信息，但他依然认为知识源于思维，而他的学生和继承人亚里士多德则认为外部世界才是人们获得印象和知识的基础，这两种观点依然主导现在的学习理论。当前的学习理论是概念框架，包括行为主义理论（behaviorist，亚里士多德），认为学习来自外部世界的刺激和强化，并侧重于学习的可观察方面；认知（cognitive）理论，假设人是理性的信息处理器，因此专注基于大脑的学习，如思考、记忆、认知和解决问题（柏拉图）；社会认知理论（social cognitive），认为学习是一个发生在社会环境中的认知过程，它既提供了他人的行为模式，也提供了强化措施，因此其包括个人、行为和环境因素的相互作用；认知和社会建构主义（cognitive and social constructivist）认为学习被看作是一个积极的、建设性的过程，学习者在其中积极地构建或建立新的想法或概念；关注动机和情绪的理论，以及关注自我调节或自我导向学习和在支持环境中的行为的理论。

由上可知"学习"没有一个统一的定义。与健康教育促进以及营养教育中使用的注重行为改变和社会心理及社会生态方法最接近的方法是整体教学法（integrated approach），在该方法中，学习被视为是将认知、情感或情绪以及环境影响结合在一起以获得、加强或改变个人的知识、技能、价值观和世界观的过程（Illeris 2003，2009）。这一过程需要实践和经验，并导致"行为或以特定方式行事的能力的持久改变"（Schunk 2015）。营养教育可以使用这种整体教学法，也可以引入与学习过程相关的其他学习理论，以适合我们的营养教育对象，例如，如果受众是儿童，可以使用发展理论，如果是成人，则可以使用成人学习理论，用于指导教育活动的设计。

主动合作学习法的力量

显然，在整体教学法中，仅仅呈现信息，比如站在受众面前讲述我们所知道的知识，是不会产生很好的学习效果的。听课者对内容的动态参与源于动机和意志（或主动选择），是学习过程必不可少的——无论是精神、情感还是身体参与。因此，营养教育必须包括主动学习（active learning）（本章后面有详细描述）。

此外，由于学习还需要与社会环境的互动，合作学习在大多数情况下效果会更好，因此，我们可以开发活动，为小组一起参与学习活动提供机会。研究表明，使用积极合作方法开展营养教学有明显优势。神经成像和神经化学研究表明，在正常情况下，听觉或视觉信息流入大脑后，在被称为杏仁核的地方接收，在这里，流入的信息与情感和先前储存的知识相交织（Salamone and Correa 2002），并被情感和相关知识强化，进而被处理和存储供以后使用和执行功能。当人们参与精心设计的、有意义的、真实的合作学习活动时，他们会觉得个人学习模式、技能和才能受到重视，促进了信息在存储和使用中的流动（Hermans et al.2014）。相比之下，当个人被反复置于被认为有压力的学习情境中时，记忆处理、巩固或提取就会受到损害（Juster，McEwen，and Lupien 2010）。

除了增强情感意义和信息存储之外，积极的学习经历会刺激多巴胺的大量释放，多巴胺是一种与增加记忆存储、理解和执行功能相关的神经递质（大脑中的化学物质）（Waeiti，Dickinson，and Schultz 2001；Puig et al. 2014）。成功的小组合作活动，包括社会协作、动机、对成功的期望和来自同伴的真实赞扬，会激活大脑的奖励系统，并创造条件促进多巴胺的释放（Kohls et al. 2013）。此外，通过分析问题、讨论、绘制团体图表等积极的建设性思维，能够促进大脑多个部位的信息进行整合，这反过来增强了对知识的理解。

因此，作为营养教育工作者，如果我们开展动手、动脑的活动，特别精心设计、能够体现协作的小组体验活动，更有可能产生有效的学习和行为的改变。

因为学习被视为是大脑中几十个不同功能区域之间的相互作用，所以每个区域对任何特定的人来说都有相对不同的重要性。因此，可能是人们学习方法的不同，产生了多元智能（multiple intelligences）（Sternberg 1985；Gardner 2001），这意味着我们需要用不同的营养教育方法向受众提供相应的营养教育内容。

理解学习风格：KOLB 模型

不同受众的学习风格可能不同，我们需要记住这一特点。一位受众可能有一种主要的学习风格，但在一个小组中，多位受众的学习风格更可能是不同的。这意味着每节课都需要不同类型的学习活动来适应这些差异。DESIGN 程序的第 5 步中强调的各种程序特征均考虑了学习风格，尽管没有明确说明（详见第 12 章和第 13 章）。

有多种途径可以形成不同的学习风格（Waring and Evans 2014），一种是由 Kolb 基于他对学习体验的研究（Kolb 1984）提出的，他认为个体在理解自己对世界的体验和适应方面存在差异，这些差异可以放在感知（perception）连续体上，连续体的一端是感知/感受型个体，他们通过感知和感受将自己投射到每种体验的当前现实中；相反地，处于连续体思维端的人倾向于通过他们的智力从逻辑上分析经验。人们通常在连续体的两端之间移动，但大多数人都有一个舒适的"盘旋地"。这两种感知各有优缺点，都有价值，学习者需要这两种感知。参见图 16-5。

第 2 种可以形成不同学习风格的是人们处理经验和信息的方式不同。当面对新事物的学习时，一些人首先观察和反思，通过他们自己的价值体系过滤经验，另一些人则会立即行动，把思考留到以后（如果有的话）。观察者需要将知识内化；行动者需要动手实践，这两种方式没有哪一种更好，两者相结合，学习才能更丰富。

把这两种感知（perceiving）和处理（processing）放在一起，就形成了四象限学习风格模型（图16-5）。

■ 富有想象力的学习者会边思考边处理信息，并通过直觉和

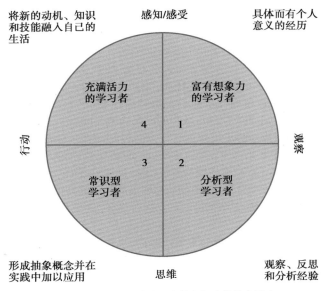

图 16-5　4种主要的学习风格和相应的教育活动
Modified from Kolb, D. A. 1984. *Experiential Learning*. Englewood Cliffs, NJ: Prentice Hall.

感觉来处理信息。他们希望这个世界对他们来说是一个有意义的地方，因此努力将自己与正在学习的内容联系起来。他们相信自己的体验，对人和文化感兴趣。

■ 分析型学习者抽象地感知信息，边思考边处理信息。他们通过思考概念学习，并关注专家的观点。他们十分勤奋，在传统教室和营养教育讲座环境中有效学习。分析型学习者语言熟练，阅读能力强，有时认为概念比人更有吸引力。

■ 常识型学习者抽象地感知信息并积极地处理它。他们通过将理论应用于实践来学习，并且热于于解决问题。他们需要知道事情是如何运作的，并想知道他们在营养教育课程中所学的知识如何（以及是否）对他们立即有用。

■ 充满活力的学习者具体感知信息并积极地处理它。他们通过反复试验学习，对新事物充满热情。他们与人相处融洽，喜欢冒险和与改变抗争。有活力的学习者通过各种途径追求兴趣，因此，正规营养教育课程的结构似乎仅限于他们。

Kolb（1984）认为，每节课或一系列课均包括学习活动，这些学习活动按照以下顺序对应一种学习风格：

■ 具体经验
■ 观察和反思
■ 形成抽象化的概念和普遍化的结论
■ 在新情况下运用概念（表16-1）

请注意，作为营养教育工作者，我们倾向于根据自己的学习偏好进行教学，因此我们应该了解自己的偏好，并确保我们提供营养教育方式能惠及不同学习风格的个人，丰富他们的学习模式（同时也可能是我们自己的学习模式）。

表 16-1

针对每种学习风格的学习活动

就教学活动而言，使用学习风格理论看起来是什么样子？通过"循环教学"，使用教学活动对应不同的学习风格

象限和学习者类型	关注点	教育活动
象限 1：富有想象力的学习者		
创造具体的体验	专注于感知和感受。通过有意义的学习来激活知识。重点关注学习者本身以及他们如何将所学内容与自身联系起来。目的是激发学习者的学习动机	相关主题电影、演示、勾选问题、头脑风暴、观察、游戏、自我评估
象限 2：分析型学习者		
观察、反思和分析经验；将反思性分析整合到概念中	重点关注观察/反思。通过介绍所需内容帮助学习者获得知识。学习者从象限 1 反思先前的经验，并形成概念和技能。目的是提高采取行动的能力	讨论、小型辩论、日记或日志、思考问题、利弊分析、小型讲座（图表、图片、总结）、阅读
象限 3：常识型学习者		
形成抽象概念或技能；技能练习	重点关注思考。帮助学习者检查他们如何应用所学知识。目的是提供练习或实践的机会	制作或完成图表、图纸、绘图、结论；案例研究；写作活动；"头脑风暴"工作表
象限 4：充满活力的学习者		
练习和添加自己的东西；分析知识应用的相关性或有用性	重点关注行动。通过要求团队成员学习、实践并以自己的方式扩展，鼓励创造力和自我表达。其目的是鼓励学习者将新的动机、知识和技能持续融入自己的生活	"动手"活动；合同、承诺或行动计划；制作视频、拼图玩具或短剧以及仿真模拟；实地研究；实地考察

将教学设计理论融入营养教育计划

如果在使用良好指导原则设计课程或干预活动，并对这些课程或活动进行适当排序的同时，还能考虑到受众的不同学习风格，那么我们设计的基于社会心理学理论的营养教育将更有效。

以教学设计理论为基础

第12章详细介绍了教学设计理论，可用于制订第5步中的教育计划：形成DESIGN程序的教育计划。在这里我们总结一些关键概念来讲解如何将学习理论融入教育计划中，以深化参与式学习的过程。正如我们在前一章中提出的，学习（learning）是受众的任务，而教育（education）是营养教育工作者的任务。教学（instruction）被定义为"旨在促进学习而所作的任何事情"（Reigeluth and Carr Chellman 2009）。有时也会使用"教育学（pedagogy）"一词，称之为授课的科学和艺术。尽管许多人使用"授课（teaching）"一词作为教学（instruction）的同义词，但教学代表着比传统意义上的授课更大的事业，包括主动的、建构主义理论、自主学习以及讲座或直接教学。

有效的教育包括解决学习的3个主要领域，详细描述见第11章：认知领域——从简单知识到批判性思维技能；情感领域，从被动接受到情感参与，重视和内化我们传递给他们的信息；以及动作技能领域，从观察到自觉做出动作的能力。

此外，在课程开始时的引入是非常有帮助的，在引入过程中简要描述将要讲到的材料和内容（这些被称为先行组织者，即advance organizer），以便受众将新学习的知识与之前学习的知识联系起来（Ausubel 2000）。

使用良好教学原则：排序学习的重要性

关于什么是良好教学（good instruction），人们进行了大量的研究和讨论（Gagne 1985；Reigeluth and Carr-Chellman 2009）。被广泛接受的结论（Merrill 2009）认为，良好教学包括以下原则：

- **激活（activation）** 即激活学习者已经知道的知识，并为他们提供分享以往经验和培养动机的机会；
- **展示（demonstration）** 即通过媒体技术展示学习者需学习的技能，这些技能与学习内容相适应，并让受众参与同伴讨论；以任务为中心（task-centered），教学活动应包括一系列越来越困难的任务；
- **应用（application）** 学习者有机会应用他们通过指导、纠正性反馈和同伴合作所学的知识；
- **整合（integration）** 即教学应将新知识整合到以前的知识、技能和行为技能中，并创造、发明或探索使用他们所学到的新知识的个人方法。

上述这些良好教学原则都蕴含在教育家Gagne（1985）所描述的教学顺序中，该顺序被Kinzie（2005）修改后用于健康教育项目，并在第5步DESIGN程序：生成计划中作为如何设计教育计划的基础。在第12章中，我们把这个顺序称为4Es——激励（excite）、解释（explain）、扩展（expand）、结束（exit）。

将教学设计理论与学习理论相结合：循环教学，与4Es的相似性

关于如何对循环教学理论指导进行教学，Kolb（1984）的学习理论模型提供了更多的细节来丰富4Es的使用，总结如下，并在表16-1中进行了更详细的描述：

1. 从具体体验（concrete experiences）开始课堂教学，通过关注学习者的感知和感受来激活学习，对学习者来说，课程很个性化且与之相关；可以通过使用相关的电影、观察、演示，以及通过活动探索自己先前的知识、态度或行为。在前面的章节中，称之为自我评估（self-assessment）。（感知/感受）

2. 接着，课堂教学进入第二部分，主要是增强动机的相关（为什么）知识，例如采取行动的好处的最新科学证据等，这些知识可以让受众观察和反思；这部分知识可以直接讲授也可以通过媒体展示，也可以是一个小型讲座，还可以发放图表和视觉材料，辅助展示相关内容。这两部分课堂内容结合在一起可增加受众的兴趣和增强改变行为的动机。（观察）

3. 下一部分的重点是通过活动让受众形成抽象概念和技能，在这些活动中，个人对与采取行动相关的问题（健康问题或行为问题，即营养教育要解决的问题）形成自己的理解，例如所需要的"如何做"的知识和技能。需要设置实践的机会。（思考）

4. 最后，受众可以采取措施，将不断获得的新动机、知识和技能应用到他们的生活中，比如为他们将要采取的具体行动设定目标。（动手操作）

我们可以看到，基于学习理论，循环教学在我们第12章描述的按照4Es步骤设计营养教育中也得到了体现，但更深入地讨论了每个E：

- **激励**：引起关注。使用与课程行为改变目标相关且受众关注的兴趣点，这需要进行风险评估。
- **解释**：根据受众先前的知识和经验，呈现具有激励性的刺激或新材料。重点在于可以获得的益处，如采取行动的原因、态度和感受，以及障碍等。
- **扩展**：提供行动指导和实践，重点关注功能食品和营养知识以及认知、情感和行为技能，即如何采取行动。使用可靠的社会心理学模型。
- **结束**：应用并结束。加强应用、行动目标设定技能、行动和应对计划，并提供支持。

此时，你可能希望查看你在DESIGN程序的第5步中制订的教育计划，以确保将所有3个学习领域和不同学习风格的活动都纳入其中，并恰当地安排了教育活动的顺序。

请注意，还必须考虑受众的年龄、文化传统和受教育水平，这一点非常重要。请同时参阅第18章。

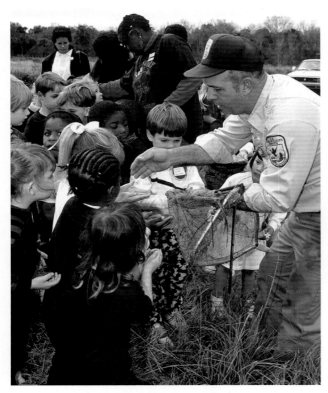

对幼童来说，去农场看看蔬菜和水果是如何生长的，是动手学习体验的好方法
Courtesy of John and Karen Hollingsworth/U.S. Fish & Wildlife Services.

创造有利于学习的环境

当你试图通过教育课程或干预来激励和促进行为改变时，额外考虑一些学习和行为改变的其他因素也很重要。许多营养教育都是团体课程，而且往往是针对成年人的。因此，我们还需要了解团体运作的动态，以及如何为参与者创造安全的学习环境。

Kurt Lewin 被认为是社会心理学领域的先驱，他对理解行为动机作出巨大贡献，也被普遍认为是现代团体动力学（group dynamics）的创始人。他在现场动力学（field dynamics）或现场理论（field theory）方面的工作对理解人类在团体环境中的行为产生了巨大的影响。

LEWIN 团体动力学

Lewin 认为个人的信念、态度和习惯与他们所属的群体密切相关。人类总是群居在一起，经常与他人进行互动。这些互动可以是象征性的，也可以是情感性的。在他看来，该组织不是其成员的总和。它是一种结构，由行为良好的个体相互作用而产生，这些个体不断地、动态地相互调整，形成一个"现场"（Lewin 1951）。这种相互适应的结果是在团体中形成了一套越来越复杂的行为模式。个体和团体结构都不独立存在——它们动态地相互依赖，从而形成了一系列团体

动态（Lewin 1935，1947）。这些原则也适用于一起生活的家庭成员。

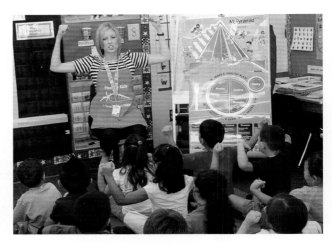

热情和活力是有效沟通的关键特征
Courtesy of UC CalFresh.

改变饮食习惯的集体决策方法

Lewin 进行了一系列旨在改变人们的饮食信念和态度（或称之为价值观）以及饮食习惯的实验。在第二次世界大战期间，人们非常渴望肉类和白面包这类稀缺资源，他和合作者进行了几项研究，以比较"讲座方法和改变饮食习惯的集体决策方法的相对有效性"（Lewin 1943），这些研究都是实验性研究，并严格控制了领导者效应、社会经济地位和种族差异。

增加内脏类食物的消费

在一项针对在家工作的女性的研究中，Lewin 比较了鼓励人们食用内脏类（肾脏、肝胰脏、大脑和牛心）的两种方法，特意选择内脏类是因为这些食物通常是被拒绝食用的。第 1 种方法是在讲座中强调进食内脏类食物的健康意义、重要性和爱国主义等，然后发放了救济品和食谱。第 2 种方法是由领导者做一个简短的演讲，同样涉及进食内脏类的营养与健康、重要性和他们为战争做出的努力；同时给研究对象充分的机会讨论为什么拒绝这些肉类，并相互分享经验；随后，他们确定了克服障碍的方法（如果需要的话，可以从领导者那里获得想法）。接下来，团队成员准备根据提供的食谱决定是否在接下来的一周尝试这些肉类中的一种，他们向其他人口头表达了他们的决定。在只参加讲座的女性中，只有10% 的人食用了一种推荐的食物，而在那些有机会讨论并做出集体决策的女性中，52% 的人食用了推荐的食物。

全麦面包的消费

Lewin 对大学生进行了类似的强调全谷物面包的研究。在这种情况下，他呼吁学生吃更多的全麦面包（这在战争期间更容易获得），而不是白面包，并与集体决策的研究结果进行了比较，与上述研究的结果类似（Lewin 1943）。因此，他的研究表明了团体动态的重要性，在这种民主的氛围里，群体成员有机会参与自己的决策，比其他社会氛围更有利于行为改变。他强调，该方法是一种集体决策（group decision）方

法，而不仅仅是集体讨论（group discussion），因为在达成集体决策和组员公开承诺被认为对这种方法很重要，这种在支持性同龄人的见证下做出的承诺是一个激励因素，可以让一个人实现自己的承诺。正如 Lewin 所指出的，没有使用任何施压策略；相反，"群体环境为决策提供激励，并促进和强化决策"（Lewin 1943）。

自此以后，人们对群体结构和发展、群体行为、领导力问题、群体学习和各种环境下的群体发展如教育、工作场所和社区，进行了大量研究。关于教育者和小组成员的适当角色，特别是在对成年人的教育中，也有许多专业对话（Rogers 1969；Brookfield 1986, 2013；Vella 2002）。然而所有人都同意，创造一个情绪安全的学习环境是至关重要的。

创造有利于改变的学习环境

许多受众希望改变饮食，但又不情愿改变！与食物和营养相关的行为深深植根于他们生活的方方面面，因此在这一方面做出改变可能会涉及其他方面的巨大变化。教育家和心理学家（Rogers 1969；Freire and Shor 1987；Knowles, Holton, and Swanson 2015；Vella 2002）指出，学习环境必须具有足够的挑战性以刺激成长，但也必须足够安全以允许人们在观点、知识、态度、动机和行动方面成长和改变。在这种情况下，合作学习比竞争学习更有效（Johnson and Johnson, 1998）。这意味着尊重每个人的恐惧和防御。这也意味着你的课程设计、教室里的氛围以及你的处理方式都应该表明这是一个学习和改变的安全空间和时间。这种感觉

对在非正规环境中学习的成年人尤为重要。营养教育工作者等团队负责人通常被称为此类学习团队的促进者，而不是教师或讲师。

任何群体的参与者都会带来一系列恐惧；这里描述了一些关键问题。框 16-1 基于 Sappington（1984）的工作，讨论了如何解决这些恐惧，使学习环境对参与者来说是安全的。

- 结果恐惧（outcome fear）。其中包括参与者担心他们得不到想要的东西，担心知识和活动可能与他们的个人需求不相关，或者担心课程会超过指定时间。
- 社交恐惧（interpersonal fear or social concern）。这些往往是阻碍团体学习和改变的最大障碍。这些问题包括害怕尴尬、在同龄人或营养教育工作者面前显得愚蠢或无能、团队中其他人的批评、在自己还没有准备好时被点名、评判一个人的信念或立场、感到脆弱、对新团队中的其他人不熟悉，或与其他人竞争。
- 评价恐惧（evaluation fear）。其中包括对所选任务失败的恐惧，以及对自己的口头回答不正确的恐惧。
- 内心恐惧（internal fear）。小组成员最深的恐惧是挑战自我认知的恐惧。对无能或不称职的恐惧源于对不能按照建议做出改变的真正恐惧。改变意味着以前的信念、态度或行为是低劣的或不好的。

一般来说，当人们的感情得到尊重，自我价值得到保证，恐惧得到克服，增加的喜悦超过增加的焦虑时，安全的环境就被创造出来了。建立安全的学习环境是促进团队讨论和对话的一个关键部分，这将在后面介绍。

框 16-1　创造安全的学习环境

以下列出了减少受众恐惧和创造安全学习环境的方法。

结果恐惧

- 提供一个友好的开始。确保房间在光线、供暖和通风方面舒适。安排适合学习情景的环境或座位。需要有意识地决定是否把座位安排成一圈或半圈（比一排更亲密），围绕在桌子周围，等等。如果有条件的话，准备好咖啡、茶或冷水以及姓名标签。
- 向小组成员致意并自我介绍。如果环境合适，小组成员人数合适，让小组成员进行自我介绍。
- 设定时间框架。让受众知道课程的大致持续时间。
- 通过之前分发的材料或介绍，明确你的能力和经验。这将增加小组成员对你能够为他们提供宝贵经验的自信心。
- 简要概述目标、日程或活动。这将使参与者确信材料与他们的需求相关，并且活动组织良好。

社交恐惧

- 说明个人之间如何相互联系的基本规则。要求团队成员参与讨论，让所有人都熟悉规则。关键的基本原则是相互尊重并尊重促进者（facilitator）、相互倾听。

- 在进行大型小组讨论开始之前，首先设计两人一组的活动、然后设计规模较小的小组讨论，然后才是大型的小组讨论。
- 作为小组讨论的促进者（facilitator），对个人贡献做出非评判性回应。通过仔细倾听问题和评论后的感受，你可以衡量个人和群体的恐惧或安全水平。树立理想的行为模式，恰当使用热情和让人接受的幽默。

评价恐惧

- 通过口头或在纸上写下回应以认可受众的每一个反应。
- 提供非评判性的回答。例如，不要说小组成员所说的"不太准确"，而是感谢这个人提出这一点，因为许多其他人可能也是这么想的，然后说，"关于这一点的最新信息是……"
- 提供建设性的反馈。

内心的恐惧

- 尊重每一个人。
- 认可个人过去的经历。
- 用真诚对话作为方法。提出开放式问题并听取回答，以便自由交流想法，有助于所有团队成员能够相互学习。这种方法对儿童也很有用。

检查练习

　　一位营养教育工作者应邀为一群学龄前儿童（10～15岁）的母亲在孩子上学时提供一次营养教育。根据评估，本次营养教育的重点是与家长合作，帮助孩子吃蔬菜。营养教育的形式是小组讨论，她希望这次营养教育能让参与者感到安全，并成为一种积极的体验。以下是她进行营养教育的方式。她很早就到了，把房间里的桌子拉到一起，这样每张桌子上就可以坐3～4位家长，组成一个小组。当家长进来时，她热情地欢迎他们，并让他们填写一张名牌。当他们都就座后，她做了自我介绍，确立了自己的权威、高可信度和积极的形象，并要求参与者简单地介绍自己。她简要介绍了本次营养教育的情况，并向他们保证培训将在1小时内结束。她列出了一些基本规则：所有人都有发言权，所有意见和评论都会得到尊重。她的职责是引导讨论，帮助推进话题讨论，并在适当的时候补充信息。她要求他们提出自己认为重要的其他规则（这是为了创造一个具有安全感的学习环境）。她在演讲开始时分享了一段试图让儿子吃蔬菜的经历，以及当儿子拒绝时是多么令人失望和沮丧（这是为了与观众建立共识）。

　　培训根据4Es进行排序，从激励（也是Kolb的具体经验）开始，她让小组内部的父母讨论让孩子吃蔬菜的挑战，重点是当孩子拒绝吃蔬菜时，他们的个人感受。她还问他们，是什么让喂养体验令人满意；以及他们的经历和期望如何影响喂养方式（这些是父母行为的决定因素）。在这一点上，她采用小组内部讨论（小组优先，以创造安全的学习环境）。接下来进入课程的解释部分（也是Kolb的观察和反思），她想在他们已经知道的基础上再接再厉，让他们知道自己正在做的事情是有效的。所以她让他们分享他们为让孩子吃蔬菜而想出的妙招，先是在他们的小组内部，然后所有小组一起。由于课程的重点是父母在让孩子吃更多蔬菜方面的行为，因此她就育儿方式和做法举了一个简短例子，使其变得简单、有趣、与听众相关。为了进一步扩展（也是Kolb抽象概念的形成），她为每个小组提供了一份讲义，上面设置了不同的场景，讲述了一位具有特定育儿风格的父母试图鼓励孩子吃蔬菜，并请小组成员讨论在这种情况下他们会做什么。随后，所有小组进行了讨论。营养教育工作者通过认真地鼓励每个人分享来促进这些讨论，并根据需要补充其他相关信息。为了结束并退出课程（也是Kolb的运用概念），她总结了他们讨论的内容，并分发了一个简单的行动计划，他们将在下周尝试一种育儿实践。她在会议结束时祝他们一切顺利。

了解营养教育课程中的团体动态

　　即使你已经设计了引人入胜的活动，并融入了小组讨论，你依然会遇到一直困扰教师和小组讨论领导者的情况。

　　如果你还没有准备好面对团体动态的突发状况，你可能会发现自己的注意力很容易被分散、非常沮丧，甚至变得敌对。提前考虑你将如何应对你可能面临的某些情况（如框16-2所示），可以缓解焦虑。这些情况可能是权威（你的）和权力（受众的）的问题。下面列出了一些处理这些情况的方法。

框16-2　给你的课程一个公平的考验：意识到团体动态的影响

　　你很了解你的课程。你设计了基于理论和研究证据的活动，这些活动引人入胜、互动性强且有趣。但你可能仍然会遇到那些永远困扰着分享者和小组讨论领导人的情况。提前做好准备，考虑如果出现以下这些长期存在的教学问题，你会如何处理：

1. 只有少数人准时。你什么时候开始讲课？
2. 人们迟到（错过关键内容或说明：你是重复还是继续？）。
3. 一个人主导课程。
4. 你在讲课，人们在做其他事情。
5. 有些人拒绝参加活动。
6. 提起许多不相关的话题。
7. 总有人把每个问题都和冗长的个人故事联系起来。
8. 围绕问题讨论时爆发激烈的争论。
9. 人们早退或频繁离开房间。
10. 有人认为应有别人教授课程，而不是你。
11. 有人打瞌睡。
12. 两个人在教室后面或座位上不停地聊天。
13. 有些人似乎比你更了解这个话题。
14. 你被问到一连串无法回答的问题。
15. 有些人想让大家知道他们来听课的唯一原因是需要他们在。

■ 安静者。无论他们是否愿意参与讨论，尊重小组中的所有人，这一点很重要。他们可能害羞，或者是因为他们的文化背景使他们沉默。然而，沉默也可能反映出厌倦、冷漠，一个人的优越感、胆怯或不安全感。因此，你必须弄清楚为什么他们会保持沉默。如果他们害羞或缺乏安全感，提供破冰游戏、头脑风暴或结对或小组工作等活动是有帮助的，你也可以鼓励和表扬他们在小组中的每一次发言。有时候，安静的成员真的很想大声说话，如果你给他们一些鼓励，用微笑、点头，或者请他们回应，他们就会这样做。如果他们面无表情，那么邀请他们回答问题或参与活动是不明智的。

■ 占主导地位的或健谈者。虽然我们都很希望受众积极参与，但促进者面临的一个共同问题是：要对那些过于强势和健谈的人说些什么？小心处理这种情况很重要，因为你所做的事情会对小组中的所有其他人产生影响。尊重个人，而不是羞辱或使他们难堪，这一点至关重要。不尊重他人不仅会伤害个人，还会让小组中的其他人感到不安全和不舒服。

　　有几种技巧可以有效地应对占主导地位或过于健谈的小组成员。有些人过于健谈是因为他们缺乏安全感，而重复自己的话是因为他们不确定自己的观点是否被理解。如果是这样的话,你可以委婉但坚定地打断他们,感谢他们的回应,简明扼要地解释他们所说的话,或者反映他们的感受,让他们觉得自己被理解了,然后转向于其他人寻求回应,通常情况下,这些小组成员也会停止说话,因为他们觉得自己已经被理解了。还有一些人健谈,是因为他们喜欢聊天,或者他们相信通过分享信息可以提高自己在小组中的地位。即使你或其他小组成员中已经解释了他们所说的或反映了他们的感受,他们也不会停止说话。这种情况下,你可能需要感谢他们的贡献,然后简短总结,让其他人更容易理解,而冗长的评论往往会让受众失去耐心。如果这种状况持续存在,你可能需要与其进行私下交谈,健谈的小组成员往往不知道其他人可能不欣赏他们冗长的评论。

- 干扰或打断者。这些人总爱交头接耳,或对小组进行小声评论,或经常起身离开房间,扰乱团队秩序,也不管营养教育工作者正在讲课还是正在讨论,或其他人正在报告,一般来说,如果是简短且断断续续的交谈,你也无须让参与交谈者感到尴尬。如果发现交谈中止,你可以停下来,向他们提出一个简单的问题,或者让他们与大家分享想法。如果干扰持续存在,你应该私下与他们交谈,并指出他们的行为会分散注意力,干扰学习,并且不尊重他人。
- 抱怨者。一些参与者总是抱怨团队的某些方面或物理环境不好。要感谢他们的抱怨!向他们征求建议,并表示你会研究他们的建议,然后坚定地继续教学。如果他(们)持续抱怨,把他(们)请到一旁,私下交谈。
- 跑题者。小组成员谈论与课程无关的事项,不断偏离讨论或活动的主题。你可以这样回答:"你说得很有趣,但让我们回到……"。或者你可以非常中立地问,"这与我们正在谈论的有什么关系?"或者再说一遍,"这很有趣,但考虑到我们的时间限制,如果有时间,我们可以稍后讨论这些问题。"
- 阻碍者。这些人说,你或其他人提出的任何建议都不能做,或者他们做不到。这种反应可能源于恐惧或不安全感。承认他们的感受,指出所有的改变都是困难的,他们可以一步一个脚印。如果可能的话,让他们与小组中能够提供支持的成员合作。
- 无所不知者。一些小组成员可能会表示他们知道的比你多,并不断纠正你。承认他们似乎知道很多!你可以询问他们的信息来源,即使你认为来源很可疑,也要问他们是什么让他们相信这些信息。保持质疑和探究。你也可以让其他小组成员来回答。对你来说,让这些人担任某种领导角色可能是有效的。
- 迟到者。如果有一两个人迟到,且小组讨论或课堂已经开始,你可以直接忽略。然而,如果他们总是迟到,你可能需要这样说:"考虑到交通和你的情况,我知道准时到这里并不容易;但我想提醒大家,如果我们大家都能够按时到达,学习效果会更好,这也是对那些可能为准时到这里付出了巨大努力的人的尊重。"如果有些人持续迟到,你可能需要私下和他们谈谈,看看他们有什么问题。如果整个团队持续迟到,你需要仔细检查自己是不是给小组有什么暗示,

也许你没有按时开始或按时结束,这可能会传达这样一个信息:团队并不那么重要,因此不值得准时参加。这将引起大家相当大的不满,尤其是那些努力准时的人。这可能会被解释为对团队成员时间的不尊重。

实用的教学方法

你已经设计了学习体验,并在第 5 步中合理安排了营养教育小组课程的顺序。本章让你彻底了解如何将沟通原则和学习风格融入准备实施的教育计划,以及如何处理团体动态。因此,你可以更深入地探索多种不同的教学形式,开展你设计的营养教育计划,如讲座、演示、动手学习任务或小组讨论。每一种都有优点和缺点。以下部分将介绍这些不同的形式。你选择的形式必须与受众的年龄、文化背景和文化水平相适应,这一点至关重要。详情请参阅第 18 章。

讲课:讲台上的智者

讲课仍然是当今教育的主要方式。这就是大多数人接受新知识的教育方式,许多教育者倾向于按照他们被教育的方式实施教育。在授课过程中,团队参与者扮演学习者的被动角色,而领导者扮演专家的角色。如上所述,人们只记得他们所听到的 20%,因此讲课并不是能够将知识直达受众的最理想方法。一项调查发现,WIC 项目中,受众是一组在努力让孩子养成健康饮食习惯方面遇到了复杂问题的母亲,她们给课程的评分很低。

然而,讲课也不应该被完全排除。在课堂上,向受众讲述需要在今后掌握的新知识时,或在专业会议上向听众呈现新信息时,这可能是很有用的。此外,对于某些类型的学习者来说,讲座可能是首选的方式。例如,一项研究观察了基于社会认知理论的策略如味觉测试、角色扮演、头脑风暴和目标设定在改善企业高管外出就餐行为中的有效性(Olson and Kelly 1989),研究发现,这些忙碌的企业高管讨厌基于行为学的动手活动。他们已经有了改变饮食习惯的动机,并希望快速、紧凑地提供"如何做"的信息,活动时间太浪费时间了。这肯定了在第 2 步:探索决定因素中,分析受众找出受众学习风格偏好的重要性。

小型讲座。一般来说,讲座以简短、恰当的口吻进行时效果最佳。一般人听的时间不超过 10 分钟,就需要停下来处理所接受的信息。图表、图形和图片等视觉效果增强了重要信息的传递,同时也能帮助那些不喜欢听讲座的学习者适应讲座的授课方式。分析型学习者可能会接受更长时间的讲座,而有活力的学习者在最初的 5 分钟后就会开始坐不住。当然,听一位尽力讲课的营养教育工作者讲一个你关注的问题会让你感觉讲座时间没那么长。

小型讲座可以嵌入基于其他活动的课程中。例如,在介绍行为改变的积极结果的科学证据环节,小型讲座是非常有用的,通常是在 4Es 的"解释"部分,此时,感知的益处和障碍同时出现。同样,小型讲座也可用于讲授降低风险或改善健康的有效行动的循证信息。

通过活动和学习任务积极学习

活动和体验可以提高学习效率，这是被动学习方式所不能做到的。正如前面所说："我听到并忘记；我看到并记住；我操作并理解。"此外，从本章前面的内容中可以看出，主动学习不仅可以增强意识，还可以增强动机。动手者（doers）——充满活力的学习者和常识型学习者——更喜欢动手实践的学习方式。你可能需要为参与者设计更多活动和学习任务，比如计算食物中的脂肪或糖含量、填写食物调查表，将食物分类、填写比较食物的成本和营养素含量的表格、分析当地餐馆的菜单以获得最健康的膳食等。如果可行的话，其他学习体验还可以包括食物味道测试、烹饪或简单的食物准备、逛食品店、参观农场或农贸市场等。请参阅表16-1，了解可用于不同人群的活动方法。

为活动准备工作表、讲义、提示单和后续材料对学习者很有帮助，因为他们可以按照自己的节奏阅读强化材料，并将这些信息转化为行动。第17章介绍了如何使这些措施具有吸引力和有效性。

讨论

讨论是最具建设性的学习策略之一。在传统的学校教育中，安静的教室被认为是富有成效的教室。然而，高阶思维技能需要复杂的认知能力，这是通过个体表达他们知道、不知道或想知道的东西来实现的（Johnson and Johnson 1998）。

作为一名营养教育工作者，你可以鼓励小组成员相互交流，利用参与者对彼此的热情来促进学习。被动学习，比如听营养教育工作者讲课，并没有利用更丰富的认知过程来促进记忆、推敲或转变态度。富有想象力的学习者尤其喜欢关

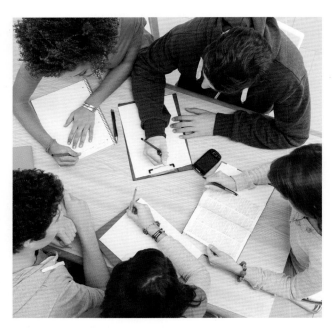

头脑风暴是一种有效的互动方式，让每个人都参与营养教育课程
© Ridofranz/iStock/Getty Images Plus/Getty Images.

于"假设"问题的讨论，分析型学习者更喜欢"为什么"的问题，而常识型学习者更喜欢"如何做"的问题；有活力的学习者对这三类问题都很有兴趣。

头脑风暴

头脑风暴是一种有效的方法，可以让小组成员以创造性的方式生成列表。制订头脑风暴的规则可以帮助参与者沿着既定的轨道、安全地提出建设性建议。与被动学习策略相比，充满活力和想象力的学习者更喜欢头脑风暴。头脑风暴可分为两个阶段，其规则如下：

- 第1阶段：排除所有批判性意见；所有的想法都很重要；重要的是数量，而不是质量；集思广益，以他人的想法为基础。
- 第2阶段：评估提议的可行性；作为一个团队，如果该团队有兴趣采取行动，请决定一个或两个最佳选项。

头脑风暴的例子包括列出青少年健康饮食的障碍、让孩子吃得更健康的方法，或者便于职业母亲准备的餐食。

展示，包括烹饪示范

展示有很多作用。通过展示可以让受众知道事情是如何完成的，展示还可以起到激励作用，帮助团队探索想法和态度。展示通常兼有这两种功能。例如，烹饪示范可以教授技能，同时，也减少了参与者采取行动的障碍，从而提高了他们采取行动的动机和可能性。有些展示并不专门教授技能，而是旨在增强动机。例如，你可以用勺子舀出一定量的脂肪或糖，这个数量与一些受欢迎的快餐和甜饮料中含有的脂肪或糖的量相等，如果是这样的展示，你需要将目标食物带到课堂上。也可以考虑展示目标食品的包装，因为如果展示的是食品，受众可能会提前思考你展示完之后如何处理这些食物。如果把它扔掉，会让人觉得你浪费食物（这对任何受众来说都不合适，尤其是低收入受众），或者他们可能会问是否可以将其带回家，这当然会破坏你想要传递的信息。

进行展示意味着现场要准备你需要的所有材料，或者必须带着它们。人们常说，一个营养教育工作者的必备特质是愿意带着材料（有时笨重和笨拙）去现场，包括食物或配料。那些有车的人经常发现他们的箱子是满的。那些在市中心不方便开车而使用公共交通的人也有其他的方式带着材料，例如，一个营养教育工作者用带轮子的手提箱把材料带到现场：一个足够大的手提箱，包括一个便携式煤气炉，加上一些所需的锅和厨具、纸巾等。营养教育工作者的另一个主要特质是思维灵活，也就是说，可以用任何可用的东西做道具进行展示。例如，如果你想展示终身食用高饱和脂肪食物会导致血管堵塞，可能买不到展示用材料，但是可以在五金店买一段透明的管子作为血管，用含有黄色食用色素调制橡皮泥替代脂肪（而且可以重复使用）。用一个漏斗和一个大碗把道具组装好，可以把一些"脂肪"放在管子里（不要完全塞满管子），把红色的食用色素溶于水，然后通过漏斗把它倒入管子里，用准备好的大碗接住红色的水。

提前练习展示内容是很重要的，以便知道它们在讲解中

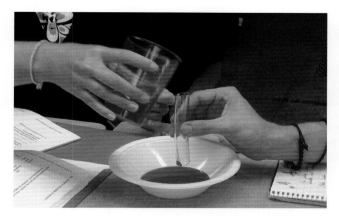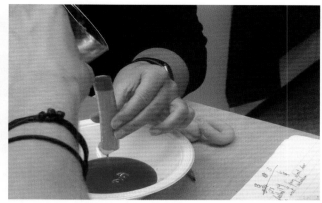

演示血液流经健康血管（塑料管）和一条因不健康饮食模式而堵塞的血管

Courtesy of Pamela Koch，EdD，RD.

是否能够发挥作用。这对于展示食物准备技能尤为重要。

辩论

辩论可充分展示有争议问题的两面性，在食品和营养领域存在很多有争议的问题。与其就某件事的利弊进行说教，不如让参与者自愿参与其中。所有的学习者都会喜欢一场精彩的辩论，充满活力的行动者和常识型学习者可能更喜欢进行辩论，而观看者则会满足于坐下来欣赏表演。

促进团队讨论：从台上的智者到台下的指导者

指导性讨论（guided discussion）可能在很大程度上取决于营养教育工作者发挥领导作用的程度，这将取决于你如何设计你的教育计划和团队的性质。你可以以讲座为主的形式呈现你的教育计划，并增加一些活动；这不会被认为是一个促进性的讨论。你可以提供小型讲座，其间穿插指导性讨论；或者，你可以将你的课程设计为以开放式问题和讨论为主的形式，但要遵循具体的教学计划。这些方法应用最为广泛，适用于许多团体环境，尤其是成人团体学习环境，在这些环境中，它们被描述为促进团队讨论、促进对话或基于学习者的教育（Abusabha，Peacock，and Achterberg 1999；Sigman-Grant 2004；Husing and Elfant 2005）。第 18 章对这种方法进行了更详细的描述，框 18-4 对其进行了总结。

无论整个课程是一个促进性的团队讨论，还是由穿插指导性讨论的小型讲座组成，都需要一个强有力的教育计划，促进者的作用是低调地引导组员讨论。增加团队互动的一个好方法是，在讨论一开始就告诉大家，一个人发言完之后，他可以选择下一个想发言的人，然后由他选择下一个人，以此类推。

促进者还需要知道何时以及如何进行控制！这取决于你认为适合特定群体的领导力程度。虽然专制的方法会扼杀团队讨论，但过于不确定、胆怯或放任自流会使团队感到不自信，并削弱你在团队中的权威。你可以在建立一个开放、安全、民主的群体氛围的同时保留自己的权威；当团队讨论偏离正轨时，你可以通过说"这些都是重要的问题，但我们今天要解决的行为改变目标是……"之类的话，轻轻地把它带回来。

整合社会心理行为改变活动和教育沟通原则，使教育计划的实施引人入胜且有效

案例分析展示了如何通过整合本章中描述的所有关键因素（实际考虑、有效沟通、适当的团体动态、安全的学习环境，以及良好的指导原则）以及你在该课程中基于社会心理学理论的教育计划，来实施你的营养教育课程，并且让课程引人入胜、具有激励性和有效性。每项活动所涉及的行为变化的决定因素用斜体字表示。

案例分析　**让你的课程活起来，整合行为改变活动、教育学理论和有效沟通**

标题：人如其饮（you are what you drink）。

受众：青少年的课后项目。

行为改变目标：青少年女性能够用水替代含糖饮料或苏打水。

一般教育目标（基于计划行为理论）：青少年女性将能够：

- 描述含糖饮料消费的风险和成本。（*感知风险*）
- 描述饮用水的益处。（*行为的预期结果/感知益处*）

- 评估当前含糖饮料的消费情况。（*感知风险/自我评估*）
- 找出减少含糖饮料消费的障碍。（*行为的预期结果/感知障碍*）
- 对增加饮用水消费表现出积极态度。（*态度*）
- 声明打算减少含糖饮料的消费，增加水的消费。（*行为意向*）

*活动所对应的计划行为理论的决定因素在下文用斜体字表示。

案例分析   让你的课程活起来，整合行为改变活动、教育学理论和有效沟通（续）

一次团体课程的教育计划	运用教育原则和有效沟通，使教育计划的实施引人入胜
引入（introduction）	
1. 简介、概述、基本规则（5分钟）。 嗨，我是 Sarah，我是 Judith。我们是 XX 大学健康中心的营养教育老师，今天我们在这里讨论对你们来说非常重要的营养话题，这些话题来源于我们之前调研时你们提供的信息。我们将研究一种改善健康的方法——减少含糖饮料的摄入，增加水的摄入。在本次课程中，我们将了解到为什么"减少含糖饮料的摄入，增加水的摄入"很重要，以及实现的方法。我们知道做到健康饮食是多么不容易，包括我们自己，所以我们非常高兴能在这里分享我们所知道的相关知识。我们希望这是一个有趣且知识丰富的下午。一些基本规则：尊重并倾听他人的评论和意见，课程结束没有考试。本次课程大约需要 90 分钟。	营养教育工作者带着真诚的微笑看着这群青少年；穿着随意但整洁。在桌子周围安排座位和姓名标签，以提供安全的学习环境；介绍如何培养可信度和共同点；热情，态度活跃；介绍课程名称和将要解决的问题（这一部分即先行组织者）。 呈现方式：二重唱（duet）（详见 324 页）。 大部分活动针对情感和认知领域学习；以更高的思维水平和更高的情感参与度（Krathwohl）为目标。
激励：引起注意	
2. 填写工作表（5分钟）：感知风险。 受众填写昨天的饮料消费情况。	自我评估是通过创造感知风险的意识来激励受众；使用主动学习原则；主动学习是良好教学/教育原则的第 1 步，对于富有想象力的学习者来说，这是一种特别好的具体体验。
3. 展示饮料中的糖含量（10分钟）：感知风险。 ■ 我们带来了 6 种不同的饮料，常见于街角商店，你可能会经常选择喝（苏打水、运动饮料等）。如果你昨天喝了其中的一种饮料，请举手。 ■ 请志愿者上前称量出每种饮料中含有的糖，然后将称出来的糖放在所有人都能看到的盘子上。然后让他们知道实际数量。	感知风险＝激励性信息（为什么这么做）。这是直观的和难忘的；感知/感受和观看，包括展示是良好教学/教育原则的第 2 步，对处于 Kolb 学习环第一阶段的学员非常有用，特别是富有想象力的学习者。通过生动的视觉效果和戏剧性的活动激活情感（情绪）和认知领域。
解释：展示新材料	
4. 使用工作表评估个人通过饮用饮料摄入的糖（5分钟）：感知风险/个性化风险。	与推荐量相比进行自我评估，通过个性化感知风险来激励受众；是个性化有意义的学习体验；具体的经验；主动学习。
5a. 头脑风暴并记录高糖饮料消费的健康风险（6分钟）： *当前行为的预期结果/感知风险。* ■ 能量、龋齿、缺乏钙等营养素；每天一瓶＝每年额外摄入 32.4kg 糖。	激励性（为什么做）信息；主动学习；领导者确认每一条评论，给出非评判性回应，并点名呼吁创造安全学习环境。 呈现方式：演讲和图表。
5b. 头脑风暴并记录饮用水的益处（6分钟）： *行为改变目标的预期结果（结果预期）/感知益处。* ■ 重要营养素、水合作用、无热量、有利于改善运动表现、无成本、无添加剂。	关于为什么要改变行为或采取行动的动机信息；积极的、安全学习环境。 呈现方式：演讲和图表。
6. 使用工作表评估饮料成本（10分钟）：道德规范。 学生使用饮料记录计算他们每周、每年扔掉多少瓶子（300 个）；每周和每年的成本（美元）。向团队汇报。 ■ 道德规范：以金钱衡量成本，制造瓶子的工厂产生的化学沉降物，填埋场。	教育原则：有意义的主动学习；适用于 Kolb 学习环的第 2 阶段，尤其适用于分析型和常识型学习者。食物和营养知识与技能：批判性思维。
扩展：提供指导和实践	
7. 讨论克服障碍的方法（10分钟）：自我效能。 ■ 将团队分为两个小组：含糖饮料消费量高者讨论减少消费量的障碍，并记录在白纸上。含糖饮料消费量低者描述他们少喝的策略。组间、组内共享。 ■ 减少含糖饮料消费的障碍可能包括：口味、咖啡因上瘾、习惯、流行、只在家喝、普通饮料。	应用；良好教学/教育原则的第 3 步；主动和有意义学习（Ausubel），适用于 Kolb 学习环的第 3 阶段（概念和技能），尤其是对常识型学习者；小规模团队的安全学习环境团队。 呈现方式：二重唱（duet）。
结束：应用并结束	
8. 行动目标设定过程（10分钟）：实施意向/行动目标设定/行动规划 ■ 分发"我的承诺"表，里面有一些饮料选择。让他们标记出他们在接下来的一周里想要实现的每个目标。在表单的另一面可以查看日历。使用此日历跟踪他们的进度。一旦选定了目标，就在表格上签名，表明他们的承诺。让另一个人签名作证。 ■ 要求参与者在感到舒适的情况下与团队分享他们的行动目标。	设立行动目标设定/行动规划，将意向转化为行动；同伴参与；良好教学/教育原则的第 4 步；公开承诺；适用于 Kolb 学习环的第 4 阶段，尤其是有活力的学习者；安全学习环境。 呈现方式：二重唱（duet）。
9. 分发水瓶和教练包（5分钟）。 感谢大家的参与，分发水瓶，并指出附近哪里有饮水机。	营养教育工作者的活力、热情以及对受众的积极尊重将激励参与者实现行动目标。

进行小组讨论：从教学顺序到实施细节

本章指出，组织能够反映 4Es 中的研究证据和教学设计原则的课程，可以使你按照营养教育 DESIGN 程序（见第 12 章和第 13 章）设计的营养课程更有效。本章还介绍了不同的授课方式，以及如何以一种吸引人、激励人、培养知识和技能的方式实施 4Es。

开场白——激励

作为团队组长或主持人，从你进入房间的那一刻起，受众就会对你进行评价，要让他们对你的第一印象是积极的，这很重要。你应该早点到场；当受众进来时，与他们会面、微笑、聊天，看起来自信（无论你是不是真的自信）。这会让受众或团体放松，让他们想要听你在说啥。这也有助于建立你有吸引力的、充满活力的个性。课程开始，花点时间扫视受众、微笑、与受众进行眼神交流，这表明你对受众感兴趣，而不仅仅是你想讲些什么。重要的是要创造一个安全的学习环境，通过观察受众并与他们相处融洽使你与受众的关系获得持续发展。允许受众提问和发表评论，或参与团队讨论。

课程——解释和扩展

房间安排

提前到达的另一个原因是要查看房间的布置和技术设备。根据团队的规模和房间的布置，你可能需要安排座位，以方便小组成员在该环境中进行有效学习。决定是否要将座位重新安排成圆形、围绕桌子摆放或其他样子。最有可能让参与者感到安全的安排是在每张桌子安排 4～6 个人的座位。如果你要用到视听材料，请确保你知道如何操作设备。查看房间的温度设置。如果你要用活动挂图或白纸记录团队的反应，确保你有标记笔，确保讲义已准备好，可以分发了。

手握你的教育计划

安排好你与受众的沟通是很重要的，所以要看你的材料和教育计划笔记放在哪里。你可以用一张桌子放材料。那么，如何利用你的教育计划以及所需的笔记来领导团队？你可以从桌子上看到你的笔记，或者把它们拿在手里。然而，你不希望被受众视为你在照着笔记念。有些人在大致记住了完整教育计划的内容后，创建一个更简洁的课程大纲。或者，你可能会发现把课程计划写在一张张的卡片上很有用，你可以把卡片拿在手里。即使是在促进小组讨论中，教育计划对你来说仍然很重要。

紧张和焦虑

取决于受众，永远不要向他们表达你内心的紧张或焦虑。其他人看不到或感觉不到你的焦虑，除非你自述有多紧张、受众看起来多吓人或者你没时间准备等，引起了他们的注意。团队想要学习和享受，当你看起来轻松舒适时，就会建立一个安全的学习环境。当受众意识到领导者的脆弱或怯场时，他们会因同情而紧张，开始为你担心，而不是专注于信息或计划的内容或活动。然而，对于一些受众来说，公开表达紧张情绪可能会让他们更亲近你，让受众为你团结起来。需要根据受众的特点，来判断怎么做更好。降低紧张和焦虑最好的方法是做好准备，提前预习课程。

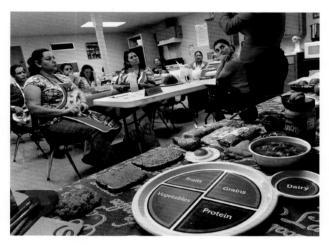

使用恰当的视觉材料进行集体营养教育有助于促进行为改变
© Michael S. Williamson/The Washington Post/Getty Images.

时间管理

关注在教育计划和讲课时间方面的表现是至关重要的。然而，健康教育工作者应该找到一种方法来监控时间，但不要让受众知道。不停地看手表会传达很多意想不到的信息，比如等不及要下课，或者担心自己会超时。最好把钟表放在不经意就能看到的地方。

语言和措辞

健康教育工作者语言必须清晰、生动、恰当。听众不可能像他们在读一本书或一份印刷材料那样，回过头去弄明白你说了什么。因此，工作者第一次说的话必须清晰易懂。尽可能使用熟悉的单词，用主动语态而不是被动语态。语言也应该与场景（正式或非正式）和受众相匹配。小型讲座或演讲时的语言、惯用语和风格必须适合受众，在文化上没有冲突，尊重他人，并且没有性别歧视。你使用的语言也应该适合你自己，如前所述，你必须真实地面对自己；你不能模仿别人讲笑话或使用流行的语言，因为这些都被视为是被迫的，与个性和背景不符，可以研究出一种适合自己的风格。

措辞也很重要。措辞会影响工作者在受众中的可信度。当你发音错误时，比如把 "want to" 说成 "wanna"，把 "will you" 说成 "wilya"，把 "relevant" 说成 "revelant"，把 "nuclear" 说成 "nucular"，这些发音错误的词可能会让受众对你产生负面印象。同样地，在单词之间使用 "嗯" "啊" "大概" 和 "你知道的" 也会让受众不舒服。在练习的时候，听听自己的发音，并训练自己在这样的环境下说话时用词清晰。

声音、音量、音调和语速

无论生来有什么样的声音，都可以学会充分利用自己所拥有的进行有效的团队演讲或领导团队课程。想让房间后面的人听到你的声音，但你不想大声喊叫，就需要根据房间的音响效果调整音量。你的自然音调可以是高的，也可以是低的，但是当你在强调一个要点或提出一个问题时，通过上下起伏来改变音调，会使演讲更加生动。通过改变音调（这些变化被称为语调变化），传达了各种各样的情绪，给人一种充满活力的感觉，而不是用单调的语调说话；的确，单调乏味会破坏一个完善的教育计划。充满激情地讲话是很重要的。

调整语速也很重要。如果说得太慢，可能会让听众厌烦。但是如果说得太快，听众可能无法跟上节奏。他们也可能因为怀疑工作者因为焦虑而语速很快。事实上，人们在紧张时确实会加快语速。注意节奏，练习一种适合受众的语速。在一段话结束时，适当停顿一下，以便受众理解观点，或者让受众跟上思路，他们需要时间来处理信息。思维速度讲课速度快得多，所以在讲课的时候，扫视一下受众以获得"反馈"，他们看起来是无聊还是困惑？可以根据"反馈"调整所讲的内容。

提供标志并定期总结

结构化讲课内容，比如说，"第一……""第二……"等。使用标志来强调你想表达的要点。你可以这样说，"关于X，最重要的是要记住……"或者"最重要的是，你需要知道……"。无论是在讲课中还是在团队讨论中，定期总结也很重要。当你开始第二个要点时，你可以用一句话概括第一个要点的核心思想。

非言语沟通

如前所述，非言语沟通与伴随它的语言沟通一样强大。你的外表、面部表情、手势、身体动作和眼神交流都会向受众传达信息，你希望这些信息是有利的，这样观众把注意力集中在你的信息上，而不是你自己身上。

受众总是在听到演讲者之前先看到他们。有证据表明，演讲者的着装和打扮会极大地影响他们的可信度和接受度。重点是你希望受关注的是设计的信息和活动，而不是外表和打扮。所以，在判断什么适合受众和场景以及你是谁之前，先检查一下环境。在很多场景中，专业但不太正式的工作通常被称为非正式专业（casual professional）。记住，你也将被视为营养教育专业的代表。

何时以及在多大程度上采取行动，这可能会带来挑战。你可以寻找机会打破演讲者和受众之间的无形障碍，因此向观众靠近或稍微走动会有所帮助。然而，来回踱步、摆弄钞票或口袋里的硬币，或摆弄头发都是紧张的迹象，可能会分散注意力。相反地，如果僵硬地站在同一个地方也可能表示紧张。注意你所做的事情，并练习如何尽量表现出自信。告诉自己"我喜欢观众，观众也喜欢我"会很有帮助。

把手摆放在哪儿可能也是个问题，双手背后？放进口袋？垂在身旁？应该做多少手势？这没有明确的规则，人们都习惯于用不同的方式掌握自己的身体，以及何时和如何做手势。思考这个问题的最佳方式是，无论你选择做什么，都应该显得自然，不应该分散你的注意力。

与小组成员的眼神交流有助于与他们建立联系。看着每个人，而不是人与人之间的某个空间，在整个房间里把目光从一个人转移到另一个人。不要只关注房间的一侧，或者只关注那些看起来听课最认真的人。你如何看受众也是很重要的，愉快的，亲自的，真诚的，你想表达很高兴来到这里，有重要的话要说，想让他们相信这些信息很重要。

共同领导团队课程

通常会有两个人参与领导团队课程。这有很多好处：你们可以一起准备，每一个人都有特殊的优势。这可能会提高团队体验的质量。当你们共同领导时，你们可以从彼此身上汲取能量。通过相互交流，你可能会变得更加活泼和热情。此外，前面描述的许多任务都可以共享。因此，当一个人在讲话时，另一个人可以观察受众，记录时间和内容如何被展开。如有必要，演讲者之间也可以互相帮助。如果其中一个偏离了主题或变得空白，另一个可以立马接上。经验丰富的联合领导教育工作者就两位教育工作者如何合作提出了以下建议（Garmston and Bailey 1988）：

- 标签团队。在标签团队模式中，一个人说话，另一个演示。这种方法特别适用于那些不经常共同领导的人，或者当有大量材料需要传递时，每个人都更容易成为每个部分的专家。
- 主导者和补充者。在主导者和补充者模式中，一个人是主要的教育者或团队促进者，另一个人是补充者。主要教育者负责内容，并决定何时以及如何进行。当信息看起来有用或合适时，补充者会补充信息。
- 演讲和图表。在演讲和图表模式中，负责人展示内容并引起观众的反应，支持人员将信息记录于白纸或其他材料。两位教育者都必须清楚自己的角色，支持人员必须能够快速、不加评论地记录主角或观众的想法。
- 二重唱（duet）。在二重唱模式中，两位教育者一起站在前面，每个人以大约5分钟的小片段呈现内容或引导讨论。因此，演讲会反复进行。演讲者站在相距1.5~2.1m的地方，但看着受众和彼此相互暗示。他们说话时可能会朝对方移动，不说话时可能会向后移动。当两人都是经验丰富的教育者或经过仔细排练时，这种方法效果最好。

结论和行动目标设定或行动计划——结束

课程的结论极为重要。受众需要有一种结束感。其主要目的是加强团队参与者对课程主要行为目标的承诺。这通常意味着某种行动目标设定活动或制订行动计划。这可能已经出现在DESIGN程序第5步制订的教育计划中。一定要留出足够的时间。否则受众会没有结束感，并且不确定他们应该做什么。强有力的结束大大增加了课程的有效性。

举办营养教育讲习班

"研讨会"一词用于描述许多不同类型的团队课程。通常，这个词指的是某种职业发展活动，但也并非总是如此。一般来说，研讨会的时间比演讲或团体讨论要长。它们通常也涉及不止一位主导人。它们的共同点是，都包括团队成员的积极参与。研讨会通常包括本章前面描述的一些活动：展示、团体讨论和团体活动，这里不再重复。

研讨会，像其他受众的团体课程，需要使用系统化的过程，如营养教育 DESIGN 程序，进行仔细规划。此外，每个研讨会的结构可以像一个演讲或团体讨论，即有一个介绍、一个正文和一个结论。研讨会通常以成员介绍活动或破冰活动开始，来建立安全的环境和凝聚力。如果团队比较小，可以让参与者陈述他们最想要的体验。然后概述研讨会的目标、要讨论的主要问题和期望。

可以使用多种形式介绍研讨会的主要内容，以解决前面讨论的所有学习模式。这涉及本章前面描述的教学程序学习周期中提出的序列。这与 4Es 的序列相同（参见第 11 章）。因此，应该有令人兴奋的、具体的实践经验来开始课程或进行自我评估，以调查受众自己之前的知识、态度或行为（激励）；所需信息的小型演讲（解释）；团队合作培养技能的时间（扩展）；以及在职业或个人生活中应用技能的机会（结束）。

结论应仔细规划，以给研讨会带来结束感，总结已经完成的工作，并为团队成员提供一个机会，说明他们计划在未来如何使用这些信息和技能。

本章总结

团体合作是营养教育的核心。本章介绍了营养教育工作者可能用到的许多方法。不同的方法适用于不同的受众、不同的场景和不同的目的。然而，在所有情况下，目的都是为了有效地传达行为改变目标信息的方法，从而激发团队积极思考你的信息，并在适当时采取行动。有效传播包括理解传播过程和影响传播过程的因素。与团队合作需要了解不同的学习风格，以及如何最好地为所有人创造一个安全且富有挑战性的学习环境。它还需要了解团队动态，并能够处理困难的情况。组织课程以反映 4Es 中所反映的有效教学设计原则，将有助于提高课程的效率。你对干预行为目标的热情，以及你传递信息时的热情，对成功至关重要。

此时，您可能希望回顾你在营养教育设计程序第 5 步中设计的教育计划：生成计划，以确保你将本章中描述的学习理论、学习风格、有效教学方法、管理团队动态以及创建安全有效的学习环境的原则和理解纳入其中（第 5 步：生成计划见第 12 章和第 13 章）。这样的整合可能会提高营养教育的有效性。

在计划和实施方面，与团队合作是一项具有挑战性的艰巨工作。然而，对于你这个营养教育工作者来说，与团队合作也是非常有益的，对受众来说是一次很好的体验，并且有可能增强他们的动机，促进他们在环境安全的情况下采取行动的能力。

问题和活动

1. 回想一下你在职业环境中提出一个想法供大家考虑并采取行动的场合。从你沟通的目的和对受众的影响方面来分析互动。你的沟通是否成功？为什么？

2. 在一张纸上创建一个两列表格。给其中一个贴上"使营养教育工作者在群体环境中成为有效沟通者的特征"，给另一个贴上"使营养教育工作者在群体环境中成为无效沟通者的特征"的标签。在每一列中，列出并简要描述你认为该类别最重要的 5 个特征。根据这些特点，坦率地回顾你目前的优势和劣势。选择 3 个你最想改进的特征。

3. 描述一些教育工作者确定的 4 种学习风格。哪种学习风格最适合你？如何才能使团队学习体验对不同类型的学习者都有效？

4. 比较和对比下面这些向受众提供营养教育的方法：讲座、展示、辩论和促进性团体讨论。

5. 思考上面问题提到的方法中，你掌握的相关技能：你最喜欢使用哪种方法？你想在哪方面做得更好？你将如何继续磨炼这些技能？

6. 列出你为一群成年人创造安全学习环境能做的 4 件事。如果这个团队是由小学高年级学生组成的课后项目，你会有同样的计划吗？为什么？

7. 如果你是一个团队的领导者，你会如何处理以下类型的团队成员：安静者、抱怨者、干扰者、跑题者、交头接耳者，以及总是迟到者。

8. 吸引群体注意力的一些关键特征是什么？

9. 为什么演讲或团体讨论的开场白如此重要？它的关键是什么？

10. 在镜子前排练你计划领导的团体课程。你认为非语言表达方式传递了什么信息？

11. 领导一个团队或做演讲时，列出你作为营养教育工作者提高可信度的所有方法。

参考文献

Abusabha, R., J. Peacock, and C. Achterberg. 1999. "How to make nutrition education more meaningful through facilitated group discussions." *Journal of the American Dietetic Association* 99: 72–76.

Achterberg, C. 1988. "Factors that influence learner readiness." *Journal of the American Dietetic Association* 88: 1426–1428.

Anderson, L. W., and D. R. Krathwohl, editors. 2000. *A taxonomy for learning, teaching, and assessing: A revision of Bloom's taxonomy of educational objectives.* Boston: Pearson.

Ausubel, D. P. 2000. *The acquisition and retention of knowledge: a cognitive view.* New York: Springer Science+Business.

Brookfield, S. 1986. *Understanding and facilitating adult learning: A comprehensive analysis of principles and effective practices.* San Francisco: Jossey-Bass.

Brookfield, S. D. 2013. *Powerful techniques for working with adults.* San Francisco: Jossey-Bass.

Freire, P., and I. Shor. 1987. *A pedagogy for liberation: Dialogues on transforming education.* New York: Bergin and Garvey.

Gagne, R. W. 1985. *The conditions of learning and theory of instruction.* Fourth ed. New York: Holt, Rinehart, & Winston.

Gardner, H. E. 2011. *Frames of mind: The theory of multiple intelligences.* New York: Basic Books.

Garmston, R., and S. Bailey. 1988. "Paddling together: A co-presenting primer." *Training and Development Journal* 1: 52–56.

Gillespie, A. H., and P. Yarbrough. 1984. "A conceptual model for communicating nutrition." *Journal of Nutrition Education* 17: 168–172.

Hermans, E. J., F. P. Battaglia, P. Atsak, L. D. de Voogd, G. Fernández, and B. Roozendaal. 2014. "How the amygdala affects emotional memory by altering brain network properties." *Neurobiology of Learning and Memory* 112: 2–16.

Husing, C., and M. Elfant. 2005. "Finding the teacher within: A story of learner-centered education in California WIC." *Journal of Nutrition Education and Behavior* 37(Suppl. 1): S22.

Illeris, K. 2003. *Three dimensions of learning: Contemporary learning theory in the tension field between the cognitive, the emotional and the social.* Malabar, FL: Krieger.

Illeris, K. 2009. "The three dimensions of learning and competence development." In *Contemporary learning theories,* edited by K. Illeris. London: Routledge.

Johnson, D. W., and R. T. Johnson. 1998. *Learning together and alone: Cooperative, competitive, and individualistic learning.* Fifth ed. Englewood Cliffs, NJ: Prentice Hall.

Juster, R. P., B. S. McEwen, and S. J. Lupien. 2010. "Allostatic load biomarkers of chronic stress and impact on health and cognition." *Neuroscience and Biobehavioral Reviews* 35(1): 2–16.

Kinzie, M. B. 2005. "Instructional design strategies for health behavior change." *Patient Education and Counseling* 56: 3–15.

Knowles, M. S., E. F. Holton, and R. A. Swanson. 2015. *The adult learner: The definitive classic in adult education and human resource management development.* Eighth ed. Burlington, MA: Butterworth-Heinnemann/Elsevier.

Kohls, G., M. T Perino, J. M Taylor, E. N. Madva, S. J. Cayless, V. Troiani, E. Price, S. Faja, J. D. Herrington, and R. T. Schultz.. 2013. "The nucleus accumbens is involved in both the pursuit of social reward and the avoidance of social punishment." *Neuropsychologia* 51(11): 2062–2069.

Kolb, D. A. 1984. *Experiential learning.* Englewood Cliffs, NJ: Prentice Hall.

Krathwohl, D. R., B. S. Bloom, and B. B. Masia. 1964. *Taxonomy of educational objectives: The classification of educational goals. Handbook II: Affective domain.* New York: David McKay.

Lewin, K. 1935. *A dynamic theory of personality.* New York: McGraw-Hill.

Lewin, K. 1943. "Forces behind food habits and methods of change." In *The problem of changing food habits* (National Research Council Bulletin 108). Washington, DC: National Academy of Sciences.

Lewin, K. 1947. "Frontiers in group dynamics. I. Concept, method, reality in social science: Social equilibria and social change." *Human Relations* 1: 5–41.

Lewin, K. 1951. *Field theory in social science: Selected theoretical papers.* New York: Harper.

McCarthy, P. 2005. "Touching hearts, touching minds: Harnessing the power of emotion to change behaviors." *Journal of Nutrition Education and Behavior* 37(Suppl. 1): S19. Available at http://touchingheartstouchingminds.com/tools_tips.php

Merrill, M. D. 2009. "First principles of instruction." In *Instructional-design theories and models. Volume III. Building a common knowledge base,* edited by C. M. Reigeluth and A. A. Carr-Chellman. New York: Routledge.

Olson, C. M., and G. L. Kelly. 1989. "The challenge of implementing theory-based intervention research in nutrition education." *Journal of Nutrition Education* 22: 280–284.

Petty, R. E., J. Barden, and S. C. Wheeler, 2009. "The elaboration likelihood model of persuasion: Developing health promotions for sustained behavioral change." In *Emerging theories in health promotion practice and research,* edited by R. J. DiClemente, R. A. Crosby, and M. C. Kegler. San Francisco: Jossey-Bass.

Petty, R. E., and J. T. Cacioppo. 1986. *Communication and persuasion: Central and peripheral routes to attitude change.* New York: Springer-Verlag.

Puig, M. V., J. Rose, R. Schmidt, and N. Freund. 2014. "Dopamine modulation of learning and memory in the prefrontal cortex: Insights from studies in primates, rodents, and birds." *Frontiers in Neural Circuits* 8.

Reigeluth, C. M., and A. A. Carr-Chellman. 2009. "Understanding instructional-design theory." In *Instructional-design theories and models. Volume III. Building a common knowledge base,* edited by C. M. Reigeluth and A. A. Carr-Chellman. New York: Routledge.

Rogers, C. 1969. *Freedom to learn.* Columbus, OH: Merrill.

Salamone, J. D., and M. Correa. 2002. "Motivational views of reinforcement: Implications for understanding the behavioral functions of nucleus accumbens dopamine." *Behavioral Brain Research* 137: 3–15.

Sappington, T. E. 1984. "Creating learning environments conducive to change: The role of fear/safety in the adult learning process." In *Innovative higher education*. New York: Human Services Press.

Schunk, D. H. 2015. *Learning theories: An educational perspective*. Seventh ed. Boston, MA: Allyn and Bacon/Pearson Education.

Sigman-Grant, M. 2004. *Facilitated dialogue basics: A self-study guide for nutrition educators—Let's dance*. University of Nevada, Cooperative Extension, NV. Available at https://ag.purdue.edu/programs/hhs/efnep/Resource/Facilitated%20Dialog%20Basics%20-%20Lets%20Dance.pdf

Sternberg, R. J. 1985. *Beyond I.Q.: A triarchic theory of human intelligence*. Cambridge, UK: Cambridge University Press.

Vella, J. 2002. *Learning to listen, learning to teach: The power of dialogue in educating adults*. Hoboken, NJ: Jossey-Bass.

Waeiti, O., A. Dickinson, and W. Schultz. 2001. "Dopamine responses comply with basics assumptions of formal learning theory." *Nature* 412: 43–48.

Waring, M., and C. Evans. 2014. *Understanding pedagogy: Developing a critical approach to teaching and learning*. London: Routledge.

第17章

营养教育的媒体支持和传播渠道

概述

本章概述了在实施营养教育活动时的各种支持性材料，包括可视化材料、书面材料、视频和基于互联网的线上图像等，以及如何通过多渠道（如电话、短信、电子邮件、数字设备、社交媒体和其他技术）进行间接的营养教育活动。本章还阐述了如何应用大众媒体策略和社会营销活动进行营养教育。

本章大纲

- 引言
- 在营养教育活动中使用视觉辅助工具
- 有效开发和利用营养教育书面材料
- 多渠道实施教育活动
- 利用新技术进行营养教育
- 社会营销活动
- 本章总结

学习目标

本章学习结束，你应该能够：
- 在实施营养教育活动时使用视觉辅助工具，并制定其使用指南
- 开发营养教育的书面材料
- 了解如何通过烹饪、逛超市和健康博览会等多途径来实施营养教育
- 了解健康传播和社会营销的关键原则
- 参与营养教育的社会营销活动
- 阐述互联网、数字化和社交媒体等新技术在营养教育中的应用

引言

一位营养教育工作者被邀请为青少年群体进行健康饮食讲座。根据文献综述和综合评估，她将减少含糖饮料的摄入定为本次教育活动的行为改变目标。在课程开始时，她向受众展示了一些大家熟悉且规格大小不一的含糖饮料，包括苏打水、能量饮料、运动饮料、含糖茶饮料和果汁饮料等，之后要求受众估计每种饮料中含有多少茶匙的糖，并让一名志愿者用茶匙舀出糖到另一个透明的塑料杯子里，直到受众让志愿者停下来。当受众看到他们最喜欢的饮料里含有多少糖时，都倒吸了一口气。正如谚语所说，一幅画胜过千言万语。一般情况下，人们可以只利用听觉理解语义，但结合视觉或其他材料时，会进一步加深理解。事实上，人们只记得所听到内容的20%，但能记住所看到和所听到内容的50%，当他们进一步积极参与谈论一些事情时，他们能记住多达90%的内容。特别是，如今的受众是在电视和电脑等信息化时代长大的，他们已经习惯于从视觉上、口头上、文字上多渠道获取信息。

这意味着，在营养教育活动中，将书面和视觉材料等多种材料形式结合起来是很重要的，包括讲义、幻灯片、线上

视频或图像、实物展示如食品包装等。这些辅助材料会增强教育活动的可信度，使得教育活动看起来更加充分，还会增强所传达信息的有效性。尤其对于受教育程度较低的以及非母语受众，多途径辅助显得尤为重要。当看到和品尝到真正的食品时，视觉、触觉、嗅觉和味觉等感官的辅助会增强信息传达。

此外，除了小组讲座等直接的营养教育活动之外，其他间接教育活动也很重要，如基于互联网、社交媒体、健康博览会、工作场所或社区组织发放的简报、广告牌、社会营销和媒体宣传活动等。实际上，人们没有足够的时间参加讲座等教育活动，但大约五分之四的家庭拥有电脑和其他电子设备，并且每天的屏幕时间多达数小时。因此，间接的营养教育活动变得越来越重要。

本书第 7～14 章中描述了如何利用 DESIGN 程序制订直接和间接的营养教育计划，本章旨在补充以下内容：①如何开发有效的视觉工具和书面材料，以辅助实施直接的营养教育活动（如小组讲座）；②如何利用新技术独立开展间接的营养教育活动；③如何将视觉和书面材料应用于环境支持中（第 15 章）。

需注意的是，在营养教育全过程中应用视觉工具和书面材料的主要目的是增强受众行为改变的动机，并提高其行为改变的能力。

在营养教育活动中使用视觉辅助工具

人类是视觉生物。当电视或智能手机上出现关于海啸、飓风或地震等事件的新闻报道，同时伴随着视觉图像，特别是惨痛现场的图像时，其影响是巨大的，通常在新闻节目结束之前，救灾组织就会被捐款的电话淹没。

同样地，在营养教育活动中使用视觉辅助工具也有许多作用，其中最主要的是会激发受众的兴趣，使教育活动更加生动和更能激发积极性，传达的知识和技能等信息更加清晰。如可以在幻灯片、活动挂图等视觉材料上勾勒出重点，帮助受众关注关键信息；也可以向受众展示实物或图片，以及统计图表等。这些都有助于使传达的信息更加生动，受众也更有可能记住相关信息。在本章引言部分介绍的青少年减少含糖饮料摄入的教育场景中，生动的演示使得受众更有可能记住一些常见饮料中含有多少糖，从而有助于他们正确选择饮料。下一小节将详细讨论在营养教育活动中可应用的各种视觉工具。注意：这里讲的视觉工具只辅助营养教育活动，而不是占据整个活动。尤其在使用幻灯片时要注意这一点，避免使得教育活动变成一场纯粹的讲座，和受众之间产生隔阂。

在营养教育活动中使用视觉辅助工具时，需考虑以下问题：

- 根据受众的特点选择适合的视觉工具。如对受教育水平不同的受众应选择不同的辅助视觉工具。
- 受众的喜好。
- 场所特点。如在长方形房间进行教育活动时，坐在后面的人们可以看到幻灯片，但可能看不到示例食品。

- 受众人数。有些视觉工具如食品模型只能在小数量的受众中使用，而幻灯片则可以在更大的受众群体中使用。
- 场所中可用的设备。
- 教育时长。如完整的 DVD 播放可能需要太长时间，但节选或者使用来自线上资源的剪辑片段就可以满足需求。
- 开发视觉辅助工具所需时间。
- 是否具有开发视觉辅助工具所需能力和合作伙伴。

视觉辅助工具的类型

各种视觉辅助工具，包括实物、幻灯片等都可被应用于营养教育活动。

食品及其包装实物

在营养教育活动中展示真实的食品或其包装可以使行为改变目标更加清晰。如在蔬菜水果相关营养教育活动中，可以用不同颜色的水果和蔬菜作为开始，询问受众是否能认出或吃过它们；在食品标签教育活动中，可以展示不同种类的预包装食品，以建议受众少吃超加工零食；也可以从农贸市场购买不同种类的食品来展示当地食品。实物展示对于食物估量很有效，如不同规格的饮料或爆米花等。

为避免食品变质，以及担心有人将演示物品带回家，最好使用空汽水罐和爆米花空桶之类的空包装和容器，尤其是对于易携带的不健康食品。此外为了避免分散受众的注意力，在展示之前最好不要让受众看见这些物品。如果想展示食品的分量大小，同时需要准备杯子和勺等量具。

- 优点：逼真；令人印象深刻；提高行为改变动机；提高对信息的理解；加深记忆。物品及其包装都是便携的。
- 缺点：有些食品容易变质；不适合 15～20 人及以上的小组活动。当然，如果受众人数较多，也可以利用 DVD 或互联网资源进行视频展示，而不必展示真正的食品。此过程中要注意视频或照片的版权问题，需授权后使用。当然也可以利用自己拍摄的照片或视频。

食品及相关模型

食品模型是由塑料或橡胶制成的逼真的三维模型，往往与实际食品大小、形状相同，如展示膳食指南推荐的各类食物。此外也可以使用其他相关模型如心脏模型或动脉阻塞模型。

- 优点：食品模型逼真、便携，可以展示食品的实际分量大小，可以用于解释复杂的器官或过程。
- 缺点：受众人数较多（大于 15～20 人）时可能有人无法看到模型。

海报展板

受环境所限，在健身房或餐厅之类的场所并没有放置或投射视觉材料的设施，而海报则成为有效的教育方法，把杂志上的图片或不同类型食品的空包装张贴在海报板上进行展示。当然，场所有限时，也可以准备些口袋图片或卡片，饼状图、柱状图和折线图等，需要时拿出来展示，还可以开发用于不同教育活动的海报集合。教育活动前把海报板放在桌子、椅子上或靠墙支撑，有利于成功展示。
- 优点：便宜；便携；当场所或设备受限时适用。
- 缺点：易碎；信息有限；人数多时不能使用；重复使用易磨损。

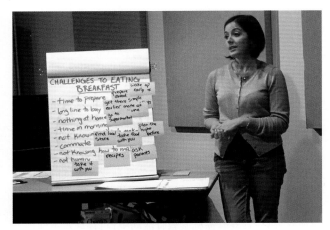

活动挂图是一种廉价且简单的展示方法
Courtesy of Program in Nutrition, Teachers College Columbia University.

活动挂图

尽管看起来有些过时，但在没有足够设备时带展示架的挂图还是非常有用的。挂图由固定在一起的白纸组成，写字时用不同颜色的深色笔并且字体要足够大，使每个人都可以看见。也可以提前准备表格，包括图表、饼状图、书面提纲、剪贴画等。一页展示完成后可翻转过去而开始展示下一页。在头脑风暴讨论时使用活动挂图很有用，可以及时记录下大家的想法，撕下来后贴在墙上或黑板上，供所有人观看。这些展示图也可以在会议结束后带走，供后期评估使用。
- 优点：便宜；可以在不同的教育活动中重复使用；适用于非正式环境，或由于场所所限不能展示正式的视觉材料时；对受众友好，特别适用于收集个体信息；可以保存活动期间收集的信息。
- 缺点：在大于15～20名成员的活动中会有人无法看到；携带不方便；用于记录成员想法时需要头脑清晰且记录快速的记录人员；重复使用易磨损。

黑板

黑板也可以作为一种视觉辅助工具，尤其在书写清晰、字体够大且拼写无误时。当然，在黑板上写字也需要练习，在此过程中同时需要说话，并尽可能地面向受众。
- 优点：便宜；使用简单；在某些特定环境下可能是唯一可用的工具。
- 缺点：讲述者常面对黑板说话；需要花时间写字；糟糕的板书写会降低有效性。

幻灯片（PPT 或演示文稿）

越来越多的教育活动利用幻灯片演示，可把文本、图形、图表等几乎所有内容整合在一起（图17-1），还可利用电脑软件程序来创建图像，或者把照片高保真地扫描进去，也可以进行动画、声音和视频片段等多媒体演示。演示内容可以提前打印发给受众作为讲义使用，或在课程结束后用于加强记忆。

增强幻灯片的视觉吸引力（图17-2）——使用高科技并不会使演示自动变得有趣。大多数电脑程序现在都提供了可供选择的设计模板，但在使用时要认真选择，因为我们的目的是使受众提高行为改变的动机，因此背景不应该是黑暗的、烦琐的，或者任何其他分散受众注意力的形式。

在制作幻灯片之前，首先需要花时间学习如何使用相关软件，设计文本、图形和图表，从其他来源导入图像，并以适当的方式组织所有资料。在进行教育活动时要携带一个备份 U 盘，并需提前到达现场，提前完整展示一遍演示文稿。如果已经打印了幻灯片作为讲义，在设备出现故障时，还可以使用讲义作为演示的基础。当然，如果有必要的话，也需要准备好不带幻灯片进行演讲或者组织小组讨论。
- 优点：PowerPoint 式的幻灯片提供了高质量的文字、图表和图形，包括色彩和动画等可以增强受众的接受性。演示文稿可以保存到 U 盘中，便于携带。
- 缺点：需要放映设备。在老年中心、课外教育、社区等场所下进行营养教育时，并不一定具有这些设备。此外播放幻灯片时往往要求较暗的环境背景，会导致参与者相互之间有隔阂；即使光线充足，这种传递方式也会妨碍提问和讨论。并且一张幻灯片上容易堆积过多信息。

> **注意：** 幻灯片只辅助营养教育活动，而不是占据整个活动，避免使得教育活动变成一场纯粹的讲座，和受众之间产生隔阂。

视觉辅助材料的设计原则

"我知道你看不懂这个，但是……"有些演讲会这样开场。为什么演讲者也会对这些视觉辅助资料感到困惑？无论如何，遵循指南设计的视觉材料还是有效的（Knight and Probart 1992）。公共演讲专家 Lucas（2014）提出的相关指南已被调整并应用于营养教育活动中。

简单、清晰

视觉辅助材料应该是简单、清晰的，并与想传达的信息直接相关，可辅助营养教育活动，但并不起核心作用。尽可能多使用实物或模型，有助于教育内容的可视化。使用幻灯片、挂图等材料时要简洁明了，并且口头表达时尽可能少重复上面的词汇。由此可见视觉材料所包含的信息应该比实际呈现的要少得多，演讲时不应该逐字阅读视觉材料而不谈论其他。每张幻灯片应该只呈现一个或一组想法，建议将字数限制在20～36字。也有人推荐"6行规则"，即一张幻灯片不超过6行文本、每行不超过6个字（Raines and Williamson 1995）。"6行规则"可能限制过于严格，但是总体原则是幻灯片不能太满，从这边到那边全是信息。

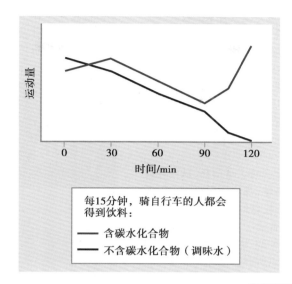

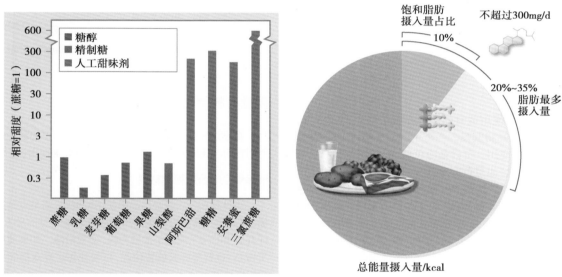

图 17-1　折线图、柱状图和饼状图示例

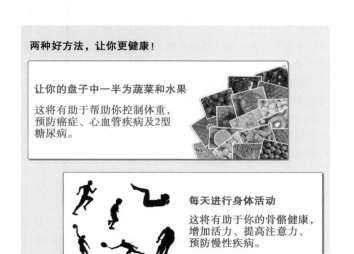

图 17-2　有效的幻灯片演示示例
Courtesy of Pamela Koch，EdD，RD.

摘自期刊或书籍中的图表往往效果并不好，其内容往往不能在短时间内被受众所理解，尤其是受教育水平较低的受众。因此建议将期刊或书籍放置在受众周围，供受众闲暇时阅读。如果不是向专业人群进行展示，建议尽量简化图表，并以直观形式（折线图、柱状图和饼状图）呈现，以便受众快速理解。电脑程序提供了许多可供选择的背景格式，但我们一般只选择简单的设计模板，否则可能导致视觉资料太烦琐或复杂，使受众产生混淆，而并不是引导他们。

字号足够大，让受众看清楚

演讲者通常希望在视觉材料上呈现大量信息，从而导致字体太小。但请记住，如果看不清楚，那么视觉材料不仅无用，而且可能会引起受众的困扰。投影幻灯片时，可以从房间最远端检验一下字体大小是否合适。一般推荐幻灯片的标题字体 36～38 号，次级标题 26～28 号，文本使用 18～20 号。字体加粗也可以提高可读性。所有都是大写字母的标题会增加阅读难度，尤其对于受教育水平较低的受众（Smith and Alford 1989）。建议低于 5～6 个单词的小标题可用大写字母，较长的标题则适宜用大小写字母组合。使用数字序号或项目符号，并且在单词下划线进行强调也可以增加可读性。此外每个段落不能太长。

颜色的选择

在视觉材料中使用适宜的颜色会吸引受众的注意力，然而过多的颜色会适得其反。一个主题最多使用 1～3 种颜色，当然可以反复使用。可以是冷色调的（如蓝色和绿色），也可以是暖色调的（如橙色和红色）。背景一般适宜用冷色调，因为这样可以使它像是离开我们而进入到背景中，暖色调通常最适用于前景中的物体（如文本），因为看起来像是向我们走来。此外在幻灯片上使用在明亮环境中就能看到的颜色和图形也是至关重要的，通常可以用浅色背景加深色字体，而不是常用于营养或医学专业的蓝色或深色背景上的白色字体。保持灯光打开有助于保持与受众的联系，这一点至关重要，因为你的目标是激发受众，帮助受众针对你干预的行为改变目标有能力采取行动。

合适的字体

大多数电脑系统都有几十甚至上百种可供使用的字体，制作视频材料时最好选择简单易读的字体，而且字体种类也要有限制，例如标题使用黑体，文本使用宋体等。

下面展示了一些常见的字体及其适用性。

适用字体	不适用字体
Times or Times New Roman（衬线）	*Lucinda Handwriting*
Arial（无衬线）	Harrington
Helvetica（无衬线）	Chalkboard

高质量图片的使用

可以自己拍摄高质量照片，或者购买专业的照片库，也可以使用高质量的线上无版权图像，但要注意版权问题。不

建议通过拉伸低分辨率的图片来适合布局，因为这样会进一步降低其分辨率。大多数情况下，在教育活动中真实的照片比剪贴画更适用，如果使用了剪贴画或卡通图片，一定要确保它们是合适的。

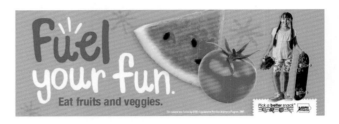

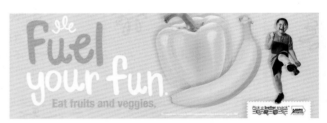

Courtesy of Iowa Department of Public Health. Pick a Better Snack.

视觉材料使用指南

在设计好视觉辅助材料后，下一步要考虑的就是——如何使用它们。我们要确保在教育活动中有效地使用这些材料。

确保受众能看见视觉材料

当计划在一次教育活动中使用海报时，需早点到达活动现场，以确定把海报展板放在所有受众都能看见的地方，还得保证有适当的架子或桌子放置海报，避免滑落。如果使用其他真实物品，也要考虑其放置位置，以便让每个受众都能看见。使用幻灯片投影时则不要站在屏幕前面，以免阻挡受众的视线。

在适当的时候展示视觉材料

如果展示的是食品、食品模型或食品包装等真实物品，在教育活动开始前，不要让受众看到这些物品，先放在纸箱或袋子里，直到准备好展示它们。如果要把物品放在受众面前的桌子上，那就遮盖起来。应用海报板或挂图时也是如此，当受众进入房间时，确保他们只能看见一张白纸或者只写有本次主题的纸。同样地，使用幻灯片投影时，在受众进入场所时只放映标题幻灯片；当不使用视觉效果时，插入一个空白页。教育活动结束后，应再次遮盖示例物品或者把它们收起来，关闭幻灯片投影仪或者只留下一个空白页面，以免分散受众的注意力。

始终与受众保持联系

当在教育活动中使用幻灯片、挂图或海报时，经常发现自己不自觉地专注于视觉辅助材料，而不是受众。这时需确保只瞄一眼视觉材料而不再关注，保持与受众的交流和目光接触。不要阅读只作为辅助工具的视觉材料，如果教育活动

主要是阅读材料,那我们就没有理由站在那里了。

适当地使用讲义和材料

　　尽管视觉材料是营养教育的有效辅助工具,但如果在教育过程中传递照片、物品或材料,可能会分散受众的注意力,因此建议最好在活动结束时再分发讲义之类的材料。如果希望在活动过程中发放,那么需给所有的人留出时间来接收讲义,然后再继续开展教育活动。

检查练习

　　一位营养教育工作者和她的团队应邀在一个为老年人提供免费午餐的社区站点进行营养教育。根据她的评估,她选择增加高纤维食物的摄入量作为行为改变的目标。她知道,仅仅与他们交谈,甚至进行活动都是不够的。她原本计划使用幻灯片来提供视觉支持。但当她访问该社区站点时,她发现没有屏幕或墙壁可以显示它们。课程将在午餐前进行,她注意到与会者正坐在大房间里的桌子旁进行社交或阅读。因此,营养教育工作者不得不即兴发挥。他们带来了一些真正的食物,包括一些罐头食品作为示例;他们制作了非常大的海报,上面写着关键概念,比如如何阅读营养标签,这样在一定距离内就能阅读,他们还使用了麦克风(见插图)。然后,他们为参与者提供工作表,从一张桌子走到另一张桌子,帮助参与者进行活动,并尽可能地进行讨论。最后,他们让参与者完成了一份简短、易于阅读的目标设定或行动计划,说明他们下周要做些什么,在饮食中添加更多高纤维食物。参与者最后表示感谢。

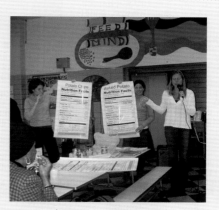

营养教育工作者在社区对老年人进行营养教育

有效开发和利用营养教育书面材料

　　这里的书面材料是指为受众准备的、简短的印刷材料,如讲义、传单、宣传册、便签单、小册子和食谱等。与上述的其他辅助材料或工具相比,印刷材料有许多优点。其一,印刷材料可以保存,人们还可以按照自己的节奏阅读和理解材料中的信息,并且随着时间的推移进行回溯;而视觉材料中的信息可能会丢失。其二,印刷材料可以私下阅读。许多人可能不愿意在小组讨论时提问或者讨论他们的问题,更渴望可以带回家的讲义或小册子,印刷材料可以进一步强化在小组讨论或演示中提到的信息。

　　平面印刷技术使得大多数人能够开发和设计赏心悦目、高质量的教育材料。然而,要使材料被广泛应用,还需要平面设计师、专业作家或编辑等的协助,这样才能确保材料的可读性和高质量。本节主要描述了如何开发营养教育书面材料。

策划独立或配套的印刷材料

　　策划营养教育书面材料时要考虑的问题与 DESIGN 程序相似,前面讲述的关于视觉辅助材料的设计原则也同样适用于印刷材料。需要回答的关键问题是:

■ 目标受众是谁? 一份良好的需求分析或评估非常重要,非常有助于书面材料的设计。正如 DESIGN 程序所列,其一确定行为改变目标,其二探索行为决定因素,一份详细的评估可以提供所需信息。这些内容在本书第 8 章、第 9 章中有所描述,包括受众的年龄、性别、受教育水平、文化等,均会影响书面材料的性质和设计,如受教育水平不同的受众适用不同的材料。此外还要考虑目标受众喜欢的材料类型和布局方式等。

■ 要解决的问题是什么? 如糖尿病预防、食品安全还是肥胖预防?

■ 希望受众采取哪些行动? 希望受众在阅读材料后能做些什么? 如果在材料中列出受众可以采取的具体行动,则其采取行动的可能性更大。如在一本关于癌症预防的小册子中,如果希望受众去医疗机构接受筛查,那就在材料中详细说明如何做;如果希望受众多吃水果和蔬菜,那也要在材料中明确提出;如果是关于学校食物环境建设的文件,那就在材料中详细说明学校能做些什么。

■ 每个印刷材料的主要目的是什么,与要解决的问题或者希望受众采取的行动有什么关系? 例如,这张传单(或海报)的主要目的是让青少年觉得吃各种颜色的水果和蔬菜很酷,那么,这张海报传达的信息主要是为了增强青少年采取行动的动机(为什么做),还是促进其获得相关技能(如何做),还是两者的结合? 能解决哪些行为改变的决定因素? 实际上,这张海报是通过解决社会规范问题来增强青少年的行为改变动机。社会规范是社会认知理论和计划行为理论的主要构成部分。

■ 如何在印刷材料中设计图形? 在材料中加入简单的图形和照片有助于抓住和保持受众的兴趣。图 17-3 显示的是一个关于食品安全的印刷材料,提供了"为什么做"和"如

扩展

婴幼儿食品安全

文章由Cami Wells撰写，
一名霍尔县的推广教育工作者。

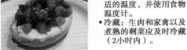

为什么我们在为年幼的孩子做饭时要关注食品安全？5岁以下的儿童食物中毒的风险很高，因为他们的免疫系统仍在发育，所以他们无法像成年人那样抵抗感染。此外，幼儿产生的杀死有害细菌的胃酸较少，使他们更容易生病。

食物中毒对婴幼儿来说尤其危险，因为它经常伴有腹泻。由于儿童的身体较小，他们可能会迅速失去大量体液，导致脱水。食源性疾病的其他症状包括恶心、呕吐、胃痛和痉挛，以及发热和寒战。

根据美国疾病预防和控制中心的数据，5岁以下的儿童在任何年龄段中患大肠杆菌O157和沙门菌等儿童食物中毒的比例最高。儿童高危食品包括：生食或未煮熟的食品，包括：肉类、家禽和蛋类；未经巴氏消毒的牛奶或果汁，包括苹果酒；以及任何生的或未煮熟的海鲜或牡蛎。

食品安全的4个步骤

除了洗手和良好的卫生习惯外，幼儿的安全还与父母和照护者的食品安全行为密切相关。

了解那些帮助降低食物中毒风险的安全提示。始终记住以下4个步骤：
- **清洁**：经常洗手和清洁表面。
- **分开**：将生肉和家禽与即食食品分开。
- **烹饪**：将食物烹饪到合适的温度，并使用食物温度计。
- **冷藏**：生肉和家禽以及煮熟的剩菜应及时冷藏（2小时内）。

假日百吉蛋糕

- 1/2全麦迷你百吉饼
- 1茶匙低脂奶油奶酪
- 切碎的红色和绿色水果，如猕猴桃、绿葡萄、青苹果、红苹果、草莓、覆盆子等

1. 在面包圈的一半上涂上一层薄薄的奶油奶酪。
2. 撒上水果，做成节日花朵。

做1份。每份含有105cal，2g脂肪，3g蛋白质，91mg钠，19g碳水化合物，2g纤维素，9g糖。

Nebraska Extension is a Division of the Institute of Agriculture and Natural Resources at the University of Nebraska–Lincoln cooperating with the Counties and the United States Department of Agriculture.

Nebraska Extension educational programs abide with the nondiscrimination policies of the University of Nebraska–Lincoln and the United States Department of Agriculture.

© 2019

UNIVERSITY OF Nebraska Lincoln

图 17-3　指导家长提高幼儿食品安全的高质量单页简报
Cami Wells, Extension Educator, Nebraska Extension of the Division of the Institute of Agriculture and Natural Resources at the University of Nebraska Lincoln. Used with permission.

何做"等信息，并包含了一个简单的可视化图形，以及一张可以提起兴趣的食谱照片。

- 展示多少内容？营养教育工作者通常想用一份印刷材料来传递所有的信息，毫无疑问这是不可能的，内容的选择很重要。我们有多少内容需要展现？需要编写一本小册子，还是一张传单或一张海报？如果一份印刷材料有太多的信息，可以考虑将这些信息分成几个不同的讲义、传单或小册子。需要注意的是，随着互联网的出现，受众的阅读注意力持续时间变得越来越短。

- 有什么可利用的资源？营养教育活动中最缺少的资源是时间、精力还是资金？印刷材料需要在干预前就准备好，否则会影响干预进度。由于大多数营养教育活动的预算有限，因此需要进行有创造性地思考。例如在传播不同信息时想重复使用一个讲义，那就需要设计某种"模板"，便于在每次更新时输入新的知识，而不用重新设计框架，如字体类型、大小、标题类型等。

- 如何评估材料的有效性？可以通过询问材料的接受者获得关于材料的反馈，也可以与团队成员展开讨论：印刷材料是否达到了预期目的？读者从中学到了什么？制作材料所花费的时间、精力和资金是否值得？如何进行改进？

让印刷材料具有激励作用和更有效

无论是开发独立的教育材料，还是用于小组教育活动的辅助材料，我们都希望材料对受众是有效的。但有时我们认为受众想要什么和他们真正想要什么可能会有所不同，因此在开发材料时，不仅考虑团队成员，还可以考虑与受众合作一起来开发材料，以提高其有效性。

为受众量身定制材料

如果受众能看到与他们相关的信息，他们会对印刷材料更感兴趣。因此我们需要根据受众需要解决的具体问题来定制材料，从而激励和促进行为改变的决定因素。特别是我们需要了解受众所掌握的食物营养相关知识水平，对于目标行为或行动的态度、规范、自信心和自我效能，他们的生活环境、文化传统和预期，他们读什么杂志、看什么媒体，以及对书面材料的偏好是什么等。

让材料对读者友好且具有激励作用

吸引受众注意力

在策划书面材料或制作现场演讲幻灯片时，获得并保持读者/受众的注意力是很重要的。可以采用以下方式开始：

- 一个有趣的故事或一个人轶事。选择受众相关或相似的人，以及受众熟悉的情况，如"上周，当一群青少年进入学校食堂时，他们惊讶地发现食堂已经进行了彻底的改造，这看起来很酷。"

- 一个令人惊讶的事实或一组统计数据。"肥胖率正在上升，按照目前的速度，在多少年后，所有美国人会成为超重者。"

- 一个引人入胜的问题。"你知道吗，据估计，现在的儿童将来有三分之一会患上糖尿病。"

- 一个清单。制作饮食行为清单，如高脂食品、水果和蔬菜等的消费频率，让读者回顾他们在过去的一段时间内是否吃了这些食物，然后得出一个综合分数，再引导他们阅读正文内容，学习如何吃更健康的饮食。

- 一个小测验。如"你能说出五种红色或紫色的蔬菜吗"。

激励读者

作为营养教育工作者，我们对食品、营养和健康有很大兴趣，但并不因此认为读者也会一样有兴趣！讲述待解决问题的重要性和目标行为的好处，如吃早餐或富含钙的食物有什么好处，讲清楚这些好处对他们的意义；继而探索行为的决定因素，这一点也很重要。

把重要信息置于首位

假设读者只读第一句话、第一段或第一页的内容，因此要将最重要的信息放在首位，而不是将其放在文档的中间；不要在一开始进行冗长的介绍和解释。

简单且直接

开发教育材料并不是写小说或诗歌，而是试图与读者交流与食物营养相关的重要信息，所以要写得简单且直接，为此要做到：

- 使用简单词汇。营养领域有很多专业术语，而营养教育工作者需用简单的词汇来描述专业术语。
- 使用主动语态而不是被动语态。主动语态使写作更加个性化和生动。如"参加项目的人将会得到我们所提供的讲义"，不如说成"我们将为你提供讲义"。
- 写强有力的句子。一个句子只表示一个想法，尝试改变句子的长度，使其尽可能简短有力。改变句子的长度会改变读者的阅读节奏，并且使写作更有趣。长而复杂的句子会难以理解，不利于人们阅读，尤其是受教育水平较低的读者。
- 每一段都有一个中心意思。每段的句首为本段的中心句，如"监测体重对于糖尿病患者很重要"，而不是"当你知道你患有糖尿病时，监测体重对你来讲是非常重要的"。每个段落均以中心句开始，并且该段仅有一个关键想法或主题。
- 确定适合的阅读水平。为受众确定适合的阅读水平，在美国，大多数普通印刷材料的阅读水平以 5 年级的阅读水平为宜，而对于受教育水平较低的受众来说，3 年级的阅读水平是适宜的。有些电脑软件可分析文档并提供关于阅读水平或可读性的相关信息。当然，材料的可读性也受到所讨论主题的影响。
- 既专业又准确。写作风格可以是幽默的、聊天式的，也可以是严肃的。无论采取什么风格，在写作中都要确保信息的科学性和准确性，简洁、清晰、可读性会进一步增加教育的可信度。
- 使用积极的语气。但这并不意味着盲目乐观。有不少食品和营养领域的新闻是吓人的，我们需要将其以一种谨慎和积极的语气表达给受众，消极的或屈尊俯就的方式并不能帮助信息的准确传达。
- 用词要一致，特别是专业名词。如"高血压"和"血压升高"并不等同，不能互换使用。

材料设计的注意事项

以下建议可能增加书面材料的可读性：

- 长度越短越好。如果内容太多，这篇文章最终会看起来很繁杂并且难以阅读，并最终导致不被阅读。
- 多用标题，并保持标题简单。将一段文字用多个标题进行拆解，可以使之生动而富含信息。这样，即使是略读，也能从这篇文章中得到一些信息。如标题"简介"不如替换为"老年项目概述"，"挑食者"不如替换为"应对挑食者的方法"。
- 段落要简短。简短的段落更容易阅读，尤其是在小册子和传单上的段落。长段落使页面看起来很密集，可能会让读者气馁而不想读下去。
- 页面要有留白。许多教育者认为段落之间的空白或较大的页边距是浪费空间，总想把它填满。然而，人们发现，有足够留白的材料更容易阅读。所以，宁可牺牲一些文本也要保留充足的留白。
- 将一栏文本分成两栏。太长的行会让眼睛疲劳，让读者忘记了之前的阅读内容，而太短的行又会导致视线来回跳跃，不舒服。一般认为一行 50～70 个字符是最合适的，

不会使眼睛疲劳。
- 使文本左对齐，右边距不规则。左对齐、右边距不规则的文本更容易阅读，因为不规则的右边距帮助眼睛区分不同的行。两端对齐反而不利于阅读，因为很难区分行，而且眼睛必须适应单词之间的不同间距。段落缩进也很重要。
- 使用简单的字体，特别是对受教育水平较低的受众。正如前面在设计视觉材料时所强调的那样，使用简单的字体和适当的字号有助于读者阅读，特别是受教育水平较低的读者。还要记住一点：大写字母会增加阅读难度。
- 适当使用项目符号。当内容被列成列表时，项目符号就很有用。建议、程序和要做的事情都可以用项目符号列出。带有项目符号的列表将文本分解，使小册子、讲义和建议表更容易阅读。

图 17-4 展示的是针对老年人的艾奥瓦州营养网络的实施对话项目。其中有许多值得借鉴的经验：目标清晰——一篇关于零食好处的激励性文章，以及建议（包括"为什么做"和"如何做"的信息）；在视觉上非常吸引人，使用与目标受众年龄相仿的真实照片来表达对零食的享受；文本被分成 3 栏；段落简短；标题和文本的字体大小、颜色不同；阅读难度适宜，3 个音节以上的单词很少。

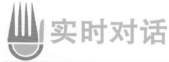

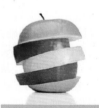

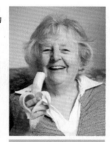

图 17-4　优秀印刷材料的举例：面向老年人的材料

注意事项

在美国，针对低收入家庭开展的项目，如启智教育食品和 EFNEP，研究人员发现，参与者并不认为所有的项目活动都是同样令人愉快或有效的。框 17-1 中有相关建议。

框 17-1　帮助低收入人群增加水果和蔬菜摄入：给营养教育工作者的建议

促进水果和蔬菜消费最有效的方法

食物品尝和烹饪
- 为品尝者提供食谱，并演示烹饪步骤。
- 提供以健康的方式烹饪传统菜式的方法。
- 提供品尝新的和不常见的水果和蔬菜的机会。
- 提供实践性教育活动，将水果和蔬菜作为正餐或零食。

食谱传单或小册子
- 限制食物原料的数量（最好不超过 5 种）。
- 原料应该物美价廉，现实中很容易买到的。对于较昂贵原料，可以同时列出可以替代它的便宜替代品。
- 烹饪步骤要少；容易且很快就能做好。
- 不需要使用多个炊具。
- 不使用难以理解的术语。
- 以图示展示如何制作。
- 描述食品储存的方法，以及在室温下可以保存多久。
- 包含规划一顿饭需要注意的事项。

可带回家的物品（免费赠品）
- 日历（提醒你吃水果和蔬菜、食谱、健康信息）。
- 冰箱磁贴。
- 磁性购物清单。
- 手提袋。
- 咖啡杯或儿童果汁杯。
- 给孩子们看的食谱涂色书。
- 水果和蔬菜（为了在家制作他们品尝过的食谱）。

促进水果和蔬菜消费有一定效果的方法

如果要使用这些方法，需关注这些建议：

视频
- 一次播放时长以 5～10 分钟为宜。
- 选择那些有"好演员"和"好音乐"的视频。人是非常复杂的视觉消费者，所提供的任何视觉材料都必须是高质量的。
- 与食品展示、品尝或其他实践活动相结合。

讲义或宣传册
- 组织小组讨论讲义内容（不仅仅是给受众带回家）。
- 材料的色彩丰富，而且要很吸引人。
- 内容简单，直击重点，并对受众有用。

讲座
- 简短的微型讲座。
- 讲座时态度积极，热情洋溢。
- 熟悉主题，有个人体会。
- 避免使用专业术语（也不要颐指气使地讲话）。

多渠道实施教育活动

营养教育工作者除了主持小组讨论、举办讲座、编制辅助性的书面和视觉材料外，还可以开展很多活动，包括组织健康博览会、超市参观和举办烹饪课程等。对于所有这些活动，都可以使用营养教育 DESIGN 程序中所描述的原则和步骤进行策划，这在本书的第二部分有详细描述。

活动策划

如果清楚以下情况，那么活动的有效性就会得到提高：
- 活动的具体目的是什么？活动的教育目标应该很明确。如"这项活动的目的是教授食物选择（或烹饪）技能，使受众有能力朝着干预的行为改变目标行进。"换句话说，其目的是增强行动动机和激励策略（为什么要采取行动），还是为已经有动机的人提供食物营养信息以及促进技能获得（如何采取行动），还是两者的结合？所使用的理论框架是什么？影响行为改变的主要因素有哪些？
- 希望受众采取哪些行动或行为？例如在健康博览会活动中，参与者可以进行生理筛查，例如量血压或检测体脂率，或者使用饮食行为清单评价水果和蔬菜的摄入频率等，之后可能会发放"怎么做"的讲义。那么，希望这个活动的结果是什么？这个活动的行为结果是否可以让受众

意识到并参加所提供的项目？这是一项具有特定行为目标的独立教育活动吗？这些都需要清楚地说明。

多渠道开展营养教育指南

烹饪体验、健康博览会或超市参观等方式越来越被认为是营养教育的有效途径，可以激励和促进饮食行为改变。

通过烹饪或食品制作进行营养教育

几乎所有人都对食品感兴趣，参与制作食品可以激励他们。越来越多的证据表明，烹饪可以作为一种有效的营养教育手段，比其他实践性营养教育活动更有效（Liquori et al. 1998；Brown and Hermann 2005；Reicks et al. 2014；Wolf et al. 2019）。因此，营养教育项目通常包括一个烹饪课程，参与者会烹饪一些食品，然后一起进食，活动的目的不是教人们做饭，而是用烹饪作为促进行为改变的一种手段。一项研究发现，对成年乳糜泻（celiac disease）患者进行基于理论的烹饪干预，可以提高无谷蛋白饮食的依从性，并提高生活质量（Wolf et al. 2019）。下列是进行此类活动的一些建议。

开始前

考虑以下几点：
- 教育目标是什么？明确烹饪活动的目的或目标。只动手不动脑的教育活动本身是没有意义的。我们希望通过这个活动来增强动机吗？如鼓励孩子们尝试新的食品；还是

为已经有动机的人们提高技能？如帮助参与者学习新的方法，使传统食谱更健康——如糖尿病或乳糜泻患者想了解如何改变烹饪方式。

- 多长时间？有多少时间可以进行这项活动？是一次性的还是系列的烹饪课程？课程持续多长时间？是否有稳定的受众？这些因素都将影响活动目标、食谱和活动内容的选择。

- 受众是谁？他们的文化背景、种族、经济状况等因素都会影响食谱开发。

- 受众的烹饪技能如何？受众是没有多少烹饪技能的青少年，还是经验丰富的老年女性？在任何情况下，都要向小组成员明确本活动与其他营养教育活动的关系。

- 需要什么设施？如炉子、丁烷炉、加热板、餐具等，提前检查一下这些工具。确保在没有烹饪工具或加热设备时，仍然可以开发出适宜的烹饪食谱，如做沙拉。

- 受众群体会有多大？所有的小组成员都参与制作相同的食谱，还是不同的食谱？

- 需要什么原料和材料？包括需要的餐具和食材。对于易腐败的食材还需要考虑食品安全问题，例如冷藏物品的运输时间以及将食物置于室温下的安全时间等，可能需要考虑放置一个冷却器或几个冰袋。如果有多个工作地点，也需要多准备几套餐具。此外如果食材较多，可能需要用坚固的带轮子的箱子来运输。

使烹饪体验式教育更有效

参考以下建议：

- 根据受众特征设计活动内容。一般情况下，受众对那些与自身息息相关的活动更感兴趣，例如给青少年准备的健康而方便的零食，为老年人修订的食谱等。当然这意味着教育人员需充分了解受众背景。

- 符合受众文化背景。食物及其制作方法是人们表达文化和种族身份的最明显和最有趣的方式之一，因此在烹饪体验活动中需考虑到群体之间的文化差异。

- 提前审核食谱的可操作性。以确保食谱中罗列的食物能够烹饪或制作。

- 尊重所有参与者。由于食物偏好、烹饪水平、参加活动的意愿以及对尝试新食品的兴趣程度不同，有些受众可能并不喜欢你为其准备好的食谱。但所有的参与者都可能带来宝贵的见解和经验，都应该得到尊重。

- 拆解成小组任务。每组可以按照食谱制作不同的食物，或按照同一食谱，每组制作其中的不同组分。

- 提前分配每组所需的原材料和器具。并放在指定的场所或包装袋里。

- 展示食谱。把食谱写在挂图上，根据受众的母语和受教育水平，以适当语言和适当方式（必要时朗读）展示给所有小组成员。

- 在教育过程中适宜穿插烹饪活动。教育活动可先以小组讨论或讲座开始，然后以烹饪活动作为技能发展活动结束。当然也可以一系列的烹饪课程作为营养教育的主要方式，将食物营养相关内容的讨论与烹饪交织在一起，激励受众产生行为改变动机，并提高其行为改变能力。需注意的是，在烹饪活动开始之前最好不要讲授太长时间，有些内容可放在烹饪实践之后继续讲授。

- 参与活动的受众需注意：
  - 烹饪前洗手，咳嗽、打喷嚏或摸头发、摸脸后要再次洗手。
  - 小心用刀安全，即使是塑料刀。
  - 尊重其他参与者。
  - 每个人都参与其中的烹饪活动最有趣。
  - 仔细聆听指导，如果不理解可以提问。
  - 如果不想品尝制作的食物可以礼貌拒绝，不要说食物的味道不好——毕竟其他人可能会喜欢它的味道。我们可以跟孩子们说"不要讨厌我的美味"。

- 最重要的是，让烹饪体验变得有趣！

如果可能或合适的话，烹饪后大家一起在愉快的氛围中进食大家一起制作的食物。还可以准备漂亮的桌布和花瓶，营造令人愉快的共餐体验。

营养教育行动 17-1 是 CookShop 餐厅进行的烹饪营养教育活动（Liquori et al. 1998；Wadsworth 2005）。

营养教育行动 17-1　CookShop

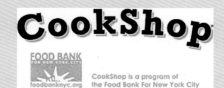

Courtesy of Food Bank for New York City.

纽约市 CookShop 餐厅承担了由联邦政府资助的营养教育项目，旨在提高纽约市低收入人群的营养知识和能力，让他们在有限的预算下享受健康的饮食和积极的生活方式。参考"MyPlate"，CookShop 利用公立学校的课外活动和夏令营项目进行实践教育活动，向受众传达膳食营养和身体活动相关知识，教授烹饪技能，并培养其对于新鲜蔬菜水果等食品的兴趣。CookShop 在活动中让受众了解食物的来源、食物和健康的关系、如何实践平衡膳食和积极的生活方式，以及如何获得健康的可支付的食物。拟参加该项目的学校或社区等须先向 CookShop 提出申请，通过后将提供实践培训、课程材料、设备、食材原料和技术支持，以确保教育活动的成功实施。1995年 CookShop 首先在纽约市的两所公立小学实施，目前每年有5 万多名参与者，项目内容包括提供实践性课程和核心教育信息等。

CookShop 课堂为 6～12 岁的学龄儿童提供课后和夏令营课程。课程内容包括食品品尝、烹饪活动以及分享美食经验等，充分激发学生的好奇心。教育活动中所用材料以彩色插图为主，

营养教育行动 17-1　CookShop（续）

包括农民、植物、食品图片等。而且这些课程很容易融入数学、识字、科学和社会研究等其他基础课程中，从而进一步增加了行为改变的机会。

青少年 CookShop，也被称为智慧饮食（Educated and Aware Teens Who Inspire Smart Eating, EATWISE），通过提高青少年的相关知识和技能，使他们在饮食方面能做出正确的决定，并选择积极的生活方式。"食物银行"是一个同伴教育项目，先为部分高中生提供食物营养、身体活动、媒体、演讲和领导力等方面的培训，使他们具备同伴营养教育工作者的相关能力，进而在其所在高中和社区开展营养教育活动，与同学和社区居民分享健康饮食信息，推动他们自己和同龄人改善饮食和身体活动习惯。

家庭 CookShop 是一个补充项目，是为家长/监护人提供的教育活动，旨在让整个家庭共同做出健康选择。具体内容包括食品标签、配餐、食品估算等技能，并使用新鲜、便宜的原料制作简单健康的食谱。参与者可以将材料带回家，以促进整个家庭参与烹饪活动，掌握实用技能和知识。

评价

观察和研究表明，CookShop 项目对儿童饮食行为影响最大的是烹饪和食品体验课程，包括课堂外的体验经历。早期评估发现，烹饪课程可有效改善全谷物和蔬菜的摄入量。学生、家长和老师都对该项目持积极态度，学生们享受尝试新食品的机会，家长们认为这个项目扩大了孩子对健康食品选择的知识和认识，老师们则重视该项目的实践操作方法，以及融入其他课程的适应性和学生的参与度。

CookShop 项目及其课程材料是由非营利组织"纽约市食物银行"开发和实施的。该组织一直是纽约市的主要救济组织，长

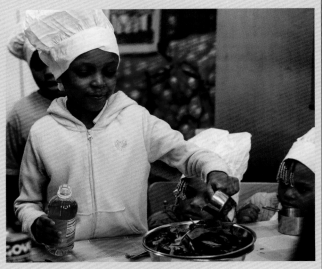

CookShop 课堂
Tim Reiter. Courtesy of Food Bank For New York City.

达 35 年致力于消除饥饿。近五分之一的纽约人依赖食物银行来获取食品和其他资源。食物银行采取了战略性的、多渠道方法，为贫困社区提供食物和能力建设，同时提高所有纽约人的认知和参与度。此外，食物银行的营养教育项目和服务使得 50 000 多名儿童青少年和成人能够在较低预算下维持健康饮食。

参观食品超市和农贸市场

参观不同规模食品超市或农贸市场对所有年龄段的人来说都是一种很好的体验，可以有多种教育效果。

项目开始前

要考虑以下几点：

- 教育目标是什么？首先要明确超市或农贸市场参观的目的，是增强行为改变的动机？知识应用？还是技能提高？这应该在 DESIGN 程序的第 4 步中予以确定（见第 10 章）。
- 受众是谁？是孩子还是成年人？是特定的种族或文化群体吗？他们的资源是否不足？DESIGN 程序第 2 步中的受众评估可以提供这些信息（见第 8 章）。

策划路线

如果是参观食品超市，尤其带着一群孩子时，要首先征得食品超市老板的同意。美国"多吃水果和蔬菜运动"鼓励食品超市为儿童提供参观机会，食品超市通常也很乐意举办这样的活动，认为这是一个鼓励家庭吃更多的水果和蔬菜、并产生积极的社区联系和媒体宣传的好机会。此外需要协调食品超市和受众的时间。大多数农贸市场通常不需要批

准，但提前通知市场经理有助于活动的开展。

制订参观教育计划。这应该用 DESIGN 程序的第 4 步来创建。确定参观的教育目标，并设计一些具体活动来实现目标。制订活动列表，让参观者在商店或市场参观时完成，如通过寻宝游戏来寻找特定食品（低脂食品或特定的水果和蔬菜），或者让参观者扮演食品侦探等。活动内容尽量设计得风趣幽默或需要动脑筋和富有挑战，以激发受众的兴趣。

规划进入商店或市场的具体路径。如在哪里聚集，并明确食品超市职工的参与度。

使参观体验具有激励作用和更加有效

让参观成为一次活跃的身心体验。从一个货架到另一个货架不要只是谈论食物！如"水果和蔬菜之旅"可以从一些问题开始，"当你看到所有这些水果和蔬菜时，你看见了什么颜色？""你能说出你看到的一种红色水果的名字吗？一种绿色水果呢？"

提供写字板，以便参与者能够完成书写活动。如与重点食品相关的自我评估、食品相关调查。

参观内容丰富并且与受众相关。特别是对成年人来说，参观应该教授技能并且增强动机。如各种不同蔬菜的准备

方法、低脂食品食谱、全谷物等。由此可见,参观活动中可以做的事情有很多,主要与受众的兴趣以及营养教育工作人员的创造力有关。

健康博览会

举办健康博览会是一项有用的营养教育活动,特别是在工作场所、大学和社区中心。与前面讲述的活动一样,首先需要清楚地了解活动的具体目的,以及希望参与者参加博览会后采取的行动或行为。举办健康博览会耗时耗力,需要尽早行动,根据以下事项制定时间表。

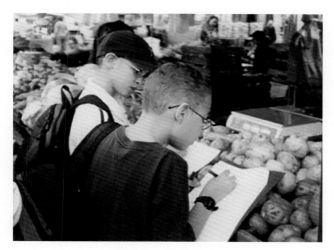

营养教育可在农贸市场实施
Courtesy of Linking Food and the Environment, Teachers College Columbia University.

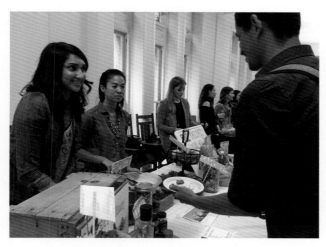

营养教育通过在工作场所举办健康博览会实施

活动开始前

明确健康博览会的目的或教育目标。是作为某个项目的启动活动来吸引注意力,以激励人们参加该项目的其他活动如小组教育课程,还是激励个人采取行动,并提高其行为改变技能的独立活动?

策划

考虑以下几点:

- 场地。取决于参与人数以及活动安排,如是否有分组活动,还是所有活动都在同一个场地里完成。
- 潜在参与者。是否会邀请其他相关机构或团体来参加博览会? 如为增加水果和蔬菜的摄入,可能会邀请医生进行血压测量,作为行为改变动机。也可邀请当地健身房的人员来展示在家里做就可以完成的身体活动。
- 抽奖。如果用抽奖活动作为参加健康博览会的动力,需要寻找可以提供奖品的供应商,如健身房会员卡等。
- 具体活动。通过团队成员的头脑风暴,找出要重点解决的行为和问题。确定每一个问题的核心信息,每个信息或主题都应该有一个专门的摊位进行海报展示。此外还需要开发小测验、活动和讲义等,内容简短,可以在展台上完成。
- 推广。可以通过各种方式来推广博览会,如海报、发送给不同部门或社区小组的明信片、发送给选定受众的电子邮件、新闻或当地报纸等。

使体验具有激励作用和更加有效

营养教育工作者或志愿者贴上名牌,负责接待不同的供应商或参与者。所有的展示应该更专业且有吸引力。全部抽奖产品放在一张桌子上,方便参与者看到,让他知道在完成小测验或活动后,可能会获得奖品。并且需要随时拍照记录活动。

利用新技术进行营养教育

许多新技术具有先进的传播渠道,被广泛应用于营养教育中,既可以用于小组教育活动,也可以用在独立的间接营养教育干预中。

美国约 77% 的成年人每天都在上网,其中 26% 的成年人"几乎一直"挂在网上,尤其是年轻人和低收入者,依赖智能手机上网的现象尤其普遍(Pew Research Center 2018b)。事实上,儿童和年轻人每天的电子屏幕使用时间可能达到7.5 小时,人们使用电子设备浏览网页、购物、看新闻、玩游戏或看视频,同时也会浏览大量的广告,习惯于被来自各种高质量媒体的信息轰炸,这些媒体的信息可能影响各年龄段人们的行为,当然也可以利用它们来实施营养教育。新媒体有多种分类方法,与儿童健康促进有关的电子媒体通常被分为 5 类:①互联网教育/治疗项目,即将纸质项目内容转换为网络形式;②定制信息系统,即通过电脑或电话进行询问调查,提供个性化的信息;③数据监控和反馈,在项目管理中输入个人信息和行为改善结果,通常用于超重或糖尿病干预项目;④活跃的电子游戏,即要求参与者进行体育锻炼的游戏;⑤涉及游戏的交互式多媒体,即借助电子游戏促进行为改变(Baranowski and Frankel 2012)。在成年人中,各种数字媒体和社交媒体很受欢迎,可以用于营养教育。

本节将营养教育技术首先按设备分类,然后再按设备上可用的工具和软件程序分类。本节将介绍如何将这些电子技术应用于营养教育实践。需要注意的是,基于电子媒体的营养教育也需要一个系统性的设计过程，如本书中的DESIGN 程序，包括在电子世界中为你的项目选择一个明确的行为改变目标；评估激励和促进行为改变的关键决定因素；基于理论设计干预方案，明确基于游戏、互联网、应用程序或社交媒体干预的目标，以及教育活动与行为改变目标及其决定因素之间的适配性。参考营养教育行动 17-2

中的例子"健康晚餐活动"。一项针对成年肥胖患者的随机对照干预试验显示，手机应用程序干预能够增加蔬菜消费（Mummah et al. 2017），另一项应用智能手机应用程序进行饮食和身体活动干预的综述发现，应用程序使用基于理论的行为改变策略或技术来实现行为目标的程度存在很大差异（Direito et al.2014）。

营养教育行动 17-2　在社交媒体上进行的"健康晚餐活动（ #eatingoodtonight ）"

社交媒体被认为是对大学生进行营养教育的理想工具，原因包括①流行（89% 的 18～29 岁的年轻人使用社交网站）；②作为一种在线教育形式，费用较低。

健康晚餐活动设计

- **第 1 步：确定行为。** 健康晚餐活动的目标行为是减少年轻女性高能量密度食物的摄入量。美国居民摄入水果、蔬菜和全谷物不足，而酒精、饮料和快餐等低营养素密度的食物摄入过量。虽然没有专门的大学生膳食指南，但美国居民膳食指南针对各类食物的消费行为进行了推荐。此外，晚上进食可能会增加体重和慢性病风险，因此本干预以晚餐食物为主。
- **第 2 步：探索决定因素。** 对 63 名大学生的调查显示，大多数人都想了解体重管理和健康的生活方式，常见的障碍是不知道如何在预算有限的情况下选择健康食品，以及不知道如何控制在食堂和校园周边出售的高能量密度食物的摄入；这些调查结果与其研究结果类似。

- **第 3 步：选择理论模型。** 社会认知理论认为，个体因素、行为因素和环境因素相互影响并最终影响行为，而自我效能是行为改变的必要条件。根据第 2 步发现的结果，最终选择社会认知理论作为干预模型。
- **第 4 步：制定教育目标。** 基于每个已确定的决定因素，明确教育目标，并策划活动内容。
- **第 5 步：生成教育计划。** 本活动为期 6 周，选择媒体平台。在平台上发布与预期行为目标一致的健康食品选择图片。浏览者还可以使用话题标签，来找到任何拥有公共账号并在帖子里加入了该标签的人。用"#eatingoodtonight"作为标签（故意省略 1 个"g"），该标签在本活动开始前就存于网络，使用它可以让老用户找起来很方便。
- **第 6 步：确定评价。** 通过收集点赞数据（点击图片的"喜欢"按钮的人数）、图片评论、影响力（帖子的浏览次数）和覆盖面（查看帖子的独立账户的数量）等作为教育活动的评价方法。
  对目标、预期结果和帖子的描述见表。

决定因素、教育目标和行为改变策略举例

激励和促进决定因素	教育目标 受众能够：	行为改变策略
结果预期：正面结果（益处）	理解晚上吃健康食物的好处	张贴晚上吃健康食物有益处的信息
结果预期：自我评价	选择健康食物的自我感觉良好	通过晚上健康的饮食来突出他们的自尊
结果预期：负面结果（障碍）	识别晚上吃健康食物的障碍及克服障碍的途径	重塑他们对障碍的认知
自我效能	增强自信：做到选择健康食物作为晚上进食的食物	向大学生展示晚上吃健康食物的社会榜样
行为能力	为自己和朋友制作晚上食用的健康且口味不错的食物	用照片提供制作健康食品的简要说明

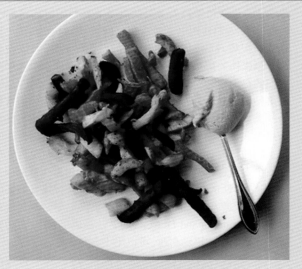

Courtesy of Rachel Paul.

在社交媒体上进行"健康晚餐活动"的效果评价

为期 6 周的社交媒体活动共发布 14 个帖子，平均每周 1～3 个帖子。

通过点赞数、覆盖面及平均影响力进行分析。

结论

营养教育人员可以利用社交媒体展示健康食品。相比较基于文字的方法，年轻一代更喜欢视觉宣传活动。社交媒体平台主要是视觉化的，可以通过提供图片和视频，一步步地指导浏览者选择和制作健康食物。

设备

在营养教育活动中使用新型设备有助于吸引受众参与。

电脑和平板电脑

在过去的几十年里,电脑的使用量激增。1983 年,只有 10% 的美国人拥有家庭电脑。然而,2018 年,73% 的美国人会在家里、工作场所、学校或其他地方使用笔记本或台式电脑,约 98% 的人可以上网。平板电脑也越来越流行,人们用平板电脑来阅读、发邮件、玩游戏等。与电脑类似,平板电脑是可以不用键盘就能直接进行输入的电子设备。目前约 53% 的美国成年人拥有平板电脑,其中的 64% 是"千禧一代",25% 的人出生在 1945 年之前(Pew Research Center 2018d)。

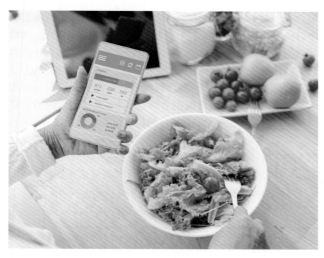

多种基于智能手机的应用程序可用于营养教育
© DragonImages/iStock/Getty Images Plus/Getty Images.

营养教育工作者可以利用电脑或平板电脑开展网络教育项目,或者通过社交网站提供社会支持,这些都有可能改变受众的行为。

电话

包括固定电话和手机,其中手机正日益成为电话通信的主要或唯一的方式。大约 95% 的美国人拥有手机(Pew Research Center 2018a)。其他国家也同样,其中高收入国家拥有手机的比例约占 70%～80%,中国为 68%,南美、中东和俄罗斯约占 45%～50%,印度占 18%,非洲国家人均拥有手机比例较少(Pew Research Center 2017a)。

平均 77% 的美国人拥有一部智能手机,94% 的 18～29 岁人群和 89% 的 30～49 岁人群拥有智能手机(Pew Research Center 2018a),甚至有 42% 的老年人也拥有智能手机(Pew Research Center 2017b)。除了打电话和发短信外,他们还用手机进行各种活动,如购物、导航、查询旅游指南、看新闻、看电子书、看电影、玩游戏、支付账单、领取飞机登机牌等。

越来越多的美国人使用智能手机作为在家里上网的主

要方式。2018 年,1/5 的美国成年人是"只使用智能手机"的互联网用户——这意味着他们拥有一部智能手机,但没有传统的家庭宽带服务,年轻人和低收入者尤其如此(Pew Research Center 2017a)。

由于手机强大的性能和普及性,使其成为能够与受众直接交流的健康促进策略(Schoeppe et al. 2016, 2017)。

电子游戏机

大约 2/5 的美国成年人拥有一个电子游戏机。有的电子游戏需要一定的身体活动(Taylor et al.2018),因此这些设备可能作为营养教育的新工具,将有趣和活跃的游戏与行为改变相结合。

应用程序

有许多电子设备上安装的工具或软件程序可用于营养教育,而且大多数营养教育项目中需应用到多个软件程序。有许多工具或软件程序可用于营养教育,每年都有很多新的工具或软件上线、更新或修改,熟练使用所有这些工具或软件是一件困难的事情。此外,大多数营养教育干预措施将不只使用一种这样的工具,而是使用多种并且这些工具可能相互补充。下面将分别描述这些工具,但需要注意的是,我们不能将它们割裂开来,重要的是你仍然需要选择行为改变目标,并专注于使用这些工具来解决基于理论的决定因素,以激发和激励行为改变,或促进行为改变,或者两者兼而有之。因此,至关重要的是,不要让美妙的视觉效果和新颖的技术让你忽视这一核心任务。

网站

网站是相关的万维网资源的集合,如网页和多媒体内容等,通常用一个共同的域名来标识,并发布在互联网服务器/浏览器上。2017 年,90% 的美国成年人表示他们使用互联网,其中 65 岁以上的人占 67%(Pew Research Center 2017b)。而 1983 年时仅有 1.4% 的美国成年人使用互联网,直到 1995 年仍然只有五分之三的美国成年人听说过互联网。现在,人们几乎都在网上进行他们所有的活动——寻找信息、导航、购物等。

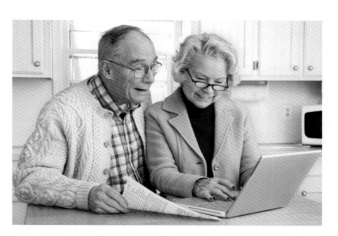

各年龄段的人都在电脑搜索信息,因而可以开展在线营养教育项目
© Creatas Images/Getty Images Plus/Getty Images.

事实上，现在有许多通过网站向公众提供营养教育的项目。网络传递的信息与打印的资料或小组讨论的内容类似，只不过程序使用者可以远程编辑。一个为期 9 周、每天 5 次的 "Boy Scout achievement badge program" 项目，包括军训和互联网干预等，可使受众的水果和果汁的摄入量明显增加（Thompson et al. 2009）。另一个以家庭为基础、为期 8 周的网络干预措施可有效改善女孩的水果蔬菜摄入量和身体活动量（Thompson et al.2008）。一项基于网络的为期 12 个月的随机干预研究，有效降低了体重和其他心血管病的危险因素（Watson et al. 2015）。而一项基于社会认知理论的干预，对大学生进行了为期 5 周的在线干预活动，包括通过网络展示或电子邮件发送信息、反馈行为清单等，以增加乳制品消费量，结果显示干预活动改善了大学生的自我效能和自我调节能力，但没有提高行为改变动机，乳制品消费量没有明显增加（Poddar et al. 2010）。

HomeStyles 项目是一个基于网络的家庭教育项目，旨在预防儿童肥胖（Byrd-Bredbenner et al. 2018）。该项目通过电子方式（电子邮件和 / 或电子书）给注册家庭发送了 12 个简短的指南（每个约 15 分钟），结果显示与对照组相比，注册家庭在家庭用餐时间、饮食行为以及儿童自我效能方面明显改善，而且身体活动时间变长、屏幕使用时间减少（第 5 章营养教育行动 5-1 中有详细讲述）。网络教育的主要缺点是失访率非常大，短期失访率为 25%～30%，长期失访率高达 50%（Watson et al. 2015）。人们可能会参与最初的几个活动或模块，但最终的失访率可能是 50%～75%。

网络的另一个主要用途是为公众提供合理膳食相关的线上资源，例如食物营养信息、建议和指南、食谱、由专业组织提供的视频以及其他可信赖的资源。营养教育工作者也可以在网站上发布营养教育材料和其他面向公众的技术推广和支持活动，特别是对于低收入受众。公众可以自己找到这些网站，也可以通过社区中心、医疗机构或其他提供食品或营养服务的地方间接找到这些网站。网站内容需要不断更新，包括新闻、博客、播客、日历、视频、网络文章、可下载的教育材料（如幻灯片、讲义）、海报和专家访谈等（Henneman et al. 2016）。某网站在 4 年的时间里相关网页数量从 500 页增加到 760 页，可供下载的教育材料从 400 个增加到 1 300 个（Henneman et al. 2016）。

我们可以通过使用带图片的社交媒体、电子邮件、新闻和通知等来增加网站流量。研究显示该方法可使网站点击量在 3 年内从 84 万次增加到 210 万次，用户来自世界各地。该网站的流量渠道也发生了变化，最初 17% 的人直接访问该网站，70% 的人通过其他网站或社交媒体的链接引流而来，13% 的人来自非付费搜索引擎；3 年后直接访问网站的只占 12%，7% 来自其他链接引流，而 81% 来自非付费搜索引擎（Henneman et al. 2016）。从谷歌分析生成的数据来看，网站成立之初并没有任何对话，但 3 年后平均每年有 16 000 次对话。从评价反馈来看，用户喜欢专业和个性化的主题，认为该网站资源可信且密切相关，而且网页浏览也比较容易。由此可见，一个设计良好、有吸引力的、拥有可靠信息来源的互联网网站，是可以成为一个有价值的公众营养教育提供者。

需要注意的是，如果把课程、印刷资料或其他工具放到网上时，我们需要重新思考并编辑，使其对受众更具有吸引力，因为受众可能只会花很少的时间来浏览这些内容，详见框 17-2（Franzen-Castle, Henneman, and Ostdiek 2013）。

框 17-2   从印刷格式变成数字格式

潜在的数字格式

新闻媒体（以电子形式在媒体网站上共享的文本或音频）
网页（博客、网络文章、新闻）
网络上的音频和视频
社交媒体和图片
材料的书写风格应该是以网络友好的形式，简短并快速说明要点，因为用户很可能正在同步做其他事情。

简明扼要。网页的字数通常是印刷出版物的一半，网页阅读大约比读纸质材料慢 25%。因此缩短内容可减少网页滚动，进而改善用户体验。

便于受众浏览。采用较短的句子和较短的段落，每个段落只写一个想法，并使用副标题和项目符号列表。此外排版也要易于受众浏览。大多数人访问网络是为了快速获取信息，而并不是阅读大段文字。

良好的开篇。绝大多数读者都会看第一段，而且第一印象很重要，因此导语要鲜明。

读者友好的写作风格。关注读者的体验和需求，清晰明了，使用简单的词汇，避免使用行话和科学术语。

使用主动语态。使用更多的动词和更少的修饰词。主动语态的句子更短，读起来像是 "号召行动"。

提高编辑质量。找不同的人审核并编辑，不同的眼光带来新鲜的视角，这样才有可能被不同的用户接受。

Modified from Franzen-Castle, L., A. Henneman, and D. Ostdiek. 2013. "Reduce" your work load, "Re-use" existing extension materials, and "Re-cycle" to new digital platforms. *Journal of Extension*. 52(4): article # ATOT2

电子邮件

电子邮件可以单独发送给个人，可以发给小组，也可以通过电子邮件列表大量发送，适用于不同目的，如邀请受众参与干预、提醒受众行为目标等。一项在某工作场所实施的干预研究，首先分批发送电子邮件邀请人们参与干预，并填写完成膳食和身体活动调查表反馈给工作人员；如果收到邮件的人决定参与干预，他们被要求增加身体活动量和水果蔬菜摄入，减少饱和脂肪、反式脂肪和添加糖的摄入。在此过程中，干预对象每周都会收到个性化建议邮件，持续 3 个月。

结果显示干预组的膳食质量和身体活动明显改善（Sternfeld et al. 2009）。在工作场所中使用电子邮件进行干预的优点之一是，参与者不需付出太多就能获得干预。

电子邮件通信是提供营养教育的另一种方式（Henneman et al. 2016）。电子邮件可以在多种设备上使用，不仅是台式机和笔记本电脑，约 88% 的智能手机用户也使用电子邮件（Pew Research Center 2018c）。而且电子邮件是一种人人都理解的技术，不必下载应用程序或允许推送通知（Henneman et al. 2016）。电子邮件被直接发送到收件箱，尽管仅有 15%～25% 的人真正打开这些电子邮件，但受众也是很庞大的了。使用电子邮件作为营养教育的一个例子是每月的快速烹饪简报，共发送给 41 个国家约 8 300 人（Henneman and Franizen-Castle 2014）。该项目初期通过在邮件用户清单服务上发布、社区邀请、订阅者推荐、搜索引擎、社交媒体等途径来招募参与者。研究发现参与者还是比较喜欢高质量和可靠的信息，包括烹饪和健康饮食建议，以及与其他健康教育工作者分享的有用资源等。因此，正如 Henneman 等（2016）所指出的那样，不要忽视电子邮件通信的力量。

短信

通过智能手机发送的短信已经被证实对于个人自我监测饮食和身体活动等行为非常有用（Fjeldsoe Marshall, and Miller 2009）。

在接受营养教育咨询或小组课程之后，受众可以每天收到多次信息、提醒和建议，频次取决于他们的选择。这些信息有助于帮助人们减重或降低血糖水平（Patrick et al. 2009）。有研究发现，短信对于儿童自我监测含糖饮料摄入量、身体活动和屏幕使用时间很有用（Shapiro et al. 2008）；对于儿童糖尿病患者也有很好的支持作用（Franklin et al. 2006）。在 CHAT（连接健康和技术）研究中使用了一种监测受试者膳食摄入的新方法（Kerr et al. 2016）。研究人员开发了一款膳食记录移动（mFR）应用程序。该应用程序可以使用相机拍摄研究对象进食前后的图像，并将这些照片自动发送给研究人员，供其查看膳食记录，并通过短信提供反馈。这种方法改善了干预对象的膳食摄入，并降低了体重。

手机应用程序

智能手机和电脑可以下载多种应用程序或软件，如播客（数字录音）、膳食摄入和身体活动监测系统等。在一项研究中，参与者被要求使用一个监测膳食摄入和身体活动的应用程序，并且 6 个月内每周听 2 个与营养教育相关的播客，结果显示参与者体重有效降低（Turner-McGrievy and Tate 2011）。2014 年，Smith 利用手机应用程序对青少年进行了为期 8 个月的多途径干预效果良好（Smith et al. 2014）。在一项随机对照试验中，超重的成年人参加了一项为期 12 个月的减重项目，其中一个亚组使用 Vegethon 手机应用程序来增加非淀粉类蔬菜的摄入量。Vegethon 基于社会认知理论，包括目标设定和自我监测，并通过丰富多彩的有趣的用户互动界面、令人印象深刻的图形和内容、提醒和建议，结合趣味性、惊喜、选择、控制、社会比较和竞争等，以鼓励和反馈行为改变过程（Mummah et al. 2017）；结果显示该组人群比对照组每天多吃两份蔬菜。

电子和数码游戏

电子和数码游戏可以在电脑、平板电脑、手机和电子游戏系统上使用。电子游戏提供了广泛的玩家参与，研究者正在探索以一种吸引人的方式实施健康行为改变干预措施（Baranowski et al. 2008, 2013；DeSmet et al. 2014）。因为游戏在文化中根深蒂固，适合人们的日常生活，并增强幸福感，因此营养教育的游戏化设计可增强行为的内在动机，在受众中具有广泛的吸引力（Azevedo et al. 2019）。一项对 22 项研究的综述发现，几乎所有研究都显示基于游戏的营养教育可产生正面结果（Baranowski et al. 2018）。一项 4 年级学生心理教育游戏在增加水果和蔬菜摄入量方面非常有效（Baranowski et al. 2003）。

两款针对中学生的严肃游戏 "Escape from Diab" 和 "Nanoswarm" 能教会学生如何设定行为改变目标（Thompson et al. 2007），并增加水果和蔬菜的摄入量（Baranowski et al. 2011）（水摄入量和身体活动水平没有显著改变）。详见第 13 章 "营养教育行动 13-2"。在另一个严肃游戏 "Creature 101" 中，中学生创造了生活在另一个星球上的 "阿凡达"，并被要求照顾那个星球上的生物，帮助他们吃得更健康（Majumdar et al. 2013, 2015）。研究还证实游戏能有效减少含糖饮料和加工包装零食的消费量。

社交媒体平台

所有美国人都在使用社交媒体平台。2018 年，85% 的 "千禧一代"（20～35 岁）和 75% 的 "X 一代"（35～50 岁）人群能使用任何类型的社交媒体，而只有 57% 的 "婴儿潮一代" 和 25% 的 1945 年以前出生的人会使用这些媒体。皮尤研究中心（Pew Research Center）调查（2018 年）显示，1/5 的美国成年人自我报告经常通过社交媒体（20%）获取新闻，超过了传统纸媒如报纸（16%），而电视行业仍然居先（49%），广播行业则为 26%。

低、中等收入国家居民使用社交媒体的比例也在持续上升：皮尤研究中心调查显示在 19 个新兴发展中国家中，64% 的人说他们至少偶尔使用互联网或拥有一部智能手机；42% 的人拥有一部智能手机，53% 的人使用线上社交网站，而非洲和中东的大多数国家为 30%～35%。所有国家中，年轻人对社交媒体的使用更频繁（Pew Research Center 2018g）。

大约 2/3 的低收入、受教育程度低的少数民族成年人会使用社交媒体，他们通常是营养教育的受众（Lefebvre and Bornkessel 2013，Pew Research Center 2017c），这表明社交媒体是接触受众的很好方法（Lohse 2013；Tobey and Manore 2014）。营养教育项目中的低收入父母认为理想的社交媒体应该是值得信赖的、安全的，并且内容丰富、简洁（Leak et al. 2014）。

许多儿童青少年也使用社交媒体，59% 的儿童在 10 岁之前使用社交媒体（Lange 2014）。由于社交媒体的广泛使用，它可能在促进饮食行为改变方面发挥作用。社交媒体还可以增加用户互动，且性价比较高。

　　一项综述发现，大多数早期的在线营养教育干预包括线上学习模块、体重和饮食或身体活动的自我报告行为日记，以及通过讨论板使用社交媒体的社会支持模块（Williams et al. 2014）。目前社交媒体的使用已经广泛扩大，可被独立地应用于营养教育，并推动社交媒体用户访问提供更深入信息的网站。

　　框 17-3 详细描述了常见的社交媒体平台，以及如何在营养教育中使用这些平台。本节的最后将介绍如何将这些社交媒体结合起来设计一个基于社交媒体的营养教育项目。

框 17-3　社交媒体在营养教育中的应用：定义和举例

应该使用哪种形式的社交媒体？

这其实没有"正确"答案，取决于受众类型。皮尤研究中心的互联网和技术研究领域关注并监测互联网用户的年龄、性别、人种/种族和教育水平，每年都会在社交媒体上发布情况说明和更多内容。例如，它发布了使用社交媒体的数据，指出 7/10 的美国人使用社交媒体。

为了确保随时掌握相关信息，建议选择一两个社交媒体平台，并检查一下所使用的社交媒体是否有"分析"功能。谷歌分析是谷歌提供的一种网络分析服务，可以免费报告网站流量。

以下是皮尤研究中心在 2018 年提到的主要社交媒体，可以用于在线营养教育。在这些社交媒体的平台上，有免费版本，但如果你需要更多的功能，可能需要付费版。

社交媒体平台及其营养教育示例

Facebook 是一家美国线上社交媒体和社交网络服务公司，可以通过个人电脑、平板电脑和智能手机通过互联网访问。用户可以定制个人资料，发布自己设计的文本、照片和多媒体材料，并且与其他用户分享。用户还可以使用各种嵌入式应用程序，并接收朋友的活动通知，可以加入共同利益社群。个人 Facebook 账户称为 Facebook 档案，而 Facebook 主页是代表一个组织或公司的商业账户。未来 Facebook 可能会从公开对话转向私人信息沟通，所以可以在 Facebook 网站上查找最新信息（Yuan 2019）。这一变化并不会改变其对营养教育的作用。

在营养教育中的应用实例：

■ 可以创建私人社群来帮助支持成员学习和维持营养行为。可以为合作小组创建一个私人社群来分享信息和建议，强化健康行为，并提供社会支持。

■ 在 Facebook 上提供网站链接，可以通过一个可点击的链接引导用户访问网站，来获取更多信息。

Instagram 是一个由 Facebook 提供的可以分享照片和视频的社交网络服务网站。允许用户上传照片和视频到该网站上，并可以进行编辑和组织。一个账户的帖子可以公开分享，也可以只与粉丝分享。可以浏览其他用户的帖子，并查看热门帖子。可以点赞照片，并关注其他用户。在帖子中经常使用话题标签。一个话题标签是由"#"组成的一个单词或词组。点击这些话题标签，就会显示出其他带有相同话题标签的帖子。但不能在帖子显示链接以方便阅读更多信息。

在营养教育中的应用实例：

■ Instagram 更多被用来了解饮食习惯。分析带"健康食品"标签的食品和带有"不健康食品"标签的食品，有助于了解大众对食品的普遍看法（Allen et al. 2018）。

■ 华盛顿大学的研究人员发现，分享自己吃的食品照片比保存一本传统的食品日志更有帮助。在 Instagram 上发帖会使减重、合理饮食或健身行为更容易坚持（Langston 2017）。

■ 可以为小组创建一个特定的话题标签，教育人员和小组成员可以在那个话题标签发布分享活动和想法。

Twitter 是一个美国线上新闻和社交网络服务网站，用户可以在上面发布"推文"和互动。推文目前被限制为 280 个字符。已注册用户可以发布、点赞和转发推文，但未注册用户只能阅读推文。Twitter 也是辩论和新闻发布的场所，为包括美国政治选举在内的各种事件提供即时报道。

在营养教育中的应用实例：

■ Twitter 聊天是一个可以用来分享关于某个话题的信息平台。为了关注并发布到 Twitter 聊天中，需要为聊天创建一个特定的话题标签。通常，Twitter 聊天都是围绕一系列的问题组织起来的，并且有一个主持人。

■ 可以和小组成员就相关的问题进行一次聊天。

■ 一项 Twitter 运动帮助学生运动员增加了营养知识，减少了脂肪摄入量和降低了 BMI（Cocccia et al. 2018）。

Pinterest 是一个社交媒体网络和手机应用程序，它提供了一个免费的公告板，人们可以在上面组织和分享图片、视频和内容。任何有照片的网页（除非网站所有者限制了"固定"）都可以将照片"固定（pinned）"在一个公告板上，并附带指向网页的链接。用户可以关注其他用户的公告板，了解其他人什么时候"固定"了新的东西。此外，他们还可以在自己的公告板上重新"固定"。

在营养教育中的应用实例：

■ 营养教育家 Henneman 和他的同事创建了一个关于食谱和食品相关话题的 Pinterest 账户，在 Pinterest 上特别受欢迎。他们在 Pinterest 上发布健康食谱照片，附带访问该食谱所在网站的链接，可以吸引粉丝和重新锁定这些信息。谷歌分析表明，Pinterest 是人们访问网站的主要社交媒体驱动力（Franzen-Castle and Henneman 2014）。

■ Pinterest 公告板也可应用于企业健康建设，营养专业人员创建一个 Pinterest 公告板，按类别排列健康食谱，鼓励人们尝试感

框 17-3　社交媒体在营养教育中的应用：定义和举例（续）

兴趣的食谱，还可以根据参与者的食品偏好为他们提供特定的链接（Loreck 2018）。

　　YouTube 允许用户上传、查看、评价、分享、添加到收藏夹、报告、评论视频，以及订阅其他用户的内容。YouTube 提供各用户制作的和企业媒体的视频、视频剪辑、电视节目剪辑、短片和纪录片、录音、直播、简短的原创视频和教育视频。YouTube 上的大部分内容都是由个人上传的，也有一些媒体公司通过 YouTube 发布内容。

　　在营养教育中的应用实例：
- 营养教育工作者可以为任何内容找到几乎匹配的插图，以引起受众兴趣，增强动机，并教授其行为改变的技能。
- 人们越来越容易通过使用 AdabeSpark 视频等手机应用软件来制作自己的视频，网站上也提供了制作视频的说明。此外，照片也可以用来制作视频。两者结合可用于制作美食视频。

　　Alice Henneman, Ms, RDN, Cooperative Extension Nutrition Educator (retired). (2019, personal communication).

- 也可以通过智能手机上的视频功能来制作简单的视频。Youtube 上关于"如何做"的视频特别受欢迎，如食品制作等。营养教育专家 Alice Henneman 和一名学生就在家庭厨房进行烹饪，用安装在三脚架上的平板电脑进行记录，并制作了一个视频。实践非常重要。

　　WhatsApp 是一款移动应用程序，被 Facebook 收购，仅通过互联网连接即可分享信息、视频、图像和录音。WhatsApp 是免费的，也是世界上最常用的通信应用程序之一。

　　在营养教育中的应用实例：
- 智利教育部使用 WhatsApp 向低收入母亲发短信，以促进超重肥胖的学龄前儿童践行健康饮食（Parra et al. 2018）。
- WhatsApp 被用于为撒哈拉以南地区的 1 型糖尿病儿童提供患者教育，结果显示，急性并发症明显减少（Sap et al. 2019）。

检查练习

　　Alicia 是一位年轻女性，在母亲心脏病发作之前，她并不太关心自己的饮食。现在，她有了动力，参加了一个营养教育课程，重点在于多吃水果和蔬菜（这个案例在第 4 章中详细介绍）。营养教育工作者希望提供进一步的健康饮食，但参与者表示他们没有时间参加课程，并要求使用一些电子工具。在此基础上，你会推荐哪些电子工具来提供后续的干预和随访？你将如何使用这些工具来为行为改变提供支持？

使用社交媒体进行营养教育：入门实用指南

　　CDC 创建了一个社交媒体工具包，指出社交媒体工具可以作为干预措施的一部分使用，包括方便可下载的资源产品，促进双向沟通和持续互动的社交网站等（CDC 2011a）。一般来说，随着用户参与、学习和分享潜力逐渐增大，需要更多的资源来建立和维护社交网站。CDC 建议，在决定使用哪些工具之前，要仔细考虑所需的资源和专业知识的数量。另外需要注意的是，使用这些工具需要符合行为改变目标以及想要解决的实现这些目标的决定因素。

　　Alice Henneman（2019）是一名营养教育推广者，在使用社交媒体方面有丰富的经验，她讲述了如何能够熟练地使用社交媒体作为小组营养教育的补充，或作为独立的间接营养教育途径，或通过电子手段（如网站）向受众提供资源。以下是她的详细介绍：

　　"我觉得，作为一个公共部门的教育者，如果我没有充分利用时间、资源、场所来接触目标受众——成人消费者，这是我的疏忽。我没有助学金，也没有钱，但我愿意花时间推广学习如何使用社交媒体。我们大学提供了一个网站，我也发布了相关内容。我在社交媒体和互联网上的工作就是与一群同样没有接受过正式的技术和市场培训的营养学同事一起工作，我们建立了一个与消费者食品相关网站（consumer food-related website），并通过社交媒体进行推广，使其成为我们大学访问量第三的网站。"（Henneman 2019）

　　然而，网站作为向人们提供营养信息和行为改变措施的工具，你不需要自己建设，因为现有几个平台可以使用，其中许多都有免费版本。Henneman 提供了以下策略帮助使用社交媒体进行营养教育：让我们从一个比喻开始……在粉刷房间之前，你需要准备墙壁，学习最佳的粉刷方法，然后学习并完善技术。那我们现在开始……

　　创建你的社交媒体身份。 最困难的部分可能是在社交媒体上选择一个独特的"用户名"来识别自己。你的社交媒体"用户名"与你登录电脑或网站时提供的"用户名"不一样。你的社交媒体"用户名"也和你的"显示名"不一样，而"显示名"很可能是你的真实姓名或公司名称，字符之间有合适的间距。身份注册时需考虑以下因素：
- 确定一个用户名，并在你所有的社交媒体平台上使用同一个用户名。可以参考其他人的选择。
- 为了方便，尽量简短。

- 某些社交媒体平台规定不允许使用特定类型的字符。
- 选择一个经久耐用的名称。许多人使用他们自己的名字或名字的某种形式。如果你的名字已经被别人使用了，可考虑一些变形，如中间名或开头名用首字母缩写。需小心选择用户名，因为如果你经常换名字，可能会让粉丝感到困惑。
- 贴一张你自己的照片，尤其是如果你的名字很大众化。照片可帮助粉丝确定他们是否找到了正确的"Jane Smith"。
- 如果可以的话，避免在用户名中使用下划线，因为下划线很难打出来。
- 如果你因为婚姻状况变化而需要改你名字，通常你可以改变社交媒体用户名，尽管你的粉丝仍然会看到你的帖子，但还是有必要让粉丝知道你更改了用户名。有时可以在显示名中列出了名字、原来的姓氏和婚后的姓氏，以避免混淆。注意：如果你或其他人已经在任何网页、博客、新闻、电子邮件等链接到你的社交媒体账户，你链接的 URL 或地址也将改变，这些链接将失效。

远离麻烦。美国营养与饮食学会（Academy of Nutrition and Dietetics）前主席 Judith Dodd 说："在你行动之前要看看，但一定要行动！"（Dodd，1999）。以下是你需要注意的事情：

- 当你第一次注册社交媒体时，通过观察来学习，而不是马上开始使用。观察其他人是如何使用该平台的。这不仅会让你对社交媒体感到更舒服，而且当你使用时，你也会更加熟练，效果也会更好。
- 在发表评论之前，要知道如何删除不同平台上的评论。如果你发现了一个严重的拼写错误，你可以在很多人（如果有的话）看到之前快速删除或编辑它。
- 对于最开始的几篇帖子，阅读量可能没那么大，在许多人看到错误之前，删除或纠正任何错误。
- 在你开始尝试其他东西之前，先简单地开始并掌握平台的操作原则。
- 在分享营养信息时，使用来自可靠资源的信息。从专业期刊和例如".gov"（政府）".edu"（教育）或".org"（组织，通常是指一个专业组织运营的网站）等资源中查找科学参考文献等信息。
- 避免发布任何以后可能会后悔被公开的东西。人力资源或相关部门可能通过搜索社交媒体，以确定你是否适合成为某个职位或工作机会的候选人。
- 当你与其他人分享之前，请先阅读其他人的社交媒体上的帖子。麻省理工学院的研究人员发现，Twitter 上的谎言被转发的可能性比真相高 70%。
- 阅读该平台提供的关于隐私设置、屏蔽用户等的信息。
- 对于在社交网站上发帖的频率，目前还没有达成共识；然而，质量比数量更重要。

开始。当你对社交媒体有强烈需求时，再建立有效的社交媒体账号可能已经太晚了。Harvey Mackay 是一位成功的商人，1999 年写了一本书《口渴之前先挖井》，这本书至今很流行。他谈到了在社交媒体存在之前就建立网络的重要性。当他需要从网络中获益的时候，网络已经搭建好了。

一个流行的谚语是"当学生准备好了，老师就会出现"。所以……你要从哪里可以找到"老师"？事实证明，"老师"可

能是一个朋友、一个同事或者反复的试错。即使是精通技术的人也不会试图学习关于社交媒体平台的一切知识，他们只是搜索需要的信息。此外，信息变化如此之快，这种现用现学的方法在许多情况下可能是最有效的。

如果你很少和其他营养教育工作者一起工作，你可以查看可用的电子邮件列表（electronic mailing lists，EMLs）。举个例子，营养教育与行为学会有一个成员专用的交互式邮件列表，成员可以在这里相互交流和提问。同样地，美国营养与饮食学会也有几个 EMLs，你可以加入来查找信息。另一种可能性是通过屏幕共享服务进行交流，在这种服务中，有人可以教你如何使用社交媒体。一些社区成人教育团体也可能提供社交媒体课程。

记得查看社交媒体网站上的"帮助"或常见问题解答，这很可能有关于如何使用其服务的最新信息。

结合电子技术进行营养教育干预研究

大多数干预措施都使用了新兴的电子技术，可能会侧重于其中的一种或两种技术。

侧重于使用短信的多种技术。在一项针对年轻人超重干预中，主要使用短信作为技术手段，称为 TXT2BFIT。在为期 3 个月的 TXT2BFIT 项目中，对每个参与者的干预内容包括与营养师的 5 次个性化辅导电话，每周 8 条针对水果和蔬菜、外卖、含糖饮料消费和身体活动的个性化短信，每周一次电子邮件，并访问智能手机应用程序和相关网站。干预后维持阶段持续了 6 个月，参与者收到两次强化指导电话、每月一次短信和电子邮件，并可以持续访问智能手机应用软件和网站。结果显示干预措施有效改善了参与者的膳食和身体活动行为，体重得到有效控制和降低（Partridge et al. 2016b）。参与者评价认为短信、指导电话和电子邮件是最有用的，网站和手机应用软件则不那么有用（Partridge et al. 2016a）。

侧重于使用社交媒体平台（Facebook）的多种技术。一项为期 10 周、旨在改善家庭水果蔬菜可及性以及幼儿水果蔬菜摄入量的研究使用了手机 *Jump2Health* 网站、Facebook 帖子（共计 177 条）和给家长发的短信（12 条）（Bakirci-Taylor et al. 2019）。该研究规模较小，干预对象为来自社区的方便采样受众，干预方案以社会认知理论为框架。通过观察参与者是否点击接收完整信息来判断其参与度。父母在干预前、干预中期、干预后把给孩子吃的食物拍照，并通过电子邮件发给工作人员。通过蔬菜测量仪（Veggie Meter）用反射光谱法测量父母和儿童的皮肤类胡萝卜素水平，以评估蔬菜消费情况。结果表明，父母增加了家中蔬菜的可及性，儿童摄入蔬菜的种类增加，儿童和父母的皮肤类胡萝卜素水平均明显增加。儿童的 BMI 百分位数保持稳定。在其他研究中，被允许加入私人 Facebook 社群的年轻人可以获得来自社群内成员以及营养教育工作者的额外社会支持，来增加身体活动水平并控制体重（Napolitano et al. 2013；Valle et al. 2013）。

在中低收入国家使用的多种技术。在许多国家，促进身体活动和健康饮食的电子移动健康干预措施也越来越普遍。

一项对来自 13 个发展中国家的 16 项研究的综述发现，这些干预措施主要针对健康成年人或者有慢性病风险的人，平均持续 6.4 个月（Muller et al. 2016）。干预方案多基于理论，干预对象失访率低（80%～90% 保留）。大多数人从提供基本健康信息的传单或课程开始，一些人则同时参加小组教育课程。电子移动健康干预措施主要通过短信（平均每周 4～5条）、互联网网站、电子邮件、电话进行。一些人只使用手机或手机加短信。结果显示分别约 50% 和 70% 的研究能有效促进身体活动和健康饮食。这些结果表明，许多电子技术在全球范围内具有广泛的营养教育应用前景。

> 在使用电子技术开展营养教育时，其内容、工具和方法需要具有文化敏感性，并根据受众的文化价值观量身定制，还需要以学习者为中心（Kreuter et al. 2003，Atkinson et al. 2009）。

基于电子技术的营养教育发展过程

开发专门用于研究的程序或手机应用程序可能会相当昂贵，然而，可用适当的成本开展有效的基于电子技术的营养教育，供社区受众使用。针对低收入人群的 FoodeTalk 智能手机电子学习项目就是一个这样的例子（Stotz and Lee 2016）。该项目包括 6 节小组教育课程，以健康信念模式和成人学习理论为基础（Knowles 2015），并由教育工作者进行讲授。FoodeTalk 项目的主要目的是在移动设备上提供简短课程，使参与者掌握营养相关决策技能。在小组授课模式时，每节课需要 1 小时，现在则缩短为 8～12 分钟。每节课包括 2 个烹饪视频。FoodeTalk 电子项目需要一个更大的、不仅仅是营养教育工作者的开发团队，如图 17-5 所示。该项目要进行彻底的需求评估，并让目标受众和其他利益相关者参与进来，以征求他们的期望和愿望，并在整个过程中提供反馈。图 17-6 展示了 FoodeTalk 项目要点。该评估报

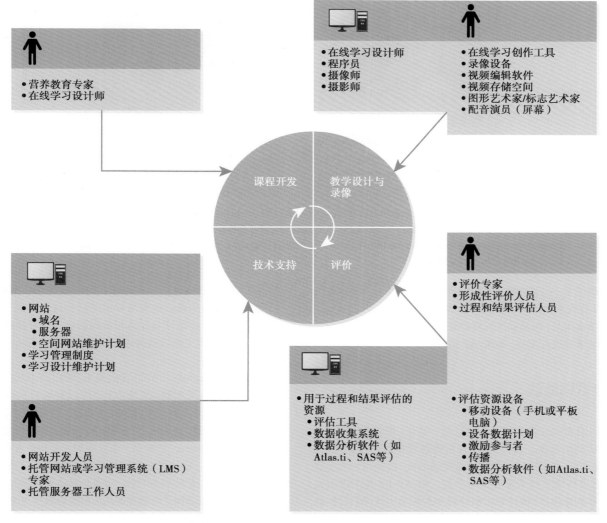

图 17-5　循证营养教育电子学习项目的迭代开发过程和所需的关键人员和资源

为我们的健康添彩

带你到

开始　　　🅲🅲 Captions

吃多少蔬菜水果是足够的？

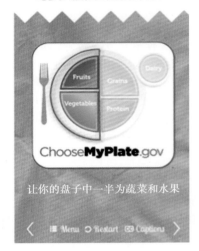

让你的盘子中一半为蔬菜和水果

☰ Menu ↺ Restart 🅲🅲 Captions

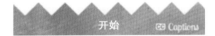

为我们的健康添彩：活动1

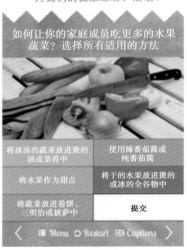

如何让你的家庭成员吃更多的水果蔬菜？选择所有适用的方法

将冰冻的蔬菜放进烫的汤或菜肴中	使用辣番茄酱或纯番茄酱
将水果作为甜点	将干的水果放进烫的或冰的全谷物中
将蔬菜放进卷饼、三明治或披萨中	提交

☰ Menu ↺ Restart 🅲🅲 Captions

为我们的健康添彩：活动3

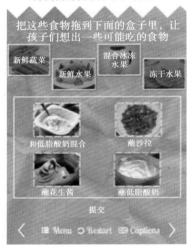

把这些食物拖到下面的盒子里，让孩子们想出一些可能吃的食物

新鲜蔬菜　新鲜水果　混合冰冻水果　冻干水果

和低脂酸奶混合　　蘸沙拉

蘸花生酱　　蘸低脂酸奶

提交

☰ Menu ↺ Restart 🅲🅲 Captions

图 17-6　Food eTalk 课程和交互活动。这节课的重点是提高水果蔬菜摄入的自我效能

This article was published in *Journal of Nutrition Education and Behavior 50*, Stotz, S. and J. S Lee. 2018. Development of an online smartphone-based eLearning nutrition program for low-income individuals, Page Nos 90-95, Copyright Elsevier 2018.

告还提供了一些成本估算（2016 年）：人力成本约 106 000 美元，设备成本约 10 000 美元，评估费用另外需 12 000 美元。虽然成本很高，但是社区营养教育工作者可以寻求政府资助或其他来源进行支持，如 SNAP-Ed。

社会营销活动

社会营销通常作为教育项目的一部分，和个人或机构内部的活动结合在一起，作为间接的营养教育形式，这里进行简单讨论。本书讲述了如何通过增强动机、提升行为改变能力、提供环境支持来开展营养教育。SNAP-Ed 是美国最大的营养教育项目，该计划也倡导对个人和小组营养教育的政策、系统和环境（policy, system, and environment, PSE）支持，并鼓励将社会营销作为主要的营养教育工具（USDA 2018）。社会营销活动通常指媒体的营养宣传活动，旨在通过媒体渠道，如报纸、广播或包括社交媒体在内的各种互联网平台，向目标受众传播信息。这里简要讲述社会营销在营养教育中的应用。无论是设计与媒体相关的活动还是开展社会营销活动，营养教育工作者通常需要和媒体或社会营销专家进行合作。

Kotler 和 Zaltman（1971）首次提出，可以将市场营销原则应用于社会相关项目、想法或行为，以影响目标受众的自愿行为，从而改善个人福利和社会福祉。在本质上，这体现了系统规划过程（systematic planning process）和概念框架（conceptual framework）的概念。系统规划过程包括选择一个特定的受众群体，评估受众和相关行为的需求、行为的激励因素和促进因素，确定目标行为，与受众互动来测试信息、材料和实施渠道，以确保受众能理解从而可能导致行为改变，获得关于信息和渠道的反馈，以调整项目和进行项目评价（Kotler and Zaltman 1971; Andreasen 1995; Rothschild 1999; Lefebvre 2013; Lee and Kotler 2020; CDC 2011b; USDA 2018）。

概念框架是关于如何带来行为改变的概念，并需要考虑下列事项。

自身利益

尽管行为决定因素众多，但自身利益起着一定的作用（Mansbridge 1990）。自身利益可以被视为类似于结果预期（或行为的预期结果）——人们希望从行为中得到的结果，这是社会心理学理论中一个关键的行为决定因素，第 4～5 章有详述。社会营销人员指出，营养教育往往强调长期结果，而不是立竿见影的短期结果，例如敦促人们增加摄入富含钙的食品，以降低患骨质疏松症的风险。事实上，这些长期结果可能与基于自身利益更直接的短期结果相冲突，例如人们选择在当下这个时候不吃富含钙的食品，因为他们已经评估了自己的生活状况，并根据对自身利益的判断作出了决定。社会营销则是通过市场研究，寻求符合目标受众自身利益的方式来促进改变，营养教育工作者将其称为需求评估。

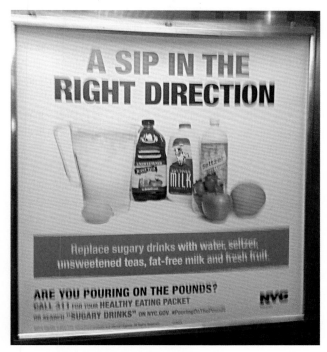

公共交通上的标志表明，用水代替含糖饮料符合他们的自身利益，可以防止倒入池塘

Courtesy of New York City Department of Health and Mental Hygiene.

交换理论

社会营销的核心是自愿交换资源：一方放弃一些东西，以从另一方换取一些东西。就营养教育而言，这意味着参与者放弃时间、精力、便利或金钱，以换取身心健康或健康的食物系统（Kotler and Zaltman 1971；Rothschild 1999）。社会营销试图证明采取行动的获益大于成本，从而使交换利于采取目标行动，营养教育也是如此。需要注意的是，在设计提

高效益和鼓励行动的策略时，社会营销实际上使用了社会心理学理论作为必要的工具，如健康信念模型、计划行为理论、社会认知理论或其他理论。

关注目标受众的需求

社会营销活动的设计是基于个人或消费者的需求。尽管研究证据非常重要，最佳实践也非常有用，但社会营销增加了对于目标受众需求的强烈关注。因此，社会营销活动在市场研究上投入了大量资金，以找出目标受众的观点、价值观、态度、兴趣和需求。这与第 9 章所述的营养教育的需求评估过程类似。社会营销还强调与目标受众一起预先测试要用到的材料、信息和主题，以便根据他们的建议进行改进和修正。

进一步区分受众

为了策划个性化的信息和活动，社会营销人员会根据受众的人口学特征、地区、心理状况，以及行为改变动机、行为改变所处的阶段、技能水平、行为现状（例如他们尝试过哪些方法和措施来改变）等，将其细分为不同组别。再根据受众的需求以及改变的可能性选择进一步干预的组别。

天平倾斜

社会营销会通过提供直接的、即时的、可见的利益和激励，来提高行为改变的相对吸引力。因此，社会营销不仅会针对个人信念和预期等个人的障碍，也会试图改变外部环境障碍，从而使天平向有利于行为改变的方向倾斜。例如，为增加水果和蔬菜的摄入，社会营销人员不仅会通过媒体提供教育信息，也会通过增加学校水果和蔬菜的供应、与食品超市合作降低价格、给受众提供兑换优惠券等来减少行为改变障碍。

策划社会营销的关键要素

规划社会营销活动的关键是要系统解决商业营销人员所考虑的"营销组合（marketing mix）"4P（Kotler and Zaltman 1971；CDC 2011b；Lee and Kotler 2019）。

产品

产品（product）是指与目标受众进行等价交换的东西。产品可能不是一个有形的物品，而是一种服务、实践或无形的想法。核心产品可以是对个人有益的健康理念或行为，如改善健康或每天吃 4～5 杯水果和蔬菜的行为。配套产品可以是实际的支持，如农贸市场的水果蔬菜优惠券、WIC 诊所服务或营养教育课程等。在设计一个营销活动时，必须非常清楚产品到底是什么，如果是一种行为，就需要从目标受众那里找到他们认为现实的、有效的、实用的或容易做到的行为。此外还应该对"产品"进行具体描述，是多吃水果和蔬菜，还是每天吃 4～5 杯或更多的建议量？

价格

价格（price）是消费者获得产品的成本或障碍，如在采取所期望的行为时，价格是用于降低成本的物质和非物质的激励、认可或奖励。行为改变的"成本"多种多样，包括制作食品的经济成本、时间成本和不便性，以及因为学习新的饮食方式而增加的心理成本等。社会营销理论认为，个体是否改变行为是基于对利益和成本的综合考虑，有时他们未采取行动，不是因为没有认识到利益，而是因为成本太高。因此，社会营销致力于提高行为改变的利益、降低行为改变的"价格"或障碍（Andreasen 1995；Rothschild 1999；Lee and Kotler 2019）。为此，社会营销着重于解决行为的内部决定因素，如个体感知到的风险、对行为结果的信念、知识、技能、社会规范以及自我效能等。此外社会营销也会尝试改变社会环境，以促进正在推广的行动，解决诸如政策、准入和文化趋势等外部障碍。简而言之，社会营销使健康行为成为容易的行为。

地点

地点（place）是指产品到达消费者的地点和时间。就无形产品而言，地点是受众接受营养教育的地方和渠道，如食品超市、医生办公室、学校、社区中心、WIC 诊所或 SNAP 办公室等，包括可以提供课程等项目活动的其他地方，以方便目标受众。社会营销旨在增加在适宜时间可接触产品的地点的数量，该地点往往是受众作出决定的地方，如食品超市的购买区。地点还包括被目标受众广泛使用的各种媒体渠道。

推广

如果目标受众意识到该产品的重要性（如吃水果和蔬菜），且"价格"合理，还有诱人的利益，并可以在方便的地点获得产品，这时他们才可能自愿以他们的时间、精力和其他资源来交换产品。推广（promotion）就是通过直接沟通、宣传或广告等让受众意识到上述内容。推广活动需要考虑以下注意事项：

- 使用什么渠道来接触目标受众。可以是具体地点，如食品超市、日托中心、WIC 诊所、补充营养援助计划办公室或社区中心，或者是新闻、互联网或社交媒体等网络场所。
- 哪些类型的消息可能是有效的。推广的信息内容和形式应基于对受众的分析或需求的评估，如幽默的语言、情感或逻辑推理等，总体应该是积极的、尊重的、文化敏感的、有趣的和个性化的。详见第 16 章。

定位和品牌

除了标准的 4P，产品的定位和品牌也很值得考虑。定位是一种心理结构，涉及产品相对于其他竞争产品的地位，产品定位的目标是实现利益最大化和成本最小化。品牌化有助于让人们意识到该产品的特殊性。在营养教育中产品定位是困难的，因为这意味着产品要超过竞争对手。例如，当青少年觉得高脂高糖零食的味道更好时，让他们选择新鲜水果和蔬菜作为零食是非常具有挑战性的。当然，食用水果和蔬菜可以被定位为照顾自己、为家人提供健康食品的爱的行为。身体活动可以被重新定位为一种放松的形式，而不是锻炼（有些人可能对此持负面看法）。

策划社会营销活动

社会营销是根据目标受众的视角、需求和经历量身定制的项目，同时寻求积极的社会环境支持，以促进行动的推广（Andreasen 1995；Lefebvre 2013；Lee and Kotler 2011）。策划社会营销活动的程序类似于在健康传播模型和本书 DESIGN 中所描述的流程，这些步骤在社会营销中通常被称为可行性研究和规划、策略设计、实施和评估。

为了开展社会营销活动，营养教育工作者不仅要提供食物营养相关知识，还需要与健康传播和社会营销专家合作，这些专家在可行性研究、信息开发和规划等过程中发挥重要作用。

可行性研究和规划。包括设定行为目标，选择目标受众组别，并确定干预重点（类似于 DESIGN 程序的第 1~3 步），如个人态度或行为、社区规范、政策支持等。同时要进行外部环境分析，并寻求社区的参与。可行性研究旨在了解目标受众的动机、态度和行为，以及受众对采取行动的利益和成本的看法。此阶段会利用多种渠道或途径，如海报、课程、社区活动、商店中食品供应的变化，学校和工作场所的政策等。

策略设计。在可行性研究基础上设计宣传内容，并利用焦点小组和调查对内容进行预测试，并根据预测试结果进行修正。此时要明确营销组合，或 4P。

实施。在此过程中与个人和社区组织进行大量合作。为保证项目能够长期维持，也需要寻求资金和社会支持。

评价。社会营销活动的评价方法很多，其中最简单的就是受众能否回忆起宣传的内容。另一个评价指标是暴露程度——参加活动（课程或研讨会、现场食品展示或健康博览会）的受众数量、受众带回家的材料数量等。涉及电子媒体的营销活动，则需要评价用户访问数量、网页浏览量、评论数以及 Pinterest 图片数等。这些都属于过程评估，在本书第 13 章有详述。对结果的评价也很重要，包括对行为决定因素（如知识、信念、态度、意向）的调查和行为自我评价等。

实施社会营销活动

在进行了系统规划后，社会营销活动的实施需要最佳实践，这里综述一些基于文献的社会影响实施措施。

媒体活动

1. 选择主要媒体。最常见的是网站，也是最常选用的媒体，你可以在网站上展示大量的宣传内容，如博客、食谱、新闻、视频等，以激励和促进行为改变。

2. 选择其他媒体。你也可以使用社交媒体将用户引流到你的网站，或创建一个互动社区。

3. 选择其他渠道。你还可以制作诸如海报、食谱或书签等图形材料，并将其张贴或放置于重要位置。

4. 创作新故事。与当地媒体合作,定期创作关于宣传信息的文章、视频或专题。

5. 如果可行,策划户外或公共交通活动。将宣传信息置于广告牌、公交长椅、公共汽车、地铁或公交候车亭上。

社区拓展

1. 与社区组织合作。与社区合作举办一些对营养教育项目有益的活动,如举办农贸市场(农民直接售卖农产品)、本地食品运动(倡导进食本地产的食品)、广播媒体和健康博览会等。在活动中展示能够体现行为改变目标的简易食谱(如吃更多的水果和蔬菜)、张贴海报、穿着与活动内容相关的T恤等。

2. 在重要位置放置宣传资料。在社区医疗卫生服务场所向公众分发项目资料(如海报、食谱或书签)。

与学校合作

1. 与学校食堂工作人员合作。向学校提供活动宣传包,供学校食堂使用。

2. 与家长委员会(parent associations, PAs)合作。邀请家长委员会成员在学校开放日推广目标行动,包括分发食品样品、食谱、明信片、书签等。

食品店活动

1. 在店内展示。在附近食品店内进行食品展示,并分发食谱和其他宣传材料。

2. 使用奖励卡鼓励人们尝试建议食物。通过学校、WIC诊所或其他食品机构分发卡片,并在卡片上印上活动内容,让全家人一起做,从而鼓励孩子们吃健康食物,如水果和蔬菜。当家庭确认活动已经完成后,他们可以把奖励卡带到参与该活动的食品店或者把卡片还回学校,兑换相应的奖励。焦点小组研究表明,"不熟悉"和害怕浪费食品是尝试新食品的主要障碍因素。

3. 提供店内标识。给干预措施推广的行为改变目标食品制定标识:制定具有推广资格的食品分类标准,并与商店经理一起确定放置标识,监督标识,以及可以根据需要改变标识的人员。

一些社会营销活动如图17-7所示。

"食品英雄(Food Hero)"是在美国俄勒冈州全州范围内开展的拥有多种渠道和合作伙伴的社会营销活动,该活动由俄勒冈州立大学营养教育项目组创建,旨在增加低收入家庭水果和蔬菜的摄入量。详见营养教育行动17-3(Tobey and Manore 2014;Tobey et al. 2016, 2017)。

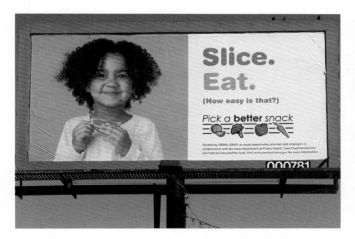
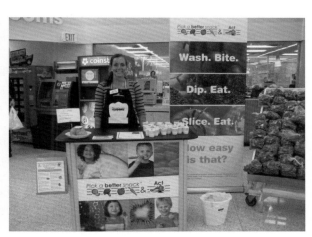

图17-7 艾奥瓦州健康零食运动(Pick a Better Snack):广告牌和食品店展示
Courtesy of Iowa Department of Public Health;Iowa Nutrition Network.

营养教育行动 17-3

食品英雄活动的实施途径包括网站、广告牌、网络广告、超市展示、购物车广告等,营养教育工作者借助食品英雄社区工具包(Food Hero website, n.d.)来实施该活动。该项目还开发了一个强大的社交媒体组件(Tobey and Manore 2014)。以下是该活动开发、实施和评估的具体步骤。

需求评估。首先对1498名目标受众进行了8次焦点小组访谈和1次电话调查,了解其健康相关信念和经历等信息(Tobey et al. 2016),其中的关键组件与社会认知理论比较匹配,因此以社会认知理论作为本活动设计和实施的理论模型。目标受众搜索信息的首选方法是互联网,其次是食品店和杂志。他们希望健康饮食网站能够提供膳食建议、快速和简单的食谱、烹饪信息,以及适合给孩子烹饪食物的方法。

本次活动的关注点。提供健康饮食重要性的动机——"为什么做",以及符合时间成本效益的"如何做"信息。参与者认为活动要提供明确的重点和可行动的信息,要兼顾教育水平较低人群的需要,语言通俗易懂,语气积极、真实而真诚,他们并不希望强调经济困难。调查对象还帮助选择了该活动的名称、外观和标志——"食品英雄(Food Hero)"体现的正是他们想要的

营养教育行动 17-3（续）

东西，一个可以激励他们和孩子的积极的信息。

受众群体和传播渠道。 受众中的母亲绝大部分都是互联网用户，因此为他们选择了网站和社交媒体；对于非互联网用户，适宜的传播渠道是社区工具包（包括印刷的《食品英雄》月刊、食品品尝和烹饪材料）和超市媒体。这些社区工具包由全州约100名营养教育工作者提供，他们在学校等地推广这些食谱。食品英雄的开发人员还将食谱转化为可供学校等集体供餐机构使用的配方。

食谱。 食谱必须达到一定的标准，每月发布新的食谱，通过网站、Pinterest社交媒体、超市等形式广泛分享。

各种组件如图所示。

社交媒体。 开发者Tobey和Manore根据经验提供了一些实践建议（Tobey and Manore 2014）。

- 选择合适的社交媒体。Facebook被认为是低收入群体最常用的社交媒体，很受女性欢迎，且可以作为社交网络，建立在线社区，参与者可以相互交流。Twitter是向专业营养教育工作者和利益相关者提供可传播信息的网站。Pinterest网站可以在固定板上组织和分享照片，而且查看内容不需要注册账户。

- 创建计划。Tobey和Manore（2014）指出，创建一个基于理论的计划有助于与目标受众建立良好关系。社交媒体是可以双向交流的，营养教育工作者每天发布一个帖子，同时也可以了解对参与者来说新鲜且有吸引力的是什么。

- 整合社交媒体团队。包括协调员、食谱管理员、食谱测试团队、图形和网页设计师等，相互协作才可能创造出有效沟通和合作的工具。

- 监测社交媒体流量。使用网站提供的跟踪测量工具监测流量，以了解受众的需求，以及判断项目目标是否实现。如某些食谱的浏览量比其他食谱多数千倍，说明其提供了更有价值的信息。

评价。 食品英雄食谱项目的效果评价工具通常包括：

- 在学校进行儿童食品品尝活动。为了鼓励儿童品尝按不同食谱制作的食物，找出他们最喜欢的食谱，并与家人和学校老师分享。经过20 991次评估，发现了94份测试食谱中有34份（36%）被评为儿童认可的食谱。

- 家长调查。对完成上述活动的儿童家长进行调查，结果显示大部分儿童（79%）谈论了食谱，69%要求按照食谱来做；72%的家庭至少实践了一个食谱；家庭进食和购买的食物发生改变的分别有53%和14%。

- 线上评估。在4年时间里，网站上的食谱页面浏览量增加了1 728%，达到每月290 000次；线上评论增加了125%；网站Pinterest图钉的推荐流量增加了近8 000%，大于235 000次。

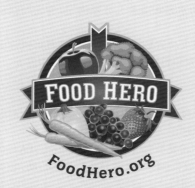

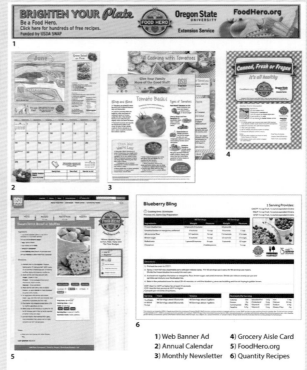

1) Web Banner Ad 4) Grocery Aisle Card
2) Annual Calendar 5) FoodHero.org
3) Monthly Newsletter 6) Quantity Recipes

Oregon State University.

Modified from Tobey and Manore, 2014; Tobey et al. 2016, Tobey et al 2017. Images reprinted with permission from Oregon State University Extension Services.

社会营销与营养教育的比较

许多营养教育项目将社会营销活动作为一个组成部分，然而大规模的社会营销活动则认为营养教育是社会营销的组成部分。营养教育与行为学会举办了一场名为"名称意味着什么（What's in a name）"的网络研讨会，吸引了来自 30 个国家的 300 名参与者分享讨论这个问题（SNEB 2016）。

本节将对社会营销的 4 个核心特性进行分析：有独特的概念框架；根据目标受众的视角、需求和经验定制信息和策略；以受众为基础的系统规划过程；超越了营养教育，旨在社会结构和环境中创造条件，减少障碍，促进正在推进的行动。

概念框架

社会营销的 2 个关键概念是自我利益（self-interest）和交换（exchange）。自我利益可以被视为结果预期（或行为的预期结果），是行为改变的决定因素，与社会心理学理论相同，在第 4~5 章中有详述。也就是说，如果人们认为这样做将会带来他们想要的结果，如改善健康、促进食物系统可持续发展、提升家庭凝聚力等，他们就会采取这种行为。这一概念被广泛应用于营养教育中，以增强行为改变的动机。交换的概念类似于社会心理学理论中对行为改变的益处与障碍的考虑，本书相关章节有详述。和社会营销一样，营养教育也是要证明采取行动获得的利益大于成本（或利大于弊）。事实上，社会营销通常依赖营养教育工作者熟悉的理论（如健康信念模型、计划行为理论、社会认知理论等），针对行为改变的社会心理决定因素来设计宣传信息，以加强"交换"。

受众分析

社会营销活动首先要进行可行性研究或受众分析，类似于需求评估，这也是策划营养教育活动的第一步。二者的区别在于此步骤的重要性不同，社会营销在这一步上需花费大量的时间和精力，以了解目标受众并定制个性化信息，而营养教育这一步上花费的时间往往较少。然而，基于理论的营养教育也要求进行充分的需求分析，以确定行为改变的相关因素，包括激励因素、强化因素以及行为改变障碍等。本书专门讨论了此内容（第 8 章和第 9 章）。此外，社会营销人员还花费了大量资源对潜在受众进行预测试，后者也一直被认为是营养教育一个重要组成部分。尽管如此，社会营销确实很好地提醒了我们了解目标受众的重要性。

系统规划

基于良好受众分析的社会营销与营养教育的系统规划过程并没有太大区别，包括明确目标、策略设计、信息开发、预测试、实施、评价和反馈等步骤，与系统性教育计划过程相似，都包括了本书的 DESIGN 程序。4P 的使用提供了一种有趣的方式来思考策略设计过程。社会营销人员认为，营养教育只关注 4P 中的"推广（promotion）"，这也没错，但是营养教育的定义是以行为为中心和以理论为基础的，这个定义要宽泛得多。实际上 4P 重叠了许多社会心理学理论变量。社会营销人员确实需要提醒营养教育工作者在制订计划过程中要更加系统，不要只关注"推广"过程，还要考虑产品、价格和地点等因素。

消除有形障碍

社会营销通过提供有形的和直接的利益来增强个人信念和期望，减少个人障碍，并创造有利于行为改变的环境来减少外部障碍。总之，社会营销在增加行为改变的吸引力方面超越了营养教育。如政府的社会营销项目可以为低收入消费者提供优惠券，这样他们在农贸市场或超市每花 5 美元购买水果和蔬菜，就可以额外获得 2 美元的水果和蔬菜消费券。当然，基于理论的营养教育也寻求受众对利益的感知，并试图减少内部障碍，本书已有详述。

社会营销、营养教育和社会生态框架

营养教育活动需要借鉴社会营销理论，如充分重视公众或受众的积极参与，重视受众的投入；社会营销理论的策划工具如 4P，虽然类似于营养教育理论架构，但对营养教育仍非常有用；社会营销常用的媒体渠道提供了广泛接触公众、改变信息环境和社会规范的潜力。

另外，基于小组的营养教育超越了社会营销，为目标受众提供了一系列深入学习的机会，发展其食品营养相关的认知和技能，包括批判性思维、情感和行为特定技能，帮助个人对复杂的行为和问题做出正确选择，同时也提供了社会支持和学习强化。

社会营销包括提供产品和服务，而营养教育则倾向于关注行为改变。然而，这两种方法都是必要的——人们必须有动力去使用这些产品和服务（Lefebvre and Bornkessel 2013）。在当今媒体饱和的世界中，产品和服务包括由网站提供的互联网服务，如食品营养信息、健康饮食建议、健康食谱、烹饪展示等。这些活动同时也被认为是间接的营养教育活动。营养教育也越来越多地将环境支持纳入行动，包括政策、系统和环境（policy, system, and environment, PSE）的调整——作为其规划的一部分，从而减少了行动的外部障碍。社会生态框架就是环境支持的理论依据，第 6 章有详述。由此可见，社会营销和营养教育有许多共同特点，都越来越多地针对个人行为和环境。事实上，社会营销可以作为项目的一个组成部分，其中也包括面对面的营养教育。

这种整合方法与本书营养教育的定义相吻合，即营养教育使用行为改变理论和教育策略，并伴随着环境支持，以激励和促进个体自愿采取健康饮食行为。

本章总结

面向公众的营养教育可以通过多种渠道进行。本章讲述了一些主要的渠道和媒体，可作为直接营养教育的支持，也可作为独立的间接营养教育活动。使用这些途径或媒体作为干预措施或支持时，确定目标是很重要的，还需要参照 DESIGN 程序进行系统规划。

从真实的食品、食品包装到挂图和幻灯片演示，在小组教育中使用视觉辅助可以增强教育效果。所使用的视觉辅

助工具应该有趣、简单、清晰可见且大小合适。小册子、传单和讲义等书面材料也在营养教育中被广泛使用。需注意的是，书面材料应该是为目标受众量身定做的，有趣和易于阅读，具有激励作用，且阅读界面对读者是友好的。其他渠道还包括烹饪活动、超市参观和健康博览会等。

本章还讲述了如何使用新的电子技术，如电子邮件、短信和社交媒体，为精通电子技术的受众提供营养教育。这些技术可用于支持小组教育活动或作为一种独立的间接教育方法。大多数营养教育干预措施使用了多种渠道。

最后，本章比较了营养教育和社会营销的相似和互补之处，描述了社会营销的原则和活动，以及基于社交媒体的活动。按照社会生态框架，社会营销活动可以作为营养教育干预措施的一部分。社会营销的渠道和场所多样，领域发展非常迅速，营养教育工作者要保持对该领域的关注和适应。

问题和活动

1. 你计划在小组教育活动中使用哪些视觉辅助材料（实物、海报、幻灯片等）？你为什么选择这些，目的是什么（激励作用还是技能建设），是否适合受众（年龄、教育程度、文化背景等）。

2. 如何给不同的受众选择适宜的视觉辅助材料。

3. 小组教育活动中使用书面材料（如讲义、工作表等）的目的是什么？如何确保印刷材料是激励和有效的？请讲述几种具体的方法。

4. 描述有效使用视觉辅助工具的5条指导原则。

5. 描述在营养教育活动进行烹饪展示的3条指导原则，以确保参与者获得成功的学习经验，并满足行为改变目标。

6. 在小组营养教育中使用电子媒体的选择原则是什么？为什么用这些？如何用这些？

7. 根据行为改变目标和可能有助于实现这些目标的决定因素，策划一次小组超市参观。

8. 基于社交媒体的教育干预适宜的目标受众是谁？需要考虑哪些因素？应使用什么策略来鼓励受众参与？

9. 假设一个食品或营养手机应用程序是为了帮助客户实现饮食相关的行为目标，仔细检查该应用程序如何使用基于理论的决定因素来实现行为改变。

10. 如何使用 DESIGN 程序来开发帮助受众少喝含糖饮料的应用软件？

11. 在健康博览会上组织营养教育活动的目的是什么？讲述达成目的的原则。

12. 营养教育和社会营销之间有什么关系？

参考文献

Ahlers-Schmidt, C. R., T. Hart, A. Chesser, A. Paschal, T. Nguyen, and R. R. Wittler. 2011. "Content of text messaging immunization reminders: What low-income parents want to know." *Patient Education and Counseling* 85(1): 119–121.

Allen, B. K., R. A. Dodson, and J. L. Zuercher. 2018. "Painting a global picture of health: Use of Instagram to portray #Healthyfoods vs. #Unhealthyfoods." *Journal of Nutrition education and Behavior* 50(7): S105. https://www.jneb.org/article/S1499-4046(18)30341-5/fulltext

Andreasen, A. R. 1995. *Marketing social change: Changing behavior to promote health, social development, and the environment.* San Francisco: Jossey-Bass.

Atkinson, N. L., S. L. Saperstein, S. M. Desmond, R. S. Gold, A. S. Billing, and J. Tian, 2009. "Rural eHealth nutrition education for limited-income families: An iterative and user-centered design approach." *Journal of Medical Internet Research* 11(2): e21.

Azevedo, J., P. Padao, M. J. Gregorio, C. Almeida, N. Moutinho, N. Lien, and R. Barros. 2019. "A Web-based gamification program to improve nutrition literacy in families of 3- to 5-year-old children: The nutriscience project." *Journal of Nutrition Education and Behavior* doi: 10.1016/jneb.2018.10.008. [Epub ahead of print]

Bakirci-Taylor, A. L., D. B. Reed, B. McCool, and J. A. Dawson. 2019. "mHealth improved fruit and vegetable accessibility and intake in young children." *Journal of Nutrition Education and Behavior* doi: 10.1016/j.jneb.2018.11.008. [Epub ahead of print]

Baranowski, T., J. Baranowski, D. Thompson, R. Buday, R. Jago, M. J. Griffith, N. Islam, N. Nguyen, and K. B. Watson. 2011. "Video game play, child diet, and physical activity behavior change clinical trial." *American Journal of Preventive Medicine* 40(1): 33–38.

Baranowski, T., R. Buday, D. I. Thompson, and J. Baranowski. 2008. "Playing for real: Video games and stories for health-related behavior change." *American Journal of Preventive Medicine* 34:74–82.

Baranowski, T., R. Buday, D. Thompson, E. J. Lyons, A. S. Lu, and J. Baranowski. 2013. "Developing games for health behavior change: Getting started." *Games for Health Journal* 2(4): 183–190.

Baranowski, T., and L. Frankel. 2012. "Let's get technical! Gaming and technology for weight control and health promotion in children." *Childhood Obesity* 8(1): 34–37.

Baranowski, T., C. Ryan, A. Hovos-Cespedes, and A. S. Lu. 2018. "Nutrition education and dietary behavior change games: A scoping review." *Games for Health* 8(3): https://doi.org/10.1089/g4h.2018.0070

Brown, B. J., and B. J. Hermann. 2005. "Cooking classes increase fruit and vegetables intake and food safety behaviors in youth and adults." *Journal of Nutrition Education and Behavior* 37: 1004–1005.

Byrd-Bredbenner, C., Martin-Biggers, G. A. Povis, J. Worobey, N. Hongu, and V. Quick, 2018. "Promoting healthy home environments and lifestyles in families with preschool children: HomeStyles, a randomized controlled trial." *Contemporary Clinical Trials* 64: 139–151.

Centers for Disease Control and Prevention. 2011a. The health communicator's guide to social media toolkit. *Centers for Disease Control and Prevention* https://www.cdc.gov/healthcommunication/toolstemplates/socialmediatoolkit_bm.pdf

Centers for Disease Control and Prevention. 2011b. Health marketing basics. Gateway to communication and social marketing practice. *Centers for Disease Control and Prevention.* https://www.cdc.gov/healthcommunication/toolstemplates/Basics.html

Clark, R. C. and C. Lyons. 2011. *Graphics for learning: Proven guidelines for planning, designing, and evaluating visuals in training materials.* Wiley: San Francisco.

Coccia, C., S. M. Fernandes, and L. J. Altiti. 2018. "Tweeting for Nutrition: Feasibility and efficacy outcomes of a 6-week social media-based nutrition education intervention for student-athletes." *Journal of Strength and Conditioning Research* Feb 22. [Epub ahead of print.] https://www.ncbi.nlm.nih.gov/pubmed/29481456

Computer History Museum, ND. Internet history of 1980s; 1990s. https://www.computerhistory.org/internethistory/1980s/ https://www.computerhistory.org/internethistory/1990s/

Direito, A., L. P. Dale, E. Shields, R. Dobson, R. Whitaker, and R. Maddison. 2014. "Do physical activity and dietary smartphone applications incorporate evidence-based behavior change techniques?" *BMC Public Health* 14:646.

DeSmet, A., D. Van Ryckeghem, S. Compernolle, T. Baranowski, D. Thompson, G. Crombez, K. Poels, et al. 2014. "A meta-analysis of serious digital games for healthy lifestyle promotion." *Preventive Medicine* 69: 95–107.

Dodd, J. 1999. "Look before you leap – but do leap!" *Journal of the Academy of Nutrition and Dietetics* 99(4): 422–425. https://jandonline.org/article/S0002-8223(99)00103-0/abstract

Fjeldsoe B. S., A. L. Marshall, and Y. D. Miller. 2009. "Behavior change interventions delivered by mobile telephone short-message service." *American Journal of Preventive Medicine* 36(2): 165–173.

eMarketer. 2019. Time spent with media. https://www.emarketer.com/content/time-spent-with-media-2019.

Franklin, V. L., A. Waller, C. Pagliari, and S. A. Green. 2006. "A randomized controlled trial of Sweet Talk, a text-messaging system to support young people with diabetes." *Diabetic Medicine* 23(12): 1332–1338.

Franzen-Castle, L., A. Henneman, and D. Ostdiek. 2013.

"'Reduce' your work load, 'Re-use' existing extension materials, and 'Re-cycle' to new digital platforms." *Journal of Extension.* 52(4): article # ATOT2.

Franzen-Castle, L. and A. Henneman. 2014. "Pinning for success: Using Pinterest as the hub of simple and successful food-related social media campaigns." *Journal of National Extension Association of Family & Consumer Sciences* 9: 122–128. At https://www.neafcs.org/assets/documents/journal/jneafcs%20volume%209_2014%20final-rev-2-27.pdf

Henneman, A. 2019. Personal communication.

Henneman, A., and L. Franzen-Castle 2014. "Changing behavior through an e-mail newsletter." *Journal of Nutrition Education and Behavior* 46(3): 221–223.

Henneman, A., L. Franzen-Castle, C. Wells, and K. Colgrove. 2016. "Are you overlooking the power of email newsletters?" *Journal of National Extension Association of Family & Consumer Sciences* 11: 83–92. Available at: https://www.neafcs.org/assets/documents/journal/2016%20jneafcs.pdf

Henneman, A., L. Franzen-Castle, K. Colgrove, & V. Singh. 2016. "Successfully changing the landscape of information distribution: Extension food website reaches people locally and globally." *Journal of Human Sciences and Extension* 4(1): 78–88. Available at: http://media.wix.com/ugd/c8fe6e_71e72b6d633c44528decd28bad4dbadf.pdf

Institute of Medicine. 2002. *Speaking of health: Assessing health communication strategies for diverse populations.* Washington, DC: National Academies Press.

Iowa Department of Public Health. n.d. "Pick a better snack." https://idph.iowa.gov/inn/pick-a-better-snack

Kerr, A. A., A. J. Harray, X. M. Pollard, S. S. Dhaliwal, E. J. Delp, P. A. Howat, M. R. Pickering, et al. 2016. "The connecting health and technology (CHAT) study: A 6-month randomized controlled trial to improve nutrition behaviors using a mobile food record and text messaging support in young adults." *International Journal of Behavioral Nutrition and Physical Activity* 13: 52.

Knight, S., and C. Probart. 1992. "How to avoid saying "I know you can't read this but . . ."." *Journal of Nutrition Education* 24: 94B.

Knowles M, E. Holton, and R. Swanson. 2015. *The adult learner: the definitive classic in adult education and human resource development.* 8th ed. London, UK: Routledge.

Kotler, P., and G. Zaltman. 1971. "Social marketing: An approach to planned social change." *Journal of Marketing* 35: 3–12.

Kreuter, M. W., S. N. Kukwago, D. C. Bucholtz, E. M. Clark, and V. Sanders-Thompson. 2003. "Achieving cultural appropriateness in health promotion programs: Targeted and tailored approaches." *Health Education and Behavior* 30: 133–146.

Lange, M. 2014. "59 percent of tiny children use social media." *New York Magazine/The Cut.* http://nymag.com/thecut/2014/02/over-half-kids-social-media-before-age-ten.html.

Langston, J, "Food photos help Instagram users with healthy eating." *University of Washington News* April 26, 2017. https://www.washington.edu/news/2017/04/26/food-photos-help-instagram-users-with-healthy-eating/

Leak, T. M., L. Benavente, L. S. Goodell, A. Lassiter, L. Jones, and S. Bowen. 2014. "EFNEP graduates' perspectives on social media to supplement nutrition education: Focus group findings from active users." *Journal of Nutrition Educa-*

tion and Behavior 46(3): 203–208.

Lee, N. R., and P. Kotler. 2019. *Social marketing: Behavior Change for Social Good.* Sixth ed. Thousand Oaks, CA: Sage.

Lefebvre, R. C. 2013. *Social marketing and social change: Strategies and tools for improving health, well-being, and the environment.* San Francisco, CA: Jossey-Bass.

Lefebvre, R. C., and A. S. Bornkessel. 2013. "Digital social networks and health." *Circulation* 127(17): 1829–1836.

Liquori, T., P. D. Koch, I. R. Contento, and J. Castle. 1998. "The CookShop program: Outcome evaluation of a nutrition education program linking lunchroom food experiences with classroom cooking experiences." *Journal of Nutrition Education* 30: 302–313.

Lohse, B. 2013. "Facebook is an effective strategy to recruit low-income women to online nutrition education." *Journal of Nutrition Education and Behavior* 45(1): 69–76.

Loveck, E. 2018. "Use of social media for recipe sharing in a corporate wellness setting." *Journal of the Academy of Nutrition and Dietetics* 118(9): A69.

Lucas, S. E. 2014. *The art of public speaking.* 12th ed. New York: McGraw-Hill.

Majumdar, D., P. A. Koch, H. Lee, I. R. Contento, A. de Lourdes Islas-Ramos, and D. Fu. 2013. "'Creature-101'": A serious game to promote energy balance-related behaviors among middle school adolescents." *Games for Health Journal* 2(5): 280–290.

Majumdar, D., P. A. Koch, H. Lee Gray, I. R. Contento, A. de Lourdes Islas-Ramos, and D. Fu. 2015. "Nutrition science and behavioral theories integrated in a serious game for adolescents." *Simulation & Gaming:* 1–30. doi: 10.1177/1046878115577163

Mansbridge, J. J. 1990. *Beyond self-interest.* Chicago: University of Chicago Press.

MIT 2017. The spread of true and false news online by S. Vosoughi, D. Roy, and S. Aral. MIT Initiative on the Digital economy Research Brief

Muller, A. M., S. Alley, S. Schoeppe, and C. Vandelanotte. 2016. "The effectiveness of e- & m-Health intervention to promote physical activity and healthy diets in developing countries: A systematic review." *International Journal of Behavioral Nutrition and Physical Activity* 13: 109.

Mummah, S., T. N. Robinson, M. Mather, S. Farzinkhou, S. Sutton, and C. D. Gardner. 2017. "Effect of a mobile app intervention on vegetable consumption in overweight adults: A randomized controlled trial." *International Journal of Behavioral Nutrition and Physical Activity* 14: 125.

Napolitano, M. A., S. Hayes, G. G. Bennett, A. K. Ives, and G. D. Foster. 2013. "Using Facebook and text messaging to deliver a weight loss program to college students." *Obesity (Silver Spring)* 21(1): 25–31.

Parra, S., A. Ortega, R. Kanter, and J. Kain. 2018. "Process of developing text messages on healthy eating and physical activity for Chilean mothers with overweight or obese preschool children to be delivered via WhatsApp." *Cogent Social Sciences* 4:1. https://www.tandfonline.com/doi/full/10.1080/23311886.2018.1521057

Partridge, S. R., M. Allman-Farinelli, K. McGeechan, K. Balestracci, A. T. Y. Wong, L. Hebden, M. F. Harris, A. Bauman, and P. Phongsavan. 2016a. "Process evaluation of TXT2BFIT: A multi-component controlled trial to prevent weight gain in young adults. *International Journal of Behavioral Nutrition and Physical Activity* 13: 7.

Partridge, S. R., K. McGeechan, A. Bauman, P. Phongsavan, and M. Allman-Farinelli. 2016b. "Improved eating behaviors mediate weight gain prevention in adults: moderation and mediation results of a randomized controlled trial of TXT-2BFIT, mHealth program. *International Journal of Behavioral Nutrition and Physical Activity* 13: 44.

Patrick, K., F. Raab, M. A. Adams, L. Dillon, M. Zabinski, C. L. Rock, W. G. Griswold, and G. J. Norman. 2009. "A text-message–based intervention for weight loss: Randomized controlled trial." *Journal of Medical Internet Research* 11(1): e1.

Paul, R., H. B. Luesse, K. Burt, L. Hopkins, I. Contento, and R. Fullilove. 2018. "#eatingoodtonight educational campaign over social media." *Nutrition Today* 53(6): 288–292.

Pew Research Center 2017a. "10 facts about smartphones as iPhone turns 10." A. Perrin, *Pew Research Center: FactTank.* March June 28, 2017. http://www.pewresearch.org/fact-tank/2017/06/28/10-facts-about-smartphones/

Pew Research Center 2017b. "Tech adoption climbs among older adults." M. Anderson and A. Perrin, *Pew Research Center: Internet & Technology* May 17, 2017. http://www.pewinternet.org/2017/05/17/tech-adoption-climbs-among-older-adults/

Pew Research Center 2017c. "Social media use by income." M. Anderson and A. Perrin, *Pew Research Center: Internet & Technology* January 11, 2017. http://www.pewinternet.org/chart/social-media-use-by-income/

Pew Research Center 2018a. "Mobile Fact Sheet." *Pew Research Center: Internet & Technology.* February 5, 2018. http://www.pewinternet.org/fact-sheet/mobile/

Pew Research Center 2018b. "About a quarter of U.S. adults say they are "almost constantly" online." *Pew Research Center: FactTank News in Numbers.* March 14, 2018. http://www.pewresearch.org/fact-tank/2018/03/14/about-a-quarter-of-americans-report-going-online-almost-constantly/

Pew Research Center 2018c. "Internet, social media use and device ownership in U.S. have plateaued after years of growth." Paul Hiltin, *Pew Research Center FactTank: News in Numbers.* September 28, 2018. http://www.pewresearch.org/fact-tank/2018/09/28/internet-social-media-use-and-device-ownership-in-u-s-have-plateaued-after-years-of-growth/

Pew Research Center 2018d. "Millennials stand out for technology use, but older generations also embrace digital life." Jinging Jiang, *Pew Research Center FactTank.* May 2, 2018. http://www.pewresearch.org/fact-tank/2018/05/02/millennials-stand-out-for-their-technology-use-but-older-generations-also-embrace-digital-life/

Pew Research Center 2018e. "Social media use in 2018." A. Smith and M. Anderson. *Pew Research Center: Internet & Technology.* March 1, 2018. http://www.pewinternet.org/2018/03/01/social-media-use-in-2018/

Pew Research Center 2018f. "Teens, social media and technology 2018." M. Anderson and J. Jiang. *Pew Research Center: Internet & Technology.* May 31, 2018. http://www.pewinternet.org/2018/05/31/teens-social-media-technology-2018/

Pew Research Center 2018g. "Social media use continues to rise in developing countries but plateaus across developed one." J. Poushter, C. Bishop, and H. Chwe. *Pew Research Center Global Attitudes & Trends.* June 19, 2018. http://www.pewglobal.org/2018/06/19/social-media-use-continues-to-rise-in-developing-countries-but-plateaus-across-developedones/

Pew Research Center 2018h. "Social media outpaces print newspapers in the U.S. as a news source." E. Shearer. *Pew Research Center FactTank*. December 10, 2018. http://www.pewresearch.org/fact-tank/2018/12/10/social-media-outpaces-print-newspapers-in-the-u-s-as-a-news-source/

Poddar, K. H., K.W. Hosig, E. S. Anderson, S. M. Nickols-Richardson, and S. E. Duncan. 2010. "Web-based nutrition education intervention improves self-efficacy and self-regulation related to increased dairy intake in college students." *Journal of the American Dietetic Association* 110: 1723–1727.

Raines, C. and L. Williamson. 1995. Using visual aids: a guide for effective presentations. Crisp Publications. National Book Network: Lanham MD.

Reicks M., A. C. Trofhloz, J. S. Stang, and M. N. Laaska. 2014. "Impact of cooking and home food preparation interventions among adults: Outcomes and implications for future programs." *Journal of Nutrition Education and Behavior* 46(4): 259–276.

Rothschild, M. L. 1999. "Carrots, sticks, and promises: A conceptual framework for the management of public health and social issue behaviors." *Journal of Marketing* 63:24–37.

Sap, S., E. Kondo, E. Sobngwi, R. Mbono, D. Tatah, M, Dehayem, P. O. Koki, and J. C. Mbanya. 2019. "Effect of patient education through a social network in young patients with type 1 diabetes in a Sub-Saharan context." *Pediatric Diabetes* 20(3): 361–365. Epub ahead of print. https://www.ncbi.nlm.nih.gov/pubmed/30779272

Schoeppe, S., S. Alley, W. Van Lippevelde, N. A. Bray, S. L. Williams, M. J. Duncan, and C. Vandelanotte. 2016. "Efficacy of interventions that use apps to improve diet, physical activity, and sedentary behavior: A systematic review." *International Journal of Behavioral Nutrition and Physical Activity* 13: 127.

Schoeppe, S., S. Alley, A. L. Rebar, M. Hayman, N. A. bray, W. van Lippevelde, J. P. Gnam, P. Bachert, A. Direito, and C. Vandelanotte. 2017. "Apps to improve diet, physical activity, and sedentary behavior in children and adolescents: A review of quality, features, and behavior change techniques." *Journal of Behavioral Nutrition and Physical Activity* 14: 83.

Shapiro, J. R., S. Bauer, R. M. Hamer, H. Kordy, D. Ward, and C. M. Bulik. 2008. "Use of text-messaging for monitoring sugar-sweetened beverages, physical activity, and screen time in children: A pilot study." *Journal of Nutrition Education and Behavior* 40: 385–391.

Smith, J. J., P. J. Morgan, R. C. Plotnikoff, K. A. Dally, J. Salmon, A. D. Okely, T. L. Finn. 2014."Rationale and study protocol for the 'Active Teen Leaders Avoiding Screen-time' (ATLAS) group randomized controlled trial: An obesity prevention intervention for adolescent boys from schools in low-income communities." *Contemporary Clinical Trials* 37(1): 106–119. doi:10.1016/j.cct.2013.11.008

SNEB 2016. "What's in a name?" there webinar April 27, 2016. https://www.sneb.org/past-webinars/homepage-featured/whats-in-a-name/?back=Past_Webinars

Sternfeld, B., C. Block, C. P. Quesenberry Jr., T. J. Block, G. Hussan, J. C. Norris, M. Nelson, and G. Block. 2009. "Improving diet and physical activity with ALIVE: A worksite randomized trial." *American Journal of Preventive Medicine* 36(6): 475–483.

Stotz, S. and J. S Lee. 2018. "Development of an online smartphone-based eLearning nutrition program for low-income individuals." *Journal of Nutrition Education and Behavior* 50: 90–95.

Taylor, M., N. Kerse, T. Frakking, and R. Maddison. 2018. "Active games for improving physical performance measures in older people: A meta-analysis." *Journal of Geriatric Physical Therapy* 41(2): 108–123.

Thompson, D., T. Baranowski, J. Baranowski, K. Cullen, R. Jago, K. Watson, and Y. Liu. 2009. "Boy Scouts 5-a-day badge: Outcome results of a troop and internet intervention." *Preventive Medicine* 49: 518–526.

Thompson, D., T. Baranowski, R. Buday, J. Baranowski, M. Juliano, M. Frazior, J. Wilsdon, and R. Jago. 2007. "In pursuit of change: Youth response to intensive goal setting embedded in a serious video game." *Journal of Diabetes Science and Technology* 1: 907–917.

Thompson, D., T. Baranowski, K. Cullen, K. Watson, Y. Liu, A. Canada, R. Bhatt, and I. Zakeri. 2008. "Food, Fun, and Fitness, internet program for girls: Pilot evaluation of an e-health youth obesity prevention program examining predictors of obesity." *Preventive Medicine* 47: 494–497.

Thompson, D., T. R. Bhatt, I. Vazquez, K.W. Cullen, J. Baranowski, T. Baranowski, Y. Liu. 2015. Creating action plans in a serious game increases and maintains child fruit-vegetable intake: a randomized controlled trial. *International Journal of Behavioral Nutrition and Physical Activity* 12:39.

Tobey, L. N., and M. M. Manore. 2014. "Social media and nutrition education: The *Food Hero* experience." *Journal of Nutrition Education and Behavior* 46(2): 128–133.

Tobey, L. N., H. F. Koenig, N. A. Brown, and M. M. Manore. 2016. "Reaching low-income mothers to improve family fruit and vegetable intake: *Food Hero* social marketing campaign—research steps, development and testing. *Nutrients* 8: 562.

Tobey, L. N., E. Schrumpf, T. Johnson, C. Mouzong, R.M. Veith, M. T. Braverman, S. S. Wong, and M. M. Manore. 2017. "Can healthy recipes change eating behaviors? The *Food Hero* social marketing campaign recipe project experience and evaluation." *Journal of Nutrition Education and Behavior* 49(1); 79–82.

Turner-McGrievy, G., and D. Tate. 2011. "Tweets, apps, and pods: Results of the 6-month Mobile Pounds Off Digitally (Mobile POD) randomized weight-loss intervention among adults." *Journal of Medical Internet Research* 13(4): e120. DOI:10.2196/jmir.1841.

USDA 2018. "Supplemental Nutrition Assistance Program: Nutrition education and obesity prevention grant program." Food and Nutrition Service, United States Department of Agriculture. FY 2019 SNAP-Ed Plan Guidance https://snaped.fns.usda.gov/sites/default/files/documents/FY2019SNAPEdPlanGuidanceFULL.pdf

Valle, C. G., D. F. Tate, D. K. Mayer, M. Allicock, and J. Cai. 2013. "A randomized trial of a Facebook-based physical activity intervention for young adult cancer survivors." *Journal of Cancer Survivors* 7(3): 355–368.

Wadsworth, K. 2005. "From farm to table: The making of a classroom chef." Presented at the Society for Nutrition Education Conference, Orlando, FL.

Watson, S., J. V. Woodside, L. J. Ware, S. J. Hunter, A. McGrath, C. R. Cardwell, K. M. Appleton, I. S. Young, and M. C. McKinley. 2015. "Effect of a web-based behavior change program on weight loss and cardiovascular risk factors in overweight and obese adults at high risk of developing CV disease: Randomized controlled trial." *Journal of Medical Internet Research*. 17(7): e177.

Williams, G., M. P. Hamm, J. Shulhan, B. Vandermeer, and L. Hartling. 2014. "Social media interventions for diet and exercise behaviors: A systematic review and meta-analysis of randomized controlled trials." *BMJ Open* 4(2): e003926. doi:10.1136/bmjopen-2013-003926

Wolf, R. L., M. Morawetz, A. R. Lee, P. A. Koch, I. R. Contento, P. Zybert, P. H. R. Green., and B. Lebwohl. 2019. "A cooking-based intervention promotes gluten-free diet adherence and quality of life for adults with celiac disease increased." *Clinical Gastroenterology and Hepatology. Sept 20. pii: S1542-3565(19)31024-9. doi: 10.1016/j.cgh.2019.09.019.* [Epub ahead of print]

Yuan, L. "WeChat shows Facebook another way." *New York Times* B1, March 8, 2019.

© Melica/Shutterstock

第18章

针对不同受众的营养教育

概述

在制订营养教育和环境支持计划时,应考虑受众的年龄、文化背景以及受教育水平等因素。本章概述了不同受众的特征,以及如何针对不同受众制订不同的营养教育策略和活动规划,并选择适当的教育方法。当营养教育涵盖受众家庭、社会关系、政策、制度和环境时,我们同样需要考虑受众的特征。

本章大纲

- 引言
- 儿童青少年
- 成年人
- 不同文化背景人群
- 受教育水平较低人群
- 不同饮食习惯人群
- 本章总结

学习目标

本章学习结束,你应该能够:
- 描述儿童青少年认知和情感发展的主要特征
- 了解如何开展适合青少年生长发育水平的营养教育活动
- 了解如何根据成人教育原则开展营养教育活动
- 描述营养教育中涉及的文化竞争力、文化敏感性和文化适宜性等特征
- 了解如何开展具有文化敏感性和适宜性的营养教育活动
- 了解如何对受教育水平较低人群开展营养教育活动
- 了解如何为受教育水平较低人群设计营养教育书面和视觉材料

引言

试想一个这样的场景:在营养教育课堂上,母亲们围坐成一圈,兴奋地分享着自己的婴幼儿喂养经验,用1小时讨论了喂养过程中的困难、挑战和成功的经历。其间,营养教育工作者遵循教育计划和活动顺序,温和而严谨地推动讨论过程,并帮助母亲们制订了婴幼儿的一周健康食谱(该课程的行为改变目标)。

现在试想,如果是一群学龄前儿童围成一圈,在营养教育工作者的引导下进行长达1小时的讨论。这当然是完全不可能实现的。显然,营养教育的方式必须因地制宜,在制订营养教育计划时,需了解不同人群的特点。营养教育可以在许多场景开展,如社区、医疗卫生机构、超市、学校、与粮食和粮食系统有关的社区和倡导组织等(更多详细信息参阅第1章),还可能面向不同年龄、性别、种族、文化背景、宗教信仰、心理发育状态和受教育水平、社会经济状况以及居住地的受众,以及有特殊营养需求的人群,如糖尿病患者、孕妇、哺乳期妇女等;因此,营养教育工作者在制订营养教育的环

境支持计划时，也需要考虑不同受众的特征，包括家庭和社交网络活动，以及人们生活、学习、工作、娱乐、购物和用餐的政策、社会制度和环境支持活动等。

本章重点介绍对不同年龄和生理阶段、文化背景、受教育水平的受众进行营养教育时，可采用的适宜方法（Contento et al. 1995；Knowles et al. 2015；Santrock 2019）。实际上，为了提高营养教育效果，利用 DESIGN 程序生成教育和环境支持计划（第7～15章）时，也必须考虑受众的差异。

儿童青少年

当我们利用 DESIGN 程序制订营养教育计划并实施教育活动时，一定要注意所面向的受众是儿童而非成人。实际上，儿童青少年（学龄前期到青春期）正经历生理、心理认知和社会情感的快速变化，有自己独特的关注点和看待世界的方式，通过对世界的探索（Piaget and Inhelder 1969）以及与他人的社会交往来推动其认知和能力的发展，加深对外界环境的理解，并逐渐掌握运动技能、社交技能和情绪应对技巧（Vygotsky 1962；Bronfenbrenner 1979）。

学龄前儿童

儿童看待和体验世界的方式与成年人有着本质差异。儿童发展研究表明学龄前儿童对世界的认识是创造性的、充满幻想和自由的。随着年龄增长，学龄前儿童将逐渐减少对直觉的依赖，转而以一种符号——概念模式进行思考，如使用涂鸦来代表物体。学龄前儿童具备一定的因果推理能力，但不能像较大儿童或成年人那样拥有抽象概括或逻辑思考的能力。学龄前儿童的注意力持续时间很短，且无法区分自己和他人的观点。因此，4 岁以下的儿童不能始终如一地分辨电视广告和节目内容也就不足为奇了。尽管 4～8 岁的儿童可以区分电视广告和节目内容，但仍不能有效地理解广告的意图是说服他们。

学龄前儿童通过主动接触环境，在探索、质疑、比较和贴标签的过程中完成学习，并通过触摸、感受、观察、混合、翻转、扔东西而发展身体操作能力。探索和独立性活动对这一阶段儿童的情感发展也很重要，他们更加积极主动且目标明确。学龄前儿童常观察父母、老师和同伴的行为并进行角

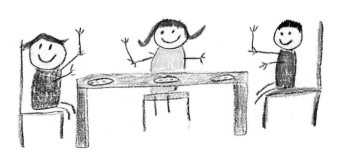

家庭共餐

© Jon Schulte/Photographer's Choice/Getty Images Plus/Getty Images.

色模仿，开始学习如何积累和处理信息。

学龄前儿童对食物和营养的思考

研究表明，2 岁的儿童只能识别物体，而 3～5 岁的儿童已经可以试着将物体按大小、颜色和形状等特征进行分类，尤其是食物。他们常根据食品的外在（如形状和颜色）和一些易于识别的特征（甜味、正餐还是零食）对食物进行分类（Michela and Contento 1984；Matheson, Spranger, and Saxe 2002）。开放式调查显示，儿童知道食物进入身体后会被排出，但不清楚过程中发生了什么。例如，他们认为菠菜会原封不动地进入大力水手的肌肉中（Contento 1981）。学龄前儿童对事物如何运作感到好奇，不断提出疑问，并开始有一些关于因果机制的遐想。基于概念框架向儿童解释食物在体内的过程，是有助于其理解的（Gripshover and Markman 2013）。学龄前儿童开始将食物与健康联系起来，被问及与健康有关的"正确的食物"时会提及水果和蔬菜，也知道薯片、饼干等高脂高糖的零食（Singleton, Achterberg, and Shannon 1992）是不健康的食物。

观察学龄前儿童在厨房游戏中制作食物的过程，可以看到他们已经掌握了部分食物规划、用餐准备、食物处理和清洁的相关知识（Matheson et al. 2002），也了解一些关于膳食原则的概念，例如"你必须什么都吃一点""吃它对你有好处""这是我的，那是你的""你可以吃任何你想吃的"。

这些观察性研究表明，对学龄前儿童的营养教育不应局限于食物组成，还需强调概念框架，并在教学中使用积极主动的教学方法和游戏活动。

学龄前儿童对食物的偏好

如第 2 章所述，当我们制订营养教育计划时，首先要了解儿童并非天生具有选择食物的能力，这是需要后天实践和学习的。研究表明，生命早期的饮食经历会影响儿童青少年阶段的食物偏好和摄入量。

- 熟悉食物。婴幼儿会对新事物表现出恐惧反应，不愿意尝试不熟悉的食物。这是一种自然保护机制，但也是食物排斥的最常见原因之一（Dovey et al. 2008）。一项纵向研究发现，儿童对食物的偏好很大一部分早在 2～3 岁就已形成，且在之后的 5 年内没有太大的变化（Skinner et al. 2002）。然而也有研究表明，多次重复接触可能使得儿童对于某些食物的厌恶转变为喜欢（Wardle et al. 2003；Savage, Fisher, and Birch 2007；Anzman-Frasca et al. 2012）。

- 与进食后的生理反应有关。几乎所有婴幼儿都能根据机体对食物的生理反应（即饱腹感）来调节进食（Birch 1987）。然而随着年龄的增长，较大儿童的进食量会随着供餐量的增大而增加，这表明儿童通过生理反应调节进食的能力随年龄而下降（Rolls, Engell, and Birch 2000；Fisher, Rolls, and Birch 2003；DiSantis et al. 2013），也就是说，较大儿童可能会在没有饥饿感的情况下进食（Fisher and Birch 2002）。

- 与进食氛围有关。儿童喜欢在积极的情绪氛围中进餐（Birch 1987），并且喜欢和朋友们吃一样的食物。学前启智教育研究表明，父母和老师的喂养方式和行为都会影响儿

童的饮食行为（Gable and Lutz 2001；Hughes et al. 2007）。良好的进餐氛围和方式有助于儿童选择健康食物。

■ 学习和自主调节／自我导向能力的培养。在训练儿童平衡膳食的过程中，培养其学习和自主调节能力非常重要。家长和幼儿园老师对儿童自主调节能力的培养有重要影响，他们既是食物的提供者，决定着每餐的食物分量，也是行为的榜样和奖惩者，他们经常督促孩子吃健康的食物，限制不健康的食品，并经常提供奖励（第2章有详述），其过程及机制复杂，尤其对于不同种族和社会背景的儿童而言（Contento，Zybert，and Williams 2005；Hughes et al. 2008；Hoerr et al. 2009；Rhee 2008；Blissett 2011；Pai and Contento 2014）。目前的研究认为，为了鼓励健康饮食和维持健康体重，家庭、幼儿园和学校的成年人有责任提供健康食物，以温和手段鼓励但不强迫健康饮食、适当限制不健康食物和零食的摄入量，而儿童则应该自己决定吃多少上述食物（Satter 2008；O'Connor et al. 2009；Blisset 2011）。通过不断在琳琅满目的食品中做出正确选择的训练，儿童将学会如何实践健康饮食，并培养自主调节进食量的能力。

为学龄前儿童提供营养教育的方法

如果我们准备为学龄前儿童提供营养教育，可以通过哪些方法来提高教育的有效性呢？根据上述讨论和研究文献，在制订教育计划和活动并创建实施方案时使用以下方法可能会提高其有效性。

开展以食物为基础的活动

开展以食物为基础的活动，比如食物品尝、食物制备，以及其他联结感官与食物的活动。营养教育工作者应该认识到幼儿园提供的正餐和零食是营养教育的核心，并且应保证良好的进餐氛围。在良好的进餐氛围中进食健康食物（包括零食），可以增加儿童对这些食物的喜爱。

提供适合发育阶段的学习体验

尽管学龄前儿童具备一定的认知能力，但仍需要根据儿童的心理认知和运动发育水平量身定制营养教育计划。如2～3岁的儿童可以认出食物并描述其味道和质地，而较大的学龄前儿童可以按颜色和功能对食物进行分类，识别电视上看到的食物，并通过阅读食物相关故事来学习阅读技巧以及了解食物营养（Hertzler and DeBord 1994）。2～3岁的儿童可以识别身体器官，并描述其位置及功能；较大的学龄前儿童会比较进行不同活动时的呼吸和脉搏，并且可以说明食物与身体之间的联系，例如胡萝卜对人的眼睛有好处。

研究表明，5岁的学龄前儿童基于日常观察（以及不断的疑问）、直觉想法和文化学习能形成一种直觉性理论体系，并且对于因果机制有了一定了解（Gropnik et al. 2001；Au et al. 2008；Gelman et al. 2009）。这时可基于概念解释框架向儿童描述食物在体内的消化吸收过程及其生理功能，并会对其行为产生影响（Gripshover and Markman 2013）。我们可以让儿童在零食时间阅读故事书，了解食物多样性的重要性，以及食物中含有许多微小的、肉眼看不见的营养素，这些营养素在胃部被吸收并通过血液运输到身体的各个部位，满足各种活动的营养需求，包括激烈活动（跑步）和静态活动

（思考）。这种教育方式并没有提供关于健康饮食的具体指导，但受教育儿童在零食时间确实选择了比对照组更多的蔬菜。这是一种解答式学习方法，而不是经常使用的事实性方法（哪种食物归属于哪一类食物）。这种基于概念解释框架的教育方法对于学龄前儿童的行为改变更为有效。

以活动和游戏为基础的教育方法

以儿童的兴趣和身边的环境为基础，基于活动和游戏制订营养教育计划和实施方法，这些活动和游戏应该能够传达清晰的信息，而这些信息与行为改变目标相关的决定因素密切相关，让儿童既动脑又动手，提高营养教育的效果。研究表明，干预可对那些在非胁迫的环境下主动参与活动的儿童的饮食知识饮食习惯产生影响，这些活动包括才艺表演、唱歌、诗朗诵、角色扮演、讲故事、玩木偶和拼拼图等。营养教育可以以厨房游戏或食品店等为背景，让儿童进行角色扮演，品尝新食品或学习如何进行食品安全操作（Matheson et al. 2002）。不仅如此，儿童还可以通过在学校花园或教室的花盆里种植蔬菜，了解食物是如何生长的。

关注行为

关注儿童的特定行为，如尝试新食物、吃蔬菜或健康零食。家长和老师应在积极的进餐环境中为儿童提供食物，以身作则践行健康膳食，并对儿童的行为进行适当的奖励。例如，为鼓励学龄前儿童尝试新食物而进行的"与食物做朋友"营养教育活动，涵盖了前面描述的多种形式，包括"水果蔬菜神秘袋"的感官活动、故事书、食物品尝以及父母参与等（Young et al. 2004；Bellows and Anderson 2006；Bellows et al. 2006；Bellows et al. 2013）。

鼓励培养自主调节／自我导向能力

父母和幼儿园老师要培养儿童自主调节或导向的能力，在适宜的环境和时间为儿童提供健康的食物，并鼓励健康饮食，适度限制摄入不健康食物，让儿童自己决定进食量的多少，这样，孩子逐渐学会了吃多少可以抵抗饥饿的自我调节方法。在儿童认知能力发展期间，他们会接触到越来越多的食物，其中许多食物不健康但极具诱惑力，而儿童必须从中做出有意识的选择，这使得自主调节能力将变得越来越依赖

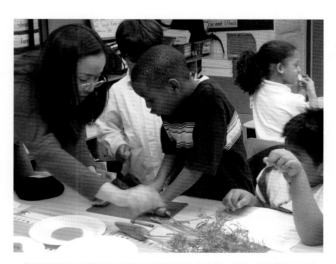

烹饪课程可以帮助学龄前儿童发展运动技能，增加对蔬菜的喜爱
Courtesy of Pamela Koch, EdD, RD.

于认知，而非生物本能。所以父母需要鼓励儿童注意身体饥饱信号，知道饥饿的时候进食，吃饱的时候要停下来。这些都是认知活动，需要有意识地作出决定。

父母和家庭参与

对学龄前儿童开展营养教育，家庭参与至关重要（Ventura and Birch 2008）。框18-1列出了美国农业部对父母和儿童的健康饮食建议，还设计了相应的海报和其他视觉材料，其中部分是针对儿童的建议。家长和老师需共同努力以加强儿童营养教育效果。学前启智计划研究发现，通过教育和鼓励有助于促进儿童掌握知识，并选择更健康的食物。

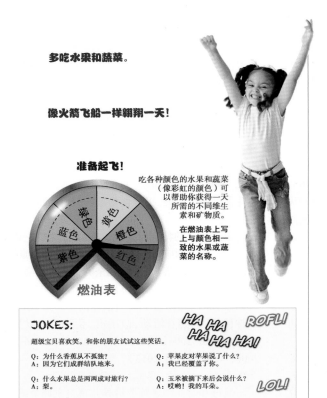

美国农业部提供的小学生营养核心信息
U.S. Department of Agriculture.

框18-1　儿童及其家庭的核心营养信息（节选）

学龄前儿童的母亲

榜样作用
■ 儿童会观察、学习母亲，模仿母亲吃水果和蔬菜等行为。
■ 儿童会听从母亲的教导，吃水果和蔬菜。
■ 母亲是儿童的第一位老师。
■ 家庭共餐时创造愉快的进餐氛围。
■ 在用餐时间培养儿童的独立精神。

一起准备餐食和共餐
■ 和儿童一起烹饪、进餐和交流。让用餐时间成为家庭时间。
■ 和儿童一起准备和烹饪餐食，这将使他们终身受益。
■ 适当的放手将收获更多。
■ 帮助儿童爱上各种食物。

学龄儿童的母亲

食物的可及性和可获得性
■ 家中常备水果和蔬菜作为健康零食。

■ 当儿童饿着肚子回家时，准备好水果和蔬菜。
■ 带儿童一起选购食物。
■ 在用餐时提供脱脂或低脂牛奶，促进儿童生长发育。

食物偏好、理念和健康行为
■ 吃得好才能玩得好。在进餐时喝牛奶（低脂或脱脂）。
■ 每天喝牛奶，保持精力充沛一整天。
■ 吃健康零食。用水果和酸奶补充能量。
■ 吃得好才能玩得好。在用餐时多吃水果和蔬菜。
■ 早餐吃全谷物。

在美国农业部的网站上，有经过消费者验证的教育辅助材料（如建议、故事、食谱），还有为儿童准备的活动和视频游戏，以及为父母准备的YouTube信息和电子邮件/社交媒体分享机会。其他核心信息和建议也可以在网站上找到。

Modified from U.S. Department of Agriculture. March 2014. Core Nutrition Messages. Accessed 1/21/19. http://www.fns.usda.gov/core-nutrition /background, https://www.fns.usda.gov/core-nutrition/training-materials-and-resources

学龄儿童和青少年

如果我们要为儿童青少年制订营养教育计划,那么首先需了解儿童在这段时间的迅速成长和变化(Santrock 2016;Santrock 2019)。学龄儿童(6～11 岁,相当于学龄期)是认知、身体和社会技能发展的主要时期,他们渴望了解周围的人和世界。随着身高、肌肉质量和力量的稳步增长,开始喜欢从事体育运动。他们从依赖父母到逐渐独立,并更热衷于与同龄人建立起友谊关系。处于这一阶段的儿童往往也比较容易接受营养教育。

进入青春期(12～19 岁)后,儿童生长发育加速,带来了巨大的身体、心理和社会关系变化,这些都会影响其饮食模式。如框 18-2 所示,青少年的膳食质量往往会出现下降,并给当下以及未来带来健康风险(Larson et al. 2016a;Larson et al. 2016b)。青少年有一定的消费能力,在食物选择上也有相当的自主权,这些因素都会影响营养教育方式。

框 18-2　美国青少年的饮食行为模式及其对健康的影响

饮食行为模式

- 混乱的膳食模式。
- 在外就餐多且吃饭速度快。
- 自主消费。
- 每日电子屏幕使用时间(电视、电脑、移动设备、社交媒体等)超过 8 小时。
- 依赖快餐和方便食品。
- 开始自主购买或制作食物。
- 参与并影响家庭购物。
- 用碳酸饮料和其他含糖饮料代替奶制品。

现状

- 只有不到 25% 的 9～12 年级青少年每天吃 5 份及以上蔬菜水果。
- 美国青少年平均每周去快餐店 2～3 次,每次花费 5～10 美元,每年在快餐店的支出总计 160 亿美元。
- 美国青少年每年在食品和零食店的总花费是 118 亿美元。
- 美国青少年每年花费 8.68 亿美元购买自动售货机里的零食和饮料。

这样的膳食模式有什么风险?

- 快餐往往富含脂肪、糖和盐。
- 含糖饮料提供高能量。
- 快餐中铁、钙、维生素 B_2、维生素 A、叶酸和维生素 C 含量较低。
- 青春期钙摄入不足会导致中老年期骨质疏松症风险增加。
- 青少年 2 型糖尿病的发病率正在上升。

认知发育

儿童的认知发育的成熟度会影响营养教育效果。营养教育工作者需要了解儿童与成年人的认知差异,以便与其进行良好的沟通。儿童往往充满好奇心,有学习和获取知识的动力。学龄儿童的推理可能仅限于具体的物体和特定的经历,但他们能够进行因果联想,并倾向于提出疑问,喜欢进行实验,将之理论化。另外,这个阶段儿童的认知极易受偶然事件影响,且往往会坚持自己的想法,并不考虑实际的科学证据。他们还会从功能性的角度来认识食物。研究发现,学龄儿童会根据是否有甜味、正餐还是零食、新鲜还是加工食品、植物性或动物性(Michela and Contento 1984)对食物进行分类。学龄儿童的信息处理能力也有所增强,通过行为性的、具体的和特定的信息来界定健康,他们选择食物的标准也是具体且直接的,如味道或成本。我们在制订营养教育计划和实施方式时,要充分考虑儿童和成人不同的食物选择标准。

青少年阶段则开始更抽象、更有逻辑性地进行思考,能够提出假设来解释发生的事情,并能够想象事件的其他解释。因此,青少年能够将食物和健康通过抽象的概念联系起来。他们开始理解问题的更深层次含义,并保持开放的心态进行反思和批判性思考;也变得更加理想主义,并开始思考自己和他人的理想有何不同。青少年对社会、政治和道德问题很感兴趣,并愿意就这些问题发表意见。在饮食方面,许多青少年会成为素食者或投身于食物营养相关工作。上述特点使得在开展营养教育时,能够与青少年进行更深入地探讨食物营养相关问题。

情感和社会发展

在制订和实施营养教育计划时,儿童青少年的情感和社会发展也是重要的考虑因素。高年级儿童与同伴相处的时间越来越长,越来越重视能激励人心的同伴和友谊关系,包括熟悉的玩伴、支持和鼓励、亲密关系以及可以敞开自我分享的信任关系等。友谊还提供了一种社会比较的方式,通过这种方式,儿童青少年可以知道自己与他人的不同立场。儿童青少年开始理解别人的观点,并更理解自己的内心。自尊即自我价值感的发展也是很重要的,自尊可以通过外界情感支持和认可,以及培养技能和成就感来获得,也可以通过学习如何处理实际问题而非逃避来增强。

青春期的二次发育,会导致青少年的生长突增和性成熟。青少年会对自己的身体形象产生强烈的兴趣,他们开始在意自己的形象,并发展出一种特殊的自我中心主义。学龄前儿童的自我中心主义源于无法区分自己和他人的观点,而青少年的自我中心主义则表现为创作个人故事以及假想观众的存在（Shaffer and Kipp 2013）。青少年非常关注他人，并认为他人对自己的关注和自我关注一样多；他们觉得自己在舞台上，其他所有人都是观众；他们渴望被关注和被看见，却又对此充满焦虑。例如，女孩相信每个人都会注意到并评论她毛衣上那个几乎看不见的污渍；男孩认为所有的眼睛都会盯着他脸上的小痘痘。青少年认为自己是独特的，没有人能理解他们的真实感受，并非常看重朋友圈和学校里的事情。

随着年龄的增长，青少年变得愈发独立，并试图将自己确立为独特的个体（Santrock 2016，2019）。他们也开始更好地了解自己的优势和劣势，并思考未来。他们在与朋友和家人亲密相处时，常为如何保持自己的独立性而苦恼。

青少年在食物营养和健康方面的看法、顾虑和行为

和成人一样，青少年的饮食行为受诸多因素的影响，如社会生态框架（socio-ecological framework）所示，包括个人的心理和生理因素、人际因素（家庭和同伴）、学校和快餐店的食物环境，以及大众媒体、市场营销和社会文化规范等社会因素（Larson et al. 2013；Larson et al. 2017）。而影响青少年食物选择的主要因素包括饥饿、食欲、时间、方便性、成本和可用性、感知到的益处、情绪、身材形象和习惯等。健康饮食的主要障碍是，当个人健康问题与其他所有问题进行比较时，对健康问题重要性的感知不足，以及对不健康食物的迷恋等（Croll et al. 2001）。框 18-3 总结了青少年认知和社会

框 18-3　儿童青少年的认知和情感发展特点：对营养教育的启示

学龄期儿童

特点
- 对自然界如何运作有着不同于成年人的想法或理论。
- 黑白思维（black-and-white thinker）：因果思维能力有所增强，但推理仍然局限于具体的事物和经历。
- 食物选择标准明确而直接。
- 好奇心和求知欲强，特别喜欢参与实践活动。
- 信任和尊重成年人。
- 越来越重视玩伴和同伴友谊。
- 开始渴望自主权。

对营养教育的启示
- 在营养教育中使用虚构人物和故事。
- 阐明健康饮食能增强活力或改善运动能力。
- 使用积极的方法。
- 关注食品的功能意义。
- 使用的材料中明亮图片、信息明晰。
- 培养自尊心。
- 使用简单的目标设置活动，培养自我调节能力。

青春期早期

特点
- 因果推理思维能力增强。
- 食物选择标准明确而直接。
- 越来越关注食物与健康的关系。
- 信任和尊重成年人。
- 对同伴关系感到焦虑。
- 对拥有自主权产生矛盾心理。
- 非常在意自己的身体和身材形象，并对身体变化感到不适应。
- 乐于做或说一些让身材形象看起来更好或自己感觉更好的事情。
- 追求短期可见的效果。

对营养教育的启示
- 阐述健康饮食对于改善健康、增强活力或改善运动表现的益处。
- 专注于短期目标。
- 使用简洁的说明、附有鲜明图片的讲义和直接的信息。
- 使用积极的方法。

青春期中期

特点
- 抽象思维能力提升。
- 注重因果关系，食物选择的标准变得复杂。
- 容易受同龄人的影响。
- 不信任成年人，反复挑战成人权威。
- 更容易听信同龄人。
- 重视独立，认知发育突增。
- 对自己吃的食物更加负责。
- 暂时拒绝家庭饮食模式。

对营养教育的启示
- 通过针对性活动来分析社会对饮食行为的影响，例如电视广告、媒体、社区商店或学校周边商店所售食物、同龄人的食物偏好等的影响，以及他们对这些影响的反应。
- 关注外出就餐时如何进行健康的食物选择。
- 使用食物演示和味觉测试的教学方法。
- 使用简单的发现问题技术、角色扮演和场景假设。
- 引导式目标设定。
- 培养青少年日益增长的独立性，保持对他们的关怀但不失权威性。

青春期晚期

特点
- 抽象思维更发达：随着经验积累，青少年在解决问题和决策制定方面更为熟练。

框 18-3　儿童青少年的认知和情感发展特点：对营养教育的启示（续）

- 食物选择的标准更为复杂，开始理解权衡取舍的概念。
- 身材形象更加成熟。
- 面向未来并制订计划。
- 变得越来越独立，但不再执着于挑战成人的权威。
- 价值观和信仰趋于一致。
- 发展亲密关系和持久关系。
- 开始考虑长远目标并改善他们的整体健康状况。
- 仍然希望自己做决定，但对专业人员提供的信息更加开放包容。

对营养教育的启示

- 围绕动机制订教育计划，要让青少年觉得特别有意义。
- 提出饮食建议并给出其背后的基本原理。
- 关注青少年可控的行为。
- 可以讨论复杂问题，并给予适当的课后作业。
- 增强自主调节能力，包括目标设定和行动计划。
- 传授实现长期目标的技能。
- 尽可能为青少年提供食物准备的实践。
- 尊重他们的独立性，鼓励他们的决策能力。

发展特征，有助于制订营养教育计划。

小组研究发现，青少年对健康食品有很多了解，并知道健康饮食的原则包括平衡（balance）、适度（moderation）和多样性（variety）等原则。然而因为用餐时间不足、学校健康食物的选择有限并且缺乏相关建议，青少年很难将健康饮食付诸实施（Croll et al. 2001）。

青少年对于体重和身材形象的关注一直以来是营养教育者们尤其感兴趣的话题。研究发现，青少年常会自行控制体重使其维持在社会认可的范围内（一项调查显示85%的女孩和70%的男孩存在这种行为）。一些青少年，特别是超重者，会采取不健康甚至极端的行为来控制体重（Neumark-Sztainer et al. 2012；Lopez-Guimera et al. 2013）。与限制性进食或禁食者相比，采取适度措施控制体重的青少年有着更健康的饮食和运动行为模式，这表明他们可能具有一定程度的自我监测和自我调节能力（Boutelle et al. 2009）。

认知－动机过程和自主调节、自我导向的改变

因为尚没有感知到行为改变的必要性和紧迫性，认为那是遥不可及的事情，因此儿童青少年在选择食物时首先考虑的并不是营养健康因素（Croll et al. 2001）。仅靠营养知识教育不足以使儿童青少年（或成年人）选择健康饮食。

有研究表明，随着儿童年龄的增长和认知能力的发展，认知 - 动机过程（cognitive-motivational process）对其食物选择的影响越来越大。也就是说，年龄较大的青少年能感知到行为的后果，并建立因果联系（Contento and Michela 1998；Santrock 2016），从而根据饮食行为的预期结果来权衡利弊，做出正确的食物选择。研究显示，正在控制饮食的青少年为了摄入低脂食物，有时会放弃对食物味道和便利性的追求（Contento，Michela，and Williams 1995）。另一项研究显示青少年更愿意通过合理搭配食物以达到合理营养目的，例如将不健康的食物与健康食物一起搭配，如果午餐不健康，他们会选择更健康的晚餐（Contento et al. 2006）。

青少年的食物选择动机并不是一成不变的，按照其食物选择动机的不同可分为以下几种类型，其一是享乐主义者，更看重食物的味道和便利性；其二是社交导向型，朋友非常重要；其三是健康导向型，更关注个人健康（Contento，Michela，and Goldberg 1988）。健康导向青少年其饮食模式比享乐主义和社交导向型青少年更健康。应该注意的是，健康导向型青少年更关注行为改变的短期结果，如精力旺盛、更好的运动表现或皮肤状态等，所以应该在营养教育中强调这些行为改变结果。

从社会心理学的角度来看，年龄较大的青少年更希望通过食物选择获益，并且能够为了实现目标而进行食物选择。他们在认知自主调节的过程中，将动机和认知整合起来（Contento and Michela 1998）。因此营养教育工作者对青少年进行营养教育时可以训练其目标设定、自我监控和自主调节等能力。

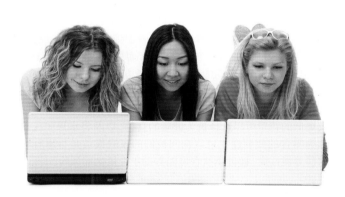

青少年"永远在线"
© lenetstan/Shutterstock.

家庭影响

调查显示，自20世纪90年代中期以来，美国家庭共餐的次数略有下降，但大多数家庭每周仍然会共进晚餐4～7次（Walton et al. 2016；Gallop 2013）。尽管青少年愈发独立且有更多的用餐选择，但大部分青少年仍然在家吃饭，所以家庭仍然是青少年食物选择的重要影响因素（Bauer et al. 2011）。即使父母的教育方式可能因文化和社会经济状况的差异而不同，但他们的喂养实践仍然非常重要（Hoerr et al.

2009；Pai and Contento 2014）。建议仍然是所有家庭都应该为青少年提供健康的食物、鼓励但不强制其健康饮食，并限制吃不健康的食物和零食（Rhee 2008；Watts et al. 2017）。

儿童青少年家庭共餐频次的增加与更健康的饮食模式和健康行为有关（Hammons et al. 2011；Fulkerson et al. 2006；Berge et al. 2015），但是经常一起吃快餐的家庭其饮食模式往往较差（Boutelle et al. 2007）。

调查显示，大多数青少年表示喜欢和家人一起进餐，这是阖家团圆并互相交谈的时间；而青少年不和家人一起进餐的原因包括时间不一致、渴望自主、不喜欢家庭食物或进食氛围等（Contento et al. 2006）。营养教育可以引导青少年如何更有效地与家人沟通，并利用他们在家吃的东西来平衡他们在其他地方吃的东西。

适合儿童青少年的营养教育实施方法

根据上述信息，利用 DESIGN 程序制订儿童青少年营养教育计划时，应考虑以下内容并将其应用于计划中，以提高教育效果。

关注青少年可控的行为

以行为为中心的营养教育效果更好，可选择青少年可控的饮食行为进行干预，如吃水果和蔬菜、选择低脂零食和午餐、按时吃早餐以及吃富含钙的食物等。

围绕对青少年有意义的动机

把为什么要采取健康行为与青少年在意的事情联系起来，比如吃得健康可以使精力充沛、能够在身体和认知上表现良好、变得更强壮以及拥有健康的头发或皮肤等，并强调健康食物方便、美味、低成本，且与青少年的食物偏好一致。同时要关注健康饮食的障碍，考虑到有些人仍在成长，以低成本满足饥饿是一个主要动力，而另一些人，尤其是女孩，已经完成了青春期的过渡，在成长方面趋于稳定。

此外从青少年关注的问题来阐述选择健康饮食的理由。例如估算青少年目前在饮料和零食上的花费，并展示用相同或更低的花费可以选择更为健康的食物，以及将水果和蔬菜作为零食的便利性。可以询问他们的家庭成员是否患有糖尿病等慢性病，而健康饮食可能有助于降低疾病风险。

自我评价与评估

青少年喜欢自我评价和评估。可以让一个班级的同学回顾他们昨天摄入的饮料和食物，然后根据课程选定的行为进行分析，如吃早餐、水果和蔬菜或在快餐店进餐等。也可以设计一份青少年行为清单，根据其答案得出一个综合分数并进行评估。

使用主动法

虽然青少年的注意力持续时间比幼儿长，但要吸引并保持青少年的关注仍然需要积极的营养教育方法。采用实践、小组讨论与讲座交替进行的方法，尤其让青少年参与食物准备或进行与食物有关的演示往往非常有效。明确每项活动

的目的，以及活动与目的之间的关系。如前所述，教育活动需要用心去做，也需要提前排练，以免临场时手忙脚乱。营养教育工作者要严谨地组织这些活动，明确说明活动流程，并附上工作表或活动表。逛食品店或农贸市场是高年级小学生喜欢的活动，开展此类活动之前，需要提前准备好他们在参观过程中需要填写的表格。

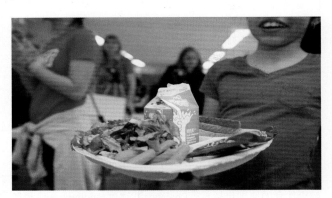

鼓励健康的学校午餐是儿童青少年营养教育的有效方式
© Whitney Kidder/FoodCorps.

根据认知发展水平提供适宜的食物营养信息

对于中小学生来说，健康结果需要很多年后才能看到，因此需要以适合他们认知水平的形式提供食物营养相关信息。谜题、游戏、竞赛、测验或电脑游戏之所以吸引人，是因为它们给儿童青少年提供了挑战，而挑战的程度可以根据儿童的年龄来设定。如果食物营养活动包含某种内在奖励或有趣的元素，这些活动就会激发儿童的好奇心并做出反应，因此可以利用幻想、挑战和好奇心激发儿童的内在动机。食物营养信息可以是故事情节的一部分，也可以是故事中角色需要解决的问题。有一款面向小学低年级儿童的网络游戏（10 集），故事讲的是一个侵略者想要摧毁所有水果和蔬菜的故事，要求儿童在其中扮演勇敢者，面临各种挑战（比如吃水果和蔬菜，以及在现实中实践出现的食谱），帮助国王和王后抵御侵略者，同时，该故事中还包括巫师、机器人和其他虚拟生物等（Baranowski et al. 2003；Thompson et al. 2012；DeSmet et al. 2017）。

对于高中生来说，饥饿和食欲、时间、便利性、食物的成本和可获得性、情绪、身材形象和习惯是选择食物的主要动机。然而，这些问题很多都是值得讨论的，包括控制饮食、学校销售含糖饮料、有机食品、世界饥荒原因以及地方与全球食物系统等，教育活动中通过惊人的数据、有趣的内容和案例示范，激发学生对此类问题的批判性思考。鉴于青少年喜欢接受挑战，还可以设计如辩论或角色扮演等活动，鼓励学生提出新颖或富有想象力的想法，理解和欣赏不同的观点，并制订计划来处理和解决问题。

社会规范、同伴以及家庭的影响

通过让青少年分析电视广告、食品营销技巧以及社区商店所售食品，帮助青少年认识到社会环境对饮食模式的影响。在家庭和社会环境内为儿童青少年树立行为榜样，使健

检查练习

....

　　一位营养教育工作者被一位老师邀请到4年级课堂上"谈谈营养",因为在她看来,学生们需要帮助。这位营养教育工作者到访了班级,进行了一项评估,针对他们吃什么和喝什么以及他们这样做的动机进行了简短而适合年龄段的调查,随后进行了简短的讨论。他选择了多吃水果和蔬菜作为行为改变的目标,更具体地说,是"吃彩虹"。为了让学生参与进来并激发他们的积极性,他一开始向他们展示了大量五颜六色的水果和蔬菜,并问他们尝试过哪些,喜欢哪些,以及为什么这些水果对他们有好处。然后,他用他们能理解的语言简要地解释了为什么不同的颜色对身体有不同的影响,并一起促进身体健康,这是这次课程的"动机"或"为什么行动"部分。他们品尝了他制作的蘸酱,并把食谱带回家。这是"促进"或"如何行动"部分。他在课程结束时,他给出了一个简要的行动计划:即他们计划在下周尝试哪些水果蔬菜?哪天尝试?在一天中的何时何地吃水果蔬菜?

　　然后,他在一所学生成绩优异、多样化的学校上了一节高中科学课,许多学生都参与体育运动。出于同样的理由,他选择了同样的行为改变目标,并遵循类似的格式或教育计划进行教学。他还带来了大量五颜六色的水果和蔬菜,让课堂充满活力和感染力。他承认,他们一辈子都在听"应该多吃水果和蔬菜",但他打算和他们一起探索原因。他还把水果和蔬菜的颜色与各种身体功能联系起来,并讲得更深入:水果和蔬菜含有维生素和矿物质,支持身体的免疫系统,并防止氧化应激,他的讲解能够让这些上科学课的学生听得懂。他指出,许多水果和蔬菜也含有提供能量的碳水化合物。所有这些特点都有助于学生在学业和运动方面取得进步。这是讲座中"动机"或"为什么行动"的部分。然后,他让学生们分组讨论每天食用推荐份数的障碍以及如何克服这些障碍。他给了他们一些关于如何准备水果和蔬菜的小贴士,这样他们就可以把它们放在背包里。这是讲座中"如何行动"的部分。他还为他们提供了水果和蔬菜,让他们品尝,但以更适合该年龄段人群的方式准备(例如,这个年龄组喜欢的烤蔬菜和蘸酱)。最后,他和他们一起完成了一个比4年级学生更复杂的制定目标或生成行动计划。因此,我们可以看到,尽管行为改变的目标和教育计划相似,但当内容和活动根据受众的认知发展水平进行调整时,更有可能成功实现行为改变的目标。

康饮食变得时髦流行。营养教育计划也可以纳入同伴教育,有助于受众树立健康的行为模式。

　　学龄期儿童和青少年已经有能力参与家庭烹饪和其他食物相关活动,所以可以基于家庭或社区设计创造性的家庭活动(Woodruff and Kirby 2013; Flattum et al. 2015)。

情绪的影响

　　青少年的食物选择和饮食习惯受情绪因素的强烈影响(其实对所有人都如此)。营养教育可以增强他们的独立意识和自我选择能力,而不是依赖他人的意见。要建立和维护儿童青少年的自尊,不要在他人面前让他们难堪;科学评价和正确认识身材形象问题,尊重各种体型的人。

应用新技术

　　鉴于当今的青少年习惯于使用电子设备,尽可能在教育活动中使用这些新技术,用于设定行动计划或目标、监测身体活动或食物摄入、团队相互鼓励、进行行为监督等。第17章详细描述了如何在营养教育中应用这些新兴技术。

开展以食物为核心的教育活动

　　所有人都对食物感兴趣,儿童青少年也不例外。以食物为核心的教育活动有助于增强动机、克服障碍并学习技能。如场所限制时可以选择制作简单的食物,特别是不需要加热或复杂操作的食物。活动组织者务必提前测试这些食物是否易于运输和准备、味道和外观是否合适,制作过程应尽量简短,以保证儿童的激情和动力,并鼓励所有受众积极参与。大规模的食物教育需要建立几个食物准备站并在每个站点准备好食材等原料。

培养自主调节/自我导向的改变

　　同伴压力、食品营销、学校环境、繁忙的日程安排和时间限制等外部因素使得青少年无暇顾及健康饮食。可以在教育计划中设计促进认知自主调节的活动,侧重于目标设定、提前规划、专注进食和自我监督(第13章中有详细描述)。其中设定具体和可操作的目标并不容易,即使对于成年人也是如此。因此要提高青少年设定行动目标的技能,鼓励设定引导性目标(详见第5章),这意味着青少年可以通过行为改变来实现目标,例如吃健康零食。青少年也可以自行设定高度个性化的行动来实现目标,例如下周有两天将水果作为零食。

成年人

　　无论是在社区中心、医院门诊部、非营利机构还是其他场所,大多数营养教育都是针对成年人的。不同于儿童青少年,成年人习惯了仪式化的学习环境,即便不感兴趣也会参与教育活动。但是不能强迫成人学习,这就使得开展具有吸引力的营养教育活动变得非常重要(Vella 2002; Knowles et al. 2015; Brookfield 2013)。因此使用DESIGN程序制订营养教育计划时,应将重点放在与受众直接相关的行为、实践或问题上。成人学习和教育的核心原则通常被称为成人教育学,包括学习导向、学习准备、学习者既有经验、学习者的决策和动机。

成年人学习的特点

　　大部分成年人的学习都是自发的、独立的,但是需要事先明确学习目的。成年人常因医生和其他卫生专业人员的建议而参与营养教育,同时也会应工作机构或食品援助计划(WIC或老年人膳食计划等)的要求参与学习。成年人更看重正在学习的新技能或知识的直接有效性。学习是一种手段，而不是目的。大多数成年人没有太多空闲时间，因此他们希望自己付出的时间和努力是值得的。

学习取向

成年人通常以任务和问题为导向，以生活为中心，因此对膳食指南或"MyPlate"之类的营养调查不太感兴趣，他们更愿意了解关键建议，以及如何应用到生活实践中。而且不同的人对教学风格的偏好可能会有很大差异（见第 16 章），如分析型学习者可能更喜欢以简单有趣的演示呈现信息，而社交型学习者可能更喜欢讨论。一般认为讨论是成人教育的理想形式，因为讨论给予学习者分享挑战和成功经验的机会，并从他人的经验中学习，这会增强他们的自尊心和决策能力，有助于发展批判性思维，并从合作和分享中汲取经验，创建自己的营养观（Abusabha, Peacock, and Achterberg 1999；Vella 2002；Knowles et al. 2015；Brookfield 2013）。

乐于学习

成年人更倾向于学习解决生活中的实际问题，如孕妇和母亲因为关心儿童健康而对营养教育感兴趣；其他改变生活的事件也可能提高学习的热情，例如开始独自生活，开始关注自家青少年的饮食模式，或者被诊断出患有健康问题。他们寻求学习是因为他们对所寻求的知识或技能有用处。

学习者的个人经历

成年人有很多关于食物的经历，且这些经历都是独一无二的，个体间存在较大差异。营养教育工作者可能是营养教育内容方面的专家，但只有学习者自己才能真正了解自己。因此教育者可以通过详尽的需求和资源分析了解成年学习者的过往经历（见第 9 章的第 2 步：探索决定因素），并据此制订营养教育计划和设计教育内容。事实上，许多成年人在烹饪或抚养儿童方面都有着相当丰富的经验，如果在小组讨论中进行分享，小组成员无疑可以从中获益良多。

制定决策的学习者

成年人普遍有为自己的决定和生活负责的观念，希望自主决策，而不是仅作为被告知对象。事实上，随着人们更有能力为自己的生活做决定，生活质量也会有所提高。参与营养教育的成年学习者乐于学习知识，也愿意和别人分享经验和建议，但他们更希望由自己决定如何应用这些知识和经验。因此，与成年人的对话必须建立在尊重和沟通的基础上。

动机

渴望学习和行为改变的内在动机比外在动机更为重要。内在动机包括提高自尊、生活质量、工作满意度、健康状况和防治疾病，外在动机包括医生的建议或家人的敦促。

人生阶段与角色

成年期并不是个人在完成高中学业，或得到人生第一份

工作时即达到的一种恒定不变的状态，而是会持续变化的，并维持终生，即个人在一生中都会不断成长和变化。与此同时，人的需求、价值观、角色和期望也会发生变化，而这些都会对营养教育有一定的影响。

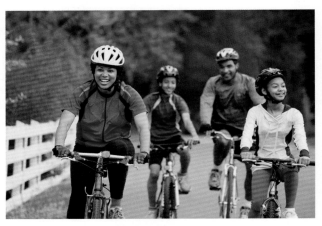

各年龄段的人都喜欢身体活动
© Ariel Skelley/DigitalVision/Getty Images.

研究人员通过深度访谈等方法初步确定了成年人一般会经历的几个主要阶段（Neugarten, Havighurst, and Tobin 1968；Gould 1978；Levinson 1978, 1996）：15～25 岁离开家庭；25～30 岁过渡到成年，并开始工作和组建家庭；30～40 岁安顿下来，大都拥有固定的工作和自己的家庭；40～50 岁，自己的孩子开始离家独立，成年人开始意识到时间有限，并思考生命的意义。Neugarten 等人（1968）提出，个人在此阶段之前都是以"出生后的时间"作为时间尺度来看待生活，认为未来可期，并有着充足的时间去参与和观察一切，而死亡仅仅是一个抽象的概念；而在此之后，人们开始将生命视为"剩下的时间"，认为时间是有限的，并会抓紧时间完成一些重要的事情。大部分人并不认为这种中年过渡（所谓的中年危机）会破坏他们安稳的生活。在 50 岁之后，人们对朋友或者伴侣重燃兴趣，并重新安定下来。一位女性描述了她一生中不断变化的看法，这无疑很好地佐证了成年时期的阶段划分：

> 当你 20 多岁的时候，你认为自己不会受到任何影响。当你 30 多岁的时候，你觉得自己还有时间。当你 40 多岁的时候，你会发现一些以前从未影响过你的因素开始渐渐展露端倪，所以你开始认真了解一些健康相关的知识。在你 50 多岁的时候，你会更加有意识地坚持符合更好的健康标准的食物、饮食和膳食计划（Devine and Olson 1991, p. 271）。

研究发现，随着女性在不同生命阶段对健康、体重、家庭角色和责任的看法改变，其健康饮食的动机也在发生变化（Devine and Olson 1991；Edstrom and Devine 2001）。有孩子的女性可能更关心儿童的健康以及如何准备平衡的家庭

膳食，并试图树立良好的行为榜样，这无疑也会对他们自己的饮食模式产生积极影响。对于青少年的母亲而言，她们渴望为自己的健康做出改变，但这可能并不为家庭所接受。子女成年离开家庭后，老年女性才能够为自己的健康改变饮食习惯。

适合成年人的营养教育方法：赋予学习意义

如何规划和实施营养教育课程或干预，以及如何考虑成人的教育偏好和既往经历？基于刚才的讨论背景和文献，以下提供一些营养教育的建议（Contento et al. 1995；Vella 2002；Sahyoun, Pratt, and Anderson 2004；Knowles et al. 2015）。

传授直接有效的知识

在教育活动开始时，首先需要向学习者说明教育目的，阐明教育的短期效果。在教育活动中直截了当地向成年人提供他们想要和需要知道的知识，集中讲解一两个关键知识点，比如如何增加儿童牛奶的摄入量或为儿童提供健康零食，并提供切实可行的而非理论性的建议。同时须对学习者的过往经历、需求和期望进行详细的评估，让营养教育活动与学习者息息相关。如果是长期教育活动，可以在每次活动结束后听取学习者对下次教育内容的建议。

创造安全的学习环境

鼓励学习，并确保学习环境的舒适；遵守课程时间安排；保密制度；相互信任、尊重和帮助；言论自由；接受差异等。第16章中详细描述了如何创建安全的学习环境。

构建相互尊重的关系

成人教育家 Vella（2002）强调了小组领导者和学习者之间以及学习者内部相互尊重的重要性。在营养教育中，教育者的权力涉及知识提供、决策控制和提问允许（Abusabha et al. 1999）。权力支配指的是营养教育专业人士提供知识和建议，并希望参与者绝对服从。但研究表明，这种方式虽然可以让参与者有所收获，但不能有效提高参与者解决问题的技能、反思性思维或促进其态度和行为的改变。教育工作者和参与者应该在一种积极的合作关系中共处。教育者积极地聆听每一位参与者的倾诉，平等地对待他们，关心、信任和接受每一位参与者，而非简单地下命令。即使部分学习者可能更喜欢从演讲这种权力支配学习模式中获取知识（Olson and Kelly 1989），但尊重所有参与者仍然至关重要。

认识到成年学习者是决策者

尊重成年学习者的自主决策，尊重他们在营养教育中的发言权，这一点可以通过许多方式来实现。如在引入新内容时，可以先以大纲的形式简要描述，然后询问小组成员的需求和看法。学习者可以自行决定在营养教育中的学习内容，让他们对自己的学习负责，而不是作为被动的听众。考虑到大家的看法可能会有所差异，所以要保证建议提出者不会无故受到批评，且让他们感受到教育工作者对这些意见的重视。在参与者都提出意见或建议后，教育工作者可以将意见或建议进行分类并评估其参考价值。当然，营养教育工作者需要维持教育活动的顺利进行和确保所传授知识的科学可靠，当学习者出现误解时，营养教育工作者应以一种尊重的方式纠正他们，比如说："我很高兴它对你有用，但研究表明……"

吸引学习者

设计能让学习者积极参与的活动，如以小组（2人或多人）形式完成学习任务的活动，这些学习任务应该是建立在学习者既往经历之上的，学习任务的结果是开放式的，并提供机会让学习者反思。促进对话（facilitated dialogue）是所有小组成员充分参与的另一种形式，他们通过相互分享来参与学习。后文将介绍如何开展促进性小组讨论。

以学习者的既往经历和知识为基础

成年人需要能够将新的想法与既往知识相结合，如果新知识与既有认定的真实信息存在严重冲突，就会迫使人们重新评估旧有体系。在这种情况下，对新知识的整合接受程度会降低。同样地，与既有知识体系几乎没有重叠的知识，其接受度也会比较差。因此，了解受众对当前问题的看法和态度很重要，这有助于在已有基础上接受新知识。

学习内容有序化并进行强化

如果在营养教育计划中设计了新的食物营养信息，需先按学习任务的难易程度进行排序，并提供大量的观察和实践机会，课后通过多样化且有趣的方式进行温习，以此来加强知识和技能的学习，纠正营养观念。在小组讨论中，需要经常总结讨论的要点以加强印象。

总结解决方案

在学习小组解决了课程的焦点问题并分享了所面临挑战和成功经验后，营养教育工作者可以总结讨论情况，并推动解决方案的提出。好的解决方案需要学习者的充分参与，以及通过讨论而达成一致的理解，这样参与者也会对提出的解决方案更有责任感。

支持自我调节/自我导向的改变

与年龄较大的儿童青少年一样，成年人的日程安排紧密且时间有限，几乎无暇顾及健康饮食。设定具体可行的目标很重要，所以当参与者决定采取某种行动时，可以传授给他们设定目标、行动计划和自我监控等技能，来支持他们的认知自我调节，详见第13章。

基于成人教育理论的营养教育案例

我们以针对老年女性的 CHOICE 计划为例进行分析（此项目在营养教育行动 18-1 中有详细描述）。

推动小组讨论促进营养教育

促进对话（facilitated dialogue）综合了以前所有的策略，

营养教育行动 18-1　烹饪和饮食的健康选择（CHOICE 计划）

项目计划

心血管疾病、癌症和骨质疏松症是美国女性致死和致残的主要原因，而这些都与饮食息息相关。这个项目旨在帮助健康老年女性在生活中养成健康饮食习惯，以减少这些疾病的风险。干预对象被随机分为 3 组：

- 一组遵循膳食指南建议，实行脂肪含量适宜的平衡膳食。
- 一组在平衡膳食基础上，以亚麻籽（植物雌激素的良好来源）作为部分脂肪来源。
- 一组实行全谷物且近乎全素食的饮食模式，植物性食物为主而动物性食物摄入量很低，类似于长寿型饮食。

在 12 个月的时间里，共进行 24 次营养教育课程：前 14 周每周 1 次，接下来 10 周每 2 周 1 次，最后 6 个月每月 1 次。行为干预策略包括：

- 在前 14 周内，7 个烹饪实践课程与 7 个行为课程交替进行，讲授如何根据饮食模式烹饪和选择食物。
- 在每次教育活动中安排烹饪示范及菜品品尝内容。
- 制定个人目标和制订行动计划。
- 每月定期进行一次 3 天食物记录，并予以反馈和鼓励。
- 每月随机选取一天通过电话进行 24 小时膳食回顾调查，督促参与者遵守膳食计划。
- 在课程开始时，组员们通过分享地址和电话号码来建立小组联系，促进讨论。
- 提供厨房用刀、围裙、马克杯和带 "CHOICE" 标志的手提袋。
- 在最后 6 个月内，每个月都联系参与者一次。

评估结果

结果显示，在长期饮食计划中，女性在饮食方面有着显著改善，尤其是重点干预的食物类别，如全谷物和豆类的摄入量增加了 2 倍，鱼类的摄入量也增加了 1 倍，减少了精制谷物和高脂高糖食物的摄入量，肉禽蛋类和全脂奶制品的摄入量也显著减少。干预对象在最初的 3 个月内就做出了上述改变，大多数人一直坚持。3 组女性都能够坚持各自的饮食模式，尤其是全谷物且接近全素食饮食组与低脂饮食组，这表明行为关注干预对低风险参与者是有效的。

是对成年人进行营养教育的有效工具（Abusabha et al. 1999；Vella 2002；Sigman-Grant 2004）。英文 "facilitate" 一词来源于拉丁文，意为 "使能够，使容易"。因此，促进者（facilitator）帮助人们理解事物（Sigman-Grant 2004），通过活用之前所述的成人学习原则缓解学习者的恐惧，使小组气氛变得安适而促进讨论（Abusabha et al. 1999；Brookfield 2013；Knowles et al. 2015）。小组讨论也并不是漫无目的的、简单的开放式对话，它有着特定的形式和目的。促进者按照营养教育计划推动小组讨论进行，但不主导讨论。促进者帮助小组成员表达观点，进行批判性思考和审视以往经历，相互分享以得出解决方案。促进者的目的是让所有小组成员积极参与讨论并达成共识。这种方式可以使营养教育活动变得富有活力，而小组成员也会积极自主参与。促进对话已广泛应用于 WIC 计划中对幼儿父母的营养教育活动中（WIC Works 2012）。

促进者的作用

作为营养教育讨论活动的促进者，其职能是什么？推动的具体含义又是什么？如何使小组课程成为一次民主而有价值的小组学习体验？以及如何在张弛之间把握平衡？

在以学习者为中心的小组课程或干预活动中，学习者和推动者处于同等地位（Sigman-Grant 2004）。小组成员围坐一圈，相互分享和学习，促进者虽也身在其中但较少发言。促进者和学习者虽然都起着重要的作用，但各自的作用却不同。教育工作者（促进者）掌握着对于组员而言十分重要的食物和营养相关知识及技能，而学习者则掌控着各自的生活，负责将教育工作者所传授的知识应用于生活实践中。以学习者为中心的理论认为，以学习者为中心的教育，其核心要点是学习者自主决策，他们自行选择是否学习以及改变他们的行为，并在行动和决策的过程中持续学习（Husing and Elfant 2005, p. 22）。

计划的重要性：4As 和 4Es

在没有营养教育工作者推动的情况下，小组成员以一种自由放任且漫无目的的方式进行公开讨论，这样的教育活动往往收效甚微。组员们常感受不到以学习目标为导向的进步，因而对教育活动感到失望。作为一名营养教育工作者，往往有特定的任务且需要对项目结果负责，如推广婴儿合理喂养、增加蔬菜水果摄入等（Sigman-Grant 2004）。教育工作者可以基于对受众中待解决问题的评估，和受众共同确定干预目标。

总体来说，以促进对话为基础的营养教育仍需事先规划，包括设定行为改变目标、适当的激励和推动学习者决策等。Norris（2003）和 Sigman-Grant（2004）建议 WIC 营养教育活动顺序为 4As，与本书所用的营养教育 4Es 相近（Gagne 1985；Gagne et al. 2004；Kinzie 2005；Merrill 2009；Reigeluth and Carr-Chellman 2009），在本书第 12 章和第 16 章中有论述。

4As	4Es
■ 锚定（anchoring）：介绍或回顾	■ 激励（excite）：获得关注或回顾和反思
■ 添加（add）：积极学习和促进对话，引入新概念和新信息	■ 解释（explain）：提供鼓励和证据，告明为何要采取行动以增强受众行动力
■ 应用（apply）：通过互动式练习，使受众思考如何将讨论的知识应用于生活实践中	■ 扩展（expand）：为如何采取行动提供指导和实践机会
■ 结束（away）：总结、闭幕和选择行动计划	■ 结束（exit）：以提高应用性和设计行动计划结尾

框 18-4 展示了如何在 WIC 等项目中开展促进对话的具体活动流程。

框18-4 推动小组讨论的原则和技巧

组建团队
- 按照小组成员的诉求组建团队。

制定规则
- 确定会议的时间、议程和时长。
- 相互保守秘密、分担团队责任、尊重和听取其他成员意见。

自我介绍
- 请每个组员就自己和孩子的需要,以及过去一个月所发生的事情做一个简短的介绍。

开场
- 在你提出开场问题前后,参与者可能会沉默不语或者不愿意首个发言。这是正常情况,你可以选择一个熟悉且有能力的人来回答这个问题。

提出开放性问题
- 问一些不能用"是"或"否"来回答的问题。
- 调动组员积极性,描述她们自身经历。

引导讨论
- 积极鼓励组员发表言论。
- 讨论的内容应紧扣主题。
- 辨别讨论中的恐惧、偏见和分歧,并加以引导。
- 避免让组员主导讨论节奏。
- 逐渐地引导话题结束。

鼓励积极参与
- 鼓励沉默寡言的成员发表看法。
- 认真聆听每个成员的发言。
- 必要时重复组员的言论。
- 口头上或肢体上给予积极的反馈(例如点头、微笑)。

聚焦主题
- 阐明不同的观点。

- 必要时重申活动目标。
- 总结讨论要点。

避免误解
- 避免进行单方面演讲。
- 强调组员个人经历的重要性。
- 可以回答:"我很高兴这对你有帮助,但是其他人发现……"
- 询问其他组员对所述观点的看法。

关注组员感受
- 把重点放在每个组员的感受或经历上。
- 避免争论,强调组员间相互支持和信息分享。

积极倾听
- 仔细倾听参与者的看法,避免以自身想法和兴趣来干涉他人。
- 鼓励小组成员相互倾听和理解。

创造包容的小组氛围
- 即使不同意他人的观点,也要相互接受和尊重。
- 不要直接否定组员的想法或者蔑视他们的经历,以免伤害他人。

总结
- 集中观点,复述核心信息。
- 总结组员的讨论结果,而不是单方面分享自己的分析结果。
- 复述并阐明组员达成一致的营养相关问题的解决方案。

协助组员获取信息资源
- 提供额外的信息来源,如宣传册、视频、网站或转介中心。

有耐心
- 一个团队的成长和相互间信任的建立是需要时间的。

享受其中
- 保持微笑,并享受团队成员的分享和讨论过程。

Modified from Abusabha, R., J. Peacock, and C. Achterberg 1999; and Facilitating WIC Discussion Groups 2011.

安全和挑战

促进小组讨论和谐开展并不意味着不能接受挑战。事实上,作为一名营养教育工作者,你需要帮助组员进行假设分析、回顾之前的挑战以及解析内化的信念和价值观,并仔细思考其他解决方案的有效性(Brookfield 2013;Abusabha et al. 1999)。这些行为有时会让组员感到不舒服,甚至可能与团队的诉求相矛盾。作为促进者,你的工作内容就是为学习者创造一个既具有安全性又具有挑战性的学习环境。此外,在营养教育中常需要传授一些为何以及如何去做的营养相关知识和技能,不仅营养教育工作者有提出挑战的责任,而且学习者也有接受挑战的责任。

促进小组需要大量的技巧学习和实践,需要找到安全性和挑战性、教育工作者和学习者间的平衡。促进者在营养教育中发挥的作用、指导和控制的程度,取决于待解决的食物和营养行为改变目标和小组的特质。

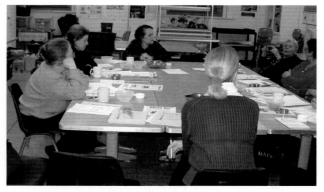

促进小组讨论在成年人营养教育中有利且有支持作用
Courtesy of Fredi Kronenberg.

不同文化背景人群

美国是个文化多元的国家。纽约市有 170 多个不同的种族社区，华盛顿特区学生所使用的语言和方言超过 130 种。除了墨西哥城外，洛杉矶是世界上墨西哥裔人口最多的城市，甚至诸如艾奥瓦州和亚拉巴马州等地的人们，开始习惯日常生活中的西班牙语。有些人是新移民，有些人则已经在美国生活了好几代。因此，卫生专业人员（Joint Commission 2010）和组织（National CLAS Standards 2018）也需要具备文化上的竞争力和适应力。

对于营养教育也是一样的，我们面临着向不同文化背景人群提供营养教育的挑战，因此在制订营养教育计划和开展活动时，需要更好地理解受众的文化。本节将概述与之相关的关键性问题并提供相关建议，以促进营养教育计划和干预措施符合文化要求。

文化（culture）可以描述为一种由群体成员正式或非正式地发展、学习、分享和传播的信仰、知识体系、传统、价值观和行为模式。文化是一个群体所共享的世界观，影响人们对食物、营养和健康的看法（Sanjur 1982；Specter 2017）。不同于人种（race）和国籍的含义，文化成员与种族（ethnicity）一词有关，是一种与共同行为模式相关的社会身份，包括饮食习惯、语言、家庭结构甚至信仰。文化和信仰决定了哪些食物是可食用的，什么样的食物用什么样的方法准备是适当的，以及食物的意义是什么。传统是关于在什么场合（例如，婚礼、生日）吃什么食物的习俗，促进健康吃什么或治病吃什么等。价值观是群体成员广泛接受的关于什么是有价值的、可取的或对福祉很重要的信念。虽然有些价值观是不同文化群体广泛共享的（Sshwartz 1992；Schwartz and Sagiv 1995），但也有许多价值观存在着文化差异，而这些价值体系的差异会影响食品和营养教育实践。

文化是一种后天习得的经验，而不是天生所具备的特质，所以它总是随着时间的推移而改变（Sanjur 1982）。然而，文化本身会抵制变化，它提供了一种身份感、秩序感和安全感，有助于维持文化边界。因此，文化差异可以反映在所摄入的食物种类、购物习惯、食物制作方法、进餐规律、家人是否一起吃饭、家庭饮食由谁决定等方面。

文化适应（acculturation）是指人们从一种文化环境迁移到具有不同文化规范和习俗的地区，对新文化和社会的适应过程。这是一个动态变化的过程，行为模式在传统方式和所适应的文化模式间很自然地来回变化。有些人很快就会经历这一阶段，而有些人的文化适应期却姗姗来迟或从未来过，所以文化适应期的长短并不能很好地反映个体的文化适应程度。在与移民进行沟通时，询问各种文化适应指标是更为有效的方法，诸如家庭的日常交流语言、看报或电视时的语言文字、朋友圈、食物偏好以及卫生保健形式等。这些可能来自他们的原文化，也可能来自所接触的新文化。研究发现，食物和语言是人类最先存在的文化习惯，也是最不愿意改变的文化习惯，因为它们是文化身份的有力象征（Gabaccia 1998）。

研究人员指出，虽然社区文化很重要，但作为家庭文化传统灌输给孩子的往往是外来文化（Triandis 1994；Ventura

and Birch 2008）。儿童也可以通过亲身经历对家庭文化传统进行过滤，形成自己独特的文化理解。因此，同一文化背景的个体可能持有不同的看法，但也正是这些高度个性化的文化理解驱动了多样化行为。反映个性化理解的社会心理学理论正是营养教育 DESIGN 程序的基础。因此，我们需要了解受众的文化背景，但也要认识到家庭和个人对文化的个性化理解所带来的差异，并据此设计营养教育计划。

> 注意：在第 1 步：确定行为和第 2 步：探索营养教育 DESIGN 程序的决定因素中，使用上述信息来进行评估很重要。

营养教育工作者应发展自身的文化能力和谦逊品质

对不同文化背景的人群进行营养教育，需要营养教育工作者拥有扎实的文化能力（Kumanyika et al. 2007，2012；Di Noia et al. 2013；Stein 2009，2010；Moule 2012）。从本质上讲，文化能力（cultural competence）就是将自己的文化背景与他人的文化背景进行融合，以实现相互理解、满足各自的独特需求。营养教育工作者要努力学习新的行为模式，并在适当的环境中有效应用，才能提高自身的文化能力。然而，这也意味着要设法了解受众，而不是简单的通过种族或背景而做出假设。因此，这是一个复杂的长时间学习过程，代表了一种思想上的变化，我们也因此变得更加善于倾听、理解和尊重受众们非语言和不明确的需求和观点（Spector 2017）。更重要的是，它也意味着对自身文化规范、价值观和态度的了解（Setiloane 2016a，2016b）。其实，文化能力可能不是最恰当的词语，因为它意味着对知识体系的掌握。实际上，文化谦逊（cultural humility）可能是一个更好的词语（Tervalon et al. 1998），包含了对自我评价和自我批评的终身追求。

有多种模型描述了提高组织或个人的文化能力或文化谦逊的过程（Bronner 1994；Tervalon et al. 1998），有些侧重于组织，有些侧重于个体专业人士，而还有一些则更适用于临床咨询。那些适用于营养教育个体工作者的模型（Bronner 1994；Purnell 2002；Spector 2017）描述了一连串步骤极其相似的过程。Campinha-Bacote 于 1988 年首次提出了以意识、理解、技能、接触和期望为主的模型（Campinha-Bacote 2015；Goody and Drago 2009；Stein 2010）。正如 Stein（2010）、Goody 和 Drago（2009）总结的那样，这个模型有助于营养教育计划的制订和实施，尤其在第 1 步：确定行为、第 2 步：探索行为的决定因素和第 5 步：生成计划时，文化能力尤为重要。这里给出的例子侧重于面对面的评估和互动，但这些原则也适用于其他场合，如线上的营养教育活动。

文化意识或文化敏感性

文化意识是通过自我评估认识到自己对其他文化的习得性偏见和成见，同时了解其他群体的信仰、价值观、习惯、生活方式和解决问题策略的过程。通过文化意识可以认识到文化间的差异和相似，却不给这些差异赋予好与坏、对与错等特殊意义。在营养教育中，需要考虑的是：

- 对于现在的受众或人群，你的主观假想是什么？这些假设会给你的工作带来怎样的困难？
- 当你与小组成员会面时，他们的信仰、价值观和习惯与待解决的健康问题和行为改变目标有关吗？还有什么尚未问及的要点？

文化知识

文化知识有助于我们学习其他文化世界观，可通过阅读文献和书籍、参加研讨会、观看报告、阅读政府文件等来实现和提高。不过要注意的是，对文化的了解并不等同于文化能力。事实上，仅通过文化相关的书面阅读极可能会留下不恰当的印象。通过频繁的文化接触和参与，营养教育工作者才能意识到不同文化群体的异质性。来自同一文化的个体在食物和营养方面可能会有相似的观念、态度和做法，但因为教育、年龄、宗教、社会经济状况、居住地、家庭文化传统、移民时间长短以及家庭和个人对文化的不同诠释，他们之间也会存在诸多差异。营养教育工作者需要确定以下信息：

- 对于他们社区要解决的健康问题的根源，特定受众或人群的文化视角是什么？这种看法与常见的生物医学模型有何相似或不同之处？
- 在一般情况下，他们认为谁来负责解决已确定的健康问题？就具体情况而言呢？

文化技能

文化技能指的是能够熟练自如地收集受众与文化相关的信息，在尊重他人的基础上提出开放性问题，如：

- 当你不舒服的时候，你喜欢吃什么食物？为了促进康复，你会选择什么食物？
- 你是否因为文化或其他原因而不吃某些食物？
- 从你的文化角度来看，你认为急需解决的问题根源是什么？

文化接触

文化接触是作为营养教育工作者积极寻求和参与跨文化交流的过程。通过文化接触可以学习非批判性问题的提出、倾听和观察，并通过语言和非语言方式做出符合当地文化的回应。建议与来自不同文化的群体互动时：

- 询问他们的饮食习惯和喜好时，表现出兴趣盎然。
- 观察他们何时保持沉默并表示充分尊重。
- 注意并学习他们如何使用私人空间。

文化期望

文化期望指的是营养教育工作者将跨文化交流方法融入你的营养教育工作中，融入你的课程和干预中，以寻求更多的了解和更强的能力。

文化能力

文化能力是通过学习相关知识、观念和人际交往技能，增强对不同群体间文化异同的理解和欣赏，并按照参与者的

社区价值观、传统和习俗背景进行高效工作（Bronner 1994；Resnicow et al. 1999；Campinha-Bacote，2015；Sue and Sue 2016；Spector 2017）。

在这场终身学习的过程中，文化谦逊是必不可少的。营养教育工作者所在的机构也需要通过以下方式变得更具有文化能力：①重视多样性；②发展文化自我评估能力；③意识到文化互动时的动态性；④将文化知识规范化；⑤调整所提供的服务，以反映对文化间多样性的理解（Cross et al. 1989；Isaacs and Benjamin 1991；King et al. 2006）。此外，这些要素必须体现在营养教育的各方面。

制订文化适宜的营养教育课程或干预

Resnicow 及其同事（1999）认为，成功的健康促进和营养教育应考虑如下文化因素：

文化敏感性或文化适宜性是指在制订、实施和评估营养教育和健康促进计划时，考虑受众种族、经历、信仰、传统和行为以及历史、社会和环境因素的程度。如上所述，文化能力是个人和组织实施人际文化意识、知识、参与力和技能的能力。因此，尽管这两个术语有时可以相互替代，但文化能力更侧重于教育者和机构，而文化敏感性或文化适宜性侧重于信息和材料。此外隐含多元文化的文化敏感性项目也被要求不抱有优越感或自卑感，客观地融合和欣赏多种族或民族的文化观念。

这些干预措施包括：

- 文化定制。为受众制订文化适宜性干预措施的过程，包括为种族群体调整现有的循证材料和干预措施。
- 以文化为基础。将亚群体的文化、历史和价值观结合在一起并作为媒介来促进其行为改变，如针对美国原住民的营养教育项目可以以其传统食物和精神认同为重点。

文化适宜的干预包括表层干预和深层干预

以文化为基础定制的营养教育活动包括专注于外在特征的表层干预和专注于内在价值的深层干预两个方面。

表层干预

营养教育活动专注于受众的外在特征，通过观察受众的社会和行为特征收集相关信息，如他们所熟悉和喜欢的人、地方、语言、音乐、服装和食品等（Resnicow et al. 2005；Kittler et al. 2017）。营养教育工作者也可以通过媒体或受众特有的环境来开展营养教育活动。理想情况下，营养教育工作者应该和受众来自同一种族。表面干预往往要迎合受众的文化、经历和行为模式。

深层干预

深层次的营养教育活动应该是基于文化的，要考虑到影响受众饮食行为的价值观、历史、文化、社会和环境因素（Resnicow et al. 1999；Devine 2005；Kittler et al. 2017）。不同文化群体通常有不同的价值观。因此在制订和实施营养教育计划时，需要理解并欣赏不同受众人群的价值观（Spector 2017；Kittler et al. 2017），特别是要认识到在如何看待健康和疾病以

及适宜体重等问题上的差异（Kumanyika et al. 2007, 2012）。这些不同的价值观需要不断地探索和揭示，以制订和实施更深层次的小组干预计划（Bronner 1994; Long et al. 2012）。

系统评价针对美国西班牙裔的 18 个干预项目显示，干预措施一般均涉及外在特征和内在价值两个方面。最常见的表层干预是使用双语和双文化材料，雇佣社区卫生工作者或同龄教育工作者、宣传人员，以及基于小组进行干预。较常见的深层干预是家庭参与，考虑受教育水平，参与社会援助以及纳入西班牙文化价值观（Mier et al. 2010）。

综合考虑文化与行为改变的社会心理学理论

本书提及的社会心理学理论和模型其实是通用的，通

过纳入社会心理决定因素使其具备文化适宜性，为不同文化群体的方案设计提供了框架模型（Liou and Contento 2001; Liou et al. 2014; Kreuter et al. 2003, 2005）。如为美国女性定制文化适宜的体重管理计划应用了健康信念模型（James et al. 2012），充分了解行为动机和障碍的社会心理决定因素有助于制订干预措施。对伊朗少女（Karimi-Shahanjarini et al. 2013）和符合 WIC 资格要求的拉丁裔美国妇女的干预（Hromi-Fiedler et al. 2016）则应用了计划行为理论。个人通过对本民族或群体文化的理解诠释，产生了个性化的文化观念和价值观，而它们又会反过来影响个人的社会心理观、态度、偏好、感知规范和自我效能等，这些因素决定了个体行为和行为改变可能性。图 18-1 对其中关系进行了详细描述。

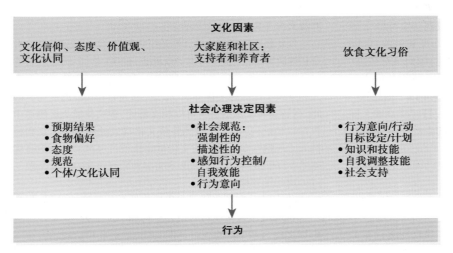

图 18-1　影响行为的文化因素与社会心理决定因素之间的关系

Data from Iwelunmor J. et al. 2014. Framing the impact of culture on health: a systematic review of the PEN-3 cultural model and its application in public health research and interventions. *Ethnicity & Health* 19(1): 20-46; and Triandis, H. *Culture and social behavior.* New York: McGraw-Hill 1994.

健康家庭研究（Health Families Study）就是文化因素融入社会心理决定因素的例子。该研究由训练有素的社区保健工作人员实施，以西班牙裔家庭和儿童为对象，目标是预防儿童肥胖（Zoorob et al. 2013; Hull et al. 2018）。该项目的行为改变目标是：①增强健康饮食行为，增加水果、蔬菜和水的摄入量；减少含糖饮料和其他含糖食品的摄入；减少膳食脂肪总量，选择脱脂牛奶；②增加身体活动；③减少久坐行为。这项研究包含了社会认知理论的关键概念，特别是自我效能和行动目标设定或行动规划的决定因素，同时还借鉴了行为经济学理论（Epstein et al. 1991, 2001）。此理论指出，教育者可以策划一些活动让健康行为看起来更有吸引力，并积极强化健康行为，以及帮助父母改善家庭环境使参与者可以更容易做出健康选择。文化适宜的日常饮食行为和身体活动作为行为改变目标，激励性和促进性决定因素也需要符合文化要求。

调整干预措施定制文化适宜方案

当使用 DESIGN 程序制订营养教育计划时，需对现有的以证据为基础的干预措施进行调整，定制文化适宜的方案，以有效实现行为改变目标。以西班牙裔群体为例，其文化定制过程包括 3 个阶段：通过焦点小组访谈对社区进行广泛评估；通过社区参与调整干预措施；在迭代过程中根据需要进行修改（Domenech-Rodriguez et al. 2011; Barrera et al. 2013）。这些步骤

可以确保使用的语言、隐喻或谚语是可理解的、恰当的，行为改变目标传递积极的文化适宜价值观，并支持原有文化的现有价值观。同时，这也可以确保这种干预考虑了社会背景，包括文化适应压力、社会支持、家庭关系以及行为改变的常见障碍等。

以下举例说明如何以文化适宜方式制订和开展营养教育活动。

美国国家糖尿病预防项目（Diabetes Prevention Program, DPP）结果显示，饮食调整、降低能量摄入和增加身体活动等生活方式干预，可以有效降低糖尿病的发病率（Diabetes Prevention Program 2009）。该项目以行为改变的社会心理决定因素为基础，为多个文化群体量身定制，其营养教育课程包括 16 节核心课程，每节 1~1.5 小时，为期 12 个月。

基于糖尿病预防项目的拉美裔社区干预研究

该项目以西班牙语拉美裔人群为对象，测试了 DPP 式生活方式减重和降低糖尿病风险的效果（Ockene et al. 2012）。该项目干预措施经历了社区广泛评估和反馈修改，基于社会认知理论和以患者为中心的咨询，在 12 个月内进行了 3 次个人干预和 13 次小组干预。项目的行为目标是增加全谷物和非淀粉类蔬菜的摄入，增加身体活动，减少钠、饱和脂肪和精制碳水化合物的摄入，以及减少进食量。文化定制的内容包括基于拉美裔人群的饮食习惯定制食谱，通过观看摄影小说了解受众的文化信仰和对糖尿病预防的态度，

以及用西班牙语对社区中双文化和双语人群开展教育活动。由于干预对象的受教育水平普遍较低(甚至在西班牙也是如此),所以需要对教育信息进行简化或视觉化改造。此外,简单的目标设定和自我监测的工作表也有助于受教育水平较低的人进行记录。通过演示健康的烹饪方法和明确食物分量,并在干预期间练习佩戴计步器走路等实践活动,能有效促进干预对象体重减轻、改善糖化血红蛋白和胰岛素抵抗。

基于糖尿病预防计划的身心健康干预研究

教会在非裔美国人社区中扮演着重要的角色,影响着人们的精神、经济和社会需求。因此身心健康干预(fit body and soul intervention)将行之有效的教会干预(Resnicow et al. 2002, 2004, 2005)与DPP相结合,并以教会为主体开展基于信仰和文化的干预研究(Dodani et al. 2009; Dodani and Fields 2010; Williams et al. 2013; Sattin et al. 2016)。该干预计划的制订经过了社区广泛评估,并培训了教会健康顾问以监督研究进展。本项目进行了大量的先导试验,最后一次试验涉及 20 个教堂的 600 多名参与者。在 12 周内每周进行一次 1 小时的小组核心课程,同时借鉴 DPP,关键性干预措施包括减少能量和膳食脂肪摄入、鼓励身体活动,以及包括目标设定和问题解决在内的行为改变。并且将这些干预基于个体精神进行架构,而精神被视为一种情感支持的来源,对健康有着积极的影响,有助于提高生活满意度。结果显示,与接受一般健康教育信息的对照组相比,文化定制干预使得糖尿病前期患者的体重和空腹血糖显著降低(Satin et al. 2016)。

基于糖尿病预防计划的美籍华人干预研究

在听取了专家小组和由医生和社区代表组成的顾问团意见后,DPP 经修改后也适用于中国移民(Yeh et al. 2016)。修改后的版本有更多关于亚洲糖尿病风险的相关信息,增加了每次课程后的身体活动,邀请参与者家庭成员参加课程以及进行了文化和语言上的调整。此研究在前 24 周每 2 周进行一次核心课程,后 6 个月每月开展一次额外的核心课程。与对照组相比,这种干预有助于减重,并极大地改善了患者的糖化血红蛋白水平。

文化干预

针对非裔美国妇女的文化干预

一项针对低收入非裔美国女性的研究是进行深层信念和价值体系干预的典型范例,其干预目标是增加受众水果和蔬菜的摄入量(年轻女性)和进行乳腺 X 线检查(老年女性)(Kreuter et al. 2005)。这些干预的文化或价值观基础是信仰、集体主义、种族自豪感和时间取向(Kreuter et al. 2003)。具体做法如下:

- 信仰。对超越自我的力量的信仰强调正直、同情心和可信赖性。这一观念可以被用于以下信息来增加进行乳腺 X 线检查的可接受性。接受乳腺 X 线检查,再加上其他,会给你带来健康长寿的最佳机会(Kreuter et al. 2003, p. 140)。
- 集体主义。坚信社会的基本单位是社区或家庭,而不是个人,要优先考虑集体生存。因此,其中最重要的价值观是

合作、对他人的关心和责任、宽恕、家庭安全、友谊和尊重传统。进行干预时我们可以描述为:"作为非裔女性,我们有许多重要的工作。我们团结家人,操心内外,并帮助共建社区。但我们最重要的工作是维持自身健康。因为照顾不好自己,就更不能照顾好别人"(Kreuter et al. 2003, p. 140)。

- 时间感知。如第 2 章所述,是以社会为基础建构的。西方传统的时间观念认为时间分为过去、现在和未来,并且可以分割为更小的单位。这些单位就像金钱和其他商品一样,可以被保存和消费(Kreuter et al. 2003)。好好利用时间才能带来光明的未来,因此未来导向型受众更有可能采取促进健康的行为。但就健康领域而言,许多非裔美国人更注重当下。因此,针对时间取向我们可以将乳腺 X 线检查描述为:"当下的安好让我们难以去思考未来,但有时今天采取的措施会让明天受益。做乳腺 X 线检查就是如此,癌症的早发现大大增加了治愈的可能性"(Kreuter et al. 2003, p. 142)。

研究发现,综合考量文化、价值观与行为改变的社会心理决定因素,将极大地提高干预的有效性(Kreuter et al. 2005)。

针对西班牙裔家庭的文化干预

基于西班牙文化中对家庭的高度重视,糖尿病的干预涉及整个家庭(Hu et al. 2016)。基础的干预措施包括传授糖尿病知识、提高自我效能、加强目标设定和自我管理的能力,以预防糖尿病、提高生活质量。考虑到西班牙裔人群特点,在整合文化价值观和信仰的基础上实现定制。定制化模型采用多种教育方法,包括象形食品/活动日志、民族食品模型、图文食品书籍、视频、自我监测演示、改良的民族食谱以及文化相关的活动。结果显示,文化定制的干预提高了患者的糖尿病知识水平和自我效能,并改善了糖化血红蛋白水平以及生活质量。

制订文化适宜的课程或干预措施

如何使用 DESIGN 程序为不同文化的受众制订营养教育计划呢?考虑到不同文化群体间的广泛差异性,营养教育课程或干预措施能够在文化上适应特定受众至关重要。当然,调整(并在适当的情况下借鉴转化)现有基于循证的措施是可行的(Ziebarth et al. 2011),然而,最为理想的是针对受众或人群的文化定制营养教育课程或干预措施。在使用 DESIGN 程序时,请牢记这些注意事项。

研究综述表明:

- 使行为改变目标与文化相适应。当选择教育内容或行为改变目标时,需要全面调查受众的传统食物和与食物相关的文化习俗,如食物购买和准备、膳食结构、零食以及 DESIGN 程序第 1 步的相关内容。
- 认识到不同群体的文化异质性。虽然同一文化中的个体有许多共同的经历,但由于背景、原国籍或历史环境等的不同,他们之间也会存在诸多差异(Kittler et al. 2017)。在这种情况下,了解干预对象的文化适应水平和移民时间长短至关重要,因为这些因素会影响他们的生活状况、信仰和规范。
- 深入了解受众或人群。作为 DESIGN 程序第 2 步的一部分,通过定性方法,如个人访谈、小组讨论和座谈会,或第 9 章详细描述的定量分析方法,对受众的文化信仰、规范、

价值观、食物营养素养进行深入了解。

- 将文化信仰、规范、价值观等特性转变为社会心理上激励和促进行为改变的决定因素。个体的文化诠释会成为他们行为和行为改变的社会心理决定因素，同时也是文化适宜性决定因素，这些都将成为第3步的理论模型基础和第4步的教育目标。

- 定制营养教育课程或干预活动。在DESIGN程序的第5步中制订教育计划时，要考虑受众的信仰和文化价值观，并尽可能将表层和深层干预相结合。如果可能的话，在完成营养教育计划草案后，可以先征求目标受众的意见再定稿。

- 适应受众的年龄和学识。在考虑文化适宜性问题时，也需要考虑受众的年龄、生命阶段以及学识，这两方面都在本章中有所描述。

- 制作文化适宜的教育材料。让教育材料和活动适合目标受众或人群的文化很重要，可以通过小组讨论、座谈会、面谈、广泛的预实验来确保这一点。如在完成教育计划和活动草案，并准备好教育材料（如视频、印刷品）或干预内容后，先向部分目标受众展示，以获得他们对格式和内容的反馈，以此反映表层和深层干预的文化适宜性。同时需要评价课程中所提及的概念和所使用的语言，了解受众是否对它们满意。

- 适应受众的受教育水平。如果受众主要是新进移民，教育课程和材料建议使用3年级水平。请参阅本章下一节。

文化适宜的营养教育干预实施和材料发送

运用文化适应的方法开展教育活动

- 当受众对象是不同文化背景甚至亚文化背景人群，要时刻注意教育者自己的个人偏见。

- 通过互相尊重来建立和保持信任。
- 理解和尊重食物所蕴含的文化意义。
- 了解受众所经历的环境压力。

根据受众文化背景及其喜欢的学习方式开展教育活动

教育活动需要根据目标受众的学习风格量身定制。如中国台湾省的一项小学课外活动课程内容涵盖有文化特色的食物、信仰和习惯讨论，以及许多实践活动。虽然人们很欣赏这种对待食物的文化方式，但其实小学生们并不接受，他们更喜欢听课和记笔记（Ma and Contento. 1997）。

适宜的沟通方式

不同文化之间的沟通方式有着诸多差异，比如交谈时声音大小、视线焦点、适时的微笑、点头或反馈，还是保持安静；少问问题并以"是"或"否"简要回答，还是直接提问和回答（Sue and Sue 2016）；有些文化群体习惯给予肯定回答，因此会用"你还有哪里不清楚"替代"你明白了吗"；有些文化群体不会直接拒绝营养教育请求，而是以"也许可能"等模糊性字眼来回答课程时间是否合适，或者是否会参与下一次课程；有些文化群体可能在做出承诺后，事后更改约定或直接违约。人无法预测在某一段时间里可能发生的所有事情，因此，在了解你将要工作的团队的特定文化同时，选择合适的沟通方式是非常重要的。

以文化适宜的媒介作为信息载体

选择文化适宜的场所和媒体形式来开展教育计划并传递信息。营养教育行动18-2中描述了在拉美裔社区使用摄

营养教育行动18-2　拉美裔社区通过摄影小说促进健康饮食干预项目

之所以设计这一干预措施，一是因为该社区的拉美裔担心健康教育材料缺乏吸引力、难以阅读和翻译不当，二是他们对学习预防肥胖相关知识的浓厚兴趣（Hinojosa et al. 2011）。因此社区中心和医学院采用基于社区的摄影小说干预方法。摄影小说是一种拉美裔很熟悉且喜欢的小说形式，通过照片进行叙事。教育者和参与者一致认为这将是传达健康信息的一个良好媒介。社区成员积极参与摄影小说中相关问题和内容的编写，以确保其与社区文化、种族、性别、社会阶层和语言相关，并符合社区的具体需求。编写摄影小说的内在要求是小组讨论和问题解答，社区成员分享想法，讨论生活状况和健康问题，并据此创造故事线。在14个月的时间里，一群女性聚集在一起学习健康和营养知识，并通过相机记录她们运用所学新知识解决家庭问题的故事。这里展示的是其中一页，包含照片、食物和营养信息、食谱和当地资源。

Modified from Hinojosa, Nelson, Hinojoas et al. 2011. Using fotonovelas to promote healthy eating in a Latin community. *American Journal of Public Health*. 101(2): 258-259. Image used with permission.

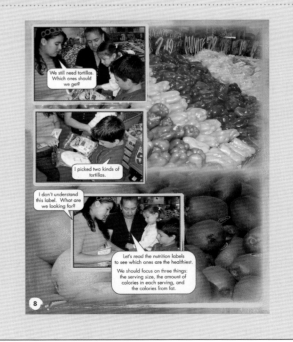

影小说进行的干预。当然,其他文化群体也会有自己所偏爱的方式。

受教育水平较低人群

在美国,约七分之一的成年人不识字,21% 的人阅读能力低于 5 年级水平,19% 的高中毕业生不能有效阅读(National Center for Educational Statistics 2003)。许多社区营养教育项目参与者的阅读能力不超过 5 年级水平。这意味着许多参与者不具备基本的素养,其阅读技能很差,可能无法阅读所提供的讲义或小册子、象形食物和营养说明。

Doak 等(1996)指出,不能仅通过外表和简单交流来辨别一个人的受教育程度,因为参与者通常很擅长其他形式的交流,并已学会如何弥补自己的缺点,所以他们读写技能的缺乏并不明显。他们可以是穷人或富人,移民或原住民。有时,英语水平较低的人,其本国语言的读写能力可能会很强,而美国原住民也可能从未有效掌握读写能力。读写能力低并不意味着智力低,只要你找到合适的形式,营养教育依然有效。

与读写能力较强者相比,读写能力较差者阅读速度较慢,往往一次只读一两个单词,因此可能读不懂整句话的意思。他们从零碎信息的角度思考,而不是从同质化的整体角度。如果信息不够直接,他们通常不能理解,因此必须清楚表述出如何有效应用营养知识。此外,他们在分析和整合信息以及读写能力方面也有困难。

理解是指掌握材料的内在意义,是读写能力的一个重要方面。无论信息以何种形式存在,理解要求个体都能有效获取、整合和运用它们。可以通过生动的故事、引人注目的视觉效果或令人震撼的数据,在课程或所提供材料的开头就吸引目标受众的关注,对于加强参与者的记忆十分重要。要想让受众在短期内记住你所提供的信息,就必须意识到短期记忆在容量和时间上的有限性。人们通常一次最多只能记住 7 个独立的事物,超过这个数量就可能意味着至少 1 个事物未被记住。而对于那些受教育水平较低者而言,一次最多只能记住 3~5 个事物。为实现短期记忆到长期记忆的转换和存储,需要让受众将新信息与日常使用的已知信息进行联系。

适合受教育水平较低受众的传播方式

如何向受教育水平较低的受众提供营养教育?许多人讨论过这个问题(Doak et al. 1996;Townsend 2011),美国CDC(CDC 2009)也提供了全面的指导。这里简要介绍一些关键策略。

总体策略

以下策略适用于营养教育的所有部分:

■ 了解受众。在设计项目之前,使用本书前面所描述的第 1 步和第 2 步,深入评估目标受众的需求和偏好。通过小组讨论、个人访谈或采访与受众关系密切者(如机构人员),了解受众群体的受教育水平和学习意愿。

■ 通过认知测试对材料进行预试。通过小组讨论指导营养教育课程的设计。了解应该如何为这些受众设计问题框架?他们更喜欢什么教育策略?在完成课程草稿后,在目标受众中进行信息的预测试,以确定教育课程或书面材料传递的信息是否正确传达了教育者的意思(Alaimo, Olson, and Frongillo 1999)。特别是对评估工具进行可行性评价,如食物频率调查表等。个人访谈是有效的评估方式,可以给评估者提供材料(如工作表或评估工具),然后让他们用朗读的方法解释对每个条目的理解,这将有助于在材料中使用目标受众的语言。

■ 减少教育目标。限制小组课程或书面材料的教育目标数量。准确地阐明在教育干预后,受众将实现哪些行为改变,并尽可能用最少的干预来实现目标。一般 3~4 项教学内容就足够了,这些教学内容围绕一个主要的理念,即行为改变目标。再加上 2~3 个关于行为改变的动机(益处和障碍)解释,以及 2~3 个如何采取行动的范例。只传授受众需要了解的知识,而不是所有正确的知识。

■ 强调行动而不是仅仅列举事实和原则。这将有助于增加受众采取行动的能力。整本书都是基于这个前提,对受教育水平较低者尤其重要。营养科学信息和原则可能会暗示应该采取什么行动,但是对于受教育水平较低的受众来说,这些行动必须清楚明白地表达出来,他们通常不需要掌握所有的营养科学信息,就能采取行为。

■ 以友好、热情的态度迎接受众。运用第 16 章中描述的良好沟通原则。

■ 多元化信息传递形式以提高学习效率。如小型讲座、讨论、小组活动、可视材料以及适当的纸面材料等。

■ 运用受众熟悉的例子和交流方式。以受众已有的知识为基础,应用他们生活中熟悉的例子,特别是受教育水平较低的受众,运用他们熟悉的食物或饮食习惯,有助于记忆信息。不仅如此,还需要教育者和他们像朋友一样交流沟通。

■ 引导受众积极参与。在教育过程中,鼓励受众提出问题,并通过讨论交流分享信息和经验。给予受众时间投身于行为改变,并在下一堂课中分享经验。让读者参与到教育材料的设计中,如核对清单、填空、圈出选项等。

■ 经常性重复和复习。如果受众主要是通过听课学习,那么需要给出明确结论并时常重复关键概念,这样知识才能从短期记忆转化为长期记忆。预留时间让受众分析处理知识,并适时温习回顾。如果有材料需要受众填写,一定要准备好笔,并给他们足够的时间来完成。

■ 尊重他人。不论受众的受教育水平、社会经济地位、种族/族裔、信仰或原国籍如何,都应尊重他们。弱势群体往往不信任权威人物,所以如果受众是低收入人群,那么教育者需要主动建立信任关系,让受众看到你对他们的信心。

对于营养教育书面材料的建议

在第 16 章中详细描述了准备营养教育书面材料的策略,这些策略也适用于受教育水平较低人群。本节强调的是其对受教育水平较低者的重要性。

- 使用主动语态。扫盲专家（Doak et al.1996；Townsend 2011；CDC 2009）指出，使用主动语态有助于提高材料的易读性，使受众会更有兴趣阅读，也更容易理解。使用额外的描述来帮助读者处理信息。
- 运用常用词。当你和一个不熟悉营养概念的朋友交谈时，需使用常用词。常用词通常是简短的，但也有例外。如"医生（doctor）"比"医生（physician）"更常见，很多人对"药物治疗（medication）"这个四音节词非常熟悉。如果你使用了不常用的词，比如"水合作用（hydration）"，那就需要解释一下。有些单词虽然很短，但很难理解，比如"食物多样性（a variety of foods）"和"平衡膳食（a balanced diet）"。"多样性"和"平衡"到底是什么意思？这就需要解释这些概念性词汇。
- 使用短语。尽可能使用单音节或双音节词，因为阅读难度是根据文档中3个或3个以上音节单词的数量来计算的。
- 运用短句。在保持谈话风格的前提下，运用10～15个单词的句子会更容易理解。当然如有必要，也可以使用长句。
- 把关键信息放在首位。信息的开头是最容易被人记住的。所以，要把最重要的行为或信息放在最容易记忆的位置。因为读者有可能只会读第一句话、第一段或第一页。例如，先说"每天吃大量的水果和蔬菜（你计划的行为目标）

有助于降低心脏病的风险"，然后再详细说明为什么要多吃水果和蔬菜以及为何这样做。
- 运用标题、副标题和总结。将标题作为路标，并且标题和副标题让文本看起来更容易阅读。它们提醒读者接下来的内容，并帮助他们专注于预期的信息。标题要简洁，使用3～5个字，并将其放在对应的文本之前。标题和副标题有助于读者梳理书面信息，以便记忆。
- 采用更易阅读的布局和排版。使用简短的段落、大量的空白和简洁的字体，如无衬线以及大小适当的字体。每行30～50个字符，每列30～50个字符。为方便阅读，可以像本教材一样将页面分成两栏。在列举建议、步骤或待办事项时，适当地使用项目符号。用圆圈、箭头或下划线来突出重要信息，而不是全部使用大写字母，这是因为所有的大写字母都比较难读。你需要让页面看起来可以在几分钟内读完。

"吃得聪明活得健康"项目专为60～74岁体格健全的、参与或符合美国农业部营养援助项目资格的人群设计了一份书面材料。讲义内容如图18-2所示。该项目的主要行为目的：

- 每天至少吃3杯半的水果和蔬菜。
- 每天至少进行30分钟的身体活动。

这份讲义易于阅读，使用了大量的空白、生动的照片、标题、项目符号，适用于低阅读水平人群。

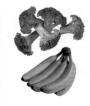
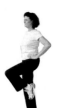
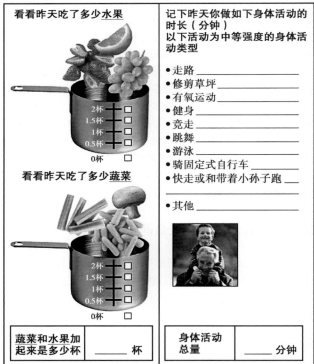

图 18-2　适合阅读的书面材料
Eat Smart，Live Strong Project.

对于可视化学习材料的建议

下面的建议适用于针对低识字率受众使用的海报、插图、图表、列表和表格等。

- 运用可视化材料来提高学习效率。相比于听觉材料,可视化材料更容易被人们记住。这是因为材料的可视化使得信息生动、真实。Doak 等(1996)认为,大多数阅读能力较差的人依赖于可视化信息和口语。文本量较少的可视化信息可以帮助他们理解,而无须费力阅读文本。设计合理的可视化材料可以帮助受教育水平较低者遵循每一步的指导完成复杂程序,还可以产生令人难忘的情感共鸣。例如,"当母亲喝酒时,婴儿也喝酒"的书面信息可以转换成一幅线图。这样传递的信息往往比书面文字更有力、更令人难忘(Doak et al. 1996)。

- 运用可视化信息来增强学习动力。保证宣传册封面和讲义开头的吸引力,同时清楚地传达关键信息。因为阅读对于受教育水平较低者而言并不容易,一个吸引人的封面或介绍可以引起人们的阅读欲望。艺术作品或照片的风格需要与文化相适应,这样读者才会更容易接受它们,并设身处地,置身其中。照片(尤其是彩色照片)和现实的线图比程式化、抽象的图像更容易让人理解。你可以与目标受众一起判断作品或照片的风格是否合适,以及是否有激励作用。

- 谨慎添加图注文本。将图像附在相关文本附近,便于读者阅读和理解。将文本按照内在逻辑分解成小段并附上图像,使其更容易理解。如果你想鼓励步行和爬楼梯,分别展示步行和爬楼梯的图像,并为每幅图像配上简短的动作标题。如果你用表格列出了高脂食物,也可以把这些食物分成几组,并在每组上面配上标题。为了促进参与者学习,可以提供一份检查清单,以此作为一种自我评估的手段。美国 CDC 提供了许多关于如何开发有效的可视化材料的范例(CDC 2011)。

- 使用简单明了的插图。文字对应的插图应包括足够的细节来强调信息,但不应过于复杂,以免分散注意力。如果想将一段流程分为多个步骤进行说明,需给每个步骤编号。同时保证照片的整洁和信息表述清晰,也会很有效。

- 在海报和宣传册中使用逼真的图片。独立的信息要通过可视化材料和文字表达清楚。尽可能使用逼真的照片(最好是彩色的),这有助于读者理解(Townsend et al. 2008; Townsend 2011)。

- 适当地使用色彩。色彩可以持续吸引读者的注意力。鉴于如今视觉媒体的快速发展,色彩也日益受到人们的欢迎。人们对色彩的偏好因年龄、性别、社会经济地位和种族不同,而有着巨大差异。因此,与目标受众一起测试色彩选择非常重要,以确定它们是否能够传达目标信息和内涵意义。

加州大学戴维斯分校的"健康儿童"项目采用了一种有趣的方法,使得该项目具备文化适宜性且适用于受教育水平较低的受众人群。该项目网站允许政府机构主管合法使用教育工作者目标种族和民族群体的代表性照片,来定制健康儿童肥胖预防评估工具(Townsend et al. 2018; healthykids.ucdavis.edu)。

面向受教育水平较低者的视觉材料:我的餐盘插图

图 18-3 中"我的餐盘(MyPlate)"海报展示了上述的许多原则。之前的研究表明,在可视化材料中,受教育水平较低受众更喜欢照片而不是文字或线图,他们更喜欢彩色照片而不是黑白照片(Townsend et al. 2008; Townsend 2011)。Townsend、Shilts 等人开发并测试了适合于受教育水平较低人群营养教育的膳食图像和信息(Shilts et al. 2015)。他们基于加州扩展食品和营养教育项目(EFNEP)参与者的每日膳食回顾,筛选出受众的日常食品,然后拍摄餐食照片并附上简短的句子和少音节词汇的描述,为受教育水平较低受众提供餐食信息。这些信息最后通过 WIC、SNAP-Ed 和 EFNEP 成年参与者的认知测试。这一广泛的形成性研究对"我的餐盘"系列教育材料的制作起到重要作用,如相关课堂、讲义、目标表、餐卡和餐垫。这张海报作为教育材料典范,展示了对简单语言描述和文化适宜食物的有效运用。

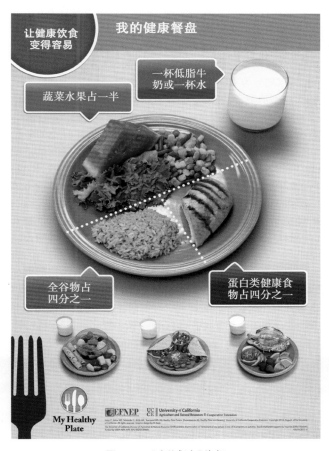

图 18-3 "我的餐盘"海报

Shilts et al. A Picture is Worth a Thousand Words: Customizing My Plate for Low-literate, Low-income Families in 4 Steps. *J Nutrition Education & Behavior*. 2015: 1-3 pg.

不同饮食习惯人群

本书强调了社会心理因素和其他决定因素在食物选择和饮食行为中的重要作用。有证据表明，态度、个人和社会规范、伦理和道德感、自我效能感以及习惯对个体的行为改变十分重要。当然，并不是对每个人都同样重要。此外，人们的购物和烹饪习惯也会有所不同（Grunert et al. 1997；Worsley 2000）。

研究人员和食品营销人员利用所谓的饮食相关生活方式差异（食物风格），将人们划分为几个亚群，以更好地理解人们的动机和行为。这项研究表明，人们会运用一套标准来评估他们所采取行动可能带来的结果（Feather 1982）。这套标准可以分为社区价值观（可能来自文化或其他社会来源）、小团体价值观（例如，重视社交）和个人价值观。就个人价值观而言，如成为一名素食者或肉食者，还是一名重视食物标准的环保人士（取决于个人经历等）。

在这些研究中，人们被划分纳入到不同的亚组。随着社会趋势和经济条件的变化，这些分组也可能会随着时间的推移而发生改变，并可能因国家或文化的不同而存在差异。美国一项针对青少年的研究发现，青少年们可以被分为 6 个亚组，包括享乐主义者和关注健康者等（Contento et al. 1988）。而另一项研究（Nie and Zepeda 2011）显示美国食品采购者在购物方式、所购食物、膳食准备和结果预期方面都存在着差异，可以划分为 4 个亚组：

- 实用型消费者：相对于制作食物的便利性，更重视食物的味道和健康。经常烹饪，对疾病预防有一定的兴趣。
- 食物爱好者：重视食品的健康而不考虑制作食物的便利性。经常烹饪，并尝试以特殊的饮食模式来防治疾病。经常在农贸市场购物，是最为活跃的有机食品购买者。
- 冷漠型消费者：只看重食物的味道和便利性，对烹饪不感兴趣，也不去农贸市场购物或购买有机食品。
- 便捷型消费者：重视便利性，但也重视食品的新鲜度和安全性。在家烹饪但不一定对烹饪感兴趣，也不去农贸市场购物或购买有机食品。

澳大利亚的一项研究发现各亚组间存在一些相似之处（Worsley 2000）。了解这些亚组可以帮助营养教育工作者制订更有针对性的营养教育课程。在需求评估中，也可以调查受众的饮食相关生活方式，这将有助于营养教育计划的制订。

本章总结

尽管本书第二部分描述的营养教育原则适用于所有人群，即重点强化动机产生和提高行为改变的能力，但规划和执行营养教育计划时需因地制宜，考虑不同受众的特点，同时也需考虑家庭、社会关系、政策、制度和环境变化等因素。

考虑受众年龄和心理认知发展水平

儿童不同于成人，他们正处于生长发育期，身体、认知、情感和社会认知水平不断发展，并在每个阶段都有不同的需求和能力，以及对自我和环境的不同认知方式，这些都要在教育设计和活动中有所体现。如对学龄前儿童进行教育时，需要反复接触美味、健康的食物，并在游戏中进行教育，这样才能有助于儿童熟悉食物。随着儿童的生长发育，他们可以处理更多的信息，目标设定和认知的自我调节能力也有所发展，同时认知层面的动机也变得愈发重要。不仅如此，情感和社会力量在这一阶段也十分重要。如对青少年进行营养教育时需要明确有意义的动机，并鼓励和支持青少年进行目标设定和自我调节能力训练，以实现自主行为。

成年人往往关注于学习的短期有效性，而且其在不同的生命历程承担不同的生活角色，因此对他们的营养教育应建立在其过往经历上，尊重他们的决策，并引导他们积极参与到自主学习中。促进对话能有效推动成年人营养教育的顺利进行。

考虑受众的文化背景和受教育水平

全球多数国家均存在文化多样性，这将极大影响营养教育的实施。营养教育工作者应该提高自身的文化理解力和文化谦逊度，掌握相关知识和人际交往技能，增加对群体内和群体间文化差异和相似性的理解和欣赏。这也意味着教育者要批判性认识到他们自身的文化价值观和文化愿景，以及与学习者的权力平衡，从而在跨文化情况下高效工作。营养教育项目也应力求在文化上适合其目标受众，并开发合适的视听材料以适应受众的受教育水平。只有文化适宜的营养教育活动才有可能最大化实现教育目标，提高环境支持的有效性。

© Melica/Shutterstock

问题和活动

1. 根据行为改变目标，为受众制订营养教育计划。请分别描述两条纳入以下因素的思路：

　　（1）受众的年龄。
　　（2）受众的认知发展水平（受众是儿童青少年）。

　　（3）恰当的可视化材料。
　　（4）受众的文化背景。

2. 为学前启智项目中心就儿童营养教育计划提供相关建议。依据所学知识，指出如何恰当地对儿童进行营养教育?

　　3. 为一群 13~15 岁的青少年提供两次课后营养教育课程。目前已依据 DESIGN 程序制订了营养教育计划，请描述一下为吸引青少年注意力并提供技能学习，将采用或开展的 3 种教育材料或活动。

　　4. 为糖尿病前期妇女开展包括小组讨论和座谈会在内的营养教育活动。在教育活动中，如何看待促进者的角色? 又将会面临什么挑战? 如何判断你是否为一位合格的促进者?

　　5. 阅读一套计划用于特定文化群体的营养教育材料。

根据本章所学知识，请列出为适应受众文化背景，这些材料应该具备的 3 个特点。

　　6. 选择一个想进一步了解的文化群体，阅读相关资料或与该群体成员进行交谈。了解他们急需解决的两个关键性营养问题是什么? 走访该群体常去的食品店，并品味他们常吃的食物，以进一步了解他们。然后制作一份营养教育材料，如讲义、宣传册、海报、视频或健康食谱。这份营养教育材料在哪些方面应该具有文化敏感性? 如何使用表层或深层干预，抑或是两者兼具的? 请具体说明。

参考文献

Abusabha, R., J. Peacock, and C. Achterberg. 1999. "How to make nutrition education more meaningful through facilitated group discussions." *Journal of the American Dietetic Association* 99: 72–76.

Alaimo, K., C. M. Olson, and E. A. Frongillo. 1999. "Importance of cognitive testing for survey items: An example from food security questionnaires." *Journal of Nutrition Education* 31: 269–275.

Anzman-Frasca, S., J. S. Savage, M. Marini, J. O. Fisher, and L. L. Birch. 2012. "Repeated exposure and associative conditioning promote preschool children's liking of vegetables." *Appetite* 58(2): 543–553.

Au, T. K., C. K. K. Chan, T. Chan, M. W. Cheung, J. Y. Ho, and G. W. Ip. 2008. "Folkbiology meets microbiology: A study of conceptual and behavioral change." *Cognitive Psychology* 57: 1–19.

Baranowski, T., J. Baranowski, K. W. Cullen, T. Marsh, N. Islam, and I. Zakeri. 2003. "Squire's Quest! Dietary outcome evaluation of a multimedia game." *American Journal of Preventive Medicine* 24: 52–61.

Barrera, M., F. G. Castro, L. A. Strycker, and D. J. Toobert. 2013. "Cultural adaptations of behavioral health interventions: A progress report." *Journal of Consulting Clinical Psychology* 81(2): 196–205.

Bauer, K. W., J. M. Berge, and D. Neumark-Sztainer. 2011. "The importance of families to adolescents' physical activity and dietary intake." *Adolescent Medicine: State of the Art Reviews* 22(3): 601–613.

Bellows, L. and J. Anderson. 2006. "The Food Friends: Encouraging preschoolers to try new foods." *Young Children* 61: 37–39.

Bellows, L., K. Cole, and J. Anderson. 2006. "Family fun with new foods: A parent component to the Food Friends social marketing campaign." *Journal of Nutrition Education and Behavior* 38: 123–124.

Bellows, L., S. L. Johnson, P. L. Davies, J. Anderson, W. J. Gavin, and R. E. Boles. 2013. "The Colorado LEAP study: Rationale and design of a study to assess the short term longitudinal effectiveness of a preschool nutrition and physical activity program." *BMC Public Health* 13: 1146.

Bender, M. S., M. J. Clark, and S. Gahagan. 2014. "Community engagement for culturally appropriate obesity prevention in Hispanic mother-child dyads." *Journal of Transcultural Nursing* 25(4): 373–384.

Bender, M. S., P. R. Nader, C. Kennedy, and S. Gahagan. 2013. "A culturally appropriate intervention to improve health behaviors in Hispanic mother–child dyads." *Child Obesity* 9(2): 157–163.

Berge, J. M., M. Wall, T. F. Hsueh, J. A Fulkerson, N. Larson, and D. Neumark-Sztainer. 2015. "The protective role of family meals for youth obesity: 10-year longitudinal associations." *Journal of Pediatrics* 166(2): 296–301.

Birch, L. L. 1987. "The role of experience in children's food acceptance patterns." *Journal of the American Dietetic Association* 87(Suppl.): S36–S40.

Blissett, J. 2011. "Relationships between parenting style, feeding style and feeding practices and fruit and vegetable consumption in early childhood." *Appetite* 57(3): 826–831.

Boutelle, K. N., H. Libbey, D. Neumark-Sztainer, and M. Story. 2009. "Weight control strategies of overweight adolescents who successfully lost weight." *Journal of the American Dietetic Association* 109(12): 2029–2035.

Boutelle, K. N., J. A. Fulkerson, D. Neumark-Sztainer, M. Story, and S. A French. 2007. "Fast food for family meals: Relationships with parent and adolescent food intake, home food availability and weight status." *Public Health Nutrition* 10(1): 16–23.

Bronfenbrenner, U. 1979. *The ecology of human development*. Boston: Harvard University Press.

Bronner, Y. 1994. "Cultural sensitivity and nutrition counseling." *Topics in Clinical Nutrition* 9: 13–19.

Brookfield, S. 2013. *Powerful techniques for teaching adults*. San Francisco: Jossey-Bass.

Campinha-Bacote, J. 2002 [Updated 2015]. "The process of cultural competence in the delivery of healthcare services. Transcultural C.A.R.E. Associates." http://www.transculturalcare.net

Centers for Disease Control and Prevention (CDC). 2009. *Simply put: A guide for creating easy-to-understand materials*. Atlanta, GA: Strategic and Proactive Communication Branch, Division of Communication Services, Office of the Associate Director for Communication, Centers for Disease Control and Prevention.

Contento, I. R. 1981. "Children's thinking about food and eating: A Piagetian-based study." *Journal of Nutrition Education* 13(Suppl.): S86–S90.

Contento, I. R., G. I. Balch, Y. L. Bronner, L. A. Lytle, S. K. Maloney, C. M Olson, and S. S. Swadener. 1995. "The effectiveness of nutrition education and implications for nutrition education policy, programs and research. A review of research." *Journal of Nutrition Education* 27: 279–418.

Contento, I. R., and J. W. Michela. 1998. "Nutrition and food choice behavior among children and adolescents." In *Handbook of pediatric and adolescent health psychology*, edited by R. Goreczny and C. Hensen, pp. 249–273. Boston: Allyn & Bacon.

Contento, I. R., J. W. Michela, and C. J. Goldberg. 1988. "Food choice among adolescents: Population segmentation by motivation." *Journal of Nutrition Education* 20: 289–298.

Contento, I. R., J. W. Michela, and S. S. Williams. 1995. "Adolescent food choice: Role of weight and dieting status." *Appetite* 25: 51–76.

Contento, I. R., S. S. Williams, J. L. Michela, and A. B. Franklin. 2006. "Understanding the food choice process of adolescents in the context of family and friends." *Journal of Adolescent Health* 38(5): 575–582.

Contento, I. R., P. A. Zybert, and S. S. Williams. 2005. "Relationship of cognitive restraint of eating and disinhibition to the quality of food choices of Latina women and their young children." *Preventive Medicine* 40: 326–336.

Croll, J. K., D. Neumark-Sztainer, and M. Story. 2001. "Healthy eating: What does it mean to adolescents?" *Journal of Nutrition Education* 33: 193–198.

Cross, T., B. Bazron, K. Dennis, and M. Isaacs. 1989. *Towards a culturally competent system of care.* Vol. 1. Washington, DC: Georgetown University Child Development Center, CASSP Technical Assistance Center.

De Smet, A., Y. Liu, I. De Bourdeaudhuij, T. Baranowksi, and D. Thompson. 2017. "The effectiveness of asking behaviors among 9-11 year-old children in increasing home availability and children's intake of fruit and vegetables: The results from the Squire's Quest II self-regulation game intervention." *International Journal of Behavioral Nutrition and Physical Activity* 14: 51.

Devereaux-Melillo, K. D., E. Williamson, S. Crocker Houde, M. Futrell, C. Y. Read, and M. Campasano. 2001. "Perceptions of older Latino adults regarding physical fitness, physical activity, and exercise." *Journal of Gerontological Nursing* 27(9): 38–46.

Devine, C. M. "A life course perspective: Understanding food choices in time, social location, and history." *Journal of Nutrition Education* 37: 121–128.

Devine, C. M. and C. M. Olson. 1991. "Women's dietary prevention motives: Life stage influences." *Journal of Nutrition Education* 23: 269–274.

Diabetes Prevention Program Research Group. Knowler, W. C., S. E. Fowler, R. F. Hamman, C. A. Christophi, H. J. Hoffman, A. T. Brenneman, et al. 2009. "10-year follow-up of diabetes incidence and weight loss in the Diabetes Prevention Program Outcome Study." *Lancet* 374: 1677–1686. https://www.cdc.gov/diabetes/prevention/index.html

Di Noia, J., G. Furst, K. Park, and C. Byrd-Bredbenner. 2013. "Designing culturally sensitive dietary interventions for African Americans: Review and recommendations." *Nutrition Reviews* 71(4): 224–238.

DiSantis, K. I., L. L. Birch, A. Davey, E. L. Serrano, L. Zhang, Y. Bruton, and J. O. Fisher. 2013. "Plate size and children's appetite: Effects of larger dishware on self-served portions and intake." *Pediatrics* 131(5): e1451–1458.

Doak, C. C., L. G. Doak, and J. H. Root. 1996. *Teaching patients with low literacy skills.* Second ed. Philadelphia: Lippincott.

Dodani, S, and J. Z. Fields. 2010. "Implementation of the Fit Body and Soul, a church-based lifestyle program for diabetes prevention in high-risk African Americans." *The Diabetes Educator* 36(3): 465–472.

Dodani, S, M. K. Kramer, L Williams, S. Crawford, and A. Kriska. 2009. "Fit body and soul: A church-based behavioral lifestyle program for diabetes prevention in African Americans." *Ethnicity & Disease* 19: 135–141.

Domenech Rodríguez, M. M., A. A. Baumann, and A. L. Schwartz. 2011. "Cultural adaptation of an evidence based intervention: From theory to practice in a Latino/a community context." *American Journal of Community Psychology* 47: 170–186.

Dovey, T. M., P. A. Staples, E. L. Gibson, and J. C. Halford. 2008. "Food neophobia and "picky/fussy" eating in children: A review." *Appetite* 50(2–3): 181–193.

Edstrom, K. M., and C. M. Devine. 2001. "Consistency in women's orientations to food and nutrition in midlife and older age: A 10-year qualitative follow-up." *Journal of Nutrition Education* 33: 215–223.

Epstein, L.H., C. C. Gordy, H. A. Raynor, et al. 2001. "Increasing fruit and vegetable intake and decreasing fat and sugar intake in families at risk for childhood obesity." *Obesity Research* 9(3): 171–178.

Epstein, L. H., J. A. Smith, L. S. Vara, and J. S. Rodefer. 1991. "Behavioral economic analysis of activity choice in obese children." *Health Psychology* 10: 311–316.

Facilitating WIC Discussion Groups. 2011. Guidelines, concepts, and techniques. Washington State Department of Health WIC Nutrition Program.

Feather, N.T. 1982. "Human values and the prediction of action: An expectancy value analysis." In *Expectations and actions: Expectancy value models in psychology*, edited by N. T. Feather, pp. 639–656. Hillsdale, NJ: Erlbaum.

Fisher, J. O., and L. L. Birch. 2002. "Eating in the absence of hunger and overweight in girls from 5 to 7 years of age." *American Journal of Clinical Nutrition* 76: 226–231.

Fisher, J. O., B. J. Rolls, and L. L. Birch. 2003. "Children's bite size and intake of an entrée are greater with larger portions than with age-appropriate or self-selected portions." *American Journal of Clinical Nutrition* 77: 1164–1170.

Flattum, C., M. Draxten, M. Horning, J. A. Fulerson, D. Neumark-Sztainer, A. Garwick, M. Y. Kubik, and M. Story. 2015. "HOME Plus: Program design and implementation of a family-focused, community-based intervention to promote the frequency and healthfulness of family meals, reduce children's sedentary behavior, and prevent obesity." *International Journal of Behavioral Nutrition and Physical Activity* 12: 53.

Fulkerson, J. A., M. Story, A. Mellin, N. Leffert, D. Neumark-Sztainer, and S. French. 2006. "Family dinner meal frequency and adolescent development: Relationships with developmental assets and high-risk behaviors." *Journal of Adolescent Health* 39(3): 337–345.

Gabaccia, D. R. 1998. *We are what we eat.* Cambridge, MA: Harvard University Press.

Gable, S., and S. Lutz. 2001. "Nutrition socialization experiences of children in the Head Start program." *Journal of the American Dietetic Association* 101: 572–577.

Gagne, R. W. 1985. *The conditions of learning and theory of instruction.* Fourth ed. New York: Holt, Rinehart, & Winston.

Gagne, R., W. W. Wager, J. M. Keller, and K. Golas. 2004. *Principles of instructional design.* Boston: Cengage.

Gallop. 2013. "Most U. S. families still routinely dine together:

slight majority says family eat together six days a a week." *Well-being, Gallop* December 26, 2013.

Gelman, R., K. Brenneman, G. MacDonald, and M. Roman. 2009. *Preschool pathways to science: facilitating scientific ways of thinking, talking, doing, and understanding.* Baltimore, MD: Brookes Publishing.

Gillman, M. W., S. L. Rifas-Shiman, A. L. Frazier, H. R. Rockett, C. A. Camargo Jr., A. E. Field, C. S. Berkey, and G. A. Colditz. 2000. "Family dinner and diet quality among older children and adolescents." *Archives of Family Medicine* 9: 235–240.

Goody, C. M and L. Drago. 2009. "Using cultural competence constructs to understand food practices and provide diabetes care and education." *Diabetes Spectrum* 22: 43–47. http://spectrum.diabetesjournals.org/content/22/1/43

Gould, R. L. 1978. *Transformations: Growth and change in adult life.* New York: Simon and Schuster.

Gripshover, S. J., and E. M. Markman. 2013. "Teaching young children a theory of nutrition: Conceptual change and the potential for increasing consumption." *Psychological Science* 24(8): 1541–1553.

Gropnik, A., D. M. Sobel, L. E. Schulz, and C. Glymour. 2001. "Causal learning mechanisms in very young children: Two-, three-, and four-year-olds infer causal relations from patterns of variation and covariation." *Developmental Psychology* 37(5): 620–629.

Grunert, K. G., K. Bruno, and S. Bisp. 1997. "Food-related lifestyle: Development of a cross-culturally valid instrument for market surveillance." In *Values, lifestyles, and psychographics*, edited by L. Kahle and C. Chiagouris, pp. 337–354. Mahwah, NJ, Erlbaum.

Hammons, A. J. and B. H. Fiese. 2011. "Is frequency of shared family meals related to the nutritional health of children and adolescents?" *Pediatrics* 127(6): e1565–e1574.

Harrison, G. G., M. Kagawa-Singer, S. B. Foerster, H. Lee, L. Pham Kim, T. U. Nguyen, A. Fernandez-Ami, V. Quinn, and D. G. Bal.. 2005. "Seizing the moment: California's opportunity to prevent nutrition-related health disparities in low-income Asian American population." *Cancer* 15; 104(12 Suppl): 2962–2968.

Hertzler, A. A., and K. DeBord. 1994. "Preschoolers' developmentally appropriate food and nutrition skills." *Journal of Nutrition Education* 26: 166B–C.

Hinojosa, M. S., D. Nelson, R. Hinojosa, A. Delgado, B. Witzack, M. Gonzalez, W. Elliot, J. Steiner, M. Fontanez, and R. Farias. 2011. "Using *fotonovelas* to promote healthy eating in a Latino community." *American Journal of Public Health* 101(2): 258–259.

Hoerr, S. L., S. O. Hughes, J. O. Fisher, T. A. Nicklas, Y. Liu, and R. M. Shewchuk. 2009. "Associations among parental feeding styles and children's food intake in families with limited income." *International Journal of Behavior Nutrition and Physical Activity* 13(6): 55.

Hromi-Fiedler, A., D. Chapman, S. Segura-Perez, G. Damio, P. Clark, J. Martinez, and R. Perez-Escamilla. 2016. "Barriers and facilitators to improve fruit and vegetable intake among WIC-eligible Latinas: An application of the Health Action Process Approach framework." *Journal of Nutrition Education and Behavior* 48(7): 468–477.

Hu, J., K. A. Amirehsani, D. C. Wallace, T. P. McCoy, and Z. Silva. 2016. "A family-based, culturally tailored intervention for Hispanics and their family members." *The Diabetes Educator* 42(3): 299–314.

Hull, P. C., M. Buchowski, J. R. Canedo, B. M. Beech, L. Du, T. Koyama, and R. Zoorob. 2018. "Childhood obesity prevention cluster randomized trial for Hispanic families: outcomes of the healthy families study." *Pediatric Obesity* 13(11): 686–696.

Hughes, S. O., H. Patrick, T. G. Power, J. O. Fisher, C. B. Anderson, and T. A. Nicklas. 2007. "The impact of child care providers' feeding on children's food consumption." *Journal of Developmental & Behavioral Pediatrics* 28: 100–107.

Hughes, S. O., R. M. Shewchuk M. L. Baskin, T. A. Nicklas, and H. Qu. 2008. "Indulgent feeding style and children' weight in preschool." *Journal of Developmental & Behavioral Pediatrics* 29(5): 403–410.

Husing, C., and M. Elfant. 2005. "Finding the teacher within: A story of learner-centered education in California WIC." *Journal of Nutrition Education and Behavior* 37(Suppl. 1): S22.

Iwelunmor J., V. Newsome, and C. O. Airhihenbuwa. 2014. "Framing the impact of culture on health: A systematic review of the PEN-3 cultural model and its application in public health research and interventions." *Ethnicity & Health* 19(1): 20–46.

Isaacs, M., and M. Benjamin. 1991. *Towards a culturally competent system of care. Vol. 2: Programs which utilize culturally competent principles.* Washington, DC: Georgetown University Child Development Center, CASSP Technical Assistance Center.

James, D. C. S., J. W. Pobee, D. Oxidine, L. Brown, and G. Joshi. 2012. "Using the health belief model to develop culturally appropriate weight-management materials for African American women." *Journal of the Academy of Nutrition and Dietetics* 112: 664–670.

Joint Commission, 2010. "Advancing effective communication, cultural competence, and patient- and family-centered care: A roadmap for hospitals." Oakbrook, IL: The Joint Commission. https://www.jointcommission.org/roadmap_for_hospitals/

Karimi-Shahanjarini, A., A. Rashidian, N. Omidvar, and R. Majdzadeh, 2013. "Assessing and comparing the short-term effects of TPB only and TPB plus implementation intentions interventions on snacking behavior in Iranian adolescent girls: A cluster randomized trial." *American Journal of Health Promotion* 27(3): 152–161.

King, M. A., A. Sims, and D. Osher. 2006. "How is cultural competence integrated in education?" Center for Effective Collaboration and Practice, American Institutes of Research. http://cecp.air.org

Kinzie, M. B. 2005. "Instructional design strategies for health behavior change." *Patient Education and Counseling* 56: 3–15.

Kittler, P. G., K. P. Sucher, and M. Nahikian-Nelms. 2017. *Food and culture.* 7th edition. Boston, MA: Cengage Learning.

Knowles, M. S., E. F. Holton, and R. A. Swanson. 2015. *The adult learner.* Eighth ed. New York: Routledge.

Kreuter, M. W., S. N. Lukwago, R. D. Bucholtz, E. M. Clark, and V. Sanders-Thompson. 2003. "Achieving cultural appropriateness in health promotion programs: Targeted and tailored approaches." *Health Education and Behavior* 30(2): 133–146.

Kreuter, M. W., C. Sugg-Skinner, C. L. Holt, E. M. Clark, D. Haire-Joshu, Q. Fu, A. C. Booker, K. Steger-May, and D. Bucholtz. 2005. "Cultural tailoring for mammography and fruit and vegetables intake among low-income African-

American women in urban public health centers." *Preventive Medicine* 41: 53–62.

Kumanyika, S., W. C. Taylor, S. A. Grier, V. Lassiter, K. J. Lancaster, C. B. Morsink, and A. M. Renzaho. 2012. "Community energy balance: A framework for contextualizing cultural influences on high risk of obesity in ethnic minority populations." *Preventive Medicine* 55: 371–381.

Kumanyika, S. K., M. C. Whitt-Glover, T. L. Gray, T. E. Prewitt, A. M Odums-Young, J. Banks-Wallace, B. M. Beech et al. 2007. "Expanding the obesity research paradigm to reach African-American communities." *Preventing Chronic Disease* 4: 1–22.

Larson, N. I., J. M. Miller, M. E. Eisenberg, A. W. Watts, M Story, and D. Neumark-Sztainer. 2017. "Multicontextual correlates of energy-dense, nutrient-poor snack food consumption of adolescents." *Appetite* 112: 23–34.

Larson, N. I., J. M. Miller, A. W. Watts, M. T. Story, and D. Neumark-Sztainer. 2016a. "Adolescent snacking behaviors are associated with dietary intake and weight status." *Journal of Nutrition* 146(7): 1348–1355.

Larson, N. I., M. T. Story, M. E. Eisenberg, and D. Neumark-Sztainer. 2016b. "Secular trends in meal and snack patterns among adolescents from 1999 to 2010." *Journal of the American Academy of Dietetics and Nutrition* 116(2): 240–250.

Larson, N. I., M. M. Wall, M. T. Story, and D. Neumark-Sztainer. 2013. "Home/family, peer, school and neighborhood correlates of obesity in adolescents." *Obesity* 21(9): 1858–1869.

Levinson, D. J. 1978. *The seasons of a man's life*. New York: Knopf.

Levinson, D. J. 1996. *The seasons of a woman's life*. New York: Knopf.

Liou, D., and I. R. Contento. 2001. "Usefulness of psychosocial theory variables in explaining fat-related dietary behavior in Chinese Americans: Association with degree of acculturation." *Journal of Nutrition Education* 33: 322–331.

Liou, D., K. Bauer, and Y. Bai. 2014. "Investigating obesity risk-reduction behaviors and psychosocial factors in Chinese-Americans." *Perspectives in Public Health* 134(6): 321–330.

Long, J. M., R. Sowell, A. Bairan, C. Holtz, A. B. Curtis and K. J. Fogarty. 2012. "Explorations of commonalities and variations in health related beliefs across four Latino subgroups using focus group methodology: Implications in care for Latinos with type 2 diabetes." *Journal of Cultural Diversity* 19(4): 133–142.

Lopez-Guimera, G., D. Neumark-Sztainer, P. Hannan, J. Fauquet, K. Loth, and D. Sanchez-Carracedo. 2013. "Unhealthy weight-control behaviors, dieting and weight status: A cross-cultural comparison between North American and Spanish adolescents." *European Eating Disorders Review* 21(4): 276–283.

Lv N., and J. L. Brown. 2011. "Impact of a nutrition education program to increase intake of calcium-rich foods by Chinese-American women." *Journal of the American Dietetic Association* 111: 143–149.

Ma, F. C. and I. R. Contento, I. R. 1997. "Development and formative evaluation of a nutrition education curriculum aimed at reducing fat intake in Taiwan elementary students." *Journal of Nutrition Education*, 29: 237–243.

Matheson, D., and K. Spranger. 2001. "Content analysis of the use of fantasy, challenge, and curiosity in school-based nutrition education programs." *Journal of Nutrition Education* 33: 10–16.

Matheson, D., K. Spranger, and A. Saxe. 2002. "Preschool children's perceptions of food and their food experiences." *Journal of Nutrition Education and Behavior* 34: 85–92.

Meir, N., M. G. Ory, and A. A. Medina. 2010. "Anatomy of culturally sensitive interventions promoting nutrition and exercise in Hispanics: A critical examination of the existing literature." *Health Promotion Practice* 11(4): 541–554.

Merrill, M. D. 2009. "First principles of instruction." In *Instructional-design theories and models. Volume III. Building a common knowledge base*, edited by C. M. Reigeluth and A. A. Carr-Chellman. New York: Routledge.

Michela, J. L., and I. R. Contento. 1984. "Spontaneous classification of foods by elementary school-aged children." *Health Education Quarterly* 11: 57–76.

Moule, J. 2012. *Cultural competence: A primer for educators*. Belmont, CA: Wadsworth/Cengage.

Nabhan G. P. 2002. "Diabetes, diet, and Native American foraging traditions." *Food in the USA: A Reader*. New York: Routledge, p.231–237.

National Center for Educational Statistics. 2003. National Assessment of Adult Literacy. http://nces.ed.gov/naal/

National CLAS Standards. 2018. "National standards for culturally and linguistically appropriate services in health and healthcare (The National CLAS Standards)." U. S. Department of Health and Human Services, Office of Minority Health, ThinkCulturalHealth. https://minorityhealth.hhs.gov/omh/browse.aspx?lvl=2&lvlid=53

Neugarten, B. L., R. J. Havighurst, and S. S. Tobin. 1968. "Personality and patterns of aging." In *Middle age and aging*, edited by B. L. Neugarten. Chicago: University of Chicago Press.

Neumark-Sztainer, D., M. Wall, J. A. Fulkerson, and N. Larson. 2013. "Changes in family meals from 1999 to 2010 in the homes of adolescents: Trend by sociodemographic characteristics." *Journal of Adolescent Health*. 52(2): 201–206.

Neumark-Sztainer, D., M. Wall, M. Story, and A.R. 2012. "Standish. Dieting and unhealthy weight control behaviors during adolescence: Associations with 10-year changes in body mass index." *Journal of Adolescent Health*. 50(1): 80–86.

Neumark-Sztainer, D., M. Story, D. Ackard, J. Moe, and C. Perry. 2000a. "The 'family meal': View of adolescents." *Journal of Nutrition Education* 32: 329–334.

Neumark-Sztainer, D. 2000b. "Family meals among adolescents: Findings from a pilot study." *Journal of Nutrition Education* 32: 335–340.

Nie, C. and L. Zepeda. 2011. "Lifestyle segmentation of US shoppers to examine organic and local food consumption." *Appetite* 57: 28–37.

Norris, J. 2003. *From telling to teaching*. North Myrtle Beach, SC: Learning by Dialogue.

Ockene, I. S., T. L. Tellez, M. C. Rosal, G. W. Reed, J. Mordes, P. A. Merriam, B. C. Olendzki, G. Handelman, R. Nicolosi, and Y. Ma. 2012. "Outcomes of a Latino community-based intervention for prevention of diabetes: the Lawrence Latino Diabetes Prevention Project." *American Journal of Public Health* 102: 336–342.

O'Connor, T. M., S. O. Hughes, K. B. Watson, T. Baranowski, T. A. Nicklas, J. O. Fisher, A. Beltran, J. C. Baronowski, H. Qu, and R. M. Shewchuk. 2009. "Parenting practices associated with fruit and vegetable consumption in preschool children." *Public Health Nutrition* 13(1): 91–101.

Olson, C. M., and G. L. Kelley. 1989. "The challenge of implementing theory-based nutrition education." *Journal of*

Nutrition Education 22: 280–284.

Pai, H. L., and I. R. Contento. 2014. "Parental perceptions, feeding practices, feeding styles, and level of acculturation of Chinese Americans in relation to their school-age child's weight status." *Appetite* 80: 174–182.

Peters, N. C., I. R. Contento, F. Kronenberg, and M. Coleton. 2014. "Adherence to a whole foods eating pattern intervention with healthy postmenopausal women." *Public Health Nutrition* 17(12): 2806–2815.

Piaget, J., and B. Inhelder. 1969. *The psychology of the child.* New York: Basic Books.

Purnell, L. 2002. "The Purnell model for cultural competence." *Journal of Transcultural Nursing* 13: 193–196.

Reigeluth, C. M., and A. A. Carr-Chellman. 2009. "Understanding instructional-design theory." In *Instructional-design theories and models. Vol. III. Building a common knowledge base*, edited by C. M. Reigeluth and A. A. Carr-Chellman. New York: Routledge.

Resnicow, K., T. Baranowski, J. S. Ahluwalia, and R. L. Braithwaite. 1999. "Cultural sensitivity in public health: Defined and demystified." *Ethnicity and Disease* 9: 10–21.

Resnicow, K., M. K. Campbell, C. Carr, F. McCarty, T. Wang, S. Periasamy, S. Rahotep, C. Doyle, A. Williams, and G. Stables. 2004. "Body and Soul: A dietary intervention conducted through African-American churches." *American Journal of Preventive Medicine* 27(2): 97–105.

Resnicow, K., A. Jackson, D. Blisset, T. Wang, F. McCarty, S. Rahotep, and S. Periasamy. 2005. "Results of the Healthy Body/Healthy Spirit trial." *Health Physiology* 24: 339–348.

Resnicow, K., A. Jackson, R. Braithwaite, C. Dilorio, D. Blisset, S. Rahotep, and S. Periasamy. 2002. "Healthy Body/Healthy Spirit: A church-based nutrition and physical activity intervention." *Health Education Research* 17: 562–573.

Reyes, N. R., A. A. Klotz, and J. Herring. 2013. "A qualitative study of motivators and barriers to healthy eating in pregnancy for low-income, overweight, African-American mothers." *Journal of the Academy of Nutrition and Dietetics* 113: 1175–1181.

Rhee, K. 2008. "Childhood overweight and the relationship between parent behaviors, parenting style, and family functioning." *Annals of the American Academy of Political and Social Science* 615(1): 11–37.

Rolls, B. J., D. Engell, and L. L. Birch. 2000. "Serving portion size influences 5-year-old but not 3-year-old children's food intakes." *Journal of the American Dietetic Association* 180: 232–234.

Sahyoun, N. R., C. A. Pratt, and A. Anderson. 2004. "Evaluation of nutrition education for older adults: A proposed framework." *Journal of the American Dietetic Association* 104: 58–69.

Sanjur, D. 1982. *Social and cultural perspectives in nutrition.* Englewood Cliffs, NJ: Prentice Hall.

Santrock, J. 2016. *Adolescence.* 17th ed. McGraw-Hill Education.

Santrock, J. 2019. *Life-span development.* 17th edition. New York: McGraw-Hill Education.

Satter, E. 2008. *Secrets of feeding a healthy family: How to eat, how to raise good eaters, how to cook.* Madison, WI: Kelcy Press.

Sattin, R. W., L. B. Williams, J. Dias, J. T. Garvin, L. Marion, T. V. Joshua, A. Kriska, M. K. Kramer, and K. M. Narayan. 2016. "Community trial of a faith-based lifestyle intervention to prevent diabetes among African-Americans." *Journal of Community Health* 41(1): 87–96.

Savage, J. S., J. O. Fisher, and L. L. Birch. 2007. "Parental influence on eating behavior: Conception to adolescence." *Journal of Law and Medical Ethics* 35(1): 22–34.

Schwartz, S. H. 1992. "Universals in the content and structure of values: Theoretical advances and empirical tests in 20 countries." *Advances in Experimental Social Psychology.* 25: 1–63.

Schwartz, S. H. and L. Sagiv (1995). "Identifying culture specifics in the content and structure of values." *Journal of Cross-Cultural Psychology* 26: 92–116.

Setiloane, K. T. 2016a. "Beyond the melting pot and salad bowl views of cultural diversity: Advancing cultural diversity education of nutrition educators." *Journal of Nutrition Education and Behavior* 48: 664–668.

Setiloane, K. T. 2016b. "Resources for building a diverse and culturally competent workforce in the dietetics profession." *Journal of the Academy of Nutrition and Dietetics* 48(9): 569–571.

Shaffer, D. R. and K. Kipp. 2013. *Developmental psychology: Childhood and adolescence.* 9th ed. Belmont, CA: Wadsworth/Cengage.

Shilts, M. K., M. C. Johns, C. Lamp, C. Schneider, and M. S. Townsend. 2015. "A picture is worth a thousand words: Customizing *MyPlate* for low-literate, low-income families in 4 steps." *Journal of Nutrition Education and Behavior* 47(4): 394–396.

Sigman-Grant, M. 2004. *Facilitated dialogue basics: A self-study guide for nutrition educators. Let's dance.* University of Nevada, Cooperative Extension. SP04–21. https://www.unce.unr.edu/publications/files/hn/2004/sp0421.pdf

Singleton, J. C., C. L. Achterberg, and B. M. Shannon. 1992. "Role of food and nutrition: The health perceptions of young children." *Journal of the American Dietetic Association* 92: 67–70.

Skinner, J. D., B. R. Carruth, B. Wendy, and P. J. Ziegler. 2002. "Children's food preferences: A longitudinal analysis." *Journal of the American Dietetic Association* 102: 1638–1647.

Smithsonian, F. Davina, and M. Davina. 2004. *Foods of the Americas: Native recipes and traditions.* Washington, DC: Smithsonian National Museum of the American Indian.

Spector, R. E. 2017. *Cultural diversity in health and illness.* New York: Pearson.

Stein, K. 2009. "Cultural competency: Where it is and where it's headed." *Journal of the American Dietetic Association* 109: 388–394.

Stein, K. 2010. "Moving cultural competency from abstract to act." *Journal of the American Dietetic Association* 110: 180–187.

Sue, D. W., and D. Sue. 2016. *Counseling the culturally different: Theory and practice.* Seventh ed. Hoboken, NJ: Wiley.

Tervalon, M. and J. Murray-Garcia. 1998. "Cultural humility versus cultural competence: A critical distinction in defining physician training outcomes in multicultural education." *Journal of Health Care for the Poor and Underserved* (2): 117–125.

Thompson D., R. Bhatt, M. Lazarus, K. Cullen, J. Baranowski, and T. Baranowski. 2012. "A serious video game to increase fruit and vegetable consumption among elementary aged youth (Squire's Quest! II): Rationale, design, and methods." *JMIR Research Protocols* 1(2): e19.

Townsend, M. S. 2011. "Patient-driven education materials: low-literate adults increase understanding of health messages, and improve compliance." *Nursing Clinics North America* 46(3): 367–378.

Townsend, M. S., K Sylva, A. Martin, D. Metz, and P. Wooten-Swanson. 2008. "Improving readability of an evaluation tool for low-income clients using information processing theories." *Journal of Nutrition Education and Behavior* 40(3):181–186.

Townsend, M. S., M. K. Shilts, D. M. Styne, C. Drake, L. Lanoue, L. and Lantai. 2018. "An obesity risk assessment tool for young children: validity with BMI and nutrient values." *Journal of Nutrition Education and Behavior* 50 (7): 705–717.

Triandis, H. C. 1994. *Culture and social behavior.* New York: McGraw-Hill.

Vella, J. 2002. *Learning to listen, learning to teach: The power of dialogue in educating adults.* Revised ed. San Francisco: Jossey-Bass.

Ventura, A. K., and L. Birch. 2008. "Does parenting affect children's eating and weight status?" *International Journal of Behavioral Nutrition and Physical Activity* 5: 15.

Vygotsky, L. S. 1962. *Thought and language.* Cambridge, MA: MIT Press.

Walton, K., K. O. Kleinman, S. L. Rifas-Shiman, N. J. Horton, M. W. Gillman, A. E. Field, S. B. Austin, D. Neumark-Sztainer, and J. Haines. 2016. "Secular trends in family dinner frequency among adolescents." *BMC Research Notes* 9: 35.

Wardle, J., L. J. Cooke, E. L. Gibson, M. Sapochnik, A. Sheiham, and M. Lawson. 2003. "Increasing children's acceptance of vegetables: A randomized trial of parent-led exposure." *Appetite* 40: 55–162.

Wardle, J., M. L. Herrera, L. J. Cooke, and E. L. Gibson. 2003. "Modifying children's food preferences: The effects of exposure and rewards on acceptance of an unfamiliar vegetable." *European Journal of Clinical Nutrition* 57: 341–348.

Watts, A. W., K. Loth, J. M. Berge, N. Larson, and D. Neumark-Sztainer. 2017. "No time for meals? Parenting practices associated with adolescent fruit and vegetable intake when family meals are not an option." *Journal of the Academy of Nutrition and Dietetics* 117(5): 707–714.

Williams, L. B., R. W. Sattin, J. Dias, J. T. Garvin, L. Marion, T. Joshua, A. Kriska, et al. 2013. "Design of a cluster-randomized controlled trial of a diabetes program with African-American churches: The Fit Body and Soul study." *Contemporary Clinical Trials* 34: 336–347.

WIC Works Resource System. 2012. Current. Participant-Centered Services (PCS) Webinar. https://wicworks.fns.usda.gov/resources/participant-centered-services-pcs-webinar https://snaped.fns.usda.gov/photo-gallery

Woodruff. S. J., and A. R. Kirby. 2013. "The associations among family meal frequency, food preparation frequency, self-efficacy for cooking, and food preparation techniques in children and adolescents." *Journal of Nutrition Education and Behavior* 45: 296–303.

Worsley, A. 2000. "Food and consumers: Where are we going?" *Asia Pacific Journal of Clinical Nutrition* 9 (Suppl): S103–S107.

Yeh, M-C., M. Heo, S. Suchday, A. Wong, E. Poon, G. Liu, and J. Wylie-Rosett. 2016. "Translation of the Diabetes Prevention Program for diabetes risk reduction in Chinese immigrants in New York City." *Diabetic Medicine* 33: 547–551.

Young, L., J. Anderson, L. Beckstrom, L. Bellows, and S. L. Johnson. 2004. "Using social marketing principles to guide the development of a nutrition education initiative for pre-school children." *Journal of Nutrition Education and Behavior* 36: 250–257.

Ziebarth, D., N. Healy-Haney, B. Gnadt, L. Cronin, B. Jones, E. Jensen, and M. Viscuso. 2011. "A community-based family intervention program to improve obesity in Hispanic families." *Wisconsin Medical Journal* 111(6): 261–266.

Zoorob, R., M. S. Buchowski, B. M. Beech, J. R. Canedo, R. Chandrasekhar, S. Akohoue, and P. C. Hull. 2013. "Healthy Families study: Design of a childhood obesity prevention trial for Hispanic families." *Contemporary Clinical Trials* 35(2): 108–121.

营养教育工作者对行业和环境的影响

概述

本章着重描述营养教育工作者对宏观环境的影响，包括引领行业发展、通过影响政府决策者进而推动营养教育立法等。

本章大纲

- 引言
- 关注营养教育相关研究进展和最佳实践方法
- 帮助塑造行业形象
- 遵循营养教育伦理原则：维护信誉

- 参与社区工作
- 倡导合理营养和营养教育
- 做力所能及的事情

学习目标

本章学习结束，你应该能够：
- 加入营养教育相关行业组织的重要性
- 如何塑造和引领行业发展
- 在营养教育活动中外部资助的重要性及其利益冲突

- 如何通过参与社区行动来扩大营养教育的影响力
- 与政策制定者合作并影响其决策的重要性

引言

作为营养教育工作者，参加由科研人员、营养师、其他营养和营养教育相关人员等组织的专业会议是获取信息的重要方式和途径，不仅可以了解目前营养相关项目，为营养教育工作提供思路和灵感，而且委员会或者工作组的报告也有助于我们了解地方、国家和国际组织相关政策。那我们应该怎么参与呢？

直接向公众提供营养教育是营养教育工作者的主要职责，提供营养教育的方式包括面对面的小组活动，或发放宣传材料、通过数字媒体、传统媒体等新技术进行的间接教育等，以及建设有利于目标行为改变的政策、系统和环境等。同时还需与他人合作或者加入行业组织，来获得新的知识并促进自身发展。营养教育工作者可以在所属行业组织中发表自己的想法，参与实践活动，帮助行业组织制定政策和实践方法。当然，营养教育工作者也可在更宏观的环境中倡导营养教育。本章将介绍营养教育人员参与行业组织的方式及内容。

关注营养教育相关研究进展和最佳实践方法

借鉴营养领域之外的其他学科是营养教育工作更加有

效的途径之一。食品与营养科学有助于确定营养教育的行为改变目标，而社会心理学理论研究如何激励和促进行为改变，教育学则协助制订教育计划和安排活动顺序，通过传播学理论有效组织教育活动。这些学科的交叉意味着如果营养教育侧重于行为改变，并利用行为改变和营养教育理论来增强动机和促进行为改变，那么营养教育就更有可能取得成功。这些改变的动机和促进因素以及环境支持涉及很多方面，需要在这些方面不断更新和加强。

相关学科的研究是活跃的且与时俱进的，可能会产生一些激励和促进行为改变的新的方法和工具。营养教育工作者可通过阅读文献、参加研讨会（不仅仅是营养科学）或相关会议了解最新的研究进展，这对于提高工作效率至关重要。框 19-1 列出了一些与营养教育工作者紧密相关的专业协会信息。

框 19-1　与营养教育工作者紧密相关的专业协会

营养教育与行为学会（Society for Nutrition Education and Behavior, SNEB）

愿景：食品和营养教育改变全人类的行为、食物系统和政策。

使命：推动食物和营养教育科研、政策和实践，促进平等，改善公众和地球健康。

SNEB 是谁？

SNEB 是由美国和世界各地的营养教育工作者组成的专业组织，致力于通过科研、政策和实践促进营养教育的有效性和健康行为，其愿景是通过食物和营养教育赋能行为、食物系统和政策改变。

哪些人可以加入 SNEB？

SNEB 是一个由积极参与营养教育和健康促进工作的专业人士组成的国际社团。他们通常在学校、政府机构、合作推广平台、通信和公共关系公司、食品工业、志愿和服务组织，以及其他可靠的营养和健康教育信息场所中进行工作。SNEB 成员通过期刊、时事通信、年度会议和会员服务中心分享他们的想法和资源。这个组织为具有相似兴趣和专业知识的成员提供了良好的交流机会。具体包括儿童营养教育、传播、食品和营养推广教育、健康老龄化、高等教育、国际、工业营养教育、公共卫生、科研、社会营销、可持续食物系统和体重管理信息。

SNEB 还拥有一些区域性的分支机构和一个公共政策咨询委员会，帮助社会成员对重要的国家问题给予关注。

营养与饮食学会（Academy of Nutrition and Dietetics, AND）

愿景：通过食品和营养变革的力量为所有人创造一个充满生机的世界。

使命：通过食物和营养加速改善全球健康和福祉。

身份声明：营养与饮食学会（前身为美国饮食协会）成立于 1917 年，是世界上最大的食品与营养专业人士组织。

什么是 AND？

世界上最大的食品和营养专业人员的组织，其中有来自美国和其他国家的 10 万多名有资质的学者。

我们做什么？

学会致力于通过研究教育和宣传来改善国家人民的健康并推进营养学专业发展。大约 75% 的成员是注册营养师（registered dietitians, RD），近一半的成员拥有高级学位。该学会通过饮食实践小组，如糖尿病护理和教育、食品和烹饪专业人员、体重管理、妇女健康、儿科营养等，以及附属饮食协会来促进同行交流。

美国家庭与消费者科学协会（American Association of Family and Consumer Sciences, AAFCS）

愿景：个人、家庭和社区在有能力、有爱心的专业人员的帮助下拥有最佳的生活质量，这些专业人员的专业知识在 AAFCS 指导下不断得到更新。

使命：为专业人士提供领导和支持，并帮助个人、家庭和社区就福祉、人际关系和资源作出明智的决定，以使其拥有最佳的生活质量。

什么是 AAFCS 以及它的作用：美国家庭和消费者科学是技能、研究和知识的综合体，可帮助人们就福祉、人际关系和资源作出明智的决定，以使其拥有最佳的生活质量。该团体涉及许多领域，包括人类发展、个人和家庭财务、住房和室内设计、食品科学、营养和健康、纺织品和服装以及消费者权益。多个实践和内容领域的 FCS 专业人士在 AAFCS 聚集，以分享他们的知识、研究和经验。

国际行为营养与身体活动协会（International Society for Behavioral Nutrition and Physical Activity, ISBNPA）

愿景：ISBNPA 将成为推动和促进营养行为和身体活动研究方面的国际领导者。

使命：ISBNPA 鼓励、促进和倡导行为营养和体育活动领域的创新研究和政策，以改善全世界的人类健康和福祉，其目的如下：

- 举办科学会议、大会和专题讨论会，讨论和宣传营养和体育活动中行为问题的最新研究；
- 通过时事通信和社交媒体等其他通信，宣传有关营养和体育活动行为问题研究的信息；
- 向支持营养和体育活动行为问题研究的公共和私人机构提供信息，并鼓励继续提供支持；
- 通过任何合法手段，促进和推动向公众以及教育工作者、学者和卫生专业人员宣讲营养和身体活动方面的行为问题知识；
- 通过联席会议、共享成员名单、联合出版物和任何其他合法方式，促进和协助研究人员就行为营养和身体活动问题与从事其他相关健康、医学领域研究的科学和学术组织的成员进行交流；
- 开展与上述内容有关的、对非营利性公司来说合法的其他活动。

身份声明：ISBNPA 是一个拥有 44 个国家的近 1 000 名成员（截至 2019 年）且具有国际影响力的组织。其成员来自 40 多个政府机构、行业和专业组织，以及近 150 个学术和医疗机构。该组织的成员都是拥有大量证书的资深人士，他们为 ISBNPA 带来了丰富的经验和专业知识。

帮助塑造行业形象

营养教育工作者有机会参与并塑造营养教育这个行业。通过加入当地的营养相关协会和食品组织，如营养教育与行为学会（Society for Nutrition Education and Behavior, SNEB）、营养与饮食学会（Academy of Nutrition and Dietetics, AND），可为营养教育工作者提供与他人建立联系并分享想法的机会和途径，同时也可以了解成功的实践案例，以及影响行业或公众的法规和行动，获取对工作有帮助的最新信息。而且许多行业组织都有分会或附属机构，都可以为营养教育工作者提供交流的机会。

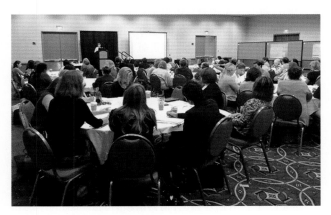

成为专业组织的成员是融入本行业的一个好方法，参与程度取决于自己
Courtesy of Society for Nutrition Education and Behavior.

你也有机会发表自己的看法和观点。尽管有些州和国家组织可能雇用了一些带薪工作的人员，但所有组织的运作都依赖于成员的自愿参与。因此，这些协会就成了会员希望他们成为的样子。如果你是学生会员，许多组织的学生率会延伸到"专业招生"或"新专业人士"的第一年。许多组织都

有所谓的部门、分支机构或附属机构，方便有相似兴趣或地理相近的同事建立联系。

营养相关协会有哪些

框 19-1 中描述了一些与行业相关的协会。这些机构包括 SNEB、美国公共卫生协会（American Public Health Association, APHA）、国际行为营养与身体活动协会（International Society for Behavioral Nutrition and Physical Activity, ISBNPA）、美国家庭与消费者科学协会（American Association of Family and Consumer Sciences, AAFCS）或美国糖尿病协会（American Diabetes Association, ADA）。许多营养教育工作者可能会隶属于其中几个专业协会。

了解他们的同时也让他们了解你

参与一个组织是了解该组织的关键。仅仅阅读该组织出版的期刊不会带来充分参与或塑造该行业的机会，当你了解该组织时，该组织也会去了解你。当你主动提出在委员会和工作组中服务或担任职务时，随着时间的推移，该组织也会主动要求你参与。

参加协会或学会的年度会议是相互了解关键方法，年度会议提供的不仅仅是向专家学习的机会，还可以让你与同事见面，表达自己的想法，并有助于你在管理组织和行业的各个部门任职。尽管这些单位在一年中可能开很多的会，并有电子邮件清单和公告板，但只有在年度会议上，成员们才会聚在一起讨论、计划和制定战略。这也适用于州或地方分支机构的会议，这些会议通常是侧重于更多的区域性专业问题、会员或城镇会议，以及讨论具体问题的会议。

找到适合你的地方

在营养教育行业中找到适合自己的位置，不仅要找到组织，而且要找到其中适合自己专业特长的位置。最初你感兴趣的可能是专业机构，如分支机构、科室或实践小组，以及地方分支机构。随着时间的推移，你的关注点可能会发生改

变，你会在原有的基础上继续参加其他团体和活动，并通过媒体和网络扩大你的知名度。参加专业机构或部门会议可以了解组织或部门面临的主要问题、已完成或计划开展的活动、财务状况以及资金来源。基于你与单位或组织成员的关系，协同工作的能力，分享彼此的工作经验等都可以判断你是否适合这个行业或组织。一些单位或者机构往往会有学生代表，这表明即使是学生也有机会影响这个行业。

加入小组委员会或工作组

行业组织一直在招募热衷于协会工作的成员。塑造行业的一种方式就是主动去寻找参与和加入组织的信息和路径。可以在组织询问成员意见或建议时做出回应，让领导知道你对某个问题感兴趣。随着时间的推移，当你作为成员被认可时，你将逐渐获得一些领导权。帮助专业机构或部门撰写时事通信或者立场性文件也是参与专业协会的路径；你也可以给编辑写信或写文章，参加协会的会议，并对会议、主题发言人提出建议，这些都会让你有机会参与协会工作并产生一定的影响力。如果你能加入一些委员会或工作组，那么你就可以帮助制定委员会或工作组的会议议程和工作方案。

写作

帮助你的专业单位或部门撰写或编辑时事通信，也是参与的一种形式，包括撰写背景文件，或与他人合作围绕你自己感兴趣的问题撰写立场文件，给编辑写信或写文章也是一种方式。所有这些行动都可能让你有机会去参与并产生一定的影响力。

参与项目规划活动

组织及其内部的相关部门需要计划未来的会议议程。参加公开的计划会议，并对会议、主题或发言人提供你的建议，如果你能加入该计划委员会，那么你就可以帮助制定会议的议程。

参与会员发起的决议或问题管理流程

许多行业组织都有政策、制度或者决议的审核程序，个人、成员、部门或委员会可以起草并提交决议或声明提交给协会，并通过会员投票表决。这个过程是影响专业协会制定政策的有效方法。这些决议被转达给决议中指定的机构和团体，它们往往对食品和营养相关政策的制定产生重要影响。

竞选公职

参与竞选可能会让你有机会去获得一个职位，并让其他人知道你，通过获得职位发挥领导作用从而对行业产生影响。

志愿者

行业组织筹集的会费或通过基金会捐赠获得运作资金有限时，需要志愿者参与开展工作。通过开展志愿服务加入行业组织，在开展志愿服务过程中建立和组织中其他成员的联系，而这个行业也因为所有参与者的声音而变得更加强大。

遵循营养教育伦理原则：维护信誉

营养教育工作者拥有的最珍贵的品质之一是对客户和项目参与者、专业团体、政府和广大公众的信誉。失去信誉也意味着失去了营养教育的有效性。你所属的行业组织，乃至整个行业，都必须是信息和建议的可靠来源。这意味着行业组织提出的建议应该保证科学性和合理性。此外，行业组织不能从他们的建议中获得经济利益，或者貌似获得了经济利益。鉴于组织成员和公众对可能影响组织信誉的不当商业行为的担忧，行业组织以及私人志愿组织、公共基金研究项目等均制定了开展组织活动而涉及的赞助或资助管理政策。

赞助营养教育计划和专业活动

提供营养教育的行业组织需要资金支持，除了会员费、政府或学术机构拨款、基金会捐赠以外，向食品企业寻求资助也是一种途径。各组织可以去找私人企业或食品集团提供赞助，还可以为特定项目或特定社团外联活动寻求外部资金，这些外部机构包括食品企业或公司。

一些行业组织成员对这种外部资助可能产生的不良影响、潜在的偏见立场、利益冲突表示担忧，担心企业对利润的追求和营养专家关注公众健康的诉求之间会发生冲突（Nestle 2002）。为了消除这种担忧，许多行业组织制定了相关的赞助政策，并要求食品企业在提供赞助过程中遵循政策，以符合道德和互利的方式进行合作。

指导原则通常包括以下内容：

- 赞助能够促进本组织的使命和愿景，保持组织的独立性，客观性，促进相互信任，避免利益冲突，并捍卫专业价值观。
- 赞助应符合该组织对自由思想交流、意见、研究结果和其他与成员利益和活动有关信息的承诺。
- 利益关系透明化、对赞助商贡献价值的客观评价和问责方法。
- 组织活动的内容应由组织或其成员，为成员利益或组织使命而发起和计划，而不是由发起人发起和计划。
- 赞助商提供支持的教育课程应以科学为基础，经过同行评审，并且避免在课程中包含营销和推广赞助商产品和服务的信息。
- 保护组织的声誉和信誉。行业组织需要被公众、政府、其他专业组织和营养教育界，视为在相关的甚至是有争议的问题上，是没有商业偏见、值得信赖的、独立的、科学的和合理的发声者。因此，资助组织的性质和资助诉求不应损害组织的声誉和信誉。
- 充分披露赞助情况，同时要避免出现任何代言的情况。

利益冲突

一些行业组织成员在针对利益冲突和披露政策的制定方面发挥了重要作用。大多数行业组织要求那些在管理委员会、委员会、政策机构或特别工作组的人，以及那些在部门或专业机构的管理人员，每年填写一份利益冲突表。一些协会还要求在每个委员会或工作组会议开始时，对议程项目进行审查，并为委员会成员提供机会披露他们是否在任何给定项目上存在利益冲突。如果存在利益冲突，他们可能会被要求完全回避该项目，或不能参加讨论和投票。所有人都会同意这样的做法，因为公开透明对每个人都有好处。这种利益冲突的自我披露已成为所有政府和准政府委员会、工作组和其他机构的常规做法。

利益冲突测试

无论是实际的还是潜在的利益冲突都涉及滥用大众对专业人士的信任。因此，利益冲突不仅会伤害客户或雇主的信任，还会通过减少人们对专业人员的普遍信任而对整个行业造成损害（McDonald 2004）。公众在事后发现一些信息存在利益冲突会对他们的认知造成损害。披露和透明化是解决利益冲突的重要方法。

参与社区工作

本书之前的内容中讨论了营养教育干预中通过环境建设促进参与者有机会采取该项目所倡导的行动（见第 6 章和第 15 章）。在美国，营养教育工作者的工作远不止向公众提供讲座和开研讨会，为了让公众了解营养教育，需要与社区人员一起工作，参加社区的一些活动，进而成为更大环境的改变者。

食物政策委员会

食物政策委员会（Food Policy Council，FPC）由来自州或地方食物系统各个部门的利益相关者组成。食物政策委员会召集公民和政府官员对州或地方食物系统进行全面检查。这种参与形式可以将不同的食物系统利益相关者聚集起来，为制定粮食环境和农业政策提出建议。他们可以帮助检查和收集关于社区食物系统的信息，并提供关于如何通过商业发展、机构和紧急食品计划，或邻里、城市和区域综合计划来改善食物系统的建议（Schiff 2008；CDC UD）。

没有人比营养教育工作者更适合参与这个过程。营养教育工作者应该在 FPC 中发挥关键作用。Desjardin 及其同事（2005）指出，营养教育工作者贡献了食品和营养知识，并提供了他们作为卫生专业人员的合理建议。营养专业人员加入可以扩大 FPC 的政策范围，由于其中成员可能更关注最传统意义上的紧急粮食援助或农业政策，FPC 可以在提案和报告撰写、研究和评估以及媒体沟通方面获得营养教育工作者的帮助。营养教育工作者还可以提供必要的组织和规划技能。

学校健康政策

2010 年《健康、无饥饿儿童法案》在 2004 年的《儿童营养和 WIC 再授权法案》的基础上更新和加强，法案要求当地每个提供 USDA 学校午餐计划的学区制定和实施当地健康政策（USDA 2016）。该授权规定，健康政策必须包括：

- 有营养促进和教育、体育活动以及其他促进学生健康的校内活动的可衡量目标；
- 符合适用于联邦学校的膳食要求和竞争性食品标准；在学校校园内出售的所有食品和饮料的营养指南；以及对提供和未出售的食品和饮料的标准；
- 仅允许在上学期间在校园内销售符合竞争食品标准的食品和饮料；
- 有指定的学校官员或其他人（视情况而定）监督每所学校遵守当地学校的健康政策；
- 学校食品管理局、体育教师、学校卫生专业人员、学校董事会、学校管理人员和公众参与政策的制定、实施和定期审查和更新；
- 定期检测并向公众提供对当地学校健康政策实施情况的评估。

营养教育工作者可作为强有力的关键因子促使健康政策更加有力的推动。与 FPC 一样，学校健康委员会也是多学科的，监督和评估对于学校健康政策也是很重要的。CDC 的学校健康指数（School Health Index，SHI）（CDC 2017）就是自我评估和规划工具之一。

虽然大多数学校现在都有健康政策委员会和政策文件，但这些可能没有得到充分实施。作为一名营养教育工作者，你可以利用在评估和交流方面的技能提出一些关于功能性卫生政策的建议或见解，这些建议可能对该政策的实施至关重要。卫生政策必须经过监督和评估，在这个过程中你也可以利用自己的专业知识技能提供帮助。

社区联合行动

营养教育工作者需要加入或参与一些与食品安全、食品政策、城市菜园、农贸市场、特殊人群、儿童超重预防相关的社区联合行动，你的见解和专业知识对社区联合行动的有效运作非常重要。

倡导合理营养和营养教育

在美国，营养教育工作者可以通过宣传活动成为改变宏观环境的推动者，包括向政府和准政府团体建言献策、帮助制定影响公众营养福利的立法和支持营养教育。营养教育行动 19-1 举例描述了一个营养教育工作者联盟如何努力倡导改善学校营养教育政策。

书面交流

营养教育工作者可以给报社或立法者写信，通过撰写立场性文章、政策简报、时事评论等发给个人、组织或政府，并对他们的决策产生巨大影响。尽管"核心组专家成员"是撰写这些评论性文章的主体，但如果你感兴趣并愿意表达意愿和建议，你也有机会建言献策。

营养教育行动 19-1　倡导营养教育：纽约市食物教育联盟

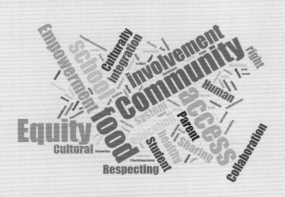

Reproduced from McCarthey et al., 2018.

纽约市食物教育联盟正在积极地确保该市的所有学生都能获得健康、公平、可持续和对文化敏感的食物教育。

研究为政策提供信息

食物教育联盟工作的根源始于研究。哥伦比亚大学教育学院营养项目 Laurie M.Tisch 食品、教育和政策中心（Tisch Food Center）发布的一份报告显示，44% 的纽约市公立学校缺乏外部食物教育项目（食物教育项目）。整个城市的学校，甚至同一所学校的学生，都没有得到类似的机会。这与地域、收入和年龄方面的差异都有关系。

该报告被简化为视觉吸引力很强的简报，并分享给政策制定者、食物教育利益相关者。每个人都表示希望找到这些政策不平等问题的解决方案。

组成联盟

几个月后，Tisch 食品中心与食品和营养组织一起召开了第一届纽约市食物教育峰会。超过 75 个利益相关者，包括食物教育项目代表、家长、教育工作者、官员和学校社区成员聚集在一起，为纽约市学校食物营养教育的未来制定战略。

参与者首先讨论了所有纽约市学生获得健康、公平、可持续和符合文化要求的食物和教育的愿景，以及这一愿景对该市社区、街区和学校的年轻人的影响。接下来，为实现这一愿景，他们制定了战略，并确定了政策、规划、资源、包容性和联盟建设的优先顺序。与会者有机会表达自己想加入联盟指导委员会的兴趣，以改进和推进优先事项。

立法者提出法案；倡导者装扮成食物

Modified from McCarthey et al., 2018.

与政策过程中经常出现的情况一样，这些步骤并不总是能够一条道走下去。在食物教育联盟成立之时，两位看过 Tisch 食品中心数据的立法者提出了 Int-1283 法案，要求纽约市教育局报告城市学校的食物营养教育情况——由课堂教师和外部食物教育项目提供。他们认为需要基于这些数据制定公平的政策，将资源导向最需要的学校和学生。

因此，食物教育联盟就获得了倡导营养教育立法的机会，该立法符合食物教育峰会期间确定的关键优先事项——需要了解各个学校在食物教育方面提供了什么以及如何提供。该联盟与法案的发起人一起在市政厅台阶上组织了支持该法案的集会。穿着玉米、豌豆和胡萝卜样衣服的倡导者与教育者、学生和政策制定者并肩站在一起，为食物教育的重要性发声。

食品安全联盟继续支持该法案的通过，采取的策略包括在听证会上做证，在当地新闻媒体上发表评论，争取法案的共同赞助者，以及利用社交媒体鼓励法案的赞助者及时通过立法程序。

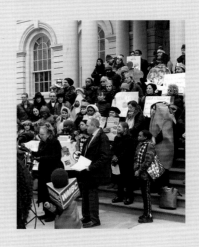

Reproduced from McCarthy et al., 2018.

政策改变是一场马拉松，而不是短跑冲刺

根据食物教育峰会的调查结果，食物教育联盟与 Int-1283 一起制定了几个需要重点关注的关键事项。联盟成员认识到，一个组织无法单独完成面向公众的食物教育目标。此外，教育政策改变需要政策制定者的不懈努力，并需要得到社区的长期支持。未来，食物教育联盟需要通过这些关键事项的支持者和拥护者，利用立法、城市预算程序、监管改变和基层组织来实现其目标。

证词、听证会和论坛

政府机构经常通过各种形式从专业人士处获取有关特定问题的信息。证词和听证会通常在参与者收到向相关机构提供证据的邀请或公告后进行。听证会通常对公众开放，旨在让委员会通过专业人士或公众获取有关拟议立法、调查或政府其他活动的信息和意见。听证会也可能纯粹是探索性的，是专业人士和公众就当前感兴趣的话题提供证词和数据的论坛。

论坛或听证会为参与者提供了亲自或以书面形式分享评论的机会。如果你对某个特定问题充满兴趣，你可以请求做证。如果你是这个领域的专业人士，你可以亲自做证；如果你通过专业团体做证，则必须确保领导层知道你有兴趣提供证词。

帮助制定法规

在美国，有些立法一旦通过就具有永久性，而有些立法必须在规定期间更新，否则将失效。通常以 5 年为单位来做出更新，但时间长短也可能有所变化。影响营养教育的美国联邦立法的主要例子包括：
■ 儿童营养和 WIC 再授权法案
■ 农业法案
■ Ryan White 法案
■ 美国老年人法案

框 19-2 补充了关于影响营养教育计划的立法的详细信息。

积极参与提出建议是营养教育工作者参与制定立法的途径。如《儿童营养和 WIC 再授权法案》每 5 年需要修订一

框 19-2　影响营养教育计划的立法

儿童营养和 WIC 再授权法案

《儿童营养和 WIC 再授权法案》包括涵盖 SNAP（前身为食品券计划）和相关教育部分之外的主要政府食品计划的立法。

计划包括：
■ 全国学校午餐计划（National School Lunch Program，NSLP）
■ 学校早餐计划（School Breakfast Program，SBP）
■ 儿童和成人护理食品计划（Child and Adult Care Food Program，CACFP）
■ 夏季食品服务计划（Summer Food Service Program，SFSP）
■ 特别牛奶计划（Special Milk Program，SMP）
■ 妇女、婴儿和儿童（Women, Infants and Children，WIC）特别补充营养计划，包括 WIC 农贸市场营养计划（Farmers Market Nutrition Program，FMNP）
■ 水果和蔬菜零食计划
■ 团队营养计划和团队营养网络语言
■ 学校健康政策立法
■ 获取当地食物和学校菜园的语言

农业法案

在美国，《农业法案》是联邦政府主要的农业和食品政策工具。它由 10 个主题组成，其中 4 个与营养教育直接相关。这些内容涵盖国际和国家营养教育及相关计划、研究和其他组成部分（分别为第三章、第四章、第七章和第十章）。该法案也是营养教育资金和研究的重要来源。
■ 第三章，商品名称，包括 McGovern-Dole 国际食品教育和营养计划。
■ 第四章，即营养章节，涵盖 SNAP、SNAP-Ed 和社区食品项目补助金（Community Food Project Grants，CFPG）；通常与营养宣传相关的商品分发计划，例如紧急食品援助计划（Emergency Food Assistance Program，TEFAP）、商品补充食品计划（Community Food Project Grants，CSFP）和国防部新鲜水果和蔬菜计划（Department of Defense Fresh Fruit and Vegetable Program，DoD Fresh）；用于儿童营养计划的资金，例如学校膳食商品；高级农贸市场营养计划（Farmers' Market Nutrition Program，FMNP）的主要资金和 WIC FMNP 计划的额外资金；营养信息和意识试点计划；以及为参与购买当地生产的食品的国家学校午餐和学校早餐计划的一些机构提供启动补助金。
■ 第七章，被称为研究和相关事务，包括土地授予机构的教育和管理，以及国家合作研究、教育和推广服务（Cooperative State Research, Education, and Extension Service，CSREES）等项目，其中包括社区食品项目（Community Food Projects，CFP）、EFNEP 以及可持续农业研究和教育（Sustainable Agriculture Research and Education，SARE）拨款。该主题还包括有机农业研究和推广倡议（Organic Agriculture Research and Extension Initiative，OREI）。
■ 第十章代表其他计划，如原产国标签、辐照食品、巴氏杀菌和生物技术教育。

Ryan White 综合艾滋病资源紧急援助（Comprehensive AIDS Resources Emergency，CARE）法案

《Ryan White 法案》是联邦立法，通过资助初级医疗保健和支持服务来解决人类免疫缺陷病毒（HIV）感染者未满足的健康需求。CARE 法案以美国印第安纳州青少年 Ryan White 的名字命名，他与 HIV 感染者/艾滋病患者以及艾滋病相关的歧视进行了勇敢的斗争，促进了这个地区的教育。

美国老年人法案

《美国老年人法案》最初由 Lyndon B. Johnson 总统签署而成为法律。除了创建老龄化管理局（Administration on Aging，AOA）之外，它还授权向各州拨款用于社区规划和服务计划，以及老龄化领域的研究、示范和培训项目。该法案后来的修正案增加了对地区老龄化机构的拨款，用于当地需求的识别、规划和服务资助，包括但不限于社区营养项目以及在家的人；为美洲原住民老年人服务的项目；针对低收入少数族裔老年人的服务；健康促进和疾病预防活动；为体弱老年人提供家庭服务；以及其他保护老年人权利的服务，如长期护理监察员计划。

Modified from Administration on Aging, U.S. Department of Health and Human Services. Older Americans Act. https://acl.gov/about-acl/authorizing-statutes/older-americans-act; Child Nutrition Reauthorization, https://www.fns.usda.gov/tags/reauthorization-child-nutrition-act; Department of Defense Fresh Fruit and Vegetable Program, http://www.fns.usda.gov/fdd/dod-fresh-fruit-and-vegetable-program; Health Resources and Services Administration, U.S. Department of Health and Human Services. HIW\IDS Bureau, http://www.hrsa.gov/about/organization/bureaus/hab/; National Sustainable Agriculture Coalition. The farm bill. http://sustainableagriculture.net/our-work/campaigns/fbcampaign/what-is-the-farm-bill/

次。通常相关组织在修订前会开会讨论此次修订的原则,此类会议的目的是将利益相关者聚集在一起,讨论儿童营养和营养教育的现状,提出加强这些内容的想法,并帮助成员组织制定有关儿童营养和营养教育的政策或给出建议。这种团体可以在全国各地的不同地点成立。

做力所能及的事情

本书力求为营养教育工作者提供动力、概念理解和实践技能,使其能够开发、实施和评估以行为为重点、以证据为基础的营养教育方法,并将理论、研究和实践联系起来。最后一章旨在激励你积极参与营养教育行业塑造,并参与对更宏观环境产生影响的行动。这些行动可以提高营养教育工作者的专业技能、促进公众的健康。如前所述,营养教育工作者有很多机会可以改变世界,虽然不需要事必躬亲,但可以做一些力所能及的事。而且与他人合作可以帮助我们在健康、社会公正和可持续的社区中实现人人健康的目标。

> 正如人类学家 Margaret Mead 曾经说过的那样,"毫无疑问,一小群有思想、有决心的人可以改变世界。事实上,这是唯一能改变世界的事情"。

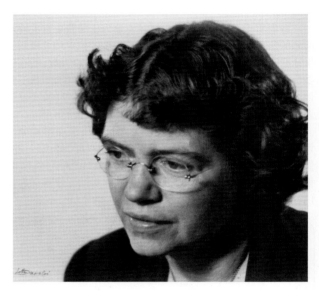

© Portrait of Margaret Mead Courtesy of the Lotte Jacobi Collection, the University of New Hampshire

问题和活动

1. 找出两个营养教育工作者相关的地方性或全国性的行业组织。列出地址和会员标准,制订加入计划。

2. 列出你能为本行业带来的优势。在此基础上,描述你可以参与或塑造这一行业的两种方式。

3. 为什么营养教育机构保持或提高其可信度很重要?描述他们可以采取哪些策略以确保道德规范。你如何确保你的个人信誉?

4. 界定什么是"利益冲突"。为什么个人和组织机构必须披露潜在的利益冲突?

5. 想一想你认为重要的食品、营养或营养教育问题,并在你所在的行业组织、当地政府或工作场所进行宣传。利用本章的知识,你将如何建立一个联盟来帮助你?

6. 1 年后你想去哪里? 5 年后呢?描述你的职业发展想法。

参考文献

Centers for Disease Control and Prevention (CDC). 2017. The school health index (SHI): Self-assessment and planning guide 2017. http://apps.nccd.cdc.gov/shi/default.aspx

Centers for Disease Control and Prevention (CDC). UD. Food policy councils. https://www.cdc.gov/healthyplaces/healthtopics/healthyfood/foodpolicy.htm

Food Research and Action Center (FRAC). n.d. Home page. http://www.frac.org

McCarthy JE, Uno C, Koch PA, Contento IR. *Empowered Eaters: A Road Map for Stronger New York State Nutrition Education Policies and Programs.* Laurie M. Tisch Center for Food, Education & Policy, Program in Nutrition at Teachers College, Columbia University. January, 2018.

McCullum-Gomez, C., E. Desjardins, E. and V. I. Kraak, V. I. (2005). "Evidence-Based Strategies to Build Community Food Security." *Journal of the American Dietetic Associa-*

tion, 105(2), 278–283.

McDonald, M. 2004. "Ethics and conflict of interest." Vancouver, BC: The W. Maurice Young Centre for Applied Ethics. http://ethics.ubc.ca/peoplemcdonaldconflict-htm/

Nestle, M. 2002. *Food politics: How the food industry influences nutrition and health.* Berkeley: University of California Press.

Schiff R. 2008. "The role of food policy councils in developing sustainable food systems." *Journal of Hunger and Environmental Nutrition* 3(2&3): 206–228.

US Department of Agriculture. 2016. "Local school wellness policy implementation under the Healthy, Hunger-Free Kids Act of 2010. Final rule." https://www.federalregister.gov/documents/2016/07/29/2016-17230/local-school-wellness-policy-implementation-under-the-healthy-hunger-free-kids-act-of-2010

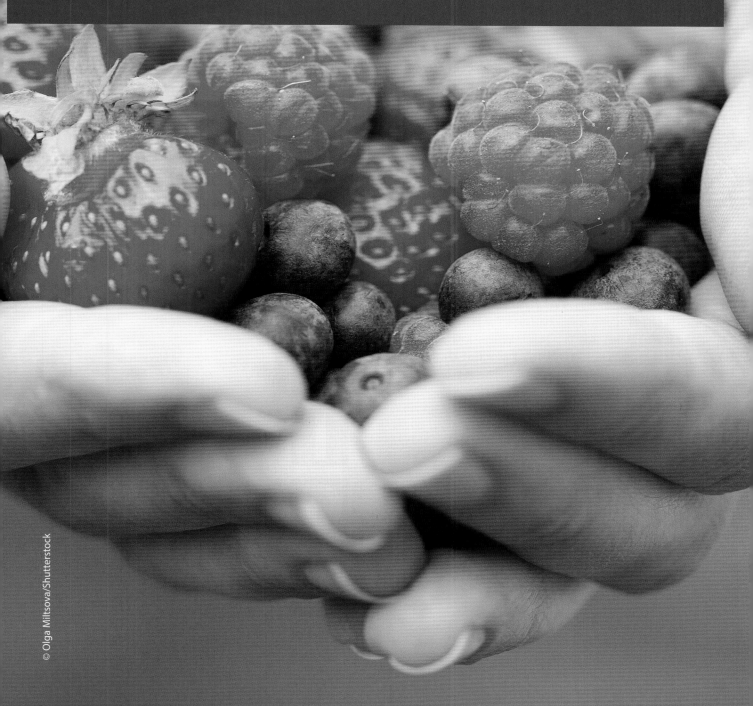

第四部分

营养教育 DESIGN 程序工作表和案例研究

营养教育 DESIGN 程序工作表：教育计划

营养教育 DESIGN 程序
教育计划

帮你设计基于证据的营养教育，激励受众并提升受众的行为改变能力。

营养教育能够改善人们的健康，支持粮食系统的生态可持续性，努力实现与食物有关的社会正义，以及我们想要解决的其他问题。

DESIGN 程序是一个系统过程，基于对行为改变的研究帮助你设计更有效地改变饮食行为的营养教育。DESIGN 程序提供了一个框架，在这个框架内，你可以利用自己的创造力，为你的受众量身定制引人入胜的相关计划。

DESIGN 程序（6 个步骤）中的每一步都包括几个任务。第 1 步（确定行为）结束，需明确行为改变目标，然后，该程序将引导你完成后续的每一个步骤，最后为受众制订完善的营养教育计划。该程序既可用于制订群体营养教育计划，也可用于制订基于技术的教育计划（例如，网站、博客和应用程序）。

如果你有机会对受众开展不止一次或更长时间的营养教育，你可能需要设计几个教育计划，这些计划可能针对同一行为改变目标，也可能针对不同目标。

DESIGN 可以减轻计划的压力，这样你就可以享受为受众制订营养教育计划的乐趣。

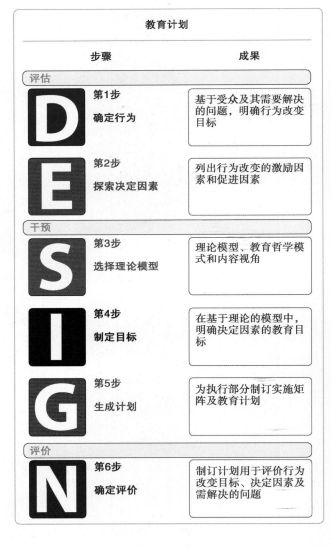

教育计划	
步骤	**成果**
评估	
第1步 确定行为	基于受众及其需要解决的问题，明确行为改变目标
第2步 探索决定因素	列出行为改变的激励因素和促进因素
干预	
第3步 选择理论模型	理论模型、教育哲学模式和内容视角
第4步 制定目标	在基于理论的模型中，明确决定因素的教育目标
第5步 生成计划	为执行部分制订实施矩阵及教育计划
评价	
第6步 确定评价	制订计划用于评价行为改变目标、决定因素及需解决的问题

教育计划

评估	干预	评价
确定行为		第1步

明确受众的待解决问题以及导致该问题的行为，为受众确定本次教育计划的行为改变目标。

概述

　　无论是仅有几节课还是有多个组成部分的大型营养干预，在设计之前都应该考虑干预的实施对象——最主要的受众，这是非常重要的。有时受众是自然而然确定的。如果不是，可以考虑一下有可能参与这个干预的群体，并从中选择一批人作为干预的受众。

　　然后，明确需要解决的问题是什么，并选择其中一个问题作为本次干预的重点。接下来，你需要调查导致该问题的主要行为，最后明确：如果要改善受众的某个问题，行为改变目标应该是什么。

参考文献

　　提示：对于引用的所有文献，请使用连续数字标注。并将完整参考文献放在此步骤末尾的参考书目部分中。

确定你的受众

你的受众是谁？（仅限 200 字）

确定待解决的问题

你的受众有哪些健康问题亟待解决？

　　请记住，我们要解决的问题是**个人健康问题**，如糖尿病和肥胖症；**食物系统健康问题**，如过度消耗能源用于制造过度加工食品；**社会健康问题**，如公平贸易实务等。

　　1. 研究文献和政策文件等一般信息会告诉你需要为受众解决哪些潜在问题。考虑人口学信息和健康风险。

　　2. 你的受众关心的待解决的健康问题是什么？

　　3. 陈述你将要为受众解决的一个健康问题。（仅限 200 字）

教育计划

	评估	干预	评价
D **确定行为**			**第1步**

明确受众的待解决问题以及导致该问题的行为，为受众确定本次教育计划的行为改变目标。

回顾受众的行为

受众的待解决问题是由当前哪些行为导致的？

1. 通过文献研究和消费者调查，你能够明确改变此类受众的哪些行为可能有助于解决问题。

2. 在受众所在的社区进行问卷调查、焦点小组、访谈和/或访问邻居，了解他们有助于解决问题的行为。在下面记录你了解到的内容。很多时候，营养教育工作者在制订教育计划之前只能与受众见面一次，如果是这种情况，则需要在这次会面的同时完成第 2 步。在第 2 步中，你将向受众询问他们对改变行为的想法和感受。

3. 你的受众经常做哪些有利于解决当前问题的行为？这些行为需要在教育中强化。

选择行为改变目标

此计划有哪些潜在的行为改变目标？

在左列中，列出访问群体能够改变以帮助解决问题的特定行为。行为可以是"多做"或"少做"的行为（例如，多吃蔬菜，少吃加工零食）。行为也可以是替代行为（例如，用水代替含糖饮料）。然后，在右栏中，写几个评论，考虑每种行为的重要性、可行性、可取性、可变性和可测量性。

潜在的行为改变目标	考量要点
	● 这种行为对于待解决的问题有多**重要**？ ● 考虑到分配的时间和可用的资源，改变这种行为的**可行性**如何？ ● 从受众的角度来看，改变这种行为是否**可取**？ ● 通过教育手段改变这行为的**可变性**如何？ ● 如何对这种行为的变化进行**测量**？

教育计划

评估	干预	评价

确定行为 第1步

明确受众的待解决问题以及导致该问题的行为，为受众确定本次教育计划的行为改变目标。

行为改变目标是什么？

评估上述信息，并确定本次计划的一个行为改变目标。如果你要为你的受众规划多个计划，则可以为每个计划选择不同的行为。你还可以对一个行为制订多个计划。剩下的工作都围绕行为改变目标来进行。

解释你选择这个行为改变目标的原因。

写下这个行为改变目标将如何帮助你解决主要问题及其他关注的问题。例如，如果你的行为改变目标是"用自来水代替含糖饮料"，这将有助于解决以下几个问题。这个行为将减少：①2 型糖尿病的风险；②海洋中的塑料瓶；③工业生产产生的温室气体，加工、包装和输送含糖饮料。

参考书目

1.［在此添加］

教育计划

	评估	干预	评价
E	**探索决定因素**		**第2步**
	根据文献资料和对受众的调查确定能够达成行为改变目标的激励和促进决定因素。		

概述

在第 1 步，你已经确定了正在设计的一个具体教育计划的行为改变目标，下一步就是更深入地了解受众，通过文献了解受众更多信息，包括受众有哪些有助于实现行为改变目标的激励或促进因素。

参考文献

提示：对于引用的所有文献，请使用连续数字标注。并将完整参考文献放在此步骤末尾的参考书目部分中。

回顾

受众（从第 1 步中拷贝过来）

行为改变目标（从第 1 步中拷贝过来）

研究受众

描述与行为改变目标相关的社会文化环境。

1. 回顾社会文化环境的研究文献，这些文献的研究对象与你的受众很像。在下面记录你学到的内容。

2. 进行访谈、讨论、焦点小组或问卷调查并访问邻居，以了解他们的社会文化环境。在下面记录你了解到的内容。

探索激励决定因素和促进决定因素

接下来，你将根据你从受众和文献中学到的知识来确定激励决定因素和促进决定因素。决定因素是指所有可以影响我们选择吃什么和喝什么以及食物有关的其他实践的因素（例如，对蔬菜的态度、购物技巧、烹饪技巧）。

教育计划

评估	干预	评价
探索决定因素		**第2步**

根据文献资料和对受众的调查确定能够达成行为改变目标的激励和促进决定因素。

探索受众的动机

驱动受众实现行为改变目标的动机是什么？

获得受众关于行为改变目标相关的想法和感受，在"受众认同的动机"列填写对受众动机的评价。

对于"动机决定因素"列，请查看第 4 章（表 4-1 和表 4-2）中动机决定因素的定义，并填写最符合受众描述的决定因素。

请注意，"行为的预期结果"和"自我效能"中的决定因素什么时候都很重要。如果没有特别提及，请与受众一起探索这些内容。

此外，查看研究文献（文献中的研究对象与你的受众很像），找出哪些动机决定因素对你的受众的饮食行为改变有效。如果有可能，找到具有类似行为改变目标的研究更好。根据你的文献研究结果，在"受众认同的动机"列描述研究中提到的每个决定因素，并对决定因素按照第 4 章的决定因素类型进行分类。

受众认同的动机	动机决定因素

探索促进决定因素

促进受众实现你确定的行为改变目标的决定因素是什么？

了解受众与行为改变目标相关的知识和技能，包括选择和准备食物所需的技能以及目标设定和自我监控技能，将其记录在"受众的促进因素"列。

对于"促进决定因素"列，请回看**促进决定因素术语表**的定义，并从第 5 章（表 5-1 和表 5-2）中选择最能描述受众促进因素的促进决定因素。

此外，查阅文献，找出此类受众的饮食行为改变有效的促进决定因素。如果有可能的话，找到具有类似行为改变目标的研究更好。根据你在文献中发现的，在"受众的促进因素"列中描述关于促进的决定因素，并根据第 5 章中的决定因素类型进行分类。

受众的促进因素	促进决定因素

参考书目

1. ［在此添加］

教育计划

评估	干预	评价

选择理论模型 第3步

根据确定的决定因素，选择并构建适合受众的理论模型。明确你对营养内容的教学逻辑和观点。

概述

既然已经从受众和文献综述中确定了动机和促进决定因素，现在可以将它们放在一个理论模型中了。这个理论模型将帮助你构建一个实现行为改变目标的教育课程，并指导你对课程干预效果进行评估。在此步骤中，你还将回顾你对食品和营养的教育理念与观点。

回顾

受众（从第1步中拷贝过来）

行为改变目标（从第1步中拷贝过来）

选择理论模型

哪个理论模型与你选择的决定因素最匹配？

回顾第4章和第5章中提出的5个理论模型。根据第2步中确定的决定因素选择最匹配的模型，这种匹配可能并不完美。

使用这些理论模型可能会提高教育计划的有效性。因此，忠于你选择的理论模型非常重要。所以，某些决定因素必须保留在模型中。然而，有些决定因素可以被移除，而有些来自其他理论模型的决定因素可以被加入。这将为你的受众和行为改变目标创建一个基于理论的个性化模型。当你确定你的理论模型后，就可以开始进行自定义调整了。

以下的表和图概述了5种基于理论的模型。

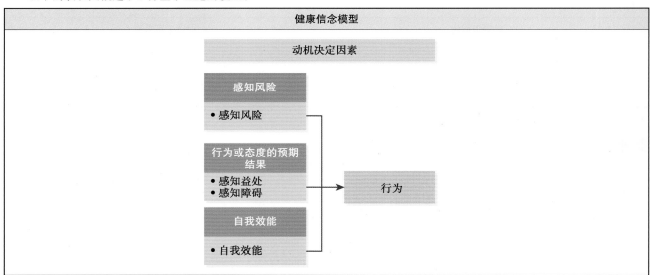

健康信念模型是一个非常简单的模型，侧重于图中标绿色部分的动机决定因素：个体感知到自身健康状况风险及采取措施面临的障碍和带来的好处，以及自我效能感。该模型常用于向受众强调健康。但是它并没有提供如何将动机转化为行为的指导。因此它更适用于基于小组的短期或各种基于媒体的无法持续随访参与者的干预中。它更适用于成年人。

教育计划

评估	干预	评价

选择理论模型　　第3步

根据确定的决定因素，选择并构建适合受众的理论模型。明确你对营养内容的教学逻辑和观点。

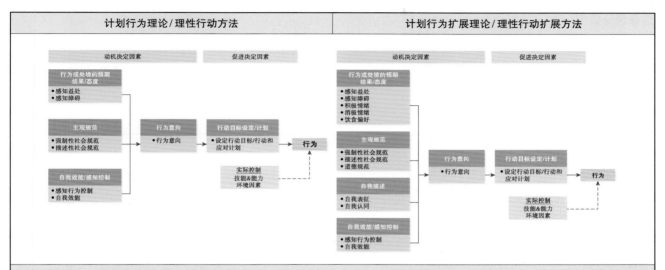

计划行为理论/理性行动方法侧重于图中绿色部分的主要动机决定因素。该理论提供了如何将行为意向转化为实施意向或行动计划的指导，但没有提供如何改变行为和保持这种行为改变的方法。因此它更适用于基于小组的短期或各种基于媒体的这种你无法持续随访参与者的干预，旨在增强动机，从而制订行动计划。它既适用于儿童又适用于成年人。

计划行为扩展理论/理性行动扩展方法侧重于图中绿色部分更广泛的动机决定因素。该理论提供了如何将行为意向转化为实施意向或行动计划的指导，但没有提供如何改变行为和保持这种行为改变的方法。因此它更适用于大多数基于小组的短期或由营养教育工作者设计的各种基于媒体的，且你无法持续随访参与者的干预，旨在增强动机，从而制订行动计划。它既适用于儿童又适用于成年人。

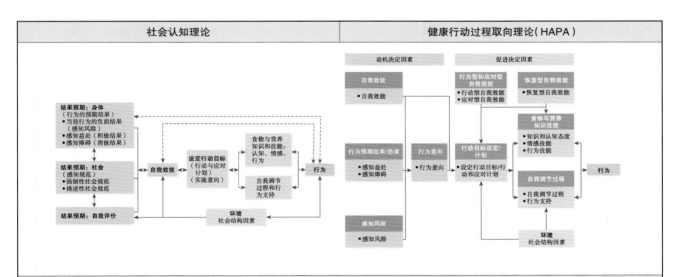

社会认知理论是一种全面的理论，它基于广泛的动机和促进决定因素。动机决定因素在图中以绿色显示。该理论通过强调自我效能和促进决定因素（以蓝色显示）为将动机转化为行动提供了广泛指导。它强调个人与环境是相互影响的（如图上箭头是双向的），因此环境因素是必须解决的因素。这个理论对于课程和计划的设计非常有用，在设计中，你可以提高受众的动机，并对他们进行随访。它适用于成年人及儿童。

健康行动过程取向理论强调，行为改变涉及两个阶段，因此包括动机和促进决定因素。它为动机决定因素（绿色部分）和将意愿转化为行动并保持这种行为改变的促进因素（蓝色部分）提供了指导。课程/干预的第1步是帮助受众产生动机，然后促进和保持他们的行为改变，将会是最有效的。该理论对于增强动机和随访受众非常有用，并且适用于成年人及儿童。

教育计划

	评估	干预		评价
	选择理论模型			第3步

根据确定的决定因素，选择并构建适合受众的理论模型。明确你对营养内容的教学逻辑和观点。

选择理论模型

将你选择的理论模型**加粗**。

> 健康信念模型
> 计划行为理论/理性行动方法
> 计划行为扩展理论/理性行动扩展方法
> 社会认知理论
> 健康行动过程取向理论

自定义理论模型

基于你的研究，需要添加或删除的决定因素是什么？

下表将帮助你确定添加或删除哪些决定因素。

理论模型	忠于这个理论模型必须包含的决定因素	可以删除的决定因素	可以添加的决定因素
健康信念模型	动机： 感知风险 感知益处 自我效能	无	促进： 知识与认知技能 情感技能 行为技能
计划行为理论/理性行动方法	动机： 感知益处 感知障碍 强制性社会规范 描述性社会规范 感知行为控制 自我效能 行为意向 促进： 行动目标设定/行动应对计划	描述性社会规范	促进： 知识与认知技能 情感技能 行为技能
计划行为扩展理论/理性行动扩展方法	动机： 感知益处 感知障碍 感知行为控制/自我效能 行为意向 促进： 行动目标设定/行动应对计划	动机： 强制性社会规范 a 描述性社会规范 a 道德规范 a 自我描述 b 自我认知 b	促进： 知识与认知技能 情感技能 行为技能
社会认知理论	动机： 当前行为的不利影响 感知益处 感知障碍 自我效能 促进： 行动目标设定/行动应对计划 自我调控程序	动机： 强制性社会规范 a 描述性社会规范 a 自我表征 b 自我认同 b 促进： 知识与认知技能 c 情感技能 c 行为技能 c 行为支持	无

教育计划

	评估	干预	评价
选择理论模型			**第3步**

根据确定的决定因素，选择并构建适合受众的理论模型。明确你对营养内容的教学逻辑和观点。

续表

理论模型	忠于这个理论模型必须包含的决定因素	可以删除的决定因素	可以添加的决定因素
健康行动过程取向理论	**动机：** 自我效能 感知益处 感知障碍 感知风险 行为意向 **促进：** 行动目标设定/行动应对计划 行动型自我效能 应对型自我效能 恢复型自我效能 自我调控程序	**促进：** 知识与认知技能^c 情感技能 行为技能^c 行为支持	无

ª 保留至少 1 个"感知规范"决定因素；

ᵇ 保留至少 1 个"自我描述"决定因素；

ᶜ 保留至少 1 个"食物和营养知识与技能"决定因素。

自定义理论模型

在 PowerPoint 或其他类似软件中创建自定义理论模型，并在下面插入模型图片（.jpg）。请注意，如果你使用线上 DESIGN，这个程序将自动为你创建自定义模型。

证明自定理论模型的合理性

为什么你自己定制的理论模型是合适的？

描述为什么你设计的理论模型适合你的受众和行为改变目标。

思考你的教育理念

你对这次课程的教育理念是什么？

1. 思考一下，作为一个教育工作者，你如何看待你使用的方法。回顾第 10 章中描述的 Brickman 的教育理念模型，看看 Brickman 的哪个模型与你的受众和待解决的问题最相符。

2. 描述你将用于这个教育课程的理念或理论。

教育计划

评估	干预	评价
选择理论模型		第3步

根据确定的决定因素，选择并构建适合受众的理论模型。明确你对营养内容的教学逻辑和观点。

反思教学内容

你对食物和营养内容有何看法？

1. 回顾第 10 章"阐明干预措施中如何考虑食物与营养相关问题的观点"。
2. 为这次教育课程写下你对食物和营养内容的看法。

教育计划

	评估	干预	评价
制定目标			**第4步**

明确理论模型中每一个决定因素的总体目标，详述受众将学到什么，感受到什么和/或做什么以达成行为改变目标。

概述

在这一步骤中，你将为理论中的每个决定因素制定总体教育目标。这些目标将指导你如何进行教育课程规划和评估。总体教育目标就是你想要你的受众了解、感受到或者能够针对每个决定因素以不同的方式做些什么。谨记你课程中的所有努力都是为了帮助受众达到健康行为改变目标。

回顾

受众（从第 1 步中拷贝过来）

行为改变目标（从第 1 步中拷贝过来）

撰写教育目标

目标以"参与者将能够……"后搭配一个动词的形式表述。目标可以分为 3 个领域：认知（参与者能了解到什么），情感（参与者会感受到什么），动作技能（参与者能够做什么）。请参阅术语表（在此步骤最后部分），了解认知、情感和动作技能目标。

如第 11 章所述，在不同难度级别写下认知和情感目标的组合，并在术语表中注明。如果你有机会为参与者提供实践经验，例如准备食物，请写下动作技能目标。

为动机决定因素制定教育目标

为每个动机决定因素制定一个总体目标。

在下表的左列中填写自定义理论模型中的动机决定因素。然后在右列中补充完整每个动机决定因素对应的句子。

你可能还需要参考第 2 步中关于"受众动机决定因素"和"受众促进决定因素"中涉及的决定因素内容，来帮助你为每个决定因素确定改变目标。

动机决定因素 （根据第 3 步的理论模型写下每个动机决定因素）	总体教育目标 参与者将能够……

教育计划

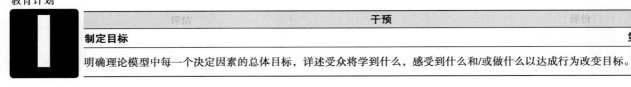

	评估	干预	评价
制定目标			第4步

明确理论模型中每一个决定因素的总体目标，详述受众将学到什么，感受到什么和/或做什么以达成行为改变目标。

为促进决定因素制定教育目标

为每个促进决定因素确定一个总体目标。

在下表的左列中列出自定义理论模型中的促进决定因素。然后在右列中补充完整每个促进决定因素对应的句子。

促进决定因素 （写下第3步中理论模型的每个促进决定因素）	总体教育目标 参与者将能够……

用于编写总体目标的术语

下表提供了可以用于营养教育的认知、情感和动作技能领域的目标撰写的术语。

认知领域	
思维水平	**有用的动词**
记住	列出、记录、陈述、明确、命名、描述、讲述、回忆
理解	解释、描述、总结、分类、讨论、比较、说明
应用	概述、执行、使用、解决、构建、角色扮演、演示、实施
分析	测试、区分、批判、评估、计算、衡量、辩论
评价	审查、评价、证明、争辩、总结、评估、评级、辩护
创建	发展、规划、收集、建立、构建、创建、设计、整合

情感领域	
投入水平	**有用的动词**
接收（关注）	回答、选择、说明、跟随、定位、命名、指向、选定
回应（积极参与）	协助、辅助、帮助、编译、符合、讨论、标签、讲述、阅读、执行、报告、写、背诵、选择
评价（基于对某事的积极关注而行事）	完成、演示、解释、发起、加入、提议、报告、分享、研究、运动
组织（根据一套原则行事）	坚持、改变、安排、组合、捍卫、解释、概括、整合、修改、排序、组织、关联、综合
内化价值观（根据一致的世界观行事）	行为、区分、展示、影响、修改、执行、实践、提议、限定、质疑、修改、解决、验证

动作技能领域	
表现或技能水平	**有用的动词**
观察	观察、观看
模仿	模仿、模拟
实践	实践、实行
采纳	适应、调整、修改

教育计划

	评估	干预	评价
生成计划			第5步

制作一个表格，包括每一个决定因素的具体目标、策略和活动，创建上课时使用的教育计划。

概述

　　现在，使用你在前面步骤中所做的一切，利用你的创造力，制订你的教育课程计划；并开始考虑针对受众开展营养教育的具体操作。

回顾

受众（从第1步中拷贝过来）

行为改变目标（从第1步中拷贝过来）

确定实践注意事项

考虑实践注意事项。

　　考虑实践注意事项将帮助你实现受众的总体目标，你可能需要与工作组的人员沟通（例如学校教师、项目主管、社区领导）才能完成此步骤。

受众特征	描述
教育水平/学校	
身体/认知水平	
识字和算术技能	
首选学习方式	
特殊需求	
情感需求	

资源	可用资源
次数	
场所	
设备	
行政资源	
其他	

创建计划表

为课程创建计划表

　　此表格将指导你如何使用理论模型来创建教育计划。

教育计划

	评估	干预	评价
生成计划			第5步

制作一个表格，包括每一个决定因素的具体目标、策略和活动，创建上课时使用的教育计划。

决定因素： 在下面的决定因素列中，填写理论模型的决定因素。如果你要为你的受众设计多个课程以实现此行为改变目标，则可以在不同的课程中应用不同的决定因素。确保理论模型中的所有决定因素在课程过程中至少使用一次，以实现此行为改变目标。当然，有时你可能会在同一节课程的不同时间或多个课程中使用同一个决定因素。

策略： 使用第 12 章表 12-1 中的动机策略清单和第 13 章表 13-1 促进策略清单，了解每个决定因素的策略。选择你认为合适的策略，以帮助受众实现你的行为改变目标。

具体目标和活动： 具体目标和活动相互对应。具体目标是你的受众在课程中会有思考，感受或做的事情等方面的变化。活动使你为实现既定目标将对受众群体执行的操作。一个特定的目标可以对应多个活动，一个活动也可以服务于多个特定的目标。

顺序：4Es， 当你创建你的特定目标和活动时，根据 4 个 E：激励（excite），解释（explain），扩展（expand），结束（exit）对它们进行排序。详情参阅第 12 章"通过 4Es 有序地组织和安排教育活动：教育计划或课程计划"部分。完成此表后，请查看并重新排列活动的顺序，让课程符合 4Es 原则。

第 1 次课程的计划表

决定性因素	策略	具体目标 学生将能够……	活动	顺序： 4Es

编写教育计划

为你的课程制订教育计划

这是你在教学时使用的计划。使用规划表格来设计详细描述课程的叙述性计划。按照课程期间每个活动发生的顺序构建过程。写明过程中的每个步骤，包括你预计每个活动需要多长时间。你还需写一个对课程要点的一句话描述，也就是**教学要点**。

该**过程**包括教育计划的详细信息。它描述了你将在课程期间执行的所有操作。如果你是老师，这将是你的教学计划。该计划需要足够详细，以便另一位营养教育工作者可以直接用这个教育计划并进行授课。在教育规划过程中，规划表格的每一行至少创建一个"标题"。标题通常以动词开头，因为它描述了你将在课程中执行的操作（例如，演示各种含糖饮料中的糖含量；解释饮用自来水而不是含糖甜味饮料的好处；讨论饮用自来水的障碍；制订一个行动计划，用自来水代替含糖饮料）。针对每个标题，说明它所属的决定因素，这部分所需的时间和详细的描述。请参阅下面的示例。

教育计划程序的示例部分，其行为改变目标是减少含糖饮料的摄入量。

1. 展示各种含糖饮料中的糖含量［感知当前行为的风险，10 分钟］

当你和他们一起参观时，提醒小组成员讲述一些他们最喜欢的饮料：可乐、柠檬冰茶和果汁。

让小组成员猜测他们最喜欢的饮料中有多少糖。首先，他们将了解为保持健康，一天中建议糖的最大摄入量。

测量出 12.5 茶匙糖，并声明这是一天内保持健康的最大推荐糖量。其他一些团体推荐较少，所以这是一个较高的推荐量。

举起一瓶 600mL 可乐的照片，量出 16 茶匙的糖，展示一瓶可乐的糖比一整天推荐摄入的糖还多。

举起一张 600mL 柠檬冰茶的照片，量出 9.5 茶匙的糖。

举起一张 350mL 的果汁的照片，量出 10.5 茶匙的糖。

使用下面的模板来创建你自己的教育计划。

题目：

受众（第 1 步中的受众）：

教育计划

评估	干预	评价
生成计划		第5步

制作一个表格，包括每一个决定因素的具体目标、策略和活动，创建上课时使用的教育计划。

行为改变目标（第1步中的）：

教学要点：

总体教育目标（第4步中的）：

参与者将能够：

-

材料：

-

课程概述：

1.

过程：（×××分钟）

激励

1. ×××.

[×××分钟]

×××××

解释

2. ×××.

[×××分钟]

×××××

扩展

3. ×××.

[×××分钟]

×××××

结束

4. ×××.

[×××分钟]

×××××

教育计划

	评估	干预	评价
确定评价			**第6步**
制订评价计划,以确定受众的行为改变目标是否达成,行为改变决定因素是否改善,待解决问题是否改善。			

> ## 概述
>
> 　　你会想要(也可能被要求)评价你的教育课程是否有效。在你对受众开始实施课程干预之前,制订课程评价计划有助于确保干预的成功。有时,当人们在制订评价计划时,会发现之前步骤中的不足,需要适当地调整。

参考文献

　　提示:对于引用的所有文献,请使用连续数字标注。并将完整参考文献放在此步骤末尾的参考书目部分中。

回顾

受众(从第1步中拷贝过来)

行为改变目标(从第1步中拷贝过来)

教育计划的名称(从第5步中拷贝过来)

决定因素的评价计划

如何评价干预对行为改变决定因素的影响?

　　设计针对每一个决定因素的评价方法,来评价营养教育课程对决定因素变化的影响,并列出你将在评价过程中向受众提问的问题。

决定因素 [从第4步开始填写]	总体教育目标 [从第4步开始填写]	评价方法	向受众提问的问题(示例)

行为改变目标的评价计划

如何确定受众的行为是否达到了行为改变的目标?

　　对于你的行为改变目标,你将使用什么方法来确定你的受众是否实现先前制定的行为改变目标,并列出评价过程将向受众询问的问题。

教育计划

	评估	干预	评价
确定评价			**第6步**

制订评价计划，以确定受众的行为改变目标是否达成，行为改变决定因素是否改善，待解决问题是否改善。

行为改变目标 ［从第 1 步开始填写］	评价方法	向受众提问的问题（示例）

问题是否解决的评价计划

如何确定你的课程是否有助于改善要解决的问题？

对于待解决的问题，将使用的方法确定你是否帮助解决了该问题？列出评价过程向受众提问的问题。请注意，对于短期干预，不可能衡量你是否解决了长期问题，如肥胖流行、气候变化或社会不公。这个计划是关于你的干预是否有助于解决这个问题。

要解决的问题［从第 1 步开始填写］	评价方法	向受众提问的问题（示例）

课程实施的过程评估

如何评价课程对自己和参与者的影响？

你会想要追踪是否完成了你的教育计划，哪些进展顺利，哪些进展不顺利，以及你的受众的想法。这就是所谓的过程评价。使用下表规划过程评价的方法，并列出评价过程中向受众提问的问题。

	评价方法	向受众提问的问题
你完成了你的课程了吗？		
你按照你的计划做了吗？		
哪些有效，哪些无效？		
你的受众对课程的满意度如何？		
受众认为哪些地方可以改进？		
其他 1：		
其他 2：		

参考书目

1.［在此添加］

营养教育 DESIGN 程序工作表：教育计划简版

受众_____ 　　　　　　课堂内容名称_____

D 第1步 确定行为	根据文献资料和受众自身信息，确定待解决问题	根据文献资料和受众自身信息，确定导致受众待解决问题的当前行为是什么
	选择本次教育计划要解决的一个问题	选择一个行为改变目标 （有助于解决问题的行为）

评估

E 第2步 探索决定因素	行为改变目标的动机决定因素	
	受众说了什么？你从文献资料中获得了什么？	决定因素
	行为改变目标的促进决定因素	
	受众说了什么？你从文献资料中获得了什么？	决定因素

干预

S 第3步 选择理论模型	理论模型（定制的） 以哪个理论为基础［理论的名字）_____	
	教育理念	对食物和营养内容的观点

I

第4步
制定目标

G

第5步
生成计划

干预

理论模型中的决定因素 （动机和促进决定因素）	每个决定因素的目标 参与者能够：	每个目标的活动

N

第6步
确定评价

评价

你还可以测量决定因素、行为改变目标和待解决问题的结果

你想要检测的结果	测量结果的工具

过程评价：用于测量干预过程进展情况的工具

营养教育 DESIGN 程序

环境支持计划

帮助开发基于证据的环境支持，实现受众的行为改变目标。

营养教育有可能改善人们的健康，支持食物系统的生态可持续性，努力实现与食品有关的社会正义，以及其他我们想要解决的问题。

DESIGN 程序是一个系统过程，基于对行为改变的研究帮助你设计更有效地改变饮食行为的营养教育。DESIGN 程序提供了一个框架，在这个框架内，你可以利用自己的创造力，为你的受众量身定制引人入胜的相关计划。

DESIGN 程序的（6 个步骤）中的每一步都包括几个任务。

在确定行为的第 1 步结束时，你将有一个干预的行为改变目标。然后，该程序将引导你完成随后的每一个步骤，因此，在最后，你将有充分的计划来创造环境支持，通过宣传食物环境的改变和信息环境的改变来帮助你的受众实现你的行为改变目标。

如果你有机会对受众开展不止一次或更长时间的营养教育，你可能需要设计几个教育计划，这些计划可能针对同一行为改变目标，也可能不针对同一目标。

DESIGN 可以减轻计划的压力，这样你就可以享受为受众定制营养教育计划的乐趣。

环境支持计划

步骤	成果
评估	
D 第1步 确定行为	基于受众及其需要解决的问题，明确行为改变目标
E 第2步 探索决定因素	列出有助于和阻碍行为改变目标实现的环境因素
干预	
S 第3步 选择理论模型	用于指导环境支持活动设计和评估的逻辑模型
I 第4步 制定目标	逻辑模型中每个"输出"的环境支持目标
G 第5步 生成计划	实现每个环境支持目标的详细计划
评价	
N 第6步 确定评价	环境支持是否使受众实现行为改变目标的评估计划

环境支持计划

评估	干预	评价

确定行为　　　　　　　　　　　　　　　　　　　　　　　　　　　　　　　　　　　　　第1步

确定受众的待解决问题及导致该问题的行为，为本次的营养教育计划明确一个行为改变目标。

概述

在设计任何环境支持之前，无论是家庭或社会支持干预，还是政策、系统和环境（PSE），你都需要确定你的受众。有时，你的受众是非常明确的，如果不是，你就需要思考可能的受众是谁，并选择一个受众。

然后确定要解决的问题，并选择其中一个问题作为重点。接下来你将调查导致该问题的行为，最后确定该受众的行为改变目标。

参考文献

提示：对于引用的所有文献，请使用连续数字标注。并将完整参考文献放在此步骤末尾的参考书目部分中。

明确你的受众

谁是你的受众？（仅限 200 字）

确定要解决的问题

受众需要解决哪些健康问题？

请记住，待解决的问题包括**个人健康**问题，如糖尿病和肥胖症；**食物系统健康**问题，如超加工的食物制作过程中能源的过度消耗；以及**社会健康**问题，如公平贸易措施。

1. 从研究文献和政策文件等一般来源信息中发现你要为你的受众解决的潜在问题是什么？考虑到人口统计学和健康风险。

2. 受众关心的待解决健康问题是什么？

3. 陈述你将要为受众解决的一个健康问题。（仅限 200 字）

环境支持计划

	评估	干预	评价
确定行为			第1步

确定受众的待解决问题及导致该问题的行为，为本次的营养教育计划明确一个行为改变目标。

回顾受众的行为

受众当前有哪些行为导致了待解决的健康问题？

1. 一般方法，如研究文献和消费者调查，将告诉你改变此类受众的哪些行为可能有助于解决问题。

2. 进行问卷调查、焦点小组、访谈和/或访问受众的邻居，了解他们哪些行为导致了待解决的健康问题。在下面记录你了解到的内容。（很多时候，营养教育工作者在制订环境支持计划之前只能与受众或邻居见面一次，如果是这种情况，则需要在这次会面的时候同时完成第 2 步。在第 2 步中，你将找出促进或阻碍达成行为改变目标的家庭或社交环境，以及受众的居住、学习、工作、娱乐、购物和就餐环境对行为改变目标的促进或阻碍作用。）

3. 受众的哪些行为有利于解决目标问题？这些优势需要在营养教育过程中被强化。

选择行为改变目标

本计划有哪些潜在的行为改变目标？

在左列中，列出受众可以改变以帮助解决健康问题的特定行为。行为可以是"多做"或"少做"的行为（例如，多吃蔬菜，少吃加工零食）。行为也可以是替代行为（例如，用水代替含糖饮料）。然后，在右栏中，写下评论，考虑每种行为的重要性、可行性、可取性、可变性和可测量性。

环境支持计划

	评估	干预	评价
确定行为			**第1步**

确定受众的待解决问题及导致该问题的行为，为本次的营养教育计划明确一个行为改变目标。

潜在的行为改变目标	考量要点
	● 这种行为对于待解决的问题有多**重要**？ ● 通过创建环境支持，改变这种行为的**可行性**如何？ ● 从受众的角度来看，改变这种行为是否**可取**？ ● 通过环境支持手段改变这种行为的**可变性**如何？ ● 如何对这种行为的改变进行**测量**？

行为改变目标是什么？

　　评估上述信息，并确定本次计划的一个行为改变目标。如果你要为受众规划多个计划，则可以为每个计划选择不同的行为。你还可以聚焦于多个计划的相同行为。后续工作将围绕行为改变目标展开。

解释你选择此行为改变目标的原因。

　　写下这个行为改变目标将如何帮助你解决主要问题及其他关注的问题。例如，如果你的行为改变目标是"用自来水代替含糖饮料"，这将有助于解决以下几个问题。这个行为将减少①2 型糖尿病的风险；②海洋中的塑料瓶和③加工、包装和输送含糖饮料所产生的温室气体。

参考书目

1. ［在此添加］

环境支持计划

评估	干预	评价
探索决定因素		第2步

根据文献资料和对受众的调查信息，找出促进或阻碍受众达成行为改变目标的环境因素。

概述

　　现在你已经确定了行为改变目标，下一步就是要了解受众目前的环境支持，包括受众的家庭、社交网络和受众生活、学习、工作、娱乐、购物和就餐的政策、系统和环境（PSE），探索阻碍和促进受众行为改变目标实现的因素。

参考文献

　　提示：对于引用的所有文献，请使用连续数字标注。并将完整参考文献放在此步骤末尾的参考书目部分中。

回顾

受众（从第1步中拷贝过来）

行为改变目标（从第1步中拷贝过来）

探索受众当前所处的环境

有哪些促使或阻碍行为改变目标实现的环境因素？

　　受众的环境中，可能存在能够促进或阻碍行为改变目标实现的因素。你可以帮助为受众创造两大类环境支持。首先是支持行为改变目标的家庭和朋友网络。其次是政策、系统和环境（PSE）的改变，这些改变将改变受众的物质、社会和经济环境，使其更容易实现你的行为改变目标。

　　了解受众的当前环境。有些问题可能不适用于所有受众。例如，如果你的工作对象是没有工作的学龄儿童，那么在"工作"问题上写"不适用"。对不在学校的成年人也一样，在"学习"问题上写"不适用"。

家庭和社交网络

　　1. 受众的**家庭和社交网络**是如何促进或阻碍行为改变目标实现的？

促进因素	阻碍因素

环境支持计划

E	评估	干预	评价
	探索决定因素		第2步
	根据文献资料和对受众的调查信息，找出促进或阻碍受众达成行为改变目标的环境因素。		

政策、系统和环境（PSE）

2. 你的受众**居住地**如何实现或阻碍你的行为改变目标？

促进因素	阻碍因素

3. 受众**学习的地方**如何促进或阻碍行为改变目标的实现？

促进因素	阻碍因素

4. 受众的**工作地点**如何促进或阻碍行为改变目标的实现？

促进因素	阻碍因素

5. 受众**娱乐的地方**，如何促进或阻碍行为改变目标的实现？

促进因素	阻碍因素

6. 受众的购物**商店**如何促进或阻碍行为改变目标的实现？

促进因素	阻碍因素

7. 你的受众**在哪里吃饭**，如何促进或阻碍行为改变目标的实现？

促进因素	阻碍因素

选择并创建环境支持

将阻碍因素转化为促进因素，助力行为改变目标的实现。

回顾一下你对上述 7 个问题的回答，想想是什么阻碍了受众行为改变目标的实现，并明确你将要解决的环境支持类型。请注意，如果你想解决多种类型的环境支持问题，你可以制订多个计划。

环境支持计划

评估	干预	评价
探索决定因素		第2步

根据文献资料和对受众的调查信息，找出促进或阻碍受众达成行为改变目标的环境因素。

选择你将创建的环境支持类型。

大胆创建你的环境支持。

家庭和社交网络
受众居所的 PSE
受众学习场所的 PSE
受众工作场所的 PSE
受众娱乐场所的 PSE
受众群体购物场所的 PSE
受众就餐场所的 PSE

* 如果你选择家庭和社交网络作为你的将要创建的环境支持，请使用第 8～14 章中介绍的营养教育版本的 DESIGN 程序，为受众的家庭和社交网络创建营养教育课程。

描述你将创建的环境支持。

解释你的环境改变为什么会支持你的受众实现行为改变目标。

将环境支持与教育联系起来

受众针对此行为改变目标接受的教育计划是什么？

当受众接受针对相同行为改变目标的教育计划时，环境支持计划也将被他们更广泛地接受。描述受众正在接受的教育计划，该教育计划与环境支持计划具有相同的行为改变目标。

参考书目

1. [在此添加]

环境支持计划

评估	干预	评价
选择理论模型		**第3步**

利用找到的环境因素，构建逻辑模型，包括"输入（可用的资源）""活动（你计划构建的活动）和"结果（将要发生的改变）"。

概述

现在，你已经确定了将要创建的环境支持类型，以支持受众实现行为改变目标，你将完成一个逻辑模型，其中列出了你的"输入"，这些"输入"指的是可以帮助你完成此环境支持的现有可用资源；然后，你会列出你的"活动"，也就是你将要创造的东西，最后你会列出你的"结果"，这是你想要改变的。在此步骤中，你还将确定如何将公平角度和生态可持续性角度应用于你的环境支持。

回顾

受众（从第 1 步中拷贝过来）

行为改变目标（从第 1 步中拷贝过来）

环境支持计划（从第 2 步中拷贝过来）

创建逻辑模型

为环境支持计划建立一个简单的逻辑模型，包括输入、活动和结果。

　　输入： 即创建环境支持所拥有的资源，包括资金、设备、人员以及有助于实施本计划的支持。

　　活动： 你将创造哪些环境支持；共有 4 种类型的环境支持活动：

- **倡导**，是激发关键利益相关者对环境改变产生热情并给予支持，包括校长、教师、家长、店主、雇主、城市规划者和政策制定者，他们的支持可以帮助环境改变的启动和维持。你也会有政策（包括大的政府政策和小的组织政策），以及有助于启动、资助、授权、监管和维持改变的制度。
- **食物环境改变**，是指对物理环境的实际改变，这将使受众更容易实现行为改变目标，例如改变教堂、学校、工作场所、公园、商店和餐馆的食物供应，让更多的健康选择更有吸引力，更令人向往、更突出、更有规范性。
- **经济环境改变**，这些改变使人们能够买得起健康食品。这包括更健康选择的折扣价格、激励措施（特别是水果和蔬菜）、食品安全网计划（例如 SNAP 和 WIC）；也可以提高不太健康食物的价格，或者提高小分量"含糖饮料、快餐和休闲食品"的性价比，而不是让大分量的成为"性价比最高的产品"；还可以增加工资，以帮助所有的人有足够的资源来保证食物安全。
- **信息环境改变**，这是对食品环境方面的直接宣传，支持你的行为改变目标，包括海报、广告牌、菜单、社交媒体、短信、电子邮件、网站和小册子，以及老师在学校午餐时站在沙拉吧边上，鼓励学生从沙拉吧里拿东西；在食品店或农贸市场分发各种水果和蔬菜的试吃和食谱；餐馆的服务员在菜单上强调以植物为基础、高纤维或低能量食物的选择。

环境支持计划

	评估	干预	评价
	选择理论模型		第3步

利用找到的环境因素，构建逻辑模型，包括"输入（可用的资源）""活动（你计划构建的活动）和"结果（将要发生的改变）"。

结果：什么会改变。也就是说，活动完成后，会有什么改变。

这些环境支持活动的目的是让**受众**实现**行为改变目标**，如果保持这个目标，**要解决的问题就可能得到解决**。

逻辑模型

输入	活动	结果
	倡导	倡导
	食物环境改变	食物环境改变
	经济环境改变	经济环境改变
	信息环境改变	信息环境改变

运用公平的视角

你如何运用公平的视角来看待这种环境支持？

当我们创造环境支持时，我们希望确保那些通常机会较少的人能够获得机会。然而，有时创建的环境支持无意中增加了那些已经有机会的人的机会，而这种环境支持对他们没什么作用或作用很小。例如，当我们在一个已经有食品店(该店有一个很大的农产品区，且凸出了本地食品)的社区增加一个农贸市场，而附近的社区却没有食品店或农贸市场；显然增加的农贸市场对该社区的食品购买行为影响很小，且增加了另一个附近社区的不平等性。

你如何运用公平的视角，确保你通过这种环境支持来减少不公平现象？

运用生态可持续性的视角

你如何将生态可持续发展的视角应用于这种环境改变？

当我们创造环境支持时，要确保所改变的食物也有利于生态的可持续性。在你创建这个环境支持时，你如何思考生态可持续性问题？

环境支持计划

	评估	干预	评价
制定目标			**第4步**

明确逻辑模型中每一个"活动"的总体目标，该目标详细陈述该"活动"完成什么任务。

概述

　　在此步骤中，你需要针对逻辑模型中的每个活动编写总体环境支持目标；该逻辑模型也提供了每个活动能完成哪些任务的更多详细信息。

回顾

受众（从第 1 步中拷贝过来）

行为改变目标（从第 1 步中拷贝过来）

制定环境支持目标

　　在下面的 4 个表中，在左列表格中列出了第 3 步逻辑模型中的活动，在右列为每个活动写一个目标。环境支持目标提供了每项活动将完成的细节。第 3 步逻辑模型中的"结果"是最终结果，通常比环境支持的目标更简短。

明确环境支持目标

倡导活动

倡导活动（列出第 3 步逻辑模型中的每一项宣传活动）	环境支持目标

食物环境改变活动

食物环境改变活动（列出第 3 步逻辑模型中的每一项食物环境改变活动）	总体环境支持目标

经济环境改变活动

经济环境改变活动（第 3 步逻辑模型中的每个经济环境改变活动）	总体环境支持目标

信息环境改变活动

信息环境改变活动（第 3 步逻辑模型中的每个信息环境改变活动）	总体环境支持目标

环境支持计划

	评估	干预	评价
	生成计划		第5步

按时间生成每一步的计划，明确如何完成逻辑模型中每一项"活动"的环境支持目标。

概述

现在利用你的创造力并结合上面的信息，开始创建环境支持计划。这也是考虑与受众合作的实际问题的时候了。

回顾

受众（从第 1 步中拷贝过来）

行为改变目标（从第 1 步中拷贝过来）

制订环境支持计划

制订你的计划

针对逻辑模型中的每项活动（第 3 步），列出完成该活动的步骤和时间框架。

有时候，你自己就能完成这些步骤，但有时你需要与其他人合作，如校长、教师、家长、店主、雇主、城市规划者和政策制定者。

最后，请记住，即使做出了改变，如在便利店的收银台旁放上水果，你可能还需要不断检查，以确保这一改变能够持续。

在第 3 步创建的逻辑模型中的"活动"计划示例。注意：这是为减少含糖饮料摄入的行为改变目标提供的环境支持。

在学校活动中，将自来水、泡果水和苏打水作为主要饮料供应。

[食物环境改变]

环境支持目标（来自第 4 步）。自来水、泡果水和苏打水在学校的各种活动中，如聚会、体育活动、学校戏剧和音乐会等，都可以买到，很有吸引力，并放在显眼位置。

步骤	时间
● 营养师至少每月与保管员进行一次检查，以确保所有饮水机处于正常工作状态并保持清洁。	2020 年 9 月—2021 年 6 月
● 营养教育工作者与校长合作，购买了 3 个透明的 12L 饮料分配器，其中 2 个供 PTA 使用，该协会负责学校戏剧、音乐会和体育活动的组织协调工作，另一个供一般办公室使用。	2020 年 9 月
● 营养教育工作者制作了一份提示单，其中包含了各种水果和蔬菜泡水的做法，并将这份提示单分发给 PTA 的负责人和办公室经理。	2020 年 9 月
● 营养教育工作者与校长合作，为 PTA 购买了一台苏打水机和 10 个 1L 的瓶子。	2020 年 9 月
● 营养教育工作者参加学校的活动，并与 PTA 合作，确保在所有的活动中都有泡果水和苏打水，并放在显眼的位置。	2020 年 9 月—2021 年 6 月
● 营养教育工作者（或学校社区的某个人）每周一到总务处检查并保证泡果水充足，促进办公室工作人员确保泡果水每天的可及性。	2020 年 9 月—2021 年 6 月

题目：×××

受众（来自第 1 步）：×××

环境支持计划

	评估	干预	评价
生成计划			第5步
按时间生成每一步的计划，明确如何完成逻辑模型中每一项"活动"的环境支持目标。			

行为改变目标（来自第1步）：×××

环境支持描述（来自第2步）：受众……的 PSE××××××：×××

环境支持计划

复制粘贴逻辑模型中的一个活动。

倡导

从逻辑模型中粘贴倡导活动	
［倡导］	
环境支持目标（来自第4步）：在此复制并粘贴该活动的环境支持目标	
步骤	时间
● 第1步	
● 第2步	

食物环境改变

从逻辑模型中粘贴食物环境改变活动	
［食物环境改变］	
环境支持目标（来自第4步）：在此复制并粘贴该活动的环境支持目标	
步骤	时间
● 第1步	
● 第2步	

经济环境改变

从逻辑模型中粘贴经济环境改变活动	
［经济环境改变］	
环境支持目标（来自第4步）：在此复制并粘贴该活动的环境支持目标	
步骤	时间
● 第1步	
● 第2步	

信息环境改变

从逻辑模型中粘贴信息环境改变活动	
［信息环境改变］	
环境支持目标（来自第4步）：在此复制并粘贴该活动的环境支持目标	
步骤	时间
● 第1步	
● 第2步	

环境支持计划

N

	评估	干预	评价
确定评价			**第6步**

构建评价计划，以明确逻辑模型中的每一个"结果"是否完成，行为改变目标是否达成，待解决问题是否在你的帮助下得以解决，以及有些什么挑战。

概述

你希望（并且可能需要）评价环境支持是否有效地实现了行为改变目标。在实施环境支持之前制作评价计划将有助于确保成功。有时，当人们在制作评价计划时，他们会根据评价对前面步骤中的工作做出适当调整。

参考文献

提示：对于引用的所有文献，请使用连续数字标注。并将完整参考文献放在此步骤末尾的参考书目部分中。

回顾

受众（从第1步中拷贝过来）

行为改变目标（从第1步中拷贝过来）

教育计划的标题（从第5步中拷贝过来）

制作针对逻辑模型中结果的评价计划

如何确定你是否达得到了计划的结果。

对于逻辑模型中的每一个结果，制订评价该结果的方法，确定受众是否达到了目标，并列出在评价过程中使用到的问题示例。

结果［环境支持类型］［从第3步开始填写］	环境目标［从第4步填写］	测量结果的工具或手段

环境支持计划

	评估	干预	评价
确定评价			**第6步**

构建评价计划，以明确逻辑模型中的每一个"结果"是否完成，行为改变目标是否达成，待解决问题是否在你的帮助下得以解决，以及有些什么挑战。

对行为改变目标进行评价

计划一下你如何确定环境支持是否有助于受众制定行为改变目标。

可能的方法包括观察和对受众的调查。

行为改变目标 ［从第 1 步填入］	评价方法

对待解决问题进行计划评价

制订如何确定干预是否有助于改善待解决问题的计划。

对于你要解决的问题，你将使用的什么方法来确定是否帮助解决了这个问题，并列出评价过程所使用的问题示例。请注意，对于短期的干预措施，不可能衡量是否解决了一个长期的问题，如肥胖症的流行，气候变化或社会不公正。这个计划是关于你的环境支持能否有助于解决这个问题。

要解决的问题 ［从第 1 步填入］	评价方法

评估具有挑战性的问题

制订如何追踪你遇到的挑战，以及你能否及如何克服这些挑战的计划。

你需追踪每个结果所遇到的挑战，以及你能够采取哪些措施来克服这些挑战。你可以在实施环境支持时完成此部分。

结果 ［环境支持类型］ ［从第 3 步填入］	在实现这一结果的过程中，你遇到了哪些挑战？	你能否克服这一挑战，如何克服？

参考书目

1. ［在此添加］

营养教育 DESIGN 程序案例研究：教育计划

营养教育 DESIGN 程序
教育计划

帮你设计基于证据的营养教育，激励受众并提升受众的行为改变能力。

营养教育能够改善人们的健康，支持粮食系统的生态可持续性，努力实现与食物有关的社会公平，以及我们想要解决的其他问题。

DESIGN 程序是一个系统过程，基于对行为改变的研究帮助你设计更有效地改变饮食行为的营养教育。DESIGN 程序提供了一个框架，在这个框架内，你可以利用自己的创造力，为你的受众量身定制引人入胜的相关计划。

DESIGN 程序的（6 个步骤）中的每一步都包括几个任务。第 1 步（确定行为）结束，需明确行为改变目标，然后，该程序将引导你完成后续的每一个步骤，最后为受众制订完善的营养教育计划。该程序既可用于制订群体营养教育计划，也可用于制订基于技术的教育计划（例如，网站、博客和应用程序）。

如果你有机会对受众开展不止一次或更长时间的营养教育，你可能需要设计几个教育计划，这些计划可能针对同一行为改变目标，也可能针对不同目标。

DESIGN 可以减轻计划的压力，这样你就可以享受为受众制订营养教育计划的乐趣。

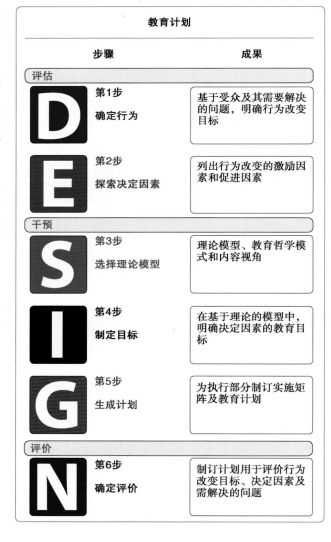

教育计划	
步骤	**成果**
评估	
第1步 确定行为	基于受众及其需要解决的问题，明确行为改变目标
第2步 探索决定因素	列出行为改变的激励因素和促进因素
干预	
第3步 选择理论模型	理论模型、教育哲学模式和内容视角
第4步 制定目标	在基于理论的模型中，明确决定因素的教育目标
第5步 生成计划	为执行部分制订实施矩阵及教育计划
评价	
第6步 确定评价	制订计划用于评价行为改变目标、决定因素及需解决的问题

教育计划

评估	干预	评价

确定行为　　　　　　　　　　　　　　　　　　　　　　　　　　　　　　　　　　　　**第1步**

明确受众的待解决问题以及导致该问题的行为，为受众确定本次教育计划的行为改变目标。

概述

　　无论是仅有几节课还是有多个组成部分的大型营养干预，在设计之前都应该考虑干预的最主要受众，这是非常重要的。有时受众是自然而然确定的。如果不是，可以考虑一下有可能参与这个干预的群体，并从中选择一批人作为干预的受众。

　　然后，明确需要解决的问题是什么，并选择其中一个问题作为本次干预的重点。接下来，你需要调查导致该问题的主要行为，最后明确：如果要改善受众的某个问题，行为改变目标应该是什么。

参考文献

　　提示：对于引用的所有文献，请使用连续数字标注。并将完整参考文献放在此步骤末尾的参考书目部分中。

明确你的受众

你的受众是谁？（仅限200字）

例如：城市公立中学的7年级和8年级学生

确定要解决的问题

受众需要解决哪些健康问题？

　　请记住，我们要解决的问题是**个人健康问题**，如糖尿病和肥胖症；**食物系统健康问题**，如过度消耗能源用于制造超加工食品；**社会健康问题**，如公平贸易措施等。

　　1. 从研究文献和政策文献等一般来源信息中发现你要为你的受众解决的潜在问题是什么？考虑到人口统计学和健康风险。

初中生在青少年向成人过渡时有可能患上肥胖症和糖尿病，这些疾病的医疗费用很高，并降低生活质量[1]。

儿童期超重与近期（如胆固醇水平增加）和长期不良后果（如心血管疾病、2型糖尿病）有关[2]。

在美国，卫生部长办公室和"健康2020"已将肥胖症列为优先事项[3,4]。

温室气体的高排放是一个问题，并与饮食有关[5]。

在美国，食物系统的雇主数量最多，而其收入中位数却最低。为了做出支持工人权利的食物选择，我们需要了解食物从农场到餐桌发生了什么。

　　2. 受众关心的待解决健康问题是什么？

就个人、食物系统和社会健康问题，我们对一个班30名中学生进行了访谈，以下是摘要：

1. ［个人健康］他们关注保持健康，并且知道食物选择与2型糖尿病等疾病相关，但他们并不认为自己处于危险的食物环境中，并可以通过改善饮食使得他们在今后的生活中保持健康。有人说："我们只是吃我们想吃的，关心如何才能吃得健康的人都是老年人，不是我们这些孩子们。"

2. ［食物系统健康］他们关心环境问题和气候变化。有些人对于成年人没有认真对待这个问题而感到生气。因为他们将继承一个有很多问题的地球。有些人加入了改善气候的游行并积极地采取措施来改善气候条件。他们对于学习关于环境友好的食物选择非常感兴趣，并对于这些问题具有紧迫感。

3. ［社会健康］他们关心工人权益问题。他们中的大多数人听说过农场工人和肉类加工商。有几个人在社会研究课上谈到了工人权利问题，并有兴趣去了解更多。

教育计划

	评估	干预	评价
确定行为			**第1步**

明确受众的待解决问题以及导致该问题的行为，为受众确定本次教育计划的行为改变目标。

3. 陈述你将要为受众解决的一个健康问题（仅限200字）

降低肥胖症和2型糖尿病的风险。

回顾受众的行为

受众的待解决问题是由当前哪些行为导致的？

1. 一般方法，如研究文献和消费者调查，将告诉你改变此类受众的哪些行为可能有助于解决问题。

NHANES趋势显示含糖饮料、果汁和糖果的摄入增加，牛奶和其他蔬果的摄入不断减少。可自由支配的脂肪和添加糖的摄入量远远高于推荐值[7]。

青少年的水果和蔬菜摄入量未达到推荐标准[8]。

青少年儿童体重增加与含糖饮料的摄入相关[9]。平均而言，青少年摄入的所有能量的11%来自于含糖饮料[10]。

青少年前期和青少年期一般每天应该消耗约1 600~2 000卡（男孩比女孩多）。这应该包括至少2~2.5杯蔬菜和1.5~2杯水果，以及3杯乳制品，142~156g蛋白质和142~170g全谷物。青少年应每天进行60分钟的中至高强度身体活动[11]。国家数据显示，到青春期，儿童每年为自己购买食品和零食总计花费40亿美元[12]。

2. 在受众所在的社区进行问卷调查、焦点小组、访谈或访问邻居，了解他们有助于解决问题的行为。在下面记录你了解到的内容。（很多时候，营养教育工作者在制订教育计划之前只能与受众见面一次，如果是这种情况，则需要在这次会面的同时完成第2步。在第2步中，你将向你的听众询问他们对改变行为的想法和感受。）

我们给30名中学生发放了一份包含8个关于他们行为的问题的调查问卷（问卷在案例研究的末尾）。问卷填写结果如下：
- 73%的中学生每周吃几次蔬菜或更少，最常见的分量约为"半拳"。这意味着这些中学生中大多数人的蔬菜和水果摄入量都远远低于建议的摄入量。
- 身体活动量呈两极化分布，53%的中学生每天进行身体活动，通常为16分钟或更长时间，30%的人每周进行不到1次的身体活动，活动时间为5~15分钟。近1/3的人没有达到身体活动的建议量。
- 90%的中学生几乎每天或更频繁的吃零食，40%的人表示他们每天吃3次或更多。53%的人报告通常每次摄入的分量大于他们的拳头大小。这似乎表明他们自由支配能量的摄入超过了建议量。
- 83%的中学生报告说"几乎每天或更频繁地"喝含糖饮料，43%的中学生说每天喝3次或更多。90%的中学生表示他们的每次摄入量为600mL或更多。因此，他们添加糖的摄入量远远超过了建议最大摄入量。

3. 你的受众经常做哪些有利于解决当前问题的行为？这些行为需要在教育中强化。

- 对于几乎每天吃水果和蔬菜的27%的中学生来说，几乎所有人都选择了"超过我拳头大小"的分量。因此。大约1/4的中学生即使吃大多数人所摄入的水果和蔬菜分量，可能仍然低于建议摄入量（每天吃4.5个"拳头"或更多）。尽管如此，这些学生依然可以成为小组其他成员的榜样。
- 如上所述，超过一半的中学生身体活动相当活跃。
- 7%的中学生（即2名学生）表示，含糖饮料和零食的摄入频率为每周吃一次或少于一次。这2名学生可以作为榜样。

选择行为改变目标

此计划有哪些潜在的行为改变目标？

在左列中，列出访问群体能够改变以帮助解决问题的特定行为。行为可以是"多做"或"少做"的行为（例如，多吃蔬菜，少吃加工零食）。行为也可以是替代行为（例如，用水代替含糖饮料）。然后，在右栏中，写几个评论，考虑每种行为的重要性、可行性、可取性、可变性和可测量性。

教育计划

	评估	干预	评价
确定行为			**第1步**

明确受众的待解决问题以及导致该问题的行为，为受众确定本次教育计划的行为改变目标。

潜在的行为改变目标	考量要点
	● 这种行为对于待解决的问题有多**重要**？ ● 考虑到分配的时间和可用的资源，改变这种行为的**可行性**如何？ ● 从受众的角度来看，改变这种行为是否**可取**？ ● 通过教育手段改变这种行为的**可变性**如何？ ● 如何对这种行为的变化进行**测量**？
增加水果和蔬菜的摄入量	摄入蔬菜和水果有助于保持健康体重。低蔬果摄入与心血管疾病、糖尿病和一些癌症的发生有关。通过品尝等实践教育来增加蔬果的摄入量是可行的。一些学生已经定期吃水果和蔬菜。这些学生可以作为榜样，为其他学生建立社会支持。水果和蔬菜的摄入量可以通过回忆或频率调查数据来测量。
减少含糖饮料的摄入	饮用含糖饮料与过量的能量摄入和超重/肥胖症有关。通过展示含糖饮料中的糖含量来警示青少年，以达到减少糖摄入量是可行的。水和水果泡水可以很好地替代含糖饮料。可以通过宣传减少含糖饮料摄入有助于保持健康，减少对环境有害的塑料瓶浪费，以及帮助水资源用于含糖饮料制作而缺水的社区等来说服青少年减少含糖饮料的摄入。含糖饮料的摄入量可以通过回忆或频率调查数据来测量。
减少超加工、包装零食的摄入	零食随处可见，价格相对便宜且味道好，然而它们却会导致能量摄入失衡，不良营养状况以及增加糖尿病的发生风险。由于休闲食品的普遍性和可及性，这种行为很难改变。然而，其中一些中学生没有吃太多的零食，他们可以作为榜样来鼓励其他人。零食摄入可以通过回忆或频率调查数据来测量。
增加身体活动	身体活动有助于保持能量平衡，避免超重/肥胖症。在整个童年和青春期，身体活动的参与逐渐减少；久坐的生活方式与超重有关，这也会导致糖尿病。这些中学生中有一半以上积极进行身体活动，可以成为其他人的榜样。身体活动可以通过回忆或频率调查数据进行测量。

行为改变目标是什么？

　　评估上述信息，并确定本次计划的一个行为改变目标。如果你要为你的受众规划多个计划，则可以为每个计划选择不同的行为。你还可以对一个行为制订多个计划。剩下的工作都围绕行为改变目标来进行。

> 增加水果或蔬菜的摄入量
> * 请注意：该案例研究干预共有 10 节专门为中学生开发并提供的课程。解决了上述的 4 个行为。DESIGN 程序已完成所有 4 个行为。出于篇幅考虑，本案例研究的其余部分仅针对一种行为提出了设计步骤，即"增加水果和蔬菜的摄入"。此行为改变目标已在两次课程中得到解决。

解释你选择这个行为改变目标的原因。

　　写下这个行为改变目标将如何帮助你解决主要问题及其他关注的问题。例如，如果你的行为改变目标是"用自来水代替含糖饮料"，这将有助于解决以下几个问题。这个行为将减少：①2 型糖尿病的风险；②海洋中的塑料瓶；③生产、加工、包装和输送含糖饮料过程中产生的温室气体。

> 增加水果和蔬菜的摄入将有助于这些中学生降低肥胖症和2型糖尿病的风险。　此外，如果教授学生尽可能购买当地的时令农产品，将有益于支持食物系统的可持续性以及增加食品工人的平均工资。

参考书目

1. Ogden, C. L., Carroll, M. D., Flegal, K. M. "High body mass index for age among US children and adolescents, 2003–2006." 2008. *Journal of the American Medical Association.* 299(20): 2401–2405.
2. U.S. Department of Health and Human Services. The surgeon general's call to action to prevent and decrease overweight and obesity. Washington, D.C.: Author; 2001.

教育计划

评估	干预	评价
确定行为		第1步
明确受众的待解决问题以及导致该问题的行为，为受众确定本次教育计划的行为改变目标。		

3. U.S. Department of Health and Human Services. The surgeon general's call to action to prevent and decrease overweight and obesity. Washington, DC: Author; 2001.

4. U.S. Department of Health and Human Services. Healthy People 2020: Understanding and improving health. Retrieved from: http://www.healthypeople.gov/2020

5. van de Kamp, M., S. M. Seves, and E. H. M. Temme. "Reducing GHG emissions while improving diet quality: exploring the potential of reduced meat, cheese and alcoholic and soft drinks consumption at specific moments during the day." 2018. *BMC Public Health.* 18(1): 264.

6. Good Food Purchasing Center. Valued Workforce Value Spotlight. V1.2. August 8, 2018.

7. Enns, C. W., S. J. Mickle, J. D. Goldman. "Trends in food and nutrient intakes by children in the United States." 2002. *Family Economics and Nutrition Review.* 14(2): 56–68.

8. Muñoz, K. A., S. M. Krebs-Smith, R. Ballard-Barbash, L. E. Cleveland. "Food intakes of US children and adolescents compared with recommendations." 1997. *Pediatrics.* 100(3 Pt 1): 323–329.

9. Tam, C. S., S. P. Garnett, C. T. Cowell, K. Campbell, G. Cabrera, L. A. Baur. "Soft drink consumption and excess weight gain in Australian school students: Results from the Nepean study." 2006. *International Journal of Obesity (London).* 30(7): 1091–1093.

10. Agricultural Research Service U.S. Department of Agriculture. "Continuing food intake by individuals 1994–1996 (CSFII 1994-1996)." Washington, D.C.: Author; 2000.

11. Paeratakul, S., D. P., Ferdinand, C. M. Champagne, D. H. Ryan, G. A. Bray. "Fast-food consumption among US adults and children: dietary and nutrient intake profile." 2003. *Journal of the American Dietetic Association.* 103(10): 1332–1338.

12. National Center for Chronic Disease Prevention and Health Promotion. Data and statistics: YRBSS: Youth Risk Behavior Surveillance System.

13. Swinburn, B. A., V. I. Kraak, S. Allender, et al. "The global syndemic of obesity, undernutrition, and climate change: The Lancet Commission report." *The Lancet.* Published Online January 27, 2019. http://dx.doi.org/10.1016/ S0140-6736(18)32822-8

教育计划

	评估	干预	评价
确定行为			第1步

明确受众的待解决问题以及导致该问题的行为，为受众确定本次教育计划的行为改变目标。

告诉我们关于你的情况

姓名＿＿＿＿＿＿＿＿＿＿＿＿＿＿＿＿　　　　　　　　　　　　　　　　　　　　班级＿＿＿＿＿＿

通过了解你的以下情况，将有助于我们规划一个专门为你开发的有关饮食和身体活动的计划，以便于你更加健康。请尽可能诚实地回答以下问题。完成这些问题后，我们将进行小组讨论。

1. 你多久吃一次**水果或蔬菜**（不包括炸薯条或土豆）?
   a. 每周少于一次
   b. 每周几次
   c. 几乎每一天
   d. 每天两次
   e. 每天三次及以上

2. 当你吃**水果或蔬菜**时（不包括炸薯条或土豆），通常你食用的分量为多少?
   a. 只吃一两口
   b. 大约是我拳头大小的一半
   c. 大约是我的拳头大小
   d. 超过我拳头的大小

3. 你多久做一次会使心率升高的**身体活动**，例如快走、跑步、跳舞或运动?
   a. 每周少于一次
   b. 每周几次
   c. 几乎每一天
   d. 每天两次及以上

4. 当你做这些**身体活动**时，你通常会做多长时间?
   a. 不到 5 分钟
   b. 5~15 分钟
   c. 16~30 分钟
   d. 超过 30 分钟

5. 你多久吃一次**零食**，例如薯条、糖果、饼干和其他烘焙食品和冰激凌?
   a. 每周少于一次
   b. 每周几次
   c. 几乎每一天
   d. 每天两次
   e. 每天三次及以上

6. 当你吃这些**零食**时，你通常食用的分量是多少?
   a. 只吃一两口
   b. 大约是我拳头大小的一半
   c. 大约是我的拳头大小
   d. 超过我拳头的大小

7. 你多久喝一次含糖饮料，例如苏打水、加糖冰茶、水果饮料和运动饮料等。
   a. 每周少于一次
   b. 每周几次
   c. 几乎每一天
   d. 每天两次
   e. 每天三次及以上

8. 当你喝这些含糖饮料时，你通常喝多少?
   a. 少于一杯（250mL）
   b. 大约是一个典型罐头的分量（350mL）
   c. 大约是一个典型瓶子的分量（600mL）
   d. 超过 600mL

9. 你多久去一次食品店为家人购买食物?
   a. 从不，家里其他人负责购物
   b. 偶尔
   c. 相当频繁
   d. 我是家庭的主要食品杂货店购物者

10. 以下哪项你每周至少做一次?（圈出所有适用项）
   a. 弟弟妹妹、表兄弟姐妹或其他孩子的保姆服务
   b. 做家务（例如，清洁）
   c. 做饭或帮助家里人做饭
   d. 帮助照顾年长的亲戚

教育计划

	评估	干预	评价
确定行为			**第1步**
明确受众的待解决问题以及导致该问题的行为，为受众确定本次教育计划的行为改变目标。			

回忆食物和身体活动

姓名_____ 班级_____

请尽可能诚实地回答以下问题。完成这些问题后，我们将进行小组讨论。

阅读以下内容，并标注你对于该内容的赞同程度。

	非常认同	认同	不认同	非常不认同
1. 每天吃**水果和蔬菜**对我来说很难，因为我感觉它们味道不好。				
2. 我的大多数朋友很少吃**水果和蔬菜**。				
3. 我认为吃足够的**水果和蔬菜**有助于我此刻感觉更好，今后更健康。				
4. 我有信心每天可以吃5种不同的**水果和蔬菜**。				
5. 我想我每天都很难进行**身体活动**，因为我很忙，没有时间。				
6. 我的大多数朋友很少做**身体活动**。				
7. 我认为，如果我每天都**锻炼身体**，我会感到更有活力和专注。				
8. 我有信心每天至少锻炼20分钟。				
9. 我很难减少**零食**，如薯条、糖果和饼干，因为我真的很喜欢它们。				
10. 我的大多数朋友都吃很多**零食**。				
11. 我认为减少**零食**食用有助于我当前感觉更好，今后更健康。				
12. 我有信心每天吃的小**零食**种类不超过一种。				
13. 我很难减少**含糖饮料**，如苏打水、冰茶和果汁的摄入，因为我真的很喜欢它们。				
14. 我的大多数朋友都喝了很多**含糖饮料**。				
15. 我认为减少**含糖饮料**的摄入有助于我当前感觉更好，今后更健康。				
16. 我有信心每天**含糖饮料**的摄入不超过一小杯(250mL)。				

教育计划

评估	干预	评价
确定行为		**第1步**
明确受众的待解决问题以及导致该问题的行为，为受众确定本次教育计划的行为改变目标。		

小组讨论问题指南

关于健康的问题

关注健康

　　每个人对自己的个人健康都有不同的担忧。你关心哪些个人健康问题？你认为我们的食物和活动选择与我们的个人健康有何关系？

　　每个人对地球的健康也有不同的担忧，称为生态健康。你关注哪些生态健康问题？你认为我们吃的东西与生态健康有什么联系？

　　每个人对我们如何对待他人也有不同的担忧，称为社会公平或社会健康。你关注哪些社会健康问题？你认为我们吃的东西与社会健康有什么联系？

小组讨论问题决定因素

水果和蔬菜

　　大多数美国人吃的水果和蔬菜比建议的要少得多，而建议的水果和蔬菜摄入量能帮助我们保持最佳状态，并防止我们将来生病。

　　你喜欢哪些水果和蔬菜，为什么？

　　是什么原因阻碍你吃更多的水果和蔬菜？

　　你想告诉我们中学生对水果和蔬菜的真实想法吗？

身体活动

　　进行足够的体力活动可能对我们来说很难。

　　你喜欢哪些体育活动，为什么？

　　是什么阻止你获得足够的身体活动？

　　你想告诉我们中学生对体育锻炼的真实想法吗？

休闲食品

　　休闲食品是包装的加工食品，如薯条、糖果、饼干、纸杯蛋糕和冰淇淋。它们在我们生活中随处可见。而且，在过去几年中，零食的分量越来越大。

　　你喜欢吃什么零食？

　　什么会让少吃零食变得困难？

　　你想告诉我们中学生对零食的真实想法是什么？

含糖饮料

　　含糖饮料是添加糖的饮料，如苏打水、冰茶、水果饮料和运动饮料。它们在我们生活中随处可见。而且，在过去几年中，含糖饮料的分量越来越大。

　　你喜欢喝什么含糖饮料？

　　什么会使少喝含糖饮料变得困难？

　　你想告诉我们中学生对含糖饮料的真实想法吗？

教育计划

评估	干预	评价
探索决定因素		第2步

根据文献资料和对受众的调查确定能够达成行为改变目标的激励和促进决定因素。

概述

在第 1 步,你已经确定了正在设计的一个具体教育计划的行为改变目标,下一步就是更深入地了解受众,通过文献了解受众更多信息,包括受众有哪些有助于实现行为改变目标的激励或促进因素。

参考文献

提示:对于引用的所有文献,请使用连续数字标注。并将完整参考文献放在此步骤末尾的参考书目部分中。

回顾

受众(从第 1 步中拷贝过来)

城市公立中学的 7 年级和 8 年级学生。

行为改变目标(从第 1 步中拷贝过来)

增加水果和蔬菜的摄入量。

研究受众

描述与行为改变目标相关的社会文化环境。

1. 回顾类似受众的社会文化环境的研究文献。在下面记录你学到的内容。

美国明尼苏达州明尼阿波利斯的研究表明,社区获得健康食品的可能性是影响行为改变的重要因素[1]。水果和蔬菜在城市社区的可及性较低。

此外,美国密歇根州底特律的一项混合方法研究发现,蔬果摄入量与是否靠近超市(水果和蔬菜更容易获取的地方)有关,与较低的肥胖率有关[2]。

在这个时代,学生可能会经历巨大的身体和情感变化。此外,这个年级的学生想要并且被赋予了更多的个人自由,他们受到朋友/同龄人的影响越来越多,越来越少受到父母的影响。

2. 进行访谈、讨论、焦点小组或问卷调查并访问邻居,以了解他们的社会文化环境。在下面记录你了解到的内容。

本调查涉及约有 1 750 名在校学生。根据上次的人口普查显示,将要进行干预的社区具有种族多样化,其中 55% 的人口是白人,30% 的人口是非裔美国人,10% 的人口是西班牙裔,5% 来自其他种族。住户收入中位数为 32 000 美元,家庭收入中位数约为 40 000 美元。大约 20% 的人口生活在贫困线以下。

"告诉我们关于你的情况"调查显示了更多关于学生家庭生活和责任承担情况(问题 9 和问题 10)。当被问及他们为家人购物的频率时,学生中大多数选择"偶尔"(47%)或比较频繁(37%)。关于责任的回答中,选择"每周至少一次"的学生中,60% 的人照顾弟弟妹妹,表弟或其他孩子,73% 的人做家务,63% 的人做饭或帮助做饭,13% 的人帮助照顾年长的亲戚。

探索激励决定因素和促进决定因素

接下来,你将根据你从受众和文献中学到的知识来确定激励和促进决定因素。决定因素是指所有可以影响我们选择吃什么和喝什么以及食物有关的其他实践的因素(例如,对蔬菜的态度、购物技巧、烹饪技巧)。

教育计划

评估	干预	评价
探索决定因素		第2步

根据文献资料和对受众的调查确定能够达成行为改变目标的激励和促进决定因素。

探索受众的动机

驱动受众实现行为改变目标的动机是什么？

获得受众关于行为改变目标相关的想法和感受，在"受众认同的动机"列填写对受众动机的评价。

对于"动机决定因素"列，请查看第 4 章（表 4-1 和表 4-2）中动机决定因素的定义，并填写最符合受众描述的决定因素。

请注意，"行为的预期结果"和"自我效能"中的决定因素什么时候都很重要。如果没有特别提及，请与受众一起探索这些内容。

此外，查看研究文献（文献中的研究对象与你的受众很像），找出哪些动机决定因素对你的受众的饮食行为改变有效。如果有可能，找到具有类似行为改变目标的研究更好。根据你的文献研究结果，在"受众认同的动机"列描述研究中提到的每个决定因素，并对决定因素按照第 4 章的决定因素类型进行分类。

受众认同的动机	动机决定因素
66% 的中学生同意/非常同意他们很少每天吃水果和蔬菜，因为它们味道不好。［调查］	感知障碍
73% 的中学生同意/非常同意他们的大多数朋友很少吃水果和蔬菜。［调查］	描述性社会规范
87% 的中学生同意/非常同意吃足够的水果和蔬菜将帮助他们当前感觉更好，今后更健康。［调查］	感知益处
23% 的中学生同意/非常同意他们有信心每天吃 5 种不同的水果和蔬菜。	自我效能
许多中学生谈到喜欢生的蔬菜，如胡萝卜和辣椒。他们也喜欢中餐馆里的花椰菜和炒菜。大多数人已经喜欢水果了。［小组讨论］	饮食偏好
中学生说，他们不带水果和蔬菜到学校，因为它们很容易在书包里被压扁，不能保持良好的状态。［小组讨论］	感知障碍

探索促进决定因素

什么可以促进受众实现你确定的行为改变目标？

了解受众他们与行为改变目标相关的知识和技能，包括选择和准备食物所需的技能以及目标设定和自我监控技能，将其记录在"受众的促进因素"列。

对于"促进决定因素"列，请回看**促进决定因素术语表**的定义，并从第 5 章（表 5-1 和表 5-2）中选择最能描述受众促进因素的促进决定因素。

此外，查阅文献，找出此类受众的饮食行为改变有效的促进决定因素。如果有可能的话，找到具有类似行为改变目标的研究更好。根据你在文献中发现的，在"受众的促进因素"列中描述关于促进的决定因素，并根据第 5 章中的决定因素类型进行分类。

受众的促进因素	促进决定因素
许多中学生在交流中提到需要学习如何准备蔬菜零食和美味佳肴。［小组讨论］	行为技能
中学生们在交流中提到，他们没有意识到他们应该每天吃 5 种不同的水果和蔬菜（调查中被问到的问题），如果知道这一点，他们会想要多吃。［小组讨论］	知识和认知技能
中学生喜欢制订一个"行动计划"的想法，该计划将帮助他们吃更多的水果和蔬菜。［小组讨论］	行动目标设定/行动和应对计划

教育计划

	评估	干预	评价
探索决定因素			第2步

根据文献资料和对受众的调查确定能够达成行为改变目标的激励和促进决定因素。

参考书目

1. Laska, N. M., M. O. Hearst, A. Forsyth, K. E. Pasch, L. Lytle. "Neighbourhood food environments: are they associated with adolescent dietary intake, food purchases and weight status?" 2010. *Public Health Nutrition*. 13(11): 1757–1763.
2. Mohamed R. "Resident perceptions of neighborhood conditions, food access, transportation usage, and obesity in a rapidly changing central city." 2018. *International Journal of Environmental Research and Public Health*. 15(6): pii: E1201.
3. University-Town Partnership. Intervention needs assessment findings: Survey and interview results 2019.

教育计划

S	评估	**干预**	评价
	选择理论模型		第3步

根据确定的决定因素，选择并构建适合受众的理论模型。明确你对营养内容的教学逻辑和观点。

概述

既然已经从受众和文献资料中确定了动机和促进决定因素，现在可以将它们放在一个理论模型中了。这个理论模型将帮助你构建一个有助于实现你的行为改变目标的教育课程，并指导你对课程干预效果进行评估。在此步骤中，你还将回顾你对食品和营养知识的教育理念与观点。

回顾

受众（从第 1 步中拷贝过来）

城市公立中学的 7 年级和 8 年级学生。

行为改变目标（从第 1 步中拷贝过来）

增加水果和蔬菜的摄入量。

选择理论模型

哪个理论模型与你选择的决定因素最匹配？

回顾第 4 章和第 5 章中提出的 5 个理论模型。根据第 2 步中确定的决定因素选择最匹配的模型，这种匹配可能并不完美。

使用这些理论模型可能会提高教育计划的有效性。因此，忠于你选择的理论模型非常重要。所以，某些决定因素必须保留在模型中。然而，有些决定因素可以被移除，而有些来自于其他理论模型的决定因素可以被加入。这将为你的受众和行为改变目标创建一个基于理论的个性化模型。当你确定你的理论模型后，就可以开始进行自定义调整了。

以下的表和图概述了 5 种基于理论的模型。

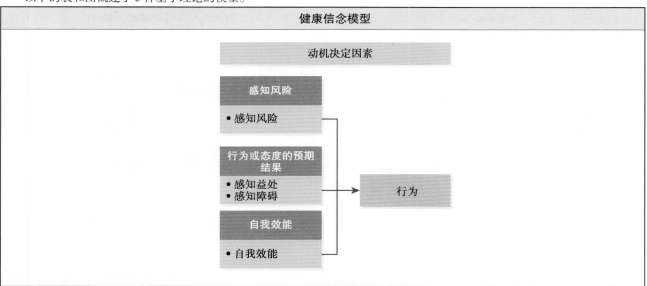

健康信念模型是一个非常简单的模型，侧重于图中标绿色部分的动机决定因素：个体感知到自身健康状况风险及采取措施面临的障碍和带来的好处，以及自我效能感。它适用于以健康为重点的受众和环境。但是它并没有提供如何将动机转化为行为的指导。因此它更适用于基于小组的短期或各种基于媒体的无法持续随访参与者的干预中。它更适用于成年人。

教育计划

	评估	**干预**	评价
选择理论模型			第3步

根据确定的决定因素，选择并构建适合受众的理论模型。明确你对营养内容的教学逻辑和观点。

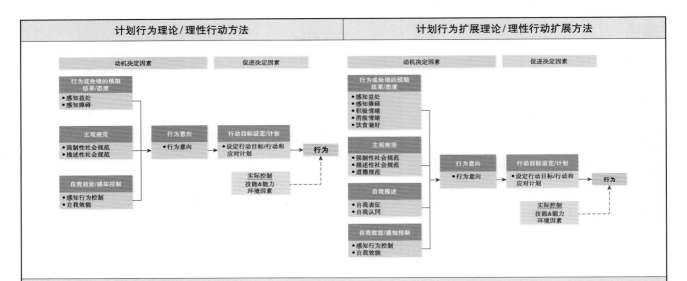

计划行为理论/理性行动方法侧重于图中绿色部分的主要动机决定因素。该理论提供了如何将行为意向转化为实施意向或行动计划的指导，但没有提供如何改变行为和保持这种行为改变的方法。因此它更适用于基于小组的短期或各种基于媒体的这种你无法持续随访参与者的干预，旨在增强动机，从而制订行动计划。它既适用于儿童又适用于成年人。

计划行为扩展理论/理性行动扩展方法侧重于图中绿色部分更广泛的动机决定因素。该理论提供了如何将行为意向转化为实施意向或行动计划的指导，但没有提供如何改变行为和保持这种行为改变的方法。因此它更适用于大多数基于小组的短期或由营养教育工作者设计的各种基于媒体的，且你无法持续随访参与者的干预，旨在增强动机，从而制订行动计划。它既适用于儿童又适用于成年人。

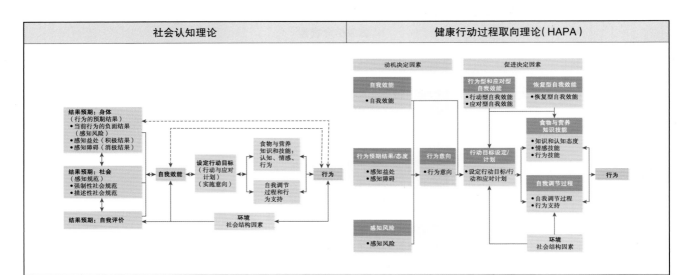

社会认知理论是一种全面的理论，它基于广泛的动机和促进决定因素。动机决定因素在图中以绿色显示。该理论通过强调自我效能和促进决定因素(以蓝色显示)为将动机转化为行动提供了广泛指导。它强调个人与环境是相互影响的(如图上箭头是双向的)，因此环境因素是必须解决的因素。这个理论对于课程和计划的设计非常有用，在设计中，你可以提高受众的动机，并对他们进行随访。它适用于成年人及儿童。

健康行动过程取向理论强调，行为改变涉及两个阶段，因此包括动机和促进决定因素。它为动机决定因素(绿色部分)和将意愿转化为行动并保持这种行为改变的促进因素(蓝色部分)提供了指导。课程/干预的第 1 步是帮助受众产生动机，然后促进和保持他们的行为改变，将会是最有效的。该理论对于增强动机和随访受众非常有用，并且适用于成年人及儿童。

教育计划

	评估	干预	评价
S 选择理论模型			第3步

根据确定的决定因素，选择并构建适合受众的理论模型。明确你对营养内容的教学逻辑和观点。

选择理论模型

将你选择的理论模型**加粗**。

健康信念模型
计划行为理论/理性行动方法
计划行为扩展理论/理性行动扩展方法
社会认知理论
健康行动过程取向理论

自定义理论模型

基于你的研究，需要添加或删除的决定因素是什么？

下表将帮助你确定添加或删除哪些决定因素。

理论模型	忠于这个理论模型必须包含的决定因素	可以删除的决定因素	可以添加的决定因素
健康信念模型	**动机：** 感知风险 感知益处 自我效能	无	**促进：** 知识与认知技能 情感技能 行为技能
计划行为理论/理性行动方法	**动机：** 感知益处 感知障碍 强制性社会规范 描述性社会规范 感知行为控制 自我效能 行为意向 **促进：** 行动目标设定/行动应对计划	描述性社会规范	**促进：** 知识与认知技能 情感技能 行为技能
计划行为扩展理论/理性行动扩展方法	**动机：** 感知益处 感知障碍 感知行为控制 自我效能 行为意向 **促进：** 行动目标设定/行动应对计划	**动机：** 强制性社会规范[a] 描述性社会规范[a] 道德规范[a] 自我描述[b] 自我认知[b]	**促进：** 知识与认知技能 情感技能 行为技能
社会认知理论	**动机：** 当前行为的不利影响 感知益处 感知障碍 自我效能 **促进：** 行动目标设定/行动应对计划 自我调节过程	**动机：** 强制性社会规范[a] 描述性社会规范[a] 自我表征[b] 自我认同[b] **促进：** 知识与认知技能[c] 情感技能[c] 行为技能[c] 行为支持	无

教育计划

	评估	**干预**	评价

选择理论模型 第3步

根据确定的决定因素，选择并构建适合受众的理论模型。明确你对营养内容的教学逻辑和观点。

续表

理论模型	忠于这个理论模型必须包含的决定因素	可以删除的决定因素	可以添加的决定因素
健康行动过程取向理论	**动机：** 自我效能 感知好处 感知障碍 感知风险 行为意向 **促进：** 行动目标设定/行动应对计划 行动型自我效能 应对型自我效能 恢复型自我效能 自我调节过程	**促进：** 知识与认知技能。 情感技能。 行为技能。 行为支持	无

ª 保留至少 1 个"感知规范"决定因素；

ᵇ 保留至少 1 个"自我描述"决定因素；

ᶜ 保留至少 1 个"食物和营养知识与技能"决定因素。

自定义理论模型

在 PowerPoint 或其他类似软件中创建自定义理论模型，并在下面插入模型图片（.jpg）。请注意，如果你使用线上 DESIGN，这个程序将自动为你创建你自己的自定义模型。

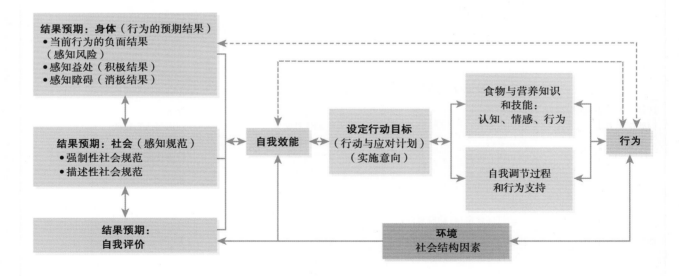

教育计划

评估	干预	评价
选择理论模型		第3步

根据确定的决定因素，选择并构建适合受众的理论模型。明确你对营养内容的教学逻辑和观点。

证明自决理论模型的合理性

为什么你自己定制的理论模型是合适的？

描述为什么你设计的理论模型适合你的受众和行为改变目标。

> 社会认知理论是最接近中学生在"探索决定因素"步骤中提到的决定因素的模型。此外就是我们自定义社会认知理论的方式，该理论包含对于中学生改变饮食和身体活动方式最有效的决定因素。因此，基于这个理论模型去设计课程将有可能在改变行为方面获得最大的成功机会。

思考你的教育理念

你对这次课程的教育理念是什么？

1. 思考一下，作为一个教育者，你如何看待你使用的方法。回顾第 10 章中描述的 Brickman 的教育理念模型，看看 Brickman 的哪个模型与你的受众和待解决的问题最相符。
2. 描述你将用于这个教育课程的理念或理论。

> 我们选择**补偿模型**来提供帮助。我们相信，中学生需要力量，他们需要力量以便于能够实施他们的解决方案（多吃蔬菜和水果）。然而，此时并没有实施这一方案（没有多吃蔬菜和水果）。我们认为，学校、社区（通过政府的行动）和学生家庭有责任提供环境，使得吃蔬菜和水果变得容易、令人兴奋、令人向往和接受。该项目旨在让中学生了解自己难以多吃蔬菜和水果的行为和饮食环境，并提高他们克服障碍，选择水果和蔬菜的能力。该项目还将帮助他们更好地了解蔬菜和水果对于健康、生态可持续性和社会公平的好处。他们将能够通过目标设定和自我调控程序来掌控自己的选择。他们将通过以下方式解决基于理论的决定因素：鼓励学生通过对自我和环境的分析（导致吃蔬菜和水果变得困难的因素是什么）、理解、思考和动机，以及建立他们有能力和技能在用餐和零食时间多吃水果和蔬菜的信念，并成为改变他们学校、社区和家庭的倡导者，使他们喜欢且想要多吃水果和蔬菜更容易获得。

反思教学内容

你对食物和营养内容有何看法？

1. 回顾第 10 章"阐明干预措施中如何考虑食物与营养相关问题的观点"。
2. 为这次教育课程写下你对食物和营养内容的看法。

> 我们认为，应该教育中学生食用在资源和可用性范围内的，经过最低限度加工、天然营养素高密度、新鲜和本地产的食物。我们相信，中学生应该被教导去选择在资源和可用性限制的范围内经过最低限度加工，保证天然营养素密度，新鲜和本地化的食物。我们还认为，除了来自于个体健康的动机，如何吃蔬菜和水果才能有助于生态健康和社会健康也提供了动机。当然，体重问题不会被直接解决。我们认为，中学生处于非常敏感的时刻，直接与他们讨论体重将会阻止健康行为（因为它可能会使学生专注于体重，并将其作为主要动机，可能会产生内疚感），而不是促进健康行为。

教育计划

	评估	干预	评价
	制定目标		**第4步**
	明确理论模型中每一个决定因素的总体目标，详述受众将学到什么，感受到什么和/或做什么以达成行为改变目标。		

概述

　　在这一步骤中，你将为理论中的每个决定因素确定总体教育目标。这些目标将指导你如何进行教育课程规划和评估。总体教育目标就是你想要你的受众了解、感受到或者能够针对每个决定因素以不同的方式做些什么。谨记你课程中的所有努力都是为了帮助你的受众达到健康行为改变目标。

回顾

受众（从第1步中拷贝过来）

城市公立中学的7年级和8年级学生。

你的行为改变目标（从第1步中拷贝过来）

增加水果和蔬菜的摄入量。

撰写教育目标

　　目标以"参与者将能够……"后搭配一个动词的形式表述。目标可以分为3个领域：认知（参与者将了解什么），情感（参与者将会感受到什么），动作技能（参与者将能够做什么）。请参阅术语表（在此步骤最后部分），了解认知、情感和动作技能目标。

　　如第11章所述，在不同难度级别写下认知和情感目标的组合，并在术语表中注明。如果你有机会为参与者提供实践经验，例如准备食物，请写下动作技能目标。

为动机决定因素制定教育目标

为每个动机决定因素制定一个总体目标。

　　在下表的左列中填写自定义理论模型中的动机决定因素。然后在右列中补充完整每个动机决定因素对应的句子。

　　你可能还需要参考第2步中关于"受众动机决定因素"和"受众促进决定因素"中涉及的决定因素内容，来帮助你为每个决定因素确定改变目标。

动机决定因素 （根据第3步的理论模型写下每个动机决定因素）	总体教育目标 参与者将能够……
当前行为不利结果	参与者将能够**识别**到他们的水果和蔬菜实际摄入量与建议摄入量之间的差距。
感知益处	参与者能够**阐述**吃水果和蔬菜如何有益于他们的个人健康、生态健康和社会健康。
感知障碍	参与者能够**确定**克服障碍的方法(例如，不喜欢味道、不知道如何准备)，这些障碍是他们无法吃到充足的水果和蔬菜的原因。
描述性社会规范	参与者能够**识别**同龄人对蔬菜和水果食用量的影响。
自我认同	参与者将能够**描述**水果和蔬菜如何成为他们文化和社会认同的一部分。
自我效能	参与者将能够**表现**出每天吃各种蔬菜和水果的信心增强。

为促进决定因素制定教育目标

　　为每个促进决定因素确定一个总体目标。

教育计划

	评估	干预	评价
制定目标			**第4步**
明确理论模型中每一个决定因素的总体目标，详述受众将学到什么，感受到什么和/或做什么以达成行为改变目标。			

在下表的左列中列出自定义理论模型中的促进决定因素。然后在右列中补充完整每个促进决定因素对应的句子。

促进决定因素 （写下第3步中理论模型的每个促进决定因素）	总体教育目标 参与者将能够……
行动目标设定/行动和应对计划	**创建**一个吃更多蔬菜和水果的个体化目标。
知识和认知技能	**陈述**每日水果和蔬菜的建议摄入量。
行为技能	**准备**水果和蔬菜作为零食。
自我调节技能	**监测**他们吃更过水果和蔬菜的目标进展情况。
行为支持	**倡导**增加他们家庭、学校和社区的蔬菜和水果可及性。

用于编写总体目标的术语

下表提供了可以用于营养教育的认知、情感和心理活动领域的目标撰写的术语。

认知领域	
思维水平	**有用的动词**
记住	列出、记录、陈述、明确、命名、描述、讲述、回忆
理解	解释、描述、总结、分类、讨论、比较、说明
应用	概述、执行、使用、解决、构建、角色扮演、演示、实施
分析	测试、区分、批判、评估、计算、衡量、辩论
评估	审查、评估、证明、争辩、总结、评估、评级、辩护
创建	发展、规划、收集、建立、构建、创建、设计、整合

情感领域	
投入水平	**有用的动词**
接收（关于）	回答、选择、说明、跟随、定位、命名、指向、选定
回应（积极参与）	协助、辅助、帮助、编译、符合、讨论、标签、讲述、阅读、执行、报告、写入、背诵、选择
重视（基于对某事的积极关注而行事）	完成、演示、解释、发起、加入、提议、报告、分享、研究、运动
组织（根据一套原则行事）	坚持、改变、安排、组合、捍卫、解释、概括、整合、修改、排序、组织、关联、综合
内化价值观（根据一致的世界观行事）	行为、区分、展示、影响、修改、执行、实践、提议、限定、质疑、修改、解决、验证

动作技能领域	
表现或技能水平	**有用的动词**
观察	观察、观看
模仿	模仿、模拟
实践	实践、实行
采纳	适应、调整、修改

教育计划

	评估	干预	评价

生成计划 第5步

制作一个表格，包括每一个决定因素的具体目标、策略和活动，创建上课时使用的教育计划。

概述

现在，使用你在前面步骤中所做的一切，利用你的创造力，制订你的教育课程计划；并开始考虑针对受众开展营养教育的具体操作。

回顾

受众（从第1步中拷贝过来）

城市公立中学的7年级和8年级学生。

行为改变目标（从第1步中拷贝过来）

增加水果或蔬菜的摄入量。

确定实践注意事项

考虑实践注意事项。

考虑实践注意事项将帮助你实现受众的总体目标，你可能需要与工作组的人员沟通（例如学校教师、项目主管、社区领导）才能完成此步骤。

受众特征	具体说明
教育水平/学校	7年级/8年级。
身体/认知水平	大多数中学生能够在自我调节程序中整合动机和认知。
识字和算术技能	城区考试成绩表明，普通学生在数学和阅读方面处于该年级的水平。7年级阅读水平，能够对整数和分数以及基本代数进行计算。
首选学习方式	学校强调小组和动手作业，老师报告说学生喜欢互动学习。
特殊需求	每个年级都有一个包容性班级。这里的学生可能在精细运动技能、理解和行为方面有困难。这些班级的存在有助于帮助个别学生。
情感需求	许多中学生对培养自己的身份认同很敏感。

资源	可用资源
次数	两节50分钟的课程。
场所	普通学校教室，桌子排列成四人桌。
设备	标准教室设备：记号笔、干擦板、活动挂图。一些教室有智能板。大多数复印材料需要在其他地方进行复印。
行政资源	学校付钱给营养教育工作者设计和展示课程。
其他	无。
其他	无。

创建计划表

为课程创建计划表

此表格将指导你如何使用理论模型来创建教育计划。

教育计划

评估	**干预**	评价
生成计划		**第5步**

制作一个表格，包括每一个决定因素的具体目标、策略和活动，创建上课时使用的教育计划。

决定因素：在下面的决定因素列中，填写理论模型的决定因素。如果你要为你的受众设计多个课程以实现此行为改变目标，则可以在不同的课程中应用不同的决定因素。确保理论模型中的所有决定因素在整个课程过程中至少使用一次，以实现此行为改变目标。当然，有时你可能会在同一节课程的不同时间或多个课程中使用同一个决定因素。

策略：使用第 12 章表 12-1 和第 13 章表 13-1，了解每个决定因素的策略。选择你认为合适的策略，以帮助受众实现你的行为改变目标。

具体目标和活动：具体目标和活动列相互对应。具体目标是你的受众在课程中会有思考，感受或做的事情等方面的变化。活动使你为实现给定的目标将对受众群体执行的操作。一个特定的目标可以对应多个活动，一个活动也可以服务于多个特定的目标。

顺序：4Es，当你创建你的特定目标和活动时，根据 4 个 E：激励(excite)，解释(explain)，扩展(expand)，结束(exit)，对它们进行排序。详情参阅第 12 章 "通过 4Es 有序地组织和安排教育活动：教育计划或课程计划" 部分。完成此表后，请查看并重新排列活动的顺序，让课程符合 4Es 原则。

决定性因素	策略	具体目标 学生将能够……	活动	顺序： 4Es
自我调控过程	自我监督和反馈	学生将能够**评估**他们是否达到了他们的行动计划。	回顾素食共鸣行动计划。	激励
知识和认知技能	提供与行为改变目标相关的事实性知识	学生将能够**解释**，建议每天至少吃 "5 拳" 的水果和蔬菜。	用我们的拳头来计算水果和蔬菜的分量。	解释
行为技能	技能培训	学生将能够用水果和蔬菜**制作食谱**。	制作简单的绿色冰沙。	扩展
自我调控过程	促进个人饮食原则和常规	学生将能够**制定**个人的饮食原则和惯例，以帮助他们每天吃更多的水果和蔬菜。	制定个人饮食原则，多吃水果和蔬菜。	扩展
行为支持	倡导技能的发展	学生将能够**构建**一个倡导计划，以增加在学校或社区的水果和蔬菜的供应。	创建倡导计划，使水果和蔬菜更容易获得。	扩展
行动目标设定/行动和应对计划	行动目标设定/行动规划	学生们将能够**重申**他们对**素食共鸣行动计划**的承诺。	承诺摄入水果和蔬菜成为一种习惯。	结束

编写教育计划

为你的课程制订教育计划

这是你在教学时使用的计划。使用规划表格来设计详细描述课程的叙述性计划。按照课程期间每个活动发生的顺序构建过程。写明过程中的每个步骤，包括你预计每个活动需要多长时间。你还需写一个对课程要点的一句话描述，也就是**教学要点**。

该过程包括教育计划的详细信息。它描述了你将在课程期间执行的所有操作。如果你是老师，这将是你的教学计划。该计划需要足够详细，以便另一位营养教育工作者可以拿起这个教育计划并进行授课。在教育规划过程中，规划表格的每一行至少创建一个 "标题"。标题通常以动词开头，因为它描述了你将在课程中执行的操作(例如，演示各种含糖饮料中的糖含量；解释饮用自来水而不是含糖甜味饮料的好处；讨论饮用自来水的障碍；制订一个行动计划，用自来水代替含糖饮料)。针对每个标题，说明它所属的决定因素，这部分所需的时间和详细的描述。请参阅下面的示例。

> 教育计划程序的示例部分，其行为改变目标是减少含糖饮料的摄入量。
>
> **1.** **展示各种含糖饮料中的糖含量**[感知当前行为的风险，10分钟]
>
> 当你和他们一起参观时，提醒小组成员讲述一些他们最喜欢的饮料：可乐、柠檬冰茶和果汁。
>
> 让小组成员猜测他们最喜欢的饮料中有多少糖。首先，他们将了解为保持健康，一天中建议糖的最大摄入量。
>
> 测量出12.5茶匙糖，并声明这是一天内保持健康的最大推荐糖量。其他一些团体推荐较少，所以这是一个较高的推荐量。
>
> 举起一瓶600mL可乐的照片，量出16茶匙的糖，展示一瓶可乐的糖比一整天推荐摄入的糖还多。
>
> 举起一张600mL柠檬冰茶的照片，量出9.5茶匙的糖。
>
> 举起一张350mL的果汁的照片，量出10.5茶匙的糖。

教育计划

评估	干预	评价
生成计划		第5步

制作一个表格，包括每一个决定因素的具体目标、策略和活动，创建上课时使用的教育计划。

使用下面的模板来创建你自己的教育计划。

题目：素食共鸣

受众（第1步中的受众）： 城市公立中学的7年级和8年级学生。

行为改变目标（第1步中的）： 增加水果或蔬菜的摄入量。

教学要点： 我们从吃各种水果和蔬菜中获得最大的好处，所以我们的膳食中应该包括更多的各种水果和蔬菜。

总体教育目标（第4步中的）

参与者将能够：

- 建立一个多吃水果和蔬菜的个人目标。[行动目标设定/行动和应对计划]
- 说明每日水果和蔬菜的建议摄入量。[知识和认知技能]
- 准备水果和蔬菜作为零食。[行为技能]
- 监测他们实现多吃水果和蔬菜目标的进展。[自我调节过程]
- 倡导在家庭、学校和社区增加水果和蔬菜的供应。[行为支持]

材料：

- **素食共鸣行动计划讲义**（从第一部分开始，提醒学生把这个带回来，如果你有完成的行动计划的照片，就带回来）。
- **简单的绿色冰沙配方**（超过一个学生）。
- **成为水果和蔬菜倡导者讲义**（每个学生一个）。
- 搅拌器。
- 简单绿色冰沙的原料（根据小组的大小决定做几批，每批做足量的1 000mL或每份60mL，共16份，你可能还想用不同的绿色植物、液体基底和水果做两种不同的冰沙。可能的成分见食谱。使用冷冻水果，并尽量让液体基底非常冷，这样冰沙就会很冷）。
- 小型品尝杯（每个学生一个）。
- 图表纸。
- 记号笔。
- 胶带（用于在墙上悬挂图表纸）。

课程概述：

1. 回顾素食共鸣行动计划。[自我调节过程，5分钟]
2. 用我们的拳头来计算水果和蔬菜的分量。[知识和认知技能，2分钟]
3. 制作简单的绿色冰沙。[行为技能，25分钟]
4. 制定个人饮食原则，多吃水果和蔬菜。[自我调节，10分钟]
5. 创建倡导计划，使水果和蔬菜更容易获得。[行为支持，15分钟]
6. 承诺让摄入水果和蔬菜成为一种习惯。[行动目标设定/行动和应对计划，3分钟]。

过程：素食共鸣（60分钟）

激励

1. **回顾素食共鸣行动计划。**

[自我调节过程，5分钟]

让学生拿出他们的**素食共鸣行动计划**。告诉学生，改变我们的行为可能很困难，分享和相互支持可以帮助我们成功。要求学生分享他们是否实现了他们的计划。如果他们实现了，是什么让他们成功了。如果他们没有实现计划（这很好，改变是困难的，需要时间），是什么让他们面临挑战，他们如何能克服这些挑战。

解释

2. **用我们的拳头来计算水果和蔬菜的分量。**

[知识和认知技能，2分钟]

请每个人在他们面前举起他们的拳头。解释说，他们的拳头大小大约是一份水果和蔬菜的量。许多水果，如苹果、桃子、

教育计划

评估	干预	评价
生成计划		第5步

制作一个表格，包括每一个决定因素的具体目标、策略和活动，创建上课时使用的教育计划。

香蕉，大约是他们拳头的大小。其他水果，如草莓、葡萄和蓝莓，需要很多才是一拳头大小。他们可以想象自己盘子里的蔬菜有拳头那么大。

让几个学生思考一天，讨论他们可以吃什么水果和蔬菜来获得 5 拳的水果和蔬菜。同时，提醒学生第一节课讨论的水果和蔬菜的好处。

扩展

3. **制作简单的绿色冰沙。**

［行为技能，25 分钟］

让所有学生洗手。告诉学生，在准备食物之前，洗手总是很重要的，并且要在手的各个部位（手掌、手底、手指之间）至少洗 20 秒。

传递简单的绿色冰沙食谱。向学生解释，这就像厨师使用的食谱。它没有给出确切的成分，而是给出了完美混合的成分比例［2 杯蔬菜，2 杯液体基底，3 杯水果，以及可选的添加物（搅拌它！）］。这使得许多不同的组合成为可能。向学生展示你今天带来的原料。如果你有多种多样的原料，你可以让每个小组自己做一些，让每个人都有几种原料可以尝试。每个小组可以给自己的冰沙取一个有趣的、诱人的名字。另外，你也可以决定冰沙里要放什么，然后让学生上来帮你做冰沙。如果可能的话，至少要做两种冰沙。

给每个学生一个小的品尝杯，让学生尝试每种冰沙。讨论每一种冰沙，让学生进行比较。提醒学生这是一个厨师食谱，厨师要做的是决定他们喜欢什么（例如，一些学生可能喜欢牛油果或香蕉的奶油味，而其他人可能喜欢芒果或菠萝提供的酸味）。

4. **制定个人饮食原则，多吃水果和蔬菜。**

［自我调节，10 分钟］

告诉学生，我们可以制定自己的原则，帮助我们吃更多的水果和蔬菜。这更容易，因为我们可以遵循我们的原则，不必每次都做决定。这是一个让吃水果和蔬菜成为一种习惯的好方法。

请学生们分享关于个人原则的想法，使他们更容易吃到更多的水果和蔬菜（例如，在外面吃饭或订餐时总是寻找含有蔬菜的菜单，要求家人在购物清单上增加更多的水果和蔬菜）并形成习惯（例如，在早餐麦片上放水果，早上做绿色冰沙，或每天中午食用沙拉）。

在一张图表纸上列出他们的所有原则。在适当时机分享关于如何遵守这些原则的提示（并要求学生提供提示）。让学生回顾清单。宣读清单上的每项原则，并让承诺未来会遵守原则的学生起立。

把所有的原则拍成照片，以后与学生分享，以便他们能够遵守越来越多的原则。告诉学生，当人们一次遵守一项新的个人食物原则时，他们会更成功。

5. **创建倡导计划，使水果和蔬菜更容易获得。**

［行为支持，15 分钟］

分发成为水果和蔬菜倡导者讲义，让学生以 3～4 人一组的方式完成。让每个小组分享他们的计划。

如果你将继续与这个小组合作，告诉他们你将跟进他们的计划。如果这是你与该小组的最后一次合作，鼓励老师或小组长与学生一起跟进他们的计划。

结束

6. **承诺让摄入水果和蔬菜成为一种习惯。**

［行动目标设定/行动和应对计划，3 分钟］

让学生拿出他们的素食共鸣行动计划。让学生思考他们认为完成计划会面临哪些障碍，他们将如何克服这些障碍。如果有时间，让学生以小组为单位讨论障碍和克服这些障碍的方法，让几个学生分享他们的障碍以及他们将如何克服这个障碍。

告诉学生，你希望他们思考吃水果和蔬菜的所有好处，并养成吃水果和蔬菜的新习惯——在一天中的特定时间和一周中的特定日子。他们可以为此感到自豪，并感到真正的伟大。

教育计划

	评估	干预	评价
G		生成计划	第5步

制作一个表格，包括每一个决定因素的具体目标、策略和活动，创建上课时使用的教育计划。

简单的绿色冰沙配方

姓名＿＿＿＿＿＿＿＿＿＿＿＿＿＿＿＿＿＿ 班级＿＿＿＿＿

按照配方来制作营养和美味的冰沙。混合和匹配绿叶蔬菜、液体基底和成熟的水果，找到你真正喜欢的组合。

成为水果和蔬菜倡导者

姓名＿＿＿＿＿＿＿＿＿＿＿＿＿＿＿＿＿＿ 班级＿＿＿＿＿

你的班级真的可以为你的社区食物环境带来积极的变化！你可以使用这张表来计划项目。想一想你能在你的学校或社区做些什么，使人们更容易吃到水果和蔬菜。这可能是让沙拉吧在食堂里更显眼，或者要求你学校附近的街角商店储存更多的水果或蔬菜和/或将水果和蔬菜移到商店的前面。

在下面一行中，想出一个吸引人的标题来命名你的项目。然后规划出你为完成项目所要做的步骤，并思考如何确定你的项目是否成功。

项目名称：＿＿

在下表中，写出你的计划步骤并填写完成每个步骤的日期。

要完成的步骤	完成日期

你如何判断你的项目在使人们容易吃到水果和蔬菜方面是否成功？

教育计划

评估	干预	评价

生成计划   第5步

制作一个表格，包括每一个决定因素的具体目标、策略和活动，创建上课时使用的教育计划。

概述

现在，使用你在前面步骤中所做的一切，利用你的创造力，制订你的教育课程计划；并开始考虑针对受众开展营养教育的具体操作。

回顾

受众（从第1步中拷贝过来）

城市公立中学的7年级和8年级学生。

行为改变目标（从第1步中拷贝过来）

增加水果或蔬菜的摄入量。

确定实践注意事项

考虑实践注意事项。

考虑实践注意事项将帮助你实现受众的总体目标，你可能需要与工作组的人员沟通（例如学校教师、项目主管、社区领导）才能完成此步骤。

受众特征	具体说明
教育水平/学校	7 年级/8 年级。
身体/认知水平	大多数中学生能够在自我调节程序中整合动机和认知。
识字和算术技能	城区考试成绩表明，普通学生在数学和阅读方面处于该年级的水平。7 年级阅读水平，能够对整数和分数以及基本代数进行计算。
首选学习方式	学校强调小组和动手作业，老师报告说学生喜欢互动学习。
特殊需求	每个年级都有一个包容性班级。这里的学生可能在精细运动技能、理解和行为方面有困难。这些班级的存在有助于帮助个别学生。
情感需求	许多中学生对培养自己的身份认同很敏感。

资源	可用资源
次数	两节 50 分钟的课程。
场所	普通学校教室，桌子排列成四人桌。
设备	标准教室设备：记号笔、干擦板、活动挂图。一些教室有智能板。大多数复印材料需要在其他地方进行复印。
行政资源	学校付钱给营养教育工作者设计和展示课程。
其他	无。

教育计划

	评估	干预	评价
生成计划			第5步

制作一个表格，包括每一个决定因素的具体目标、策略和活动，创建上课时使用的教育计划。

创建计划表

为课程创建计划表

此表格将指导你将如何使用基于理论的模型来创建教育计划。

决定因素：在下面的决定因素列中，输入基于理论的模型的决定因素。如果你要为你的受众设计多个课程以实现此行为改变目标，则可以在不同的课程中应用不同的决定因素。确保基于理论的模型中的所有决定因素在整个课程过程中至少使用一次，以实现此行为改变目标。当然，有时你可能会在同一节课程的不同时间或多个课程中使用同一个决定因素。

策略：使用第12章表12-1和第13章表13-1，了解每个决定因素的策略。选择你认为合适的策略，以帮助受众实现你的行为改变目标。

具体目标和活动：具体目标和活动列将相互对应。具体目标是你的受众在课程中会有思考，感受或做的事情等方面的变化。活动使你为实现给定的目标将对受众群体执行的操作。一个特定的目标可以对应多个活动，一个活动也可以服务于多个特定的目标。

顺序：4Es，当你创建你的特定目标和活动时，根据4个E：激励(excite)，解释(explain)，扩展(expand)，结束(exit)对它们进行排序。详情参阅第12章"通过4Es有序地组织和安排教育活动：教育计划或课程计划"部分。完成此表后，请查看并重新排列活动的顺序，以便课程按照4Es进行。

课程1对应的表

决定因素	策略	具体目标 学生将能够……	活动	顺序： 4Es
当前行为的不利结果	个性化自我评估摄入量与推荐摄入量的比较	学生将能够**列出**他们前一天吃的水果和蔬菜以及它们的大概分量。	评估水果和蔬菜的摄入量，并与建议量进行比较。	激励
感知益处	积极健康结果有关的具有说服力的信息	学生将能够**解释**水果和蔬菜如何促进短期健康，以及通过降低慢性病风险来帮助维持长期健康。	回顾吃水果和蔬菜的好处。	解释
感知益处	积极健康结果有关的具有说服力的信息	学生将能够**讨论**不同颜色的水果和蔬菜的具体健康益处。	探索不同颜色水果和蔬菜的健康益处。	解释
感知益处	积极健康结果有关的具有说服力的信息	学生将能够对水果和蔬菜表现出的**更多喜爱**。	品尝水果和蔬菜的"彩虹"。	扩展
描述性社会规范	探索对他人态度和行为的看法	学生将能够**讨论**他们的同龄人喜欢各种水果和蔬菜的程度。	吃、听，扩大对水果和蔬菜的口味喜好。	扩展
感知障碍	重新构建对障碍的感知	学生将能够**描述**克服吃水果和蔬菜的特定障碍的策略。	列出障碍并讨论克服障碍的方法。	扩展
自我效能	重新构建对执行行为的信心感知	学生将能够**表现出更大的信心，**可以在他们每天吃的东西中添加水果和蔬菜。	确定多吃水果和蔬菜的方法。	扩展
自我评价结果	反省自我价值	学生将能够**分享**他们的经历，吃蔬菜让他们对自己的感觉更好	分享吃蔬菜让他们对自己感觉更好的经历。	扩展
行动目标设定/行动和应对计划	行动目标设定/行动计划	学生将能够**制订**一个行动计划，在接下来的几天里，每天至少将蔬菜添加到一顿饭或零食中。	制订多吃水果和蔬菜的行动计划。	结束

教育计划

评估	干预	评价
生成计划		第5步

制作一个表格，包括每一个决定因素的具体目标、策略和活动，创建上课时使用的教育计划。

编写教育计划

为你的课程制订教育计划

这是你将在教学时使用的计划。使用规划表格来设计详细描述课程的叙述性计划。按照课程期间每个活动发生的顺序构建过程。写明过程中的每个步骤，包括你预计每个活动需要多长时间。你还可以写一个对课程要点的一句话描述，也就是**教学要点**。

该过程包括教育计划的详细信息。它描述了你将在课程期间执行的所有操作。如果你是老师，这将是你的教学计划。该计划需要足够详细，以便另一位营养教育工作者可以拿起这个教育计划并进行课程。在教育规划过程中，规划表格的每一行至少创建一个"标题"。标题通常以动词开头，因为它描述了你将在课程中执行的操作（例如，演示各种含糖饮料中的糖含量；解释饮用自来水而不是含糖甜味饮料的好处；讨论饮用自来水的障碍；制订一个行动计划，用自来水代替含糖饮料）。对于每个标题，说明它所属的决定因素，这部分所需的时间和详细的描述。请参阅下面的示例。

> 教育计划程序的示例部分，其行为改变目标是减少含糖饮料的消耗。
> 1. **展示各种含糖饮料中的糖含量**［感知当前行为的风险，10分钟］
> 当你和他们一起参观时，提醒小组成员讲述一些他们最喜欢的饮料：可乐、柠檬冰茶和果汁。
> 让小组成员猜测他们最喜欢的饮料中有多少糖。首先，他们将了解为保持健康，一天中建议糖的最大摄入量。
> 测量出12.5茶匙糖，并声明这是一天内保持健康的最大推荐糖量。其他一些团体推荐较少，所以这是一个较高的推荐量。
> 举起一瓶600mL可乐的照片，量出16茶匙的糖，展示一瓶可乐的糖比一整天推荐摄入的糖还多。
> 举起一张600mL柠檬冰茶的照片，量出9.5茶匙的糖。
> 举起一张350mL的果汁的照片，量出10.5茶匙的糖。

使用下面的模板创建你自己的教育计划。

题目：活色生香

受众（从第1步开始）：城市公立中学的7年级和8年级学生。

行为改变目标（第1步中的）：将水果或蔬菜的摄入量增加到每天2.5杯或更多。

教学要点：我们从吃各种水果和蔬菜中获得最大的好处，所以我们更多的膳食应该包括各种各样的水果和蔬菜。

总体教育目标（第4步中的）

参与者将能够：

- 认识到他们的水果和蔬菜摄入量与建议摄入量差距有多大。［当前行为的负面结果］
- 解释吃水果和蔬菜如何帮助改善他们的个人健康，生态健康和社会健康。［感知益处］
- 确定克服阻止他们吃水果和蔬菜的障碍的方法（例如，不喜欢味道，不知道如何准备）。［感知障碍］
- 认识同龄人对水果和蔬菜摄入的影响。［描述性社会规范］
- 描述吃水果和蔬菜如何成为其文化和社会身份的一部分。［自我认同］
- 表现出每天吃各种水果和蔬菜的信心增强。［自我效能］
- 制定一个多吃水果和蔬菜的个人目标。［行动目标设定/行动和应对计划］

材料：

- MyPlate，MyDay讲义（多一个学生）。
- **为你的世界增添色彩讲义**（多一个学生）。
- **素食共鸣行动计划讲义**（多一个学生）。
- 图表纸。
- 记号笔。
- 胶带（将图表纸挂在墙上）。
- 盘子或餐巾（每个学生一个）。
- 8张8cm×20cm索引卡。

（在卡片上各写一张以下水果和蔬菜的好处：①帮助你感觉更有活力；②头发更亮，皮肤更好；③有助于保持健康的体重；

教育计划

	评估	干预	评价
	生成计划		第5步

制作一个表格，包括每一个决定因素的具体目标、策略和活动，创建上课时使用的教育计划。

④保持心脏工作，使骨骼和心脏强壮；⑤预防 2 型糖尿病和心脏病等疾病；⑥通过吃更多完整和更少的加工食品来帮助气候变化；⑦在农贸市场从当地农民那里购买时支持当地经济；⑧可以了解农场工人的待遇，购买工人能获得公平报酬和安全工作条件的水果和蔬菜）。

● 彩虹色蔬果拼盘。

这里有一些例子，要有创意：紫色卷心菜或葡萄，蓝莓；绿色的菠菜叶，青椒；黄南瓜或香蕉；橙色的胡萝卜，萝卜或红辣椒。学生可以小组尝试，为每组制作足够的蔬果拼盘。

● 水果和蔬菜的健康蘸酱（可选）。

课程概述：

1. 课程介绍。［3 分钟］
2. 评估水果和蔬菜的摄入量，并与建议量进行比较。［当前行为的负面结果，5 分钟］
3. 回顾吃水果和蔬菜的好处。［感知益处，10 分钟］
4. 探索不同颜色水果和蔬菜的健康益处。［感知益处，5 分钟］
5. 品尝水果和蔬菜的"彩虹"。［感知益处，5 分钟］
6. 吃、听，扩大对水果和蔬菜的口味喜好。［描述性社会规范，10 分钟］
7. 列出障碍并讨论克服障碍的方法。［感知障碍，8 分钟］
8. 确定多吃水果和蔬菜的方法。［自我效能，2 分钟］
9. 分享他们吃蔬菜并自我感觉良好的经历。［自我价值，5 分钟］
10. 制订行动计划，多吃水果和蔬菜。［行动目标设定/行动和应对计划，7 分钟］

过程：活色生香（60 分钟）

激励

1. 课程介绍。

［3 分钟］

自我介绍，告诉中学生他们将做一些有趣的活动，当他们吃更多的水果和蔬菜时，生活会变得"活色生香"，从而让学生们兴奋起来。尽管他们可能从婴儿时期就听说过水果和蔬菜"对你有好处"，但在本课程中，他们会知道为什么它们真的很重要，以及它们如何美味，实用和有趣。

2. 评估水果和蔬菜的摄入量，并与建议量进行比较。

［当前行为的负面结果，5 分钟］

分发 MyPlate，MyDay 讲义，并让学生记录前一天在用餐和零食中消耗的水果和蔬菜。也让学生回答通常每天有关水果和蔬菜摄入的问题。

告诉学生，建议每天吃 5 种不同的水果和蔬菜（如果他们问多少，告诉他们你稍后会讲到）。要求所有学生站起来。让前一天没有吃水果和蔬菜的学生坐下，然后是吃了 1 份的学生坐下，然后继续到 3 份、4 份和 5 份。对于那些少于 5 份的人，提醒他们，这次课程就是为了让水果和蔬菜变得有趣和容易吃得更多。如果任何学生吃了 5 份，请他们分享吃了什么。

解释

3. 回顾吃水果和蔬菜的好处。

［感知益处，10 分钟］

让学生分享一些吃水果和蔬菜是个好主意的原因。在图表纸上写下他们所说的内容，并讨论每个想法。一旦学生给出一些想法，拿出 8 张准备好的索引卡（水果和蔬菜的好处），分发给 8 个不同的学生，或者像一手扑克牌一样扇出卡片，并要求志愿者抽出一张牌。让学生阅读好处并进行讨论。将这些好处与他们所说的内容联系起来。继续，直到讨论涵盖所有 8 个好处。

4. 探索不同颜色水果和蔬菜的健康益处。

［感知益处，5 分钟］

向中学生解释，水果和蔬菜中的"好东西"（营养素）来自色素，这使它们具有不同的颜色。分发"为你的世界增添色彩"讲

教育计划

评估	干预	评价

生成计划　　　　　　　　　　　　　　　　　　　　　　　　　　　　　　　　　　　　　第5步

制作一个表格,包括每一个决定因素的具体目标、策略和活动,创建上课时使用的教育计划。

义,并回顾每种颜色的健康益处。同时,向学生展示品尝盘中该颜色的水果或蔬菜。

扩展

5. 品尝水果和蔬菜的"彩虹"。

[感知益处,5分钟]

鼓励学生尝试所有颜色的水果和蔬菜,即使他们以前尝试过并且不喜欢它们,也要解释我们的口味会发生变化,最好再试一次。如果你有蘸酱,告诉学生先尝试蘸酱有助于培养对一开始我们可能不喜欢的食物的喜欢。提醒学生,我们都喜欢自己喜欢的味道的食物,所以找到他们喜欢的水果和蔬菜会帮助他们吃更多的水果和蔬菜。

6. 吃、听,扩大对水果和蔬菜的口味喜好。

[描述性社会规范,10分钟]

要求学生一次尝试一种水果或蔬菜。当他们试图分享自己的想法时,让他们使用描述性形容词,以更好地了解每种水果或蔬菜的味道特征。鼓励他们为每种水果和蔬菜想出尽可能多的形容词。还要求讲述他们以前吃过这种特定水果或蔬菜的经历,以及他们将来可能会喜欢吃这种水果或蔬菜。它可能与什么食物搭配?他们喜欢什么样的做法?利用这段时间,使吃水果和蔬菜变得很酷、很正常、很愉快、很容易。

7. 列出障碍并讨论克服障碍的方法。

[感知障碍,8分钟]

向学生解释,尽管我们可能喜欢水果和蔬菜,但我们有很多原因可能不吃它们。

要求学生列出他们不吃水果和蔬菜的具体原因(没有,不喜欢它们,不知道带什么零食等),然后创造一些具体的方法来帮助他们克服这个障碍。

8. 确定多吃水果和蔬菜的方法。

[自我效能,2分钟]

让学生查看策略列表,并思考哪些策略是现实的,以便在生活中使用。并非所有策略都适合所有人。读出每种吃更多水果和蔬菜的具体方法,如果学生认为这种方法在日常可以实践,请让他们举手。

9. 分享吃蔬菜让他们对自己感觉更好的经历。

[自我评价结果,5分钟]

请学生分享他们吃蔬菜(也吃水果,但以蔬菜为主)并自我感觉良好的时候,以及他们可以做些什么来更多地获得这种良好感觉。还请学生提出如何激励同伴今后多吃蔬菜的想法。

结束

10. 制订多吃水果和蔬菜的行动计划。

[行动目标设定/行动和应对计划,7分钟]

分发**素食共鸣行动计划**讲义,让学生完成。如果时间允许,让学生分享他们的行动计划。

建议学生找到一种方法来记住他们的计划,例如在手机上设置提醒。

告诉学生,你将在下次会议开始时谈论他们在行动计划方面的表现。

如果可以,请拍下每个学生的**素食共鸣行动计划**的照片。如果学生随身携带手机,也可以要求他们每个人为他们的**素食共鸣行动计划**拍照,以防万一他们丢失纸质计划,也有助于他们能够记住自己的计划。

教育计划

	评估	干预	评价

G 生成计划 第5步

制作一个表格，包括每一个决定因素的具体目标、策略和活动，创建上课时使用的教育计划。

MyPlate, MyDay

姓名＿＿＿＿＿＿＿＿＿＿ 班级＿＿＿＿＿＿

想想昨天。你在吃饭时和两餐之间吃过什么水果和蔬菜？在下面列出它们。如果在那顿饭或两餐之间没有任何水果或蔬菜，请选中该框。

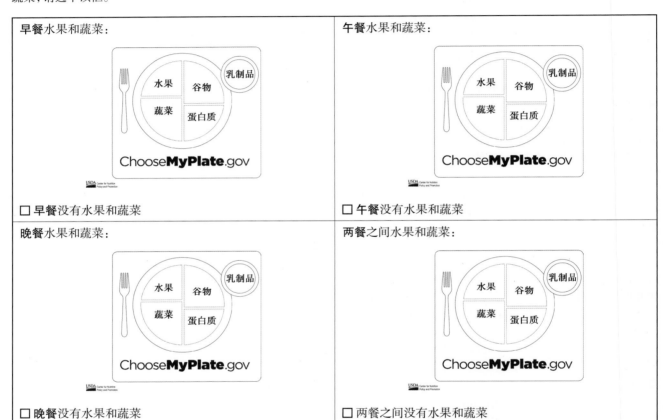

早餐水果和蔬菜：

□ **早餐**没有水果和蔬菜

午餐水果和蔬菜：

□ **午餐**没有水果和蔬菜

晚餐水果和蔬菜：

□ **晚餐**没有水果和蔬菜

两餐之间水果和蔬菜：

□ **两餐**之间没有水果和蔬菜

在 1 周内,你多久吃一次水果和蔬菜?				
	大多数日子	一半的时间	偶尔	很少
早餐				
午餐				
晚餐				
零食				

教育计划

	评估	干预	评价
	生成计划		第5步

制作一个表格，包括每一个决定因素的具体目标、策略和活动，创建上课时使用的教育计划。

为你的世界增添色彩

姓名＿＿＿＿＿＿＿＿＿＿　　　　　　　　　　　　　　　　　　　　　　　班级＿＿＿＿＿

蔬菜和水果的颜色来自天然存在的微量营养素（如维生素和植物营养素），这对身体健康至关重要。

没有一种蔬菜或水果可以提供我们身体所需的所有健康益处。这就是为什么"多样性"很重要。你的餐盘越丰富多彩越好！

蔬菜和水果还提供有助于促进正常的肠道功能和正常的血糖水平的膳食纤维。

下表列举了不同颜色的蔬菜和水果对应的益处。

颜色	健康益处	水果和蔬菜
红色	含有维生素 A 和维生素 C，促进心脏健康。预防癌症。改善皮肤质量。	西红柿、红辣椒、红葡萄柚、草莓、覆盆子、西瓜
橙色/黄色	富含维生素 C 和类胡萝卜素（维生素 A）。保护视力，维持眼部健康。保护皮肤免受阳光和污染损伤。降低患心脏病的风险。促进关节健康和增强免疫力。	橙子、葡萄柚、桃子、芒果、木瓜、胡萝卜、红薯、南瓜、橡子、黄辣椒
绿色	促进骨骼健康，并有助于预防贫血，降低患心脏病、癌症和年龄相关的眼病的风险。	西蓝花、卷心菜/绿甘蓝、深绿色蔬菜、豌豆、青豆、桃子
蓝色/紫色	促进大脑和认知健康，改善记忆力，降低患癌症的风险。	蓝莓、黑莓、红甜菜、紫甘蓝
白色/棕色	促进心脏和血管健康，降低胆固醇，增强骨组织。洋葱和大蒜可以帮助降低患某些癌症的风险。	花椰菜、蘑菇、大蒜、洋葱、韭菜、豆薯、欧洲萝卜、香蕉

教育计划

	评估	干预	评价
G	生成计划		第5步

制作一个表格，包括每一个决定因素的具体目标、策略和活动，创建上课时使用的教育计划。

素食共鸣行动计划

姓名＿＿＿＿＿＿＿＿＿＿　　　　　　　　　　　　　　　　　　　　　　班级＿＿＿＿＿＿

　　正如你所了解到的，吃蔬菜（以及水果）是使当前（例如，减少感冒）和将来（例如，降低 2 型糖尿病的风险）都更健康的好方法。此外，当我们吃更多的水果和蔬菜，而少吃加工过的零食和饮料，如薯片、糖果、苏打水、果汁饮料和快餐时，我们的饮食方式将对地球有益，有助于减少气候变化。当我们在农贸市场购物时，我们可以了解到农民是如何对待他们的农场工人的。吃水果和蔬菜对我们有很多好处。

　　改变习惯是很困难的。当我们对改变什么有具体的计划时，我们在改变习惯方面会更成功。这个行动计划将帮助你做到这一点。

您想在一天中的什么时间添加水果或蔬菜？（单选）

☐ 早餐　　　　　　　　　　☐ 下午的零食

☐ 早上的零食　　　　　　　☐ 晚餐

☐ 午餐　　　　　　　　　　☐ 晚上的零食

你会在选择一周中的哪几天添加水果或蔬菜？（最多选择 4 个）

☐ 星期一　　　　　　　　　☐ 星期五

☐ 星期二　　　　　　　　　☐ 星期六

☐ 星期三　　　　　　　　　☐ 星期日

☐ 星期四

列出一些你将在这些时间可获得的水果或蔬菜。

＿＿

＿＿

在下面的日志中记录食用的水果和蔬菜。

日期	星期几	一天中的时间	你吃了什么水果或蔬菜？

教育计划

	评估	干预	评价
确定评价			**第6步**

制订评价计划，以确定受众的行为改变目标是否达成，行为改变决定因素是否改善，待解决问题是否改善。

概述

你会想要（也可能被要求）评价你的教育课程是否有效。在你对受众开始实施课程干预之前，制订课程评价计划有助于确保干预的成功。有时，当人们在制订评价计划时，会发现之前步骤中的不足，需要适当地调整。

参考文献

提示：对于引用的所有文献，请使用连续数字标注。并将完整参考文献放在此步骤末尾的参考书目部分中。

回顾

受众（从第1步中拷贝过来）

城市公立中学的7年级和8年级学生。

行为改变目标（从第1步中拷贝过来）

增加水果或蔬菜的摄入量。

教育计划的名称（从第5步中拷贝过来）

"活色生香"和"素食共鸣行动计划"。

决定因素的评价计划

如何评价干预对行为改变决定因素的影响？

设计针对每一个决定因素的评价方法，来评价营养教育课程对决定因素变化的影响，并列出你将在评价过程中向受众提问的问题。

决定因素 [从第4步开始填写]	总体教育目标 [从第4步开始填写]	评价方法	问题示例
当前行为的负面结果	参与者将能够认识到他们的水果和蔬菜摄入量与推荐量有多少差距。	学生调查(前后)	我每天都吃推荐量的水果和蔬菜。
感知益处	参与者将能够解释如何吃水果和蔬菜可以帮助改善他们的个人健康、生态健康和社会健康。	学生调查(前后)第1部分品尝时的观察，第2部分尝试冰沙	我认为吃足够的水果和蔬菜会帮助我当前感觉更好，今后保持健康。 我很难每天吃水果和蔬菜，因为它们对我来说味道不好。 观察学生们有多喜欢他们在课程中尝试的东西，并记录下他们的评论。
感知障碍	参与者将能够确定克服障碍的策略(例如，不喜欢味道，不知道如何准备)，这些障碍阻止了他们吃水果和蔬菜。	学生调查(仅在课程后调查)	有什么具体的方法可以在你吃的东西中添加更多的水果和蔬菜？（简短的回答，评估是否记录了课程中讨论的策略之一）
描述性社会规范	参与者将能够认识到同伴对水果和蔬菜摄入的影响。	学生调查(前后)	我的大多数朋友都很少吃水果和蔬菜。

教育计划

	评估	干预	评价
确定评价			第6步
制订评价计划，以确定受众的行为改变目标是否达成，行为改变决定因素是否改善，待解决问题是否改善。			

续表

决定因素 [从第 4 步开始填写]	总体教育目标 [从第 4 步开始填写]	评价方法	问题示例
自我评估结果	参与者将能够描述吃水果和蔬菜是他们想做的事，因为他们想更好地照顾自己的身体。	学生调查（前后）	当我吃水果蔬菜时，我对自己的感觉很好。
自我效能	参与者将能够表现出对每天吃各种水果和蔬菜的信心有所增强。	学生调查（前后）	我相信我可以每天吃五种水果和蔬菜。
行动目标设定/行动和应对计划	参与者将能够创建一个个人的目标，即吃更多的水果和蔬菜。	回顾素食共鸣行动计划	回顾他们在第 1 部分中创建的行动计划。
知识和认知技能	参与者能够说明每日水果和蔬菜摄入量的建议。	学生调查（前后）	建议每天吃多少种不同的水果和蔬菜？
行为技能	参与者将能够准备水果和蔬菜作为零食。	在第 2 部分观察	观察他们制作冰沙时的参与情况。
自我调节过程	参与者将能够监控实现吃更多水果和蔬菜目标的进展。	在第 2 部分观察	在第 2 部分和制定个人食品政策时，在行动计划审查中观察并记录评论。
行为支持	参与者将能够提倡在他们的家里，学校和社区增加水果和蔬菜。	在第 2 部分观察	观察他们制订成为水果和蔬菜倡导者的计划，并记录讨论。

行为改变目标的评价计划

如何确定受众的行为是否达到了行为改变的目标？

对于你的行为改变目标，你将使用什么方法来确定你的受众是否实现先前制定的行为改变目标，并列出评价过程将向受众询问的问题。

行为改变目标 [从第 1 步开始填写]	评价方法	问题示例
增加水果和蔬菜的摄入量	调查	不包括薯条或土豆，你多久吃一次水果或蔬菜？ 不包括薯条或土豆，当你吃水果或蔬菜时，你通常会吃多少？

问题是否解决的评价计划

如何确定你的课程是否有助于改善要解决的问题？

对于待解决的问题，将使用的方法确定你是否帮助解决了该问题？列出评价过程向受众询问的问题。请注意，对于短期干预，不可能衡量你是否解决了长期问题，如肥胖流行、气候变化或社会不公。这个计划是关于你的干预是否有助于解决这个问题。

要解决的问题[从第 1 步开始填写]	评估方法	问题示例
降低患肥胖症和 2 型糖尿病的风险	没有评估	无

课程实施的过程评估

如何评价课程对自己和参与者的影响。

你会想要追踪你是否完成了你的教育计划，哪些进展顺利，哪些进展不顺利，以及你的受众的想法。这就是所谓的过程

教育计划

	评估	干预	评价
确定评价			**第6步**

制订评价计划，以确定受众的行为改变目标是否达成，行为改变决定因素是否改善，待解决问题是否改善。

评价。使用下表规划过程评价的方法，并列出评价过程中向受众提问的问题。

	评价方法	评价过程中向受众提问的问题
你完成你的课程了吗?	课程检查表	检查一下已完成的所有程序部分。
你按照你的计划做了吗?	课程检查表	修改(添加/删除)了计划的哪些部分。描述修改。
哪些有效,哪些无效?	课程检查表	描述哪些进展顺利,哪些进展不顺利。
你的受众对课程的满意度如何?	学生调查(仅在课程之后)	告诉我们你喜欢"活色生香"和"素食共鸣行动计划"课程的哪些方面。
受众认为哪些地方可以改进?	学生调查(仅在课程之后)	请告诉我们如何让"活色生香"和"素食共鸣行动计划"课程变得更好。
其他1:	无	无
其他2:	无	无

参考书目

无。

教育计划

N	评估	干预	评价
	确定评价		**第6步**
	制订评价计划，以确定受众的行为改变目标是否达成，行为改变决定因素是否改善，待解决问题是否改善。		

你的想法、感受和认识是什么？

姓名＿＿＿＿＿＿＿＿＿＿＿＿＿＿＿＿　　　　　　　　　　班级＿＿＿＿＿＿

请尽可能诚实地回答以下问题。

	非常同意	同意	不同意	非常不同意
1. 我每天都吃推荐量的水果和蔬菜。				
2. 我认为吃足够的水果和蔬菜会帮助我今天感觉更好,明天更健康。				
3. 我很难每天吃水果和蔬菜,因为我认为不好吃。				
4. 我的大多数朋友很少吃水果和蔬菜。				
5. 我认为吃水果和蔬菜是我的一部分。				
6. 我相信我每天可以吃 5 种不同的水果和蔬菜。				

7. 不包括薯条或土豆,你多久吃一次水果或蔬菜?
   a. 一周不到一次
   b. 一周几次
   c. 几乎每天
   d. 一天两次
   e. 一天三次或者更多

8. 不算薯条或土豆,当你吃水果或蔬菜时,你通常吃多少?
   a. 就吃一两口
   b. 大约有我拳头一半大
   c. 大约有我的拳头那么大
   d. 比我的拳头还大

9. 建议每天吃多少种水果和蔬菜?
   a. 1
   b. 2
   c. 3
   d. 4
   e. 5

[仅在调查之后]

10. 你吃更多水果和蔬菜的具体方法是什么?

＿＿＿＿＿＿＿＿＿＿＿＿＿＿＿＿＿＿＿＿＿＿＿＿＿＿＿＿＿＿＿＿＿＿＿＿＿

11. 你喜欢活色生香课程的哪些方面?

＿＿＿＿＿＿＿＿＿＿＿＿＿＿＿＿＿＿＿＿＿＿＿＿＿＿＿＿＿＿＿＿＿＿＿＿＿

12. 请告诉我们如何将活色生香课程做得更好?

＿＿＿＿＿＿＿＿＿＿＿＿＿＿＿＿＿＿＿＿＿＿＿＿＿＿＿＿＿＿＿＿＿＿＿＿＿

教育计划

	评估	干预	评价
确定评价			**第6步**

制订评价计划，以确定受众的行为改变目标是否达成，行为改变决定因素是否改善，待解决问题是否改善。

课程检查表

讲师姓名_____

日期_____

程序部分	如果完成了画"√"	如何修改（增加/删除）
第 1 部分		
1. 课程介绍［3 分钟］		
2. 评估水果和蔬菜的摄入量，并与建议的摄入量进行比较。［5 分钟，当前行为的负面结果］		
3. 回顾一下吃水果和蔬菜的好处。［10 分钟，感知益处］		
4. 探索不同颜色的水果和蔬菜对健康的益处。［5 分钟，感知益处］		
5. 品尝水果和蔬菜的"彩虹"。［5 分钟，感知益处］		
6. 吃、听，扩大对水果和蔬菜的口味喜好。［10 分钟，描述性社会规范］		
7. 列出障碍并讨论克服它们的方法。［8 分钟，感知障碍］		
8. 确定多吃水果和蔬菜的方法。［2 分钟，自我效能］		
9. 分享关于水果和蔬菜的家庭传统。［5 分钟，自我认同］		
10. 制订行动计划，多吃水果和蔬菜。［7 分钟，行动目标设定/行动和应对计划］		
第 2 部分		
1. 回顾素食共鸣行动计划。［5 分钟，自我调节过程］		
2. 用我们的拳头来估计一下水果和蔬菜的分量。［2 分钟，知识和认知技能］		
3. 制作简单的绿色冰沙。［25 分钟，行为技能］		
4. 制定个人饮食原则，多吃水果和蔬菜。［10 分钟，自我调节］		
5. 创建倡导计划，使水果和蔬菜更容易获得。［15 分钟，行为支持］		
6. 致力于克服障碍。［3 分钟，行动目标设定/行动和应对计划］		

描述哪些做得好，哪些做得不好。

_____

_____

_____

营养教育 DESIGN 程序

环境支持计划

帮助开发基于证据的环境支持，实现受众的行为改变目标。

营养教育有可能改善人们的健康，支持食物系统的生态可持续性，努力实现与食品有关的社会正义，以及其他我们想要解决的问题。

DESIGN 程序是一个系统过程，基于对行为改变的研究帮助你设计更有效地改变饮食行为的营养教育。DESIGN 程序提供了一个框架，在这个框架内，你可以利用自己的创造力，为你的受众量身定制引人入胜的相关计划。

DESIGN 程序的（6 个步骤）中的每一步都包括几个任务。

在确定行为的第 1 步结束时，你将有一个干预的行为改变目标。然后，该程序将引导你完成随后的每一个步骤，因此，在最后，你将有充分的计划来创造环境支持，通过宣传食物环境的改变和信息环境的改变来帮助你的受众实现你的行为改变目标。

如果你有机会对受众开展不止一次或更长时间的营养教育，你可能需要设计几个教育计划，这些计划可能针对同一行为改变目标，也可能针对不同目标。

DESIGN 可以减轻计划的压力，这样你就可以享受为受众制订营养教育计划的乐趣。

环境支持计划

步骤	成果
评估	
D 第1步 确定行为	基于受众及其需要解决的问题，明确行为改变目标
E 第2步 探索决定因素	列出有助于和阻碍行为改变目标实现的环境因素
干预	
S 第3步 选择理论模型	用于指导环境支持活动设计和评估的逻辑模型
I 第4步 制定目标	逻辑模型中每个"输出"的环境支持目标
G 第5步 生成计划	实现每个环境支持目标的详细计划
评价	
N 第6步 确定评价	环境支持是否使受众实现行为改变目标的评估计划

环境支持计划

评估	干预	评价
确定行为		**第1步**

确定受众的待解决问题及导致该问题的行为，为本次的营养教育计划明确一个行为改变目标。

概述

在设计任何环境支持之前，无论是家庭或社会支持干预，还是政策、系统和环境（PSE），你都需要确定你的受众。有时，你的受众是非常明确的，如果不是，你就需要思考可能的受众是谁，并选择一个受众。

然后确定要解决的问题，并选择其中一个问题作为重点。接下来你将调查导致该问题的行为，最后确定该受众的行为改变目标。

参考文献

提示：对于引用的所有文献，请使用连续数字标注。并将完整参考文献放在此步骤末尾的参考书目部分中。

明确你的受众

谁是你的受众？（仅限 200 字）

城市公立中学的7年级和8年级学生。

确定要解决的问题

受众需要解决哪些健康问题？

请记住，待解决的问题包括**个人健康问题**，如糖尿病和肥胖症；**食物系统健康问题**，如超加工食物制作过程中的能源过度消耗；**社会健康问题**，如公平贸易措施。

1. 从研究文献和政策文件等一般来源信息中发现你要为你的受众解决的潜在问题是什么？考虑到人口统计学和健康风险。

初中生在青少年向成人过渡时有可能患上肥胖症和糖尿病，这些疾病的医疗费用很高，并降低生活质量[1]。
儿童期超重与近期（如胆固醇水平增加）和长期不良后果（如心血管疾病、2 型糖尿病）有关[2]。
在美国，卫生部长办公室和"健康 2020"已将肥胖症列为优先事项[3,4]。
温室气体的高排放是一个问题，并与饮食有关[5]。
在美国，食物系统的雇主数量最多，而其收入中位数却最低。为了做出支持工人权利的食物选择，我们需要了解食物从农场到餐桌发生了什么。

2. 受众关心的待解决健康问题是什么？

就个人、食物系统和社会健康问题，我们对一个班 30 名中学生进行了访谈，以下是摘要：
1. ［个人健康］他们关注保持健康，并且知道食物选择与 2 型糖尿病等疾病相关，但他们并不认为自己处于危险的食物环境中，并可以通过改善饮食使得他们在今后的生活中保持健康。有人说："我们只是吃我们想吃的，关心如何才能吃得健康的人都是老年人，不是我们这些孩子们。"
2. ［食物系统健康］他们关心环境问题和气候变化。有些人对于成年人没有认真对待这个问题而感到生气。因为他们将继承一个有很多问题的地球。有些人加入了改善气候的游行并积极地采取措施来改善气候条件。他们对于学习关于环境友好的食物选择非常感兴趣，并对于这些问题具有紧迫感。
3. ［社会健康］他们关心工人权益问题。他们中的大多数人听说过农场工人和肉类加工商。有几个人在社会研究课上谈到了工人权利问题，并有兴趣去了解更多。

环境支持计划

	评估	干预	评价
确定行为			**第1步**

确定受众的待解决问题及导致该问题的行为，为本次的营养教育计划明确一个行为改变目标。

---

　　3. 陈述你将要为受众解决的一个健康问题。（仅限 200 字）

> 降低肥胖症和2型糖尿病的风险。

回顾受众的行为

受众的待解决问题是由当前哪些行为导致的？

　　1. 一般方法，如研究文献和消费者调查，将告诉你改变此类受众的哪些行为可能有助于解决问题。

> NHANES 趋势显示含糖饮料、果汁和糖果的摄入增加，牛奶和其他蔬果的摄入不断减少。可自由支配的脂肪和添加糖的摄入量远远高于推荐值[7]。
>
> 青少年的水果和蔬菜摄入量未达到推荐标准[8]。
>
> 青少年儿童体重增加与含糖饮料的摄入相关[9]。平均而言，青少年摄入的所有能量的 11% 来自于含糖饮料[10]。
>
> 青少年前期和青少年期一般每天应该消耗约 1 600 ～ 2 000 卡能量（男孩比女孩多）。这应该包括至少 2 ～ 2.5 杯蔬菜和 1.5 ～ 2 杯水果，以及 3 杯乳制品，142 ～ 156g 蛋白质和 142 ～ 170g 全谷物。青少年应每天进行 60 分钟的中至高强度身体活动[11]。国家数据显示，到青春期，儿童每年为自己购买食品和零食总计花费 40 亿美元[12]。

　　2. 在受众所在的社区进行问卷调查、焦点小组、访谈或访问邻居，了解他们有助于解决问题的行为。在下面记录你了解到的内容。（很多时候，营养教育工作者在制订教育计划之前只能与受众见面一次，如果是这种情况，则需要在这次会面的同时完成第 2 步。在第 2 步中，你将向你的听众询问他们对改变行为的想法和感受。）

> 我们给 30 名中学生发放了一个包含 8 个关于他们行为的问题的调查问卷（问卷在案例研究的末尾）。问卷填写结果如下：
> - 73% 的中学生每周吃几次蔬菜或更少，最常见的分量约为"半拳"。这意味着这些中学生中大多数人的蔬菜和水果摄入量都远远低于建议的摄入量。
> - 身体活动量呈两极化分布，53% 的中学生每天进行身体活动，通常为 16 分钟或更长时间，30% 的人每周进行不到 1 次的身体活动，活动时间为 5～15 分钟。近 1/3 的人没有达到身体活动的建议量。
> - 90% 的中学生几乎每天或更频繁的吃零食，40% 的人表示他们每天吃 3 次或更多。53% 的人报告通常每次摄入的分量大于他们的拳头大小。这似乎表明他们自由支配能量的摄入超过了建议量。
> - 83% 的中学生报告说"几乎每天或更频繁地"喝含糖饮料，43% 的中学生说每天喝 3 次或更多。90% 的中学生表示他们的每次摄入量为 600mL 或更多。因此，他们添加糖的摄入量远远超过了建议最大摄入量。

　　3. 受众的哪些行为有利于解决目标问题？这些优势需要在营养教育过程中被强化。

> - 对于几乎每天吃水果和蔬菜的 27% 的中学生来说，几乎所有人都选择了"超过我拳头大小"的分量。因此。大约 1/4 的中学生即使吃大多数人所摄入的水果和蔬菜分量，可能仍然低于建议摄入量（每天吃 4.5 个"拳头"或更多）。尽管如此，这些学生依然可以成为小组其他成员的榜样。
> - 如上所述，超过一半的中学生身体活动相当活跃。
> - 7% 的中学生（即 2 名学生）表示，含糖饮料和零食的摄入频率为每周吃一次或少于一次。这 2 名学生可以作为榜样。

选择行为改变目标

此计划有哪些潜在的行为改变目标？

　　在左列中，列出受众可以改变以帮助解决健康问题的特定行为。行为可以是"多做"或"少做"的行为（例如，多吃蔬菜，少吃加工零食）。行为也可以是替代行为（例如，用水代替加糖的饮料）。然后，在右栏中，写下评论，考虑每种行为的重要性、可行性、可取性、可变性和可测量性。

环境支持计划

	评估	干预	评价
确定行为			**第1步**

确定受众的待解决问题及导致该问题的行为，为本次的营养教育计划明确一个行为改变目标。

潜在的行为改变目标	考量要点
	● 这种行为对于待解决的问题有多**重要**？ ● 通过创建环境支持，改变这种行为的**可行性**如何？ ● 从受众的角度来看，改变这种行为是否**可取**？ ● 通过环境支持手段改变这种行为的**可变性**如何？ ● 如何对这种行为的改变进行**测量**？
增加水果和蔬菜的摄入量	摄入蔬菜和水果有助于保持健康体重。低蔬果摄入与心血管疾病、糖尿病和一些癌症的发生有关。通过品尝等实践教育来增加蔬果的摄入量是可行的。一些学生已经能够规律摄入水果和蔬菜。这些学生可以作为榜样，为其他学生建立社交支持。水果和蔬菜的摄入量可以通过回忆或频率调查数据来测量。
减少含糖饮料的摄入（苏打水、冰茶、混合果汁）	饮用含糖饮料与过量的能量摄入和超重/肥胖症有关。通过展示含糖饮料中的糖含量来警示青少年，以达到减少糖摄入量是可行的。水和水果泡水可以很好地替代含糖饮料。可以通过宣传减少含糖饮料摄入有助于保持健康，减少对环境有害的塑料瓶浪费，以及帮助水资源用于含糖饮料制作而缺水的社区等来说服青少年减少含糖饮料的摄入。含糖饮料的摄入量可以通过回忆或频率调查数据来测量。
减少零食的摄入（例如薯片、糖、饼干、冰激凌）	零食随处可见，价格相对便宜且味道好，然而它们却会导致能量摄入失衡，不良营养状况以及增加糖尿病的发生风险。由于休闲食品的普遍性和可及性，这种行为很难改变。然而，其中一些中学生没有吃太多的零食，他们可以作为榜样来鼓励其他人。零食摄入可以通过回忆或频率调查数据来测量。
增加身体活动	身体活动有助于保持能量平衡，避免超重/肥胖症。在整个童年和青春期，身体活动的参与逐渐减少；久坐的生活方式与超重有关，这也会导致糖尿病。这些中学生中有一半以上积极进行身体活动，可以成为其他人的榜样。身体活动可以通过回忆或频率调查数据进行测量。

行为改变目标是什么？

评估上述信息，并确定本次计划的一个行为改变目标。如果你要为受众规划多个计划，则可以为每个计划选择不同的行为。你还可以聚焦于多个计划的相同行为。后续工作将围绕行为改变目标展开。

> 增加水果或蔬菜的摄入量
> ＊请注意：该案例研究干预共有 10 节专门为中学生开发并提供的课程。解决了上述的 4 个行为。DESIGN 程序已完成所有 4 个行为。出于篇幅考虑，本案例研究的其余部分仅针对一种行为提出了设计步骤，即"增加水果和蔬菜的摄入"。此行为改变目标已在两次课程中得到解决。

解释你选择此行为改变目标的原因。

写下这个行为改变目标将如何帮助你解决主要问题及其他关注的问题。例如，如果你的行为改变目标是"用自来水代替含糖饮料"，这将有助于解决以下几个问题。这个行为将减少：① 2 型糖尿病的风险；②海洋中的塑料瓶；③加工、包装和输送含糖饮料所产生的温室气体。

> 增加水果和蔬菜的摄入将有助于这些中学生降低肥胖症和 2 型糖尿病的风险。此外，如果教授学生尽可能购买当地的时令农产品，将有益于支持食物系统的可持续性以及提高食品工人的公平工资。

参考书目

1. Ogden CL, Carroll MD, Flegal KM. High body mass index for age among US children and adolescents, 2003–2006. JAMA. May 28 2008; 299(20): 2401–2405.
2. U.S. Department of Health and Human Services. The surgeon general's call to action to prevent and decrease overweight and obesity. Washington, D.C.: Author; 2001.
3. U.S. Department of Health and Human Services. The surgeon general's call to action to prevent and decrease overweight and obesity. Washington, DC: Author; 2001.
4. U.S. Department of Health and Human Services. Healthy People 2020: Understanding and improving health.

环境支持计划

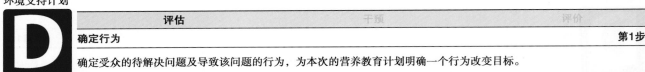

	评估	干预	评价
	确定行为		**第1步**

确定受众的待解决问题及导致该问题的行为，为本次的营养教育计划明确一个行为改变目标。

Retrieved from: http://www.healthypeople.gov/2020

5. van de Kamp, M., S. M. Seves, and E. H. M. Temme. "Reducing GHG emissions while improving diet quality: exploring the potential of reduced meat, cheese and alcoholic and soft drinks consumption at specific moments during the day." 2018. *BMC Public Health*. 18(1): 264.

6. Good Food Purchasing Center. Valued Workforce Value Spotlight. V1.2. August 8, 2018.

7. Enns CW, Mickle SJ, Goldman JD. Trends in food and nutrient intakes by children in the United States. Family Economics and Nutrition Review. 2002; 14(2): 56–68.

8. Munoz KA, Krebs-Smith SM, Ballard-Barbash R, Cleveland LE. Food intakes of US children and adolescents compared with recommendations. Pediatrics. Sep 1997; 100(3 Pt 1): 323–329.

9. Tam CS, Garnett SP, Cowell CT, Campbell K, Cabrera G, Baur LA. Soft drink consumption and excess weight gain in Australian school students: results from the Nepean study. Int J Obes (Lond). Jul 2006;30(7):1091–1093.

10. Agricultural Research Service U.S. Department of Agriculture. Continuing food intake by individuals 1994–1996 (CSFII 1994–1996). Washington, D.C.: Author; 2000.

11. Paeratakul S, Ferdinand DP, Champagne CM, Ryan DH, Bray GA. Fast-food consumption among US adults and children: dietary and nutrient intake profile. Journal of the American Dietetic Association. Oct 2003;103(10):1332–1338.

12. National Center for Chronic Disease Prevention and Health Promotion. Data and statistics: YRBSS: Youth Risk Behavior Surveillance System.

13. Swinburn BA, Kraak VI, Allender S, et al. The Global Syndemic of Obesity, Undernutrition, and Climate Change: The Lancet Commission report. The Lancet. Published Online January 27, 2019. http://dx.doi.org/10.1016/ S0140-6736(18)32822-8

环境支持计划

评估	干预	评价
探索决定因素		**第2步**

根据文献资料和对受众的调查信息，找出促进或阻碍受众达成行为改变目标的环境因素。

概述

　　现在你已经确定了行为改变目标，下一步就是要了解受众目前的环境支持，包括受众的家庭、社交网络和受众生活、学习、工作、娱乐、购物和就餐的政策、系统和环境（PSE），探索阻碍和促进受众行为改变目标实现的因素。

参考文献

　　提示：对于引用的所有文献，请使用连续数字标注。并将完整参考文献放在此步骤末尾的参考书目部分中。

回顾

受众（从第 1 步中拷贝过来）

城市公立中学的 7 年级和 8 年级学生。

行为改变目标（从第 1 步中拷贝过来）

增加蔬菜和水果的摄入量。

探索受众当前所处的环境

有哪些促使或阻碍行为改变目标实现的环境因素？

　　受众的环境中，可能存在能够促进或阻碍行为改变目标实现的因素。你可以帮助为受众创造两大类环境支持。首先是支持行为改变目标的家庭和朋友网络。其次是政策、系统和环境（PSE）的改变，这些改变将改变受众的物质、社会和经济环境，使其更容易实现你的行为改变目标。

　　了解受众的当前环境。有些问题可能不适用于所有受众。例如，如果你的工作对象是没有参加工作的学龄儿童，那么在"工作"问题上写"不适用"。对不在学校的成年人也一样，在"学习"问题上写"不适用"。

家庭和社交网络

1. 受众的**家庭和社交网络**是如何促进或阻碍行为改变目标实现的？

促进因素	阻碍因素
63% 的学生表示，他们与家人一起做饭，这样他们就可以影响家人烹饪更多的水果和蔬菜。	调查显示，73% 的人认为他们的朋友很少吃水果和蔬菜。 朋友网络目前不支持增加水果和蔬菜摄入量的行为改变目标。

政策、系统和环境（PSE）

2. 你的受众**居住地**如何实现或阻碍你的行为改变目标？

促进因素	阻碍因素
在 PTA 会议上，营养教育工作者询问父母是否想在家里提供更多的水果和蔬菜，大多数人都同意。	家长们讨论了在家中提供水果和蔬菜的时间和费用。

环境支持计划

评估	干预	评价
探索决定因素		第2步

根据文献资料和对受众的调查信息，找出促进或阻碍受众达成行为改变目标的环境因素。

3. 受众**学习的地方**如何促进或阻碍行为改变目标的实现？

促进因素
学校每天午餐提供水果和蔬菜。校长支持在学校午餐和学校活动中增加水果和蔬菜。学校健康政策规定，所有学校职能部门都应提供水果和蔬菜。然而，目前尚未很好地实施。

阻碍因素
虽然学校有一个沙拉吧，但它没有太多的选择，没有人鼓励学生从沙拉吧拿食物。 虽然学校有许多活动（如派对和活动、体育比赛、戏剧和音乐会）上有食物，但很少供应水果和蔬菜。 一些父母拒绝提供水果和蔬菜，因为他们喜欢去"批发"商店，以折扣价批量购买零食。这些父母也喜欢购买不易腐烂的食物，因为在一次活动中没有用完的话，还可以保存下来在将来的活动中继续使用。因此，他们并不热衷于或相信可以在所有学校活动中提供水果和蔬菜。

4. 受众的**工作地点**如何促进或阻碍行为改变目标的实现？

促进因素
不适用。

阻碍因素
不适用。

5. 受众**娱乐的地方**，如何促进或阻碍行为改变目标的实现？

促进因素
有时水果（例如橙片）被提供给学生运动员。

阻碍因素
镇上公园里的特许摊位上没有出售水果和蔬菜。

6. 受众的购物**商店**如何促进或阻碍行为改变目标的实现？

促进因素
学校附近有一家大型超市，里面有一个很大的农产品区。 有一个农贸市场（全年周六开放），距离学校约 1.6km。

阻碍因素
学校附近的（街角）便利店不提供任何水果和蔬菜作为零食。

7. 你的受众**在哪里吃饭**，如何促进或阻碍行为改变目标的实现？

促进因素
镇上有一家提供沙拉的餐厅，还有一家提供冰沙的餐厅。

阻碍因素
镇上的大多数餐馆都是快餐店，菜单上的水果和蔬菜种类有限。

选择并创建环境支持

将阻碍因素转化为促进因素，助力行为改变目标的实现。

　　回顾一下你对上述 7 个问题的回答，想想是什么阻碍了受众行为改变目标的实现，并明确你将要解决的环境支持类型。请注意，如果你想解决多种类型的环境支持问题，你可以制订多个计划。

环境支持计划

评估	干预	评价
探索决定因素		第2步

根据文献资料和对受众的调查信息，找出促进或阻碍受众达成行为改变目标的环境因素。

选择你将创建的环境支持类型。

大胆创建你的环境支持。

家庭和社交网络

受众居所的 PSE

受众学习场所的 PSE

受众工作场所的 PSE

受众娱乐场所的 PSE

受众群体购物场所的 PSE

受众就餐场所的 PSE

* 如果你选择家庭和社交网络作为你的将要创建的环境支持，请使用第 8～14 章中介绍的营养教育版本的 DESIGN 程序，为受众的家庭和社交网络创建营养教育课程。

描述你将创建的环境支持

解释你的环境改变为什么会支持你的受众实现行为改变目标。

受众学习场所的PSE：在学校午餐的扩展沙拉吧期间，学校提供水果和蔬菜，在所有学校活动中都提供水果和蔬菜（这在本文档的其余部分中显示）。

将环境支持与教育联系起来

受众针对此行为改变目标接受的教育计划是什么？

当受众接受针对相同行为改变目标的教育计划时，环境支持计划也将被他们更广泛地接受。描述受众正在接受的教育计划，该教育计划与环境支持计划具有相同的行为改变目标。

这所中学的所有学生都在接受 "活色生香" 和 "素食共鸣行动计划" 课程，这些课程也旨在增加水果和蔬菜的摄入量。老师们经常鼓励学生取食和食用沙拉吧中的蔬菜和水果，并尝试学校活动中提供的水果和蔬菜，以将教育计划与这些环境支持计划联系起来。

参考书目

无。

环境支持计划

评估	干预	评价
选择理论模型		第3步

利用找到的环境因素，构建逻辑模型，包括"输入（可用的资源）""活动（你计划构建的活动）和"结果（将要发生的改变）"。

概述

现在，你已经确定了将要创建的环境支持类型，以支持受众实现行为改变目标，你将完成一个逻辑模型，其中列出了你的"输入"，这些"输入"指的是可以帮助你完成此环境支持的现有可用资源；然后，你会列出你的"活动"，也就是你将要创造的东西，最后你会列出你的"结果"，这是你想要改变的。在此步骤中，你还将确定如何将公平角度和生态可持续性角度应用于你的环境支持。

回顾

受众（从第1步中拷贝过来）

城市公立中学的7年级和8年级学生。

行为改变目标（从第1步中拷贝过来）

增加蔬菜和水果的摄入量。

环境支持计划（从第2步中拷贝过来）

在受众学习的地方进行PSE：学校在午餐时提供水果和蔬菜，并在所有学校活动中提供水果和蔬菜。

创建逻辑模型

为环境支持计划建立一个简单的逻辑模型，包括输入、活动和结果。

输入：即创建环境支持所拥有的资源，包括资金、设备、人员以及有助于实施本计划的支持。

活动：你将创造哪些环境支持；共有4种类型的环境支持活动。

- **倡导**，是激发关键利益相关者对环境改变产生热情并给予支持，包括校长、教师、家长、店主、雇主、城市规划者和政策制定者，他们的支持可以帮助环境改变的启动和维持。你也会有政策（包括大的政府政策和小的组织政策），以及有助于启动、资助、授权、监管和维持改变的制度。
- **食物环境的改变**，是指对物理环境的实际改变，这将使受众更容易实现行为改变目标，例如改变教堂、学校、工作场所、公园、商店和餐馆的食物供应，让更多的健康选择更有吸引力，更令人向往、更突出、更有规范性。
- **经济环境的改变**，这些改变使人们能够买得起健康食品。这包括更健康选择的折扣价格、激励措施（特别是水果和蔬菜）、食品安全网计划（例如SNAP和WIC）；也可以提高不太健康食物的价格，或者提高小分量"含糖饮料、快餐和休闲食品"的性价比，而不是让大分量的成为"性价比最高的产品"；还可以增加工资，以帮助所有的人有足够的资源来保证食物的安全。
- **信息环境的改变**，这是对食物环境方面的直接宣传，支持你的行为改变目标，包括海报、广告牌、菜单、社交媒体、短信、电子邮件、网站和小册子，以及老师在学校午餐时站在沙拉吧边上，鼓励学生从沙拉吧里拿东西；在食品店或农贸市场分发各种水果和蔬菜的试吃和食谱；餐馆的服务员在菜单上强调以植物为基础、高纤维或低能量食物的选择。

结果：什么会改变。也就是说，活动完成后，会有什么改变。

这些环境支持活动的目的是让**受众实现行为改变目标**，如果保持这个目标，**要解决的问题就可能得到解决**。

环境支持计划

	评估	干预	评价
S	选择理论模型		第3步

利用找到的环境因素，构建逻辑模型，包括"输入（可用的资源）""活动（你计划构建的活动）和"结果（将要发生的改变）"。

逻辑模型

输入	活动	结果
自助餐厅有沙拉吧。 校长支持健康选择。 学生们有动力多吃"活色生香"和"素食共鸣行动计划"课上建议的水果和蔬菜。	**倡导** 餐饮服务员工：关于沙拉吧的重要性和如何准备沙拉吧的专业发展研讨会。 行政人员和教师：在会议上发言，宣传在学校膳食和学校活动中提供水果和蔬菜的重要性，以及如何实施这些改变。 家长：举办研讨会，学习如何准备和制作在学校活动中使用的水果和蔬菜。	**倡导** 餐饮服务员工愿意扩大沙拉吧。 行政人员和教师支持并执行政策，在学校活动中提供水果和蔬菜。 家长支持在学校活动中提供水果和蔬菜的政策。
组织学校活动的家长、教师、协会成员支持健康选择。	**食物环境变化** 扩大沙拉吧，每天至少包括5种不同的蔬菜和至少一种以蔬菜为主沙拉。 提供水果和蔬菜选择，并在每个学校活动场所的显眼处放置。	**食物环境变化** 在整个学年，沙拉吧每天都有5种不同的食物和一种以蔬菜为主的沙拉。 学校的活动始终有至少一种水果和蔬菜可供选择，而且很有吸引力，并放在显眼的位置。
	经济环境变化 营养教育工作者与 PTA 成员合作，帮助确保所提供的水果和蔬菜与其他食品相比价格有竞争力。	**经济环境变化** 水果和蔬菜的价格与其他产品相同或更便宜。
	信息环境变化 在学校菜单上推广沙拉吧。 教师、学校餐饮服务部门、校长鼓励学生吃沙拉，自己也吃沙拉吧的食品。 在食堂内悬挂有关用沙拉吧物品的海报，并附上激励性声明。	**信息环境变化** 每月的学校菜单上都会强调沙拉吧的作用。 每天至少有一名教师或校长在食堂宣传和吃沙拉。 食堂里悬挂3张海报。

运用公平的视角

你如何运用公平的视角来看待这种环境支持？

　　当我们创造环境支持时，我们希望确保那些通常机会较少的人能够获得机会。然而，有时创建的环境支持无意中增加了那些已经有机会的人的机会，而这种环境支持对他们没什么作用或作用很小。例如，当我们在一个已经有食品店（该店有一个很大的农产品区，且凸出了本地食品）的社区增加一个农贸市场，而附近的社区却没有食品店或农贸市场；显然增加的农贸市场对该社区的食品购买行为影响很小，且增加了另一个附近社区的不平等性。

　　你如何运用公平的视角，确保你通过这种环境支持来减少不公平现象？

　　由于环境支持扩大了学校午餐的沙拉吧，这可能特别有助于增加有资格获得免费和减价午餐的学生获得水果和蔬菜。此外，在学校活动中对水果和蔬菜进行竞争性定价，希望使所有学生都能负担得起。

环境支持计划

	评估	干预	评价
	选择理论模型		第3步

利用找到的环境因素，构建逻辑模型，包括"输入（可用的资源）""活动（你计划构建的活动）和"结果（将要发生的改变）"。

运用生态可持续性的视角

你如何将生态可持续发展的视角应用于这种环境改变？

当我们创造环境支持时，要确保所改变的食物也有利于生态的可持续性。在你创建这个环境支持时，你如何思考生态可持续性问题？

> 水果和蔬菜作为植物性食物往往比高度加工和动物性食物更具有生态可持续性。此外，在这些计划中，我们将考虑如何将更多的本地水果和蔬菜纳入学校膳食和学校活动的供应中。这将有助于生态的可持续发展，也有助于学生对所提供的食物有更多的感触。

环境支持计划

	评估	干预	评价
制定目标			**第4步**
明确逻辑模型中每一个"活动"的总体目标，该目标详细陈述该"活动"完成什么任务。			

概述

　　在此步骤中，你需要针对逻辑模型中的每个活动编写总体环境支持目标；该逻辑模型也提供了每个活动能完成哪些任务的更多详细信息。

回顾

受众（从第1步中拷贝过来）

城市公立中学的7年级和8年级学生。

行为改变目标（从第1步中拷贝过来）

增加蔬菜和水果的摄入量。

制定环境支持目标

　　在下面的4个表中，在左列表格中列出了第3步逻辑模型中的活动，在右列为每个活动写一个目标。环境支持目标提供了每项活动将完成的细节。第3步逻辑模型中的"结果"是最终结果，通常比环境支持的目标更简短。

明确环境支持目标

倡导活动

倡导活动（列出第3步逻辑模型中的每一项宣传活动）	环境支持目标
食品服务员工：举办沙拉吧的重要性和如何准备沙拉吧的专业发展研讨会。	食品服务员工增加了对沙拉吧好处的感知，并增加了扩建沙拉吧的信心。
行政人员和教师：在会议上发言，宣传在学校膳食和学校活动中提供水果和蔬菜的重要性，以及如何实施这些改变。	行政人员和教师已经增加了在学校膳食和学校活动中扩大水果和蔬菜供应好处的感知。
家长：为家长举办研讨会，学习适合在学校活动中使用的水果和蔬菜食谱。	家长们感知到在学校活动中增加了水果和蔬菜的益处，且增强了为学校活动准备水果和蔬菜菜肴的信心。

食物环境改变活动

食物环境改变活动（列出第3步逻辑模型中的每一项食物环境改变活动）	总体环境支持目标
扩大沙拉吧，每天至少提供5种不同的蔬菜，至少一种沙拉是以蔬菜为主做成的。	食品服务人员每天准备沙拉吧食品，在整个午餐时段提供，且保持供应充足和环境整洁。
每次学校活动都在显眼位置提供水果和蔬菜。	家长委员会成员和学校工作人员在每次学校活动中提供各种吸引人的水果和蔬菜，并放在凸出位置，如派对、体育赛事、学校戏剧节和音乐会。

环境支持计划

评估	干预	评价
制定目标		**第4步**
明确逻辑模型中每一个"活动"的总体目标，该目标详细陈述该"活动"完成什么任务。		

经济环境改变活动

经济环境改变活动（第3步逻辑模型中的每个经济环境改变活动）	总体环境支持目标
营养教育工作者与家长委员会成员合作，帮助确保提供的水果和蔬菜与其他食品相比具有足够竞争力的价格。	家长委员会成员认识到在学校活动中提供的水果和蔬菜具有足够竞争力的价格以及为水果和蔬菜"动态"定价的重要性。

信息环境改变活动

信息环境改变活动（第3步逻辑模型中的每个信息环境改变活动）	总体环境支持目标
在学校菜单上推广沙拉吧。	学校食品服务主任在菜单上列出沙拉吧供应的食物，在菜单上有沙拉的照片，并在菜单后面的沙拉吧图片上提供了一个沙拉食谱。
老师、学校食品服务人员、校长鼓励学生主动吃沙拉，自己也在吃沙拉。	学校校长为校长和老师们制作一个日程表，让他们每天的午餐时段轮流在自助餐厅推广沙拉吧。
悬挂海报，上面有自助餐厅沙拉吧物品制作的照片，并带有激励性陈述。	营养教育工作者与学生、教师和家长组成一个委员会，制作带有沙拉照片和激励性声明的海报。

环境支持计划

评估	干预	评价

生成计划   第 5 步

按时间生成每一步的计划，明确如何完成逻辑模型中每一项"活动"的环境支持目标。

> **概述**
>
> 现在利用你的创造力并结合上面的信息，开始创建环境支持计划。

回顾

受众（从第 1 步中拷贝过来）

城市公立中学的 7 年级和 8 年级学生。

行为改变目标（从第 1 步中拷贝过来）

增加蔬菜和水果的摄入量。

制订环境支持计划

制订你的计划

针对逻辑模型中的每项活动（第 3 步），列出完成该活动的步骤和时间框架。

有时候，你自己就能完成这些步骤，但有时你需要与其他人合作，如校长、教师、家长、店主、雇主、城市规划者和政策制定者。

最后，请记住，即使做出了改变，如在便利店的收银台旁放上水果，你可能还需要不断检查，以确保这一改变能够持续。

在第 3 步创建的逻辑模型中的"活动"计划示例。注意：这是为减少含糖饮料摄入的行为改变目标提供的环境支持。
在学校活动中，将自来水、泡果水和苏打水作为主要饮料供应。
［食物环境改变］

环境支持目标（来自第 4 步）。自来水、泡果水和苏打水在学校的各种活动中，如聚会、体育活动、学校戏剧和音乐会等，都可以买到，很有吸引力，并放在显眼位置。

步骤	时间
● 营养师至少每月与保管员进行一次检查，以确保所有饮水机处于正常工作状态并保持清洁。	2020 年 9 月—2021 年 6 月
● 营养教育工作者与校长合作，购买了 3 个透明的 12L 饮料分配器，其中 2 个供 PTA 使用，该协会负责学校戏剧、音乐会和体育活动的组织协调工作，另一个供一般办公室使用。	2020 年 9 月
● 营养教育工作者制作了一份提示单，其中包含了各种水果和蔬菜泡水的做法，并将这份提示单分发给 PTA 的负责人和办公室经理。	2020 年 9 月
● 营养教育工作者与校长合作，为 PTA 购买了一台苏打水机和 10 个 1L 的瓶子。	2020 年 9 月
● 营养教育工作者参加学校的活动，并与 PTA 合作，确保在所有的活动中都有泡果水和苏打水，并放在显眼的位置。	2020 年 9 月—2021 年 6 月
● 营养教育工作者（或学校社区的某个人）每周一到总务处保证泡果水充足，促进办公室工作人员确保泡果水每天的可及性。	2020 年 9 月—2021 年 6 月

题目：让水果和蔬菜成为轻松的选择
受众（来自第 1 步）：城市公立中学的 7 年级和 8 年级学生。
行为改变目标（来自第 1 步）：增加水果和蔬菜的摄入量。
环境支持描述（来自第 2 步）：受众学习场所的 PSE。学校在午餐时提供水果和蔬菜，并在所有学校活动中提供水果和蔬菜。

环境支持计划

	评估	干预	评价
生成计划			**第5步**

按时间生成每一步的计划，明确如何完成逻辑模型中每一项"活动"的环境支持目标。

环境支持计划

倡导

餐饮服务员工:关于沙拉吧的重要性和如何准备沙拉吧的专业发展研讨会[倡导]	
环境支持目标(来自第4步):食品服务员工对沙拉吧的好处有更多的感知,并对扩建沙拉吧有更多的信心。	
步骤	**时间**
● 营养教育工作者与食品服务经理合作,提供1小时的研讨会,利用学生课程计划中的活动"活色生香"(第1部分第3步)来回顾吃水果和蔬菜的好处,并让食品服务人员练习准备生的沙拉,混合沙拉和制作沙拉酱。	2020年9月
● 营养教育工作者和餐饮服务经理每周都会向餐饮服务人员了解情况,回答问题并解决沙拉吧准备方面的问题。	2020年9月—2021年6月

行政人员和教师:在会议上发言,宣传在学校膳食和学校活动中提供水果和蔬菜选择的重要性,以及如何实施这些改变[倡导]	
环境支持目标(来自第4步):行政人员和教师对扩大学校膳食和学校活动中水果和蔬菜供应的好处有更多感知。	
步骤	**时间**
● 营养教育工作者与食品服务经理合作,提供1小时的研讨会,利用学生课程计划中的活动"活色生香"(第1部分第3步)来回顾吃水果和蔬菜的好处,并让食品服务人员练习准备生的沙拉吧食材,混合沙拉和制作沙拉酱。	2020年9月
● 营养教育工作者和餐饮服务经理每周都会向餐饮服务人员了解情况,回答问题并解决沙拉吧准备方面的问题。	2020年9月—2021年6月

家长:为家长举办讲习班,学习适合在学校活动中使用的水果和蔬菜食谱[倡导]	
环境支持目标(来自第4步)。家长对水果和蔬菜在学校活动中的好处有更多的感知,并增强了他们能够为学校活动准备水果和蔬菜菜肴的信心。	
步骤	**时间**
● 营养教育工作者与家长会合作,为举办学校活动的家长提供一小时的研讨会,利用学生课程计划中的活动"活色生香"(第1部分第3步),回顾吃水果和蔬菜的好处,并让家长准备一些适合在学校活动中使用的食谱。	2020年9月
● 营养教育工作者每月向家长提供关于当地农贸市场(全年每周六开放)的提示单,以及有哪些水果和蔬菜可以用于学校活动。	2020年9月—2021年6月
● 营养教育工作者与家长委员会成员沟通,回答问题并解决在学校活动中提供水果和蔬菜的问题。	2020年9月—2021年6月

食物环境改变

扩大沙拉吧,每天至少提供5种不同的蔬菜,至少一种以蔬菜为基础制作的沙拉[食物环境改变]	
环境支持目标(来自第4步)。在整个午餐时段提供沙拉,并保持供应充足和环境整洁。	
步骤	**时间**
● 食品服务人员每天都会摆满扩大的沙拉区。	2020年9月—2021年6月
● 在整个午餐时段,餐饮服务人员根据需要补充和清洁沙拉吧。	2020年9月—2021年6月
● 营养教育工作者与食品服务经理合作,解决沙拉吧物品准备的困难,并在整个午餐时段维持沙拉吧食物丰富。	2020年9月—2021年6月
● 营养教育工作者与学校菜园协调员合作,从学校菜园中寻找一些可以制作沙拉食材,并在提供这些食物时宣传其来源。	2020年9月—2021年6月

环境支持计划

	评估	干预	评价
生成计划			**第5步**

按时间生成每一步的计划，明确如何完成逻辑模型中每一项"活动"的环境支持目标。

在学校的每项活动中提供水果和蔬菜，并放在显眼位置 [食物环境的改变]

环境支持目标（来自第4步）。在学校的各种活动中，如聚会、体育活动、学校演出和音乐会，都提供各种水果和蔬菜，而且很有吸引力，摆放在显眼位置。

步骤	时间
● 家委会成员在每个学校活动中提供并推广水果和蔬菜。	2020 年 9 月—2021 年 6 月
● 营养教育工作者参加学校活动，并与 PTA 合作，保证在所有活动中提供水果和蔬菜，并放在显眼的位置。	2020 年 9 月—2021 年 6 月
● 营养教育工作者与 PTA 成员会面，回答问题并解决在学校活动中提供水果和蔬菜的相关问题（每月会面一次）。	2020 年 9 月—2021 年 6 月

经济环境改变

营养教育工作者与 PTA 成员合作，确保所提供的水果和蔬菜的价格与其他食品相比更具有竞争力 [经济环境改变]

环境支持目标（来自第4步）。PTA 成员知道在学校活动中提供的水果和蔬菜的竞争性定价的重要性，并为水果和蔬菜提供浮动定价策略。

步骤	时间
● 营养教育工作者与 PTA 成员一起规划水果和蔬菜的定价结构。	2020 年 9 月
● 营养教育工作者将与 PTA 成员进行检查，以解决问题并讨论定价问题。	2020 年 9 月—2021 年 6 月

信息环境改变

在学校菜单上推广沙拉吧 [信息环境改变]

环境支持目标（来自第4步）。学校每月的菜单上都会列出沙拉吧提供的菜品，并在菜单的背面介绍了沙拉吧上提供混合沙拉食谱。

步骤	时间
● 营养教育工作者与食品服务经理合作，在每月的菜单中增加沙拉食材，同时选择混合沙拉的食谱（并将食谱调整为 4 人份），放置于菜单的背面。	2020 年 8 月
● 营养教育工作者每月与食品服务经理进行沟通，以解决并回答沙拉吧、混合沙拉等相关问题。	2020 年 8 月—2021 年 5 月

教师和校长鼓励学生吃沙拉，自己也吃沙拉 [信息环境改变]

环境支持目标（来自第4步）。学校校长制作一个时间表，让校长和教师每天轮流在午餐时到食堂宣传沙拉吧。

步骤	时间
● 营养教育工作者与校长合作，制作一个时间表，在整个午餐时段，至少有一名教师或校长在食堂鼓励学生从沙拉吧上取食，并与学生坐在一起吃沙拉吧上的食物。	2020 年 9 月
● 营养教育工作者制作了沙拉吧提示单 1，提供了有关沙拉吧好处的激励信息，详细介绍了从菜园和农贸市场采购的所有水果和蔬菜，以及如何鼓励吃沙拉的要点，并将此提示单分发给校长和所有教师。	2020 年 9 月
● 营养教育工作者制作了沙拉吧提示单 2，提供了吃沙拉的额外好处，以及关于如何鼓励吃沙拉的提示（使用新年愿望主题），并向所有教师和校长分发该提示单。	2021 年 1 月
● 营养教育工作者花时间在午餐室与教师和校长一起工作，鼓励吃沙拉（大约每月 2 次）。	2020 年 9 月—2021 年 6 月

在食堂悬挂海报，上面印有沙拉吧的食物照片，并附上激励性声明 [信息环境改变]

环境支持目标（来自第4步）。组建一个由学生、教师和家长组成的委员会，制作带有沙拉照片和激励性声明的海报。

步骤	时间
● 营养教育工作者制作传单并发送电子邮件，让学生、教师和家长加入沙拉吧海报委员会。	2020 年 9 月
● 营养教育工作者每两周与委员会召开一次会议，设计、制作和悬挂海报。	2020 年 10 月至 2021 年 6 月

环境支持计划

	评估	干预	评价
确定评价			**第6步**

构建评价计划，以明确逻辑模型中的每一个"结果"是否完成，行为改变目标是否达成，待解决问题是否在你的帮助下得以解决，以及有些什么挑战。

概述

你希望（并且可能需要）评价环境支持是否有效地实现了行为改变目标。在实施环境支持之前制作评价计划将有助于确保成功。有时，当人们在制作评价计划时，他们会根据评价对前面步骤中的工作做出适当调整。

参考文献

提示：对于引用的所有文献，请使用连续数字标注。并将完整参考文献放在此步骤末尾的参考书目部分中。

回顾

受众（从第 1 步中拷贝过来）

城市公立中学的7年级和8年级学生。

行为改变目标（从第 1 步中拷贝过来）

增加水果和蔬菜的摄入量。

教育计划的标题（从第 5 步中拷贝过来）

让水果和蔬菜成为轻松的选择。

制作针对逻辑模型中结果的评价计划

如何确定你是否达得到了计划的结果。

对于逻辑模型中的每一个结果，制订评价该结果的方法，确定受众是否达到了目标，并列出在评价过程中使用到的问题示例。

结果［环境支持类型］［从第3步开始填写］	环境目标［从第4步填写］	测量结果的工具或手段
食品服务员工对实施扩大的沙拉吧感到兴奋。［倡导］	餐饮服务员工对沙拉吧的好处有了更多的认识，对扩建沙拉吧的信心增加。	针对餐饮服务员工的岗前调查。问题示例:我相信，如果我们扩大我们的沙拉吧，学生会吃更多的蔬菜。我相信我们可以扩大我们的沙拉吧，并且能够像往常一样每天按时将午餐送出。
行政人员和教师支持并执行政策，在学校活动中提供水果和蔬菜。［倡导］	行政人员和教师对在学校膳食和学校活动中扩大水果和蔬菜供应的好处有更多的认识。	行政人员和教师的岗前调查问题示例:我认为，我们学校的职责是为学生提供更多进食蔬菜水果的机会。我相信我可以鼓励学生从沙拉架上拿取和食用。我相信，我们可以在每一个学校活动中提供水果和蔬菜。
家长支持在学校活动中提供水果和蔬菜的政策。［倡导］	家长对水果和蔬菜在学校活动中的好处有了更多的认识，也增强了他们为学校活动准备水果和蔬菜的信心。	对父母的事后调查问题示例:我认为，我们学校的职责是为学生提供更多进食水果和蔬菜的机会。我有信心为学校活动准备水果和蔬菜。
沙拉吧坚持每天至少提供 5 种不同的食物，至少一种以蔬菜为主的沙拉。［食物环境改变］	在整个午餐时段沙拉吧都供应食物，并保持食物充足和环境整洁。	观察检查表，检查每天是否开放沙拉吧并保持清洁。每两个月访问一次(由营养教育工作者突击检查)来完成检查表格。

环境支持计划

评估	干预	评价

确定评价　第6步

构建评价计划，以明确逻辑模型中的每一个"结果"是否完成，行为改变目标是否达成，待解决问题是否在你的帮助下得以解决，以及有些什么挑战。

续表

结果［环境支持类型］［从第3步开始填写］	环境目标［从第4步填写］	测量结果的工具或手段
学校的活动始终有至少一种水果和蔬菜供应，而且很有吸引力，放在显眼的位置。［食物环境改变］	各种水果和蔬菜都有，很有吸引力，并放在学校活动的显眼位置，如聚会、体育活动、学校戏剧会和音乐会。	观察检查表，检查是否有水果和蔬菜，是否吸引人，是否放在学校活动的显眼处。营养教育工作者将每月至少参加两次学校活动，完成表格填写。
水果和蔬菜的价格与其他产品相同或更便宜。［经济环境改变］	家长会成员认识到对学校活动中提供的水果和蔬菜进行竞争性定价的重要性，并对水果和蔬菜的价格进行"浮动定价"。	观察记录表，记录水果和蔬菜及其他物品的价格。营养教育工作者将每月至少参加两次学校活动，完成这份观察表的填写。
学校菜单上每月都会强调沙拉吧。［信息环境改变］	学校的月度菜单上有一列沙拉吧的菜品清单，并在菜单背面介绍了沙拉栏上供应的沙拉食谱。	每个月检查学校菜单。
每天至少有一名教师或校长在食堂宣传到吃沙拉吧选择食物。［信息环境改变］	学校校长制定了一个时间表，让校长和教师在每天午餐时段轮流到食堂宣传沙拉吧。	观察检查表，由营养教育工作者填写，记录校长和教师如何推广沙拉吧和学生的反应。
食堂里挂着3张海报。［信息环境改变］	成立由学生、教师和家长组成的委员会，该委员会制作了带有沙拉照片和激励性声明的海报。	营养教育工作者将记录委员会工作的现场笔记，并将保留一份挂在食堂的海报的检查表。

对行为改变目标进行评价

计划一下你如何确定环境支持是否有助于受众制定行为改变目标。

可能的方法包括观察和对受众的调查。

行为改变目标［从第1步填入］	评价方法
增加水果或蔬菜的摄入量。	扩大沙拉吧：在引入扩大的沙拉吧之前，估算有多少学生从沙拉吧拿东西（沙拉吧参与度）。在引入扩大的沙拉吧后，重复这一做法，并在整个学年继续每月收集一次沙拉吧的参与数据。 学校活动中的水果和蔬菜。统计有多少学生在学校活动中购买/携带水果和蔬菜。这将由营养教育工作者在同样的活动中完成，观察核对表追踪蔬菜是否有供应和吸引人。

对待解决的问题进行评价

制订如何确定干预是否有助于改善待解决问题的计划。

对于你要解决的问题，你将使用的什么方法来确定你是否帮助解决了这个问题，并列出评价过程所使用的问题示例。请注意，对于短期的干预措施，不可能衡量你是否解决了一个长期的问题，如肥胖症的流行，气候变化或社会不公正。这个计划是关于你的环境支持是否可能有助于解决这个问题。

要解决的问题［从第1步填入］	评价方法
减少肥胖症和2型糖尿病的风险。	未评估。

评价的挑战

制订如何追踪你遇到的挑战，以及你能否及如何克服这些挑战的计划。

你需追踪每个结果所遇到的挑战，以及你能够采取哪些措施来克服这些挑战。你可以在实施环境支持时完成此部分。

环境支持计划

	评估	干预	评价

确定评价 　　　**第6步**

构建评价计划，以明确逻辑模型中的每一个"结果"是否完成，行为改变目标是否达成，待解决问题是否在你的帮助下得以解决，以及有些什么挑战。

结果［环境支持类型］ ［从第3步填写］	在实现这一结果的过程中，你遇到了哪些挑战？	你是否能够克服这一挑战，如何克服？
食品服务员工对实施扩大的沙拉吧感到兴奋。［倡导］	餐饮服务人员认为学生不会吃沙拉，所以没有动力去准备。	营养教育工作者做了沙拉试吃，学生们很热情，这增加了食品服务人员对沙拉吧的兴趣和价值。
行政人员和教师支持并执行政策，在学校活动中提供水果和蔬菜。［倡导］	教师们不知道如何处理那些带着加工过的零食来参加教室聚会和其他活动的家长。教师认为这些零食会让学生"上火"，并希望为家长提供支持，让他们带水果和蔬菜。	营养教育工作者与教师委员会合作，为家长们制作了一系列的讲义，其中有关于准备水果和蔬菜的做法。
家长支持在学校活动中提供水果和蔬菜的政策。［倡导］	PTA 的志愿者有限，而且由于水果和蔬菜必须在活动前马上购买，而且需要更多时间准备，所以他们很抵触。	家长们联系了更多的家长，他们对提供水果和蔬菜感到兴奋，但以前没有参与过为学校活动提供食物。这些父母做了水果和蔬菜的购物和准备。
沙拉吧每天都有 5 种不同的食物和一种蔬菜沙拉。［食物环境改变］	食品服务员工在准备午餐的同时，很难准备沙拉吧。	营养教育工作者与食品服务总监合作，让食品服务员工每天下午晚些时候（午餐服务后）切碎蔬菜并制作沙拉，为第 2 天的沙拉吧做准备。
学校的活动始终含有至少一种水果和蔬菜的选择，而且很有吸引力，放在显眼的位置。［食物环境改变］	［见上文家长支持政策］	
每月的学校菜单上都会强调沙拉吧。［信息环境变化］	在 10 月和 11 月，餐饮服务主管忘了把准备的沙拉放在菜单的后面。	营养教育工作者在每个月完成日程计划时向食品服务主任发送了带有食谱的电子邮件提醒。
每天至少有一名教师或校长在食堂宣传和吃沙拉吧。［信息环境改变］	教师和校长的工作都很忙，周三和周五没有人有空。	营养教育工作者招募了家长志愿者，在每周三和周五推广沙拉吧。
食堂里挂着 3 张海报。［信息环境改变］	委员会很难想出激励性的信息。	午餐时段，学生们成为巡回记者，询问学生们喜欢沙拉吧的哪些方面。这些反应有助于创造激励性的信息。

参考书目

无。

DESIGN 程序（DESIGN procedure） 将食品与营养科学、心理学、教育学和传播学相结合的系统步骤，以制订有效的营养教育群体课程的教育计划，并通过材料、技术媒体或其他场所进行间接教育，以及构建相关的针对个人的食物选择和饮食行为的几个影响层面的环境支持计划。

kolb 学习模型（kolb's model of learning） 个人在理解和适应世界的方式上存在差异，这些差异可以被置于感知的平衡木上（kolb 1984）。在这个平衡木的一端是感觉和感受型的人，他们通过感觉和感受把自己带入到每个经验的实践中。相反，处于平衡木另一端的思考者倾向于通过他们的智力对经验进行逻辑分析。人们在这个平衡木上来回移动，但大多数人都有一个舒适的"平衡点"。个人处理经验和信息的方式也不同，有些人喜欢观察和内化，有些人喜欢潜心研究和实践。营养教育工作者需要与这些具有不同学习风格的受众合作。

帮助模式（brickman's model of help） 描述了在保健或预防背景的特定情况下谁对问题负责，谁对解决方案负责的模式，在该种模式中，"提供帮助"或"教育"意味着什么。

倡导者（advocate） 公开支持或推荐特定目标或政策的人。

程序性知识（procedural knowledge） "行为能力"的一个组成部分，这是关于如何做某事的知识或解决特定认知任务的决策规则，例如，在简单的任务中，如何阅读食谱，以及更复杂的任务，如描述在窗台上种植草本植物的步骤。

传播基础（communication base） 营养教育的基础是有效传播的原则，也就是以激发、激励和吸引受众的方式提供教育。

促进小组的讨论和对话（facilitated group discussions/dialogue） 由营养教育专业人员作为促进者进行小组讨论，其作用是使小组气氛舒适且安全，并在自然而然的情况下遵循教学计划引导小组讨论，鼓励成员之间的互动。

促进性决定因素（facilitating determinant） 这些是食物选择和与食物有关的行为的影响因素或决定因素，这些因素能增加个人改变行为或采取行动的能力。重点是"如何做"的策略或行为改变的程序。这包括与食物和营养有关的知识和技能，以及与行为有关的自我效能和自我导向技能。在一节教育课程中，通常是跟随在为什么要采取行动的激励性决定因素之后。

动机阶段（motivational phase） 营养教育的行动前或动机部分/阶段，其中最重要的决定因素是导致行为意向的因素：对当前状况或当前行为的风险的信念、预期的积极和消极的行为改变的结果、对行为的积极和消极的感受或情绪、感知的自我效能。

风险评估（risk appraisal） 自我评估措施或个人对某种状况的风险。也可应用于社区评估。

风险感知（risk perception） 认为自己有患某种疾病的风险，如糖尿病、骨质疏松症等。

负面情绪（negative emotion） 个人对执行某种行为后所预期的负面感受、情绪和遗憾（例如，他们会感到不安、沮丧、失望、担心）。

赋权（empowerment） 在改变社会和政治环境以提高生活质量的背景下，个人、社区和组织通过这一社会过程获得对其生活的掌控权。

概念框架（conceptual framework） 一组广泛而系统地组织起来的概念，可以为信息的整合和解释提供一个重点、一个理由和一个工具。

感知（perception） 对某一事物的认识、体验或理解，基于思考或用感官感知某一事物。与信仰有点类似。

感知风险（当前行为的负面结果）[perceived risk（negative outcome of current behavior）] 认为的当前行为或不从事健康行为改变目标的负面结果。见结果预期。

感知行为控制[perceived behavioral control（PCB）] 人们对行为的控制程度的感知，包括会使行为容易或困难的因素，以及是否存在行动的环境障碍。类似于自我效能感。

感知益处（积极的结果预期）[perceived benefits（positive outcome expectation）] 个人对行为改变或行动将带来的预期积极结果的信念。参见结果预期。

感知障碍（perceived barrier） 个人对预期的负面结果、挑战或成本的信念，无论是个人的还是有形的，都将来自行为的改变或采取行动。

（感知）障碍[barrier（perceived）] 这些是个人对于行为改变或采取该行动造成的负面结果、面临的挑战或花费等预期的信念，这些可能是个人主观认知也可以是真实存在的。

干预强度（intervention intensity） 接触时间或干预活动的数量、频率和持续时间。营养教育必须有足够的时间和提供足够的强度才能有效。

个人道德规范（personal moral norm） 个人实施某种行动或行为的内在标准或责任感（我觉得我应该这样做）。对于具有明确道德层面的行为，这些也可能是道德规范。

个人能动性（personal agency） 我们有意识地选择对自己的思想、情感和行为以及对影响我们生活的环境条件和压力因素施加影响的能力，以产生我们希望的效果的强烈意识。也叫能动性和人类能动性。与赋权感相似。

个人食物原则（personal food policy） 个人制定的来管理

其对食物选择持有的众多和冲突的价值观,并长期保持健康的食物选择和饮食行为的原则。

观察性学习(observational learning)　通过观察别人的行为来学习实践一种行为,这也被称为示范性学习。

过程评价(process evaluation)　确定项目是否实施给了预期的对象,以及是否按照设计或计划实施,以帮助阐明为什么干预措施效果好或不好。

合作(collaboration)　营养教育工作者与其他专家、组织或政府机构合作以解决共同关心的问题或实现共同的目标。它的特点是互利、相互依赖、互惠、协调行动和联合生产。

环境支持(environmental support)　一个社区有助于生活在该社区的人的整体健康和安全的服务和其他因素。

恢复型自我效能(recovery self-efficacy)　个人在偏离执行行为改变目标或经历挫折后将能够重新回到正轨的信念。

基于理论的模型(theory-based model)　这是为指导营养教育课程或干预措施的制定、实施和评价而建立的基于理论的模型。它来自对目标受众的评估和当前的研究,可以包括一个特定的行为改变理论及其所有的决定因素;或者通过增加一些兼容理论的决定因素来修改一个特定的理论;或者根据研究和受众的经验证据,只使用理论中的一个亚组决定因素。

激励性知识(结果预期或为什么要这样做的知识)[motivating knowledge(outcome expectations or why-to knowledge)]　通常是以科学为基础的证据,包括食物消费模式和饮食习惯对健康结局、社区或环境的影响。这种营养信息可以给人以启迪和激励,并能导致态度和行为的改变。

集体效能(collective efficacy)　群体和社区成员相信他们有能力采取集体行动来改变环境,包括社会结构和政策,以使整个群体受益。

计划行为扩展理论(theory of planned behavior extension)　计划行为扩展理论增加了其他决定因素,如执行或不执行行为的预期积极和消极感受/情绪,个人道德规范以及自我描述,如自我表征和自我认同。

计划行为理论(理性行动方法)[theory of planned behavior(reasoned action approach)]　计划行为理论指出,人们的行为是由他们的意向决定的,而他们的意向又受到这些信念或相信的影响:对行为预期结果的信念,从而产生对行为的态度;对他人认为他们应该做什么的信念(社会规范);以及对他们是否能控制有关行为和有能力执行行为的信念(感知的行为控制/自我效能)。

间接营养教育(indirect nutrition education)　通过网站、应用程序、社交媒体或博客等间接途径提供营养教育。

健康促进(health promotion)　将教育策略和环境(社会、物质和经济)支持结合起来,促进有利于健康的行动和生活条件。

健康和福祉(health and well-being)　这些术语既指个人的营养健康,又指整体的幸福感;既指没有疾病,又指拥有健康的积极属性。健康和幸福的概念可以扩展到包括生态环境的健康和人们所依赖的食物系统的可持续性。

健康素养(health literacy)　指个人阅读和理解健康信息,并运用这些信息做出决策和遵循治疗要求的能力。

健康信念模型(health belief model)　该模型基于人们的信念影响他们与健康有关的行动或行为的原则。健康信念模型指出,人们采取行动或改变健康行为的意愿受到以下因素的影响:他们认为自己处于某种健康状况的风险之中;他们认为采取特定的行为将减少风险,即认为采取行动将获得的利益超过了心理或实际的障碍;以及他们对实施该行为的信心。

健康行动过程取向理论(health action process approach)　这种基于理论的健康行为改变理论提出,行为改变过程包括两个连续阶段:即行动前的动机阶段和行动阶段;在动机阶段,感知风险、结果预期和自我效能的决定因素占主导地位;在行动阶段,食物和营养知识与技能以及自我导向的行为改变技能占主导地位。该理论指出,自我效能感在行为改变的所有阶段(表达意向、制订行动计划和维持行动)都是需要的。该理论也承认环境障碍或支持的重要性,但没有详细说明。

健康行为理论(health behavior theory)　专门解释人们为什么采取或不采取一些与健康有关的行动的理论,重点是健康信念,还有行为改变的策略。

健康政策(wellness policy)　机构层面的政策,通常是针对学校或工作场所,提供支持性营养和体育活动环境。它们通常采取书面文件的形式。

交换理论(exchange theory)　社会营销的一个核心概念,即一方放弃某些东西以换取另一方的东西。就营养教育而言,这意味着参与者花费时间、精力、方便或金钱,以换取身体素质的增强、心理健康的改善或健康的食物系统等益处。

教学(instruction)　以促进学习的方式精心安排教育活动,通常被称为教育或教学。最新的理解将其描述为建构主义方法和自我导向学习,以及更传统的教学观点,如讲授或直接教学。因此,它不仅涉及教育活动,如以学习者为中心的活动、角色扮演、基于探究的活动以及直接教学。还涉及适当的排列这些活动,以加强学习和行为改变。

教学活动(4Es)[events of instruction(the 4Es)]　是教育计划或课程计划的组成部分,即激励、解释、扩展和结束。教学设计理论认为,为了促进学习和行为的改变,教育活动,也就是教学活动应按激发学习兴趣、主题演示、应用和整合的顺序来进行,在本书中将教育活动的顺序总结为为激励、解释、扩展和结束。

教学理论(teaching theory)　见教学设计理论。

教学设计理论(教学理论)[instructional design theory(teaching theory)]　为如何计划和安排教育活动(也被称为"教学活动")提供指导,为人们的内部学习过程提供支持。特别是,良好的教学原则表明,学习兴趣的激发、主题演示、应用和整合等教学事件或活动的顺序可以促进学习和行为的改变。这个顺序在本书中被安排为激励、解释、扩展和结束(4Es)。

教育(education)　这个过程不仅提供知识和技能,而且培养动机和成长,促进行为改变。

教育活动(educational activity)　这些活动也被称为经验的

学习。从理论中得出的行为改变策略通过众多的这些活动得到了实践。

教育基础（education base） 教学和学习理论中的营养教育基础，用于创建活动并将其适当排序到教育计划中。

教育计划（education plan） 对营养教育工作者在非正式和正式场合对任何团体进行的教育活动顺序进行安排的计划，称为课程计划。教育活动顺序的安排需基于教学理论或教育理论，在本文中的顺序为激励、解释、扩展和结束。教育计划在调整后也可指导其他渠道的教育内容和活动（例如，通信、线上展示、海报）。

教育目标（education objection） 计划的教育活动要达到的预期学习和行为结果。在营养教育中，总体教育目标是针对干预中使用的理论模型中的每一个决定因素而制定的，用于选择行为改变策略和设计教育活动。具体的教育目标使策略具有可操作性，并指导具体教育活动的开展。

结果评价（evaluation, outcome） 在项目结束时进行的评价，以提供关于项目或干预的总体效果的信息。

结果评价（outcome evaluation） 在项目结束时进行的评价，以提供关于项目或干预的总体效果的信息。

结果预期（outcome expectation） 对某一行为可能产生的积极或消极结果或后果的信念，无论是身体的、社会的、自我评价的，还是其他的。

课程计划/教学计划（lesson plan/educational plan） 以适当的顺序安排营养教育工作者在非正式和正式场合对群体进行教学活动的计划。通常被称为教学计划。顺序安排是以教育理论/教学理论为基础的。教学计划调整后也可指导其他渠道开展的教育内容和活动（例如，通信、线上展示、社交媒体、海报）。

理论（theory） 在健康行为领域，理论是指从研究中得出的概念模型或思维导图，表示潜在的决定因素如何影响行为或行为变化。当应用于营养教育时，理论显示了变化的决定因素之间以及与特定目标行为之间的关系，这样我们就可以解决那些影响最大的决定因素。

理论框架（theoretical framework） 对一组概念相互关系的描述，往往不如理论那么正式。

逻辑模型（logic model） 关于如何计划营养教育项目或干预措施的一个简化但合乎逻辑的模型，包括考虑投入（将投入项目的资源）；适当时，应针对根据影响程度确定的项目重点；产出（项目将开展的活动）；以及结果（项目将带来的变化或好处）。

描述性社会规范（descriptive social norm） 关于其他人对该行为的态度或行为的信念。

目标设定（行动目标设定）[goal setting（action goal setting）] 是指对一项计划表示承诺的声明，该计划明确规定了个人将在何处、何时以及如何采取与营养教育所针对的行为改变目标有关的行动。也被称为设定 SMART 目标（具体的、可测量的、可实现的、现实的和有时限性的），通过建立自我效能感和掌控感，创造自我满足感和实现目标的成就感，以及通过积极参与这个过程培养内在的兴趣，从而激发行动的动力。

能动性（agency） 强烈意识到自己有能力作出有意识和自愿的决定，并对自己的思想、感情和行为以及影响自己生活的环境条件施加影响，以产生预期的效果。也称为个人动因或人类能动性。

批判性思维技能（critical think skill） 属于认知技能的一部分。批判性思维技能涉及分析、评估和综合等高阶思维技能的整合。它包括解决问题的决策技能。

评价（evaluation） 确定一个项目的价值、重要性、有效性或是否值得的过程。

器材（device） 一件机械或电子设备，如计算机、智能手机、平板电脑，上面可以运行各种软件程序。

强化（reinforcement） 对个人行为的反应，增加或减少行为再次发生的可能性。

强制性社会规范（injunctive social norm） 个人认为对其很重要的人赞成或不赞成他们做出某种行为。

情感技能（affective skill） 应对饮食相关情绪的技能：需求沟通、延迟满足、应对压力或挑战的技能，以及自信、自我管理和谈判技能。从回应到重视以及将行为融入日常生活，积极提高行为的参与度，可以提升情感技能。

情绪（emotion） 唤起的状态，包括有意识的思考和生理或内脏器官的变化。

人际沟通（interpersonal communication） 一对一或在小团体中人与人之间直接的、面对面的互动沟通过程。

人类能动性（human agency） 个人强烈地意识到他们有能力做出有意识的和自愿的决定，并对自己的思想、情感和行为以及影响其生活的环境条件施加影响，以产生预期的效果。也叫能动性和个人能动性。类似于赋权感（自主性）。

认知测试（cognitive testing） 与目标受众进行信息或材料的预测试，以确定信息或材料是否传达了预期的含义。

认知技能（cognitive skill） 个人实施期望行为所需的技能，包括程序性知识、食物素养和技能，以及批判性思维和解决问题的能力。

认知领域（cognitive domain） 在教育领域，指的是涉及知识或认知的人类经验领域。它包括事实性知识、程序性知识以及决策和批判性思维技能。

社会规范（social norm） 由强制性社会规范和描述性社会规范组成。

社会结构和文化规范（societal structures and cultural norm） 表达人们的思维，并影响他们如何获得信息、做生意和创造生活的大型社会因素，这包括联邦和州政府，法规和法律，以及我们的信仰体系。

社会认知理论[social cognitive theory（SCT）] 社会认知理论提出，行为是个人因素、行为因素和环境因素以一种动态和互惠的方式相互影响的结果。特别是，个人对其自我效能的信念是动机和行动的关键。环境也塑造了行为，但个人也有能动性，或有能力通过自我反思和自我调节技能或自我导向的技能对环境以及自己的行为施加影响。

社会生态框架（socio-ecological framework） 该框架提出，营养教育干预措施要解决对食物选择和饮食行为的个人因素和人际关系；组织和机构；社区和影响部门；以及社会结构和文化规范等多个和重叠的影响层面，以确保持久的行为改变。

社交网络（social network）　指围绕在个人周围的社会关系网，如朋友、邻居、同行、同事以及个人所属的各种组织中的关系。

社会营销（social marketing）　一个系统的、以受众为中心的规划过程，旨在发展和整合营销概念与其他方法，以影响有利于个人和社区的行为，从而实现更大的社会效益。社会营销通常包括大众传媒活动，但也可能不包括。它越来越多地使用数字和电子工具，如社交媒体。它试图通过改变特定行为变化的相对吸引力来促进目标受众的自愿行为，这不仅是为了解决行为的内部决定因素，也是为了促进社会的发展。我们可以通过提供直接的、即时的、有形的利益和激励措施来减少外部障碍，从而加强我们的行为，例如感知风险、对采取行动的结果的信念、知识、技能、社会规范和自我效能感。

社会支持（social support）　指社交网络中的个人在各个领域相互提供的支持，包括情感性、工具性、信息性和评估性支持。

身体智慧（body wisdom）　主张人体有一个先天的生物指导系统，确保个人会自然选择健康的食物。证据表明，情况并非如此。

生命阶段的影响（life stage influence）　属于同一年龄组、同龄人或一代人的群体所特有的影响或动机。

生命阶段群体（life stage group）　属于同一年龄组、同龄人或一代人的个人群体。

实施意向（implementation intention）　表达对计划的承诺的声明；具体说明个人将在何时、何地、如何采取行动达到目标行为的改变目标；类似于行动计划。被看作是行为意向和行为之间的一个步骤。

食物和营养知识与技能（food and nutrition knowledge and skill）　个人的食物和营养相关知识以及实施某种行为所需的认知、情感和行为技能（也称为行为能力）。

食物偏好（food preference）　这些是我们基于对食物的感知 - 情感反应，包括味道、气味等，而对食物产生的喜欢、享受或偏好。它们从婴儿期就开始发展，有很强的文化成分，但可以通过品尝和进食反复接触新的食物而改变，因此，可以在整个生命周期内改变。是"喜欢某些食物"的另一个说法。

食物素养和技能（food literacy and skill）　相互关联的计划、选择、管理和准备食物的知识和技能，以及使用这些技能来满足需求和发展与食物相关的终身健康的信心。

市场调查（market research）　在类似于需求评估的过程中，确定特定社区的特定受众的需求和需要，找出特定受众的具体观点、价值、态度、兴趣和需求。常在社会营销中使用，它与本书所述的营养教育 DESIGN 程序中的需求评估步骤非常相似（第 8 章和第 9 章）。

事实性知识（factual knowledge）　是"知识和技能"或"行为能力"的一个组成部分，它包括食物和营养事实，如有关营养素和食物来源、MyPlate（相当于"膳食宝塔"）、膳食指南或身体活动指南的信息。这类知识在本书中经常被归为"如何做"知识的一部分。这些信息必须是针对所选择

的行为的，才能对试图实施该行为的人们有帮助。这与营养素养类似。

受众的当下环境（audience's current environment）　社区内有且方便获得食物以及进行身体活动的机会，而且社区也在推广。

态度（attitude）　个人基于有用性（例如，有害 - 有益；不重要 - 重要）和感受（例如，不愉快 - 愉快；痛苦 - 享受）对给定行为持续的喜欢或不喜欢。

同伴教育者（peer educator）　与项目参与者有相似文化和社会背景的社区成员，他们接受培训，通过教学课程、充当模范和提供社会支持，促进同伴的行为改变。

文化（culture）　由一个群体的成员正式或非正式地发展、学习、分享和传播的一套信仰、知识、传统、价值观和行为模式。

文化技能（cultural skill）　这涉及到自如和娴熟地从你工作的受众或群体中收集文化相关的信息。

文化能力（cultural competence）　一个人朝着一套知识和人际关系技能的方向成长，使个人能够增加对群体内部以及群体之间的文化差异和相似性的理解和欣赏，并在参与者社区的价值观、传统和习俗中有效工作。也适用于机构、组织和机关。

文化适宜性或文化敏感性（cultural appropriateness or cultural sensitivity）　营养教育和健康促进计划的设计、实施和评估在多大程度上包含了一个特定群体的民族或文化经验、信仰、传统和行为，以及相关的历史、社会和环境力量。这些术语通常也适用于个人。

文化适应（acculturation）　当人们从一个地方迁移到另一个具有不同文化习俗和社会规范的地区时，适应新文化和社会规范的过程，就称为文化适应。这是一个不稳定的过程，在这个过程中，行为模式会在二者之间来回切换。

文化意识（cultural awareness）　通过自我评估，意识到自己学识的偏倚和对其他文化的偏见，同时对其他群体的信仰、价值观、实践、生活方式和解决问题的策略产生欣赏意识的过程。即人们认识到文化差异以及相似性的存在，而不对这些差异赋予价值，如好或坏，对或错。有时也被称为文化敏感性。

文化知识（cultural knowledge）　学习其他文化的世界观的过程。

习惯（habit）　常规，似乎是对情况的自动反应，往往是行为的驱动力。

心理学基础（psychology base）　基于心理学的营养教育旨在了解人们与食物有关的行为的许多影响因素，以及如何激励和促进行为改变。

信念（belief）　信念在非专业语言中常被用来指一个人持有的一些不真实的信息。但在健康文献中，它是通过权衡外部证据、事实以及个人观察和经验而得出的对某个特定概念的心理接受程度。信念是对某一对象具有某种属性的期望，例如，体育活动（对象）可以减少糖尿病的风险（属性）。

行动计划（action plan）　也称为"行动目标"和"意向实施"，具体说明在何时、何地以及如何践行特定行为的计划。

行动阶段(action phase) 营养教育中"做"的部分或阶段，在此阶段中，个人制订行动计划，将意向转化为行动并加以保持。

行动目标设定 / 行动计划(action goal setting/action planning) 承诺遵守计划的声明，详细说明个人将在何处(明确地点)、何时(明确时间)以及如何(具体方法)针对既定行为改变的目标采取行动的计划。

行动线索(cues to action) 提醒我们采取行动的提示，包括外部事件，如朋友或家人的疾病，媒体中的图像和信息或内部事件，如个人症状和痛苦。

行为(behavior) 可以观察到的个人行为(包括食物选择，也就是人们吃什么，比如吃蔬菜或喝含糖饮料)以及与食物相关的行动(如安全处理食品、在农贸市场购买食品或母乳喂养)。

行为改变策略(behavior change strategy) 表明如何将理论中的决定因素可操作化，以便利用教育手段来解决这些问题，从而激励和促进行为的改变的简短句子或概述。可以用来指导实际教育活动的发展，也被称为改变技术、行为改变方法和程序。

行为改变的决定因素(determinant of behavior change) 食物选择或饮食相关行为改变的可调节影响或预测因素。在与健康或食物有关的行为领域，这些因素包括社会心理因素，如信仰、态度、自我效能、知识和技能以及情绪或感受，以及一些环境因素，如食物的可获得性和可及性，而不是不可改变的因素，如社会经济地位或教育水平。

行为改变目标(behavior change goal) 这是一些可以通过营养教育课程或干预措施来促成的行为或行动的变化，通过查阅类似受众的文献或查找相关资料以及调研受众本身来选择和确定要解决的问题。

行为技能(behavioral skill) 执行与食物相关的目标行为的技能，如购买和储存食物，以及准备食物、烹饪、母乳喂养、种植菜园或参加运动或活动的身体技能。也可以包括时间管理技能。增加这些方面的技能能力可以提高自我效能感。

行为能力(behavioral capability) 个人为实现想要的行为所需的饮食、营养和健康相关促进知识和认知、情感和行为技能。

行为意向(behavioral intention) 反映准备好或有意识地决定从事某种行为或采取某种行动的声明。

行为支持(behavioral support) 支持个人实现行为改变目标的活动。包括社会支持、强化和奖励、行动提示和倡导技能的发展。

学习理论(learning theory) 有许多学习理论。本书使用一种整合理论，将学习看作是将认知、情感或情绪以及环境的影响结合在一起以获得、增强或改变一个人的知识、技能、价值观和世界观的过程。学习涉及实践和经验，并导致行为的持久变化，或以特定方式行事的能力。

以不良结局的严重性为基础的传播(fear-based communication) 利用健康促进活动来增加人们对某种状况带来的风险或威胁的感知。这种方式只有与人们可以采用的减少威胁或恐惧的有效策略并行时才有效。

应对计划(coping planning) 用于应对行为改变中预测会出现的障碍和阻力的策略，如设计替代行动来实现行为目标，并在心理上模拟成功的应对方式。

应对自我效能(coping self-efficacy) 坚信即使在困难的环境下，个人也能执行他们的意向，包括应对与行为有关的情绪策略。

营销组合(marketing mix) 社会营销规划过程中的一个关键特征，营销组合是解决4P问题的关键。4P包括产品(健康理念或行为)，价格(获得产品的障碍或成本)，地点(产品何时何地到达目标受众，如社区中心和食品店)，促销(目标受众如何了解产品)。有时，还会加上第5个P：定位(与其他竞争产品相比，产品在心理上如何定位)。

营养教育(nutrition education) 任何伴随着环境支持，旨在激励和促进自愿采用食品选择和其他有利于健康和福祉的食品和营养相关行为的教育策略的组合；它通过多个场所提供，涉及通过与个人、机构、社区以及政策和社会系统层面的合作活动支持健康的选择。

营养素养(nutrition literacy) 营养素养被定义为获得和理解营养信息的必要能力。对于有健康问题的人来说，营养素养还包括如何管理这些问题的知识。类似于健康素养。

营养知识(nutrition knowledge) 采用综合教育策略并辅以环境支持，经精心设计旨在激励和促进自愿采用有利于健康和福祉的食物选择及其他食物和营养相关行为的综合措施；很多场所都可以通过个人、机构、社区和政策及社会系统层面共同协作举办的各种活动支持健康选择。

有影响力的社区和部门(communities and sectors of influence) 人们在某一周或某一个月需要到访的地方，虽然不是每天都去，但对人们的生活有很大影响，包括建筑环境、地方政府、公共卫生、农业、媒体和社区设计部门等。

有指导的实践(guided practice) 营养教育工作者通过给出明确的指示和示范技能，然后为个人提供实践的机会来促进技能的获得。

预防复发(relapse prevention) 着重于维持新行为和不复发旧行为的策略。这些策略包括认知重组，通过消除或避免不健康饮食的线索来控制环境，增加更健康饮食的线索，以及设定新的目标。

整合模型(integrated model) 将几个理论的决定因素结合起来形成的基于理论的模型。

正念饮食(mindful eating) 有觉察力地将意识关注到有益于身体健康的饮食和身体活动中，即使在出现干扰的情况下，也不分心。

知识和认知技能(knowledge and cognitive skill) 个人进行预期行为所需的食物与营养知识和技能，包括事实性知识、程序性知识、食物素养和技能，以及批判性思维和解决问题的能力。

自我表征(self-representation) 这些是个人对他们目前拥有的属性(实际的自我)、理想中拥有的属性(理想的自我或希望和愿望)以及应该拥有的属性(应该的自我或义务和责任)的表征。

自我调节(self-regulation) 通过这一过程，个人发展了技能并被赋予了权力，以思考并对他们想要做的事情做出有意识的和自愿的选择，从而通过自己的努力指导或调节自己的思想、情感和行为。它还包括改变影响他们生活的环境条件的技能，以产生预期效果。

自我监测（self-monitoring）　观察和监测自己在行动目标方面的进展。一个跟踪系统，如书面的行动计划、合同或承诺，便于项目参与者记住自己选择的行动目标和评价所取得的进展。

自我认同（self-identity）　人们赋予自己的相对持久的特征，包括文化、社会和角色认同。

自我效能（self-efficacy）　人们对自己能够成功地实施预定的行为或克服从事特定行为的障碍而带来预期结果的信心。健康行动过程取向理论指出，在行为改变的许多阶段都需要自我效能感：通过他们相信自己有足够的能力对困难的行为进行控制、计划和启动行为（行动自我效能感）、应对维持行为的困难（应对自我效能感），以及在复发时进行恢复（恢复自我效能感）来激励个人改变其行为。

组织和机构（organizational and institutional）　社区居民每天花费大量时间的地方，包括学校、企业、基于信仰的机构、工作场所、娱乐场所、食品服务和零售机构。